◆ 国内名院、名科、知名专家临床诊疗思维丛书
◆ 临床思维培养导引丛书

# 内分泌疾病临床诊疗思维 （第3版）

## 第2册

U0294759

主　编　邱明才

副 主 编（按姓氏汉语拼音排序）
　　　　戴晨琳　何兰杰　林　珊　马中书　郑方遒

编委名单（按姓氏汉语拼音排序）
　　　　崔　瑾　戴晨琳　高　桦　高志红　何　庆
　　　　何兰杰　贾红蔚　雷　红　李凤翔　林　珊
　　　　刘　萍　刘　维　马中书　邱明才　沙丽萍
　　　　苏文凌　汤绍芳　王保平　王坤玲　卫红艳
　　　　吴庆秋　袁梦华　张　莹　郑方遒　朱　梅
　　　　朱崇贵　朱铁虹

人民卫生出版社

**图书在版编目（CIP）数据**

内分泌疾病临床诊疗思维. 第 2 册 / 邱明才主编. —3 版.
—北京：人民卫生出版社，2016

ISBN 978-7-117-22815-2

Ⅰ.①内… Ⅱ.①邱… Ⅲ.①内分泌病－诊疗 Ⅳ.①R58

中国版本图书馆 CIP 数据核字（2016）第 138208 号

| | | |
|---|---|---|
| 人卫智网 | www.ipmph.com | 医学教育、学术、考试、健康，<br>购书智慧智能综合服务平台 |
| 人卫官网 | www.pmph.com | 人卫官方资讯发布平台 |

**内分泌疾病临床诊疗思维（第 2 册）**
**第 3 版**

主　　编：邱明才
出版发行：人民卫生出版社（中继线 010-59780011）
地　　址：北京市朝阳区潘家园南里 19 号
邮　　编：100021
E - mail：pmph @ pmph.com
购书热线：010-59787592　010-59787584　010-65264830
印　　刷：中国农业出版社印刷厂
经　　销：新华书店
开　　本：787×1092　1/16　　印张：35　　插页：8
字　　数：874 千字
版　　次：2009 年 8 月第 1 版　　2016 年 8 月第 3 版
　　　　　2016 年 8 月第 3 版第 1 次印刷（总第 8 次印刷）
标准书号：ISBN 978-7-117-22815-2/R · 22816
定　　价：88.00 元

打击盗版举报电话：010-59787491　E-mail：WQ @ pmph.com
（凡属印装质量问题请与本社市场营销中心联系退换）

# 出版说明（第3版）

2009 年，原新闻出版总署刘斌杰署长总结新闻出版行业改革开放 30 年来的发展与变化时，曾在《求是》杂志上发表文章写道："30 年的改革发展，使'书荒'变成了'书海'"。由"书荒"到"书海"的变化为出版行业带来更多机遇的同时，也为出版行业带来更多挑战。出版行业已越来越感受到"书海"的压力，有不少书出版后就消失在茫茫"书海"中，重印和再版者自然是书中的翘楚。

2009 年，临床诊疗思维丛书的第 1 版承载着各位主编、编者及出版社的辛勤的汗水及殷切的期望与读者见面了。这套书出版后，出版社和作者都几乎没有安排专门的宣传推广活动。在作者和出版社编辑意料之中，同时也是意料之外的是，临床诊疗思维丛书自出版后，就受到了读者的追捧。主编们在讲学的过程中经常会碰到读者拿着书找签名的情况，更有不少读者在网上留言盼望那些没出的学科早点出版，第 1 版出版后很快进行了重印。

2012 年，这套书的每个分册在出版后都进行了重印，有的学科更是多次重印。有些分册又成功推出了第 2 版，第 2 版更是受到了读者的推崇。

自第 1 版出版后，人民卫生出版社一直在催促着每个分册的修订改版，但由于书中的内容都需要原创，作者需要丰富的积淀，修订起来费时费力，而主编都是国内相关领域的大家，平时工作极其繁忙，再加上主编和出版社都一直坚持宁缺毋滥的原则，所以有些分册的再版工作一直很难跟进。但相信会让读者由衷欣喜的是，有些学科的主编笔耕不辍，在成功推出第 1 版和第 2 版的基础上又出版了第 3 版。

考虑到有些学科的不同版次之间在保持编写指导思想不变的前提下，分别吸纳了几乎完全不同的病例，为了更好地满足读者的需求，在第 3 版修订过程中，决定在吸纳新病例的同时，将既往出版的与目前不重复的病例都保留下来，因此在第 3 版中有些学科就会出现第 3 版第 1 册、第 3 版第 2 册、第 3 版第 3 册。

# 出版说明（第2版）

国内名院、名科、知名专家临床诊疗思维丛书以类似于"情景再现"的形式为读者展现了作者临床诊断、治疗的思维过程，将对青年医师来说似乎"看不见、摸不着"，甚至"可意会、不可言传"的临床思维过程跃然纸上。

该套书的第1版得到了读者的广泛认可，购买者在各大图书销售网站纷纷热评："值得一看！"、"堪称经典"；"大师的作品"；"编写有特色，适合临床医师"；"天天上班都参考着看，收获颇多"；"整个系列的书都很好，怎么就是没有心内的呢？"……

正是读者的认可与期盼，让各位专家在百忙中欣然启动了该套书的修订改版工作。此次修订，仍恪守引导读者建立起主动临床诊疗思维的编写指导思想，旨在帮助读者如何将从"教材和参考书上所学到的由无数个体所总结出来的共性知识"有效地运用到临床"个体患者"的诊断与治疗中；此次修订，是在第1版的基础上反复推敲、字斟句酌，可谓精益求精、力臻完美。经过深入地分析、归纳、整理，修订后的第2版将更富于内涵、更具有生命力。

不得不说的是，由于这套书的主编均为国内相关领域的大家，平时工作极其繁忙，而该套书的内容几乎均需要原创，再加上他们都坚持宁缺毋滥的原则，所以，时至今日，最初计划出版的22种图书，仅有15种付梓。尽管仍然面临着能否按期出版的压力，我们仍将尽全力保障如下图书都能早日与读者见面。

# 出版说明(第1版)

"当我们将所学过的东西忘得一干二净时,最后剩下的东西就是教育的本质了。"最后剩下的东西可以称为"学习力"或"悟性"。而对于一名临床医学生来说,科学缜密的临床诊疗思维是这种"学习力"或"悟性"的重要组成部分。就目前的国内医学教育(包括长学制学生和五年制学生等)而言,前期课堂教学阶段主要是基本知识、基本理论和基本技能的讲授与培养。而临床实践阶段则需要注重学生临床诊疗主动思维能力和创造能力的培养,为了更好地引导医学生或低年资医师建立起主动的临床诊疗思维,人民卫生出版社邀请了国内名院、名科的知名专家(主编大多来自中华医学会或医师协会各专业分会的主任委员或副主任委员,编委大多来自国家重点学科的学科带头人)编写了这套临床诊疗思维系列丛书。

该套书以各学科的临床常见病、多发病为基础,围绕"接诊时病人的主诉;根据病人主诉的进一步询问(为什么询问这方面的内容);初步的体格检查(为什么选择做这些体检,目的是什么);进一步的实验室或特殊检查(为什么选择这些检查,这些检查与其他相关检查相比的优缺点);初步诊断;初步的治疗方案(理论依据,常见药物的选择);治疗过程中遇到的新问题,围绕出现的新问题需要做哪些进一步的检查(为什么);治疗过程中治疗方案的调整(为什么);治疗过程中需要注意的问题(为什么);疗程结束后需要哪些方面的随访(为什么);对于治疗失败的病例,经验和教训的总结"等展开内容。侧重点不仅仅是对病史、体格检查、辅助检查结果的分析,还着重为读者展现了作者逐步获取这些诊疗信息的思维过程。

# 第3版前言

《内分泌疾病临床诊疗思维》第3版面世了，此次修订是在2009年出版的第1版、2013年的第2版的基础上编撰而成，包括三册。值此三册书完成之际，我情不自禁地想念已经故去多年的我尊敬的导师朱宪彝教授。他是我国内分泌学奠基人之一，是他生前提出了免疫内分泌的概念。我在第1册后记中提出了临床免疫内分泌学的理论并在实践中不断检验、证实，也得到了一些外地同行的实践和验证，取得了很好的临床效果。我发自内心地敬佩朱宪彝教授在科学道路上为人类的健康和卫生事业做出的杰出贡献。作为他的后来者，我没有辜负他的希望，在临床免疫内分泌学的道路上不断地探索、不断地创新。与此同时，我也大力支持和鼓励年轻人去创新，为治疗疾病开拓出一条全新的思路。这也是本书出版的宗旨之一。

第1版（将主要构成第3版的第1册）于2009年8月出版后，受到了读者的广泛欢迎。到2015年6月进行了第四次印刷，现已售罄，可能还要第五次印刷。这是广大读者对人民卫生出版社策划这一系列丛书的鼓励和赞赏。2013年8月人民卫生出版社又出版了该书的第2版（将主要构成第3版的第2册）。第2版与第1版内容完全不同，但有着相同学术思想的传承。

编写该书需要原创，需要积累，也需要胆识。书中的有些内容挑战了目前流行的循证医学的观点，所以还可能会引起学术观点的争鸣。我个人认为，学术争鸣是学术界永不休止的话题，也是我们从事临床研究的兴趣所在和永不衰竭的动力。令我欣喜的是，读者对我认为有可能引起争鸣的内容反映很好，认为这是该书的最大优点之一，即与临床问题紧密结合，非常实用，在疾病的认识上既继承了传统的医学知识，但又有许多学术观点的创新，使得我们重新认识疾病的发病规律，寻找新的治疗思路和方法。

贯穿这三册书的一个中心学术思想依旧是临床免疫内分泌学。这种学术思想的提出是建立在大量和多种器官的活组织检查基础之上，是经得起临床实践检验的，而非沙堆上建立起来的空中楼阁。它既继承了传统的内分泌学的精华，同时又高于传统的临床内分泌学。掌握了这一理论再重新看待疾病，大有一揽众山小的感觉。

第3版第3册的作者除了包括天津医科大学总医院内分泌科的同事外，还吸纳了宁夏医科大学心脑血管病医院、海口市人民医院和广东省农垦中心医院的同道（均为三级甲等医院，这些作者都在天津进修过）。他们在各自的岗位上，把在天津学习到的理念和知识在临床实践中运用和检验，均取得了非常好的疗效，同时也取得了不小的学术成就。有的医生曾经电话咨询过我，我也曾亲自去当地会诊，提出过一些建设性的治疗意见；有的则是他们独立完成的，可喜可贺。我发自内心地替他们高兴，因为他们为病人解决了实际问题。有些读者根据这一全新理念去治病，虽被一些人批评为大逆不道，但治疗效果非常好，受到当地病人的广泛好评。更有甚者，当地的病人称他们为"神医"。我想这些医生的好学态度值得赞许，他们勇于探索的精神更值得大家的尊敬和效仿。一本好书可以给人以启迪，开拓思路，更正原有的错误认识。对于边远地区的基层医生而言，更是一位良师益友，有非常重要的临床价值。在基层，年轻医师无人指导，也无处去问，有了这本临床思维书籍的引导，为他们治病增添了更多的自信和全新的治疗思路，最终让成千上万的病人受益。这就是《内分泌疾病临床治疗思维》一书，也包括该系列其他专业丛书出版的价值。这种价值不仅限于学术范畴，而是与其广泛的社会影响密切相连。

最后想说的是，由于时间紧，任务重，参与该书编写的作者众多，难免会存在一些错误和不当之处。诚恳地希望全国各地的同道们不吝赐教。

邱明才

2016 年 5 月于天津

# 目 录

# 绪

## 内分泌疾病治疗的整体观和辩证思维

内分泌疾病治疗的整体观和辩证思维是我们认识疾病和治疗疾病的重要思想武器。没有正确的世界观和辩证思想，医生很难客观地分析临床现象，治疗也就无从谈起。内分泌疾病涉及人体的各个器官，所以内分泌医生的内科基础就应该更全面、基础更扎实。这是我们专业工作的需求，而非个人的主观臆断。

医学发展史基本就是专业分科越来越细的历史。内科学的发展衍生出血液病学、呼吸病学、消化病学、肾脏病学、心脏病学、感染病学、内分泌学、神经内科和风湿病学等三级学科，研究水平也越来越高。我们应该看到的是，这种分科都是以器官为中心而发展起来的，即所谓的器官医学。就当时的时代背景而言，分科有利于学科的发展，使我们对疾病的认识达到了前所未有的深度，能在基因水平阐述疾病的发病机制。从《中华内科杂志》过去十年发表的论著就可以看出我国内科学研究的发展轨迹。然而，另一方面，医生的思路越来越窄也是不争的事实，分科过细的弊端也就逐渐显现出来。尽管如此，回头路是绝对走不通的，但我们可以从另一个层面去思考，去认识我们面临的临床实际问题，搞好医学再教育工作，而整体观则是我们思考疾病的认知手段。

最早的医学分为内科、外科以及后来出现的妇科和儿科。这些二级学科的出现是历史的必然，是科学发展的必然结果。后来，内科学又陆续分出了上述几个学科。2002年我国成立了骨矿疾病学会，研究的内容又涉及了内分泌学、骨科学、妇科学、放射病学和营养学等。由于内科学下属的这些学科发展基本是以器官为中心而出现的，所以内科医生也就沿着这一思路进行医疗、教学和科学研究，出现了器官医学蓬勃发展的繁荣景象。毋庸置疑，这些学科的出现对促进医学科学的发展起到了重要的推动作用。然而，随着人们对疾病发生发展规律认识的不断深入，许多疾病常累及多个器官，或器官的病变仅是疾病一部分，涉及的范围非常广，大大超出了器官医学的范畴，而与此相反的是，医生的思维非常窄，显现出非常不适应。面对如此复杂的疾病和错综复杂的内在联系，我们专科医生处理疾病的能力就面临着严重的挑战，因为处理临床问题的能力在很大程度上取决于思维和经验，而正确的思维逻辑不仅取决医生是否有正确的哲学思想，而且还取决于对辩证法的理解和认知程度。同样，经验的积累也需要正确的哲学思想，去体会临床工作的乐趣与发现，沿着正确的方向进行开拓性的研究，然后升华为理论。这些理论反过来再指导临床实践。就目前我国各大医院的情况看，处理复杂疾病的通行办法是邀请相关专业的医生会诊，讨论并制定出尽可能合理的治疗方案，若要求一位内科医生对各领域的进展样样精通就勉为其难了。近日，《中华内科杂志》发表了方圻、杨秉辉、翁心植和秦成勇等专家的文章，强调普通内科的重要性，我很受启发，也颇有同感。诚然，用行政手段可以建立普通内科的建制，但维持其正常运转和人员的稳定则是一件十分艰苦的工作。另一方面，内科学的发展不仅依赖于各三级学科的纵向发展，而且有赖于加强各学科之间的横向联系，解决医生头脑中以器官为中心的思维定式。

在综合医院设立普通内科可以在人员组合上部分解决目前普遍存在的分科过细的临床实际问题，但很难解决内科医生头脑中固有的纵向思维模式。笔者认为，从内科宏观的角度思考问题可能比建立普通内科更重要，也是我们内科学继续教育面临的亟待解决的问题。对专科医生而言，熟练掌握本专业的知识和技能是一项基本要求，而掌握广泛的内科基本知识和广阔的诊断治疗思路同样也具有重要价值。它不仅是一项基本要求，同时也是一种更高层次的追求。其实，内科范围内不同器官之间的联系十分密切，而以器官为中心命名的疾病在许多情况下只能涵盖疾病的部分内容，而很难全面阐明同时受累器官所导致的临床表现。器官医学的出现为人类研究疾病指出了研究方向，但很难将各个器官之间在疾病发生发展不同阶段的内在联系阐述清楚，而对于不便于以器官命名的疾病就多以综合征来表述或以人名来命名。这种局面的出现不仅与我们的医学教育有关，而且也与教材的编写有关。然而，临床工作要求医生把患者作为一个完整的机体去思考，同时要把患者作为有感情的朋友去对待。只有如此，我们才能更客观地认识疾病，研究疾病。这是一种更有利于认识疾病，有利于诊断和治疗的思维方法，是判断医生的整体思维逻辑水平高低的重要标准。考虑疾病的发生发展过程要有合理的推理过程，要有清晰的逻辑思维。这才是内科医生，包括各专科医生应该具有的能力，也是内科综合优势之所在。在内科各专业蓬勃发展的今天，医生们不仅要了解本专业的最新进展和新技术的出现，而且还要了解兄弟学科的发展。也就是说，各综合医院的专科医生要有良好的内科学基础，知识面要广，基础要扎实，纵横捭阖，徜徉于各专业之间，由表及里，由此及彼，探讨疾病的内在联系，找出疾病的根源所在。只有这样，医生才能标本兼治，才能大幅度提高疗效，而不再满足于一般的对症治疗，彻底摆脱头痛医头、脚痛医脚的治疗模式。单纯以器官为中心的思维模式不仅有碍于疾病的治疗，而且还会使我们偏离临床研究工作的大方向。

辩证思维是我们认识疾病的一个思维方法。例如，当遇到空腹高血糖时，我们就应该考虑患者在出现高血糖前是否存在低血糖，因为这种血糖大幅度的波动呈 V 字形，我们很难测到血糖变化的最底部，大多情况下，我们测得的数值为血糖的上升过程的某一点。因此，根据一点的血糖值就增加胰岛素的剂量有失偏颇。结果可能与我们预计的相反，胰岛素用量越大，血糖可能越高。另外一个例证就是血钙的变化。血钙和血磷是诊断骨病的重要生化指标。这些指标与疾病所处的阶段关系密切。例如，骨软化早期血钙可以正常，随着疾病的发展，可以出现低钙血症；如果得不到有效地治疗，甲状旁腺激素（PTH）分泌增多，患者可以出现高钙血症。因此，我们要结合患者的病史和临床表现来辩证分析，试探性地治疗，观察治疗反应，做出科学的判断。

由此可见，内科学的综合优势是显而易见的。这种优势决不是内科下属的各个专业的简单组成，而应该是一种高层次逻辑思维的整合。内科疾病常伴有多器官的受累，患者可出现各种不同的临床表现。以内分泌科常见的甲状腺功能亢进症为例，有些患者可能因为心悸而就诊于心内科，也可能因为肝损害黄疸就诊于消化内科，也可能因为白细胞和（或）血小板减少而就诊于血液内科。考虑到疾病的复杂性和多样性，我们还要通盘考虑，抓住并解决主要矛盾，次要矛盾就会迎刃而解。诚然，这种思维逻辑境界不是短时间内可以达到的，知识的整合不仅需要长时间的临床经验积累，而且还需要艰苦的思考和高层次的逻辑分析。它不是简单的知识堆积,而是将疾病内在的病变进行巧妙的联系。有鉴于此,内科学还有很大的发展空间,还有更多的工作要做。只要把握住大方向,不懈地努力钻研,高层次思维逻辑的学术境界是可以达到的。

（邱明才）

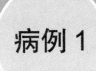

# 病例 1　全身疼痛4年，肌无力卧床不起3年

**患者女性**，33岁，于2006年11月15日入院。

## 一、主诉

全身疼痛4年，肌无力卧床不起3年。

## 二、病史询问

　**思维提示：**

　　患者为青年女性，病程长，以全身骨痛和肌无力卧床不起为主要就诊原因。能导致全身疼痛的疾病主要有骨软化、甲状旁腺功能亢进症等内分泌代谢性疾病和类风湿关节炎、退行性骨关节病变等，而导致肌无力的疾病主要为低血钾、低血磷等和重症肌无力、Guillain-Barré综合征、多发性神经炎、脊髓损伤等疾病。因此，问诊的主要目的应围绕疼痛的主要部位、性质、程度、有无诱因、演变过程，肌无力所累及的部位、特点、有无其他伴随症状、既往的检查资料、治疗经过以及疗效等问题展开，对上述疾病进行鉴别，并为深入诊断提供依据。

　　（一）问诊的主要内容及目的
　　1. 发病之前有无诱因　户外活动和日照减少可导致维生素D缺乏，久居湿冷环境易诱发类风湿关节炎，重体力劳动可加重退行性骨关节病，长期应用某些药物或食物也可损害肾脏，间接影响到骨代谢，导致骨软化。低钾性瘫痪发作前也常有高碳水化合物饮食、受凉、劳累等诱因，Guillain-Barré综合征的起病前常有上呼吸道或消化道感染病史，故应仔细询问。
　　2. 疼痛的部位、程度、性质和演变过程等　软骨病的骨痛部位不固定，活动后加重，多出现肋骨触痛；骨质疏松患者多为局限性腰背痛，少数患者可有四肢放射痛；退行性骨关节病多累及腰椎、骨盆、膝关节等承重关节；类风湿关节炎多累及小关节。因此应详细询问骨痛的特点。
　　3. 肌无力的发作特点　低血钾性周期性瘫痪的典型表现为睡眠或清晨出现对称性肌肉瘫痪，常见于甲状腺功能亢进症（甲亢）患者。发作前有肢体肌肉酸痛，但长期慢性低血钾患者仅表现为易疲劳，而无瘫痪发作，也可以诱发心律失常。重症肌无力患者的特点为晨轻暮重，连续肌肉收缩后肌力逐渐减退，休息后逐渐恢复。吉兰-巴雷（Guillain-Barré）综合征则为急性起病，双侧对称伴末梢感觉障碍。因此，需详细询问患者肌无力的主要累及部位、程度、如何缓解等。

4. 有无骨骼变形、身材变矮和其他并发症　长期骨软化可导致骨骼变形、压缩性骨折等，使患者身材变矮，且易出现呼吸道和肺部感染。不同病因导致的软骨病的临床表现也不尽相同，如范科尼（Fanconi）综合征，由于肾小管重吸收功能异常，可能出现肾性糖尿所致的反复泌尿系感染等；维生素D缺乏所致的佝偻病易罹患肺炎；遗传性维生素D抵抗性佝偻病可伴有毛发缺失等，均应仔细询问。

5. 既往的各种检查资料　血、尿的钾、钠、钙、磷等检测可提示有无电解质紊乱，碱性磷酸酶（ALP）水平可提示骨转化速率的高低，甲状旁腺激素（PTH）的检测可提示有无甲状旁腺功能亢进，骨骼的影像学检测对骨质疏松、骨软化以及退行性骨关节炎的诊断均有提示作用，也可以作出诊断。

6. 治疗经过和疗效　钙剂、活性维生素D、降钙素、二膦酸盐等可用于骨质疏松以缓解骨痛，非甾体抗炎药可用于退行性骨关节病和类风湿关节炎，而钾离子的补充可明显缓解低血钾性麻痹的症状，因此，应详细询问患者以往的各种治疗方案以及疗效。

（二）问诊结果及思维提示

患者中青年女性，湖北省仙桃市人，农民，居住环境良好，无过期四环素、重金属等接触史，无棉籽油食用史，无长期应用药物史。入院前4年，无明显诱因出现左下肢疼痛，行走时明显，活动略受限，无压痛和放射痛，后逐渐发展为双下肢疼痛，口服中药治疗，无缓解。后逐渐出现腰背部、肋骨疼痛，翻身时明显，走路时双髋轻度摇摆，于某医院诊为"肋间神经痛"，对症治疗后无缓解。后查腰椎MRI示"腰椎骨质退行性改变，腰5/骶1椎间盘突出"，未特殊处理。3年前上述症状加重，伴肌无力，导致坐起困难，并逐渐发展至不能行走、不能坐起、不能翻身，但无感觉障碍。患者间断服用中药和抗类风湿药物治疗，症状无任何缓解。8个月前就诊于深圳某医院，查血钾（K）3.4～3.8mmol/L，血钙（Ca）2.11～2.28mmol/L，血磷（P）0.21～0.34mmol/L↓，24小时尿K 10.7～20.5mmol，尿Ca 39.2～146mg，尿P 145～249mg，血ALP 203U/L↑，血PTH 18.2pmol/L↑，诊断为"低磷抗维生素D骨软化症"，予骨化三醇0.75μg/d、碳酸钙D3片600mg/d治疗。1个月后症状无明显缓解，遂自行停用。为进一步诊治收入我科。患者自发病以来无反复发热和泌尿系感染病史，身高无明显变化，体重下降约10kg。

---

💡 **思维提示：**

通过问诊发现，患者既往身体健康。4年前开始逐渐出现全身疼痛，从下肢开始，逐渐累及腰背、胸部，伴渐进性肌无力，最终导致卧床不起。虽然腰椎MRI显示骨质退行性改变，但结合患者年纪较轻，无重体力工作史，故不支持退行性骨关节病。其骨痛部位也不符合类风湿关节炎的典型部位，且抗类风湿药物治疗无效，暂不考虑类风湿关节炎。患者血碱性磷酸酶升高，提示骨转化活跃，血磷显著低于正常，血钙正常低值，故不支持骨质疏松，而应考虑为低磷抗D骨软化，结合患者血钾偏低，应首先考虑肾小管功能异常导致的骨软化，如Fanconi综合征，并注意除外营养不良性软骨病和瘤源性骨软化等。PTH升高，可能为继发于长期低血钙诱发的继发性甲状旁腺功能亢进。患者肌无力逐渐出现且无感觉异常，不支持重症肌无力、多发性神经炎或脊髓病变等神经系统疾病。

### 三、体格检查

（一）重点检查内容及目的

通过问诊发现，患者主要表现为全身疼痛和肌无力，高度怀疑为软骨病。因此查体应首先检查全身骨骼有无压痛、畸形和活动情况。其次，该患者可能存在肾小管功能异常，进而自身免疫性疾病的可能性较大，因此应注意有无皮肤、黏膜异常表现、龋齿等。第三，注意神经系统查体，除外神经性疾病导致的肌无力。最后还应进行全身系统检查，注意有无肿瘤表现，以除外瘤源性骨软化。

（二）体格检查结果及思维提示

体温（T）36.5℃，脉搏（P）87次/分，呼吸（R）17次/分，血压（BP）160/110mmHg。发育正常，营养中等，平卧体位，神清语利。皮肤黏膜不干燥、无黄染和出血点，全身表浅淋巴结未触及肿大。头颅无畸形，无龋齿。颈软，未触及肿物，甲状腺不大。桶状胸，胸廓对称，双侧肋骨压痛，呼吸音清晰，无啰音。心界不大，心率87次/分，律齐，无杂音。腹平软，未及包块，肝脾未及，双肾区无叩击痛，肠鸣音存在。脊柱四肢无畸形，双下肢无指凹性水肿。四肢肌张力正常，双上肢肌力5级，双下肢肌力4级，生理反射存在，病理反射未引出。

**思维提示：**

通过体格检查发现，患者主要阳性体征为双侧肋骨压痛，双下肢肌力下降，并导致不能自主活动。由于肋骨为非承重骨骼，该部位压痛支持骨软化的诊断。淋巴结不大，亦无局部肿块，瘤源性软骨病待除外。无口唇黏膜干燥、溃疡和皮疹等自身免疫性疾病的临床表现，但应通过实验室检查明确是否存在免疫性损伤。神经系统查体仅表现为双下肢肌力轻度降低，不支持脊髓病变、Guillain-Barré综合征等疾病。

### 四、实验室和影像学检查

（一）初步检查内容及目的

1. 血、尿电解质、血碱性磷酸酶　进一步明确患者钙、磷、钾等离子的代谢状况，以及骨转化程度。

2. 血清PTH、活性维生素$D_3$　与骨代谢关系密切，应明确其表达情况。

3. 肝、肾功能　肝、肾疾病均有可能影响维生素D的代谢，进而影响骨代谢，因此，明确患者有无肝肾功能异常。

4. 血气分析　内环境的酸碱性可影响骨代谢，故应明确是否存在酸碱平衡失调。

5. 尿酸化功能、尿氨基酸、尿糖、尿蛋白检测　明确患者肾小管有无重吸收障碍。

6. 口服葡萄糖耐量试验（OGTT）和尿糖检测　给予糖负荷，观察血糖变化情况，并检测有无肾性糖尿。

7. 免疫功能检测　了解患者是否存在自身免疫异常所致的损伤。

8. 骨骼X线检查　了解患者骨骼形态，可明确诊断骨软化。

9. 骨密度　定量分析患者骨量，并有利于与治疗后情况相比较。

10. 肌肉活检、肾活检　通过病理学方法观察肌肉和肾脏病变情况，有助于明确诊断。

（二）检查结果及思维提示

1. 血 Ca 2.13mmol/L↓, P 0.43mmol/L↓, 钠（Na）136mmol/L, K 4.2mmol/L, 氯（Cl）105mmol/L, 24 小时尿 Ca 53mg↓, P 173mg↓, 尿 K 30mmol, 尿 Na 107mmol, 尿 Cl 108mmol, 血清 ALP 254U/L↑。

2. 血 PTH 23.2pmol/L↑, 25（OH）$D_3$ 12.19ng/ml, 1,25（OH）$_2D_3$ 14.16pg/m↓。

3. 肝、肾功能　均正常。

4. 血气分析　酸碱度（pH）7.409, 动脉血氧分压（$PaO_2$）70.4mmHg, 动脉血二氧化碳分压（$PaCO_2$）38.4mmHg, 碱过剩（BE）−0.1mmol/L, 缓冲碱（BB）47.8mmol/L, 碳酸氢根（$HCO_3^-$）24.3mmol/L。

5. 尿酸化功能　最初 pH 5.6, 重碳酸盐 3.0mmol/L, 可滴定酸 22.6mmol/L, 铵离子 40.8mmol/L。

6. 24 小时尿氨基酸　天冬氨酸 23.77mg↑, 苏氨酸 299.34mg↑, 丝氨酸 68.86mg, 谷氨酸 63.87mg↑, 甘氨酸 1035.72mg↑, 丙氨酸 94.93mg↑, 胱氨酸 105.01mg↑, 缬氨酸 7.46mg, 甲硫氨酸未检出, 异亮氨酸 1.09mg, 亮氨酸未检出, 酪氨酸 76.46mg↑, 苯丙氨酸 176.54mg↑, 赖氨酸 265.23mg↑, 组氨酸 394.43mg↑, 精氨酸 2.92mg, 脯氨酸 8.02mg, 牛磺酸 489.42mg↑。

7. 24 小时尿糖 1.68g↑, 尿蛋白 248mg↑。

8. OGTT　葡萄糖（Glu, mmol/L）5.42（0′）、7.59（30′）、10.63（60′）、10.28（120′）、7.23（180′）; 胰岛素（Ins, mU/L）15.60（0′）、23.38（30′）、43.78（60′）、117.69（120′）、82.69（180′）; 尿糖:（−）（0′）、（+）（30′）、（++）（60′）、（++++）（120′）、（±）（180′）。

9. 免疫全项　免疫球蛋白 G（IgG）1680mg/dl, 免疫球蛋白 A（IgA）348mg/dl, 免疫球蛋白 M（IgM）334mg/dl↑, 补体 3（C3）124mg/dl, 补体 4（C4）17.7mg/dl, C 反应蛋白（CRP）0.4mg/dl, 循环免疫复合物（CIC）29.4U/ml↑, 免疫球蛋白 E（IgE）6.7U/ml。风湿抗体和自身免疫性肝炎抗体均阴性。

10. 骨骼 X 线检查（图 1-1）　片中所示诸骨骨密度普遍减低。头颅正位片示颅穹隆骨形态良好, 内、外板和板障分界清楚, 下颌骨骨密度减低, 牙硬板部分显示欠清。左侧第 6

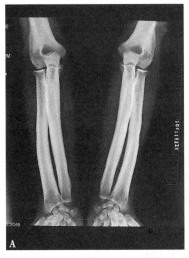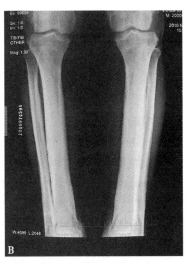

**图 1-1　骨骼 X 线**

A、B: 患者双侧尺挠骨、胫腓骨骨干增粗, 骨皮质增厚

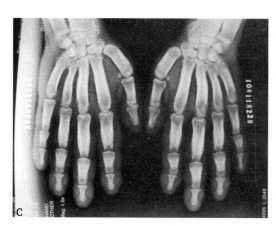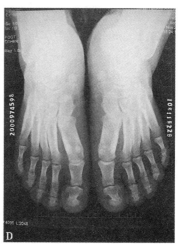

**图 1-1　骨骼 X 线** (续)

C、D: 双侧掌骨关节、指骨、趾骨增粗, 骨皮质增粗, 软组织明显增厚

肋骨和右侧第 7 肋骨骨质欠规则, 可见低密度线。骨盆骨密度明显减低, 部分骨小梁显示模糊。双侧耻骨近耻骨联合处骨密度显著减低, 骨质结构显示不清, 双侧耻骨上、下支隐约可见线样低密度影。双髋显示内翻, 股骨颈骨质不规则。

11. 骨密度　$L_2 \sim L_4$ 骨密度 $0.561 \text{g/cm}^2$, T 值评分 $-4.7$, Z 值评分 $-4.7$; 股骨颈区骨密度 $0.35 \text{g/cm}^2$, T 值评分 $-4.6$, Z 值评分 $-4.5$。

12. 腓肠肌活检　可见 IgA(+), IgG(+++), IgM(−), C3(−), 补体 1q(C1q)(−), 纤维蛋白相关抗原(FRA)(+), 沿肌束膜沉积。

13. 肾活检　由于患者无法体位配合肾活检, 故未实施。

---

💡 **思维提示:**

(1) 院外与入院后多次化验检查均提示明显低尿钙, 而血钙也处于正常低值或稍低。因此, 我们考虑患者存在骨软化, 因为低尿钙的患者肯定有骨软化。血磷降低提示, 骨软化的病因可能与低血磷有关, 如膳食中磷缺乏或肾小管磷酸盐重吸收障碍。尿磷降低是因为血磷过低所致, 但并不能由此排除肾小管磷酸盐的重吸收障碍, 需复查并结合其他相关检查作出判定。血清 ALP 和 PTH 升高提示骨转化活跃, 支持软骨病合并继发性甲状旁腺功能亢进的诊断。

(2) 血清 PTH 轻度升高, 考虑与低血钙长期刺激甲状旁腺所致, 为继发性甲状旁腺功能亢进症的重要依据。血 $25(OH)D_3$ 正常, 可排除维生素 D 缺乏或肝脏 25- 羟化酶功能异常导致的软骨病, $1,25(OH)_2D_3$ 降低, 提示肾脏 1α- 羟化酶受到了损伤。

(3) 肝肾功能正常, 可除外肝脏疾病和肾小球疾病继发的骨病, 但不能除外肾小管功能异常。

(4) 肾小管酸化功能正常且血气分析结果正常, 提示近曲肾小管碳酸氢盐的重吸收功能和远曲小管泌酸、泌铵功能均正常, 不支持肾小管酸中毒。

（5）24 小时尿检测提示多种氨基酸均升高，尿糖、尿蛋白升高，且在给予葡萄糖负荷后血糖最高仅达到 10.63mmol/L，而同时检测尿糖为 ++++，表明患者无糖尿病而存在肾性糖尿，出现葡萄糖、氨基酸和白蛋白重吸收障碍。虽然尿钾、钠、氯正常，尿钙、尿磷降低，仍应考虑存在肾小管对多种物质的重吸收障碍。

（6）免疫功能检测提示 IgM 与 CIC 升高，且腓肠肌活检提示肌细胞表面有 IgG、IgA 等多种免疫球蛋白沉积，虽然风湿抗体和自身免疫性肝炎抗体均阴性，且无肾活检结果，但是我们仍高度怀疑患者体内存在免疫性肾病的可能，而肾小管功能的异常也与此有关。

（7）骨骼 X 线检查和骨密度检查均提示严重骨量减少，支持软骨病的诊断。

综上所述，该患者软骨病诊断明确，并存在继发性甲状旁腺功能亢进症。患者肾小管对糖、氨基酸、蛋白等多种物质重吸收障碍，且 1α- 羟化酶异常，符合 Fanconi 综合征的表现。但患者无明显磷酸盐尿。这可能与血磷过低有关，其病因可能与自身免疫性损伤有关。

## 五、治疗方案及理由

1. 泼尼松 10mg，1 天 3 次～1 天 1 次。

免疫功能检测和肌肉活检均提示患者存在自身免疫性疾病，且肾小管功能障碍也可能为免疫性损伤。因此，应用糖皮质激素进行免疫治疗，期望从根本上纠正患者体内异常的免疫反应，促进肾小管功能的恢复。

2. 骨化三醇 0.5μg，1 天 3 次～1 天 2 次，维生素 $D_3$ 7.5mg 肌内注射，每周 1 次。

骨化三醇的成分为活性维生素 $D_3$，进入体内后直接起效。该患者骨软化明显，且存在 1α- 羟化酶缺陷，因此需要大量 1,25（OH）$_2D_3$ 以促进钙向骨骼的沉积。同时提供维生素 $D_3$，通过机体自身转化后起效，以期减少活性维生素 $D_3$ 的用量。

3. 碳酸钙 $D_3$ 片 600mg，1 天 1 次。适量补钙，提供足够的维生素 D，利于软骨病的恢复。

## 六、治疗效果及思维提示

治疗效果：应用较大剂量泼尼松和骨化三醇治疗约 2 个月后，患者全身疼痛开始减轻，可在别人帮助下坐起约数分钟。多次复查血 Ca 2.26～2.33mmol/L，P 0.61～0.70mmol/L↓，24 小时尿 Ca 304～418mg↑，尿 P 566～791mg，血 ALP 149～185U/L↑，PTH 0.53pmol/L↓，1,25（OH）$_2D_3$ 16.78～24.89pg/ml，25（OH）$D_3$ 18.07～80.8ng/ml↑。患者出院后继续上述治疗方案，约 4 个月后，全身疼痛明显减轻，可以站立。后逐渐减少药物剂量至泼尼松 10mg，1 天 1 次和骨化三醇 0.5μg，1 天 2 次。治疗 1 年时可拄拐行走约 10m，1 年零 4 个月时可独立行走约 500m，1 年半时可骑自行车。此时再次住院复查，血 Ca 2.47mmol/L，P 0.78mmol/L↓，24 小时尿 Ca 355mg↑，尿 P 486mg，血 ALP 197U/L↑，PTH 3.0pmol/L，免疫全项均正常。OGTT 示 Glu（mmol/L）：3.09（0′）、7.17（30′）、10.40（60′）、7.48（120′）、5.01（180′）；Ins（mU/L）：22.17（0′）、88.31（30′）、229.79（60′）、181.99（120′）、66.13（180′）；尿糖：-（0′）、+++（30′）、+++（60′）、-（120′）、-（180′）。24 小时尿糖 1.3g↑，尿蛋白 126mg，K 84mmol，Na 160mmol，Cl 180mmol，尿酸化功能正常。骨 X 线示双手、头颅、胸部、骨盆、胸腰椎均为弥漫性骨质

疏松、骨质软化。骨密度示 $L_2 \sim L_4$ 骨密度 $0.742g/cm^2$, T 值评分 $-3.1$, Z 值评分 $-3.1$; 股骨颈区骨密度 $0.890g/cm^2$, T 值评分 $-0.1$, Z 值评分 0。出院后继续应用泼尼松 10mg, 1 天 1 次, 骨化三醇 0.5μg, 1 天 2 次和碳酸钙 $D_3$ 片 600mg, 1 天 1 次, 长期治疗。

 **思维提示:**

　　通过病史、查体以及实验室检查结果, 该患者被诊为 Fanconi 综合征、软骨病和继发性甲状旁腺功能亢进症, 其病因可能为自身免疫性损伤。因此, 在治疗上首先使用了中等剂量的糖皮质激素针对病因进行免疫抑制治疗, 以减少肾小管功能的进一步损伤。同时使用大剂量的骨化三醇以促进钙吸收以及促进钙向骨组织沉积, 有效缓解骨痛。应用上述方案治疗一年半后, 该患者的病情得到了意想不到的治疗效果, 从卧床不能翻身到可骑自行车, 而且骨密度检测也证实骨量明显增加。复查免疫功能正常, 这与应用糖皮质激素免疫抑制治疗有关, 提示体内异常的免疫功能趋于正常, 目前对肾小管的进一步损伤无法评价。患者仍存在低血磷、肾性糖尿等表现, 提示已有的肾小管重吸收功能异常尚未恢复。患者 ALP 仍明显升高, 表明骨转化依然活跃, 且骨 X 线检测仍为弥漫性骨软化, 可能与治疗时间尚短, 骨骼病变尚未完全恢复有关, 说明该病治疗的艰苦性和长期性。因此, 应继续应用大剂量骨化三醇以促进骨量的增加, 同时应用小剂量的糖皮质激素继续抑制异常的免疫功能, 定期复查, 观察肾小管损伤是否能够恢复。这种治疗是全身性的, 治疗的主要靶点为肾脏、骨骼和肌肉。

　　随访四年后, 患者因全身乏力再次来我院复查, 血肌酐上升至 326mmol/L, 表明肾功能严重受损。这是患者过早停用糖皮质激素的必然结果。随后, 我们立即给予患者每日 40mg 甲泼尼龙静脉输入, 一周后肌酐下降为 244mmol/L。因为经济能力所限, 患者要求出院, 回家继续治疗。

## 七、对本病例的思考

　　1. 关于 Fanconi 综合征　　Fanconi 综合征又称为复合肾小管转运缺陷症, 是近端肾小管多种功能障碍引起的一组临床综合征, 临床上以氨基酸尿、肾性糖尿和磷酸盐尿为特征, 常伴有高氯性酸中毒、电解质紊乱、软骨病等。该病包括原发性和继发性, 原发性 Fanconi 综合征病因不明, 而继发性 Fanconi 综合征可能由许多疾病引起, 如重金属(汞、铅等)中毒、药物(过期四环素、氨基糖苷类抗生素[1]、抗肿瘤药物[2]以及中药[3]等)中毒、免疫球蛋白异常症(干燥综合征[4]、轻链病[5]、多发性骨髓瘤等)等。依据肾小管损伤程度的不同, Fanconi 综合征患者的尿中可出现不同程度的钙、磷、钾、钠、氨基酸、葡萄糖、碳酸氢盐等, 且肾脏 1α- 羟化酶常受到不同程度的累及, $1,25(OH)_2D_3$ 合成大幅度减少, 导致临床上出现骨软化。因此, 一般认为, 将具备氨基酸尿、肾性糖尿和磷酸盐尿三项异常者称为完全性 Fanconi 综合征, 而将仅有 1～2 项异常者称为不完全性 Fanconi 综合征。如碳酸氢盐的重吸收受累明显, 可伴有 2 型肾小管酸中毒; 如 1α- 羟化酶受累明显, 可加重软骨病表现。本例患者具有肾性糖尿和氨基酸尿, 但尿磷不高, 可能为血磷过低, 导致尿磷酸盐排出量减少, 但也可能与骨软化病程较长有关。入院时尿钙不高, 但治疗后尿钙显著升高, 提示活性维生素 D 有效促进了肠道钙离子的吸收, 但肾小管对钙离子的重吸收仍有障碍, 从而导致高尿钙。尿钾、钠、碳酸氢盐的重吸收未见异常，但 1α- 羟化酶活性下降，导致体内 1,25（OH）$_2$D$_3$ 减少。因此，该患者 Fanconi 综合征诊断成立。结合患者免疫全项和肌肉活检发现，考虑其病因可能与免疫球蛋白异常有关。

2. 大剂量骨化三醇的使用　Fanconi 综合征出现软骨病与大量磷酸盐尿导致的低血磷和 1α- 羟化酶活性下降导致的 1,25（OH）$_2$D$_3$ 减少有关。因此，治疗上应注意足量 1,25（OH）$_2$D$_3$ 的补充[6]。骨化三醇的常用剂量为 0.25～0.5μg/d，剂量过大可能导致高血钙。但本例患者病史长，第一次就诊时已卧床 3 年，骨密度检测提示骨量极低，骨软化相当明显，常规剂量的骨化三醇很难迅速起效。因此，我们采用了大剂量的骨化三醇（1.5μg/d），治疗约半年后逐渐减量，但仍维持在 1μg/d，同时补充维生素 D$_3$，以利于自身合成 1,25（OH）$_2$D$_3$。治疗期间密切检测血钙，从未发现高钙血症，同时患者骨量迅速恢复，且患者症状明显改善，从卧床不起到可骑自行车，出现了戏剧性的效果。因此，在对疾病进行治疗时，应注意药物剂量是否足够。在治疗重症患者时，可能要使用超常规剂量的药物，否则很难取得预想的治疗效果。

3. 糖皮质激素的使用　Fanconi 综合征的传统治疗方案为补磷、补钾、补钙、补活性维生素 D 以及纠正酸中毒等对症治疗，这一治疗方案也可部分改善患者症状。本例患者由于免疫功能和肌肉活检的结果提示，患者可能存在免疫球蛋白异常导致的肾小管损伤。因此，我们并未遵循传统的治疗方案，而采用中等剂量的糖皮质激素进行免疫抑制治疗，从疾病的源头治疗，同时给予骨化三醇和钙剂治疗，并未补磷。众所周知，长期应用大剂量的糖皮质激素可造成骨量减少。但本患者在糖皮质激素治疗一年半后复查，骨密度不仅没有下降，反而比治疗前显著上升，同时血磷也有所上升，肾小管功能得到了部分恢复。这提示通过糖皮质激素治疗可能通过抑制异常的免疫损伤促进肾小管功能的修复，但仍需要进一步治疗并定期随访以观察最终效果。因此，在对疾病进行治疗时，应力争做到针对病因用药，从根本上治愈疾病，而不能仅局限于对症治疗。

（崔　瑾）

# 参 考 文 献

[1] Ghiculescu RA, Kubler PA. Aminoglycoside-associated Fanconi syndrome[J]. Am J Kidney Dis, 2006, 48: e89-93.

[2] Francois H, Coppo P, Hayman JP, et al. Partial fanconi syndrome induced by imatinib therapy: a novel cause of urinary phosphate loss[J]. Am J Kidney Dis, 2008, 51: 298-301.

[3] Kazama I, Matsubara M, Michimata M, et al. Adult onset Fanconi syndrome: extensive tubulo-interstitial lesions and glomerulopathy in the early stage of Chinese herbs nephropathy[J]. Clin Exp Nephrol, 2004, 8: 283-287.

[4] Yang YS, Peng CH, Sia SK, et al. Acquired hypophosphatemia osteomalacia associated with Fanconi's syndrome in Sjogren's syndrome[J]. Rheumatol Int, 2007, 27: 593-597.

[5] Lacy MQ, Gertz MA. Acquired Fanconi's syndrome associated with monoclonal gammopathies[J]. Hematol Oncol Clin North Am, 1999, 13: 1273-1280.

[6] Clarke BL, Wynne AG, Wilson DM, et al. Osteomalacia associated with adult Fanconi's syndrome: clinical and diagnostic features[J]. Clin Endocrinol（Oxf）, 1995, 43: 479-490.

# 病例2 牙齿脱落伴骨痛30年，口干、眼干12年，抽搐1周

**患者女性**，58岁，于2004年5月29日入院。

## 一、主诉

牙齿脱落伴全身骨痛30年，口干、眼干12年，乏力8年，抽搐1周。

## 二、病史询问

### （一）初步诊断思路及问诊目的

患者为中老年女性，病程长，最初症状为牙齿脱落和全身骨痛。近20年来，出现口干、眼干等症状，所以应首先考虑干燥综合征，但应注意与内分泌科常见的糖尿病和尿崩症等相鉴别。其骨痛应注意是否为骨软化，有无电解质紊乱，同时也应注意是否合并存在类风湿关节炎等自身免疫性疾病。近1周出现抽搐，应注意甲状旁腺相关疾病、维生素D缺乏等相关性疾病、碱中毒、癫痫、癔症等疾病的鉴别。因此，问诊时应首先追问患者最初牙齿脱落、口干等症状的特点，有无相关检查资料，如何治疗以及疗效；其次，应询问骨痛的部位、性质、程度、演变过程等；最后，注意抽搐的特点、有无诱因和其他伴随症状、诊治经过等，对上述疾病进行鉴别。

### （二）问诊的主要内容及目的

1. 牙齿脱落和骨痛的特点　干燥综合征可伴有猖獗龋，牙齿呈粉末状或小块状破碎脱落，为该病的特异性表现，应详细询问。此外，类风湿关节炎常累及掌指关节、近端指间关节等小关节，导致关节畸形；风湿性关节炎多为游走性，常对称累及膝、踝、肩、腕、肘、髋等大关节，但不遗留关节畸形；退行性骨关节病多累及腰椎、膝关节等承重部位关节；软骨病可出现肋骨触痛等。因此，应详细询问骨关节疼痛的部位、程度、诱因、变化过程等。

2. 口干、眼干的程度，有无多饮、多尿、乏力、体重减轻等伴随症状　干燥综合征患者可出现唾液黏稠感、咀嚼或吞咽困难，进食时常需饮水以帮助吞咽，此时应注意询问患者每日的饮水量、尿量、进食量以及有无体重下降等，以与糖尿病或尿崩症相鉴别。而干燥综合征患者还常同时出现眼干痒、异物感、灼热感等，也应仔细询问，协助诊断。

3. 既往的检查资料及治疗情况　询问患者是否曾行相关检查，如血糖、电解质、风湿免疫功能以及泪腺功能、唾液腺功能等特异性检查，采用何种治疗方案，效果如何，以协助诊断。

4. 抽搐发作前有无诱因　劳累、高热、寒冷、情绪激动等可诱发低血钙性手足搐搦，其发作前常出现颜面、手足麻木、肌肉疼痛的前兆；疲劳、饥饿、便秘、饮酒、情感冲动、一过性代谢紊乱和过敏反应可诱发癫痫发作；而剧烈情绪波动等又可导致癔症发作。故应仔细询问抽搐发作的诱因。

5. 抽搐发作特点　癫痫发作的临床表现多种多样，典型的强直-阵挛发作首先为强直期，表现为所有骨骼肌持续性收缩，上睑抬起眼球上窜，喉部痉挛，发出叫声，口部先强张而后突闭，可能咬破舌尖，颈部和躯干先屈曲而后反张。上肢自上举、后旋，转变为内收、旋前。下肢自屈曲转变为强烈伸直。强直期持续约10～20秒后，肢端出现细微的震颤，待至振幅增大并延及全身，成为间歇的痉挛，即进入阵挛期。每次痉挛都有短促的肌张力松弛，阵挛频率逐渐减慢，松弛期逐渐延长，此期持续约1/2～1分钟。上述两期均可伴有心率增快、血压升高、唾液、支气管分泌增多、瞳孔扩大等征象。在阵挛期以后，尚可有短暂的强直痉挛，造成牙关紧闭和大小便失禁。随后呼吸恢复，口鼻喷出泡沫或血沫，心率、血压、瞳孔等恢复正常，肌张力松弛，意识恢复。清醒后感头痛、全身酸痛和疲乏，对抽搐无记忆。如在短期内频繁发作上述表现，以致发作间歇中意识持续昏迷者，称为癫痫持续状态。癔症发作时一般时程较长，可持续数十分钟或数小时，常杂有哭泣和喊叫，无意识丧失或大小便失禁。而低钙性手足搐搦的典型表现为手足肌肉呈强直性收缩，肌肉疼痛，拇指内收，其他手指并紧，指间关节伸直，掌指关节和腕关节屈曲（助产士手），意识清楚。严重者向上发展，同时引起肘关节屈曲，上臂内收，紧靠胸前，双下肢伸直，足内翻，面部上唇收缩，全身肌肉僵直、疼痛，恐惧感，但神志清楚。因此，应仔细追问患者抽搐的表现，对诊断具有重要的提示作用。

6. 近期的诊治情况　仔细询问近期是否查电解质、血气分析、头部CT或MRI、脑电图等检查，是否应用抗癫痫治疗或钙剂治疗，效果如何，以协助诊断。

（三）问诊结果及思维提示

患者于30年前开始出现明显牙龈炎，牙齿松动并破碎呈小块状逐渐脱落，随后出现腰、双膝关节疼痛，活动后明显，上述症状逐年加重并渐累及髋关节，但未作特殊处理。12年前患者出现口干，自觉咽下困难，需用水协助吞咽，因此出现多饮、多尿，无多食、消瘦等症。同期，出现眼干，眼泪减少，未予特殊处理。8年前无明显诱因出现持续性四肢无力，逐渐加重并出现瘫痪，伴吞咽困难，不能自理，无呼吸困难。于我院查血钾最低为1.3mmol/L，曾行腮腺导管造影等检查，并诊为"干燥综合征、肾小管酸中毒"，予枸橼酸钾、钙剂等治疗。1个月后，患者症状缓解，此后，维持上述治疗。4年前四肢无力、骨痛症状加重，以胸部、腰骶部、髋部、双膝关节明显，伴胸部束带感、双膝关节畸形，不能行走。于某医院诊为"脊髓脱髓鞘疾病"，予泼尼松5mg 1天3次治疗，效果不佳而于半年后自行停药。2周前出现食欲缺乏、恶心、呕吐、呃逆等症，对症处理后，症状无明显缓解。1周前开始不能进食，并频繁抽搐。发作前自觉咽痒、咳嗽，发作时意识丧失，双眼上窜，面部发绀，双手握拳、上臂屈曲伴大小便失禁，约30～60分钟自行缓解，每日发作约20～30次。于某医院行头CT未见异常，脑电图示弥漫性慢波。2天前就诊于我院急诊，查血 K 2.69mmol/L，Na 133.9mmol/L，Cl 114.1mmol/L，Ca 2.03mmol/L，对症治疗症状无明显缓解，为进一步诊治收入我科。患者近期无明显发热、盗汗、咳嗽、咳痰等症，进食、睡眠极差。

💡 **思维提示：**

通过问诊发现，患者30年前（28岁时）出现牙龈炎、牙齿松动、逐渐破碎脱落，12年前出现口干、眼干、吞咽固体食物困难，8年前出现四肢无力、瘫痪等表现，化验提示低血钾、肾小管酸中毒，且曾行腮腺导管造影检查，提示为"干燥综合征"，故该病诊断基本成立，且应用枸橼酸钾等药物治疗后患者症状好转，支持该诊断。而患者骨痛可能与肾小管酸中毒所致骨软化继发性甲旁亢有关。在全部病程中，患者曾应用糖皮质激素治疗，但剂量小，且持续时间短，因此患者病情持续进展。1周前出现全身抽搐，符合癫痫发作特点，脑电图表现也支持癫痫诊断，但患者同时存在显著低血钾和低血钙，表明患者可能存在严重的肾小管病变。此外，该患者也可能继发于结缔组织病、电解质紊乱或颅内感染的症状性癫痫。因此，需通过进一步查体和实验室检查明确诊断。

## 三、体格检查

### （一）重点检查内容及目的

通过问诊发现，患者最初以口眼干燥和骨痛为主要表现，考虑为干燥综合征、肾小管酸中毒，但应注意除外其他结缔组织病。因此在查体时应：①关注皮肤黏膜、口腔和眼部查体，注意有无各部位干燥、角结膜有无充血糜烂以及龋齿等情况。②骨骼查体，注意骨痛部位，有无关节肿胀、变形等。③患者近期以频繁抽搐为主，故应注意详细描述其表现，必要时可行刺激试验，如 Chevostek 征、Trousseau 征等，以协助阴性手足搐搦的诊断。④注意神经系统查体，有无脑膜刺激征，除外脑膜炎。⑤注意呼吸、消化以及泌尿等系统的查体，以判断干燥综合征有无累及上述系统。

### （二）体格检查结果及思维提示

T 37℃，P 72 次/分，R 18 次/分，BP 120/80mmHg。发育正常，营养中等，神清语利，平卧位，查体合作。全身皮肤菲薄、干燥脱屑，散在瘀斑，无黄染及色素沉着，阴毛、腋毛稀疏。浅表淋巴结不大。头颅五官无畸形，结膜无充血，角膜透明，口唇干燥，舌缘龟裂，牙齿稀疏，仅残留数个残根。颈软无抵抗，气管居中，甲状腺不大。胸廓对称无畸形，多个肋骨触痛，双肺叩清音，呼吸音粗，左下肺可闻少量干啰音。心界不大，心率 72 次/分，心律齐，心音低钝，无杂音。腹膨隆，全腹散在压痛，无反跳痛及肌紧张，肝脾未及，双肾无叩击痛，肠鸣音弱。脊柱无畸形，腰椎骨盆轻压痛。双膝关节畸形，双下肢不肿，四肢肌肉萎缩，肌力和肌张力正常。Chevostek 征、Trousseau 征阴性，生理反射存在，Kernig 征、Brudzinski 征均阴性。

> **思维提示：**
>
> 查体发现患者皮肤、口唇黏膜明显干燥，并出现"猖獗性龋齿"，符合干燥综合征的临床表现。肋骨、腰椎、骨盆等部位压痛，伴双膝关节畸形，可能与长期肾小管酸中毒导致的软骨病有关。查体时未发现患者抽搐，且 Chevostek 征、Trousseau 征均阴性，不支持低钙性手足搐搦，但应注意复查。脑膜刺激征均阴性，不支持脑膜炎，应通过进一步的影像学和实验室检查彻底除外颅内感染性病变。全腹散在压痛但缺乏定位体征，可能与近期反复呃逆、呕吐有关。双肺呼吸音粗且局部有干啰音，考虑存在支气管炎症，可能与血清 $1,25(OH)_2D_3$ 水平过低，机体抗感染能力下降有关。也可能与干燥综合征导致的痰液黏稠、气道表面张力异常[1]以及反复呕吐导致的误吸有关，应通过胸片等影像学检查明确该病变的性质和程度。

### 四、实验室和影像学检查

（一）初步检查内容及目的

1. 血常规　干燥综合征患者可出现轻度贫血和白细胞减少，且该患者可能存在支气管炎症，因此应通过血常规检查提示诊断。

2. 肝功能、肝炎全项　患者入院前出现恶心、呕吐等消化系统表现，且部分干燥综合征患者可出现转氨酶升高、黄疸、丙型肝炎病毒感染，故应注意肝功能和肝炎的检查。

3. 血、尿电解质　院外检查提示存在低血钾、低血钠、低血钙，应复查，明确患者体内电解质紊乱的程度，并通过尿电解质的检查提示肾小管重吸收功能。

4. 红细胞沉降率（血沉）　干燥综合征患者可出现血沉增快，但该检查可受贫血、发热等因素影响，应注意综合分析。

5. 风湿免疫功能　干燥综合征患者可出现多种自身抗体，如抗核抗体（ANA）、干燥综合征抗原 A（SSA）抗体、干燥综合征抗原 B（SSB）抗体、类风湿因子（RF）等，且 IgG、IgM 等多种免疫球蛋白也可出现异常，应复查以协助诊断。

6. 血气分析和尿酸化功能　注意患者体内的酸碱平衡状态，明确有无肾小管酸中毒及其程度。

7. PTH、活性维生素 D　与钙磷代谢关系密切，应明确其表达情况，注意有无甲状旁腺功能亢进症。

8. 甲状腺功能　干燥综合征如累及甲状腺可导致淋巴细胞浸润，造成甲状腺功能低下，故应检查。

9. 痰培养、结核抗体和纯化蛋白衍生物（PPD）检测　明确肺感染的致病菌，注意是否存在肺结核或结核性脑膜炎。

10. 胸片和胸部计算机层析成像（CT）　明确肺脏病变情况。

11. 腹部 B 超　肾小管酸中毒时由于尿钙排泄增多和继发性甲旁亢，可出现尿路结石，应注意检测，同时注意肝、胆、胰腺等脏器是否存在病变。

12. 脑电图　协助诊断癫痫。

（二）检查结果及思维提示

检查结果：

（1）血常规：白细胞（WBC）$8.8 \times 10^9/L$，红细胞（RBC）$3.29 \times 10^{12}/L$，血红蛋白（HGB）103g/L↓，血小板（PLT）$133 \times 10^9/L$，红细胞平均体积（MCV）89.4fl，红细胞平均血红蛋白含量（MCH）31.3pg，红细胞平均血红蛋白浓度（MCHC）350g/L，中性粒细胞 90%，淋巴细胞 9%，单核细胞 1%。

（2）肝功能：总蛋白（TP）73g/L，白蛋白（ALB）31g/L↓，球蛋白（GLO）42g/L↑，丙氨酸转氨酶（ALT）89U/L↑，天冬氨酸转氨酶（AST）78U/L↑，碱性磷酸酶（ALP）149U/L↑，γ- 谷氨酰转肽酶（GGT）232U/L↑，总胆红素（TBIL）12μmol/L，直接胆红素（DBIL）5.2μmol/L，乳酸脱氢酶（LDH）196U/L。肝炎全项均阴性。

（3）血电解质：Ca 1.87mmol/L↓，P 0.23mmol/L↓，镁（Mg）0.93mmol/L，K 2.8mmol/L↓，Na 144mmol/L，Cl 129mmol/L↑，二氧化碳结合力（$CO_2CP$）19mmol/L↓。24 小时尿电解质：Ca 174mg，P 135mg↓，K 50mmol，Na 250mmol，Cl 248mmol。

（4）血沉：109mm/60min↑。

（5）免疫功能及抗体检测：IgG 2280mg/dl↑，IgA 295mg/dl，IgM 170mg/dl，IgE 30.4U/ml，CRP 2.48mg/dl↑，CIC 26.6U/ml↑，C3 92.6mg/dl，C4 21.3mg/dl，ANA 1∶200 抗着丝点型，抗 ds-DNA 抗体（−），ENA 抗 Sm 抗体（−），ENA 抗 SSA 抗体（＋），ENA 抗 SSB 抗体（−），ENA 抗 U1RNP 抗体（−），ENA 抗 Scl-70 抗体（−），ENA 抗 rRNP 抗体（−），ENA 抗 Jo-1 抗体（−），RF 246U/ml↑，抗链 O 25U/ml，抗组蛋白抗体（−），ANCA 均阴性。

（6）尿酸化功能：最初 pH 7.0↑，重碳酸盐 20.6mmol/L↑，可滴定酸 0.25mmol/L↓，铵离子 12.3mmol/L↓。

（7）血气分析：pH 7.407，$PaO_2$ 74.9mmHg，$PaCO_2$ 22.6mmHg↓，BE −9.3mmol/L↓，BB 36.5mmol/L↓，$HCO_3^-$ 13.9mmol/L↓。

（8）PTH 28.5pmol/L↑，1,25$(OH)_2D_3$ 12.39pg/ml↓，25$(OH)D_3$ 5.39ng/ml↓。

（9）甲状腺功能均正常。

（10）痰培养：洛菲不动杆菌，白色假丝酵母菌；结核抗体阳性；PPD 阴性。

（11）胸片：两侧多发肋骨骨折，骨折断端可见少许骨痂形成；两肺门不大；心影不大，左心影内可见片状高密度影，边界模糊不清；右上肺可见少许点状钙化及少许条索影，两肺内未见明显结节影；膈面光滑，膈角锐利，主动脉迂曲。考虑为左下肺感染，右上肺继发性结核，两侧多发肋骨骨折。

（12）胸部 CT：右侧胸廓缩小，纵隔气管居中，主支气管至叶支气管开口通畅，右肺下叶基底段支气管显示不清。左肺门饱满，右肺门不大，右肺下叶上段、后基底段见片状致密影，其内可见含气支气管征，双肺间质纹理增多、紊乱，右肺上叶后段、右肺中叶、左肺上叶可见斑片状、条索状磨玻璃样密度增高影，右肺中、下叶及左肺舌段见条索影，双侧叶间裂增厚，右侧包裹性胸腔积液，双侧胸膜增厚、粘连。纵隔内未见确切增大淋巴结影。心脏大，心包不厚。双侧多个肋骨陈旧性骨折。考虑为右肺下叶上段、后基底段炎症，双肺间质病变、纤维条索，右侧包裹性胸腔积液，双侧胸膜增厚、粘连，肋骨多发骨折。双肾多发结石。

（13）脑电图：昏迷状态下描记脑电图，示各导普遍为 θ 节律。

（14）腹部 B 超：轻度脂肪肝，胆囊炎，胆囊多发结石，双肾弥漫性病变。

---

💡 **思维提示：**

（1）血常规检测提示患者轻度贫血，且为正细胞正色素性贫血，符合干燥综合征的表现，白细胞总数正常，但中性粒细胞明显升高，提示患者存在细菌性感染病变。

（2）肝功能检查发现患者白蛋白降低、转氨酶升高、胆红素正常，肝炎标志物均阴性，可除外病毒性肝炎所致的肝损伤，故考虑为干燥综合征所致的肝脏病变。血 ALP 升高除与肝脏病变有关外，还可能与患者骨代谢异常有关。GLO 升高提示患者体内存在异常的免疫反应。

（3）电解质检测提示患者存在低血钙、低血磷、低血钾、高血氯、$CO_2CP$ 降低，考虑与干燥综合征累及肾小管，造成多种离子及碳酸氢盐的重吸收障碍有关；$CO_2CP$ 降低提示可能存在代谢性酸中毒或呼吸性碱中毒。患者近期严重的恶心、呕吐可加重低血磷并造成低尿磷，使患者血磷仅为 0.23mmol/L，此时可造成脑细胞内钙、磷浓度改变，体内高能磷酸化合物减少而影响神经传导功能。同时，严重低血磷还可使红细胞内

2,3-二磷酸甘油酸（2,3-DPG）减少，影响氧与血红蛋白解离，导致脑缺氧，出现一系列中枢神经系统症状，如眩晕、昏睡、抽搐，甚至死亡[2]。

（4）血沉增快，提示患者体内存在自身免疫性疾病，且贫血和感染也可加重该异常表现。

（5）免疫功能检测发现患者IgG、CRP和CIC均明显升高，提示体内免疫反应活跃，ANA、RF和SSA抗体均阳性支持干燥综合征的诊断。

（6）尿酸化功能提示患者肾小管对碳酸氢盐的重吸收和泌氢、泌铵功能均存在障碍，且尿最初pH达7.0，支持肾小管酸中毒，受累部分包括近曲小管和远曲小管。

（7）血气分析发现患者血pH正常，BE、BB和$HCO_3$均降低，提示存在代谢性酸中毒，与肾小管功能异常有关；而$PaCO_2$也显著降低，故存在代偿性呼吸性碱中毒；两者的综合作用使血pH维持在正常范围。

（8）患者血PTH升高，考虑与长期低血钙导致的继发性甲状旁腺功能亢进症有关。$1,25(OH)_2D_3$和$25(OH)D_3$均降低，与患者长期日光照射不足有关，且肝功能障碍和肾小管功能障碍又分别影响25-羟化酶和1α-羟化酶活性，进一步影响活性维生素D的合成，并加重骨软化的程度。

（9）甲状腺功能正常，除外干燥综合征导致的甲状腺功能低下。

（10）痰培养发现洛菲不动杆菌和白色假丝酵母菌，支持肺炎诊断；结核抗体阳性，虽然PPD阴性，但不能除外结核病，应结合临床表现及其他检查结果综合分析。

（11）胸片和CT结果首先确认存在肺感染，且肺内存在钙化和纤维条索影，考虑为陈旧性肺结核，但未见活动性结核病灶，多发肋骨骨折可能与骨质软化有关。

（12）腹部B超发现多发肾结石，与尿钙排泄增多和继发性甲旁亢有关。

（13）患者为非癫痫发作状态下行脑电图检测，因此虽然未发现癫痫典型表现，并不能除外癫痫。

综合分析上述检查结果，并结合病史及查体，患者干燥综合征诊断明确且累及肾脏、肝脏和骨髓，造成肾小管酸中毒、肝功能异常和贫血，骨软化和继发甲状旁腺功能亢进症，目前抽搐考虑为症状性癫痫，与现存的严重电解质紊乱（低血钾、低血钙、低血磷）有关。同时存在肺感染，但暂不考虑活动性结核病变。

## 五、治疗方案及理由

1. 骨化三醇0.25～0.5μg，1天2次，碳酸钙$D_3$片0.6，1天2次～1天1次，中性磷10～20ml，1天3次，枸橼酸钾30ml 1天4次～20ml 1天3次，枸橼酸合剂30～15ml，1天3次。

患者存在明显电解质紊乱和酸碱平衡失调，此时可加重脑功能异常，因此应注重内环境的稳定。骨化三醇为活性维生素D，在体内不需转化，直接起效，促进钙磷的吸收和向骨骼的沉积。同时，酌情补充钙磷等原料，利于病情恢复。患者为肾小管酸中毒，体内存在高血氯，因此在补钾时不宜采用氯化钾，以免加重高血氯，故采用枸橼酸钾提供钾离子，并应用枸橼酸合剂纠正酸中毒。

2. 拉莫三嗪（利必通）50mg 1天1次，癫痫安0.4g，1天3次，甘油果糖125ml静脉滴注，1天2次。

考虑患者存在症状性癫痫,故经神经内科会诊后给予上述抗癫痫药物控制症状,并应用脱水剂降低颅内压。

3．头孢哌酮 / 舒巴坦 2g,1 天 2 次,氟康唑 200mg,1 天 1 次,二羟丙茶碱 0.5g,1 天 1 次,氨溴索 30mg 静脉用,1 天 2 次。

胸部影像学检查提示存在肺感染,且痰培养证实存在洛菲不动杆菌和白色假丝酵母菌,依据药敏试验结果,应用头孢哌酮 / 舒巴坦和氟康唑治疗,并对症应用平喘、化痰药物辅助治疗。

4．支持治疗　患者入院时频繁抽搐、呕吐,无法进食,因此,通过鼻饲给予流质,保证口服药的应用。同时加用 $H_2$ 受体拮抗药、硝酸酯类药物等对症治疗,并注意口腔清洁以及日常护理,防治误吸、压疮等并发症的出现。

## 六、治疗效果及思维提示

治疗效果:经上述综合治疗后,患者电解质紊乱与酸碱平衡失调逐渐纠正,复查 Ca 2.08～2.11mmol/L↓,P 0.8～0.95mmol/L,K 4.2～4.8mmol/L,Na 136～139mmol/L,Cl 101～107mmol/L,$CO_2CP$ 20～21mmol/L↓。血气分析示 pH 7.39～7.45,$PaO_2$ 79.1～82.3mmHg,$PaCO_2$ 37.9～40.8mmHg,BE 3.5～4.4mmol/L,BB 52.4～54.6mmol/L,$HCO_3^-$ 27.1～29.1mmol/L。肺部啰音较入院时明显减轻。但抗癫痫药物效果不佳,经过 1 周的规律治疗,患者仍频繁抽搐,每日约 20 次,每次持续约 1 分钟。

 **思维提示:**

患者入院时初步诊断为干燥综合征、肾小管酸中毒、软骨病、继发甲旁亢、电解质紊乱、肺感染和症状性癫痫,经过综合治疗后,电解质紊乱和肺感染均有好转,但癫痫发作无明显改善,因此应进一步寻找其病因。患者入院时查结核抗体阳性,且胸部影像学检查发现陈旧性肺结核,那么其癫痫频发是否为颅内感染性病变,或结核性脑膜炎所致?综合分析目前资料,患者无长期低热、盗汗、消瘦等结核表现,无颈项强直等脑膜刺激征,虽存在肺感染,但经过三代头孢类抗生素治疗后,肺部体征已明显减轻,故不支持结核病的诊断。在排除上述原因后,考虑该症状可能与干燥综合征有关,此时,自身免疫功能的异常可导致淋巴细胞浸润中枢神经系统或周围神经系统,或神经组织的炎性血管病变导致缺血或出血。如确实为该原因所致的癫痫,则应考虑应用糖皮质激素治疗,但该药又有可能加重患者目前已经存在的肺部真菌感染和软骨病。因此,应全盘考虑,慎重应用。

## 七、调整治疗方案及疗效

（一）新治疗方案

1．甲泼尼龙 40mg 静脉用,1 天 1 次～泼尼松 15mg,1 天 3 次。

2．继续上述治疗方案。

（二）疗效

应用糖皮质激素后,抽搐频率较前减少,约 3 天后无明显抽搐发作。遂继续应用甲泼尼龙，逐渐减少抗癫痫药物。与此同时，患者亦无明显咳嗽、咳痰，双肺未闻及干湿性啰音，复查胸片示炎症消散，故停用静脉抗生素和抗真菌药，改为口服抗生素维持治疗并逐渐停用。共应用甲泼尼龙约 20 天，此后改为口服泼尼松 15mg，1 天 3 次维持治疗。复查血常规 WBC $6.8 \times 10^9$/L，RBC $3.54 \times 10^{12}$/L，HGB 108g/L↓，PLT $114 \times 10^9$/L，中性粒细胞 75%，淋巴细胞 24%，单核细胞 1%。ALB 33g/L↓，GLO 37g/L，ALT 69U/L↑，AST 79U/L↑，ALP 129U/L↑，TBIL 6μmol/L，DBIL 3.6μmol/L。血 Ca 2.11mmol/L↓，P 0.95mmol/L，K 4.8mmol/L，Na 139mmol/L，Cl 107mmol/L，$CO_2CP$ 21mmol/L。患者出院后长期应用泼尼松、骨化三醇、碳酸钙 $D_3$ 片、枸橼酸钾等药物治疗，定期门诊复查，调整药物剂量。

## 八、对本病例的思考

1. 干燥综合征　干燥综合征（Sjögren's syndrome，SS）是累及外分泌腺为主的慢性自身免疫性疾病，全身的外分泌腺均可以受累，其中最最容易受侵的为唾液腺和泪腺[3, 4]。该病分为原发性和继发性，前者指单纯 SS，不伴其他结缔组织病，后者伴有其他结缔组织病，如类风湿关节炎、系统性红斑狼疮（SLE）等，某些免疫球蛋白异常的疾病也可诱发该病，如多发性骨髓瘤[5]。其发病基础为免疫功能紊乱，SS 患者的唾液腺和泪腺活检证实腺体有大量淋巴细胞浸润，并导致组织器官损伤，其他外分泌腺如胰腺、肾小管内皮、胆管内皮、肺泡上皮、肾脏等也可有类似病理改变，血管壁也可有炎性细胞浸润，出现血管炎。其临床表现最常出现口干、猖獗龋、干燥性角结膜炎。其次为肾损害，累及肾小管和肾小球[6]，导致肾小管酸中毒。此外，呼吸系统、消化系统、神经系统均可受到不同程度的累及。实验室检查可发现多种免疫球蛋白升高、血沉增快及自身抗体，如 ANA、抗 SSA 抗体、抗 SSB 抗体、RF 等阳性。泪腺功能和唾液腺功能检测可发现分泌功能降低。本例患者具有典型的口干、眼干表现，血 ANA 和抗 SSA 抗体阳性，且曾于外院行腮腺造影符合干燥综合征，因此原发性干燥综合征诊断成立，且累及肾脏、肝脏、神经系统等多脏器，而最终出现软骨病、癫痫等表现。

2. 糖皮质激素的使用　传统的对于 SS 的治疗方法为对症治疗，控制眼干、口干等症状，多在出现明显内脏累及和有血管炎、肾损害或伴其他结缔组织病时使用糖皮质激素或其他免疫抑制剂治疗。多项活检研究表明，SS 的早期已经出现肾脏的免疫性损伤，此时如不积极治疗，则可能延误治疗时机，造成不可逆的脏器损伤，因此笔者的意见倾向于尽早应用糖皮质激素治疗。本例患者在治疗后期中曾经应用糖皮质激素治疗，但剂量小、时间短，因此效果不明显。入院时患者主要表现为癫痫，抗癫痫药物治疗效果不佳，此时应用甲泼尼龙 40mg/d 静脉输入治疗，癫痫发作明显减轻。这可能与大剂量的糖皮质激素减少炎性细胞的浸润、抑制血管炎的进展有关。同时，该患者已经存在软骨病，糖皮质激素一方面可能加重骨质疏松，另一方面也可通过对免疫性肾病的修复作用改善肾小管功能[7]，减少钙的丢失。最后，该患者同时合并真菌性肺炎，而糖皮质激素可通过抑制免疫功能加重真菌感染。因此，我们在分析患者病情的基础上，一方面应用糖皮质激素进行病因治疗，一方面应用抗真菌药物和活性维生素 D，对该患者进行综合治疗，得到了良好的治疗效果。

3. 内环境的稳定　该患者由于肾小管酸中毒导致了明显的电解质紊乱和酸碱平衡失调，低血钾可导致肌肉收缩无力、瘫痪，低血钙可使中枢神经系统兴奋性升高，影响神经传导功能，低血磷可使体内高能磷酸化合物减少并影响氧与血红蛋白解离，导致脑缺氧，而在酸中毒的情况下，体内多种酶的活性异常，由此可见，细胞外液的离子浓度和酸碱度均在正常范围对于细胞发挥正常的生理功能，减少脑细胞的异常电位的发生有着重要的意义。因此，在应用糖皮质激素治疗的同时，对症补充钙、磷、钾等离子，应用枸橼酸合剂纠正酸中毒，给予大剂量的骨化三醇，促进钙磷的吸收和沉积，也是不可缺少的。应该指出的是，低钠血症常见的原因为肾上腺皮质激素不足；低钙血症的原因为 $1,25(OH)_2D_3$ 不足；低磷血症的原因为 $1,25(OH)_2D_3$ 不足，导致肠磷吸收减少和肾小管对磷的重吸收出现障碍所致；低钾血症的原因主要与肾小管钾离子重吸收障碍，尿钾增加，以及肌肉细胞内外钾钠交换障碍有关。如果用 OGTT 检验该患者，可以发现血糖正常但伴有高胰岛素血症，即存在胰岛素抵抗的现象。

（崔　瑾）

## 参 考 文 献

[1] Hilditch CJ，McEvoy RD，George KE，et al. Upper airway surface tension but not upper airway collapsibility is elevated in primary Sjogren's syndrome[J]. Sleep, 2008, 31：367-374.

[2] Funabili Y，Tatsukawa H，Ashida K，et al. Disturbance of consciousness associated with hypophosphatemia in a chronically alcoholic patient[J]. Intern Med（Abstract），1998, 37：958-961.

[3] Schenke-Layland K，Xie J，Angelis E，et al. Increased degradation of extracellular matrix structures of lacrimal glands implicated in the pathogenesis of Sjogren's syndrome[J]. Matrix Biol, 2008, 27：53-66.

[4] Herrera-Esparza R，Bollain-y-Goytia J，Ruvalcaba C，et al. Apoptosis and cell proliferation：the paradox of salivary glands in Sjogren's disease[J]. Acta Reumatol Port, 2008, 33：299-303.

[5] Tazi I，Rachid M，Benchekroun S. Sjogren's syndrome associated with multiple myeloma. Singapore Med J, 2008, 49：e215-216.

[6] Bridoux F，Kyndt X，Abou-Ayache R，et al. Proximal tubular dysfunction in primary Sjogren's syndrome：a clinicopathological study of 2 cases[J]. Clin Nephrol, 2004, 61：434-439.

[7] Saeki Y，Ohshima S，Ishida T，et al. Remission of the renal involvement in a patient with primary Sjogren's syndrome（SS）after pulse high-dose corticosteroid infusion therapy[J]. Clin Rheumatol, 2001, 20：225-228.

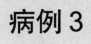

# 病例 3 心悸、手颤 7 年，严重水肿 4 个月

**患者女性**，29 岁，于 2004 年 9 月 28 日入院。

## 一、主诉

间断心悸、手颤 7 年，严重水肿 4 个月，加重 3 周。

## 二、病史询问

（一）初步诊断思路和问诊目的

患者为青年女性，7 年前出现心悸、手颤等症状，从内分泌科角度应首先考虑为甲状腺功能亢进症（甲亢），同时应注意与低血糖、心血管疾病以及神经症相鉴别，并注意确定甲亢的病因。4 个月前出现水肿，要注意其原因，如心源性水肿、肾源性水肿、肝源性水肿以及甲状腺功能低下所致的黏液水肿等。因此，问诊时应围绕心悸、手颤等症状出现时间、有无诱因、如何缓解以及有无其他高代谢表现，水肿的部位、特点、程度、演变规律、院外检查资料以及治疗经过等展开，为明确诊断提供依据。

（二）问诊主要内容及目的

1. 症状出现前有无诱因　劳累、剧烈运动、情绪波动可导致心脏病患者出现心悸；长时间禁食可诱发器质性低血糖发作，出现心悸、手颤等表现；而神经症患者在情绪变化时也可出现上述症状，因此应仔细询问症状出现前有无诱因。

2. 有无其他伴随症状　甲亢患者除心悸、手颤外还可出现多汗、易激动、失眠、多食易饥、腹泻、体重下降等表现，且 Graves 病（格雷夫斯病，又称毒性弥漫性甲状腺肿）还可伴有突眼、甲状腺肿大、胫前黏液水肿等表现，均应仔细询问，有助于确诊甲亢并确定病因。

3. 有无相关检查资料，采用何种治疗方案及疗效　询问发病时是否查甲状腺功能，是否应用抗甲状腺药物治疗，效果如何，有助于明确诊断。

4. 水肿的特点、部位、程度等　心源性水肿以双下肢指凹性水肿为首发表现，肾源性水肿多从双睑水肿开始，肝源性水肿常出现腹水，而甲状腺功能低下的黏液性水肿多为硬肿，故应仔细询问水肿的变化规律。

5. 针对严重水肿的检查资料　是否行肝、肾功能、甲状腺功能、胸片、B 超、超声心动图等检查，为明确水肿的原因与程度提供资料。

6. 治疗方案以及疗效　心源性水肿多采用强心利尿方法治疗，甲减黏液水肿则需要应用甲状腺激素替代治疗，通过疗效可进一步印证诊断。

（三）问诊结果及思维提示

患者于入院前 7 年，无明显诱因出现持续性心悸、手颤等症，伴有怕热、多汗、多食、大便次数增多、体重下降，自觉双眼胀痛、眼球突出，就诊于我院门诊，诊为"甲亢"，予甲巯咪唑（他巴唑）治疗，剂量不详。约 3 个月后，自觉症状好转，自行停药，未再复查。半年前，患者再次出现心悸、手颤、突眼等症状，于我院门诊考虑为"甲亢复发，房颤"，予甲巯咪唑、泼尼松等药物治疗，1 个月后，症状缓解自行停药。4 个月前出现双足水肿，未予特殊处理。后逐渐出现双下肢水肿，伴腹胀。近 3 周上述症状加重。1 周前出现胸闷、憋气、咳嗽、咳白色泡沫痰，不能平卧。就诊于外院，胸片示胸腔积液，B 超示腹腔大量积液，超声心动图示全心大，房颤，二尖瓣、三尖瓣Ⅱ度反流。于我院急诊予强心、利尿、抗感染等治疗，症状略缓解，为进一步诊治收入我科。患者自发病以来，食欲差，睡眠精神不佳，尿量少，大便 1～6 次 / 日。

**思维提示：**

通过问诊发现，患者从 7 年前开始出现甲亢的临床表现，且化验室检查结果支持甲亢诊断，抗甲状腺治疗有效。但患者未能遵医嘱坚持治疗，导致甲亢复发，并累及心脏，出现房颤。4 个月前出现水肿，从双下肢开始，逐渐向上发展，于 1 周前出现憋气、咳嗽、不能平卧等症，应首先考虑为甲亢心脏病所致的全心功能不全，且强心、利尿等治疗也有一定效果，支持心力衰竭的诊断。但患者同时出现胸水、腹水等表现，仍应注意是否存在低蛋白血症、自身免疫性疾病导致的多浆膜腔积液，应通过进一步的实验室检查明确诊断。

## 三、体格检查

### （一）重点检查内容及目的

通过问诊考虑患者为甲状腺功能亢进症，并累及心脏造成心力衰竭。因此，查体时应首先注意有无高代谢表现，如焦虑面容、多汗、手颤等。其次注意患者有无突眼及甲亢特异性眼征，如 Dalrymple 征、Stellwag 征、von Greafe 征、Joffroy 征、Mobius 征，有无甲状腺肿大和胫前黏液水肿，以明确患者是否为 Graves 病。第三，注意患者心脏体征，如心界、心率、心律、心音、杂音等。最后，详细检查患者水肿部位、程度，注意胸水、腹水的检查，如肺下界、呼吸音、腹围、移动性浊音等。

### （二）体格检查结果及思维提示

T 36.6℃，P 90 次 / 分，R 20 次 / 分，BP 120/70mmHg，身高（H）168cm，体重（W）74.5kg，体重指数（BMI）26.4kg/m²。发育正常，体型偏瘦，甲亢面容，查体合作。皮肤潮湿，无苍白黄染及出血点，表浅淋巴结不大。头颅五官无畸形，双眼突出，双侧突出度均为 18mm，Dalrymple 征、Mobius 征阳性，Stellwag 征、von Greafe 征、Joffroy 征均阴性，眼睑无明显水肿，巩膜轻度黄染。口唇无发绀，可见多颗龋齿。颈软，气管居中，甲状腺Ⅱ度肿大，质软，无压痛，可触及震颤并闻及血管杂音，无颈动脉异常搏动，颈静脉充盈，肝 - 颈静脉回流征阴性。胸廓对称无畸形，左肺下界锁骨中线第 6 肋间、腋中线第 8 肋间、肩胛下角线第 10 肋间，右肺下界锁骨中线第 5 肋间、腋中线第 6 肋间、肩胛下角线第 7 肋间。双肺呼吸音粗，双下肺呼吸音低，未闻及干、湿性啰音。心浊音界向两侧轻度扩大，心率 100 次 / 分，心律绝对不齐，心音强弱不等，心尖部可闻及收缩期 4/6 级吹风样杂音。未及水冲脉，毛细血管征阴性。腹膨隆，腹围 108cm，腹壁指凹性水肿，肝脾未触及，双肾无叩击痛，移动性浊音阳性，肠鸣音存在。脊柱四肢无畸形，双下肢重度指凹性水肿，未见胫前黏液水肿。左大腿围 56cm，右大腿围 54.5cm，左小腿围 43.5cm，右小腿围 41cm。手颤阳性。生理反射存在，病理反射未引出。

---

 **思维提示：**

通过全身系统检查发现，患者具有典型的甲亢面容，多汗、手颤等表现，同时伴有突眼、甲状腺肿大，虽然无胫前黏液水肿，仍应考虑为 Graves 病，但应通过实验室检查明确诊断。患者脉搏短绌，心律绝对不齐，心音不等，符合房颤表现。同时叩诊发现心脏扩大，考虑可能存在甲亢性心脏病，但应行超声心动图检测，注意有无心包积液。患者胸部以下水肿明显，且具有胸水、腹水的临床表现，应首先考虑为右心功能不全所致[1]。但此患者还表现为巩膜黄染，故应注意检查肝功能，除外肝源性水肿，并注意免疫功能的检测，以确定是否存在自身免疫性疾病导致的多浆膜腔积液。

---

### 四、实验室和影像学检查

（一）初步检查内容及目的

1．血常规　Graves 病患者常常出现贫血和白细胞或中性粒细胞减少，应注意检查。

2．肝功能　Graves 病患者可出现转氨酶或胆红素升高，而在查体时已经发现该患者巩膜黄染，且患者水肿明显，因此应注意胆红素和白蛋白的检测。

3．电解质　甲亢患者可出现低血钾，应注意及时补充钾盐。

4．血沉　可提示自身免疫性疾病，但易受到贫血、发热等因素的影响，需注意分析。

5．甲状腺功能及抗体检测　了解患者甲状腺功能状态，并通过抗体检测提示甲亢的病因。

6．免疫功能和其他抗体的检测　患者存在多浆膜腔积液，应注意是否存在其他自身免疫性疾病，故应全面检测免疫功能。

7．胸部 X 线　可明确胸腔积液的程度，并注意心脏表现，以提示是否存在甲亢性心脏病。

8．腹部 B 超　了解腹水程度，同时注意是否存在肝脏、肾脏、胰腺等病变。

9．超声心动图　可了解心脏病变程度，注意有无心包积液。

10．心电图　注意心律、心率等变化，对甲亢性心脏病有提示作用。

11．肌肉活检　通过病理学方法检测肌肉病变，有助于全身疾病的明确诊断。

（二）检查结果及思维提示

检查结果：

（1）血常规：WBC $3.8×10^9$/L↓，RBC $3.24×10^{12}$/L↓，HGB 80g/L↓，PLT $127×10^9$/L，中性粒细胞 69%，淋巴细胞 26.6%，MCV 86.1fl，MCH 24.7pg↓，MCHC 287g/L↓。

（2）肝功能：TP 64g/L↓，ALB 26g/L↓，GLO 38g/L↑，ALT 16U/L，AST 24U/L，ALP 145U/L↑，TBIL 74μmol/L↑，DBIL 40.1μmol/L↑，TBA 1.2μmol/L，LDH 170U/L，PAB 12mg/L↓。

（3）血电解质：K 4.8mmol/L，Na 142mmol/L，Cl 115mmol/L，Ca 1.86mmol/L↓，P 0.96mmol/L；

24小时尿电解质：K 58mmol，Na 176mmol，Cl 140mmol，Ca 10mg↓，P 436mg。

（4）血沉：11mm/60min。

（5）甲状腺功能：游离三碘甲腺原氨酸（FT$_3$）23.17pmol/L↑，游离甲状腺素（FT$_4$）114.95pmol/L↑，促甲状腺激素（TSH）＜0.01mU/L↓，甲状腺球蛋白抗体（TG-Ab）61.075%（++），甲状腺微粒体抗体（TM-Ab）28.442%（+），促甲状腺激素受体抗体（TRAb）0.92（－），刺激甲状腺免疫球蛋白（TSI）1.04（－）。

（6）免疫功能及抗体检测：IgG 2130mg/dl↑，IgA 783mg/dl↑，IgM 144mg/dl，IgE 33.3U/ml，CRP 1.67mg/dl↑，CIC 11.20U/ml，C3 96.4mg/dl，C4 15.7mg/dl，风湿抗体均阴性。

（7）胸部X线：胸廓对称，气管居中，两肺门不大，双侧胸腔积液，心影增大。

（8）腹部B超：肝大小尚可，包膜欠光滑，实质颗粒略增强，肝内胆管走行欠清晰。胆囊壁毛糙、增厚，腔内胆汁透声差，可见细密强光点反射。双肾大小尚可，皮质回声增强，皮髓质界限欠清晰。肝周、脾周、腹腔肠间隙均可见大量液性暗区反射。脾体积增大，实质回声均匀。

（9）超声心动图：全心增大，二尖瓣反流（Ⅲ度），三尖瓣反流（Ⅱ$^+$度），主动脉瓣、肺动脉瓣反流（Ⅰ度），二尖瓣脱垂（轻度），肺动脉高压（中度），符合心律失常（房颤），心包积液（少量）。

（10）心电图：心室率93次/分，QRS时限66毫秒，心房颤动。

（11）股四头肌活检：可见IgA（++），IgG（++），IgM（+），C3（+），FRA（+++），沿肌束膜沉积。

---

💡 **思维提示：**

（1）血常规结果提示患者中度贫血，且为低色素性贫血，考虑与消耗增加、营养不良等有关；白细胞总数轻度减少，可能与甲亢患者体内存在针对白细胞的抗体，导致白细胞生成减少或破坏增多有关。

（2）肝功能检测发现球蛋白水平升高，提示患者体内可能存在异常的免疫反应；胆红素显著升高，可能为该免疫功能紊乱导致的肝脏损伤，也有可能与甲状腺激素对肝脏的直接毒性有关；血白蛋白和前白蛋白均明显降低，提示肝脏的白蛋白合成能力明显受损，且显著的低蛋白血症进一步加重患者的水肿程度。

（3）电解质检测未发现甲亢患者常见的低钾血症，但血、尿钙均明显减少，提示存在软骨病，可能与该患者进食减少、钙流失增多有关。

（4）血沉正常，但不能除外自身免疫性疾病。

（5）甲状腺功能检测提示三碘甲腺原氨酸（T$_3$）、甲状腺素（T$_4$）升高，TSH降低，符合原发性甲状腺功能亢进症的表现。TRAb和TSI均阴性可能与患者曾应用抗甲状腺药物治疗有关，TG-Ab和TM-Ab是自身免疫性甲状腺炎的重要诊断指标，多用于诊断慢性淋巴细胞性甲状腺炎或萎缩性甲状腺炎，但约有50%～90% Graves病患者也可出现不同滴度的TG-Ab和TM-Ab。

（6）免疫功能检测发现多种免疫球蛋白和CRP升高，进一步证实了患者存在自身免疫功能的紊乱。

（7）胸部 X 线发现双侧胸腔积液，且心影增大，结合超声心动检测发现患者存在全心增大、多瓣膜病变和心包积液，符合甲亢性心脏病的表现，并进一步印证了多浆膜腔积液的存在。

（8）腹部 B 超检查发现大量腹水，且存在肝脏弥漫性病变，与肝功能检测结果相吻合，提示肝脏亦受到损伤。

（9）心电图检测符合心律失常、房颤的表现，也与甲亢性心脏病相符合[2]。

（10）股四头肌活检发现多种免疫复合物沉积于肌细胞表面，与免疫功能检测结果共同印证了患者体内存在免疫功能紊乱。

综上所述，患者甲状腺功能亢进症诊断成立，其病因应首先考虑为 Graves 病。在甲状腺受累的同时，心脏、肝脏、血液系统、肌肉等器官均存在损伤，其损伤的原因可能与甲状腺激素水平过高有关，但更主要的原因可能是患者体内的免疫功能紊乱同时累及了包括甲状腺在内的上述多个器官，并导致水肿和多浆膜腔积液的出现。心脏扩大表明心肌受累，我们所做的心肌活检证实，心肌也受到了免疫损伤，出现了心肌水肿，导致心脏扩大，可能与特发性心肌病的发病机制相同。心功能、肝功能的衰竭又加重了腹水和水肿的程度，继而出现了患者入院时的危重病情。

## 五、治疗方案及理由

1. 泼尼松 10～5mg，1 天 3 次。Graves 病为免疫性疾病，且免疫功能检测和肌肉活检均提示患者存在免疫功能紊乱，多浆膜腔积液也可能与免疫功能紊乱有一定关系，因此采用糖皮质激素治疗有利于改善免疫功能，从根本上治疗疾病。但患者入院时存在心功能不全，因此，应用糖皮质激素治疗时应密切观察病情变化，随时调整治疗方案。

2. 骨化三醇 0.25～0.5μg，1 天 2 次，碳酸钙 $D_3$ 咀嚼片（凯思立 -D）500～1000mg，1 天 1 次。长期甲亢可导致钙流失，出现骨量减少，因此应注意钙剂的补充。此患者存在明显骨软化表现，故应用大剂量骨化三醇可促进钙的吸收以及钙向骨骼的沉积。

3. 氯化钾 10～30ml，1 天 3 次。由于治疗后患者每日排尿量很多且甲亢患者易出现低血钾，糖皮质激素也有排钾作用，加重低血钾，而且血清低钾水平又可影响心功能，影响心律，所以大量补充钾是必须的，并在治疗期间应密切监测血钾变化。

4. 地高辛 0.125～0.25mg，1 天 1 次，美托洛尔（倍他乐克）25mg，1 天 2 次。患者入院时存在心功能不全，应加用强心药物治疗。待心功能改善后，加用 β 受体阻断药控制心室率，辅助治疗甲亢。

5. 甲巯咪唑 5mg，1 天 1 次。该药为抗甲状腺药物，但具有导致白细胞减少和肝功能异常的不良反应，因此，患者入院时未使用该药，待糖皮质激素治疗一段时间后，患者肝功能和血常规正常后，加用小剂量该药物治疗甲亢，但仍应密切监测白细胞和肝功能的变化。

## 六、治疗效果及思维提示

治疗效果：患者入院时表现为憋气、咳嗽、咳少量白色泡沫样痰，不能平卧，胸部以下水肿明显，给予泼尼松 10mg，1 天 3 次及地高辛治疗，患者自觉症状无加重。约 3 天后，出现尿量增加，从入院时 650ml/d 逐渐增加至 3 周后的 5100ml/d，患者水肿程度明显减轻，体重从 72.5kg 下降至 42.5kg，腹围从 108cm 降至 80cm，大腿围从 55cm 降至 37cm，小腿围从 42cm 降至 30cm（图 3-1）。此时患者无明显水肿，一般状况良好，无明显憋气、咳嗽、咳痰等症。复查胸片、超声心动图和腹部 B 超，未见胸水、心包积液及腹水表现，但仍持续房颤。遂减少泼尼松用量为 5mg，1 天 3 次维持治疗，患者体重轻度增加，由 42.5kg 上升至 3 周后的 50.5kg，而腹围、大腿围和小腿围无明显变化，考虑为甲亢治疗有效，高代谢率被控制而导致的体重增加。同时，在治疗过程中密切监测患者血常规和肝功能变化，血白细胞恢复正常并最终稳定在 6.0～7.9×10⁹/L，血红蛋白逐步上升至 102g/L↓，RBC 为 3.91×10¹²/L。对肝功能的监测发现患者 ALB 从 26g/L↓上升至 39g/L，GLO 从 38g/L↑下降至 26g/L，而 TBIL 和 DBIL 均稳步下降，由入院时的 74μmol/L↑和 40.1μmol/L↑降至 6 周后的 19μmol/L 和 4.9μmol/L（图 3-2）。与此同时，患者甲状腺功能也明显好转，FT$_3$ 由入院时的 23.17pmol/L↑降至 6.69pmol/L↑，FT$_4$ 由入院时的 114.95pmol/L↑降至 26.17pmol/L↑，TSH 仍为 <0.01mU/L↓。此时加用小剂量的甲巯咪唑（5mg/d）治疗，2 周后复查甲状腺功能 FT$_3$ 5.44pmol/L，FT$_4$ 20.02pmol/L，TSH<0.01mU/L↓，血常规、肝功能无明显变化，血 Ca 2.3mmol/L，尿 Ca 136mg/24h，血 K 4.6mmol/L，患者出院，继续门诊治疗。

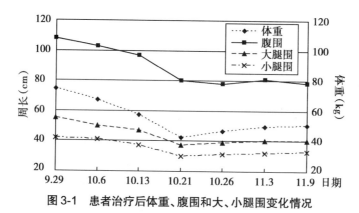

图 3-1　患者治疗后体重、腹围和大、小腿围变化情况

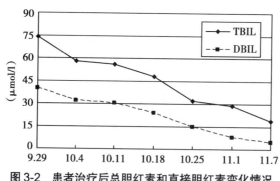

图 3-2　患者治疗后总胆红素和直接胆红素变化情况

 **思维提示：**

通过病史、查体以及各种相关检查结果，患者 Graves 病诊断明确。针对该病的传统治疗方案为硫脲类或咪唑类抗甲状腺药，辅以 β 受体阻断药治疗。但上述抗甲状腺药物均具有粒细胞减少或肝功能异常等不良反应，而该患者在入院时已经出现血白细

胞减少和胆红素升高，因此无法应用抗甲状腺药物治疗。为此，我们针对 Graves 病的病因，采用糖皮质激素进行免疫抑制治疗。在密切关注其不良反应的情况下，使用泼尼松 30mg/d 治疗。在治疗过程中发现患者甲状腺激素明显下降，最后水肿和多浆膜腔积液完全消失，胆红素恢复正常，血白细胞也稳定于正常范围。由此可见，患者全身多器官的损伤均得到不同程度的恢复。此时，加用小剂量的甲巯咪唑治疗，进一步控制甲状腺功能。但仍应密切关注患者血常规和肝功能变化，坚持长期治疗。

## 七、对本病例的思考

1. Graves 病与免疫　Graves 病又称为弥漫性毒性甲状腺肿，传统观点认为是一种伴甲状腺激素分泌增多的自身免疫性甲状腺疾病，典型病例除有甲状腺肿大和高代谢表现外，还伴有不同程度的眼病，少数患者存在胫前黏液水肿。其甲状腺肿大和功能亢进与自身抗体（甲状腺刺激免疫球蛋白、甲状腺受体抗体等）和细胞免疫功能异常（抑制性 T 淋巴细胞功能降低、辅助性 T 淋巴细胞部分适度致敏）均有关系[3,4]。而眼病的发病也与免疫功能紊乱有关[5]。病理学检测发现在 Graves 病患者甲状腺内可有淋巴细胞浸润，形成淋巴滤泡或出现淋巴组织生发中心，而在浸润性突眼患者的球后组织和眼肌中可出现淋巴组织和浆细胞浸润，本例患者进行的肌肉活检证实了骨骼肌存在大量免疫球蛋白的沉积。上述发现均提示 Graves 病可能为一种累及多脏器的全身性自身免疫性疾病，甲状腺、眼、肌肉以及骨髓、心脏、肝脏等脏器均可能单独或同时受累，因此，临床上也可见到仅有眼病而不伴甲亢的 Graves 病患者。在明确了 Graves 病的病理基础后，我们可进行有针对性的病因治疗——免疫抑制治疗。本例患者在应用糖皮质激素后，出现了意想不到的疗效，不仅白细胞、肝功能恢复正常，多浆膜腔积液和水肿完全消失，心功能得到纠正，且甲状腺功能明显好转。因此提示，在临床工作中，应认清疾病的本质，争取做到釜底抽薪，使患者从根本上得到治疗。

2. 疾病的综合治疗　本例患者入院时病情危重，濒于死亡。除甲亢外，患者还存在房颤和心功能不全、肝功能异常、白细胞减少以及骨软化等多方面异常。因此在病因治疗之外，还应重视其他方面的治疗。如患者入院时血、尿钙明显降低，可能与肾脏受累，$1\alpha$- 羟化酶功能异常，导致活性维生素 D 不足有关，也与长期甲亢，钙流失增多有关。严重低血钙时，体内 $1,25(OH)_2D_3$ 水平很低，血清抗菌肽（cathelicidin）也低，患者被感染的概率增加。因此，对本例患者采用了大剂量的骨化三醇和钙剂治疗，使患者血、尿钙恢复正常，并预防了心衰后肺感染的出现。此外，钾离子对于心脏的功能也具有重要的作用，低血钾可引起心肌收缩无力并导致心律失常，而甲亢患者又常常合并低血钾，应注意钾离子的补充。因此，本例患者入院时虽无明显低血钾，仍应用氯化钾 3～9g/d 治疗，对于心功能的恢复具有辅助作用。综上所述，在疾病的治疗过程中应注意内环境的稳定，进行综合治疗，为疾病的最终治愈打好基础。

随访：患者出院时病情良好，甲亢得到治疗，房颤消失，无水肿，可以自由活动，貌似正常人。出院半年后，患者在家中突然心搏骤停，抢救无效死亡。我们分析，可能的原因为低钾血症诱发的心律失常。因为患者的依从性差，没有按时补钾，所以突发的心律失常和心搏骤停可能是患者死亡的重要原因。

（崔　瑾）

# 参 考 文 献

[1] Di Giovambattista R. Hyperthyroidism as a reversible cause of right ventricular overload and congestive heart failure[J]. Cardiovasc Ultrasound,2008,6:29.

[2] Zhou Z,Hu D. An epidemiological study on the prevalence of atrial fibrillation in the Chinese population of mainland China[J]. J Epidemiol,2008,18:209-216.

[3] Jacobson EM,Huber A,Tomer Y. The HLA gene complex in thyroid autoimmunity:from epidemiology to etiology[J]. J Autoimmun,2008,30:58-62.

[4] Watanabe M,Nakamura Y,Matsuzuka F,et al. Decrease of intrathyroidal CD161+Valpha24+Vbeta11+ NKT cells in Graves' disease[J]. Endocr J,2008,55:199-203.

[5] Smith TJ,Tsai CC,Shih MJ,et al. Unique attributes of orbital fibroblasts and global alterations in IGF-1 receptor signaling could explain thyroid-associated ophthalmopathy[J]. Thyroid,2008,18:983-988.

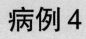

# 病例 4　渐进性面容改变、手足肥厚 8 年

**患者男性**，22 岁，于 2010 年 10 月 6 日入院。

## 一、主诉

渐进性面容改变、手足肥厚 8 年。

## 二、病史询问

（一）初步诊断思路及问诊目的

患者为青年男性，8 年前开始出现面容改变和手足增厚，病情呈缓慢进展性，因此，要注意肢端肥大症、厚皮性骨膜病、畸形性骨炎等能够引起面容改变的内分泌疾病。问诊时，应围绕面容改变的细节、身高的变化、其他骨关节有无变化详细询问，同时，应注意发病前有无诱因、有无其他伴随症状、既往检查结果、是否治疗以及效果如何、家族中有无类似疾病，为临床诊断提供依据。

（二）问诊主要内容及目的

1. 发病前是否有慢性疾病病史及病毒感染史　畸形性骨炎可能与病毒感染有关，继发性厚皮性骨膜病常继发于各种慢性及恶性肿瘤性疾病，如严重的肝病、支气管肺癌或上皮样腺癌、支气管扩张、肺脓肿、胃癌、食管癌、胸腺癌等，原发性厚皮性骨膜病、肢端肥大症常无明显诱因出现面容改变。因此，在问诊时，应详细询问患者发病前有无诱因。

2. 面容改变的细节变化　不同疾病的面容改变有其各自特点。厚皮性骨膜病的面部改变主要为颜面、前额、头部皮肤肥厚，呈皱褶状，以前额改变最为突出，额横纹增深，眼睑（特别是上睑）增厚松弛，耳及口唇亦肥厚、变大，呈焦虑和失望面容，舌体无明显增大。肢端肥大症的面容变化主要为眉弓和颧骨突出、下颌增大、鼻翼肥厚、唇舌增大，牙齿稀疏，面容粗陋，皮肤粗厚，患者多自诉帽子变小。而畸形性骨炎的头部表现为头颅不对称性增大，颅底陷入，造成患者面部不对称，如骨质变形后压迫视神经、听神经，可表现为耳聋、视神经萎缩等。因此，应仔细询问患者的面容变化过程。

3. 其他骨骼关节表现　除了面部改变外，还应注意患者有无其他骨骼、关节变化。厚皮性骨膜病患者手足皮肤肥厚，但无皱褶形成，四肢长骨和指骨肥大，手指、足趾呈杵状，踝、膝关节可出现积液。肢端肥大症患者手足增厚、增宽，手指足趾相对粗而短，脊柱增宽，易发生骨质疏松而引起背部后突畸形。畸形性骨炎可出现骨痛，偶为剧痛，夜间加重，任何骨骼均可累及，表现为驼背或四肢弯曲畸形，且易发生病理性骨折，常见于股骨、胫骨、肱骨、脊椎骨和骨盆。

4. 其他伴随症状　厚皮性骨膜病患者的面部和头皮的皮脂腺活跃，分泌油脂增多，可发生多汗症，部分病例可伴有头面部毛发稀疏，男性可出现乳房发育，部分患者伴有智力低下。肢端肥大症患者可有皮肤色素沉着、多汗和下颌反咬和等症，可有神经系统方面异常、后期可有高血糖，但胰岛素水平高。因此，应仔细询问患者有无上述伴随症状，协助诊断。

5. 院外检查结果　患者病程长，应仔细询问患者院外曾进行的相关检查情况。尤其是病变过程中的骨骼 X 线片，对观察病情的进展过程尤为重要。此外，血、尿钙磷、生长激素等检查结果也对病情判断有重要作用，需仔细询问。

6. 既往治疗方案及效果　需仔细询问在治疗过程中是否应用钙剂、维生素 D、二膦酸盐等，以及效果如何，有助于协助判断患者病情。

7. 家族中有无类似疾病　原发性厚皮性骨膜病的发病可能与染色体异常有关，部分患者有家族史，应仔细询问。

（三）问诊结果及思维提示

患者于 8 年前开始，无明显诱因出现面部皮肤紧绷感，逐渐出现额部皱纹，且进行性加深，头皮亦有类似表现，口唇略增厚，舌体无明显增大，双手、双足亦逐渐肥大，伴有皮肤粗糙、油腻、多汗。长时间站立后出现双膝关节疼痛，无行走困难及步态改变，无声音改变，无骨痛、反复骨折病史。曾于外院查下肢骨骼 X 线片，提示骨皮质增厚，骨质形态略膨隆，未予特殊治疗。为进一步诊治收入我科。其堂兄有类似表现。

---

 **思维提示：**

通过问诊发现，患者 8 年前开始出现皮肤变化，说明这是一种后天获得的疾病。该病缓慢进展性，主要病变部位在头面部，呈现典型前额、头部皱褶状，无肢端肥大症常见的颧骨、下颌骨增大表现，无畸形性骨炎的骨骼不对称表现。同时伴有皮肤粗糙、油腻、多汗等表现，结合患者骨骼 X 线片提示骨皮质增厚，故应首先考虑为厚皮性骨膜病。但应通过检查进一步除外肢端肥大症。

---

## 三、体格检查

（一）重点检查内容及目的

通过详细问诊，提示该患者可能为厚皮性骨膜病，因此，查体时应重点关注患者的面容、皮肤、骨骼等表现，注意患者视力、听力有无异常，对相关疾病进行鉴别。其次，应注意肺部、腹部等查体，以协助判断有无继发性厚皮性骨膜病。

（二）体格检查结果及思维提示

T 36.0℃，P 69 次 / 分，R 17 次 / 分，BP 100/60mmHg，H 1.65m，W 62kg，BMI 22.7kg/m$^2$。发育正常，营养中等，智力正常。全身皮肤粗糙、潮湿、油腻，毛孔粗大。头颅对称无畸形，颧骨无增高，枕部无突出，头部皮肤呈沟回样改变，额纹呈皱褶状（文末彩图 4-1、彩图 4-2），鼻大，口唇无肥厚，舌体不大，外耳道无畸形，视力、听力正常。颈软，气管居中，甲状腺不大。胸廓对称，各肋骨无压痛，双肺呼吸音清晰，未闻及干湿性啰音，心界不大，心率 69 次 / 分，律齐，各瓣膜听诊区未闻及杂音。腹平软，全腹无压痛，未及包块，肝脾未及，双肾无叩击痛，肠鸣音存在。脊柱无前、后突畸形，踝、腕关节增粗，手足增大，呈杵状指（趾）（文末彩

图 4-3、彩图 4-4），双下肢轻度指凹性水肿，各骨骼、关节无按压痛。四肢肌力正常，生理反射存在，病理反射未引出。

 **思维提示：**

　　通过体格检查发现，患者的主要阳性体征集中表现在皮肤上，其全身皮肤粗糙、油腻，头部皮肤呈沟回样改变，额纹呈皱褶状，此为厚皮性骨膜病的典型表现。患者虽有鼻大、手足大、杵状指（趾）等表现，但无额骨、眉弓、颧骨、下颌骨增大、牙齿稀疏、口唇和舌增厚等表现，故不支持肢端肥大症。且患者 14 岁发病，身高仅为 1.65m，亦不支持患者体内存在高水平生长激素。患者全身骨骼对称，无畸形，视力、听力正常，故不支持畸形性骨炎。心、肺、腹查体均无明显异常，不支持慢性疾病导致的继发性厚皮性骨膜病。因此，通过体格检查，可初步判断患者为原发性厚皮性骨膜病。但需要通过生化检查、X 线检查以及病理检查明确诊断。

## 四、实验室和影像学检查

（一）初步检查内容及目的

1. 血、尿电解质、血碱性磷酸酶　明确患者钾、钠、钙、磷等离子的代谢状况，提示患者骨转化程度。

2. 血清 PTH　与骨代谢关系密切，应明确其表达水平。

3. 血气分析　内环境的酸碱平衡可影响骨代谢，故应明确患者体内的酸碱性。

4. 口服葡萄糖耐量试验（OGTT）　观察有无高血糖和高胰岛素血症，提示患者是否存在胰岛素抵抗。

5. 垂体功能检测　明确患者生长激素水平以及其他垂体激素的表达水平。

6. 免疫功能检测　了解患者是否存在自身免疫异常所致的损伤。

7. 骨骼 X 线检测　了解患者骨骼形态，观察有无厚皮性骨膜病的特征表现，并进一步排除畸形性骨炎。

8. 骨密度　定量分析患者骨量。

9. 垂体磁共振成像检查　观察垂体形态有无变化，以除外垂体生长激素瘤。

10. 皮肤、肌肉活检　通过病理学方法观察患者皮肤和肌肉的病变，以明确诊断。

（二）检查结果及思维提示

检查结果：

（1）血常规：WBC $3.42 \times 10^9$/L，HGB 109g/L，RBC $3.42 \times 10^{12}$/L，PLT $242 \times 10^9$/L。

（2）血 Na 143mmol/L，血 K 3.9mmol/L，Ca 2.05mmol/L↓，血 P 1.41mmol/L，24 小时尿 Ca 423mg↑，尿 P 508mg，血清 ALP 76U/L。

（3）血 PTH：4.6pmol/L。

（4）血气分析：pH 7.426，$PaO_2$ 80.1mmHg，$PaCO_2$ 37.9mmHg，BE 0.7mmol/L，BB 48.7mmol/L，$HCO_3^-$ 24.5mmol/L。

（5）OGTT：Glu（mmol/L）：4.66（0'）、8.66（30'）、8.57（60'）、6.53（120'）、3.32（180'）；Ins（mU/L）：7.61（0'）、70.53（30'）、84.72（60'）、56.68（120'）、10.41（180'）。

（6）垂体功能检测：肾上腺轴，促肾上腺皮质激素（ACTH）20.5ng/L，皮质醇（Cor）11.7μg/dl；甲状腺轴，TSH 1.79mU/L，$FT_3$ 4.66pmol/L，$FT_4$ 15.09pmol/L；性腺轴，促卵泡激素（FSH）4.5U/L，黄体生成素（LH）9.5U/L，催乳素（PRL）38.78ng/ml↑，雌二醇（$E_2$）62.8pg/ml↑，孕酮（PRGE）0.53ng/ml，睾酮（TSTO）826ng/dl；生长激素（GH）0.38ng/ml。

（7）免疫功能检测：IgG 1360mg/dl，IgA 272mg/dl，IgM 106mg/dl，IgE 11.8U/dl，C3 83.7mg/dl，C4 15.4mg/dl↓，C反应蛋白2.61mg/dl↑，循环免疫复合物10.4U/ml，类风湿因子21.6U/ml↑，其余风湿抗体均阴性，血沉44mm/60min↑。

（8）X线检测：头部软组织增厚，呈脑回状；双侧胫腓骨、尺桡骨骨干增粗，骨皮质增厚；双趾骨、掌骨关节、指骨增粗，骨皮质增粗；末端指趾骨正常但软组织明显增厚。

（9）骨密度：$L_2\sim L_4$骨密度1.350g/$cm^2$，T值评分1.3，Z值评分1.5；股骨颈区骨密度1.195g/$cm^2$，T值评分1.9，Z值评分1.7；全身1.453g/$cm^2$，T值评分3.4，Z值评分3.5。

（10）垂体磁共振成像检查：平扫及增强扫描均未见明显异常。

（11）超声心动图：少量心包积液。

（12）胸部CT：两肺间质纹理增多。

（13）皮肤活检：示棘层肥厚，真皮皮脂腺明显增生肥大，免疫荧光检测示IgA（++）、IgG（++）、IgM（++）、C3（++）、C1q（+）、FRA（+++），沿表皮沉积，IgA（++）、IgG（++）、IgM（+）、C3（+）、C1q（+）、FRA（+），沿皮肤肌层沉积（文末彩图4-5、彩图4-6）。

（14）肌肉活检：示肌横纹存在，肌纤维间小灶性炎症浸润，免疫荧光检测示IgA（+）、IgG（++）、IgM（+）、C3（+）、C1q（+）、FRA（++），沿肌束膜沉积。

---

💡 **思维提示：**

（1）患者入院后血、尿生化检测发现存在低血钙、高尿钙，血磷、碱性磷酸酶、甲状旁腺素等指标均在正常范围内，故提示，患者可能存在肾小管钙重吸收异常导致的低血钙，不支持畸形性骨炎。因无高血磷，亦不支持生长激素瘤。

（2）血气分析结果正常，不支持体液酸碱失衡导致的骨代谢异常。

（3）OGTT检测结果示糖代谢正常，亦不存在高胰岛素血症，不支持生长激素瘤。

（4）垂体功能检测发现生长激素水平正常，进一步排除生长激素瘤，但患者催乳素和雌二醇水平轻度升高，需进一步关注。

（5）免疫功能检测发现患者补体C4降低、C反应蛋白升高、类风湿因子阳性、血沉快，提示患者体内可能存在异常的自身免疫反应，结合患者血常规检测发现白细胞减少、轻度贫血，以及心包少量积液，考虑均可能与自身免疫性损伤有关，同时患者肺CT检测可除外自身免疫功能异常导致的间质性肺炎。

（6）骨骼X线检测发现患者骨干增粗、骨皮质增厚，为厚皮性骨膜病的特异性表现。骨密度正常，排除畸形性骨炎、肢端肥大症等造成的骨量降低。

（7）垂体磁共振成像检查结果正常，进一步排除垂体生长激素瘤。

（8）肌肉活检发现皮肤棘层肥厚，皮脂腺明显增生肥大，支持厚皮性骨膜病的诊断。同时，肌肉活检和皮肤免疫荧光检测结果均提示本病可能与自身免疫反应异常有关，为进一步治疗提供理论基础。

综上所述，该患者可明确诊断为原发性厚皮性骨膜病。其病因可能与自身免疫性损伤有关。在影响皮肤、骨骼的同时，异常的免疫反应也可能影响了骨髓造血机制、心包等，造成多器官的损伤。

## 五、治疗方案及理由

甲泼尼龙80mg/d，静脉滴注，4周后逐渐减量至泼尼松30mg/d，维持治疗。

通过实验室各项检查结果综合分析，患者体内存在异常的自身免疫反应，该自身免疫反应可能为皮肤、肌肉、骨骼等多器官损伤的原因。因此，选用大剂量甲泼尼龙进行免疫抑制治疗，以期减少异常免疫反应造成的器官损伤。

## 六、治疗效果及思维提示

该病在文献中没有有效地治疗方法。我们根据活检的发现，认定该病的发病机制与自身免疫有关，所以我们尝试用糖皮质激素治疗。

治疗效果：2周后患者头皮及额部皮肤褶皱开始减轻，4周后患者皮肤褶皱较入院有不同程度改善（文末彩图4-7、彩图4-8）。复查血常规，WBC $18.0 \times 10^9$/L，HGB 133g/L，RBC $4.18 \times 10^{12}$/L，PLT $227 \times 10^9$/L。血 Ca 2.22mmol/L，血 P 1.39mmol/L，24小时尿 Ca 366mg，尿 P 698mg。心包积液消失。

**思维提示：**

针对自身免疫异常采用大剂量免疫抑制剂治疗后，患者皮肤皱褶较前减轻，进一步印证了原发性厚皮性骨膜病的发病过程中可能存在自身免疫机制。且治疗后，血象检测恢复正常，心包积液消失。提示在本病例中，自身免疫异常造成了多器官的损伤，免疫抑制治疗获得了多方面的收益。但由于治疗时间较短，尚未观察到骨骼系统的变化，仍需长时间观察随诊。

## 七、对本病例的思考

1. 关于厚皮性骨膜病（pachydermoperiostosis）　本病又称为皮肤骨膜增厚症、皮肤肥厚性骨膜骨质增生症、骨膜增生性厚皮病、肥厚性骨膜病、Touraine-Solente-Gole 综合征等，在临床上较为罕见。可分为原发性和继发性。原发性病因不明，多认为与染色体异常有关，可能为常染色体显性遗传，男女之比为5.8∶1，多在青春期后不久发病。部分学者认为可能为下丘脑垂体神经内分泌综合征，但部分患者存在抗嗜中性粒细胞抗体。继发性者常继发于各种慢性及恶性肿瘤性疾病，如严重的肝病、支气管肺癌或上皮样腺癌、支气管扩张、肺脓肿、胃癌、食管癌、胸腺癌，其发病机制不详。原发性厚皮性骨膜病最常累及四肢长骨，尤其是胫骨、腓骨、桡骨及尺骨，受累骨的骨干可出现增生性骨膜炎，引起弥漫性不规则的骨膜增生，使病骨的周径增加而长度不增，严重的病例可累及全身骨骼。韧带、肌腱及骨间膜也可发生骨化。皮肤表现为皮脂腺增生，皮肤附属器明显肥大，伴有胶原纤维增粗呈条索状，真皮内酸性黏多糖增加，可造成周围血液循环减少，但无特异性。其临床表现主要为颜面、前额头部皮肤肥厚，呈皱褶状，其中，以前额改变最为突出，额横纹增深。手足皮肤肥厚，但无皱褶形成。面部和头皮的皮脂腺活跃，分泌油脂增多，可发生多汗症。四肢长骨和指骨肥大，手指及足趾呈杵状，踝、膝关节可出现积液。病变骨 X 线表现为骨膜增生、骨皮质增厚，骨干呈对称性增粗。骨膜增生的发生由远端开始，最先见于肌腱附着处，最后累及网状骨髓。其诊断主要依靠临床表现和 X 线检查。治疗上无特殊方法，仅为对症治疗。

2. 自身免疫异常在厚皮性骨膜病发病过程中的作用　从本病例中可发现，患者血沉增快、补体 C4 降低、CRP 升高，且病变处皮肤和肌肉的活组织检查，均发现有大量免疫复合物沉积，肌纤维间亦有小灶状淋巴细胞浸润，因此提示，患者体内异常的自身免疫反应可能参与了疾病的发生和发展。以往，亦有类似的病例报道。同时，该患者还存在白细胞减少、心包积液等表现，亦可能是免疫异常的结果。针对上述检查结果，予大剂量甲泼尼龙（80mg/d）静脉滴注治疗，以对抗自身免疫反应。4 周后，患者皮肤病变较入院时明显改善，亦进一步证明其皮肤病变与自身免疫反应有关。但由于患者住院治疗时间尚短，故无法观察到骨骼变化，需院外长期治疗，定期观察其变化。

我们认为，许多后天内分泌疾病的发生多与自身免疫有关。为此，我们习惯性地从临床免疫内分泌的高度去思考一些不明白的疾病和无治疗方法的疾病。通过活检，我们在患者的皮肤中发现了免疫损伤的证据，开始了用糖皮质激素治疗该病的先河，初步取得了一定的疗效，但后续的随访和观察对于我们治疗方法正确与否的判断至关重要。

（崔　瑾）

## 病例 5 食欲缺乏、消瘦、乏力伴咳嗽、发热1月余

**患者女性,**69岁,于2011年3月入院。

## 一、主诉

食欲缺乏、消瘦、乏力伴咳嗽、发热1月余。

## 二、病史询问

（一）初步诊断思路及问诊

患者为老年女性,上述症状应首先考虑感染性疾患,由于时间较长,应注意询问伴随症状。此外还应考虑到消化系统问题,除外消化系统疾患。慢性消耗性表现也应除外恶性肿瘤可能。慢性发热是否为感染所致,还是存在自身免疫性疾患或肿瘤问题。

（二）问诊主要内容及目的

1. 患者体温升高的特点　患者体温升高多于何时出现,伴随症状如何？最高体温达到多少？体温是否可以自行恢复正常？患者发热伴随呼吸系统症状应了解热型和体温的变化,观察两者是否存在必然联系。长期慢性低热伴消耗同时存在呼吸系统症状应首先除外结核,此外肿瘤所致的癌性发热也应该考虑,女性患者自身免疫性疾患也是导致的原因之一。

2. 患者消化系统症状具体表现如何,伴随症状有哪些　食欲缺乏同时是否存在厌食油腻,是否伴随恶性呕吐,反酸嗳气,是否存在腹泻或便秘,大便性状是否有特殊改变。

3. 患者症状出现时间较长,在院外的诊治经过　患者的诊治情况和患者对治疗的反应可以有助于初步诊断的建立,同时使下一步检查的开展更有目的性。

4. 患者的个人史,既往史,家族史如何　有无肿瘤和自身免疫性疾患的病史和家族史有助于诊断的建立。女性患者需要了解生育情况,有无产后大出血,哺乳情况和月经是否正常。

（三）问诊结果及思维提示

问诊结果:患者既往类风湿关节炎病史20余年,未规律治疗,于关节疼痛发作时间断口服解热镇痛药或小量泼尼松。患者既往月经规律,孕3产3,述生产第三个女儿时有大出血,未输血。产后哺乳1年,49岁绝经。患者于入院前1月余出现食欲缺乏、体重下降、双下肢乏力,伴咳嗽、咳痰、痰为白色黏痰,低热,多于午后发生,最高38℃。无畏寒、寒战及盗汗;无尿频、尿急、尿痛;无怕热多汗、大便次数增多;无畏光、流泪、眼内异物感;无血尿、泡沫尿。患者就诊于外院,查肿瘤标志物甲胎蛋白、癌胚抗原和糖链抗原199均为阴性。电解质血钠133～134mmol/L,血钙1.95～1.99mmol/L,血钾3.4～4.08mmol/L。胃镜示胃溃疡。腰椎正侧位示胸12压缩性骨折。甲状腺功能提示存在甲状腺功能亢进。予对症

处理，症状不见好转为进一步诊治收入我科。自发病以来精神、饮食、睡眠差，小便正常，大便 2～3 天 1 次。体重下降约 5kg。

> **思维提示：**
>
> 通过问诊明确患者存在自身免疫性疾患，此次发热应该高度怀疑免疫性疾患和感染问题。于院外发现甲状腺功能异常，查体时应注意患者是否存在甲亢的相关症状体征，并应明确甲亢原因。患者血钙低，同时发现腰椎的压缩性骨折，应明确是否存在骨质疏松或骨软化，是何原因所致，与患者的原发疾病是否相关。患者存在产后出血情况，如有必要应评价其腺垂体功能是否正常。

## 三、体格检查

### （一）重点检查的内容及目的

患者发热存在呼吸道症状应注意肺部查体，有无干湿性啰音，痰鸣音等呼吸道感染体征。患者类风湿关节炎病史 20 余年，应注意关节受累情况，同时还应注意免疫疾患的皮肤、眼、口腔等相应器官的表现。外院提示甲状腺功能亢进，应注意相应体征的检查。

### （二）体格检查结果及思维提示

T 38.4℃，P 104 次 / 分，R 18 次 / 分，BP 110/70mmHg，BMI 17.7kg/m²。神清，表情痛苦，查体合作。全身皮肤黏膜无黄染、出血点及皮疹。眉毛稀疏，眼睑无水肿，无突眼。牙列整齐，为义齿，多发龋齿。颈软，甲状腺Ⅱ度肿大，可触及结节，质韧。胸廓对称，肋骨无压痛。双肺呼吸音粗，右肺呼吸音低，未闻及干湿啰音。心率（HR）104 次 / 分，律齐，未闻及杂音。腹软，无压痛及反跳痛，肝脾肋下未触及。脊柱后突畸形，各棘突无压痛。指间关节、腕关节、肘关节、膝关节畸形，无压痛。双下肢呈膝内翻畸形，无水肿。阴毛、腋毛脱落。生理反射存在，病理反射未引出。

> **思维提示：**
>
> 患者肺部感染体征不明显，还需要进一步 CT 检查明确肺感染的有无。患者甲状腺增大，基础心率增快，但无明显眼征，皮肤潮湿，手颤和舌颤等，甲亢诊断需要进一步甲状腺自身抗体检查和甲状腺超声检查以协助诊断。患者脊柱、下肢畸形，双手小关节变形，类风湿关节炎表现明确，但还应除外有无其他代谢性骨病的可能。

## 四、实验室和影像学检查

### （一）初步检查内容及目的

1. 血尿便常规、肝肾功能、电解质和血脂　了解患者的一般情况。
2. 风湿免疫全项、血沉、肿瘤标志物检测　了解患者免疫系统状态。
3. 甲状腺、肾上腺皮质功能和性激素全项评价腺垂体功能状态，甲状腺自身抗体了解甲状腺功能亢进原因。

4. 血钙磷、碱性磷酸酶、甲状旁腺激素、尿钙磷、尿酸化功能、血气分析、血活性维生素 $D_3$ 活性检测评价骨代谢状况。

5. 胸部 CT 明确肺感染是否存在，甲状腺超声评价甲状腺形态。骨密度和骨骼 X 线检查了解是否存在代谢性骨病可能。

6. 席尔梅（Schirmer）试验　测定泪流率。

（二）检查结果及思维提示

检查结果：

（1）血常规：HB 83g/L，RBC $3.37 \times 10^9$/L，WBC $4.29 \times 10^{12}$/L，中性粒细胞 69.5%，尿便常规正常。

（2）肝功能：球蛋白 49g/L，余正常，肾功能和血脂正常。结核抗体阴性。

（3）风湿免疫全项中：RF 438U/ml（<20），IgG 3310mg/dl（751～1560），IgA 726mg/dl（82～453），C3 54.90mg/dl（79～152），CRP 6.87mg/dl（<0.8），CIC 28.2U/ml（<13），ESR 51mm/h，ANA 1∶400 斑点型、核仁型，抗 SSA、抗 Ro-52 及抗 SSB 阳性。肿瘤标志物均阴性。

（4）甲状腺功能：$FT_3$ 10.79pmol/L，$FT_4$ 65.52pmol/L，TSH 0.016mU/L，TRAb 23.52U/L（0～1.5），甲状腺过氧化物酶抗体（TPOAb）205.5U/ml（0～12），TgAb 5.01%（<30%）。肾上腺皮质功能和性腺功能正常。

（5）血钙 1.96mmol/L，血磷 1.56mmol/L，碱性磷酸酶 136U/L，PTH 3.5pmol/L，血钠 126mmol/L，血钾 4.7mmol/L，血氯 126mmol/L，$CO_2CP$ 25mmol/L；尿钙 54g/24h，24 小时尿蛋白 217mg，轻度升高，尿酸化功能正常，血气分析正常，25-$(OH)D_3$ 38.43nmol/L（47.7～144），1,25-$(OH)_2D_3$ 59.97pmol/L（39～193）。

（6）胸部 CT：右肺尖，左下叶小结节，性质待定。双肺间质纹理增多，纵隔内多发淋巴结。

（7）腹部超声：肝、胆、脾未见明显异常。胰头、体未见明显异常，胰尾因干扰未能显示。左肾上极囊肿，右肾未见明显异常。

（8）甲状腺超声：甲状腺多发结节，甲状腺右叶实性肿物（内伴多发钙化）。

（9）骨密度检查：$L_2$～$L_4$ 骨密度值：1.007g/cm²，T 值 −0.9，股骨颈骨密度值 0.586g/cm²，T 值 −2.6，全身骨密度值 0.903g/cm²，T 值 −2.5。

（10）垂体 MRI：未见明显异常。

（11）Schirmer 试验结果：阳性。

 **思维提示：**

　　重要的检查结果有以下几项：①患者存在贫血，球蛋白水平明显升高，类风湿因子、血沉和 C 反应蛋白升高，免疫球蛋白和循环免疫复合物水平升高，抗核抗体阳性，提示存在活动性免疫系统疾患，结合病史考虑为类风湿关节炎。②患者多发龋齿，追问病史存在口干、眼干且 Schirmer 试验阳性，抗核抗体、抗 SSA、抗 Ro-52 及抗 SSB 阳性，考虑存在干燥综合征，结合病史考虑为继发干燥综合征。患者肾小管酸化功能和血气分析正常，血钾正常，不考虑存在肾小管酸中毒。③患者胸部 CT 异常，间质纹理增多，应为免疫疾患在肺部的表现。④患者甲状腺功能异常，甲状腺超声提示结节性甲状腺肿并实性肿瘤。⑤患者肾上腺和性腺功能正常，垂体 MRI 未见明显异常，虽然存在产后出血病史，目前不考虑腺垂体功能异常，但患者在应激情况下出现消化道症状伴低血钠，考虑存在肾上腺皮质功能相对不足。⑥患者存在骨关节症状，血钙偏低，血磷正常，碱性磷酸酶和甲状旁腺激素正常，尿钙低，25-(OH)$D_3$ 水平偏低，考虑在类风湿关节炎基础上由于维生素 D 代谢问题存在骨软化。

## 五、治疗方案及理由

1. 方案　氢化可的松 100mg/d 静脉滴注，连续 4 天，后改甲泼尼龙 40mg/d 静滴，连续 10 天，然后改为甲泼尼龙 8mg，1 天 3 次口服。左氧氟沙星（可乐必妥）口服治疗可能存在的非特异感染，连续 7 天。予骨化三醇和钙片口服。同时予白芍总苷，羟氯喹口服协助治疗。

2. 理由　患者在应激情况下存在肾上腺皮质功能相对不足，予氢化可的松静滴可以纠正这种状态。后改为甲泼尼龙静滴主要为了治疗活动性免疫疾患。补充活性维生素 $D_3$ 可以提高机体免疫力同时治疗骨软化。

## 六、治疗效果及思维提示

治疗效果：经上述治疗患者食欲恢复，进食正常，呼吸道症状消失，体温恢复正常，骨痛有所缓解。复查相关检查：血沉恢复正常（15mm/h），贫血得到改善（HB 100g/L），肝功能球蛋白恢复正常（25g/L），血钠恢复正常（140mmol/L），血钙正常（2.19mmol/L），尿钙 167mg/24h，类风湿因子降至 114U/ml（<20），补体 C3 升至 73.3mg/dl（79～152），免疫球蛋白 IgG，IgA 恢复正常，C 反应蛋白和循环免疫复合物恢复正常。甲状腺功能得到恢复（未应用抗甲状腺药物），$FT_3$ 5.17pmol/L，$FT_4$ 22.55pmol/L，TSH<0.001mU/L。24 小时尿蛋白恢复正常（68.6mg）。

**思维提示：**

由于患者一般情况较差，对于患者甲状腺占位本次住院未予处理，但嘱患者待情况允许、甲状腺功能恢复正常于外科行针刺活检或占位切除。

## 七、对本例的思考

1. 关于干燥综合征　干燥综合征是与内分泌疾患关系最为密切的一种自身免疫性疾病。如导致女性低血钾瘫痪最常见的原因是肾小管酸中毒，而干燥综合征是导致肾小管酸中毒的常见原因之一。根据肾小管功能损伤程度和部位的不同，患者会出现不同的临床表现：如远曲小管的泌氢、泌铵功能障碍，患者表现为低血钾，代谢性酸中毒；如近曲小管离子重吸收功能异常和 1α- 羟化酶功能障碍，患者在表现为低钾酸中毒以外，还会出现低血磷软骨病 / 佝偻病，或软骨病 / 佝偻病。干燥综合征患者还可以出现自身免疫性甲状腺疾病，如 Graves 病，桥本甲状腺炎和甲状腺功能低下等。典型干燥综合征的临床表现比较明显，口干、眼干和多饮。这些症状需要与糖尿病和尿崩症等内分泌疾患进行鉴别。是否存在血糖异常很快可以将干燥综合征与糖尿病相鉴别。尿崩症患者也存在口干和多饮，虽然与干燥综合征患者在症状上有相似，但尿崩症患者多饮更明显且喜冷饮，起夜次数明显增多，通过计每天出入量和血尿渗透压的测定可以将两病很好鉴别。干燥综合征分为原发和继发。如果患者存在系统性红斑狼疮、皮炎或皮肌炎、硬皮病和类风湿关节炎等其他结缔组织疾病，应为继发干燥综合征。正如本例患者存在几十年类风湿关节炎病史，因此应为继发性干燥综合征。

2. 关于本例的诊治　患者转入我科最主要的原因是存在甲亢，但通过病史询问和查体发现甲亢并不是患者首先需要处理的疾病。低血钠导致的恶心、呕吐，食欲不振才是患者需要解决的主要问题，其次是慢性发热。老年女性低血钠最先想到的是肾上腺皮质功能不全，虽然化验检查患者肾上腺皮质功能尚在正常范围，但考虑到患者有产后大出血病史，目前存在一个应激情况即存在肾上腺皮质功能相对不足。在用氢化可的松后患者的一般状况有了极大改善，说明前面诊断的正确性。当然对于老年人出现低血钠时也应该考虑到肿瘤的可能，尤其是在应用肾上腺皮质激素反应不好的患者，还应除外抗利尿激素（ADH）不适当分泌综合征的可能，而导致该综合征最常见的原因是肺部肿瘤。患者甲状腺功能亢进原因考虑与 Graves 病有关，根据在于 TRAb 抗体滴度明显升高，但同时患者也应存在结节性甲状腺肿。患者的甲状腺功能对于免疫抑制治疗反应很好，仅仅经过 3 周的治疗，甲状腺功能已经接近正常。患者甲状腺右叶占位且伴多发钙化，该病变应行手术切除，但考虑到患者的一般状况，应首先控制好甲状腺功能和活动性类风湿关节炎，再择期手术。

（戴晨琳）

## 病例 6　腰骶部、肋骨疼痛 2 年，加重至行走困难 1 个月

**患者男性，52 岁，于 2011 年 3 月入院。**

### 一、主诉

腰骶部、肋骨疼痛 2 年，加重至行走困难 1 个月。

### 二、病史询问

#### （一）初步诊断思路及问诊目的

患者骨痛影响到活动，首先应考虑到代谢性骨病的可能。通过病史询问应了解患者疾病发展的情况：如最初疼痛如何发生，有何诱因，早期症状是间断还是持续，如何可以缓解，后期症状严重到何种程度，寻求过何种诊治，对各种治疗反应如何等。还应了解患者是否进行血尿钙磷，碱性磷酸酶和甲状旁腺激素水平的检测，从而为下一步诊断提供方向。

#### （二）问诊主要内容及目的

1. 患者症状的特点和发生发展以及目前严重到何种程度　通过症状询问了解患者骨痛还是骨关节疼痛，有无肌肉无力、疼痛和神经性疼痛。症状的表述往往可以提示病变的性质，如属于代谢性骨病还是风湿免疫性疾患或者是神经系统问题。

2. 患者是否有病理性骨折史，身高是否明显变矮，有无明显的骨骼畸形　骨质疏松往往会出现椎体的压缩性骨折，导致身材变矮，但这个病理过程往往时间比较长，不会短时间内出现明显身材变矮。甲状旁腺功能亢进患者也可以出现不同部位的病理性骨折，佝偻病/软骨病会出现骨骼畸形，以下肢畸形最常见。

3. 患者在院外就诊情况，化验检查有无阳性发现　代谢性骨病患者比较重要的化验是血尿钙磷，血碱性磷酸酶和甲状旁腺激素的检测。

4. 患者既往健康状况，是否有长期服药史　一些药物会影响到骨代谢，如长期应用肾上腺皮质激素、抗凝剂、抗肿瘤药物、抗癫痫药物、抗抑郁药物、治疗溃疡病的质子泵抑制剂等。详细病史询问有助于寻找病因。

5. 患者工作性质如何　是否有特殊的有毒物质接触史，是否接触有毒物质如汞铅等，有助于病因的寻找。

6. 家族中有无类似疾病患者

#### （三）问诊结果及思维提示

问诊结果：患者既往体健。从事油漆工作 8 年，所以有重金属汞、铅接触史。无阳性家族病史。患者于入院前 2 年轻度活动后出现腰骶部，双肋骨疼痛，持续性，不能持重物，休息及局部按摩后可好转。无头痛、头晕及放射性疼痛。就诊于社区医院，诊断"腰椎间盘

突出症", 给予对症治疗无好转。入院前 18 个月疼痛进展至左足趾、左髋、左膝部, 渐发展至双膝、双踝、双髋关节, 无红、肿、热及骨擦感。活动后上述疼痛症状加剧。曾多次就诊于外院, 诊断"颈、胸、腰椎间盘突出", 给予营养神经等对症治疗无明显好转。近 1 个月疼痛加重, 行走不能、翻身困难, 每日需服用止痛药物方能入睡, 就诊于我院神经内科: 血 Ca 2.20mmol/L, P 0.42mmol/L。24 小时尿 Ca、P 均低于正常, 门诊遂以"低磷抗 D 软骨病"收入我科。患者自发病以来, 精神、饮食可, 睡眠稍差, 二便正常, 无明显夜尿增多, 无泡沫尿及肉眼血尿, 身高缩短约 10cm。

 **思维提示:**

患者骨痛严重, 影响日常生活, 化验提示低血磷和低尿钙, 高度怀疑低磷骨软化。下一步需要进一步明确患者低血磷的原因: 有无肠道磷吸收受损和肾脏漏磷。如果是肾脏漏磷还需要进一步明确是单纯漏磷还是合并存在肾小管其他功能的异常; 这种肾脏问题是先天遗传性的还是后天获得性的。

## 三、体格检查

（一）重点检查内容及目的

应注意骨骼系统的检查如有无骨骼畸形: 鸡胸, 肋外翻, 肋骨压痛, 脊柱畸形, 下肢膝外翻或膝内翻等。评价患者的肌力, 明确患者活动受限是骨骼问题还是肌肉问题。全身系统检查, 排除可能存在的异常。

（二）体格检查结果及思维提示

T 37.1℃, P 74 次 / 分, R 18 次 / 分, BP 120/80mmHg, 患者神情语利, 行动缓慢。全身皮肤黏膜无黄染, 出血点。腹部可见紫红色肿瘤, 表面光滑, 直径约 1.5cm, 质韧, 无压痛, 压之不褪色, 与周围组织无粘连。头颅五官无畸形, 眉毛无稀疏。牙列整齐, 无龋齿。颈软, 甲状腺未触及肿大。胸廓对称, 无畸形。双肺呼吸音清。HR 74 次 / 分, 律齐, 未闻及杂音。腹软, 无压痛及反跳痛, 肝脾肋下未触及。双下肢无水肿。脊柱后凸, 四肢无畸形, 周身骨骼压痛。生理反射存在, 病理反射未引出。四肢肌力五级。

 **思维提示:**

①患者腹部可见一个紫色结节, 追问病史, 患者回忆该结节自儿时就存在, 无痛不痒, 但近 2 年颜色逐步有了变化, 逐渐呈紫色。请皮肤科会诊, 不能明确此结节性质。该结节是否与患者骨骼疾病有关还不明确。②患者全身骨骼压痛, 尤以肋骨为著, 脊柱后凸, 四肢无畸形提示应该存在骨软化。

## 四、实验室和影像学检查

（一）初步检查内容及目的

1. 血、尿、便三大常规, 肝、肾功能, 电解质, 血脂　了解患者一般状况。

2. 血气分析和尿酸化功能, 葡萄糖耐量和胰岛素释放试验同时检测 5 段尿糖, 活性维生素 D 的检测，尿电解质、尿蛋白和尿氨基酸分析检测　评价肾小管是否存在其他功能损伤。

3．血钙、磷、碱性磷酸酶和甲状旁腺激素水平以及尿钙磷水平　初步评价骨代谢状况。

4．免疫全项和风湿抗体，甲状腺和肾上腺皮质功能检测　寻找可能病因。

5．骨密度和骨骼 X 线检查　评价骨骼状况。

6．胸片和腹部超声检查　了解身体一般情况。

（二）检查结果及思维提示

检查结果：

（1）血尿便常规未见异常。肝、肾功能和血脂正常。电解质钾、钠、氯正常。

（2）血钙磷、碱性磷酸酶、甲状旁腺激素和 24 小时尿钙磷检查结果见表 6-1。

表 6-1　血钙磷、碱性磷酸酶、甲状旁腺激素和 24 小时尿钙磷检查结果

| 血钙（mmol/L） | 血磷（mmol/L） | ALP（U/L） | PTH（pmol/L） | 尿钙（mg） | 尿磷（mg） |
| --- | --- | --- | --- | --- | --- |
| 2.15～2.55 | 0.8～1.6 | 30～110 | 0.7～5.6 | 150～250 | 750～1500 |
| 2.16 | 0.43 | 379 | 7.9 | 36.1 | 476.0 |
| 2.20 | 0.42 | 424 | 7.8 | 95.2 | 905.2 |
| 2.14 | 0.39 | 425 | 10.0 | | |

（3）血气分析正常，尿酸化功能：pH 6.6，$HCO_3$ 8.1mmol/L，TA 4.5mmol/L，铵（$NH_4^+$）15.6mmol/L，葡萄糖耐量和胰岛素释放试验：5 点血糖（mmol/L）为 4.74，8.78，8.98，7.29，6.54；胰岛素（U/dl）为：4.62，48.21，50.29，90.35，42.15。五段尿糖均为阴性。24 小时尿氨基酸检测 18 种氨基酸有 4 种阳性：天冬氨酸 24.98mg（<10），甘氨酸 286.31mg（70～200），苯丙氨酸 123.25mg（10～30），牛磺酸 308.47mg（85～300）。尿蛋白和尿微量白蛋白均正常。活性维生素 D 检测：25（OH）$D_3$ 27.79nmol/L（47.7～144），1,25（OH）$_2D_3$ 52.29pmol/L（39～193）。

（4）风湿免疫全项和甲状腺、肾上腺皮质功能均正常。血沉正常。

（5）全身骨密度值 0.935g/cm²，T 值 −3.1。胸腰椎正侧位 X 线：胸腰椎骨骨软化，腰椎轻度骨质增生，左股骨颈密度不均匀增高，骨小梁结构不清。骨盆骨质软化，左股骨颈骨质欠规整。双髋关节 MRI：考虑骨软化症伴双髋关节内翻，股骨颈假骨折线伴周围脊髓水肿。

（6）胸片：右肺陈旧病变，右肺门密度增高。胸部 CT 双下叶条索及实变，考虑慢性感染性病变，双肺间质纹理增多。腹部超声：腹腔积气多，各脏器显示欠清，胰腺显示不清，肝多发囊肿，胆囊多发附壁结晶。脾、双肾未见明显异常。肌电图：可疑神经源性损害倾向。

**思维提示：**

重要的化验检查有：①正常低值血钙，重度低血磷，碱性磷酸酶显著升高，轻度继发甲状旁腺功能亢进，尿钙偏低，尿磷不适当增加。提示患者存在低血磷同时尿磷不适当增加，有肾脏漏磷。②血气分析正常，尿酸化、泌氢、泌铵轻度降低，24 小时尿糖和蛋白正常，尿氨基酸分析：18 个氨基酸只有 4 种氨基酸水平轻度升高。活性 $D_3$ 水平正常。说明患者存在肾脏漏磷外，不伴其他肾小管功能明显异常。③全身骨密度显著降低，骨骼 X 线片发现假骨折线，进一步证实患者存在骨软化。综上，患者低磷骨软化诊断成立，低血磷原因考虑存在肾脏漏磷，但未同时发现其他肾小管功能异常。鉴于患者成年发病，故瘤源性骨软化症需要首先考虑。

## 五、治疗方案及理由

1. 方案　首先予大剂量骨化三醇口服（12 粒 / 日），观察患者骨痛症状和血尿钙磷变化。其次手术切除发现的腹部结节，病理检查明确性质，同时观察患者血磷变化，明确该结节是否与钙磷异常有关。

2. 理由　活性维生素 $D_3$ 可以促进肠钙磷的吸收，如果患者存在维生素 $D_3$ 相对不足，通过大剂量维生素 $D_3$ 的补充，患者血钙磷应有一定程度改善。虽然高度怀疑患者存在瘤源性软骨病，但致病肿瘤的寻找比较困难，目前发现患者腹部异常结节，虽然该结节自幼存在，但近 2 年性状有所改变，而患者病史也有 2 年，因此不能完全排除该结节与骨病的关系，可以通过切除观察患者血钙磷改变予以明确诊断。

## 六、效果及思维提示

治疗效果：治疗后患者血尿钙磷变化见表 6-2：

**表 6-2　治疗后血尿钙磷变化**

| 日期 | 血钙（mmol/L）<br>2.15～2.55 | 血磷（mmol/L）<br>0.8～1.6 | 尿钙（mg）<br>150～250 | 尿磷（mg）<br>750～1500 |
|---|---|---|---|---|
| 3.2 | 2.16 | 0.43 | 36.1 | 476.0 |
| 3.7 | 2.20 | 0.42 | 95.2 | 905.2 |
| 3.29 | 2.14 | 0.39 | | |
| 骨化三醇 12 粒，碳酸钙 $D_3$ 片 1 粒 | | | | |
| 4.4 | 2.31 | 0.59 | 305.9 | 634.9 |
| 4.8 | 手术切除结节 | | | |
| 4.11 | 2.29 | 0.82 | 298.0 | 466.8 |
| 4.12 | 2.43 | 0.99 | 247.7 | 282.7 |
| 4.18 | 2.52 | 1.43 | 115.4 | 446.2 |
| 4.19 | 碳酸钙 $D_3$ 片 2 粒 | | | |
| 4.25 | 2.20 | 1.46 | 39 | 211.6 |
| 5.2 | 2.11 | 1.64 | 31.4 | 292.5 |

通过给予大剂量活性维生素 D 患者血磷水平有所上升，但不能恢复正常，骨痛症状有所缓解但不能完全消失。手术切除腹部结节后三天血磷升至正常低值，随后可以看到血磷水平逐步升高，尿磷下降，随之患者的骨痛症状也得到明显缓解。结节病理回报纤维组织细胞瘤。

## 七、对本例的思考

1. 关于低血磷骨软化症　骨软化症既可以见于儿童和青少年，又可以发生在成人。发生在青少年称为佝偻病，发生在成人称为软骨病或骨软化症。骨软化症的诊断主要依靠症状，血尿钙磷和骨骼 X 线检查。骨痛，承重骨畸形和椎骨的压缩导致身材变矮是其临床主要特点。尿钙减少和骨骼 X 线出现假骨折线是诊断主要依据。低血磷骨软化症或佝偻病是一种比较常见的骨软化症。导致血磷降低的原因有多种，大致可以分为肠道磷吸收减少，肾脏漏磷和同时合并肾小管功能异常的肾脏漏磷。肠道磷吸收减少导致低血磷比较少见，但可见于长期应用抑酸药物的有胃肠疾患的患者。单纯的肾脏漏磷在成人主要见于瘤源性软骨病，不明原因的单纯性磷酸盐尿，散发的常染色体显性低血磷软骨病或佝偻病（ADHR）；在青少年女性最常见的有 X 连锁低血磷佝偻病（XLH），常染色体显性低血磷佝偻病（ADHR），常染色体隐性低血磷佝偻病（ARHR），多发性骨纤维性发育不良，遗传性低血磷佝偻病合并高尿钙。同时合并肾小管功能异常的肾脏漏磷包括远曲肾小管酸中毒伴高尿磷和高尿钙；范科尼综合征：出现高尿磷，氨基酸尿，糖尿，酸中毒和其他电解质紊乱；先天性肾小管功能异常：Lowe 综合征。结合本例患者临床表现和实验室放射学检查，低血磷骨软化症诊断明确。且患者仅存在肾脏漏磷，无明显肾小管功能异常。进一步需要寻找低血磷骨软化症的原因。对于无家族史，成人发病的低血磷骨软化症首先需要考虑瘤源性骨软化症的可能。

2. 关于瘤源性骨软化症 其是导致成人低血磷骨软化症的主要原因。临床特点为正常偏低水平的血钙，中重度低血磷，尿钙降低，而尿磷在低血磷时不适当升高，此时检测磷重吸收率是下降的。如有条件检测体内活性维生素 D 水平可以发现 $1,25(OH)_2D_3$ 水平相对较低的血钙磷水平有不适当降低。肿瘤切除后可以发现血中 $1,25(OH)_2D_3$ 水平显著增加。目前研究发现导致瘤源性骨软化症的主要病因在于肿瘤分泌一种降磷素，它可以促进肾脏磷的排泄，抑制近曲肾小管 1α-羟化酶的活性，导致骨软化的发生。现在发现的降磷素包括：成纤维生长因子 23，成纤维生长因子 7，细胞外基质磷酸糖蛋白（MEPE）和分泌的卷曲相关蛋白（sFRP-4）。导致骨软化症的肿瘤可以是良性的间充质肿瘤，也可以是各种癌、肉瘤、神经纤维瘤等。肿瘤可以发生在骨骼和软组织，而且这些肿瘤好发于肢体和颅面部。这些肿瘤往往体积比较小，因此不容易发现。临床可以依赖放射性核素标记的奥曲肽示踪检查寻找致病肿瘤。幸运的是本患者致病肿瘤存在于腹部体表，很容易被发现并切除，因此治愈该病。

（戴晨琳）

# 病例 7　间断双下肢乏力2年,加重7月余

**患者女性,24岁,于2011年3月入院。**

## 一、主诉

间断双下肢乏力2年,加重7月余。

## 二、病史询问

（一）初步诊断思路及问诊目的

患者年轻女性,出现乏力症状虽然不特异但需要考虑是否存在糖尿病、甲状腺疾患和电解质紊乱等问题。应了解乏力发生的诱因,如何缓解,有何伴随症状;乏力加重的诱因,患者的诊治经过等,对于初步诊断的确立和下一步诊治方案的确定有帮助。

（二）问诊主要内容及目的

1. 乏力最初如何出现,程度如何,是持续还是间断,能否完全缓解,有何伴随症状　年轻人出现急性口干、乏力伴多饮、多尿,应首先考虑糖尿病。如果乏力伴随心悸、多汗、烦躁易怒和体重减轻或乏力伴嗜睡、反应迟钝、畏寒、便秘,应考虑到甲状腺疾患。前述两种状态症状不能自发缓解且随着病情发展有逐渐加重之势。如果乏力多出现在劳累、饮酒、过量摄入碳水化合物等情况后,应考虑低血钾所致。低血钾所导致的乏力症状根据严重程度不同可表现为下肢肌肉酸痛无力到肢体活动受限乃至瘫痪。

2. 如果考虑乏力与低血钾有关,需要明确是持续性低血钾还是发作性低血钾,低血钾伴随酸中毒还是伴随碱中毒　常见的发作性低血钾为甲亢伴随的低钾性瘫痪,常见于青年男性,发作也多在凌晨,常伴随肌肉酸痛等前驱症状。仔细追问病史常有劳累、受凉和饮酒等诱因。发作间期血钾正常。持续性低血钾伴碱中毒,如果患者存在高血压,则原发性醛固酮增多症应放在首位;如果没有高血压和肠道丢钾,应考虑巴特综合征和 Gitelman 综合征的可能。持续性低血钾伴酸中毒最常见于女性,尤其是年轻女性,而肾小管酸中毒是最常见的病因。

3. 患者是否存在肾小管酸中毒　年轻女性最常见的病因与自身免疫性疾病有关,应注意相关症状的询问,同时还应询问有无肾小管其他功能损伤的临床表现。如有无晨僵,关节痛,口干、眼干,有无严重龋齿,有无皮疹等。有无烦渴,多饮,夜尿增多,有无泡沫尿等。

4. 患者的诊疗经过如何　由于患者病史相对较长,一定寻求过医疗干预。因此既往的诊疗过程比较重要,可以提示患者下一步的检查方向,同时提示患者的最初诊断。

5. 患者的既往史,食物药物接触史和家族史　家族中是否有类似疾患患者,可以提示

该病是先天还是后天获得。是否应用过影响钾从肠道或肾脏排出的药物。以及是否接触过影响肾小管功能的药物或食物,对于寻找病因有帮助。

（三）问诊结果及思维提示

问诊结果:患者既往体健。否认过期四环素、棉籽油、重金属和农药接触史。否认家族中类似疾病和自身免疫性疾病史。患者于入院前2年无明显诱因出现间断双下肢酸痛,严重时上下楼困难,未予重视。7个月前于爬山后出现下肢酸痛,伴抬腿困难,未予诊治。4天后上述症状加重,出现四肢瘫痪。无呼吸困难,无意识障碍,无大小便失禁,无饥饿多食,无口干、眼干和牙齿脱落,无低热和关节疼痛,无头痛头晕。偶有多尿,夜尿2～3次/日,无尿痛、尿急。就诊于当地医院,未测血钾,经静脉补钾(具体量不详)3日后症状缓解出院。其后间断出现四肢酸痛、乏力等症,多于劳累后出现。发作与持续时间无规律。1个月前上述症状再次反复,发作时血钾1.8mmol/L,经对症补钾后血钾维持在2～3mmol/L。现服用氯化钾缓释片(补达秀)2.0g,1天3次治疗,血钾维持在2.5mmol/L左右,为进一步诊治收入我科。患者自发病以来,食欲精神可,睡眠欠佳。夜尿2～3次/日,体重无明显变化。

**思维提示:**

通过问诊和患者的诊治过程可以明确乏力与低血钾有关,而通过口服补钾,血钾不能维持正常水平,说明为持续低血钾。在院外医疗资料中未发现是否存在酸碱平衡紊乱,也未提示是否同时存在高血压,需要本次住院后进一步明确。

## 三、体格检查

（一）重点检查内容及目的

考虑患者肾小管酸中毒导致的低血钾可能性最大,而干燥综合征是年轻女性发生肾小管酸中毒最常见的病因。同时,自身免疫性甲状腺疾患也可以导致肾小管损伤。因此,需要通过查体寻找相应的阳性体征。

（二）体格检查结果及思维提示

体格检查结果:T 36.5℃,P 84次/分,R 18次/分,BP 110/65mmHg,神清,语利,查体合作。全身皮肤黏膜无黄染,出血点及皮疹。头颅五官无畸形,眉毛无稀疏,眼睑无水肿,眼球活动自如。牙列整齐,无龋齿。颈软,甲状腺未触及肿大。胸廓对称,无畸形,双侧肋骨无压痛。双肺呼吸音清,未闻及干湿啰音。HR 84次/分,律齐,未闻及杂音。腹软,无压痛及反跳痛,肝脾肋下未触及。双下肢无水肿。脊柱四肢无畸形及压痛。生理反射存在,病理反射未引出。

**思维提示:**

患者无明显干燥综合征的症状和体征,同时查体未发现甲状腺异常。因此关于低血钾的病因还有待进一步检查寻找。

### 四、实验室和影像学检查

（一）初步检查内容及目的

1．血、尿、便三大常规，肝、肾功能，电解质，血脂，了解患者一般状况。

2．血气分析和尿酸化功能，明确是否存在肾小管酸中毒。

3．葡萄糖耐量和胰岛素释放试验，同时检测5段尿糖，活性维生素D的检测，尿电解质和尿蛋白的检测评价肾小管是否存在其他功能损伤。

4．风湿免疫全项，甲状腺功能和相关抗体，肾上腺功能测定寻找可能病因。

5．泪流率检查初步判断是否存在干眼症。

6．胸片，腹部超声，骨密度和骨盆X线检查了解患者一般状况以及是否存在骨骼受累。

（二）检查结果及思维提示

检查结果：

（1）便常规未见异常。尿常规pH 7.0，余（－）。血常规轻度贫血，HB 101g/L（110～150）。

（2）肝、肾功能正常，血脂正常。

（3）血钠正常，血钾2.5mmol/L（3.5～5.5），血氯122mmol/L（98～106），血钙2.17mmol/L（2.15～2.55），血磷0.85mmol/L（0.8～1.35），碱性磷酸酶和甲状旁腺激素正常，尿钙正常，尿钾升高165mmol/d。24小时尿蛋白495mg，尿糖0.3g。尿圆盘电泳：6.5万100%。

（4）葡萄糖耐量和胰岛素释放试验：5点血糖（mmol/L）为4.49，6.36，8.71，6.25，5.71；胰岛素（U/dl）为：19.82，159.08，205.3，191.32，113.37。25（OH）$D_3$ 27.3nmol/L（47.7～144），1,25（OH）$_2D_3$ 35.98pmol/L（39～193）。

（5）甲状腺功能正常，甲状腺相关抗体均阴性。肾上腺皮质功能正常。卧位肾素5.17ng/（ml·h）（0.05～0.79），血管紧张素Ⅱ 110.01pg/ml（28.2～58.2），醛固酮18.63ng/dl（5～17.5）。

（6）血气分析：pH 7.281，$PaCO_2$ 27.5mmHg，$PaO_2$ 116.6mmHg，BE －7.4mmol/L，$HCO_3^-$ 16.1mmol/L。尿酸化功能：pH 7.6，$HCO_3$ 16.2mmol/L，TA 0mmol/L，$NH_4^+$ 10.2mmol/L。

（7）风湿免疫全项：血沉：29mm/h，抗核抗体：1∶100斑点型，抗SSA（＋），抗Ro-52（＋）。余项均正常。

（8）胸片：双肺纹理增多。骨盆：骨盆诸骨排列规整，骶1双侧椎板不连，双侧股骨头形态，大小正常，髋关节间隙正常。印象：骶1隐形脊柱裂。骨密度：正常。腹部超声：肝胆胰脾未见异常。双肾实质回声略增强，左肾中下极低回声区。

（9）Schirmer试验（泪流率检测）：双眼均＞15mm/5min，正常。

---

 **思维提示：**

重要的检查结果有以下几项：①血钾中度降低，尿钾升高，提示肾脏漏钾。②血气分析提示代谢性酸中毒，而尿为碱性尿。③尿酸化功能提示存在远端小管泌氢、泌铵障碍和近端小管碳酸氢根重吸收障碍。④尿蛋白检测提示尿蛋白升高，来自肾小管。糖耐量与分段尿糖检测未见肾小管漏糖。⑤活性维生素$D_3$检测提示可能存在肾小管上皮细胞内1α-羟化酶功能受损。⑥风湿免疫全项提示存在自身免疫疾患。

## 五、治疗方案及理由

1. 方案　予氯化钾口服，每日6～12g，后改为枸橼酸钾口服，每日12～18g，根据患者血钾和血气分析结果进行调整。予活性维生素$D_3$，3片/日并补充元素钙600mg/d。

2. 理由　患者肾小管酸中毒诊断明确，是何种原因导致的？目前的检查结果高度提示与自身免疫性疾病有关，但尚不能确定是何种疾病。目前发现受累组织仅为肾脏，其他脏器未发现严重病变，故仅给予对症处理，观察疗效。

## 六、治疗效果及思维提示

治疗效果：经上述治疗2周余，患者症状显著缓解。血钾可以维持在4.0mmol/L左右，二氧化碳结合力在22～26mmol/L，血pH 7.369，血钙2.20～2.33mmol/L，尿钙正常。但在复查各项指标时发现，患者出现中度贫血，血红蛋白降至85g/L。

为此进行了一系列化验检查：包括便常规＋隐血正常；血叶酸，维生素$B_{12}$和铁蛋白提示造血原料轻度缺乏；促红素水平升高69.6mU/ml（2.1～21.6）；同时给患者联系肾活检，结果提示：肾脏系膜细胞及基质轻度弥漫性增生，毛细血管基膜弥漫空泡变性。肾小管上皮细胞空泡颗粒变性，灶状萎缩。肾间质灶状淋巴、单核细胞浸润及少量中性粒细胞、浆细胞浸润伴有灶状纤维化，小动脉未见明显病变。免疫荧光IgA（±）、IgG（＋）、IgM（±）沿肾小球沉积，C3、C1q阴性。符合①轻度系膜增生性肾小球肾炎；②亚急性间质肾小管损伤（文末彩图7-1）。

 **思维提示：**

患者通过补钾纠酸，临床症状得到显著缓解。但就在此时，我们通过化验无意中发现患者出现中度贫血，而且发展比较迅速。虽然患者存在造血原料不足情况，但不能解释为什么短期内血红蛋白明显下降，而我们也除外了最常见的由于失血导致的可能。结合高度怀疑患者存在自身免疫性疾病，24小时尿蛋白升高，咨询超声医生认为患者可能存在较弥漫的肾脏疾患。因此，我们动员患者进行了肾活检，结果提示该项检查的重要性和及时性。为我们积极进行免疫抑制治疗提供了依据，同时也没有让患者错过最佳的治疗机会。

## 七、调整治疗方案及疗效

在原方案的基础上加用甲泼尼龙40mg/d静滴。

## 八、对本病例的思考

1. 肾小管酸中毒是导致青年女性持续性低血钾的最常见原因之一，通过血气分析和尿的酸化功能检查基本可以明确诊断。同时还应该评价肾小管其他功能是否受到损害。肾小管泌氢、泌铵功能障碍和碳酸氢根重吸收功能异常会导致酸中毒，肾小管漏钾会导致低血钾，除此之外还应评价肾小管对葡萄糖、氨基酸、水、钙磷、尿酸（UA）等的重吸收分泌功能是否受到影响，近曲小管$1\alpha$-羟化酶的功能是否受到影响。明确了肾小管酸中毒的诊断后，不能仅仅满足于此，还应该继续寻找导致肾小管酸中毒的原因。

2．自身免疫性疾病是导致肾小管酸中毒的常见原因，而原发或继发干燥综合征是导致肾小管酸中毒最常见的疾病。干燥综合征是一种累及外分泌腺体的慢性炎症性自身免疫性疾病，往往导致受累腺体上皮细胞功能异常。常与自身免疫性甲状腺疾病如桥本甲状腺炎并存，同时干燥综合征患者往往会出现较高滴度的抗链"O"和类风湿因子水平。因此考虑干燥综合征诊断后，除了评价血液系统、呼吸系统、肾脏、皮肤黏膜、唾液腺、泪腺等是否受累外，还应除外骨骼系统和甲状腺疾患。如本患者仅发现低血钾，代谢性酸中毒，肾脏小分子蛋白漏出增多，未发现其他器官系统受累证据，也正因此最初仅予患者对症处理，而未进行病因治疗。但通过随访发现患者出现进行性贫血且发展迅速，为此在与患者充分沟通后及时行肾活检检查，结果显示该检查的重要性和及时性，为患者争取了宝贵的治疗时间。

3．通过该患者的诊治，我们体会到相同的疾病在不同个体、不同疾病发展阶段会出现千差万别的表现，但本质却是相同的。要抓住疾病的精髓，不能放弃任何看似不重要的异常发现，努力寻找证据，做到标本兼治。同时，治疗时机的掌握也是疾病治疗是否取得满意效果的关键。

（戴晨琳）

# 反复发作性低血糖1个月

**患者女性,40岁,于2012年1月入院。**

## 一、主诉

反复发作性低血糖1个月。

## 二、病史询问

### (一)初步诊断思路及问诊

患者中青年女性,发作性低血糖病史仅一个月,应了解低血糖发作的时间,每次发作时的症状和血糖水平,症状的严重程度和如何缓解,是否有明确诱因等以明确是功能性低血糖还是器质性低血糖。同时还要了解在低血糖时胰岛素的水平如何,是否存在胰岛素的不适当分泌。另外要了解患者既往的健康状况,目前的一般情况,有无长期用药史以及家族史中有无阳性发现等以寻找可能的原因。

### (二)问诊主要内容及目的

1.第一次低血糖发作时的状况,如发作的时间,当时患者处于何种状态,是否就诊,症状如何缓解 空腹低血糖往往提示器质性低血糖,而餐前低血糖往往为反应性或功能性低血糖。血糖降低的程度也反映了疾病的严重程度,严重低血糖往往提示器质性低血糖。

2.低血糖症状是否反复发作,多发生在何时,患者寻求医疗救助的结果如何 频繁发生的空腹低血糖更进一步支持器质性低血糖的诊断。患者的诊治过程尤其是在低血糖时检测的胰岛素水平有助于判断低血糖的发生是胰岛素依赖还是非胰岛素依赖的,同时,胰岛素水平的高低对于病因的寻找也有很大帮助。

正常生理情况下,当血糖低于2.5mmol/L时,血胰岛素浓度应小于6μU/ml(36pmol/L),C肽应小于0.2nmol/L(0.6ng/ml)。低血糖伴胰岛素水平升高常见于应用胰岛素和胰岛素促泌剂的糖尿病患者,自身免疫性低血糖,胰岛β细胞瘤等。低血糖不伴胰岛素水平升高常见于严重肝病,慢性肾功能不全,肾上腺皮质功能低下,饮酒,糖代谢遗传异常如糖原累积症,糖异生酶缺陷症等。

3.患者既往的健康状况以及用药情况 患者的基础疾病以及治疗情况有助于判断是否与本次发病有关。

4.家族史 阳性家族史有助于判断本病是遗传性疾患还是后天获得性疾患。

### (三)问诊结果及思维提示

问诊结果:患者于入院前1个月,无明显诱因突发意识障碍,呼之不应,经120送至天津市第一中心医院,测血糖为1.93mmol/L,急查头颅CT未见出血及占位。静注高糖及静滴葡萄糖后意识渐恢复。复查血糖为 22.94mmol/L,病情好转回家。第二天患者又出现相似症状发作,再次送至第一中心医院,测血糖 1.59mmol/L,给予上述治疗后,意识恢复。为查明低血糖原因,收入院。入院后查糖化血红蛋白(HbA1c)5.2%,尿酸增高,空腹血糖 2mmol/L,空腹胰岛素大于 1000μU/ml,空腹 C 肽(C-P)32.95ng/ml。胰腺 CT 未见异常。垂体 MRI 未见明显异常。住院期间患者多次测血糖在 2mmol/L,多发生在夜间和凌晨,口服 50% 葡萄糖后好转。患者为进一步明确低血糖原因转入我院。患者发病以来,无明显心悸、大汗,无消瘦,无腹泻,无多饮、多食、多尿,无头痛、视物模糊及视野缺损。饮食睡眠可,二便正常。

既往史:5～6 岁时患急性肾炎,自述已治愈。但一直未检测。于 8 个月前因肺感染住院治疗期间发现肾功能不全,高血压,最高血压 200/100mmHg。于本次入院前 2 月余因药物性肝损害口服硫普罗宁(凯西莱)近 1 月余。否认糖尿病、冠心病、脑血管病史,否认肝炎、结核病史,无手术史,无食物、药物过敏史。

 **思维提示:**

患者在一个月内数次严重空腹低血糖发作,应为器质性低血糖。外院检查发现在低血糖发作时,胰岛素分泌未受抑制,且胰岛素水平显著升高:一次空腹胰岛素水平大于 1000μU/ml,高度怀疑胰岛素自身免疫综合征。同时患者存在慢性肾功能不全,处于氮质血症期,低血糖是否与肾功能不全有关还需要进一步明确。

## 三、体格检查

### (一)重点检查的内容及目的

自身免疫性低血糖症患者可以伴发一些免疫系统疾病,应注意患者是否有相应表现如晨僵,皮肤改变等。此外患者存在慢性肾功能不全,应注意患者是否存在贫血,高血压等情况。

### (二)体格检查结果及思维提示

体格检查结果:T 36.8℃,P 68 次 / 分,R 18 次 / 分,BP 125/70mmHg,体重 50kg,身高158cm,BMI 20.0kg/m²,神清语明,查体合作,体位自主。腋毛、眉毛无脱落,左侧额部可见一大小约 3cm×4cm 皮下血肿,双眼睑周围可见瘀斑。双肺呼吸音清,未闻及干湿性啰音。心音有力,心率 68 次 / 分,律齐,未闻及杂音。腹平坦,无压痛,反跳痛,肌紧张,肝脾肋下未触及,移动性浊音阴性,肠鸣音 3 次 / 分。双下肢无水肿。生理反射存在,病理反射未引出。

 **思维提示:**

①通过查体发现患者体重较轻,不像通常所见胰岛细胞瘤患者往往有明显的体重增加,说明患者病史较短。②患者面部外伤是低血糖发作时因意识不清摔倒所致,说明患者为严重低血糖且主要表现为意识障碍,在诊疗过程中应注意避免患者发生低血糖,同时注意保护患者免遭意外伤害。③患者慢性肾功能不全而血压控制很好,应借鉴目前的降压治疗方案,尽量维持血压在正常范围。

### 四、实验室和影像学检查

（一）初步检查内容及目的

1．血尿便常规，肝肾功能，电解质和血脂　了解患者的一般情况。

2．风湿免疫全项，血沉，肿瘤标志物，胰岛素抗体　了解患者免疫系统状态。

3．甲状腺，肾上腺皮质功能和性激素全项　评价腺垂体功能状态。

4．葡萄糖耐量和胰岛素释放试验　了解血糖和胰岛素水平。

5．监测患者血糖，在低血糖发作时检测胰岛素水平。

（二）检查结果及思维提示

检查结果：

（1）血常规：HB 107g/L，RBC $3.28×10^{12}$/L，WBC $5.37×10^9$/L，中性粒细胞60.2%，尿常规：蛋白±，余（－）。便常规正常。肝功能：总蛋白81g/L，白蛋白46g/L，谷丙转氨酶52U/L，谷草转氨酶50U/L，余正常。肾功能：肌苷300μmol/L，尿素（Urea）21.0mmol/L，尿酸551μmol/L。血脂：总胆固醇6.18mmol/L，甘油三酯（TG）3.12mmol/L。电解质正常。结核抗体阴性。24小时尿蛋白595.20mg，24小时微量白蛋白336.98mg。

（2）风湿免疫全项中ASO 170U/ml，余均阴性。血沉34mm/h，抗胰岛素抗体阳性。ICA和GADA抗体阴性。糖链抗原19-9（CA19-9）168.10U/ml。

（3）甲状腺功能正常，甲状腺自身抗体阴性。肾上腺皮质功能正常。性腺功能正常。

（4）糖耐量和胰岛素释放试验：五段血糖（mmol/L）：2.12，6.96，10.54，10.33，2.31，0.68；五段对应的胰岛素（mU/L）：124.53，154.89，271.39，＞300，＞300，211.70；五段对应的C肽水平（ng/ml）：4.32，7.19，11.38，13.03，10.50，7.97。

（5）胸部CT：未见明显异常。腹部超声：双肾弥漫性损害。腹部CT：肝胆胰脾未见异常。垂体MRI未见明显异常。

 **思维提示：**

重要的检查结果有以下几项：①患者存在空腹低血糖，且在低血糖发作时胰岛素水平仍不适当升高；同时患者无胰岛素应用史而胰岛素抗体阳性；葡萄糖耐量和胰岛素释放试验显示患者胰岛素水平显著增加。此三点提示患者可能存在胰岛素自身免疫综合征。②患者肾上腺皮质功能，甲状腺功能和性腺功能正常提示不存在升糖激素缺乏的情况。同时上腹部CT未发现胰腺异常，结合葡萄糖耐量和胰岛素释放试验结果暂不考虑胰岛素瘤的可能。③患者慢性肾功能不全，氮质血症期，血钙磷和甲状旁腺激素水平正常，应注意保护肾功能。④患者肿瘤标志物CA19-9轻度升高，需随访监测。⑤患者免疫全项和风湿抗体均为阴性，仅抗链O轻度升高且缺乏相应症状，故不考虑患者合并存在其他免疫系统疾患。

### 五、治疗方案及理由

1．方案　甲泼尼龙40mg/d静脉滴注，14天后改为口服泼尼松30mg/d。同时予降血压，活性维生素D对症治疗。停用一切可能导致产生胰岛素自身抗体的药物。

2. 理由 考虑患者存在胰岛素自身免疫综合征,故应用肾上腺皮质激素治疗。

## 六、效果及思维提示

治疗效果:见表8-1。

表8-1 住院期间血糖监测情况

| 血糖 | 空腹 | 早餐后2h | 午餐后2h | 晚餐后2h | 睡前 | 3AM | 治疗 |
|---|---|---|---|---|---|---|---|
| 2012-1-31 | | | 9.4 | 9.9 | | 6.2 | |
| 2012-2-1 | 1.2 | 12.7 | 9.2 | 6.8 | | | |
| 2012-2-2 | 3.6 | 7.3 | 9.9 | 24.2 | 22.8 | 8.6 | 甲泼尼龙40mg静滴 |
| 2012-2-3 | 8.7 | 15.4 | 14.8 | | 12.7 | 9.7 | 夜间50%葡萄糖40ml |
| 2012-2-4 | 4.3 | 8.6 | 10.9 | 14.7 | 8.2 | 5.6 | 夜间50%葡萄糖40ml |
| 2012-2-5 | 3.0 | 5.3 | 11.3 | 15.8 | 7.9 | 5.4 | 夜间50%葡萄糖40ml |
| 2012-2-6 | 4.6 | 6.8 | 9.1 | | 7.3 | 4.9 | 泼尼松5mg, QN |
| 2012-2-7 | 3.3 | | | | 13.3 | 5.9 | |
| 2012-2-8 | 5.1 | | | | 15.4 | | |
| 2012-2-9 | 4.8 | | | | 11.6 | | |
| 2012-2-10 | 5.4 | | | | 13.3 | | |
| 2012-2-11 | 5.3 | | | | 20.6 | | 停泼尼松5mg, QN |
| 2012-2-12 | 4.4 | | | | 10.8 | | |
| 2012-2-13 | 4.4 | | 14.6 | 17.2 | 12.7 | | |
| 2012-2-14 | 4.6 | 6 | | | 9.8 | | |
| 2012-2-15 | 4.2 | | | | 14.7 | | 停甲泼尼龙静滴 |
| 2012-2-16 | 4.9 | | | | | | 泼尼松10mg, Tid |

通过肾上腺皮质激素治疗,患者的空腹血糖可以维持在正常水平且未发生低血糖,进一步验证了胰岛素自身免疫综合征的诊断。

## 七、对本例的思考

1. 关于胰岛素自身免疫综合征 胰岛素自身免疫综合征是导致器质性低血糖的原因之一,比较少见,至今大部分相关病例报道来自日本。其临床特点是有高水平的免疫反应性胰岛素,胰岛素水平要远高于胰岛素瘤患者,存在胰岛素自身抗体,空腹低血糖。诊断为胰岛素自身免疫综合征的患者约50%有诱因,通过仔细询问病史可以发现患者多使用过含巯基的药物,且低血糖往往发生在用药后1~2个月。常见的含巯基的药物包括:抗甲状腺药物如甲巯咪唑,降压药物卡托普利,保肝药物谷胱甘肽和硫普罗宁,抗生素如亚胺培南、青霉素G和β-内酰胺酶类抗生素,内分泌科常用的治疗糖尿病神经病变的药物α-硫辛酸等。因此详细询问患者的用药史,寻找可能的诱因很重要。如本例患者,在入院前8个月因迁延不愈的上呼吸道感染应用了多种抗生素,虽然患者无法提供具体药物名称,但不能排除使用过含巯基的抗生素。此外通过病史询问发现患者在入院前2月余因发现肝损害而应用硫普罗宁近一个月。因此我们认为该患者应为药物导致的胰岛素自身免疫综合征。有些胰岛素自身免疫综合征患者常合并存在一些自身免疫性疾患如Graves病,类风湿关节炎和系统性红斑狼疮等。但本患者尚未发现合并其他自身免疫疾患的情况。此病患者应存在遗传易感性，如来自日本的报道显示 HLA-DRB1*0406 阳性者易发生该病，遗憾的是我们没有条件进行该项检查，不能确定是否我们的患者存在同样状态。关于胰岛素自身免疫综合征的治疗多选用肾上腺皮质激素，当然也有报道提示其他免疫抑制剂如硫唑嘌呤也可有效。同时应注意该类患者需要饮食调整，避免使用刺激胰岛素分泌较强的食物如糖类。当然发生低血糖时需要紧急处理还是应该使用的。如我们的患者因为恐惧空腹低血糖连续几天凌晨3点喝高糖，虽未发生严重低血糖但晨起空腹血糖仍偏低。

2. 关于肾功能不全　患者8个月前发现肾功能不全，当时超声显示双肾已经偏小，血肌酐中度升高，同时发现贫血，高血压和尿蛋白水平的增加。本次入院同样提示肾脏弥漫性损伤，双肾大小偏小，考虑应存在慢性肾功能不全。但具体原因目前无从确定，是否与患者儿时所患的急性肾炎有关无从考证。慢性肾功能不全同样会导致低血糖的发生，但此种低血糖往往不伴明显胰岛素水平升高。但不能排除慢性肾功能不全的存在可能会加重患者胰岛素自身免疫综合征的临床表现。

（戴晨琳）

# 病例 9

## 血糖升高 10 年，恶心、呕吐、乏力、复视 3 个月

**患者女性,65 岁,于 2011 年 10 月 7 日入院。**

## 一、主诉

血糖升高 10 年,恶心、呕吐、乏力、复视 3 个月。

## 二、病史询问

### (一)初步诊断思路及问诊目的

患者老年女性,发现血糖升高 10 年,按常见病优先应将糖尿病放在首位。因此,问诊主要围绕在发病初期是否有多饮、多尿、多食及体重减轻等糖尿病的常见临床表现。并询问有无糖尿病家族史及有无视物模糊、下肢水肿、泡沫尿、四肢末端麻木发凉、皮肤瘙痒、腹泻与便秘交替、尿失禁等慢性并发症的表现等问题。新近出现恶心、呕吐、乏力及复视的症状,对于内分泌系统疾病导致出现上述症状的常见病因是鞍区占位性病变,在问诊中需注意患者是否合并垂体功能低下的其他症状。

### (二)问诊主要内容及目的

1. 发病初期是否有多饮、多食、多尿及体重减轻等临床表现,是否验过血糖,最高值为多少,口服降糖药物治疗是否有效   糖尿病发病初期常有多饮、多食、多尿及体重减轻等临床表现。是否符合糖尿病诊断标准。

2. 有无糖尿病常见并发症的临床表现   对于一个病史较长的糖尿病患者,常易累及眼、肾脏、心脏、周围神经等组织,可见视物模糊、下肢水肿、泡沫尿、皮肤瘙痒、肢体麻木发凉、腹泻与便秘交替、尿失禁等表现。

3. 恶心、呕吐症状出现的时间、与进食的关系,有无腹痛、腹泻   呕吐物的性质:有无黏液、胆汁、出血,以判断是否存在消化系统疾病。

4. 复视出现的时间,与恶心、呕吐出现的先后顺序。

5. 有无发热、头痛、头晕,有无视力、视野改变,有无多饮、多尿   明确有无垂体占位病变或垂体功能异常等表现。

6. 入院前的检查和治疗经过   通过了解院外检查和治疗过程,可以明确地排除一些可能导致上述症状的疾病,加之有异常检查的指向,可以更进一步针对性的进行下一步检查。

7. 既往有何种疾病   婚育史,有无产后大出血史,产后哺乳情况及月经恢复情况,绝经年龄。

### (三)问诊结果及思维提示

既往高血压史 20 年,血压最高 210/100mmHg,未规律服用降压药,平素血压控制在

140/80mmHg。个人史：14岁月经初潮，月经周期28～30天，经期3～4天。22岁结婚，G3P2，产后可正常哺乳，流产1次。47岁绝经。患者于入院10年前查体时发现血糖增高，空腹血糖12mmol/L，口服瑞格列奈1mg，1天3次，二甲双胍0.5g，1天3次及阿卡波糖50mg，1天3次治疗，空腹血糖控制在6～8mmol/L，餐后两小时血糖控制在10～20mmol/L。入院前3个月患者无明显诱因出现恶心、呕吐、乏力、复视、头晕伴视物旋转，无嗜睡、意识模糊，无腹泻、怕冷、记忆力减退、肌肉痉挛等。入院前1个月就诊于我院神经内科，查血钠138mmol/L，甲状腺、性腺、肾上腺皮质功能均低下、垂体磁共振成像（MRI）增强提示"垂体增大，不除外垂体炎性改变"，予甲泼尼龙120mg/d静脉滴注治疗6天，患者恶心、呕吐减轻，为进一步诊治转入我科。

**思维提示：**

通过问诊可明确，患者老年绝经女性，既往无头颅外伤、手术病史，无产后大出血病史。患糖尿病10年，平时口服降糖药物可以维持血糖较平稳；近3个月以恶心、呕吐、复视为主要表现，且起病突然，无发热、头痛、多尿等症状，实验室检查提示垂体功能减退（垂体-肾上腺轴、垂体甲状腺轴和垂体-性腺轴功能均明显减低），垂体MRI增强表现为垂体体积增大，明显强化。患者表现出的临床症状初步考虑为垂体增大导致脑神经受压和垂体功能减退所导致，初步考虑垂体炎可能性较大。

## 三、体格检查

（一）重点检查内容及目的

根据患者自诉的病史和院外的检查经过及结果提示，初步判断"自身免疫性垂体炎"的可能性大，因此在对患者进行系统地、全面地检查的同时，应重点注意准确测量体温、心率、血压、体重等一般生命体征，要注意心脏、肺部体征，浅表淋巴结有无肿大，肝脾有无肿大，有无甲状腺肿大、压痛等。

（二）体格检查结果及思维提示

T 36.5℃，P 94次/分，R 18次/分，BP 150/85mmHg，发育正常，营养中等，神清语利，自主体位，查体合作。皮肤及黏膜未见黄染及出血点，全身浅表淋巴结未及肿大。头颅五官无畸形，双眼睑无水肿，左眼外展不能。口唇无发绀，伸舌居中，咽部无充血，扁桃体无肿大。颈软，气管居中，甲状腺无肿大。胸廓对称，双肺呼吸音清，未闻及干湿啰音。心界无扩大，心音有力，律齐，各瓣膜听诊区未闻及病理性杂音。腹软，无压痛、反跳痛及肌紧张，肝脾肋下未触及，未闻及血管性杂音。双肾及脊柱无叩痛。生理反射存在，病理反射未引出。

**思维提示：**

体格检查结果左眼外展不能，考虑为左侧展神经麻痹。甲状腺无肿大，心、肺、腹部及神经系统查体未见异常。需进一步完善实验室检查，包括免疫全项、血沉、视野检查等，以及行OGTT检查以充分评价患者糖代谢状况和自身胰岛功能。并行三角肌活检以期对垂体炎做出辅助性诊断。

### 四、实验室和影像学检查

（一）初步检查内容及目的

1．血、尿、便常规，肝、肾功能、血脂　了解患者一般状况。

2．血电解质　了解有无低钠血症。

3．血肾上腺皮质功能、甲状腺功能、性腺功能　了解垂体甲状腺轴、肾上腺轴和性腺轴功能。

4．视野检查　了解视野有无缺损。

5．OGTT 和糖化血红蛋白　评价胰岛细胞功能及近 3 个月血糖控制状况（表 9-1）。

表 9-1　入院后检查结果

| OGTT | Glu（mmol/L） | Ins（mU/L） | C-P（ng/ml） |
| --- | --- | --- | --- |
| 0′ | 5.37 | 18.30 | 3.84 |
| 30′ | 9.05 | 24.90 | 3.97 |
| 60′ | 11.19 | 31.43 | 4.52 |
| 120′ | 13.04 | 24.15 | 4.06 |
| 180′ | 20.86 | 45.38 | 5.42 |

6．糖尿病抗体三项胰岛素自身抗体（IAA）、胰岛细胞胞质抗体（ICA）、谷氨酸脱羧酶抗体（GADA）　了解有无免疫学异常。

7．免疫全项、血沉　了解有无免疫学异常。

8．三角肌活检　寻找免疫学证据。

9．24 小时尿糖、蛋白和微量白蛋白定量　明确是否有尿糖、蛋白和微量白蛋白增高。

10．垂体 MRI 增强检查　进一步明确鞍区病变的性质（图 9-1）。

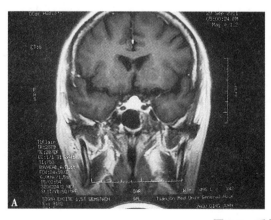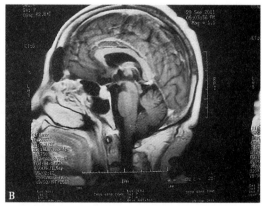

图 9-1　垂体 MRI 增强

A：初诊时冠状位；B：初诊时矢状位。2011 年 9 年月 29 日，初诊时垂体 MRI 增强示垂体增大，均匀强化，垂体柄居中，明显强化，视交叉稍受压上抬

（二）检查结果及思维提示

检查结果：

（1）血常规：血红蛋白 142g/L，红细胞总数 5.04×10¹²/L，血小板 349×10⁹/L↑，白细胞总

数 8.49×10⁹/L，中性粒细胞比例 81%↑，淋巴细胞比例 14%↓。尿常规：pH 6.0，隐血（－），酮体（－），蛋白（－），白细胞（－），尿糖（3＋）比重 1.010。便常规未见异常。

肝功能：TP 83g/L，ALB 47g/L，ALT 14U/L，TBIL 9.7μmol/L。肾功：血尿素 12.1mmol/L↑，肌酐 62mmol/L。血脂：总胆固醇（TC）5.05mmol/L，TG 2.58mmol/L↑，低密度脂蛋白胆固醇（LDL-C）2.18mmol/L，高密度脂蛋白胆固醇（HDL-C）1.70mmol/L。

（2）血 Na 139mmol/L，K 4.55mmol/L，Cl 99mmol/L，Ca 2.42mmol/L，P 1.42mmol/L。

（3）肾上腺皮质功能：ACTH 5.77ng/L，Cor 1.8μg/dl↓。甲状腺功能 FT₃ 1.97pmol/L↓，FT₄ 10.39pmol/L↓，TSH 0.683mU/L。性腺激素水平：FSH 0.70U/L↓，LH 0.09U/L↓，PRL 7.71ng/ml。

（4）视野未见异常。

（5）糖化血红蛋白 8.3%。

（6）胰岛细胞胞质抗体（ICA）弱阳性，谷氨酸脱羧酶抗体（GADA）弱阳性，胰岛素自身抗体（IAA）阴性。

（7）红细胞沉降率 28mm/h↑，免疫全项中免疫球蛋白 G 2120mg/dl↑（750～1560），抗核抗体 1：100 均质型，余项正常。

（8）三角肌活检示肌横纹存在伴小灶性炎症，免疫荧光示 IgA（＋）、IgG（＋＋＋）、IgM（＋）、C3（＋－）、C1q（＋－）、FRA（＋），沿肌束膜沉积。

（9）24 小时尿糖 3.95g/24h↑，尿蛋白 50.4mg/24h。

（10）垂体磁共振成像（MRI）增强：垂体形态饱满，上缘正中单峰状凸起，明显均匀强化，垂体柄居中，明显强化，视交叉受压上抬，考虑垂体炎可能性大。

---

 **思维提示：**

　　重要的检查结果有三项：①血钠正常低值、血皮质醇水平较低；FT₃、FT₄ 偏低；性激素水平低下。结合病史及体格检查，考虑患者腺垂体功能低下诊断明确，进一步需垂体肾上腺轴、垂体甲状腺轴的替代治疗。②血沉偏快、抗核抗体阳性、血清谷氨酸脱羧酶抗体弱阳性、三角肌活检提示小灶性炎症并可见免疫球蛋白沉积。多个免疫学指标的异常提示本病为自身免疫性疾病。③垂体磁共振成像（MRI）增强：垂体形态饱满，上缘正中单峰状凸起，明显均匀强化，垂体柄居中，明显强化，视交叉受压上抬，考虑垂体炎可能性大。结合垂体功能低下及免疫学的异常，考虑诊断为自身免疫性垂体炎，进一步予糖皮质激素治疗，治疗后复查垂体 MRI，如垂体体积明显缩小，可明确诊断为此病。

---

## 五、治疗方案及理由

1. 方案　甲泼尼龙 40mg/d 静滴 45 天后，调整为甲泼尼龙片口服 24mg/d。左甲状腺素钠（优甲乐）25μg/d 替代治疗 45 天后，调整为 37.5μg/d。患者糖尿病 10 年，住院期间阿卡波糖 50mg，1 天 3 次，二甲双胍 0.5g，1 天 1 次；午餐前及晚餐前门冬胰岛素（诺和锐）皮下注射控制血糖，剂量视血糖波动临时调整，剂量最大时午餐前及晚餐前均为 14U。甲泼尼龙治疗期间，空腹血糖在 5.2～7.6mmol/L，餐后两小时血糖在 8.2～13.5mmol/L。患者高血压史 10 年，予硝苯地平控释片 30mg/d 治疗，住院期间监测血压 130/80mmHg。

2. 理由　血沉偏快、抗核抗体阳性、血清谷氨酸脱羧酶抗体弱阳性、三角肌活检提示小灶性炎症并可见免疫球蛋白沉积，多个免疫学指标的异常提示本病为自身免疫性疾病，垂体 MRI 增强提示垂体形态饱满，上缘正中单峰状凸起，明显均匀强化，垂体柄居中，明显强化，视交叉受压上抬，考虑为垂体炎，故给予甲泼尼龙抑制自身免疫病变治疗。血钠正常低值、血皮质醇水平较低；FT₃、FT₄ 偏低；性激素水平低下，结合病史及体格检查，考虑患者腺垂体功能低下诊断明确，给予相应靶腺激素的替代治疗。患者平素糖尿病史 10 年，口服降糖药物效果尚可，应用糖皮质激素后，餐后血糖升高明显，加用相应餐前的速效胰岛素降糖治疗。

## 六、治疗效果及思维提示

治疗效果：入院后予甲泼尼龙 40mg/d 静滴治疗，2 天后患者恶心、呕吐、乏力明显好转。继续应用甲泼尼龙 40mg/d 静滴治疗，并加用左甲状腺素钠 25μg/d 替代治疗。甲泼尼龙静滴 30 天后，患者无恶心、呕吐、乏力等不适，复查 FT₃ 2.45pmol/L，FT₄ 12.25pmol/L，TSH 2.44mU/L；FSH 2.78pmol/L，LH 0.57pmol/L，PRL 11.85ng/ml；血钠 143mmol/L，钾 4.60mmol/L。复查红细胞沉降率及免疫全项均正常。复查垂体 MRI 平扫，与前片比较，垂体体积较前明显缩小，原受压上抬的视交叉基本恢复，垂体柄居中，无增粗。甲泼尼龙 40mg/d 静滴治疗 45 天，患者左眼外展功能较前稍有恢复，复查 FT₃ 2.28pmol/L，FT₄ 12.09pmol/L，TSH 2.184mU/L；FSH 1.90pmol/L，LH 0.25pmol/L，PRL 8.64ng/ml；血钠 143mmol/L，钾 4.62mmol/L。复查垂体 MRI 增强示：垂体变扁贴于鞍底，强化信号均匀，垂体柄居中，明显强化（图 9-2）。

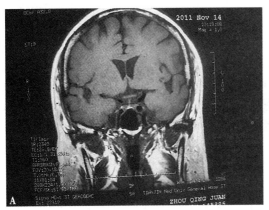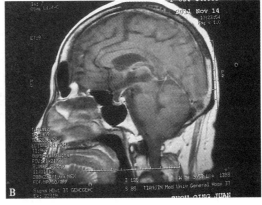

**图 9-2　垂体 MRI 增强**

A：治疗后冠状位；B：治疗后矢状位。2011 年 11 月 14 日，治疗 45 天时复查垂体 MRI 增强示垂体体积较前明显缩小，变扁贴于鞍底，强化信号均匀，垂体柄居中，无增粗，原受压上抬视交叉基本恢复

 **思维提示：**

本病为自身免疫性疾病，给予糖皮质激素治疗，复查垂体 MRI 提示垂体体积明显缩小，证实了我们治疗方法的正确。自身免疫性垂体炎（autoimmune hypophysitis）是一种少见的自身免疫性疾病，包括淋巴细胞性垂体炎、肉芽肿性垂体炎和黄瘤病性垂体炎三类[1]，以淋巴细胞性垂体炎最多见。该病多见于女性，男女比例 1：8.5，70% 的患

者为怀孕后期年轻女性或绝经后女性[2]。主要临床表现包括头痛、恶心、呕吐、视野缺损、复视、腺垂体功能低下及中枢性尿崩症，部分患者可合并其他自身免疫性疾病[3]。自身免疫性垂体炎的MRI表现多为垂体弥漫性增大，可向鞍上、鞍旁、鞍内生长；增强扫描可见病变均匀强化或环形强化、垂体柄增粗、视交叉受压上抬等表现[2]。对于垂体占位性病变的诊断，要结合患者的临床症状、体征、化验检查结果和垂体MRI影像学特征综合判断。垂体瘤和垂体炎的患者由于垂体增大都可以表现出头痛、视功能障碍等颅内压增高和视交叉受压的表现；垂体瘤的患者由于其某一种垂体激素分泌增多而表现出相应的垂体-靶腺轴功能增高的临床表现，而垂体炎的患者由于炎症破坏导致垂体激素分泌减少，临床上是以单个或多个腺垂体-靶腺轴功能减退和（或）神经垂体功能障碍为突出表现，患者表现为肾上腺皮质功能减低、垂体性甲减、性腺功能减低和（或）中枢性尿崩症。垂体MRI对鉴别垂体瘤和垂体炎尤为重要，垂体瘤的特点为密度不均匀或者有不对称增大，增强扫描出现明显低信号；垂体炎的MRI表现为弥漫性增大的同时均匀强化或环形强化。自身免疫性垂体炎的治疗首选糖皮质激素治疗[3]，对于垂体病变迅速增大导致头痛、视力下降和视野缺损或进行性加重，或糖皮质激素治疗无效者可考虑手术[2]。针对患者存在的不同激素的缺乏补充相应的激素，改善患者生活质量。

## 七、对本病例的思考

1. 本例患者为老年绝经女性，糖尿病病史10年，平时口服降糖药物可以维持血糖较平稳；近3个月以恶心、呕吐、复视为主要表现，且起病突然，无发热、头痛、多尿等症状；实验室检查提示垂体功能减退（垂体-肾上腺轴、垂体甲状腺轴和垂体-性腺轴功能均明显减低），部分免疫及炎症指标明显升高；垂体MRI增强表现为垂体体积增大，明显强化，考虑垂体炎可能性大；左眼展神经麻痹的原因考虑两方面原因，一是炎症反应直接累及展神经，另一个原因是肿大的垂体压迫海绵窦（展神经由此穿过）[4]；给予糖皮质激素治疗后患者临床症状明显改善，左眼外展功能稍有恢复，治疗30天复查MRI提示垂体体积明显缩小、受压上抬的视交叉基本恢复。

2. 目前有观点认为自身免疫性垂体炎是一种器官特异性疾病[5]，但实际情况并非如此。本病例患者糖尿病病史已10余年，既往按照2型糖尿病治疗，血糖控制尚可；此次入院后发现ICA和GADA呈弱阳性，考虑诊断为成人隐匿性自身免疫性糖尿病，为胰腺ß细胞的免疫损伤；三角肌活检提示肌纤维小灶状炎症，并可见多种免疫复合物沿肌束沉积。以三角肌活检的结果间接反映机体其他部位的炎症反应（包括垂体、胰腺），肌肉组织免疫复合物的沉积提示我们，糖尿病和垂体炎是自身免疫性炎症反应累及机体不同器官的结果，从学术研究的角度，我们应该站在感染-免疫-炎症-器官损伤-功能障碍发病规律的理论高度来看待整个机体的多器官免疫损伤[6]。

3. 患者在接受激素治疗期间仅仅是餐后血糖升高明显，针对性地给予餐前短效胰岛素注射治疗后，餐后血糖控制平稳；空腹血糖维持在5.2～7.6mmol/L。在以往的临床工作中，始终对糖尿病患者使用激素治疗心存顾虑，但该患者以及我们已有的临床经验都证明，在明确了使用激素治疗指征的前提下，糖尿病患者无论是口服还是静脉应用糖皮质激素治疗，餐后血糖在使用激素后有所波动，而空腹血糖不但不会明显升高反而会有不同程度的下降，有待我们在临床工作中更多地积累经验，深入探讨其机制。

（高　桦）

## 参 考 文 献

[1] Leung GK，Lopes MS，Thomer MO，et al. Primary hypophysitis: a single center experience in 16 cases[J]. J Neurosurg，2004，101：262-271.

[2] 臧丽，母义明. 原发性垂体炎 [J]. 中华内分泌代谢杂志，2006，22：501-503.

[3] Caturegli P，Newschaffer C，Olivi A，et al. Autoimmune hypophysitis. Endocrine Reviews，2005，26：599-614.

[4] Baoke H，Shihui W，Maonian Z，et al. Bilateral dacryoadenitis complicated by Lymphocytic hypophysitis[J]. J Neuro Ophthalmol，2009，29：214-245.

[5] Crock PA. Cytosolic autoantigens in lymphocytic hypophysitis[J]. J Clin Endecrinol Metab，1998，83：609-618.

[6] 高桦，邱明才. 应加强对部分 2 型糖尿病患者多器官免疫损伤的研究 [J]. 中华医学杂志，2005，85：793-795.

# 皮肤色素斑35年、阴道流血30年、骨骼进行性畸形28年

**患者女性**,35岁,于2010年4月11日入院。

## 一、主诉

皮肤色素斑35年、阴道流血30年、骨骼进行性畸形28年。

## 二、病史询问

（一）初步诊断思路及问诊目的

患者青年女性,病史较长,以皮肤色素斑、阴道流血及骨骼进行性畸形为主要就诊原因,且病史自出生即开始。患者的主要表现涉及多个不同的系统,主要围绕先天性疾病或遗传性疾病展开问诊,包括患者父母是否为近亲结婚及其母亲孕期情况、患者出生后发育情况等,以及自发病后就诊过程和治疗经过,对骨畸形出现的时间、部位、程度、有无诱因、伴随症状、既往的检查资料、治疗经过以及疗效等问题进行详细的问诊,对内分泌系统疾病以及其他疾病（如恶性骨肿瘤、多发性骨髓瘤、退行性骨病等）进行鉴别,为明确诊断提供依据。

（二）问诊主要内容及目的

1. 父母是否为近亲结婚,其母亲孕期情况判断有无遗传性疾病的可能,母亲孕期接触特殊毒物、药物等可能导致胎儿先天性畸形,必须进行详细询问加以明确或排除。

2. 患者出生后发育情况如何　判断患者自出生后生长发育情况,以了解其全身一般状况,除所表现出的异常器官和系统外,是否累及其他器官,对疾病性质和程度加以综合评估。

3. 患者月经史如何　从主诉中可见患者自5岁左右开始即表现出阴道流血现象,是否为性早熟的表现需要进一步加以明确。更需要了解患者到青春期发育期后的月经情况。

4. 了解皮肤色素斑的情况　从出生时被发现皮肤色素斑到目前就诊,色素斑存在的部位、形状、颜色、有无变化等,均需仔细询问。

5. 骨骼畸形发生的部位、性质　骨骼畸形发生的部位和程度,是否合并骨痛,是否影响日常活动。原发性甲状旁腺功能亢进症初期有骨痛,可位于背部、脊椎、髋部、胸肋骨处或四肢,伴有压痛,常被误诊为关节炎或肌肉病变;病久后逐渐出现骨骼畸形（部分患者尚可有骨质局部隆起等骨囊表现）,可并发病理性骨折。退行性骨关节病多累及腰椎、骨盆、膝关节等承重关节。类风湿关节炎多累及小关节。骨软化症多表现为肋骨触痛。故应详细询问骨畸形所累及的所有部位、程度、与活动有无关系等。

6. 实验室检查和影像学资料如何　原发性甲状旁腺功能亢进症多表现为高血钙、低血磷、高尿钙、高尿磷、血ALP和PTH升高;恶性肿瘤骨转移和多发性骨髓瘤也可表现为高血

钙和 ALP 升高，但 PTH 多不增高；骨软化症多数表现为低尿钙；骨质疏松、类风湿关节炎和退行性骨关节病的血、尿钙、磷多为正常。因此在询问病史时对于入院前的检查包括血、尿钙、磷检查的异常，以及 X 线检查的结果都非常重要。

7. 有无恶心、呕吐、烦躁、多饮、多尿及肾区绞痛症状　甲状旁腺功能亢进症患者在骨痛的同时可出现高钙血症，此时可导致胃肠道平滑肌张力降低，蠕动减慢，引起食欲不振、腹胀、恶心、呕吐、便秘及性格改变，且血钙过高可导致尿钙排出增加，因而患者泌尿系统结石的发生率也较高。其症状可表现为口渴、多饮、多尿，严重者可有肾绞痛，也可有血尿或继发性尿路感染。

（三）问诊结果及思维提示

患者为第二胎，父母非近亲结婚，母亲 32 岁时怀孕，怀孕前曾口服避孕药 1～2 年，每月 1 次（具体药物不详）。停服口服避孕药后第一个月经周期即怀孕。怀孕期间无感染及毒物接触史。足月顺产，无产后窒息史。出生时体重 2.8kg。身长同同龄儿。翻，坐，爬，出牙及换牙同周围正常儿童。其父母双方家族中均无类似病史患者。

患者于入院前 35 年前出生时家长即发现其周身皮肤多处皮肤色素斑，包括下颌、颈部、右上臂、背部、双侧臀部及左侧股部，颜色为褐色，面积大小不一、边缘不整齐，其中臀部的面积最大，颜色最深。出生时未发现骨骼畸形，家长未重视。患者出生后生长速度较同龄儿童快。患者于入院前 34 年（1 岁 9 个月）开始走路，步态正常。于入院前 30 年（5 岁）患者的身高较同龄儿童高 6cm 左右，开始出现阴道不规则流血、量少、周期不规律，为 1～3 个月，每次持续 4～5 天、伴乳房和阴毛发育。就诊于当地医院，给予黄体酮后阴道流血及乳房和阴毛发育停止。28 年前（7 岁）患者出现走路左偏，不伴骨痛，就诊于北京某医院，血钙正常，ALP 高达 2000U/L，骨盆片示“骨盆偏斜”（具体不详），骨龄较同龄儿提早约 5～6 岁，诊断为“骨纤维异常增生症”，未特殊处理。自入院前 27 年（8 岁）至入院前 16 年（19 岁）间，患者因髋部及双下肢畸形而行髋关节，股骨上端截骨植骨术并髓内针固定术，其中左侧下肢 2 次，右侧下肢 1 次，其间逐渐出现脊柱“S”形侧弯，左肩胛骨突出，右肩胛骨内陷。入院前 16 年最后一次手术后卧床时发生一过性输尿管结石。术后走路步态不稳，且上述骨畸形进行性加重，走路需手杖辅助。入院前 14 年（21 岁）出现多颗牙齿片状脱落，并逐渐出现整颗牙齿脱落。入院前 5 年患者出现双颊部黏膜，下唇和双手手指皮肤出现黑色斑点，大小不等，面积逐渐扩大，颜色逐渐加深，直径约为 0.1～0.3mm。并逐渐出现双额部紧缩和重压感，间断出现呕吐，呕吐为非喷射性，为胃内容物。2 年前（33 岁）出现颅骨及下颌的变形，右顶部，颧骨突出，下颌骨内陷，下颌逐渐变尖，伴视力减退，不伴听力减退及视野缺损。当地医院行头颅 CT 示“下颌骨及颧弓内多发囊状影”，未予特殊处理。患者走路不稳加重，身高逐渐变矮。患者为进一步治疗住入我科。自发病以来，精神可，近 10 年睡眠差，食欲可，但进食油腻后或多食后胃胀。小便正常。大便 1～2 次 / 日。软便，含有不消化食物。身高最高 158cm（20 岁），后逐渐变矮，目前 139cm。病程中无怕热、多汗、心悸感，但自数心率多在 100～120 次 / 分之间，无骨痛、胃部不适及反复肾结石。皮肤色素沉着面积逐渐缩小，色泽变淡。ALP 多次复查均在 2000U/L 左右，血钙、血磷及 PTH 在正常范围之内。

既往史：右侧乳房乳头状瘤，右侧乳房全切术后 8 年。

月经史：11 岁月经初潮，经期 4～5 天 / 周期 1～3 个月，末次月经 2010-4-1。于 5 年前曾停经，口服蜂王浆后于 5 个月前月经恢复，仍不规律。平素月经少，无痛经。

**思维提示：**

通过问诊可明确，患者父母非近亲结婚，其母亲高龄妊娠，受孕前曾口服避孕药物，孕期无毒物、药物接触。患者自出生即被发现皮肤多处色素斑，自幼年即出现性早熟（阴道间断流血），伴有骨骼进行性畸形。近 5 年来手指和唇部新发色素沉着，近 2 年面部畸形明显。进一步的体格检查应着重在皮肤色素斑和骨骼畸形的检查，并应仔细检查全身有无骨痛。

## 三、体格检查

### （一）重点检查内容及目的

检查患者心率、血压、身高、体重等一般状况，应重点注意骨骼系统体征，尤其是骨骼畸形和有无压痛，重点是背部、脊椎、髋部、胸肋骨处或四肢。仔细检查患者全身皮肤色素沉着的部位、大小、形状、颜色等，应检查颈部有无结节或肿块，肾区有无叩击痛。甲状腺大小和质地等，以及外生殖器检查。

### （二）体格检查结果及思维提示

T 36.5℃，P 120 次 / 分，R 20 次 / 分，BP 130/90mmHg，H 139cm，W 44kg，神清语利，查体合作。下颌、颈部，右上臂，双侧臀部，双股部咖啡斑，边缘不整齐。臀部面积最大，色泽最深。下唇，双颊部黏膜及双手手指皮肤散在黑色斑点，圆形及椭圆形，直径约 0.1～0.3mm。手足散在湿疹，以双足部为著。周身浅表淋巴结未触及肿大。头颅变形，表现为双颞部突出，下颌骨内陷，下颌尖。双眼活动自如，视力差，双眼视野粗测正常。多颗牙齿缺如，多个义齿（文末彩图 10-1）。颈短，气管居中，甲状腺Ⅱ度肿大，质地不均匀，可触及多个结节，光滑，质韧，可随吞咽活动，最大的约为 3cm×2cm 大小。胸廓畸形，胸骨及各肋骨无压痛。右侧乳房缺如。双肺呼吸音清。HR 120 次 / 分，律齐，心音有力，$A_2 > P_2$。腹平坦，无压痛，反跳痛，肝脾肋下未触及。躯干严重畸形，脊柱呈"S"形。左肩胛骨突出，右肩胛骨内陷。骨盆后突，双股骨右侧偏斜，双小腿后突。双上肢肌力 5 级，左下肢肌力 3 级，右下肢肌力 4 级。腋毛稀少，阴毛及外生殖器正常。生理反射存在，病理反射未引出。

 **思维提示：**

通过体格检查发现患者身体多处皮肤可见咖啡样皮肤色素斑，面积大小不等，边缘不整齐，颜色深浅不一。色素斑不高于皮肤表面，无脱屑。下唇及双颊部黏膜及双手手指皮肤散在黑色斑点，圆形及椭圆形，直径约 0.1～0.3mm，略高于皮肤表面，脱屑。头颅外形明显改变，面部扭曲，双颞部突出、下颌骨内陷、下颌尖。多颗牙齿缺如，多个义齿。甲状腺肿大，质地不均匀，可触及多个结节。胸廓畸形，胸骨及各肋骨无压痛。右侧乳房缺如。心率明显增快，律齐。躯干严重畸形，脊柱呈"S"形。左肩胛骨突出，右肩胛骨内陷。骨盆后突，双股骨右侧偏斜，双小腿后突。腋毛稀少，阴毛及外生殖器正常。在充分了解了患者病史并掌握了查体的阳性发现后，需进一步行实验室和影像学检查，进行综合分析和评价。

## 四、实验室和影像学检查

（一）初步检查内容及目的

1. 血、尿、便常规，肝、肾功能、血脂了解患者一般状况。

2. 血电解质、24 小时尿钙磷、ALP　明确患者钙磷代谢异常的程度，并通过碱性磷酸酶提示患者的骨转化程度。

3. 甲状旁腺激素、降钙素与钙磷代谢关系密切，应明确其表达。

4. 胰岛素、血糖、肾上腺皮质功能、性激素、甲状腺功能了解患者内分泌激素水平情况。

5. 免疫全项、血沉了解有无免疫学异常和急性期病变。

6. 全身骨骼系统 X 线检查明确骨骼病变程度，有无病理性骨折、纤维囊性骨炎（图 10-2～图 10-8）。

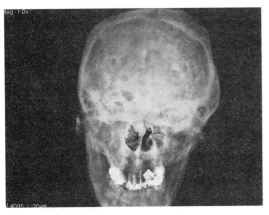

**图 10-2　头颅正位**

颅骨右顶区局部外突，变形，骨质内外板变薄，与板障分界不清，板障增宽，并可见多发大小不等囊状透亮区。右颞及颅底区骨质膨隆，呈磨玻璃状，蝶鞍结构显示不清，下颌骨及腭弓内见多发囊状及片状低密度影

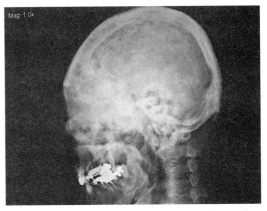

**图 10-3　头颅侧位**

颅骨内外板变薄，板障增宽，可见多发大小不等囊状透亮区，前颅窝底骨质密度增高，结构不清，蝶鞍结构显示不清

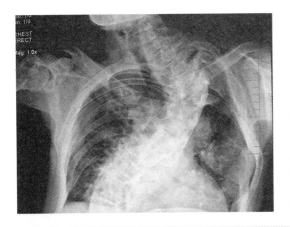

**图 10-4　胸片正位**

脊柱侧弯，呈"S"状，气管弯曲，胸廓不对称，肺门不大，两肺肺纹理增多，可见多发斑片影，心影不大。两膈肌光滑。肋膈角尚清。双侧多发肋骨内见囊状透亮区，部分肋骨膨隆，以左侧为著。胸椎侧位：胸椎曲度异常，呈"S"状弯曲，椎体密度普遍减低，部分椎体重叠，椎间隙显示不清

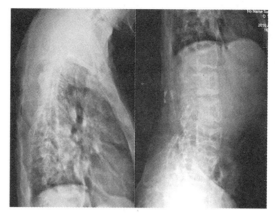

**图 10-5　腰椎侧位**

腰椎曲度变直，椎体变形，骨质密度普遍减低，并可见多发囊状透亮区，骨皮质变薄，部分显示不清。腰 3/4，4/5 椎间隙变窄

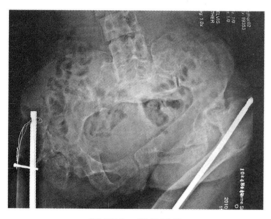

**图 10-6　骨盆正位**

骨盆形态不规整，骨质密度普遍减低，并可见多发囊状透亮区。骨皮质变薄。双侧髋臼结构紊乱，关节间隙变窄。双侧股骨头、颈变形。股骨干内可见杆状金属影。左侧股骨头变小，密度增高，右侧股骨头、颈骨质不连续，股骨干上移

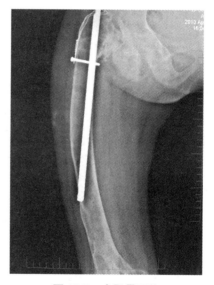

**图 10-7　右股骨正位**

右股骨及所示骨盆骨质多发囊状透亮区，右股骨干向外弯曲，且位置上移，股骨颈显示不清，右股骨干内可见金属固定物影

7. 甲状腺超声和 ECT　对甲状腺形态进行充分评价。

8. 妇科 B 超　了解患者子宫和卵巢发育情况。

9. 垂体 MRI 和 CT　了解有无垂体占位和颅内异常。

10. 视力、视野等检查　了解颅骨病变是否累及视神经及视功能。

11. 皮肤和肌肉活检　患者全身多处皮肤色素沉着且近 5 年手指和唇部出现新的色素沉着，通过病理检查以期了解皮肤病变性质和程度，有无免疫异常存在。

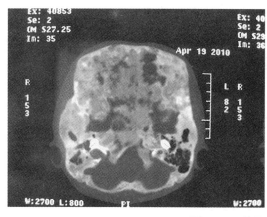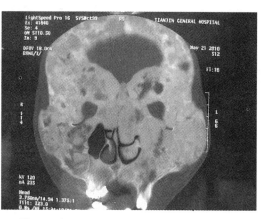

图 10-8　眼眶 CT（平扫＋冠扫）

所示诸骨骨质失去正常形态，不均匀性膨胀性生长，骨质密度不均，双侧眼球及眼环光滑，均匀。眼肌未见增粗。未见明显结节，肿块影。印象：颅骨骨纤维异常增殖症，累及上颌骨，额骨，筛骨，蝶骨，颞骨及枕骨

（二）检查结果及思维提示

检查结果：

（1）血常规中 HGB 136g/L，RBC $4.9 \times 10^{12}$/L，WBC $3.7 \times 10^9$/L，中性粒细胞 53.5%，淋巴细胞 34.9%，PLT $212 \times 10^9$/L。尿、便常规未见异常。肝功能检查总蛋白 70g/L，白蛋白 40g/L，ALT 34U/L，AST 25U/L，GGT 116U/L，TBIL 14.0μmol/L，DBIL 5.3μmol/L。肾功能未见异常，血脂正常。

（2）血 $Ca^{2+}$ 2.21mmol/L，血 P 0.95mmol/L，血 ALP 2084U/L↑，$Na^+$ 142mmol/L，血 $K^+$ 4.03mmol/L。血 PTH 4.2μg/dl。CT 22.14pg/ml（正常值＜100pg/ml）。尿 $Ca^{2+}$ 347.8mg/24h↑，尿 P 876mg/24h，尿糖 0.05g/24h，尿蛋白 16.77mg/24h，尿 Na 226.2mmol/24h，尿 K 45.24mmol/24h。

（3）OGTT：5 次血糖（mmol/L）分别为：4.88、9.11、7.83、5.82、4.40，5 次胰岛素（mU/L）分别为 14.83、126.93、111.30、34.75、9.69。5 次尿糖均为阴性。

（4）肾上腺皮质功能 ACTH 25.1ng/L，Cor 23.7μg/dl，尿 Cor 71.5μg/24h。甲状腺功能 $FT_3$ 14.21pmol/L，$FT_4$ 33.89pmol/L，TSH 0.001mU/L。甲状腺相关抗体 TPO、TGAb 和 TRAb 均阴性。性腺激素水平：FSH＜0.3U/L（参考值范围 2.5～10.2pmol/L），LH＜0.07U/L（参考值范围 1.9～12.5U/L），PRL 68.07ng/ml（参考值范围 2.8～29.2ng/ml），$E_2$＜10pg/ml（参考值范围 11～165pg/ml），孕酮（P）0.75ng/ml（参考值范围 0.15～1.4ng/ml），睾酮（T）93ng/ml（参考值范围 14～76ng/ml）。生长激素 8.9ng/ml。

（5）免疫全项中 IgM 45.4mg/dl（正常值 46～304mg/dl），ANA 阴性，其余各项均在正常范围，血沉 16mm/h。血气分析和尿酸化功能均正常。

（6）全身骨骼系统 X 线检查

1）头颅正位：颅骨右顶区局部外突，变形，骨质内外板变薄，与板障分界不清，板障增宽，并可见多发大小不等囊状透亮区。右颞及颅底区骨质膨隆，呈磨玻璃状，蝶鞍结构显示不清，下颌骨及腭弓内见多发囊状及片状低密度影。

2）头颅侧位：颅骨内外板变薄，板障增宽，可见多发大小不等囊状透亮区，前颅窝底骨质密度增高，结构不清，蝶鞍结构显示不清。

3）胸片正位：脊柱侧弯，呈"S"状，气管弯曲，胸廓不对称，肺门不大，两肺肺纹理增多，可见多发斑片影，心影不大。两膈肌光滑。肋膈角尚清。双侧多发肋骨内见囊状透亮区，部分肋骨膨隆，以左侧为著。胸椎侧位：胸椎曲度异常，呈"S"状弯曲，椎体密度普遍减低，部分椎体重叠，椎间隙显示不清。

4）腰椎侧位：腰椎曲度变直，椎体变形，骨质密度普遍减低，并可见多发囊状透亮区，骨皮质变薄，部分显示不清。腰 3/4，4/5 椎间隙变窄。

5）骨盆正位：骨盆形态不规整，骨质密度普遍减低，并可见多发囊状透亮区。骨皮质变薄。双侧髋臼结构紊乱，关节间隙变窄。双侧股骨头、颈变形。股骨干内可见杆状金属影。左侧股骨头变小，密度增高，右侧股骨头、颈骨质不连续，股骨干上移。

6）右股骨正位：右股骨及所示骨盆骨质多发囊状透亮区，右股骨干向外弯曲，且位置上移，股骨颈显示不清，右股骨干内可见金属固定物影。

（7）骨密度检查：$L_2 \sim L_4$ BMD 0.904g/m$^2$，T 值 -1.8；全身 BMD 0.947g/m$^2$，T 值 -1.7。

（8）甲状腺 B 超和 ECT：甲状腺超声报告提示甲状腺右叶大小 5.8cm×2.3cm×1.8cm，甲状腺左叶大小 5.8cm×2.2cm×2.0cm，峡部厚度 0.2cm，甲状腺体积增大，表面欠光滑，实质颗粒增粗，回声不均匀。甲状腺左叶可见数个低回声结节，形态较规则，边界欠清晰，内部回声较均匀，可见血流信号，结节中较大的一个为 0.5cm×0.4cm。其内可见囊实性及实性肿物，边界清晰，形态较规则，内回声欠均匀，实性肿物大小约为 3.5cm×2.2cm×1.7cm，其内部及周边可见丰富血流信号，囊性肿物大小约 2.1cm×1.8cm×1.6cm，其实性部分及周边可见丰富血流信号。甲状腺右叶可见多发囊实性肿物，边界欠清晰，形态欠规则，内回声欠均匀，其内均可见多个小强光点反射，肿物周边及实性部分可见较丰富血流信号，较大一个约为 3.3cm×2.1cm×1.6cm。印象：甲状腺左叶囊实性及实性肿物。甲状腺右叶多发囊实性肿物（内伴多发钙化点）。甲状腺 ECT 报告左叶凉结节，甲状腺右叶摄取核素能力增强（文末彩图 10-9）。

（9）垂体 CT（2010.04.20）：蝶鞍未见明显扩大，鞍区未见确切肿块影。所示诸骨骨质失去正常结构，不均匀性骨质增生，骨质密度不均，所示鼻窦受压变形，其内为软组织密度。印象：①蝶鞍未见确切肿块影；②颅面部诸骨失去正常结构。

（10）子宫及双附件 B 超：子宫稍小，双侧卵巢未见明显异常。

（11）视野检查：周边 + 中心视野未提示异常。视力：右 0.12，左 0.15。眼压：右 14mmHg，左 18mmHg。检眼镜检查：双侧视神经乳头边界清，色淡。

（12）眼眶 CT（平扫 + 冠扫）：所示诸骨骨质失去正常形态，不均匀性膨胀性生长，骨质密度不均，双侧眼球及眼环光滑，均匀。眼肌未见增粗。未见明显结节，肿块影。印象：颅骨骨纤维异常增殖症，累及上颌骨，额骨，筛骨，蝶骨，颞骨及枕骨。

（13）肌肉活检和皮肤活检

肌肉活检：肌肉退行性变，未见明显炎症。IgA（+），IgG（++），IgM（±），C3（++），C1q（-），FRA（++），沿肌束膜沉积（文末彩图 10-10，彩图 10-11）。

皮肤活检：角化过度伴灶性角化不全，棘层轻度水肿伴肥厚增生，基底层色素增多。真皮浅层血管周围少量淋巴细胞浸润及黑色素颗粒沉积。IgA（++），IgG（++），IgM（+），C3（+），C1q（-），FRA（-），沿皮肤肌束膜沉积。IgA（+），IgG（++），IgM（+），C3（+），C1q（-），FRA ++ 沿表皮沉积。IgA（-），IgG（+），IgM（-），C3（-），C1q（-），FRA（+）沿部分毛囊沉积（文末彩图 10-12～彩图 10-14）。

（14）肠镜：进镜 120cm，到达回盲部。肠道欠清洁。可见内痔。退镜至 20cm 黏膜呈颗粒样隆起，活检 4 块，退镜至 4cm 可见 0.3cm×0.3cm 圆形亚蒂息肉样隆起，活检 1 块后息肉取平。余所见肠腔未见异常。诊断：直乙结肠病变性质待定，直肠息肉？内痔。病理报告：（结肠退镜 4cm）黏膜慢性炎症，间质水肿。（结肠退镜 20cm）黏膜慢性炎症，间质水肿出血（文末彩图 10-15）。

**思维提示：**

　　重要的检查有如下异常：①血常规中白细胞总数均低，肝功能轻度不正常。②血钙、磷正常，尿钙增高，血 ALP 明显增高，血清 PTH 和 CT 水平正常。血钠、钾均正常。③糖耐量检查提示血糖代谢正常，轻度高胰岛素血症，尿糖均阴性。④甲状腺功能明显增高，TSH 降低。垂体 - 肾上腺功能显示基本正常；垂体 - 性腺轴功能显示为低促性腺激素性性腺功能减低状态，同时睾酮水平增高，PRL 增高。生长激素水平正常。⑤免疫指标检测未发现明显异常，血气分析和尿酸化功能均正常。⑥骨骼 X 线片检查提示全身骨骼畸形、囊状透亮区、骨皮质变薄、密度不均等异常改变，骨密度检查提示骨 BMD 明显降低。⑦垂体 CT 和眼眶 CT 均显示颅面骨广泛骨质破坏，呈密度不均、膨胀性生长。⑧肌肉活检和皮肤活检均提示有多种免疫复合物沉积。⑨纤维结肠镜提示为慢性炎症性改变。

　　结合患者的病史（皮肤色素斑、性早熟和骨骼畸形）和体格检查、实验室检查结果，诊断为 McCune-Albright 综合征。

　　McCune-Albright 综合征（MAS）是一种少见散发性的先天性疾病，目前认为该病为胚胎形成过程中位于第 20 号染色体长臂编码 Gs 蛋白 α 亚单位的 GNAS1 基因［鸟嘌呤核苷酸结合蛋白 2α 激动型多肽 1 基因（GNAS1）］的错译突变（即位于 20 号染色体长臂的编码 Gsα 亚基因 8 号外显子的 Arg201His 或 Arg201Cys 错义点突变），使 G 蛋白在无激素的情况下延长其活性而激活，导致细胞异常增殖、功能亢进而发病。

　　该病的辅助检查包括：①激素测定：可根据 GnRH 刺激试验 LH 反应低下来判定。②超声波检查：MAS 男性患儿可发现巨大睾丸和睾丸内小结石症，影像学称为"暴风雪样睾丸"。女患儿两侧卵巢不对称，较大的那侧可能有孤立性囊肿。③骨骼的放射学检查：管状骨可分为三种改变：磨玻璃型、囊肿型、丝瓜瓤型。颅面骨表现为硬化型、囊样膨胀及混合病变。位于髓腔和皮质者可表现为多囊性骨缺损，位于皮质内及骨膜者表现为皮质分层如丝瓜瓤样及小囊状，筛孔状缺损有硬化边缘。④放射性核素扫描：放射性核素全身显像对于多骨型骨纤维异常增殖症的检出有特殊价值，表现为不对称的、与受累骨骼（长骨）直径一致的异常浓聚影，但缺乏特异性。⑤基因诊断：通过超声引导穿刺卵巢滤泡得到的囊内液、异常骨组织或咖啡斑处的皮肤等病灶中取材提取 DNA 进行突变检测。

## 五、治疗方案及理由

1. 方案

（1）活性维生素 D（骨化三醇）0.25μg，1 天 3 次口服。

（2）碳酸钙 600mg/d，每日 1 次口服。

（3）维生素 $D_3$ 7.5mg，每周 1 次，肌内注射。

2．理由　活性维生素 D 可以加速小肠绒毛细胞的成熟，促进钙结合蛋白的生成，增加肠钙吸收，增加肾小管对钙、磷的重吸收。生理剂量的活性维生素 D 可以刺激成骨细胞的活性，促进骨形成，抑制骨钙动员，以期减轻骨破坏程度。活性维生素 D 联合钙剂是基础治疗，促进骨基质的矿化。

## 六、治疗效果、进一步治疗方案调整及思维提示

1．入院后 10 天，给予骨化三醇 0.25μg，1 天 3 次、联合碳酸钙 600mg/d 口服。5 天后复查血 Ca 2.32mmol/L，血 P 0.82mmol/L，血 ALP 2393U/L，尿钙 478mg/24h，以上指标较治疗前无明显变化。将骨化三醇增加为 0.5μg 1 天 3 次、碳酸钙 600mg/d 口服不变，每周给予维生素 D 7.5mg 肌内注射。7 天后复查血 Ca 2.29mmol/L，血 P 0.89mmol/L，血 ALP 2184U/L，尿钙 588mg/24h，再次将骨化三醇增加为 1.0μg，1 天 3 次、碳酸钙 600mg/d 口服不变，每周给予维生素 D 7.5mg 肌内注射。10 天后复查血 Ca 2.37mmol/L，血 P 0.88mmol/L，血 ALP 1276U/L，尿钙 462.5mg/24h，血 PTH 7.8μg/dl。

患者在接受活性维生素 D 治疗后约 3 周，加用糖皮质激素免疫抑制治疗，醋酸泼尼松 5mg 1 天 3 次，骨化三醇、碳酸钙和维生素 D 的治疗剂量不变。7 天后复查血 Ca 2.34mmol/L，血 P 0.99mmol/L，血 ALP 1707U/L，尿钙 552.6mg/24h，血 PTH 7.0μg/dl。继续用药 14 天后再次复查血 Ca 2.32mmol/L，血 P 1.06mmol/L，血 ALP 1307U/L，尿钙 816.9mg/24h，血 PTH 4.3μg/dl。

患者在使用了醋酸泼尼松 21 天后停用该药物，决定采用二膦酸盐（帕米膦酸二钠 30mg）静脉滴注治疗，以期减轻骨破坏、降低患者 ALP。

2．理由　患者应用大剂量活性维生素 D 联合钙剂治疗后，血清 ALP 稍有降低，但是仍明显高于正常上限；血钙和尿钙均变化不大，说明补充到患者体内的钙剂和活性维生素 D 并没有升高血钙和尿钙。在此时已经得到患者的肌肉活检和皮肤活检病理报告，发现有淋巴细胞在组织浸润和多种免疫复合物的沉积，鉴于临床上对于 Albright 综合征并无疗效确切的治疗方案，且目前困扰患者最主要的就是骨骼损害的日益加重，临床上反映骨破坏的主要指标就是 ALP 的变化。

虽然使用糖皮质激素后患者血清 ALP 有所降低，但是尿钙大幅度增加，鉴于患者既往曾经有尿路结石的病史，因此在使用了醋酸泼尼松 21 天后停用该药物。结合患者眼眶 CT 回报上颌骨、额骨、筛骨、蝶骨、颞骨及枕骨多处骨质失去正常形态，呈不均匀性膨胀性生长，骨质密度不均，说明患者骨破坏严重。

McCune-Albright 综合征治疗上主要是对症治疗，①内分泌腺体功能亢进：针对各腺体采取特异的药物或手术治疗。药物治疗一旦停止容易复发。Eugster 等研究发现抗肿瘤药他莫昔芬治疗效果良好。国内陈瑞敏等也用该药治疗 5 例患儿取得一定效果，该药与雌二醇竞争结合雌激素受体，从而使雌激素水平下降。亦有报道阿那曲唑治疗可有效控制青春期发育进程，也可考虑手术切除增生的内分泌组织和腺体。②针对骨异常应用抑制骨吸收药物，可试用二膦酸盐；防止骨折；对骨骼畸形进行手术矫形。对于骨损害外科治疗的报道相对较多，有切除、减压、骨重建、修补术等，效果较满意。用同种异体辐射冻干骨移植治疗儿童胫骨损害，具有来源丰富、免疫排斥反应轻微、感染低等优点。③色素斑：用 3% 二丁甲酚霜外涂有一定疗效。

## 七、治疗效果及思维提示

治疗效果：患者接受帕米膦酸二钠 30mg 静脉滴注治疗后第 1 天血 Ca 2.38mmol/L，血 P 0.95mmol/L，血 ALP 1401U/L，此时骨化三醇剂量为 0.5μg 1 天 3 次、碳酸钙 600mg/d、每周给予维生素 D 7.5mg 肌内注射。帕米膦酸二钠治疗后第 4 天血 Ca 2.38mmol/L，血 P 0.87mmol/L，血 ALP 1371U/L。次日再次给予帕米膦酸二钠 60mg 静脉滴注，第 3 天复查血 Ca 2.38mmol/L，血 P 0.83mmol/L，血 ALP 1702U/L，尿钙 441mg/24h，血 PTH 8.8μg/dl；第 10 天复查血 Ca 2.28mmol/L，血 P 0.88mmol/L，血 ALP 1655U/L，尿钙 557mg/24h，血 PTH 5.1μg/dl。

 **思维提示：**

虽然从机制上二膦酸盐可以抑制破骨细胞的活性，减少骨吸收，降低 ALP 的水平。但是该患者在较短时间内使用二膦酸盐后未发现 ALP 明显降低，且患者 ALP 升高的病史已经很长（近 28 年），说明该患者骨质破坏严重且病程已久，很可能需要更长时间来观察病情变化。

## 八、对本病例的思考

McCune-Albright 综合征临床表现不一，典型患儿可同时或逐个发生经典的三联征：①一个或多个内分泌腺增生或腺瘤引起的自主性功能亢进，表现为第二性征早发育、月经早来潮、性征变化和阴道出血时发时止，无排卵。骨骺提早成熟。其他内分泌腺的病变还可引起甲状腺功能亢进、皮质醇增多症、巨人症、肢端肥大症或高催乳素血症等。②多发性骨纤维异常增殖，常在 10 岁之前出现，骨骼损害以灶性病变为主，多累及颅面骨和长骨，呈偏侧性不对称分布，伴有面部不对称，常表现为局部固定性疼痛和骨骼畸形，年幼时易发生病理性骨折，成年后减少，有时骨骼增殖可造成局部压迫症状，部分局部病变可有液化、囊变、出血、罕有恶变情况发生。③边缘不规则的皮肤咖啡色素斑，多发生于骨病灶的同侧，很少超过中线，按 Blaschko 线（表示胚胎发育路径）系统分布。常出现在 4 个月至 2 岁内，面积可能随年龄而扩大，主要分布在躯干、臀部、股部，多呈局限性小片状、边缘不规则、不高出皮面，类似于咖啡、牛奶混合后的颜色，称为咖啡牛奶色斑（café au lait spot），组织病理学示表皮棘层细胞内黑色素增多。MAS 患者也有非内分泌症状，如慢性肝胆疾病、胸腺过度增生、胃肠息肉、心肺疾病、高磷酸盐尿症。

McCune-Albright 综合征已如前述，是一种先天性疾病，目前尚无有效药物从疾病的源头上彻底阻止骨破坏和全身各处的病变发展，还需要医学工作者在今后的临床实践和基础研究中进一步深入研究。

（高　桦）

## 病例 11  发现血糖升高 34 年，双下肢麻木 12 年，尿失禁 2 年，恶心、呕吐 5 个月，足部破溃合并感染加重 3 天

**患者男性**，63 岁，于 2011 年 9 月 8 日入院。

### 一、主诉

发现血糖升高 34 年，双下肢麻木 12 年，尿失禁 2 年，恶心、呕吐 5 个月，足部破溃并感染加重 3 天。

### 二、病史询问

（一）初步诊断思路及问诊目的

患者老年男性，发现血糖升高 34 年，按常见病优先考虑的原则应将糖尿病放在首位。因此，问诊主要围绕在发病初期是否有多饮、多尿、多食及体重减轻等糖尿病的常见临床表现展开。并询问有无糖尿病家族史及有无视物模糊、下肢水肿、泡沫尿、四肢末端麻木发凉、皮肤瘙痒、腹泻与便秘交替、尿失禁等慢性并发症的表现。

（二）问诊主要内容及目的

1. 发病初期是否有多饮、多食、多尿及体重减轻等临床表现糖尿病发病初期常有多饮、多食、多尿及体重减轻等临床表现。

2. 是否验过血糖，最高值为多少是否符合糖尿病诊断标准。

3. 口服降糖药物治疗是否有效一般来说，2 型糖尿病口服降糖药物治疗可有效控制血糖，而 1 型糖尿病对口服降糖药物反应较差。

4. 有无糖尿病常见并发症的临床表现，对于一个病史较长的糖尿病患者，常易累及眼、肾脏、心脏、周围神经等组织，可有视物模糊、下肢水肿、泡沫尿、皮肤瘙痒、肢体麻木发凉、腹泻与便秘交替、尿失禁等表现。

5. 导致出现恶心、呕吐的诱因是什么，是否经过治疗及效果如何仔细询问有无胃肠道疾病的病史和症状及治疗经过和效果。对于内分泌系统疾病可能导致出现食欲减退和恶心、呕吐的疾病，包括垂体疾病、甲状腺疾病和肾上腺功能的情况，均应对可能的症状和病史加以询问，包括食欲、精神状态、乏力、怕冷、是否合并腹泻等情况。

6. 既往合并的疾病病史如何，患者平素的一般状况和既往病史对于评价其总体身体状况非常重要，且很多合并的疾病与高血糖、糖尿病的并发症之间很可能存在内在联系。

（三）问诊结果及思维提示

患者既往 5 个月前因股骨头置换术输血 200ml，否认高血压、冠心病史，否认肝炎结核病史，否认食物药物过敏史，否认家族性遗传病史。

患者于入院前 34 年，无明显诱因出现多饮、多尿、多食、体重下降，查尿糖（+），随机血

糖11.2mmol/L，予口服药物控制血糖。33年前，因血糖控制不佳，予胰岛素皮下注射控制血糖。空腹血糖（FBG）8～20mmol/L，餐后血糖13～22mmol/L。夜间偶有心悸、出汗等不适，血糖最低1.6mmol/L。尿常规多次存在酮体。12年前出现双下肢麻木，8年前双下肢逐渐出现知觉减退，伴双手麻木。2年前出现尿失禁及腹泻与便秘交替现象。无头晕，头痛，胸闷，无视物模糊，无全身皮肤瘙痒。5个月前，因股骨颈骨折，于天津医院行股骨头置换术。手术后出现食欲差，恶心，呕吐。4个月前于天津市第三中心医院住院治疗，恶心、呕吐无好转。后就诊于天津医科大学第二附属医院，卧床期间，右足跟与床摩擦出现破溃、继发感染，局部换药处理。住院期间恶心、呕吐症状仍不好转。2周前因发热、尿痛、肉眼血尿就诊于天津市某医院，抗感染治疗后好转出院。3天前恶心、呕吐加重，就诊于我院急诊，尿常规示尿糖4+，酮体2+，补液治疗后酮体转阴，恶心、呕吐未见明显好转。为进一步明确诊治转入我科。自发病以来，饮食差，睡眠可，精神差，4个月内体重下降约13kg。

 **思维提示：**

通过问诊可明确患者发病初期有典型的糖尿病症状，空腹血糖可达11.2mmol/L，口服降糖药物效果欠佳，依赖胰岛素维持生命，符合1型糖尿病的特点。患者糖尿病病史较长，病程中先后出现双下肢麻木、双下肢逐渐出现知觉减退伴双手麻木、尿失禁及腹泻、便秘交替现象、骨质疏松、股骨颈骨折、泌尿系感染、足部破溃合并感染等糖尿病并发症。进一步通过体格检查、实验室检查和影像学检查评价和明确糖尿病的大小血管并发症及重要脏器功能。

## 三、体格检查

（一）重点检查内容及目的

患者糖尿病病史较长，因此对患者进行系统地、全面地检查同时，应重点检查皮肤、眼睛、心脏、肾脏、足部和周围血管病变的体征。

（二）体格检查结果及思维提示

T 36.7℃，P 89次/分，R 18次/分，BP 130/75mmHg，平车推入病房，平卧体位，发育正常，营养中等，神清语利，查体合作。全身皮肤未见黄染及出血点，全身浅表淋巴结未及肿大。头颅无畸形，双眼睑无水肿，结膜无充血，双侧瞳孔等大等圆，光反射存在。面色苍白，口唇无发绀，伸舌居中，咽部无充血，扁桃体无肿大。颈软，气管居中，甲状腺无肿大。胸廓对称，双肺呼吸音清，未闻及干湿啰音。心界不大，心音有力，律齐，各瓣膜听诊区未闻及病理性杂音。腹软，无压痛、反跳痛及肌紧张，肝脾未及，未闻及血管性杂音。右足跟部破溃3cm×4cm，表面有脓性分泌物（文末彩图11-1）。右髂部压疮2cm×2cm。双胫前散在黑斑。生理反射存在，病理反射未引出。

 **思维提示：**

体格检查结果和问诊与入院初诊断的1型糖尿病、股骨头置换术后、足部破溃合并感染的思路相吻合。进一步实验室和影像学检查主要目的是评价糖尿病大小血管并发症、垂体功能（尤其是垂体-肾上腺轴功能）、足部感染的致病菌等，为制定下一步的治疗方案提供依据。

### 四、实验室和影像学检查

（一）初步检查内容及目的

1．血、尿、便常规,肝、肾功能、血脂了解患者一般状况。

2．血电解质、尿钙磷、活性维生素 D　了解有无低钠血症、低钙血症及活性维生素 D 的缺乏。

3．血肾上腺皮质功能、甲状腺功能、性腺功能了解垂体 - 甲状腺轴、垂体 - 肾上腺轴和垂体 - 性腺轴功能。

4．糖化血红蛋白评价近 3 个月血糖控制状况。

5．免疫全项、血沉了解有无免疫学异常。

6．24 小时尿糖、蛋白和微量白蛋白定量明确是否有尿糖、蛋白和微量白蛋白增高。

7．尿相差镜检、尿培养明确尿路感染的程度及致病菌,指导治疗。

8．右足部破溃分泌物培养明确足部破溃处的感染致病菌,指导治疗。

9．右足 X 线正侧位评估破溃感染的程度及深度,是否入侵骨质。

10．双下肢动脉超声评估糖尿病下肢血管病变程度。

11．双上、下肢静脉超声住院期间出现四肢的重度水肿,为除外有无深静脉血栓形成。

（二）检查结果及思维提示

检查结果:

（1）血常规:血红蛋白 88g/L↓,红细胞总数 $2.98 \times 10^{12}$/L↓,血小板 $381 \times 10^9$/L↑,白细胞总数 $8.58 \times 10^9$/L,中性粒细胞比例 78.1%↑,淋巴细胞比例 12.5%↓。尿常规: pH 6.0,隐血（3+）,酮体（-）,蛋白（+）、白细胞（3+）、比重 1.010。便常规未见异常。

肝功能: TP 61g/L↓, ALB 30g/L↓, ALT 16U/L, AST 22U/L, TBIL 8.1μmol/L, DBIL 3.6μmol/L。血脂: TC 3.43mmol/L↓, TG 1.33mmol/L, LDL-C 2.05mmol/L, HDL-C 0.78mmol/L↓;肾功:血尿素 4.8mmol/L,肌酐 92mmol/L。

（2）血 Na 144mmol/L, K 4.5mmol/L, Cl 106mmol/L, Ca 2.04mmol/L↓, P 0.71mmol/L↓, Mg 0.87mmol/L。24 小时尿 Ca 14mg↓, P 92.6mg↓。25（OH）$D_3$ 29.50pg/ml↓, 1,25（OH）$_2D_3$ 20.50pg/ml↓。

（3）肾上腺皮质功能: ACTH 51.2ng/L↑, Cor 16.9μg/dl, 尿 Cor 103μg/24h。甲状腺功能 $FT_3$ 2.32pmol/L↓, $FT_4$ 12.07pmol/L, TSH 6.17mU/L↑。性腺激素水平: FSH 31.33U/L↑, LH 11.21U/L, 睾酮 216ng/ml↓。

（4）糖化血红蛋白: 8.1%。

（5）免疫全项及血沉未见异常。

（6）24 小时尿糖 3.06g↑,24 小时尿蛋白 578mg↑,24 小时尿微量白蛋白 178mg↑。

（7）尿相差镜检:红细胞 95.3μl↑,白细胞 13 233μl↑。尿培养:产气肠杆菌。

（8）右足部破溃分泌物培养:阴沟肠杆菌（第一次）、光滑球拟假丝酵母菌（第二次）、白色假丝酵母菌（第三次）。

（9）右足 X 线正侧位:右足第 1 近节趾骨体骨质欠规整,骨质疏松,右足第 1、2 趾骨间索条影,考虑血管钙化影。

（10）双下肢动脉超声:双下肢动脉硬化伴多发附壁斑块,双侧腘动脉狭窄,其余动脉血流通畅。

（11）双上、下肢静脉超声：双侧锁骨下静脉、腋静脉、肱静脉、桡静脉未见明显异常（血流通畅）。双侧大隐静脉近端、股总静脉、股浅静脉、腘静脉未见明显异常（血流通畅）。

**思维提示：**

重要的检查结果有五项：①血常规：血红蛋白和红细胞总数均低，中性粒细胞偏高；尿常规蛋白、隐血、白细胞均阳性。尿蛋白定量也明显增高。②低蛋白血症：总蛋白和白蛋白均明显低于正常。③血钠、尿皮质醇水平尚在正常范围之内，血游离皮质醇在正常低限，血 ACTH 增高。④FT$_3$偏低，TSH 偏高。⑤血 25(OH)D$_3$ 和 1,25(OH)$_2$D$_3$、均明显低于正常。⑥右足部破溃分泌物多次培养可见致病菌生长。

结合患者的病史和体格检查结果，进一步支持患者 1 型糖尿病、糖尿病周围神经病变、糖尿病双下肢血管病变、糖尿病自主神经病变、糖尿病肾病、右足部破溃合并感染、泌尿系感染、股骨头置换术后的诊断。考虑患者存在低 T$_3$ 综合征。患者虽血钠、血尿皮质醇正常，但患者在股骨头置换术后出现恶心、呕吐且不好转，考虑患者在手术应激状态下存在肾上腺皮质激素的相对不足，尤其是垂体肾上腺轴功能减低明显，故我们可给予肾上腺轴的替代治疗。具体的治疗方案为氢化可的松对垂体肾上腺轴的替代治疗，骨化三醇对体内活性维生素 D 的补充治疗，后者具有很强的抗感染的作用。胰岛素对糖尿病的降糖治疗，抗生素对足部破溃合并感染及泌尿系感染的治疗。

## 五、治疗方案及理由

1. 方案　患者足部破溃感染处积极请外科清创，规律换药处理。氢化可的松 100mg/d 静脉滴注。骨化三醇 0.5μg，3 次 / 日口服；碳酸钙 D$_3$ 片 0.6g/d。左氧氟沙星 0.5g/d 静脉滴注。门冬胰岛素（诺和锐）笔芯早 8U、午 8U、晚 8U 餐前皮下注射，甘精胰岛素 8U 睡前皮下注射控制血糖。

2. 理由　患者虽血钠、血尿皮质醇正常，但患者 1 型糖尿病，股骨头置换术后出现恶心、呕吐且不好转，考虑患者在手术应激状态下存在腺垂体功能的相对不足，尤其是垂体肾上腺轴功能减低明显，故我们可给予氢化可的松对垂体肾上腺轴的替代治疗。患者有血钙较低、骨质疏松及股骨颈骨折病史，予活性维生素 D 结合钙剂治疗，促进骨基质矿化。胰岛素用于糖尿病的降糖治疗，抗生素用于足部破溃合并感染及泌尿系感染的治疗。

## 六、治疗效果及思维提示

治疗效果：氢化可的松、骨化三醇、抗生素、胰岛素治疗，患者恶心、呕吐明显好转，食欲好。足部破溃处可见肉芽组织生长良好，无脓性分泌物（文末彩图 11-2～彩图 11-6）。复查实验室检查结果：空腹血糖 6～10mml/L，餐后血糖 9～11mmol/L。血 Na 145mmol/L，Ca 2.27mmol/L，24 小时尿 Ca 446mg↑，血钙、尿钙较前明显增多，血钠不低。血 ALB 33g/L，较前明显升高。尿常规中隐血、白细胞、红细胞、蛋白均正常，较前明显好转。

**思维提示：**

　　糖尿病足是常见的糖尿病慢性合并症，也是导致糖尿病患者截肢的主要原因。糖尿病足是糖尿病全身病变的一部分，血管病变和神经病变是引起糖尿病足的两大基本原因，极易发生感染及穿透性溃疡；微小创伤即可引起感染，又因局部感觉障碍，微小的病变不能及时治疗，导致伤口迅速扩展。血管病变引起的外周循环功能障碍使得轻微的外伤即能迅速发展为溃疡、感染和坏疽，最终必须截肢才能保全生命。

　　糖尿病足是全身病变的一部分，因而对其治疗也不能只局限于足部，应在了解其发病本质的基础上，采取包括支持对症治疗的全身治疗，注射胰岛素控制血糖、积极纠正低蛋白血症、低钠血症和低钙血症等影响感染痊愈的各种不良因素。在早期应用强力的抗生素。经过以上措施的治疗，有效地控制感染、改善患者一般状况，加速病情好转。

## 七、对本病例的思考

　　针对糖尿病足溃疡、足坏疽等应激状态的患者，应关注垂体 - 肾上腺轴的功能，积极地、恰当地应用理盐皮质激素治疗，是挽救患者生命的最关键的步骤。当机体处在感染、创伤等应激状态下，正常的垂体 - 肾上腺轴功能反应的结果是肾上腺皮质激素分泌明显增多，血浆皮质醇升高——提高机体对应激的反应能力。若患者存在下丘脑 - 垂体 - 肾上腺轴的功能不全，其结果表现为，在应激状态下肾上腺皮质不能分泌足够的皮质激素来应对应激。临床上出现的低钠血症、低蛋白血症和贫血使感染难以控制，严重者可以出现腹泻。该患者入院时表现为明显的低钠血症、低蛋白血症、贫血、严重的感染，尿皮质醇虽然升高，但血皮质醇和血 ACTH 不高，说明患者仍然存在肾上腺皮质功能的相对不足，其肾上腺功能已经达到了最大的分泌能力尚不能维持血钠、血浆蛋白在合理水平。因此，适当补充肾上腺皮质激素治疗，以增强机体的应激能力，可以取得事半功倍的效果。

　　该患者应用理盐皮质激素治疗不仅达到抗感染和纠正肾上腺皮质功能不足的目的，也一定程度发挥了免疫治疗的作用。迄今为止，无论是糖尿病的微血管病变（包括神经病变、肾病和视网膜病变）和大血管病变（动脉粥样硬化）都被认为是炎性病变（其实就是一种血管炎），与多种炎症因子介导的免疫反应相关。我们的动物实验也发现，大鼠的主动脉、心肌、肾脏、视网膜、垂体和肌肉等多种组织存在非特异性免疫复合物的沉积。我们坚持应用糖皮质激素免疫抑制治疗，有效地增加了患者下肢的血液供给。

（高　桦）

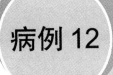

# 病例 12　发现血糖升高7年，手、足变大1年

**患者女性**，36岁，于2011年9月18日入院。

## 一、主诉

发现血糖升高7年，手、足变大1年。

## 二、病史询问

### （一）初步诊断思路及问诊目的

患者中年女性，发现血糖升高7年，我们一般都会首先考虑糖尿病。患者1年前开始出现手足变大，一般成年人临床出现手足大小的改变，首先考虑患者是否存在生长激素分泌的异常，常见疾病如肢端肥大症。因此，问诊主要围绕在发病初期是否有多饮、多尿、多食及体重减轻等糖尿病的常见临床表现展开。并询问有无糖尿病家族史及有无视物模糊、下肢水肿、泡沫尿、四肢末端麻木发凉、皮肤瘙痒、腹泻与便秘交替等慢性并发症的表现，并兼顾有无导致生长激素分泌的原因、发病时主要症状及特点、伴随症状、是否治疗及效果如何等问题展开。

### （二）问诊主要内容及目的

1. 发病初期是否有多饮、多食、多尿及体重减轻等临床表现。糖尿病发病初期常有多饮、多食、多尿及体重减轻等临床表现。

2. 是否验过血糖，最高值为多少是否符合糖尿病诊断标准。

3. 口服降糖药物治疗是否有效。一般来说，2型糖尿病口服降糖药物治疗可有效控制血糖，而1型糖尿病对口服降糖药物反应较差。

4. 有无糖尿病常见并发症的临床表现。对于一个病史较长的糖尿病患者，常易累及眼、肾脏、心脏、周围神经等组织，可有视物模糊、下肢水肿、泡沫尿、皮肤瘙痒、肢体麻木发凉等表现。

5. 手足变大时是否伴有头痛、视力减退、视野改变。首先考虑生长激素分泌异常增多，主要由于垂体肿瘤持续分泌所致，出现骨骼肌与软组织的增生。而垂体肿瘤可引起头痛，可压迫视交叉导致视力改变。

6. 既往有何种疾病，有无产后大出血史，产后哺乳情况及月经恢复情况，月经是否规律。有无恶心、呕吐、腹痛、腹泻及怕冷、便秘、水肿等表现，以判断腺垂体（又称垂体前叶）的功能有无减退表现。

### （三）问诊结果及思维提示

患者既往 13 年前行剖宫产，无产后出血。13 岁初潮，月经不规律，周期约 3 个月，量中等，无痛经。患者于入院前 7 年无明显诱因出现多饮、多尿，饮水量与尿量相当，无多食及易饥，无消瘦，无头痛，无视物模糊，无双下肢麻木，无泡沫尿及血尿，无皮肤粗糙，无手足增大，无声音改变，就诊于外院，测随机血糖 16mmol/L，尿糖（++++），诊断为"2 型糖尿病"，予口服降糖药治疗，血糖控制不佳，空腹 8mmol/L，餐后 2 小时 11mmol/L。入院前 1 年无明显诱因自觉皮肤粗糙、油腻，手足增厚变大，鞋帽变小，自觉面容变丑，偶头痛，无复视，无声音改变，于入院前 20 余天，查生长激素（GH）＞40ng/ml，为求进一步诊治收入院。患者自发病以来，精神饮食可，二便如常，体重增加 5kg。

**思维提示：**

通过问诊可明确，患者既往体健，否认糖尿病家族史，发病初期有典型的糖尿病症状，空腹血糖可达 16mmol/L，曾口服降糖药物治疗有效，符合 2 型糖尿病的特点，无视物模糊、双下肢麻木、泡沫尿等症状，但糖尿病病史较长，故应在体格检查时注意糖尿病的慢性并发症表现。1 年前出现手足变大，鞋帽变小，自觉面容变丑。进一步通过实验室检查和影像学检查评价和明确糖尿病的大小血管并发症及垂体有无器质性病变。

## 三、体格检查

### （一）重点检查内容及目的

患者糖尿病病史较长，因此对患者进行系统地、全面地检查的同时，应重点检查皮肤、眼睛、心脏、肾脏和周围血管病变的体征并检查患者手、足、鼻、舌等外貌特征。

### （二）体格检查结果及思维提示

T 36.2℃，P 80 次 / 分，R 18 次 / 分，BP 120/80mmHg，发育正常，营养中等，神清语利，自主体位，查体合作。皮肤粗糙、油腻，未见黄染及出血点，全身浅表淋巴结未及肿大。头颅无畸形，面容粗陋，鼻宽，舌肥大。双眼睑无水肿，结膜无充血，双侧瞳孔等大等圆，光反射存在。口唇无发绀，伸舌居中，咽部无充血，扁桃体无肿大。颈软，气管居中，甲状腺无肿大。胸廓对称，双肺呼吸音清，未闻及干湿啰音。心界不大，心音有力，律齐，各瓣膜听诊区未闻及病理性杂音。腹软，无压痛、反跳痛及肌紧张，肝脾未及，未闻及血管性杂音。手足宽厚，指趾粗大。生理反射存在，病理反射未引出。

**思维提示：**

体格检查提示患者存在肢端肥大症面容：鼻、下颌、舌体肥大，双手、双足粗厚、肥大，支持肢端肥大症的诊断。需进一步结合实验室检查和影像学检查等资料综合分析，对病情加以判断和分析。

## 四、实验室和影像学检查

（一）初步检查内容及目的

1. 血、尿、便常规，肝、肾功能、血脂了解患者一般状况。

2. 血电解质了解有无高磷血症及低钠血症。

3. 血肾上腺皮质功能、甲状腺功能、性腺功能、生长激素了解腺垂体功能。

4. 胰岛素释放试验用于鉴别诊断。

5. 免疫全项、血沉了解有无免疫学异常。

6. 24小时尿糖、蛋白和微量白蛋白定量明确是否有尿糖、蛋白和微量白蛋白增高。

7. 垂体MRI检查用于鉴别诊断。

8. 骨骼系统X线检查明确有无骨骼改变。

（二）检查结果及思维提示

检查结果：

（1）血、尿、便常规未见异常；肝、肾功能、血脂仅甘油三酯偏高，余项均正常。

（2）血 Na 142mmol/L，K 4.26mmol/L，Cl 103mmol/L，Ca 2.06mmol/L↓，P 1.74mmol/L↑，Mg 0.72mmol/L。

（3）肾上腺皮质功能：ACTH 72.2ng/L，Cor 19μg/dl，尿 Cor 73.6μg/24h。甲状腺功能 $FT_3$ 5.72pmol/L，$FT_4$ 15.80pmol/L，TSH 1.196mU/L。性腺激素水平：FSH 5.25U/L，黄体生成素（LH）3.49U/L，PRL 10.99ng/ml，$E_2$ 49.68pg/ml，P 0.56ng/ml，睾酮 62ng/ml。生长激素 >40ng/ml↑。

（4）口服葡萄糖抑制试验（表12-1）。

表12-1　口服葡萄糖抑制试验

| | Glu（mmol/L） | Ins（mU/L） | C-P（ng/ml） | GH（ng/ml） |
| --- | --- | --- | --- | --- |
| 0' | 10.54 | 47.74 | 1.21 | >40 |
| 30' | 14.14 | 50.77 | 1.57 | >40 |
| 60' | 17.27 | 54.23 | 1.63 | >40 |
| 120' | 18.53 | 65.88 | 2.34 | >40 |
| 180' | 15.60 | 63.08 | 2.38 | >40 |

（5）免疫全项未见异常。血沉 36mm/h。

（6）24小时尿糖 1.17mg↑，24小时尿蛋白 227.70mg↑，24小时尿微量白蛋白 80.52mg↑。

（7）骨骼系统X线检查：头颅正侧位：蝶鞍扩大，颅板增厚。腰椎正侧位：腰椎轻度骨质增生。双手正位：部分指骨骨质增生，部分掌、指骨骨皮质增厚，指骨远端粗隆增大，符合肢端肥大症。双足正位：双侧踇趾远节趾骨基底部内侧骨质增生。

（8）垂体MRI平扫：蝶鞍扩大，鞍底下陷，鞍区可见肿块影，大小约 19mm×19mm，正常垂体及垂体柄未见确切显示。视交叉无移位。颅骨板障明显增厚。印象：鞍区占位，结合病史，考虑垂体生长激素腺瘤，建议增强。垂体MRI增强：鞍区肿块实性部分中等均匀强化，囊性部分未见确切强化。正常垂体柄及垂体组织受压，右上方移位。双侧海绵窦及双侧颈内动脉海绵窦段显示清楚。印象：鞍区占位，考虑垂体瘤（图12-1）。

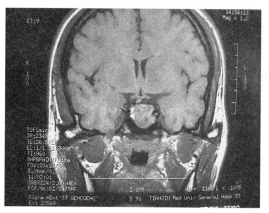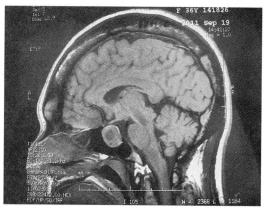

**图 12-1　垂体 MRI 平扫**

垂体 MRI 平扫示鞍区占位病变。蝶鞍扩大，鞍底下陷，鞍区可见肿块影，大小约 19mm×19mm，正常垂体及垂体柄未见确切显示。视交叉无移位。颅骨板障明显增厚。印象：鞍区占位，结合病史，考虑垂体生长激素腺瘤，建议增强

（9）视野检查：正常。

 **思维提示：**

　　重要的检查结果有 4 项：①糖尿病诊断明确，空腹和餐后血糖均明显增高；GH 明显增高，口服葡萄糖后 GH 水平不下降。GH 可以刺激脂肪细胞甘油三酯的分解，释放游离脂肪酸，刺激胰岛素释放，同时抑制肝脂酶和脂蛋白脂肪酶的活性，使得血浆甘油三酯水平增高，降低外周组织对葡萄糖的利用，影响肝脏的糖代谢。根据 GH 增多症病程的长短，大约有 6% 患者出现糖耐量异常，30% 患者出现糖尿病，10% 患者需要胰岛素治疗。②血磷增高，GH 可以通过两个途径影响钙磷代谢，一是刺激肾脏 $1\alpha$- 羟化酶活性，使 $1,25(OH)_2D_3$ 合成增多，刺激胃肠道钙和磷的吸收；二是 GH 和 IGF-1 直接刺激肾小管上皮细胞对磷的重吸收，血磷明显增高，血钙处于正常水平或正常高限。③骨骼系统 X 线：全身多处骨质增生。GH 增多症时全身骨骼均有不同程度的肥大，负重关节可见骨刺形成。同时软骨增生，包括肋软骨、关节软骨等。肋骨延长、肋软骨增生、胸廓后突使胸廓呈桶状。关节疼痛是该病的常见表现。④垂体 MRI 检查：鞍区占位，结合病史，考虑垂体生长激素腺瘤。

## 五、治疗方案及理由

　　1. 方案积极控制血糖，做好术前准备，择期手术治疗。

　　2. 理由对于 GH 瘤的治疗，从肿瘤局部而言，控制目标首先是要求能够有效解除肿瘤引起的局部压迫症状，使患者头痛减轻或消除、使受损的视野得到恢复。该患者虽然不存在明显的肿瘤压迫症状，如头痛等，视野检查也无视野受损（因为从垂体 MRI 检查所见提示其增大的垂体尚未压迫到视交叉部位），但是由于 GH 瘤有继续增大的可能，且有发生瘤体内部出血的风险导致发生垂体卒中，因此应该在有效控制血糖和代谢状况的前提下，尽快择期手术切除腺瘤。

经额入路的垂体瘤切除术现在在临床上很少使用，其缺点是创伤大，出血多，患者术中风险大，手术操作时间长，费用高，易损伤嗅神经，且术后恢复时间长。

从口鼻经蝶窦入路的手术创伤小，临床疗效好，患者恢复快，已经广泛使用。

大约 10% 的患者出现手术后并发症，包括永久性尿崩症、暂时性尿崩症、脑脊液漏、脑膜炎、海绵窦炎以及腺垂体功能低下。因此，手术前应该检查患者的腺垂体功能，是否有肾上腺皮质功能低下，手术后及时检查血钠、血钾等电解质情况，及时发现异常、尽早处理，减少手术后患者突发的脑水肿，导致患者出现脑疝，呼吸骤停。

## 六、对本病例的思考

生长激素瘤（GH 瘤）是由于腺垂体生长激素释放细胞异常增殖形成实体瘤的一种病变，伴有 GH 分泌增多的临床表现，称为肢端肥大症。肢端肥大症可以发生在任何年龄，好发年龄在 30～50 岁。垂体瘤占颅内肿瘤的 7%～15%，分泌 GH 的垂体腺瘤占垂体瘤的 25% 左右。GH 瘤主要以大腺瘤为主，微腺瘤占 5%～25%，腺瘤细胞可以单纯分泌 GH，也可以为 GH 细胞和 PRL 细胞混合细胞瘤，GH 细胞癌少见。该病起病隐匿，病程迁延，起病初期患者多没有典型的自觉症状，或者仅有乏力；待 GH 逐渐刺激机体多部位的组织和器官增生，出现典型的外貌改变、功能异常或者肿瘤压迫后才寻求诊疗。因此 GH 瘤患者在诊断前多已经有多年病史，据调查平均病史可在 10 年左右，一般在 6～15 年，长者可达 15～20 年。因此该患者在 7 年前出现的高血糖表现，也很可能是由于体内增高的 GH 作用的结果，是该病的一部分，而在当时患者还没有出现典型肢端肥大症的外貌表现，就简单按照 2 型糖尿病作诊断和治疗。而经过几年的治疗，该患者在接受口服降糖药物治疗后，血糖控制不理想，也证明其体内很可能存在其他导致高血糖的因素未被发现。

GH 瘤的症状主要有两方面，一是瘤体占位引起的局部压迫症状，二是长期 GH/IGF-1 分泌过多引起的生物学效应，包括过度组织增生引起的外形改变、一些重要脏器的结构变化以及同时伴有的明显功能异常（骨关节改变、甲状腺肿大、心血管系统改变、睡眠呼吸暂停等）、代谢效应（糖代谢和钙磷代谢）、内分泌改变（性腺功能和腺垂体功能）以及致肿瘤作用。

GH 瘤的治疗包括以下几方面：①抑制过高分泌的 GH；②手术切除肿瘤，对于未能切除干净的肿瘤，使用放射和药物治疗缩小肿瘤，防治肿瘤增大和复发；③解除肿瘤对蝶鞍周围组织结构的压迫作用，保存这些组织的功能和结构的完整性；④尽可能保持垂体的内分泌功能，特别是对于尚未生育的年轻女性患者。

（高　桦）

# 口干、多饮、多尿 6 月余,加重 1 个月

**患者女性**,56 岁,于 2011 年 7 月 21 日入院。

## 一、主诉

口干、多饮、多尿 6 月余,加重 1 个月。

## 二、病史询问

**（一）初步诊断思路及问诊目的**

患者老年女性,口干、多饮、多尿 6 月余,按常见病优先考虑的原则应将糖尿病放在首位。因此问诊目的主要围绕在发病初期时是否有多饮、多尿、多食及体重减轻等糖尿病的常见临床表现展开,并询问有无糖尿病家族史及是否并发视物模糊、下肢水肿、泡沫尿、皮肤瘙痒、肢体麻木发凉等慢性并发症的表现。同时应关注患者其他重要内分泌腺体的功能有无异常的情况。

**（二）问诊的主要内容及目的**

1. 发病初期是否有多饮、多尿、多食及体重减轻等临床表现　糖尿病发病初期常有多饮、多尿、多食及体重减轻等临床表现。

2. 是否监测过血糖,最高值是多少　有糖尿病症状,空腹血糖超过 7.0mmol/L 或有糖尿病症状、任意时间血糖超过 11.1mmol/L 即可诊断糖尿病。没有糖尿病症状,但空腹超过 7.0mmol/L,餐后 2 小时血糖超过 11.1mmol/L 也可确诊糖尿病。

3. 口服降糖药是否有效　一般来说,2 型糖尿病口服降糖药物治疗可有效控制血糖,而 1 型糖尿病对口服降糖药物反应较差。

4. 有无糖尿病常见并发症、临床表现　对于一个糖尿病患者,常易出现并发症,危害很大,容易累及的器官有眼、肾脏、心脏、周围神经等组织,可有视物模糊、泡沫尿、下肢水肿、皮肤瘙痒、肢体麻木发凉等表现。

5. 有无多胎妊娠史　多胎妊娠常见因垂体反复地增大和缩小使其功能受到影响,表现为垂体功能减退,可影响到甲状腺、肾上腺和性腺的功能。可有乏力、表情淡漠、心率减慢、便秘等表现。

**（三）问诊结果及思维提示**

问诊结果:患者既往高血压史 5 年,否认冠心病史,否认结核及肝炎病史。父母均亡,母亲曾患有高血压及脑梗死,父亲死因不详,兄弟姐妹六人,均未发现有糖尿病史。47 岁绝经,G3P3。入院前 6 个月无明显诱因出现口干、多饮、多尿、就诊我院查空腹血糖 17.3mmol/L,未予重视,1 个月前上述症状加重,患者体重减轻,双下肢乏力明显,为进一步诊治收住院。

自发病以来患者精神、睡眠可,饮食规律,大便干燥,小便正常,体重减轻约 4kg。

 **思维提示:**

　　通过问诊可明确,患者既往有高血压史,无糖尿病家族史,发病时有典型的糖尿病症状,空腹血糖可达 17.3mmol/L,符合 2 型糖尿病的特点,伴有大便干燥,故体格检查时注意糖尿病的并发症表现,并通过实验室检查和影像学检查评价和明确大小血管并发症及重要脏器的功能。

## 三、体格检查

（一）重点检查内容及目的

　　考虑患者为初发糖尿病,半年未经治疗,是否有糖尿病并发症可能,需要对患者进行系统地、全面地检查,应注意准确检查皮肤、眼睛、心脏、肾脏和周围血管的体征。同时,应注意甲状腺和肾上腺皮质功能减退的体征,如表情淡漠、颜面水肿、体温较低、心率偏慢、掌纹乳晕的颜色等。

（二）体格检查结果及思维提示

　　体格检查:T 36.6℃,P 67 次 / 分,R 14 次 / 分,BP 130/80mmHg,BMI 21.85kg/m²。发育正常,营养中等,神志清楚,自主体位,查体合作,全身皮肤干燥,无黄染及出血点,无胫前黑斑,浅表淋巴结未触及肿大。头颅无畸形,眉毛外 1/3 稀疏,无颜面及眼睑水肿,巩膜无黄染,结膜无充血,双侧瞳孔等大等圆,对光反射灵敏。耳鼻无异常分泌物,口唇无发绀,伸舌居中,无明显齿痕,多颗龋齿,咽部无充血,扁桃体不大。颈软,气管居中,甲状腺无肿大。胸廓对称无畸形,双肺呼吸音清楚,未闻及干湿性啰音。心界不大,心律齐,心音有力,心率 67 次 / 分,各瓣膜听诊区未闻及病理性杂音。腹平软,无压痛、反跳痛,肝脾未及,移动性浊音阴性,肠鸣音存在。双下肢无水肿,双足动脉搏动可。生理反射存在,病理反射未引出。

 **思维提示:**

　　体格检查结果与问诊后初步考虑糖尿病和肾上腺皮质功能减退的思路吻合,血压正常,皮肤干燥,心率偏慢。进一步实验室和影像学检查的主要目的是明确胰岛功能、评价糖尿病大小血管并发症、甲状腺、肾上腺等重要腺体功能,为治疗方案提供依据。

## 四、实验室和影像学检查

（一）初步检查内容及目的

1. 血、尿、便常规、肝、肾功能、血脂　了解患者一般状况和重要脏器功能。
2. 电解质　了解有无低钠血症。
3. OGTT　评价胰岛细胞功能。
4. 糖化血红蛋白　评价近 3 个月血糖控制状况。

5．甲状腺功能、肾上腺和性腺功能　了解甲状腺轴、肾上腺轴和性腺轴的功能。

6．尿微量白蛋白定量，明确是否有微量白蛋白增高；风湿免疫检查了解有无免疫学异常。

7．垂体磁共振成像检查　了解有无垂体形态学改变。

（二）检查结果及思维提示

检查结果：

1．血、尿、便常规，肝、肾功能，血脂、尿微量白蛋白均正常。

2．电解质　血钠 138mmol/L，血钾 3.9mmol/L，血钙 2.39mmol/L，血磷 1.22mmol/L。

3．OGTT　0′、30′、60′、120′ 和 180′ 血糖（mmol/L）分别为 17.5，18.09，20.60，24.69 和 15.91，胰岛素（μU/ml）分别为 10.52，16.76，25.64，38.05 和 27.50。

4．糖化血红蛋白　12.2%。

5．甲状腺功能　$T_3$ 1.13μg/L，$T_4$ 87.38μg/L，TSH 2.680mU/L。肾上腺功能：血 Cor（早 8 点）12.4μg/dl（4.30～22.40），血 Cor（下午 4 点）6.0μg/dl（3.09～16.60）。性腺功能：FSH 38.6mU/ml↑，LH 17.6mU/ml↑，PRL 8.0ng/ml，$E_2$ 0.0pg/ml↓。

6．尿微量白蛋白　12.80mg/L。

7．风湿免疫检查　IgA 4.20g/L↑，其他正常。

8．垂体磁共振成像检查：鞍上池下疝。

---

 **思维提示：**

①血钠正常偏低；②OGTT 示糖尿病，胰岛素分泌功能差；③血皮质醇正常偏低，肾上腺皮质功能相对不足？④垂体 MRI 发现空泡蝶鞍。结合患者的病史及体格检查结果，进一步支持 2 型糖尿病、肾上腺皮质功能相对不全的诊断（病因为空泡蝶鞍）。进一步处理应首先补充小量醋酸泼尼松，同时选用合适剂型的胰岛素，从小剂量开始，因为前者的重要性超过高血糖本身。

---

## 五、治疗方案及理由

1．方案　精蛋白锌重组人胰岛素混合注射液 70/30R 早 12U、晚 10U 餐前半小时皮下注射；醋酸泼尼松 5mg，每日 3 次，口服。

2．理由　患者 OGTT 示胰岛功能较差，糖负荷刺激不能达到基础值的 5 倍以上，最高仅为 38.05μU/ml，故降糖治疗应补充外源性胰岛素为主。患者有空泡蝶鞍和肾上腺皮质功能相对不全，应给予糖皮质激素补充。

## 六、治疗效果及思维提示

治疗效果：精蛋白锌重组人胰岛素混合注射液 70/30R，醋酸泼尼松片治疗后，患者口干、多饮、多尿，双下肢无力明显好转。复查实验室结果：空腹血糖控制在 6～8mmol/L 之间，餐后血糖在 8～11mmol/L 之间；血钠 142mmol/L，血钾 4.2mmol/L，均有明显升高；肾上腺功能：血 Cor 20.6μg/dl。

**思维提示：**

患者经过糖皮质激素和胰岛素的补充治疗后，一般状况明显好转，血糖控制平稳，可根据血糖监测结果随时调整胰岛素的剂量。血钠水平恢复正常。许多糖尿病患者在胰岛发生炎症的同时，可能还有垂体炎同时或先后发生。随着时间的推移，垂体的炎症组织逐渐纤维化，从而出现影像学证明的鞍上池下疝和临床腺垂体功能低下的表现。

## 七、对本病例的思考

1. 近年来，糖尿病的患病率逐渐增加。糖尿病已成为继癌症、心脑血管疾病之后的主要死亡原因。在糖尿病患者中，中青年所占的比例最大。过去，这一人群一般都属于2型糖尿病的范畴。随着科学技术的进步，人们对糖尿病的分型也有了新的认识，然而随年龄增加而出现的慢性并发症的发病机制却远不能说明白，眼底出血、脑梗死、下肢血管闭塞，甚至出现糖尿病足，严重者则不得不截肢的发病机制究竟如何？由于糖尿病是一个慢性的疾病过程且病情复杂，所以医生只有全面客观地理解疾病逐渐演变的病理机制，才有可能了解老年糖尿病的临床问题。

2. 在临床工作中，老年糖尿病患者合并腺垂体功能不全者十分常见。由于教科书和许多讲者都围绕高血糖而展开，所以高血糖掩盖了许多比高血糖更重要的病变。我们常看到部分老年糖尿病患者表情淡漠、眉毛稀少、乏力、不思饮食、腹泻与便秘交替，少数患者可出现下肢水肿，特别是一些老年妇女。这些患者常被误诊为抑郁症。到了冬季，一些老年糖尿病患者血糖明显升高，病情加重时，血糖较夏天明显升高，难以控制。这可能是由于天气寒冷，人体应激导致皮质醇分泌增多的结果。此外，垂体功能差的患者可以出现低蛋白血症、低钠血症和低钙血症等，低钠血症的背后是皮质醇的不足，低钙血症的背后是 $1,25(OH)_2D_3$ 的不足，导致患者抵抗力下降，常伴有肺部感染，治疗起来非常棘手。实际上，这些患者存在不同程度的腺垂体功能低下。

3. 糖尿病本身作为一种自身免疫性疾病，不仅胰岛受损，同时可能对垂体也有损害。在患者出现高血糖时，垂体炎可能同时发生。只是高血糖易于发现，而垂体的病变需要较长的时间才能认识到。其中，以淋巴细胞性垂体炎多见。所以，对于老年妇女患者而言，鞍上池下疝或空泡蝶鞍是垂体炎的必然结果。这些异常病变都可以不同程度地出现腺垂体功能不全。然而，我们在临床上往往只注意血糖，忽略了垂体的重要性。垂体门脉系统是垂体最主要的血供来源，老年人，特别是老年妇女，在年轻时妊娠和分娩过程中垂体的受损待老年时会逐渐表现出来。其次，糖尿病导致的血管病变影响到垂体的血液供给，如冠心病、高血压和动脉粥样硬化都会造成垂体门脉的受损，从而影响垂体的功能。其实与血糖相比，垂体功能的健全与否才是支撑生命最重要的支柱。改善垂体功能其实并不复杂，只要补充适量的糖皮质激素，作为替代治疗，可有效地使疾病朝好的方向发展。

4. 对于老年糖尿病患者们我们不仅要关注血糖高低，而且还要关注糖尿病对机体多器官的免疫损伤。由于老年人自身的病理生理特点，垂体功能和血管是否存在炎症才是关系到生命得以维持的关键所在。我们要把患者作为一个整体，辩证地看待老年糖尿病患者的临床特点，抓住主要矛盾，确定治疗方案。

（何兰杰）

# 发作性心前区疼痛 30 年，气短 8 年，加重 2 周

**患者女性，83 岁，于 2011 年 7 月 28 日入院。**

## 一、主诉

发作性心前区疼痛 30 年，气短 8 年，加重 2 周。

## 二、病史询问

（一）初步诊断思路及问诊目的

患者老年女性，本次入院主因发作性心前区疼痛伴气短。问诊主要围绕着胸痛、气短的原因。一般临床出现胸痛、气短主要考虑呼吸、心脏疾病所致。按常见病、多发病原则主要考虑肺部感染、冠心病、心绞痛、心力衰竭等。因此，问诊目的主要围绕着胸痛、气短的原因、发病时主要症状及特点展开。

（二）问诊主要内容及目的

1. 发病前是否有劳累、感染、情绪激动、心律失常等诱发因素。因为劳累、感染、情绪激动、心律失常都会加重原有的心脏疾病，心肌耗氧量增加，从而导致心肌缺血、缺氧。使心排血量下降，引起血流动力学障碍，但去除诱因后症状可缓解。

2. 气短时是否有呼吸困难、咳嗽、咳痰和咯血。呼吸困难是左心衰竭较早出现的主要症状，极易伴随咳嗽、咳痰，如肺毛细血管压很高，或有肺水肿时，血浆外渗进入肺泡，可有粉红色泡沫痰。

3. 发病时胸痛持续时间及部位与缓解方式疼痛是急性剧烈样痛还是压榨样痛，范围大小，在心前区、胸骨后还是剑突下，发作时有无放射痛，服用药物后多长时间可以缓解均有意义。

4. 既往是否有基础病史，入院前是否应用了某些药物，什么药。既往有高血压、糖尿病、心律失常等基础病史，提示患者可能在此基础上出现心功能不全。

患者院外一直服用强心、利尿、扩血管药物。

（三）问诊结果及思维提示

问诊结果：患者于 30 年前无明显诱因出现心前区疼痛，呈钝痛，无左肩及左上肢的放射痛，无恶心、呕吐，持续约 5～10 分钟后自行缓解，遂就诊于我校附属医院，行心电图检查（具体不详）后，诊断为"冠心病，心绞痛"，给予口服硝酸异山梨酯（消心痛）、丹参滴丸缓解症状。此后，上述症状反复发生，呈发作性，多与活动有关，每次持续 5～10 分钟，自行服用硝酸异山梨酯后疼痛缓解。患者于 8 年前出现气短，伴双下肢水肿，夜间睡眠需高枕卧位，无咳嗽、咳痰，入住我院综合病房诊断为"缺血性心肌病，房颤，慢性心衰"，给予扩张冠脉、

强心、利尿、营养心肌等对症治疗，病情好转后出院。此后患者气短症状持续存在，并反复加重。院外一直口服地高辛（半片，1次／隔日），呋塞米（1片，2次／日），螺内酯（1片，2次／日），阿司匹林（1片，1次／日），单硝酸异山梨酯缓释片（依姆多）（1片，1次／日），氯化钾缓释片（2片，2次／日），卡托普利（半片，2次／日）。2周前患者自觉气短加重，夜间睡眠差，需高枕卧位，无双下肢水肿，行心脏彩超提示双房扩大，左室轻度增大，主动脉瓣钙化狭窄，二尖瓣关闭不全（中度），三尖瓣关闭不全（重度），主肺动脉、升主动脉增宽，左心功能减低，遂将地高辛加量至半片，1次／日、呋塞米2片，2次／日、螺内酯2片，2次／日缓解症状。3天前于自治区中医医院化验血生化：钠133mmol/L，钾5.39mmol/L，尿素22.0mmol/L，肌酐151.7μmol/L，肌酸激酶（CK）537.0U/L，肌酸激酶同工酶MB（CK-MB）777.7U/L，LDH427U/L，近来，患者气短明显加重，为求进一步治疗收住我科。既往有高血压史28年，最高血压180/100mmHg。糖尿病病史4年，目前未用药。类风湿关节炎病史20余年。

 **思维提示：**

通过问诊可知患者30年前诊断为冠心病，8年前出现房颤伴随心功能不全，院外一直服用强心、利尿、扩血管治疗，此次2周前气短加重，不能平卧，将药物加量效果不明显。此次考虑患者在既往疾病基础上是否又再次出现心功能衰竭，要明确还需结合体格检查。

## 三、体格检查

（一）重点检查内容及目的

心功能不全查体主要是看有无诱因，最常见是肺部感染，其次需明确肺部及心脏体征是否支持心衰的诊断。

（二）体格检查结果及思维提示

体格检查结果：P 66次／分，BP 90/60mmHg，颈静脉未见充盈，视诊心尖搏动未见异常，无异常隆起和凹陷。触诊心尖搏动未见异常，心界大，心率69次／分，心律绝对不齐，S1强弱不等，二尖瓣、主动脉瓣及肺动脉瓣听诊区可闻及杂音，双下肺呼吸音低，两肺可闻及少量细湿啰音。肝肋下5指，双下肢不肿。

 **思维提示：**

体格检查结果无明显心衰体征，肝肋下5指是因为患者有巨大肝囊肿，我们面对患者感到困惑，患者气短如此明显以致不能平卧是明显的心衰表现，而查体却与其临床表现并不完全相符，无常见心衰的颈静脉充盈、双肺有移动性湿啰音、肝大、双下肢水肿。此时，我们感到了该病治疗的复杂性，并未按常规心衰处理，而是急查血尿生化及相关实验室与超声影像学线索以明确诊断。

### 四、实验室和影像学检查

（一）初步检查内容及目的

1. 三大常规、生化检查评价病情。

2. 超声、床旁胸片 CT　鉴别诊断。

（二）检查结果及思维提示

检查结果：

（1）血常规：中性粒细胞百分比（N）76.2%，生化示：钠 134mmol/L，钾 6.1mmol/L，钙 2.59mmol/L。尿素 24.9mmol/L，肌酐 200.0μmol/L，CK 382.0U/L，CK-MB 424.0U/L，LDH 251U/L。

（2）血气分析：pH 7.44，$PCO_2$ 45mmHg，$PO_2$ 63mmHg，BE 6.4mmol/L。

（3）脑钠尿肽、肌钙蛋白均正常。

（4）行床旁胸片提示：①双肺间质性改变，肺部感染。请结合临床，必要时 CT 进一步检查。②主动脉增宽迂曲明显，心影增大。

（5）行床旁心脏彩超提示：夹层动脉瘤并腔内血栓形成（DeBaKeyⅡ型），主动脉瓣狭窄（轻度）并反流（轻度），二尖瓣反流（轻～中度），三尖瓣反流（中度），肺动脉反流（轻～中度），全心增大（双房显著）肺动脉增宽。

（6）急诊行胸主、腹主 + 髂动脉血管重建，初步提示主动脉根部至弓部夹层，主动脉窦瘤样扩张。

（7）7 月 12 日心电图示 $V_1$～$V_3$ 导联 T 波直立，$V_4$～$V_6$ 导联慢性心肌缺血改变，符合多支病变。入院时心电图示 $V_1$～$V_3$ 导联 ST 段低，有 R 波，$V_4$～$V_6$ 导联 T 波倒置，ST 段压深，提示渡过急性期，有动态演变。

　**思维提示：**

　　重要的检查结果有五项：①血象提示有感染存在；②生化提示低钠血症和高钾血症，肌酐、心肌酶升高；③血气分析无酸碱平衡紊乱；④心衰指标：脑钠尿肽不高，心梗指标肌钙蛋白正常；⑤胸片提示肺部感染；⑥心脏彩超与胸主、腹主 + 髂动脉血管重建，初步提示主动脉根部至弓部夹层，主动脉窦瘤样扩张；⑦心电图有动态演变支持急性心梗，但范围不大。这些结果可提示，患者病情非常危险而且复杂，存在升主动脉瘤合并假性动脉瘤（即主动脉夹层）随时有破裂的可能，同时心脏血管多支病变、心衰、房颤、心梗、肾衰、糖尿病、肺部感染、高血压及生理功能多项失衡，治疗存在很多矛盾。

### 五、治疗方案及理由

1. 方案　①控制血压、心率，血压控制在 90/60mmHg，心率维持在 60 次左右；②心梗、房颤需抗凝治疗与动脉夹层治疗矛盾；③暂停含钾药物及食物，给予高糖加胰岛素降低血钾，暂无透析指征需补液否则低血压对心、脑、肾灌注不足，加重心、肾衰竭；④抗感染治疗：在抗生素基础上给予维生素 $D_3$ 注射并用骨化三醇 2 粒，每日 3 次；⑤给予小剂量氢化可的松 100mg 纠正低钠血症，而没有补充盐水。

2. 理由　患者高龄目前存在心、肺、肾多脏器功能不全的应激状态下皮质醇维持低线20μg/dl，无恶心、呕吐、腹泻等症状，饮食尚可，无摄入不足的情况下出现进行性低钠血症，终日精神萎靡。以上情况均反映患者存在肾上腺皮质功能相对不足。常规治疗的思路是低钠补钠，而患者的精神状况表明患者可能有轻度的脑水肿，不宜补钠。鉴于患者急性心梗长期心衰，如补钠可加重心衰和脑水肿，基于上述原因给予小剂量氢化可的松100mg放在5%葡萄糖溶液中缓慢输入，以纠正脑水肿，恢复患者的神志。除去抗利尿激素不适当分泌综合征外，大多数患者的低钠血症是由于下丘脑-垂体-肾上腺轴功能不全所致。

## 六、治疗效果及思维提示

治疗效果：补液（无氯化钠）两天后血压维持在100/60mmHg左右，血钠129mmol/L，血钾5mmol/L，给予氢化可的松100mg静滴2天后复查血钠135mmol/L，血钾4.5mmol/L，调整为泼尼松早5mg，下午5点2.5mg口服，第七日肺部感染控制，心衰纠正、肾功能逐渐好转，心肌酶逐步下降。

 **思维提示：**

> 患者的治疗矛盾重重，既要补液防止血压低对心、肾灌注不足，加重心、肾衰竭，又要控制液量防止血压高致动脉瘤破裂，存在急性心梗又无法抗凝，存在低钠又因心衰无法补钠，存在动脉瘤已形成夹层但因心、肺、肾多脏器功能衰竭无法手术，不知何时出现破裂，病情危重。唯一可明确的是抗感染治疗。通过合理的治疗，患者的一般情况大幅度改善，电解质平衡、肺感染得到控制。其中，肾上腺皮质激素的补充对老年患者至关重要，而骨化三醇的补充对于感染的控制也起到了至关重要的作用。

## 七、对本病例的思考

1. 该病例十分复杂，患者老年83岁女性，高血压病史30年，糖尿病3年，慢性充血性心衰持续性房颤10年，既往反复感冒就引起肺部感染。患者长期治疗慢性心衰，最高收缩压达180mmHg，后心功能不佳、射血减少致血压低，停用降压药。心衰治疗以利尿剂为主，糖尿病2年曾用药物治疗，近1年停用药物血糖控制良好。患者急性心梗和动脉破裂症状不典型主要与糖尿病和高龄有关。此次发现升主动脉瘤样扩张-升主动脉近端右侧壁内膜局限性撕裂，假腔内压力较高，真腔轻度变形，目前未见假腔内多量血栓形成。主动脉根部窦瘤样扩张一直到颈总动脉根部，在扩张基础上出现夹层，根部破裂，既有动脉瘤又有夹层，不处理还会进一步破裂。合并多脏器疾病，程度较重，手术风险较大，若停循环进行手术，对肺脏、冠脉影响较大，患者无法耐受。主动脉瘤破裂不定时，随时可以导致死亡。治疗只能以微调为主，既要机化液、补液改善急性肾功能损害，又要控制血压、心率，纠正心衰、控制感染，防止动脉瘤及夹层破裂，同时纠正电解质紊乱。

2. 在治疗过程中，患者在用氢化可的松3日后开始颜面红润，出现频发室早，所幸心率不快，一直在56～70次/分，与氢化可的松的酒精作用有关，建议以后高龄有心脏病史患者应用无酒精的琥珀酸氢化可的松，以减少不良反应。

3. 在心衰患者伴低钠血症时，一般治疗是缺什么补什么，都会静脉泵入氯化钠或口服含有盐的胶囊，结果是越补越低，心衰越来越重，有时甚至出现脑水肿，严重者可以出现脱髓鞘病变。本病例从内分泌角度考虑高龄合并心、肺、肾多脏器功能不全的应激状态下存在肾上腺皮质功能相对不足。给予小剂量氢化可的松100mg纠正低钠血症。2日后即收到良好的效果，血钠升至135mmol/L，患者一般情况大为好转，十天后好转出院。

（何兰杰）

# 高血糖 18 年，高胰岛素血症 8 年

**患者女性**，63 岁，2012 年 1 月 6 日入院。

## 一、主诉

多饮、多食、多尿 18 年，反复低血糖 8 年。

## 二、病史询问

（一）初步诊断思路及问诊目的

患者老年女性，明确血糖升高病史 18 年，出现反复低血糖 8 年，按常见病优先考虑的原则，患者胰岛素使用剂量不当造成的药物源性低血糖。因此，问诊首先围绕糖尿病的诊断、分型、胰岛素使用剂量、发作低血糖的诱因等疾病的主要症状及特点、伴随症状及治疗效果等问题展开。另外，对于一位老年女性低血糖患者，需要警惕腺垂体功能不全的问题，要围绕垂体功能相关的内分泌问题进行问诊。

（二）问诊主要内容及目的

1. 发现血糖升高的时间、诱因，升高程度？

2. 血糖升高的伴随症状有哪些？如烦渴、多饮、多尿、多食、消瘦等。

3. 是否有酮症发生，诱因及症状？

4. 反复发生低血糖的诱因、时间、血糖水平多少，缓解因素，以及伴随症状？

5. 注意询问患者的生育月经史，有无产后大出血病史，产后奶水怎样，月经恢复情况，绝经年龄？

6. 低血糖的其他诱因，是否有巯基药物服药史？

7. 询问患者是否存在其他系统性疾病的病史？

8. 对于上述症状在入院前的检查以及治疗情况？

（三）问诊结果及思维提示

既往史：左膝关节外伤 30 年。发现双侧锁骨下动脉狭窄 3 年，未予诊治。入院前 2 年，因为出现反复低血糖，曾在我院内分泌门诊就诊，查尿皮质醇 <7μg/24h，垂体磁共振成像检查（垂体上缘凹陷，高度约 2.4mm），查甲状腺功能：$FT_3$ 10.01pmol/L↑，$FT_4$ 47.72pmol/L↑，TSH 0.01mU/L↓，诊断为"1 型糖尿病，甲状腺功能亢进症合并垂体功能减退症"，予泼尼松 5mg，1 天 2 次治疗，服用 1 个月后自行停药，也没有复诊。否认肝炎、结核等传染病病史。无药物过敏史。婚育月经史：15，5/30（40），已绝经，已婚，未育，无产后大出血史。父亲患"糖尿病"。一妹患 SLE。

现病史：患者于入院前 18 年无明显诱因出现口干、多饮、多尿及多食，饮水量与尿量相

当，约 3000ml，无消瘦、无易饥，无情绪改变，无大便次数增多，无月经量稀少，无多汗，就诊于外院，查空腹血糖 16mmol/L，尿糖（+++），予口服降糖药，但未规律治疗，未监测血糖。入院前 16 年起规律应用生物合成人胰岛素注射液（诺和灵）50R 治疗，未监测血糖。患者于入院前 10 年曾发生糖尿病酮症，予补液、胰岛素治疗。于入院前 8 年，无明显诱因出现清晨意识不清，不能被唤醒，可正确对答，伴尿失禁，测血糖 1.9～3.5mmol/L，予口服糖后可缓解。8 年间共发作多次。活动后、进餐量少时均会出现心慌、大汗症状，未测血糖。现应用生物合成人胰岛素注射液 30R 23U 早、11U 晚，阿卡波糖（拜唐苹）50mg 1 天 3 次治疗。为求进一步诊治收入院。患者自发病以来，精神饮食睡眠可，二便如常，体重未测。

 **思维提示：**

通过问诊发现，患者既往全身多脏器先后出现过异常：糖尿病、多发动脉狭窄、垂体上缘凹陷、甲状腺功能亢进症、月经提前停止。患者有糖尿病家族史，但是在糖尿病发病早期进展迅速，曾经出现过酮症酸中毒，不除外 1 型糖尿病或者成人潜伏性自身免疫性糖尿病（LADA）。另外患者没有含巯基药物的服药史，结合患者免疫性多器官病变的病史，在下一步的检查中重点鉴别高胰岛素血症性低血糖症。

## 三、体格检查

（一）重点检查的内容与目的

考虑患者低血糖症的原因不除外免疫异常所致，故在对患者进行系统地检查时应重点注意体温、心率、血压、呼吸等生命体征以及心肺腹各个器官，以及四肢大小关节的体征，注意有无贫血貌、有无皮疹、有无水肿等表现。

（二）体格检查结果及思维提示

T 36.2℃，P 89 次 / 分，R 18 次 / 分，P 170/100mmHg，BMI 22.03kg/m²。神清合作，发育正常。全身皮肤黏膜无黄染、皮疹及出血点。浅表淋巴结未及肿大。头颅无畸形。眉毛稀疏、腋毛脱落。眼睑无水肿，结膜无充血，巩膜无黄染，双侧瞳孔等大等圆，对光反射存在，口唇无发绀，咽无充血，扁桃体无肿大。颈软，气管居中，甲状腺不大。双肺呼吸音清，未闻及干湿啰音，心率 89 次 / 分，律齐，各瓣膜听诊区未闻及杂音。腹软，无压痛反跳痛，肝脾肋下未及。双下肢不肿。生理反射存在，病理反射未引出。

 **思维提示：**

体格检查结果除发现血压升高外，未发现明显阳性体征。体温、心率均正常，无贫血貌，无皮疹，无水肿，心肺腹各器官查体中未见异常，而四肢大小关节均未见畸形、红肿、压痛情况。

### 四、实验室检查和影像学检查

（一）初步检查内容与目的

1．口服糖耐量检查明确目前血糖情况以及胰岛素功能情况。

2．肝肾功能明确病变是否累及肝肾脏引起功能异常。

3．免疫全项、风湿抗体、糖尿病抗体明确是否有免疫学异常。

4．垂体 MRI 检查明确有无垂体瘤和空泡蝶鞍。

（二）检查结果及思维提示

检查结果：

（1）口服糖耐量检查：见表15-1。

表15-1 口服糖耐量检查结果

| | Glu（mmol/L） | Ins（mU/L） | C-P（ng/ml） | 胰高血糖（pg/ml） |
|---|---|---|---|---|
| 0′ | 2.60 | 72.73 | <0.1 | 89.9 |
| 30′ | 8.82 | 65.59 | <0.1 | 127.1 |
| 60′ | 16.10 | 62.76 | <0.1 | 180.4 |
| 120′ | 27.50 | 52.42 | <0.1 | 214.7 |
| 180′ | 26.98 | 43.42 | <0.1 | 289.6 |
| 240′ | 24.08 | 38.96 | <0.1 | 247.1 |
| 300′ | 23.04 | 34.53 | <0.1 | 170.2 |

（2）肝功能：TP 83g/L，ALB 43g/L，GLO 40g/L，ALT 10U/L，AST 18U/L，TBIL 6.9μmol/L，DBIL 1.9μmol/L；肾功能：Urea 6.0mmol/L，Cr 51μmol/L，UA 290μmol/L；血脂：TC 6.00mmol/L，TG 0.69mmol/L。

（3）肾上腺皮质功能、甲状腺功能以及相关抗体、性腺轴功能、免疫全项、风湿抗体、糖尿病抗体、血沉提示：

肾上腺皮质功能：ACTH 17.8ng/L，Cor 22.0μg/dl，24 小时尿 Cor 34.45μg。

性腺全项：FSH 47.8U/L↑，LH 34.82U/L↑，PRL 9.21ng/ml，$E_2$ 31.11pg/ml，P 0.22ng/ml，T 40ng/dl。$FT_3$：4.03pmol/L，$FT_4$：18.48pmol/L，TSH 0.112mU/L↓，TRAb（+），TPOAb（+），TGAb（+）。IgG 1730.00mg/dl，CRP 0.89mg/dl，ANA（+）：1∶100 斑点型，抗核糖体 P 蛋白抗体（+），ANCA：均阴性。糖尿病抗体（两次）：GADA（+），ICA（−），IAA（−），ESR：36mm/h。

（4）垂体 MRI：垂体高度约 3.6mm，信号未见异常，边界欠清楚。垂体柄伸长、居中，无增粗。视交叉无移位。双侧海绵窦及双侧颈内动脉海绵窦段显示清楚。所见双侧大脑半球、小脑及脑干形态及信号未见确切异常。

（5）主动脉 - 颈动脉 - 颅内动脉 CTA 成像（2008.12.26）：右侧锁骨下动脉（椎动脉开口以后）局限性中度狭窄，左侧锁骨下动脉（椎动脉开口处）管腔重度狭窄；右侧椎动脉开口处重度狭窄；双侧椎动脉颅内段及基底动脉粗细不均，考虑动脉粥样硬化改变；左侧椎动脉颅内段及基底动脉干管腔重度狭窄。

（6）颈部血管彩超（2009.02.12）：双侧颈动脉硬化伴斑块形成；左侧锁骨下动脉起始处重度狭窄，盗血形成；右侧锁骨下动脉多发斑块形成，近段狭窄（直径狭窄率 50%～75%）；右侧椎动脉起始处狭窄（直径狭窄率 >50%）。

**思维提示：**

①口服糖耐量结果提示血糖升高达到诊断糖尿病标准，空腹血糖低于正常，达到低血糖症诊断标准，高血糖与低血糖发生于同一个患者，高度提示自身免疫性低血糖症；②C 肽水平明显降低，胰岛素水平明显不适当地升高，胰高血糖素水平升高，高度提示外源性高胰岛素血症；③肝、肾功能在正常范围，可初步除外肝脏和肾脏病变引起的低血糖；④免疫学检查提示风湿免疫全项异常，而在糖尿病抗体中 GADA 阳性，提示存在 1 型糖尿病或者成人潜伏性自身免疫性糖尿病（LADA）；⑤甲状腺功能：$FT_3$：4.03，$FT_4$：18.48，TSH 0.112mU/L↓，TRAb（+），TPOAb（+），TGAb（+），结合入院前 2 年即有甲状腺功能亢进症，提示 Graves 病；⑥肾上腺轴功能基本正常，性腺轴功能符合绝经后改变，可初步除外垂体功能减退症引起的低血糖。

### 五、再问病史和实验室检查结果

通过再次深入询问病史且有针对性观察患者的病情变化得知：患者使用外源性基因重组合成人胰岛素 16 年，此后一直使用胰岛素控制，反复出现低血糖后，多次就诊，考虑胰岛素剂量使用不当，调整剂量后仍然出现低血糖，曾经在 2 年前考虑腺垂体功能不全造成的低血糖症，但没有持续服用糖皮质激素。患者平素监测睡前血糖，若睡前血糖低于 10mmol/L，则在睡前进食少许甜食，就很少出现低血糖；如果睡前血糖低于 10mmol/L，而没有进食甜食，则经常会出现低血糖。此次入院后，多次监测血糖示空腹血糖小于 3.0mmol/L，而白天从未出现过低血糖，考虑出现低血糖与进餐时间有关，如果及时进餐则不会出现低血糖。而且发现停用晚餐前胰岛素后，清晨空腹血糖明显升高；使用晚餐前胰岛素后，清晨空腹血糖会再次降低。清晨空腹血糖是否出现低血糖与前日晚餐前是否使用胰岛素密切相关（表 15-2）。

表 15-2　血糖监测结果

| 日期 | 空腹 | 早餐后 2h | 午餐后 2h | 晚餐后 2h | 睡前 | 夜间 3AM |
|---|---|---|---|---|---|---|
| 2012.1.8 | 2.4 | 13.0 | 15.5 | 15.5 | | 2.6 |
| 2012.1.9 | 3.7 | | | 20.8 | | 13.6 |
| 2012.1.10 | 14.6 | | | 27.9 | | 8.9 |
| 2012.1.11 | 3.2 | | 26 | 25.5 | 23.8 | |
| 2012.1.12 | 5.2 | 17.9 | HI | HI | 23.4 | |
| 2012.1.13 | 7.9 | 19 | 26.8 | 25.9 | 19.5 | |
| 2012.1.14 | 6.1 | 14.6 | 26.4 | 15.7 | 8.9 | 4.4 |
| 2012.1.15 | 10.5 | 11.7 | 19.7 | 26.1 | 23.6 | 8.8 |
| 2012.1.16 | 10.8 | HI | | | | |

补充上述临床资料后，再次整理诊断思路。患者主要临床特点、检查结果均高度提示对外源胰岛素产生抗体导致不适当的高胰岛素血症后，胰岛素与抗体缓慢解离，导致血糖水平的降低。目前关于对外源胰岛素产生抗体的具体发病机制尚不明确，但大多学者认为与患者自身免疫功能紊乱有关，常常出现于患有其他自身免疫性疾病的患者身上，患者常

同时合并 Grave 病、SLE、卵巢早衰、多发性大动脉炎、1 型糖尿病、银屑病等，从而构成所谓的自身免疫性多内分泌腺综合征（APS）。该患者无含巯基类药物服药史，既往有多种自身免疫性疾病病史，所以考虑为自身免疫性低血糖症，故主要治疗为免疫抑制治疗。

## 六、治疗方案及理由

1. 方案　停用预混胰岛素，改用短效胰岛素、密切监测血糖的情况下，给予泼尼松 5mg 1 天 3 次口服。继续监测血糖变化，同时监测胰岛素水平的变化。

2. 理由　结合患者既往有多种免疫性疾病的病史，使我们倾向于考虑该患者的高胰岛素血症系由于自身免疫反应所导致，采取免疫抑制治疗，泼尼松是临床应用最普遍、经验最丰富的药物，故从小剂量开始使用，观察疗效。

## 七、治疗效果及思维提示

治疗效果：激素治疗 2 个月复查糖耐量和胰岛素水平结果见表 15-3。

表 15-3　治疗后的糖耐量和胰岛素水平

| 时间（min） | Glu（mmol/L） | Ins（mU/L） |
| --- | --- | --- |
| 0′ | 6.42 | 28.66 |
| 60′ | 15.18 | 24.0 |
| 120′ | 13.56 | 18.6 |

> 💡 **思维提示：**
>
> 通过以上数据我们可以看到，激素治疗仅 2 个月，患者空腹血清胰岛素水平明显下降，空腹血糖不低。与此同时，服糖后血糖水平明显降低。激素的应用对于免疫反应有明确的抑制作用，使胰岛素抗体形成明显减少，因此。胰岛素水平得以下降，同时由于抵抗因素解除，胰岛素作用改善，服糖后血糖水平也较前降低。这是在我们的期望之中的。随着胰岛素水平的下降，服糖后患者血糖水平较前降低，这也是在我们的预料之内。因为患者既往糖尿病病史明确，曾经需要注射外源性胰岛素来控制血糖，C 肽水平明显低于正常，GADA 阳性，说明患者存在 1 型糖尿病或者成人潜伏性自身免疫性糖尿病（LADA）。

## 八、对本病的思考

自身免疫性低血糖症（autoimmune hypoglycemia，AIH），过去又称为胰岛素自身免疫综合征（insulin autoimmune syndrome，IAS），是一种少见病，在北美和欧洲少见，在东亚多见，可与其他自身免疫性疾病并存，例如 1 型糖尿病、Graves 病、系统性红斑狼疮等，成为 APS（自身免疫性多内分泌腺综合征）的一个组成部分。但是近来发现自身免疫性低血糖症（autoimmune hypoglycemia，AIH）与胰岛素自身免疫综合征（insulin autoimmune syndrome，IAS）还是不同的概念。

胰岛素自身免疫综合征（IAS）是由于血中非外源性胰岛素诱导的高浓度免疫活性胰岛

素（IRI）和高效价胰岛素自身抗体（IAA）所引起的以反复性、严重自发性低血糖为特征的一种罕见疾病。1970 年日本学者平田等首次报道了 IAS，至今日本、欧美及国内共报道了 400 例左右。IAS 的临床特征：①典型或较严重自发性低血糖临床表现；②发作时血糖明显低下；③常合并有 Grave 病、系统性红斑狼疮（SLE）、黑棘皮病等自身免疫性疾病；④从未使用外源性胰岛素，但血中存在高滴度胰岛素抗体（IAA）；⑤血中胰岛素及 C 肽水平显著升高。

而自身免疫性低血糖症的概念较胰岛素自身免疫综合征的概念内涵更为宽广，它包括三种情况：

1. 胰岛素自身免疫综合征即从未使用过外源胰岛素和胰岛素类似物的患者，对体内胰岛素产生抗体，常在某些药物诱导下发生：异烟肼、青霉烷胺、甲巯咪唑、卡比马唑、卡托普利，这些药物的共同特点是带有巯基，它们干扰胰岛素二硫键的形成，形成人体抗原，从而产生胰岛素抗体。胰岛素抗体与胰岛素结合后，增大了体内胰岛素池，减少了胰岛素的敏感性，其后再发生胰岛素的无规律释放，又可以导致低血糖。OGTT 可以表现为血糖有高有低，胰岛素水平明显升高，C 肽浓度也是相应升高，说明胰岛素是内源合成的。胰岛素抗体阳性率高。

2. 由于外源胰岛素或胰岛素类似物注射诱发，注射动物胰岛素和长期注射胰岛素的糖尿病患者发生率高于人胰岛素或人胰岛素类似物使用者。伴有其他自身免疫性疾病者易感，常发生于 1 型糖尿病患者。长期接受胰岛素治疗的患者可以产生胰岛素抗体，尤其使用动物胰岛素者（牛胰岛素的抗原性大于猪胰岛素的），此与制剂中的胰岛素与人胰岛素的结构不同和制剂不纯有关，但使用单峰的人胰岛素或基因重组的人胰岛素仍然可以产生胰岛素抗体。此类抗体是产生胰岛素不敏感的重要原因之一。OGTT 可以表现为血糖有高有低；胰岛素水平明显升高（但较胰岛素自身免疫综合征患者低），而且随着时间延长胰岛素水平逐渐下降；C 肽浓度明显降低，甚至测不到（因为患者多为 1 型糖尿病患者或者 2 型糖尿病晚期患者，胰岛 β 细胞功能差），说明升高的胰岛素是外源的。胰岛素抗体阳性率高，有的患者伴有 GADA 或者 ICA 阳性。

3. 胰岛素受体抗体（B 型胰岛素抵抗综合征）多女性发病，发病年龄 40～60 岁；严重的高胰岛素血症和胰岛素抵抗，表现为胰岛素抗药；常出现空腹低血糖；可伴有其他自身免疫性疾病。OGTT 可以表现为血糖有高有低；胰岛素水平明显升高；C 肽浓度明显升高（因为外周胰岛素靶组织存在胰岛素抵抗，逼迫胰岛 β 细胞分泌更多胰岛素），说明升高的胰岛素是内源合成的。胰岛素受体抗体阳性率高。

对自身免疫性低血糖症的再认识有助于我们更好地理解临床中的一些现象：脆性糖尿病、Somogi 现象、黎明现象。还有某些需要使用超大剂量外源胰岛素的患者，尽管可以拿胰岛素受体或受体后因素导致胰岛素不敏感的原因来解释，但血液中胰岛素抗体的形成在其中是否发挥了作用？这些现象有无自身免疫性因素参与？对使用外源胰岛素超大剂量者、脆性糖尿病患者、明显高胰岛素血症者或者合并有其他自身免疫性疾病的糖尿病患者，不管是 1 型还是 2 型均应该考虑存在自身免疫性因素，需要进行胰岛素相关抗体检测并进行免疫抑制治疗。

（何　庆）

# 头晕、恶心、呕吐伴食欲不振、乏力 20 天

**患者男性**,51 岁,于 2010 年 4 月 16 日入院。

## 一、主诉

阵发性头晕、恶心、呕吐伴食欲不振、乏力 20 天。

## 二、病史询问

### (一)初步诊断思路和问诊目的

患者中年男性,病史较短,20 天,病程中 3 次出现头晕、恶心、呕吐,病情逐渐加重,最后一次发作伴有神志恍惚,三次发作时查血钠均显著减低,106~114mmol/L,血钾正常。三次发作时均经过补液治疗症状缓解。因此,首先应鉴别是皮质醇不足导致的低钠血症而引起的恶心、呕吐,还是剧烈呕吐电解质丢失造成的低钠血症。问诊目的可以围绕引起低钠血症的疾病进行鉴别诊断。临床工作中,低钠血症主要原因有摄入不足、丢失过多和稀释性低钠血症。摄入不足如进食差,营养不良等,丢失过多包括胃肠道丢失过多和肾脏丢失过多,如腹泻、失盐性肾病,而内分泌疾病中糖皮质激素缺乏可引起钠从肾小管排出增加,加上患者多食欲不振,摄入不足可以造成血钠减低。而糖皮质激素缺乏可以是原发性肾上腺皮质功能减低,也可以是继发性肾上腺皮质功能减低(垂体或下丘脑原因导致肾上腺皮质功能减低)。而稀释性低钠血症主要考虑内分泌疾病中的抗利尿激素不适当分泌综合征。故问诊过程中需兼顾重要鉴别疾病的临床表现,以助于做出正确诊断。

### (二)问诊主要内容及目的

1. 发病前是否有诱因,询问患者发病前是否有诱因,如腹泻或胃肠道疾病史,因为消化道疾病可导致钠丢失,造成低钠血症。发病前是否有感染、创伤或情绪激动等应激状况,因为肾上腺皮质功能低下在应激状态下可使血钠进一步明显降低。

2. 询问患者呕吐程度是否剧烈,这一点对于鉴别是剧烈呕吐、电解质丢失造成的低钠血症还是低钠血症造成的恶心、呕吐至关重要。

3. 询问患者发病前有无慢性乏力、食欲不振、精神萎靡的情况以鉴别其有无肾上腺皮质功能不全(包括原发性和继发性)。因继发性肾上腺皮质功能低下可同时伴有甲状腺轴和性腺轴受累,故询问患者有无怕冷、便秘、水肿等甲状腺功能低下症状或性功能差等性腺功能低下的症状有助于做出正确诊断。

4. 询问患者有无结核史以辅助鉴别其有无原发性肾上腺皮质功能不全,因原发性肾上腺皮质功能不全可以因结核引起。

5. 有无脑部疾病史或颅脑手术、放射线照射史辅助诊断患者有无垂体功能低下。

6. 内分泌疾病中的抗利尿激素不适当分泌综合征可以造成稀释性低钠血症，其原因可以由颅脑外伤或肺部肿瘤、肺结核或肺感染引起。故询问患者有无颅脑外伤史或有无胸痛、咳嗽、咳痰、痰中带血有助于明确诊断。

（三）问诊结果及思维提示

患者发病前无长期乏力、食欲不振、精神萎靡的情况，无怕冷、便秘、水肿等甲状腺功能低下症状，性功能正常。发病前无明确诱因，发病主要表现为头晕、食欲不振，呕吐并不剧烈，不可能出现因为呕吐、电解质丢失造成血钠下降至106mmol/L，故考虑是低钠血症引起的恶心、呕吐或体内某种激素抑制了钠离子在肾小管的重吸收，或对抗ADH的作用导致钠离子丢失。患者既往无结核病史，无脑部疾病史，无颅脑手术外伤或放射线照射史。近一个月患者有间断咳嗽、咳痰，无痰中带血，体重下降约5kg。

 **思维提示：**

以上问诊结果不支持患者有原发性或继发性肾上腺皮质功能减低。同时患者提供了一个重要病史，近一个月患者有间断咳嗽、咳痰，无痰中带血，体重下降约5kg，这就使我们的思路倾向于有无肺部疾病造成的抗利尿激素不适当分泌从而造成低钠血症的可能。

## 三、体格检查

（一）重点检查内容及目的

检查患者有无眉毛稀疏脱落，阴毛、腋毛稀疏脱落等腺垂体功能低下的重要体征。有无黏液性水肿等甲状腺功能低下的症状。经过问诊，我们的思路倾向于肺部疾病造成的抗利尿激素不适当分泌综合征（SIADH），至少问诊结果使我们注意力转移到肺部，故查体也应重点关注肺部体征。

（二）体格检查结果及思维提示

T 36.5℃，R 18次/分，P 64次/分，BP 110/80mmHg。神志清楚，呼吸平稳，自动体位。眉毛无稀疏脱落，腋毛阴毛分布正常。无黏液水肿外貌。口唇无发绀，气管居中，无三凹征。胸廓对称，双侧呼吸运动一致，双肺叩诊呈清音。双肺听诊未闻及干湿性啰音。心界不大，心率64次/分，心音纯，节律规整，未闻及奔马律和各瓣膜区杂音。腹部、四肢、神经等系统检查未见异常。

 **思维提示：**

体格检查结果未发现一些有利于做出诊断的阳性体征。进一步实验室和影像学检查的主要目的是明确诊断，判断病情，为治疗方案提供依据。

## 四、实验室和影像学检查

（一）初步检查内容及目的

1. 血尿便常规、肝肾功能　了解患者机体一般状况。

2．血电解质、24 小时尿电解质、肾小管酸化功能、血气分析等检查  评价有无肾小管损害造成的失盐性肾病导致低钠血症。

3．肾上腺皮质功能、甲状腺功能、性腺功能化验  评价有无腺垂体功能低下或原发性肾上腺皮质功能低下。

4．垂体影像学检查  辅助诊断有无腺垂体功能低下。

5．血尿电解质和血尿渗透压化验  有助于判断有无抗利尿激素不适当分泌导致肾脏排钠大于排水，造成稀释性低钠血症。

6．胸部影像学  明确有无肺部疾病造成 SIADH 的可能。

（二）检查结果及思维提示

检查结果：

（1）血尿便常规、肝肾功能均正常。

（2）血 K 4.3～4.7mmol/L，Na 108～116mmol/L，Cl 93～96mmol/L，24 小时尿钾 62.7（参考值 25～100）mmol，24 小时尿钠 252（参考值 130～260）mmol，24 小时尿氯 226（参考值 110～250）mmol。

肾小管酸化功能：最初尿 pH 6.0，尿重碳酸盐：1.1mmol/L，可滴定酸：10.4mmol/L，铵离子 28.9mmol/L，均在正常范围。

动脉血气分析：pH 7.38，$PaO_2$ 89mmHg，$PaCO_2$ 35.9mmHg，BE −2.1mmol/L。

（3）血清促肾上腺皮质激素水平，血皮质醇水平，游离甲状腺激素和促甲状腺激素水平，促卵泡激素、黄体生成素和睾酮水平均在正常范围。

（4）垂体 MRI 扫描：垂体大小形态未见异常。

（5）血浆渗透压 280mmol/L，尿渗透压 640mmol/L。

（6）胸部 X 线片：双肺纹理增多，右下肺似见小片影，建议 CT 扫描。

（7）胸部 CT 平扫：结果待回报。

**思维提示：**

①血钠减低，血钾正常，24 小时尿钾正常，24 小时尿钠氯排泄在正常高限，肾小管酸化功能和血气分析均正常，提示肾小管功能正常，不符合失盐性肾病造成的低钠血症。②肾上腺皮质功能、甲状腺功能、性腺功能化验均正常，结合垂体影像学检查正常，不支持腺垂体功能低下造成的低钠血症，也不支持原发性肾上腺皮质功能减低造成的低钠血症。③血浆渗透压正常低值，尿渗透压高于血浆渗透压，尿钠氯排泄量在正常高值，胸部 X 线扫描可疑右下肺片状影，建议 CT 扫描，以上结果提示不能排除肺部疾病引起的抗利尿激素不适当分泌综合征。

## 五、治疗方案及理由

1．方案  氢化可的松 100mg 静脉滴注 1 天 1 次。

2．理由  患者入院后即表现出低钠血症症状，乏力、食欲不振、恶心，偶有呕吐，化验血钠显著减低。为缓解症状，尝试诊断性糖皮质激素替代治疗，排除肾上腺皮质功能低下（包括原发性和继发性）造成的低钠血症。

## 六、治疗效果及思维提示

治疗效果：患者采用氢化可的松100mg静脉滴注1天1次，3天后患者症状无显著改善，血钠不能持续稳定升高。

 **思维提示：**

采用糖皮质激素替代治疗不能显著升高血钠，缓解症状，结合患者实验室检查，不支持肾上腺皮质功能低下的诊断，不论是原发性，还是继发性肾上腺皮质功能低下。

患者胸部CT扫描结果回报：右肺门区肿块，右肺门及纵隔内多发淋巴结肿大，右上叶尖段结节影，首先考虑肿瘤性病变。随后，又做了支气管镜检查并做了活检，病理结果提示小细胞未分化癌。

补充上述实验室检查结果后，诊断思路变得清晰起来，结合患者临床症状，近一个月有间断咳嗽，咳痰，体重减轻5kg，实验室检查血渗透压正常低值，尿渗透压高于血浆渗透压，尿钠氯排泄量在正常高值，而肺小细胞未分化癌为胺前体摄取和脱羧酶（APUD）系来源肿瘤，有分泌抗利尿激素的可能，故考虑肺肿瘤引起的抗利尿激素不适当分泌综合征的诊断成立。

## 七、调整治疗方案及疗效

对患者限制水的摄入量，每日摄水量500～800ml，间断口服呋塞米，患者血钠显著上升，可达138mmol/L，厌食、恶心症状好转，但体重仍持续下降。

请肺外科医生会诊，考虑小细胞未分化癌手术成功机会小，故没有手术治疗，患者的低钠血症也就无法根治。结果，患者接受了放疗和化疗。经过治疗后，患者体重有所回升，病情暂时得到控制，但未能根除该病。

## 八、对本病例的思考

1. 关于抗利尿激素不适当分泌综合征　此综合征在临床工作中容易被医生们忽视，临床中关于低钠血症的鉴别诊断，多能想到摄入不足，胃肠道或肾脏丢失过多，内分泌科医生还多可想到肾上腺皮质功能低下，但必须牢记还有抗利尿激素不适当分泌综合征，可造成肾脏排钠大于排水，造成所谓"水中毒"和稀释性低钠血症。

2. 有针对性地问诊　本例患者就诊时的主诉为头晕、恶心、食欲不振、轻微呕吐，症状不具备特异性，入院前病史中可提供的重要一点是发作时数次化验血钠减低，故我们可以围绕低钠血症展开鉴别诊断。这就要求医生有雄厚的医学基础知识，知道低钠血症都见于哪些疾病，做到心中有数，问诊可以"有的放矢"。结合此患者，要询问其有无胃肠道疾病引起失钠的病史，有无慢性乏力、食欲不振、精神萎靡等肾上腺皮质功能不全的情况，询问有无颅脑外伤史或肺部疾病症状如胸痛、咳嗽、咳痰、痰中带血等，判断有无抗利尿激素不适当分泌的可能，详细地有针对性地问诊十分有助于明确诊断。

（何　庆）

## 病例 17

# 周身骨痛、低磷血症5年，贫血、血小板减少1年

**患者男性，57岁，于2008年3月26日入院。**

## 一、主诉

周身骨痛2年（第一次入院时）。

## 二、病史询问

（一）初步诊断思路和问诊目的

该患者中年男性，主诉为骨痛，故问诊应围绕骨痛展开，首先应询问骨痛最初的位置，骨痛的性质和程度，骨痛如何向全身蔓延，有无其他伴随症状，在院外曾做过何种实验室检查和影像学检查，曾被诊断为何种疾病和接受过何种治疗及效果如何等问题展开，并兼顾重要鉴别疾病的临床表现，以便做出正确诊断，对因治疗。

（二）问诊主要内容及目的

1. 骨痛的症状是如何发生发展的，详细询问骨痛的发生过程有助于鉴别诊断。原发性骨质疏松症骨痛最初多发生于承重骨和松质骨丰富的位置，如腰椎。骨软化骨痛最初多发生于足跟部和双膝关节。结缔组织病相关的骨痛发生于全身大关节或小关节，可以对称或不对称。

2. 询问骨痛发生时有无骨畸形，有无其他伴随症状询问这些内容有助于鉴别诊断，如原发性甲状旁腺功能亢进症引起的骨痛可伴有骨局部棕色瘤的形成，可有多次多处自发性骨折，而骨软化引起的骨痛可伴有膝内翻或膝外翻，在儿童还可以造成鸡胸、串珠肋、方颅等畸形。结缔组织病造成的骨关节痛可伴随皮疹、皮下结节、光过敏、口腔溃疡等症状。

3. 入院前曾做过哪些重要的实验室检查和影像学检查，曾被诊断为何种疾病，给予何种治疗，疗效如何。通过了解院外检查、初步诊断和治疗的情况，有助于我们做出正确诊断，采取病因治疗。

4. 既往有无长期卧床、制动或缺乏日照等造成维生素D缺乏的情况？既往有无接触重金属、棉籽油或其他化学物质等造成肾小管功能受损的历史？

以上相关内容对于我们确立诊断也十分重要。

（三）问诊结果及思维提示

患者中年男性，周身骨痛2年，患者骨痛最初以双膝关节为著，病情逐渐缓慢进展，发展到腰背部。病情进展中无皮疹、皮下结节、口腔溃疡、光过敏等其他结缔组织病症状，无骨骼畸形和骨折发生。就诊于当地医院，双膝关节MRI扫描未见异常，尿常规示蛋白（++），糖（++），血糖和肾功能正常，考虑"风湿性脊柱关节病，慢性肾小球肾炎，肾性糖尿"。曾用

甲泼尼龙、来氟米特（爱若华）、环磷酰胺免疫抑制治疗，但患者疼痛无改善，病情渐加重，行走受限。1 年前患者就诊于北京某医院，化验血钙正常，血磷低，血糖正常，尿糖、尿蛋白阳性，血 pH 7.341，骨密度检查示骨量显著减少，诊为"范科尼综合征"，予"骨化三醇 0.25μg，1 天 2 次，中性磷 20ml 1 天 3 次，阿仑膦酸钠 70mg，每周 1 次"，1 个月后患者疼痛缓解出院。6 个月前因疼痛不明显，自行停用除中性磷以外的所有药物。3 个月前又出现双膝关节和足跟部疼痛，伴髋部不适，遂再次服用上述药物，症状改善不明显，即来我院。既往患者从事汽车修理，有约 20 年汽油接触史。

**思维提示：**

通过询问病史，得知患者骨痛从双侧膝关节开始，逐渐蔓延至腰背部，总结患者院外诊治结果，得知其骨密度显著减低，血磷低，肾性糖尿，尿蛋白阳性，血钙尚正常，血气分析 pH 7.341，可疑有肾小管酸中毒，故高度怀疑为范科尼综合征患者。范科尼综合征是由于各种原因（可以为重金属、过期四环素、棉籽油等损害肾小管或免疫性损害）造成的肾小管损害，应该必备磷酸盐尿，低磷血症，肾性糖尿，氨基酸尿，可伴或不伴肾小管酸中毒。同时患者病程中持续有蛋白尿，提示除肾小管受累外，患者同时有肾小球损害。既往史的询问非常重要，患者长期从事汽车修理，有 20 年的汽油接触史，提示有可能铅中毒造成肾脏损害的可能。

## 三、体格检查

（一）重点检查内容及目的

考虑患者以周身骨痛为主诉就诊，因此在对患者进行系统地、全面地检查同时，应重点注意检查有无鸡胸、串珠肋、膝内翻或膝外翻等骨软化表现，有无局部骨折或长骨棕色瘤形成，棕色瘤提示原发性甲状腺功能亢进症。注意检查有无关节红肿痛、皮疹，皮下结节，这些体征提示结缔组织病骨关节疼痛的可能。

（二）体格检查结果及思维提示

T 36.2℃，R 15 次 / 分，P 76 次 / 分，BP 120/80mmHg。神志清楚，自动体位。胸廓对称，未触及鸡胸、串珠肋。双侧肋骨压痛（+）。双肺叩诊呈清音，双肺呼吸音清晰，未闻及干湿性啰音。心界不大，心音纯、律整，未闻及各瓣膜区杂音。腹软，无压痛，肝脾未触及。四肢关节未见红肿痛、皮疹、皮下结节，未见膝内翻或膝外翻。胸腰椎无压痛，双侧膝关节压痛（+）。神经系统检查未见异常。

**思维提示：**

体格检查结果阳性体征不多，患者无鸡胸、串珠肋、膝内翻或膝外翻，无局部长骨棕色瘤形成，无关节红肿痛、皮疹，皮下结节，仅有双侧肋骨和膝关节压痛。进一步实验室和影像学检查的主要目的是明确诊断，对因治疗。

### 四、实验室和影像学检查

（一）初步检查内容及目的

1. 血尿常规、肝肾功能检测了解患者机体一般状况。

2. 血清钙磷、碱性磷酸酶、24 小时尿钙磷定量检测，骨 X 线片和骨密度测量了解患者骨量和骨转换的一般状况。

3. 24 小时尿氨基酸测定、血气分析、血钾、尿酸化功能，行 24 小时尿糖定量，同时监测患者血糖。上述检验用于评价患者肾小管功能，有无肾性糖尿，有无氨基酸尿及是否合并肾小管酸中毒。

4. 24 小时尿蛋白定量和肌酐清除率的计算评价肾小球的功能。

5. 血清免疫球蛋白和自身免疫性抗体检测排除结缔组织病造成骨关节疼痛和肾损害的可能，血清免疫固定电泳排除多发性骨髓瘤，后者也可造成大量蛋白尿和肾小管功能损害。

6. 血铅分析明确有无铅中毒的可能。

7. 肌肉活检和肾活检的病理和免疫荧光分析。通过分析肌肉组织和肾脏组织病理改变，并用免疫组织化学方法研究肌肉和肾脏中各种免疫球蛋白和补体沉积情况，证实患者肾脏损伤的本质是否与免疫反应有关。

（二）检查结果及思维提示

检查结果：

（1）血常规、肝肾功能均正常，其中血肌酐 91μmol/L。尿常规示糖（++）蛋白（++）。

（2）血 Ca 2.4mmol/L，P 0.43mmol/L，碱性磷酸酶 99U/L（参考值 40～150），24 小时尿 Ca 545mg（参考值 150～250），24 小时尿磷 989（参考值 700～1500）mg，胸腰椎正侧位、骨盆正位、双膝关节正侧位片均显示骨小梁稀疏模糊，骨密度测定示腰椎、股骨大转子和全身骨密度分别小于同年龄正常人 1.6、1.3、1.8SD。

（3）24 小时尿氨基酸分析示全氨基酸尿，其中甘氨酸 927mg/24h↑（参考值 70～200），丙氨酸 2080mg/24h↑（参考值 20～70）。动脉血气分析：pH 7.301，PaO$_2$ 75.2mmHg，PaCO$_2$ 34.7mmHg，BE −8.3mmol/L，血钾 3.0mmol/L，血氯 108mmol/L。肾小管酸化功能：最初尿 pH 7.2，尿重碳酸盐：5.1mmol/L（参考值 0～12.44），可滴定酸：0mmol/L（参考值 9.57～150），铵离子 19.9mmol/L（参考值 25.84～200），提示远曲小管泌酸、泌铵功能异常造成高氯性酸中毒、低血钾，而近曲小管重吸收碳酸氢盐功能尚正常。检测患者血糖空腹 4.8mmol/L，三餐后两小时均 <7mmol/L，而 24 小时尿糖定量 33g，考虑肾性糖尿。

（4）24 小时尿蛋白定量 5.5g，肌酐清除率 88ml/min。

（5）血清各种免疫球蛋白测定均在正常范围，各类自身免疫性抗体，包括抗核抗体（ANA）、ENA 抗 Sm 抗体、ENA 抗 SSA 抗体、ENA 抗 SSB 抗体，以及抗中性粒细胞胞质抗体，均为阴性。血清免疫固定电泳未见单克隆免疫球蛋白或轻链或重链的异常增高。

（6）血铅：183.3μg/L（参考值：<100μg/L）。

（7）肾活检（文末彩图 17-1）：肾穿刺组织可见 30 个肾小球，7 个肾小球球性荒废，系膜区可见少量嗜复红蛋白沉积。肾小管上皮细胞颗粒变性，灶状萎缩，多灶状刷状缘脱落并见蛋白管型。肾间质弥漫水肿，灶状淋巴、单核细胞浸润伴有少量纤维化。肾小动脉管壁略增厚。免疫荧光：纤维蛋白相关抗原（FRA）（+），沿肾小球沉积，IgA、IgG、IgM、C3、C1q 为阴性。病理诊断：符合小管间质病变。

（8）肌活检：病理诊断：肌纤维轻度肿胀，未见明显炎性细胞浸润，肌横纹正常存在。免疫荧光：IgA（−），IgG（+），IgM（−），C3（−），FRA（+），沿肌束膜沉积。

（9）骨髓活检：可见少量浆细胞（文末彩图 17-2）。

**思维提示：**

从化验结果中可以看出，患者的主要损害集中在肾脏，肾小球受损引起大量蛋白尿，肾小管受损引起磷酸盐尿，显著低磷血症，全氨基酸尿和肾性糖尿，符合范科尼综合征的诊断，同时还合并肾小管酸中毒和低血钾。患者显著的低磷血症和酸中毒造成骨量显著减低和骨痛。那患者为什么会有这么严重的肾脏损害呢？为此我们做了血清免疫球蛋白测定、免疫固定电泳和各种自身免疫性抗体检测，排除了多发性骨髓瘤和传统意义上的风湿免疫性疾病。为深入研究病因，我们做了肾脏和三角肌肌肉活检，结果显示，肾脏和肌肉均有 FRA 沉积，肌肉组织还有 IgG 的沉积，同时肾间质弥漫水肿，灶状淋巴、单核细胞浸润伴有少量纤维化。肾小动脉管壁略增厚，这些提示我们患者的肾脏损伤可能与自身免疫反应有关。我们同时检测患者血铅水平，血铅显著增加，达到铅中毒水平。推测患者可能是因铅中毒引发肾脏的免疫性损伤，引起肾间质肾炎，同时累及肾小球和近、远端肾小管，造成大量蛋白尿、磷酸盐尿、氨基酸尿、肾性糖尿、肾小管酸中毒，同时还可能有 1α- 羟化酶受损。

## 五、治疗方案及理由

1. 方案　初始治疗：骨化三醇 0.75μg，1 天 3 次；碳酸钙 600mg/d；碳酸氢钠 1g，1 天 3 次；10% 枸橼酸钾 30ml，1 天 3 次；枸橼酸合剂 10ml，1 天 3 次；肾活检和肌肉活检结果回报后加用：甲泼尼龙 80mg 1 天 1 次，静滴 40 天，40mg 1 天 1 次，14 天，继以泼尼松 10mg，1 天 3 次，口服。并建议患者出院后到职业病医院驱铅治疗。

2. 理由　首先是针对性地对症治疗，以缓解患者骨痛。采用碳酸氢钠和枸橼酸合剂纠正酸中毒，10% 枸橼酸钾补钾，因氯化钾补钾会加重高氯性酸中毒。同时补充活化维生素 D₃（骨化三醇）促进肠道钙磷吸收，缓解骨痛，而且肾小管受损时可能造成 1α- 羟化酶受损，维生素 D₃ 活化障碍，故补充活性维生素 D₃ 十分必要。肾脏和肌肉活检结果提示患者的肾脏损伤可能与自身免疫反应有关，故加用甲泼尼龙免疫抑制治疗。

## 六、治疗效果及思维提示

治疗效果：第一次住院期间，给予枸橼酸钾补钾，枸橼酸合剂、碳酸氢钠纠正酸中毒，碳酸钙 D₃ 片补钙，骨化三醇 0.75μg，1 天 3 次，促进钙磷吸收治疗后，患者骨痛有所缓解，血磷升至 0.66mmol/L，血 pH 上升达 7.356，血钾升至 3.7mmol/L，尿蛋白无明显下降。加用甲泼尼龙免疫抑制治疗后，血磷继续上升达 0.8~0.9mmol/L，血钙 2.3~2.4mmol/L，血 pH 可维持在 7.40 以上，同时 24 小时尿蛋白由治疗前 5.5g 下降至 114mg，24 小时尿糖由治疗前 33g 下降至 3~6g。患者骨痛完全缓解，好转出院。出院时口服泼尼松 10mg 1 天 3 次，骨化三醇 0.5μg，1 天 3 次，碳酸钙 600mg/d，碳酸氢钠 1g 1 天 3 次，10% 枸橼酸钾 20ml 1 天 3 次（第一次住院时间：2008.3~2008.6）。

　　第一次住院出院后，曾于职业病防治中心驱铅治疗 2 个月。补钙、补钾、纠酸等对症治疗方案未变，自行逐渐减少口服泼尼松用量后，24 小时尿蛋白回升到 6.67g/24h，这期间血磷可维持在 0.6～0.8mmol/L，血 pH 可维持正常。为减少尿蛋白，故第二次住院。再次给予甲泼尼龙静脉免疫抑制治疗（甲泼尼龙 40mg，1 天 1 次静滴 50 天），24 小时尿蛋白又下降到 1.986g/24h，24 小时尿糖持续维持在 6g/24h，效果已不如第一次住院，其间血肌酐无明显上升，维持在 100～110μmol/L。出院时仍口服泼尼松 10mg 1 天 3 次，骨化三醇 0.5μg 1 天 3 次，碳酸钙 600mg/d，碳酸氢钠 1g 1 天 3 次，10% 枸橼酸钾 20ml 1 天 3 次。

　　第二次住院后，24 小时尿蛋白猛增至 7.984g/24h，血肌酐上升至 133μmol/L，故第三次入我院，静脉应用甲泼尼龙 40～120mg/d，35 天后效果不佳，尿蛋白持续不降，血肌酐呈上升趋势。入院时血常规示 HGB 101g/L，WBC 5.07×10$^9$/L，PLT 126×10$^9$/L，住院治疗 1 个月余，患者出现发热、咳嗽，复查血常规示 HGB 71g/L，WBC 5.24×10$^9$/L，PLT 23×10$^9$/L，血红蛋白和血小板急剧下降，静脉抗感染治疗后热退，但血象异常持续存在，故考虑存在血液系统疾病。

　　患者发病后的各项化验指标变化过程见表 17-1～表 17-3。

**表 17-1　病程中实验室检查结果变化**（血）

| 日期 | HGB (g/L) | WBC (×10$^9$/L) | PLT (×10$^9$/L) | ALB (g/L) | Glo (g/L) | Cr (μmol/L) | Ca (mmol/L) | P (mmol/L) | K (mmol/L) | ALP (U/L) |
|---|---|---|---|---|---|---|---|---|---|---|
| 08.3.26 | 145 | 5.06 | 196 | 44 | 19 | 117 | 2.40 | 0.43 | 3.0 | 99 |
| 08.6.20 | 119 | 8.4 | 161 | 42 | 21 | 91 | 2.30 | 0.83 | 3.3 | 108 |
| 10.3.18 | 136 | 6.69 | 212 | 46 | 22 | 117 | 2.20 | 0.60 | 3.47 | 142 |
| 10.6.6 | 143 | 7.98 | 172 | 36 | 25 | 107 | 2.25 | 0.79 | 3.45 | 85 |
| 10.11.7 | 101 | 5.07 | 126 | 41 | 20 | 133 | 2.30 | 0.77 | 3.15 | 65 |
| 10.12.19 | 71 | 5.24 | 23 | 37 | 19 | 207 | 2.43 | 1.26 | 4.20 | 47 |
| 10.12.23 | 82 | 5.78 | 54 | | | 193 | 2.39 | | 3.65 | |

**表 17-2　肾小管功能指标变化**

| 日期 | 血 (pH) | 血 BE (mmol/L) | 尿 (pH) | 尿 HCO₃ (mmol/L) | 尿 TA (mmol/L) | 尿 NH₄ (mmol/L) | 尿 Ca (mg/24h) | 尿 P (mg/24h) | 尿 (Glu g/24h) | 尿 (Pro mg/24h) |
|---|---|---|---|---|---|---|---|---|---|---|
| 08.3.27 | 7.301 | −8.3 | 7.2 | 2.7 | 3.5↓ | 19.9↓ | 601 | 836 | 33 | 4745 |
| 08.6.20 | 7.41 | −0.5 | | | | | 707 | 821 | 0.33 | 114 |
| 10.3.18 | 7.33 | −5.1 | 7.3 | 12.4↑ | 0.2↓ | 11.3↓ | 691 | 725 | 6.12 | 6670 |
| 10.6.6 | 7.37 | −4.7 | | | | | 660 | 963 | 6.88 | 1986 |
| 10.11.8 | 7.39 | −3.7 | 7.2 | 13.6↑ | 1.2↓ | 9.6↓ | 908 | 877 | 6.4 | 7984 |
| 10.12.20 | | | | | | | 653 | 597 | 5.1 | 7939 |

**表 17-3　免疫指标和骨密度值变化**

| 日期 | IgG (mg/dl) | IgA (mg/dl) | IgM (mg/dl) | C3 (mg/dl) | 腰椎（BMD g/cm²） | 髋部（BMD g/cm²） | 全身（BMD g/cm²） |
|---|---|---|---|---|---|---|---|
| 08.3.27 | 633 | 67.6 | 63.1 | 76.5 | 1.039 | 0.719 | 1.044 |
| 10.3.18 | 596 | 49.5 | 44.1 | 81.8 | 0.943 | 0.767 | 1.022 |

> **思维提示：**
>
> 　　起初我们针对范科尼综合征，仅用传统补钾、纠酸、补钙和采用大剂量骨化三醇治疗，患者肾小管酸中毒有所好转，血钾、血磷上升。当肾活检和肌肉活检结果回报后，我们考虑患者肾小管损害与自身免疫反应有关，故加用糖皮质激素，起初取得了突飞猛进的效果，表现为肾小管酸中毒显著好转，同时尿糖、尿蛋白大幅度下降，提示肾小管和肾小球损害均减轻。糖皮质激素治疗有效进一步表明此病的发生与免疫损伤有关。之后随着病程进展，24 小时小时尿蛋白复又升高，患者又两次收入我科诊治，糖皮质激素静脉滴注效果逐渐变差。终于，在第三次入院后，糖皮质激素治疗接近无效，患者出现发热、血红蛋白和血小板急剧下降，故需进一步检查明确病因。

## 七、进一步实验室检查

（一）进一步检查内容及目的

1. 检查内容

（1）血常规和凝血功能，肝肾功能检查。

（2）胸部 CT 扫描。

（3）血清免疫固定电泳，尿本周蛋白电泳。

（4）骨髓穿刺检查和骨髓活检。

2. 检查目的

（1）因为患者出现发热、贫血和血小板急剧下降，需连续观察患者血红蛋白、血小板、白细胞变化。检测凝血功能，以防出血或 DIC 倾向。

（2）患者有发热、咳嗽，又有长期大剂量糖皮质激素使用史，故行胸部 CT 检查明确肺感染情况。严重感染可以造成贫血、血小板减少，甚至诱发 DIC。

（3）为排除血液系统疾病中的浆细胞病（多发性骨髓瘤），行血清免疫固定电泳和尿本周蛋白电泳，看有无单克隆免疫球蛋白或轻链的异常增高。

（4）骨髓穿刺检查和骨髓活检，明确有无血液系统疾病，如骨髓异常增生综合征、重症感染骨髓象、多发性骨髓瘤等。多发性骨髓瘤会表现为骨髓异常浆细胞比例增加。

（二）检查结果及思维提示

检查结果：

（1）血常规显示 HGB 71～82g/L，PLT（23～54）×10⁹/L，WBC（5.24～5.78）×10⁹/L。凝血功能正常。肝功能正常，血肌酐升高，达 193～207μmol/L。

（2）肺部 CT 结果回报：双肺胸膜下多发磨玻璃密度影，考虑感染性病变，建议治疗后复查。两肺间质纹理增多，间质病变，不除外间质炎症。

（3）血清免疫固定电泳：ELP（-）、IgG（-）、IgA（-）、IgM（-）、κ 轻链（-）、λ 轻链（+）。尿本周蛋白电泳：ELP（+）、IgG（-）、IgA（-）、IgM（-），κ 轻链（-）、λ 轻链（+），κ 游离轻链（-）、λ 游离轻链（+）。

（4）骨髓穿刺结果显示：骨髓增生减低，粒系增生，红系比例减低，全片未见巨核细胞，血小板少，伴有异常浆细胞增多，浆细胞比例 5.5%。骨髓病理诊断：骨髓增生极度活跃，单一胖梭形细胞增生取代造血成分。免疫组化：CD38、CD138 阳性，CK、CD1α、CD68、CD56、

CD、CD20阴性，提示多发性骨髓瘤。

**思维提示：**

从化验结果中可以看出，患者出现发热，血红蛋白和血小板急剧下降，肾功能恶化，即使在用抗生素控制肺感染，热退后血象异常和肾功能仍不能恢复，故考虑存在血液系统疾病。血清免疫固定电泳和尿本周蛋白电泳均提示λ轻链(+)，尿λ游离轻链亦(+)。骨髓病理显示骨髓增生极度活跃，单一胖梭形细胞增生取代造血成分。免疫组化：CD38、CD138阳性，提示多发性骨髓瘤。虽然骨髓穿刺结果显示浆细胞比例5.5%，未达15%，但综合血尿化验和骨髓病理免疫组化，以及患者有骨痛病史，大量蛋白尿和肾功能损害，考虑多发性骨髓瘤(λ轻链型)诊断成立。

## 八、进一步治疗方案及理由

1. 方案　针对多发性骨髓瘤，采用化疗药万科治疗，同时采用输血、输血小板等营养支持疗法。

2. 理由　针对原发病，采用相应治疗方案。

## 九、治疗效果及思维提示

治疗效果：患者共用万科化疗8个疗程，其间血清M蛋白比例一度显著下降，血小板曾上升至$160×10^9$/L，血肌酐恢复正常水平，但血红蛋白始终维持低水平，约60g/L，尿蛋白定量无下降，氨基酸尿无缓解。治疗约1年余，患者血小板不能维持，下降到$(5～8)×10^9$/L，最终患者因脑出血死亡。

**思维提示：**

回顾该患者，起病时没有血液系统表现，胸腰椎、骨盆、双膝、双踝、双足X线片(前两次住院)均只提示骨质疏松，无典型穿凿样改变，血清免疫固定电泳未发现M蛋白，但具备典型的范科尼综合征表现和骨痛症状，合并大量蛋白尿，我们仅做出范科尼综合征，肾小管酸中毒的诊断。2年后出现血小板和血红蛋白显著减低，经验血尿免疫电泳和骨髓病理诊为多发性骨髓瘤。我们不能排除患者起病时即为多发性骨髓瘤，只不过该病进展缓慢，造成我们未能在早期作出诊断。最初起病后，我们给予大剂量糖皮质激素治疗，一定程度上延缓了原发病多发性骨髓瘤的进展，因为多发性骨髓瘤的化疗方案中也可采用糖皮质激素，就可以解释为什么第一次住院治疗后效果极好，骨痛缓解，24小时尿蛋白和尿糖可下降到正常范围。

## 十、对本病例的思考

1. 关于范科尼综合征国内外教科书中有关范科尼综合征的描述很少，几乎无据可查。其实，范科尼综合征是以近端小管受损对多种物质重吸收障碍为主要表现的疾病。不能被正常重吸收的物质包括钠、钾、钙、磷、葡萄糖、水、碳酸氢根，影响 $25(OH)D_3$ 向 $1,25(OH)_2D_3$ 的转化，故患者可出现骨病[1]，近端小管性酸中毒也是较常见表现。其中肾性糖尿、全氨基酸尿、磷酸盐尿为基本诊断条件。其发病机制未明，儿童病例多为遗传性疾病，一项对于同时存在范科尼综合征和范可尼贫血患儿的研究发现，患者存在线粒体 DNA 回文结构的缺失[1]；本病亦可与结节性硬化病同时存在，后者为常染色体显性遗传，表现为多器官的错构瘤，累及神经系统和皮肤[3]。成人病例多为后天获得性，常继发于慢性间质性肾炎、干燥综合征、移植肾、重金属（汞、铅、镉）肾损害等，中药如马兜铃酸可引起肾间质局部水肿和纤维化，肾小管萎缩，肾小球缺血和肾小球内皮损伤。引起范科尼综合征[2]。

2. 多发性骨髓瘤和范科尼综合征多发性骨髓瘤，即血液中单克隆免疫球蛋白或其轻链或重链水平异常增高，造成骨骼、骨髓、免疫系统的损害。包括单克隆免疫球蛋白型、轻链型、重链型三种。但范科尼综合征，即近端肾小管受损，并不是多发性骨髓瘤的一个常见表现。自从 1954 年第一例报道[1]多发性骨髓瘤合并获得性范科尼综合征以来，陆续又有约 60 例这方面的报道[2~7]。既往文献报道[8]，多发性骨髓瘤可以同时并发范科尼综合征，更有一部分病例先出现肾小管功能受损，即范科尼综合征表现，一段时间（一般为数年）后再出现多发性骨髓瘤的典型表现，本文患者就属于此类。

一般认为，多发性骨髓瘤合并近端肾小管功能损害是由于肾小管上皮细胞重吸收的免疫球蛋白轻链沉积于细胞内，形成的电子致密沉积物损伤了上皮细胞的功能。这种尿免疫球蛋白轻链（本周蛋白）多为 κ 轻链[3,9,10]，也有少数报道为 λ 轻链[11]。本文患者为多发性骨髓瘤（λ 轻链型），故血免疫电泳示 λ 轻链升高，尿 λ 轻链和 λ 游离轻链均升高，肾小管上皮细胞重吸收 λ 轻链，造成功能障碍。但也有研究发现，部分多发骨髓瘤合并范科尼综合征患者其肾小管上皮细胞看似正常或仅有一些非特异性改变[9,12]。本文患者肾活检未深入研究肾小管上皮细胞有无此种电子致密沉积物。

范科尼综合征，即近端肾小管功能受损，应该损伤近端肾小管重吸收碳酸氢盐功能。但本文患者发病早期除有磷酸盐尿、肾性糖尿、氨基酸尿等近端肾小管受损表现外，其酸化功能受损仅限于远端肾小管泌酸异常，病程发展中逐渐出现近端肾小管重吸收碳酸氢盐功能障碍。既往也有文献报道，多发性骨髓瘤合并范科尼综合征，同时也可有远端肾小管泌酸异常和尿浓缩功能障碍，后者表现为肾性尿崩症。

治疗效果方面，一些报道显示，通过治疗多发性骨髓瘤，尿本周蛋白消失，肾小管功能改善，范科尼综合征的症状改善。也有学者报道，采用美法仑（马法兰）治疗多发性骨髓瘤后，骨髓瘤细胞数量和血中的异常单克隆免疫球蛋白数量均下降，但尿本周蛋白持续存在，受损的肾小管功能不能恢复，故推测，尿本周蛋白是导致肾小管功能损害的关键所在，降低尿本周蛋白才能缓解范科尼综合征症状。本患者经万科化疗，治疗效果欠佳，肾小管功能和骨髓造血功能不能恢复。最终患者回太原老家，因血小板过低，脑出血死亡。

通过该患者的诊断和治疗经过的回顾性分析，经验教训多于成功的喜悦，原因是我们头脑中固有的以器官为中心的思维方式禁锢着我们难有创造性的思维。该病起病于骨髓，累及肌肉和肾脏，首先以肾小管损害为主，后来注意到了肾小球的病变，后才认识到骨髓瘤的存在，但一切为时已晚。如果我们能有跨越式的思维，从全身整体的角度去认识疾病，早一些发现疾病的源头，从病因上开始治疗，可能患者的预后会好一些。这些只有在以后的工作中注意观察，转变观念，从理论高度去认识自己的不足，才能全面认识疾病的复杂性。

（贾红蔚）

# 参 考 文 献

[1] Sirota TH，Hamerman D. Renal function studies in an adult subject with the Fanconi syndrome[J]. Am J Med，1954，6：138-152.

[2] Minemura K，Ichikawa K，Itoh N，et al. IgA-Kappa type multiple myeloma affecting proximal and distal renal tubules[J]. Internal Medicine，2001，40（9）：931-935.

[3] Chan KW，Ho FCS，Chan MK. Adult fanconi syndrome in light chain myeloma[J]. Arch Patholab Med，1987，111：139-142.

[4] Scheele C. Light chain myeloma with features of the adult fanconi syndrome：six year remission following one course of melphalan[J]. Acta Med Scand，1976，199：533-537.

[5] Gailani S，Seon BK，Henderson ES. K light chain-myeloma associated with adult fanconi syndrome：response of the nephropathy to treatment of myeloma[J]. Med PediatOncol，1978，4：141-147.

[6] Uchida S，Matsuda O，Yokota T，et al. Adult fanconi syndrome secondary to kappa-light chain myeloma：improvement of tubular function after treatment for myeloma[J]. Nephron，1990，55：332-335.

[7] Yonemura K，Matsushima H，Kato A，et al. Acquired fanconi syndrome associated with IgG K multiple myeloma：observations on the mechanisms of impaired renal acid excretion[J]. Nephrol Dial Transplant，1997，12：1251-1253.

[8] Sewell RL，Dorreen MS. Adult fanconi syndrome progressing to multiple myeloma[J]. J Clin Pathol，1984，37：1256-1258.

[9] Morita T. Renal lesions in multiple myeloma and related disorders[J]. Acta Medica et Biologica，1995，43：173-196.

[10] Truong LD，Mawad J，Cagle P，et al. Cytoplasmic crystals in multiple myeloma-associated fanconi's syndrome. A morphological study including immunoelectron microscopy[J]. Arch Pathol Lab Med，1989，113：781-785.

[11] Isobe T，Kametani F，Shinoda T. V-domain deposition of lambda Bence Jones protein in the renal tubular epithelial cells in a patient with the adult Fanconi syndrome with myeloma[J]. Amyloid，1998，5：117-120.

[12] Messiaen T，Deret S，Mougenot B，et al. Adult fanconi syndrome secondary to light chain gammopathy. Clinicopathologic heteroheneity and unusual features in 11 patients[J]. Medicine（Baltimore），2000，79：135-154.

# 病例 18　间断双下肢乏力 14 个月

**患者男性**，33 岁，于 2011 年 6 月 20 日入院。

## 一、主诉

间断双下肢乏力 14 个月，加重两个月。

## 二、病史询问

### （一）初步诊断思路及问诊目的

患者青年男性，本次入院主因间断双下肢乏力 14 个月，加重 2 个月。14 个月来患者间断双下肢乏力发作，发作时验血钾低至 2.2～2.7mmol/L，经静脉补钾后症状缓解。首先应明确患者是发作性低钾，还是持续性低钾伴发作性加重。一些长期慢性低钾患者，机体对低钾有所耐受，平时可无症状，遇到诱因血钾进一步减低时，才出现双下肢乏力症状。发作性低钾多是由体内钾的分布异常造成，主要是指细胞内钾不能流到细胞外液，包括甲状腺功能亢进症造成的低钾性周期性瘫痪、家族性低钾性周期性瘫痪、散发性低钾性周期性瘫痪。持续性低钾可以由摄入不足和丢失过多造成，丢失过多又可以分为消化道丢失和肾脏丢失两类，消化道丢失主要是腹泻，肾脏失钾包括肾小管酸中毒、原发性醛固酮增多症、皮质醇增多症、Bartter 综合征、Liddle 综合征、失钾性肾病等多种疾病或服用排钾药物导致的低血钾。问诊主要围绕上述疾病展开。

### （二）问诊主要内容及目的

1. 追问患者在双下肢乏力发作间歇期，未补钾情况下有无检测血钾，以明确患者是发作性低钾，还是持续性低钾伴发作性加重。患者病史叙述中提供了双下肢乏力发作时测血钾 2.2～2.7mmol/L，经静脉补钾 1 天后血钾可上升至 3.4mmol/L，后口服补钾，停用口服补钾后，无双下肢乏力症状时，未监测血钾。故对患者是发作性低钾，还是慢性持续性低钾基础上间歇加重，从病史上不易作出判断。

2. 询问患者有无心悸、多汗、多食、易饥、消瘦、大便次数增多、手颤等甲状腺功能亢进的症状，询问患者是否合并高血压，问清是否有甲亢高代谢症状，对于我们判断是否存在甲亢低钾性周期性瘫痪十分重要。明确有无高血压史对于鉴别诊断意义重大，原发性醛固酮增多症、Liddle 综合征为持续性低钾合并高血压，而 Bartter 综合征为持续性低钾合并正常血压。

3. 对于双下肢瘫痪发作的询问，包括发病前有无诱因，瘫痪发作的时间，经过何种诊治，瘫痪是如何缓解的，瘫痪持续多长时间等。瘫痪发作的诱因包括有无腹泻或服用利尿剂历史，有无大量进食碳水化合物、过劳、受寒或情绪应激的历史。家族性低钾性周期性瘫痪有时有进食过饱、过劳、受寒或情绪应激的历史，而甲亢低钾性瘫痪多诱因不明显。甲亢低钾性瘫痪多发生于清晨，而家族性低钾性周期性瘫痪则发作时间不定。双下肢瘫痪发作时是否感觉呼吸困难（是否有呼吸肌受累），瘫痪发作时是否检测了血钾，是否经过补钾治疗后瘫痪缓解，瘫痪共持续多长时间，详细准确的问诊有利于我们完整把握病情，正确诊断和判断病情。

4. 家族中有无甲亢的疾病史，有无低钾性周期性瘫痪的家族遗传史。甲亢和家族性低钾性周期性瘫痪都有一定的遗传倾向，弄清家族患病情况有利于辅助诊断。

（三）问诊结果及思维提示

患者于入院前 14 个月无明显诱因出现双下肢乏力，具体发作时间不详。无瘫痪及抽搐，无意识障碍。就诊于当地医院查血钾 2.2mmol/L，血气及肾素 - 血管紧张素 - 醛固酮系统（RAAS）系统未测，给予静脉滴注氯化钾 3g，1 天后复查血钾 3.4mmol/L，给予氯化钾缓释片 1.0g 1 天 3 次口服好转出院。患者自觉乏力症状消失，自行停药，其间未发现血压升高，未监测血钾。此后双下肢乏力症状间断出现，发作时间不固定，给予静脉及口服补钾后可好转。近 1 个月患者双下肢乏力症状较前发作频繁，3 日前于午后再次发作上述症状，于当地医院测血钾 2.7mmol/L，给予静脉滴注门冬氨酸钾镁 3g 后症状缓解。为求进一步诊治门诊以"低钾原因待查"收入院。患者自发病以来精神、饮食可，无血压升高，无泡沫尿及肉眼血尿，夜尿 1～3 次 / 日，大便正常。体重无明显变化。家族中无甲亢或低钾性周期性瘫痪疾病史。

**思维提示：**

通过问诊，我们了解到患者发作性双下肢无力，发作时血钾低，补钾后好转。发作间歇期间未检测血钾水平。患者不合并高血压，可以基本排除原发性醛固酮增多症、Liddle 综合征。无心悸、多汗、腹泻、体重下降等症，不似甲亢低钾性周期性瘫痪。至于如何判断患者是发作性低钾，还是慢性持续性低钾基础上间歇加重，可在入院后不补钾情况下检测血钾，看患者无双下肢乏力症状时是否有低血钾。若患者为持续性低钾，重点鉴别 Bartter 综合征、肾小管酸中毒，若为发作性低钾，则倾向于散发性低钾性周期性瘫痪。

## 三、体格检查

（一）重点检查内容及目的

为鉴别患者低血钾原因，查体时注意患者是否合并高血压，有无心率增快、多汗、甲状腺肿大等甲亢症状。注意患者有无向心性肥胖，排除皮质醇增多症。

（二）体格检查结果及思维提示

T 36.7℃，P 74 次 / 分，R 18/ 次，BP 120/80mmHg。神清，语利，体型匀称，查体合作，全身皮肤黏膜无黄染，出血点及皮疹。无皮肤潮湿。周身浅表淋巴结未触及肿大。头颅五官无畸形，眉毛无稀疏，眼睑无水肿，眼球活动自如。颈软，甲状腺未触及肿大。胸廓对称，无畸形。双肺呼吸音清，未闻及干湿啰音。HR 74 次 / 分，律齐，未闻及杂音。腹软，无压痛及反跳痛，肝脾肋下未触及。双下肢无水肿。脊柱四肢无畸形，生理反射存在，病理反射未引出。

**思维提示：**

　　体格检查结果发现患者血压正常，不支持原发性醛固酮增多症、Liddle 综合征。无心率增快、多汗、甲状腺肿大等甲亢症状。无向心性肥胖，不支持皮质醇增多症。

## 四、实验室和影像学检查

（一）初步检查内容及目的

1. 血、尿、便常规、肝肾功能检测了解患者机体一般状况。

2. 血电解质检查入院后停止补钾，数日后在患者无双下肢乏力感时，检测血钾，用以判断患者是持续性低钾，还是发作性低钾。

3. 血气分析判断是酸中毒还是碱中毒，有助于鉴别低钾原因是肾小管酸中毒，还是 Bartter 综合征。所以，血气分析是必要的。

4. 血镁和 24 小时尿钙合并低血镁、低尿钙则为 Bartter 综合征的一个特殊类型，即 Gitelman 综合征，其疾病的性质是相同的。

5. 肾上腺皮质功能、甲状腺功能、血肾素 - 血管紧张素 - 醛固酮系统检查可以排除皮质醇增多症、甲亢。血肾素 - 血管紧张素 - 醛固酮系统检查可以区分 Bartter 综合征和醛固酮增多症，前者为高肾素，高醛固酮水平；后者为高醛固酮，低肾素。

（二）检查结果及思维提示

检查结果：

（1）血、尿、便常规、肝肾功能均正常。

（2）停止补钾 5 日后，患者无双下肢乏力感时，测血钾 3.04mmol/L，提示患者为持续性低钾（病史中提示，患者双下肢乏力发作时，血钾可低至 2.2～2.7mmol/L）。

（3）血气分析提示代谢性碱中毒。

（4）血 Mg 1.05mmol/L，24 小时尿 Ca 195mg（参考值 150～250）。

（5）血清促肾上腺皮质激素 49.1pg/ml（参考值：0～46），血皮质醇 26.9μg/dl（参考值：5～25），24 小时尿皮质醇 31.5μg（30～110），$FT_4$ 16.64pmol/L（参考值：11.5～23.5），$FT_3$ 5.38pmol/L（参考值：3.5～6.5），促甲状腺激素 2.325μU/ml（参考值：0.3～5.0），肾上腺皮质功能、甲状腺功能均正常。肾素 - 血管紧张素 - 醛固酮系统检查提示：卧位，肾素活性 3.42ng/（ml·h）（参考值 0.05～0.79），血管紧张素Ⅱ 62.5pg/ml（参考值 28.2～52.2），醛固酮 12.30ng/dl（参考值 5～17.5）；立位，肾素活性 6.52ng/（ml·h）（参考值：1.95～4.02），血管紧张素Ⅱ 130.1pg/ml（参考值：55.3～115），醛固酮 18.10ng/dl（参考值：6.5～30）。

 **思维提示：**

　　总结化验结果和病史，患者特点是低血钾、高肾素、正常血压、碱中毒，而无低血镁和低尿钙，符合经典 Bartter 综合征，拟进一步行肾活检看是否有入球动脉炎和肾小球旁器增生。

### 五、进一步检查

（一）检查内容及目的

1. 肾活检因拟诊 Bartter 综合征，故行肾穿刺活检。但一部分 Bartter 综合征病程短，肾穿刺活检病理检查肾小球旁器增生可不明显。肾活检的另一个目的是看肾脏的免疫复合物沉积情况。我们认为，Bartter 综合征可能与肾脏发生某种自身免疫反应，肾入球动脉血管管壁增厚，有免疫复合物沉积，导致肾缺血、肾小球旁器增生、肾素分泌增加。导致低血钾的原因可能与患者肌肉病变有关，碱中毒的病因不详，也无合情合理的解释。

2. 三角肌活检主要通过检测肌肉免疫复合物沉积情况，间接推测体内是否存在活跃的自身免疫相关性疾病。

（二）检查结果及思维提示

1. 肾活检肾穿刺组织可见 32 个肾小球，3 个缺血性硬化，1 个缺血性皱缩，其余肾小球系膜细胞及基质局灶节段性增生，部分球囊间隙变窄。肾小管上皮细胞空泡颗粒变性，小灶状萎缩。肾间质小灶状淋巴、单核细胞浸润伴有纤维化。小动脉管壁增厚。

免疫荧光：IgA（±），IgM（+），C3（++），FRA（+），沿肾小球沉积。

2. 三角肌活检肌横纹存在，未见明显炎症。肌肉活检免疫荧光示：IgA（+）、IgG（+++）、IgM（±）、C3（±）、C1q（−）、FRA（+），沿肌束膜沉积。

> **思维提示：**
>
> 肾活检结果未见肾小球旁器增生，但不排除 Bartter 综合征诊断。免疫荧光检测可见免疫复合物沉积，不排除免疫性肾损伤，导致肾缺血，球旁器增生，肾素分泌增加。肌活检可见免疫复合物沉积，间接推测体内可能存在某种免疫相关性疾病。

### 六、治疗方案及理由

1. 方案　针对患者体内的免疫异常，采用中等剂量的糖皮质激素治疗。先用静脉甲泼尼龙 40mg/d，共 14 天，之后改为口服泼尼松 30mg/d，共 21 天，其间不补钾，后复查血钾。

2. 理由　据教科书中的记载，Bartter 综合征是由于肾小管氯通道突变而致功能失活，因此，分流到远端肾单位的尿流量增加，尿排钾增多而导致丢钾。低钾血症使肾脏释放前列腺素增多，刺激肾素和醛固酮释放，加重尿钾丢失，从而引起低钾血症和碱血症。前列腺素可扩张血管，故患者无高血压。传统治疗为口服补钾，保钾利尿剂和抑制前列腺素合成药，如阿司匹林、吲哚美辛、布洛芬。我科积极探讨该病病因，发现此类疾病患者的免疫异常，尝试用免疫抑制治疗，以求根治。

### 七、治疗效果及思维提示

治疗效果：使用中等剂量糖皮质激素治疗 5 周后，复查血钾 3.1mmol/L，血钾无显著上升。

**思维提示：**

　　Bartter 综合征发病机制复杂，至今尚未完全阐明。我们发现入球动脉壁沉积的为补体 C3，即免疫反应已经完成，很难逆转。我们尝试用糖皮质激素治疗效果不佳，若从根本上治疗该病尚需进一步探索。

## 八、改变治疗方案及治疗效果

（一）治疗方案

　　采用传统治疗方法，口服补钾加保钾利尿剂（螺内酯），同时合用前列腺素合成抑制剂（吲哚美辛或阿司匹林），监测血钾变化。

　　（二）治疗效果及思维提示

　　治疗效果：2 周后复查血钾上升至 3.4mmol/L，之后需长期维持此治疗方案，血钾可保持在 3.4～3.7mmol/L。

**思维提示：**

　　传统治疗方案可维持血钾正常，但却不能根治疾病，应该不断探索其他药物治疗。我们认为，Bartter 综合征是一种自身免疫性疾病。

## 九、对本病例的思考

　　1. 我科于 1978 年在全国首先报告了 Bartter 综合征，但对该病的认识非常肤浅。该患者病史提示发作性双下肢乏力，发作时验血钾低，貌似发作性低钾，事实上为持续性低钾，发作性加重，故必须认真仔细甄别。本文采用停止补钾数日后，在患者无乏力症状时，测血钾看有无低钾血症，以判断患者是持续性低钾，还是发作性低钾。

　　2. 关于 Bartter 综合征传统认为，它是一种基因突变导致的疾病，肾小管氯通道受累，导致尿中钾排泄增多，低钾血症使肾脏释放前列腺素增多，刺激肾素和醛固酮释放，进一步加重尿钾丢失。而前列腺素的扩张血管作用使患者在醛固酮水平增高的情况下无高血压症状。基于此发病机制，传统治疗只能维持血钾水平，不能解决根本问题。我们发现，Bartter 综合征发病有肾脏免疫损害的原因，为探索其发病机制，我们做了肾活检和肌肉活检，试用免疫抑制剂治疗，虽然效果不佳，但或许其中隐藏着更复杂的机制，或许需要更换免疫抑制剂种类，这都有待进一步深入研究。

（贾红蔚）

# 垂体瘤术后畏寒、乏力、恶心、呕吐

**患者男性**,51 岁,于 2011 年 7 月 3 日入院。

## 一、主诉

垂体瘤术后畏寒、乏力 10 年,加重伴恶心、呕吐、头晕 20 天入院。

## 二、病史询问

（一）初步诊断思路及问诊目的

患者有明确的 10 年前行垂体瘤手术的病史,术后逐渐出现畏寒、乏力,近 20 天症状加重伴恶心、呕吐、头晕,给我们的初步印象考虑垂体手术造成腺垂体功能低下,问诊时应该围绕腺垂体的三个轴的功能展开全面细致询问。腺垂体包括促肾上腺皮质轴、促甲状腺轴和促性腺轴,应该围绕肾上腺功能、甲状腺功能、性腺功能询问患者临床表现。

（二）问诊主要内容及目的

1. 询问患者当年垂体瘤手术的历史,因何症状发现垂体瘤,为何种性质的垂体瘤 垂体瘤分为无功能腺瘤、催乳素（PRL）瘤、生长激素（GH）腺瘤、促肾上腺皮质激素（ACTH）腺瘤等。其中 PRL 腺瘤可以造成闭经、溢乳。GH 腺瘤可以引起肢端肥大症,在儿童可以造成巨人症。ACTH 腺瘤可以造成皮质醇增多症,亦称库欣病。多数垂体瘤为微腺瘤,瘤体长大可造成头痛,压迫视交叉则可造成双眼颞侧偏盲。故必须询问患者因何症状就诊发现垂体瘤,垂体瘤术后病理是什么,有助于我们详细了解病情,判断患者垂体瘤术后症状的原因。

2. 询问患者垂体瘤术后原有的哪些症状得以缓解,又出现哪些新的症状,而且应该围绕肾上腺皮质功能、甲状腺功能或性腺功能低下的临床表现询问术后新出现的症状 肾上腺皮质功能减退症状包括疲乏、体力屡弱、厌食、恶心、呕吐、抵抗力低、脉搏细弱、血压偏低和低钠血症,严重者可同时伴有低钙血症和低蛋白血症。继发性甲状腺功能减退包括畏寒、黏液性水肿、皮肤粗糙、精神淡漠、记忆力减退、便秘等。性腺功能低下主要表现为性欲减退,毛发常脱落,尤以腋毛阴毛明显,眉毛也可脱去,男子胡须稀少,常诉阳痿。

3. 询问患者有无尿量增多、多饮症状以评价有无神经垂体功能受损。

4. 入院前曾做过哪些实验室检查,接受过何种诊治 了解上述情况有助于我们对疾病性质和疾病的严重程度有一个初步判断。

（三）问诊结果及思维提示

患者 10 年前因自觉头痛、双眼视野缺损就诊,当时无溢乳症状,无肢端肥大表现,无向心性肥胖等皮质醇增多症的表现。就诊后测视野示双眼颞侧偏盲,颅脑 MRI 扫描示垂体瘤，术前未测血清垂体激素水平，术后病理显示垂体混合性腺瘤，免疫组化 FSH（+），LH（+），PRL（+），术后患者头痛、视野缺损症状缓解，逐渐出现畏寒、乏力、精神淡漠、嗜睡、记忆力减退、思维迟钝、食欲不振、便秘，体重逐渐下降，并自觉皮肤变干燥、粗糙，眉毛、阴毛、腋毛稀疏脱落，自觉心率较术前减慢，性欲减退，不伴尿量、饮水量显著增加，患者未予重视，未曾就诊。20 天前因受凉感冒后，患者上述症状加重并出现昏睡、恶心、头晕、呕吐，呕吐物为胃内容物，非喷射性，当时无头痛、视物模糊，就诊于当地医院，头颅 CT 扫描未见异常，查血压 90～100/60～70mmHg，验血电解质显示低钠、低氯，血糖正常。疑诊为"垂体功能减退"，未予治疗，转诊于我院。

> **思维提示：**
>
> 　　问诊结果提示患者 10 年前的垂体瘤很可能为无功能腺瘤，因患者仅表现为头痛和视野缺损，只是术后病理免疫组化显示瘤体中有分泌 FSH、LH、PRL 的细胞，但这些细胞在术前可能不分泌这些激素入血或分泌量极少，因而患者无相应临床表现。术后患者病情缓慢进展，逐渐出现肾上腺皮质功能、甲状腺功能、性腺功能减退的症状，无多饮多尿等尿崩症表现，提示神经垂体未受累，患者未予重视，未诊治。直到 20 天前于上呼吸道感染应激后，患者症状加重，并出现恶心、呕吐、昏睡，测血压偏低，血钠血氯低，可疑垂体危象，才就诊于我院。

## 三、体格检查

### （一）重点检查内容及目的

经过问诊，我们倾向于患者为垂体瘤术后造成的腺垂体功能减低，故在体格检查中要注意患者有无眉毛稀疏脱落，阴毛、腋毛稀疏脱落、血压低等肾上腺皮质功能低下的重要体征，有无表情淡漠、反应迟钝、黏液性水肿、皮肤粗糙、心率减慢等甲状腺功能低下的症状。

### （二）体格检查结果及思维提示

T 36.5℃，R 16 次 / 分，P 64 次 / 分，BP 90/70mmHg。神志清楚，呼吸平稳，自动体位，表情淡漠，查体合作。贫血貌，全身皮肤干燥粗糙，面部皮肤色黄，周身浅表淋巴结未触及肿大。眉毛外 1/3、腋毛、阴毛脱落。眼见无水肿，双侧瞳孔等大等圆，对光反射灵敏。耳鼻无畸形，口唇无发绀，颈软，气管居中，甲状腺不大。胸廓对称，双侧呼吸运动一致，双肺叩诊呈清音。双肺听诊未闻及干湿性啰音。心界不大，心率 64 次 / 分，心音纯，节律规整，未闻及奔马律和各瓣膜区杂音。腹部、四肢、神经等系统检查未见异常。

> **思维提示：**
>
> 　　体格检查阳性体征包括表情淡漠，贫血貌，全身皮肤干燥粗糙，眉毛外 1/3、腋毛、阴毛脱落。这些肯定了肾上腺皮质功能、甲状腺功能和性腺功能低下的诊断。

## 四、实验室和影像学检查

（一）初步检查内容及目的

1. 血尿便常规、肝肾功能了解患者机体一般状况。

2. 血电解质、24 小时尿电解质检查评价有无肾上腺皮质功能低下导致的低钠血症。

3. 肾上腺皮质功能、甲状腺功能、性腺功能化验评价有无腺垂体功能低下。

4. 垂体影像学检查辅助鉴别有无术后垂体瘤复发压迫垂体导致的垂体功能低下。

5. 血清钙磷、碱性磷酸酶、24 小时尿钙磷定量检测，骨密度测量了解患者在垂体功能减退情况下骨量和骨转换的变化。

（二）检查结果及思维提示

检查结果：

（1）血常规显示血红蛋白 102g/L，白细胞和血小板计数正常，尿便常规、肝肾功能均正常。

（2）血 K 4.7mmol/L，Na 122mmol/L，Cl 89mmol/L，24 小时尿钾 42.7（参考值 25～100）mmol，24 小时尿钠 182（参考值 130～260）mmol，24 小时尿氯 226（参考值 110～250）mmol。

（3）血清促肾上腺皮质激素 15.3pg/ml（参考值：0～46），血皮质醇 4.3μg/dl（参考值：5～25），$FT_4$ 11.64pmol/L（参考值：11.5～23.5），$FT_3$ 2.35pmol/L（参考值：3.5～6.5），促甲状腺激素 1.25μU/ml（参考值：0.3～5.0），促卵泡激素 1.4U/L（参考值 1.4～18），黄体生成素 0.7U/L（参考值 1.5～34.6），血清睾酮 <10.00ng/dl（参考值 241～827），催乳素 6.78ng/ml（参考值：2.1～17.7）。

（4）垂体 MRI 扫描：垂体瘤术后改变，未见垂体瘤复发征象。

（5）血 Ca 2.1mmol/L↓，P 1.13mmol/L，碱性磷酸酶 45U/L（参考值 40～150），24 小时尿 Ca 124mg（参考值 150～250），24 小时尿磷 489（参考值 700～1500）mg，骨密度测定示腰椎、股骨大转子、四肢骨三个部位骨量分别小于同年龄正常人 1.2SD、1.7SD、0.8SD。

---

 **思维提示：**

①化验提示患者有继发性肾上腺皮质功能低下、继发性甲状腺功能低下和继发性性腺功能低下，支持腺垂体功能低下的诊断。②血钠减低和轻度贫血可由肾上腺皮质功能减低和甲状腺功能减低引起。③患者血尿钙均减低，骨密度减低，考虑在腺垂体功能低下时有骨转换异常。文献认为，糖皮质激素对 α 羟化酶有允许作用，糖皮质激素缺乏，α 羟化酶活性减低，维生素 $D_3$ 活化障碍，钙磷吸收减少，可造成血尿钙减低和骨量减少。

---

## 五、治疗方案及理由

1. **方案**　氢化可的松 100mg 静脉滴注 1 天 1 次，共 3 天，同时抗生素治疗积极控制上呼吸道感染，3 天后将氢化可的松减量为 50mg 1 天 1 次，用 5 天，继以泼尼松 10mg 1 天 1 次口服，开始应用口服泼尼松时加用左甲状腺素钠 25μg 1 天 1 次，十一酸睾酮 40mg，1 天 2 次，并加用骨化三醇 0.5μg 1 天 1 次，碳酸钙 600mg/d 增加骨量。

2．理由　在患者刚入院时，存在上呼吸道感染的应激状况，故给予较大剂量的氢化可的松，100mg 静脉滴注 1 天 1 次，共 3 天，同时积极控制感染，之后氢化可的松剂量逐渐减少，最后采用泼尼松 10mg 1 天 1 次口服，同时开始补充甲状腺激素和雄激素。垂体功能减退者常合并肾脏 α 羟化酶活性减低，维生素 $D_3$ 活化障碍，且该患者血尿钙、骨密度均减低，故补充钙剂和活性维生素 $D_3$ 以增加骨量。

## 六、治疗效果及思维提示

治疗效果：采用氢化可的松 100mg 静脉滴注，没有用糖盐或生理盐水，只用 5% 葡萄糖溶液，1 天 1 次，3 天后，患者恶心、呕吐症状显著缓解，血钠上升至 136mmol/L。后患者口服泼尼松、左甲状腺激素、十一酸睾酮、钙剂、骨化三醇出院，嘱其长期服药。用药 6 周后，自诉畏寒、乏力、食欲不振、便秘、皮肤粗糙等症均显著好转，复查血 $FT_3$ 和 $FT_4$ 恢复正常，血钙上升至 2.35mmol/L。

**思维提示：**

采用糖皮质激素、左甲状腺激素、雄激素长期替代治疗取得了良好的疗效，也进一步印证了我们的诊断。

## 七、对本病例的思考

（一）垂体功能减退症的诊断

垂体功能减退症主要依靠临床是否有腺垂体的三个轴功能减退的临床表现，包括肾上腺轴、甲状腺轴、性腺轴。当然，垂体功能减退应该是有原因的，该患者诊断相对简单，因为他有垂体瘤手术的病史，使我们能较容易地联想到本病。

（二）垂体功能减退症的治疗

本病的治疗主要是三个轴激素的替代治疗，但应该注意以下三点：①先应用糖皮质激素替代治疗，1~2 周后再加用甲状腺激素，糖皮质激素和甲状腺激素的补充是必须的，性激素的补充可视患者的具体情况如年龄和患者自身的要求而定。②应激状况下，最常见的是感染，糖皮质激素必须加量，否则可能诱发垂体危象。③腺垂体功能低下者常合并骨代谢异常，表现为低尿钙、低血钙、骨密度减低。因糖皮质激素对肾脏 α 羟化酶有允许作用，故活性维生素 $D_3$ 和钙剂的补充是必需的。在本例治疗过程中，我们针对低钠血症没有按照教科书的方法补充盐水。其道理是，该患者低钠血症的原因是肾上腺皮质激素不足所致。如果补充盐水，势必会导致细胞水肿。值得我们警惕的是，脑水肿可以给患者带来生命危险，患者意识淡漠，严重者可以昏迷，所以治疗时要避免此类悲剧的再现。

（贾红蔚）

# 多饮、多尿 12 年，颈后皮肤变硬伴上肢活动障碍 8 年

**患者男性**，48 岁，于 2010 年 10 月 28 日入院。

## 一、主诉

多饮、多尿 12 年，颈后皮肤变硬 8 年。

## 二、病史询问

### （一）初步诊断思路和问诊目的

患者中年男性，病史较长，糖尿病史 12 年，颈后皮肤变硬 8 年。首先，关于糖尿病起病时的症状，初诊时的血糖，如何确诊了糖尿病，先后接受了哪些治疗、血糖控制情况都要详细询问，包括自糖尿病发病以来，有无出现糖尿病并发症，如糖尿病酮症，有无糖尿病眼底病变，糖尿病肾病，糖尿病周围神经病变，以及糖尿病下肢血管病变的相应临床症状。本病例的特殊之处在于近 8 年患者出现了颈后皮肤变硬，应该仔细询问皮肤变硬的过程，有无其他部位皮肤受累，入院前诊治过程，皮肤变硬后造成患者哪些症状。应该与系统性硬化病，又称"硬皮病"相鉴别，患此病时皮肤增厚变硬，一般先见于双侧手指和面部，然后向躯干蔓延，多合并内脏损害，可累及消化道、肺、心脏、肌肉和肾脏。

### （二）问诊主要内容及目的

1. 询问患者糖尿病起病时的症状，有无多饮、多尿、多食、消瘦症状，初诊时血糖值，是否行 OGTT 检查确诊糖尿病，是否曾做胰岛素释放试验 这是每一位糖尿病患者需明确的病史情况，可以判断患者诊断糖尿病时的病情发展到何种程度。许多糖尿病患者是通过查体得知血糖升高，若已出现多饮、多尿、消瘦症状，推测血糖升高已持续了一段时间。行 OGTT＋胰岛素释放试验可以了解患者起病时胰岛功能，对于 1 型和 2 型糖尿病的鉴别有帮助。

2. 询问患者自糖尿病发病以来，是否易患糖尿病酮症，有无糖尿病家族史 根据是否易患酮症和有无糖尿病家族史，有助于鉴别 1 型和 2 型糖尿病。1 型酮症倾向明显，家族遗传倾向较小，2 型则相反。

3. 询问患者自糖尿病发病以来，有无视物模糊、泡沫尿、手足麻木、刺痛、发凉等症状 通过询问上述内容，判断患者有无糖尿病视网膜病变，糖尿病肾病，周围神经病变，外周血管病变等微血管和大血管并发症。

4. 询问患者糖尿病治疗方案和血糖控制情况 询问患者从最初糖尿病发病起先后采用何种降糖方案，是否监测空腹血糖、餐后 2 小时指血糖和糖化血红蛋白，以了解血糖控制是否达标。

5. 询问患者颈背部皮肤变硬具体病程和诊治经过，有无合并内脏损害临床症状　仔细询问病情有助于明确颈后皮肤变硬原因。为与系统性硬化病鉴别，应寻找有无合并内脏损害的证据，因后者多合并内脏损害，如肺、肾、心脏、关节等。

（三）问诊结果及思维提示

问诊结果：患者12年前无明显诱因出现多饮、多尿，日饮水量约6000ml，尿量与之相当，测空腹血糖11.3mmol/L，无酮症发生，于当地医院诊断"2型糖尿病"，先后采用二甲双胍、阿卡波糖治疗，血糖控制不甚理想，空腹血糖9mmol/L左右，餐后2小时12～13mmol/L。患者未曾做过OGTT＋胰岛素释放试验。5年前，给予胰岛素泵控制血糖，1年前因血糖控制不佳，改胰岛素皮下注射，近1个月门冬胰岛素（诺和锐）早16U、午18U、晚20U、甘精胰岛素14U/d皮下注射，联合二甲双胍等口服降糖药物治疗，空腹血糖8～9mmol/L，餐后2小时血糖10～11mmol/L，3年前双眼视物模糊，眼底检查有出血点，给予双眼激光治疗，效果良好，患者无胸闷、憋气，无四肢麻木、疼痛，无泡沫尿等症。自发病来，饮食、睡眠可。父母均患糖尿病，有较强的糖尿病家族遗传史。8年前发现颈后皮肤变硬，仰头有阻抗感，就诊于当地医院，经治疗后无缓解。随后颈后皮肤变硬范围逐渐增大，双上肢抬举、后伸受限，周身其他部位皮肤自觉也有增厚，6年前就诊于北京某医院皮肤科，诊断"局限性皮肤硬肿病"，给予口服及肌内注射药物（具体不详）治疗约11个月，症状无缓解，此后就诊于多所医院并治疗，皮肤硬肿仍然无改善。无关节痛，无心脏、肾、肺部受累症状。

**思维提示：**

患者起病时已有临床症状，且空腹血糖达11.3mmol/L，无酮症，有糖尿病家族史，考虑2型糖尿病，且估计病程不止12年，估计高血糖状态已持续一段时间。12年来先后用口服降糖药、胰岛素降糖，血糖控制不甚理想。从病史询问中可知，考虑已合并糖尿病视网膜病变，尚无糖尿病周围神经病变、糖尿病肾病。颈后部皮肤变硬是一个慢性进展的良性过程，无内脏损伤证据，且曾于北京某医院皮肤科诊断为"局限性皮肤硬肿病"，但未取得良好治疗效果。此次患者来院就诊的目的是治疗颈背部的硬肿，而非调控血糖。

## 三、体格检查

（一）重点检查内容及目的

在对患者进行系统地、全面检查的同时，针对糖尿病并发症可以重点检查有无足背动脉搏动减弱，提示下肢动脉病变，双足触觉、震动觉有无减退，提示糖尿病周围神经病变。重点检查颈后部皮肤变硬增厚情况和皮肤弹性，同时仔细检查全身其他部位皮肤情况，系统性硬化病的皮肤增厚变硬多发生在双侧手指和面部，可呈"面具脸"，了解这些可有助鉴别皮肤增厚变硬原因。

（二）体格检查结果及思维提示

T 35.7℃，P 81次/分，R 18次/分，BP 165/80mmHg，BMI 30.5kg/m²，发育正常，营养良好，神志清楚，自主体位，查体合作。全身皮肤无黄染及出血点，颈后及双肩胛部皮肤触之硬肿感，与周围皮肤界限不清，浅表淋巴结未触及肿大。面部皮肤无增厚，腹部、大腿部皮肤略增厚变硬。头颅五官无畸形。眉毛无脱落，眼睑无水肿，巩膜无黄染。双侧瞳孔等大等圆，对光反射灵敏。耳鼻无异常分泌物。口唇无发绀，咽无充血，双扁桃体不大。颈软，气管居中，甲状腺无肿大。双肺呼吸音清，未闻及干湿性啰音，心音可，律齐，HR 81 次 / 分，心瓣膜听诊区未闻及病理性杂音，腹软，全腹无压痛及反跳痛，双上肢抬举、后伸受限，双下肢无水肿，双足背动脉搏动可，双足触觉灵敏，震动觉存在。生理反射存在，病理反射未引出。

**思维提示：**

　　体格检查结果发现患者体重超标，肥胖体型，又合并高血压，支持代谢综合征诊断。双足背动脉搏动可，双足触觉灵敏，震动觉存在，不支持糖尿病下肢血管病变和糖尿病周围神经病变。同时发现颈后及双肩胛部皮肤触之硬肿感，面部皮肤无增厚，腹部、大腿部皮肤略增厚变硬，不似系统性硬化病的皮肤改变。

## 四、实验室和影像学检查

（一）初步检查内容及目的

1. 血尿便常规、血脂、肝肾功能检测，24 小时尿微量白蛋白（mAlb）定量了解患者机体一般状况。明确有无脂代谢紊乱，检测肝肾功能，明确有无肝肾损害。24 小时尿 mAlb 定量可以用于糖尿病肾病的分期，糖尿病肾病 V 期可有血肌酐水平升高。

2. 葡萄糖耐量试验、胰岛素和 C 肽释放试验，糖化血红蛋白（HbA1c）值检测了解患者葡萄糖耐量和目前体内内源性胰岛素水平高低，评价患者胰岛素释放和胰岛素抵抗情况。测量 HbA1c，评价患者前三个月血糖控制情况。

3. 血电解质、血清钙磷、碱性磷酸酶、24 小时尿钙磷定量和骨密度检测了解患者血电解质和骨转换状况。2 型糖尿病患者可有骨形成减慢，骨密度减低。

4. 眼底检测和双下肢动脉彩超明确有无合并糖尿病视网膜病变或糖尿病下肢动脉病变。

5. 胸片和腹部 B 超了解患者是否合并内脏损害。系统性硬化病患者胸片可有肺底部纤维化表现。局限性皮肤硬肿症则不合并内脏系统损害。

6. 血清免疫球蛋白和自身免疫性抗体检测，排除结缔组织病可能。系统性硬化病患者70% 抗核抗体阳性，50%～60% 抗 Sc1-70 抗体阳性，1/3 类风湿因子阳性。局限性皮肤硬肿症则无自身免疫性抗体。

7. 硬肿部位的皮肤活检，三角肌肌肉活检患者颈后部皮肤增厚变硬，曾诊为"局限性皮肤硬肿症"，行局部皮肤活检病理加免疫荧光检测有助于进一步了解病变性质。行三角肌免疫荧光检测，看有无免疫复合物沉积，以局部肌肉情况反映全身情况。

（二）检查结果及思维提示

检查结果：

（1）血常规、便常规正常。尿常规：蛋白（+）。血脂化验提示总胆固醇 5.50↑mmol/L，甘油三酯 2.64↑mmol/L，HDL-C 1.09mmol/L，LDL-C 3.21mmol/L。肝肾功能均正常，血肌酐水平 72μmol/L。24 小时尿 mAlb 124mg。

（2）OGTT＋胰岛素、C 肽释放试验结果见表 20-1，HbA1c 8.2%。

表 20-1　OGTT、胰岛素、C 肽释放试验结果

| 时间点 | 血糖（mmol/L） | 胰岛素（mU/L） | C 肽（ng/ml） |
| --- | --- | --- | --- |
| 0′ | 5.86 | 15.96 | 0.90 |
| 30′ | 12.33 | 20.94 | 1.75 |
| 60′ | 19.69 | 38.01 | 3.26 |
| 120′ | 21.10 | 34.51 | 3.50 |
| 180′ | 13.77 | 29.83 | 3.35 |

（3）血钾 4.83mmol/L，血钠 143mmol/L，血 Ca 2.17（参考值 2.15～2.55）mmol/L，P 1.30（参考值 0.8～1.6）mmol/L，碱性磷酸酶 59（参考值 40～150）U/L，24 小时尿 Ca 255（参考值 150～250）mg，24 小时尿磷 1068（参考值 700～1500）mg。骨密度检查结果正常。

（4）眼底检查：双眼小瞳下后极部可见微血管瘤，周边可见散在激光斑。

（5）双下肢动脉彩超：双侧下肢动脉轻度硬化（血流通畅）。

（6）胸片：两肺间质纹理增多，双侧胸膜增厚。

（7）腹部 B 超：脂肪肝，胆、胰头、体、脾、双肾未见明显异常。

（8）血清免疫球蛋白均在正常范围，自身免疫性抗体均阴性，血清补体 C4 15.10↓mg/dl（参考值 16～38）。

（9）皮肤活检：真皮未见炎症，胶原层明显增宽，胶原间可见胶原窗。免疫荧光：IgA（+），IgG（-），IgM（-），C3（-），C1q（-），FRA（+），沿表皮沉积。三角肌活检：肌纤维间未见明显炎症。免疫荧光：IgA（++），IgG（+++），IgM（++），C3（+），C1q（+），FRA（+），沿肌束膜沉积。

 **思维提示：**

①患者化验提示混合型高脂血症，根据 24 小时尿 mAlb 定量考虑合并糖尿病肾病Ⅲ期。②OGTT＋胰岛素、C 肽释放试验结果提示患者胰岛功能受损，HbA1c 水平提示近 3 个月血糖控制欠佳。③骨密度、血钙磷、尿钙磷检查结果提示患者骨代谢情况正常。④眼底检查结果提示增殖性视网膜病变，双下肢动脉未见附壁斑块和管腔狭窄，不考虑糖尿病下肢血管病变。⑤胸片未见系统性硬化病的肺底部纤维化表现，腹部 B超提示脂肪肝。⑥血液免疫学指标无异常，不支持系统性硬化病。⑦皮肤活检可见胶原增生，有 IgA（+）和 FRA（+）沉积。肌肉活检可见 IgA（++），IgG（+++），IgM（++），C3（+），C1q（+），FRA（+），六种免疫介质沿肌束膜沉积，可见患者体内异常自身免疫反应活跃。

## 五、治疗方案及理由

1. 方案

（1）皮下胰岛素注射降糖：入院后初始方案：门冬胰岛素早 16U，午 18U，晚 20U；甘精胰岛素 14U 睡前（每日 68U）。

（2）降压、降脂治疗：替米沙坦 80mg 1 天 1 次，阿托伐他汀 20mg，每晚 1 次。

（3）甲泼尼龙 40mg 1 天 1 次静脉滴注。

2．理由 患者入院后诊断考虑糖尿病，糖尿病肾病Ⅲ期，糖尿病视网膜病变，高血压，高血脂，局限性皮肤硬肿症，给予皮下胰岛素降糖，以及降压降脂治疗外，皮肤活检和肌肉活检提示自身免疫反应活跃，考虑局限性皮肤硬肿症为免疫相关性疾病，故给予糖皮质激素免疫抑制治疗。

## 六、治疗效果及思维提示

治疗效果：经甲泼尼龙40mg 1天1次静滴4周后，患者颈背部皮肤硬肿程度减轻，皮肤变薄，双上臂上举、后伸幅度显著增大。用药前患者腹部、大腿部皮肤也略增厚变硬，用药后亦有所减轻。患者每日于腹部皮下注射胰岛素，用糖皮质激素后，血糖不仅未上升，且大幅度下降，每日胰岛素总量由最初的68U减至44U，血糖控制良好。血压血脂也控制良好。

 **思维提示：**

一般认为，糖尿病患者应禁用糖皮质激素，但若糖尿病患者合并某种自身免疫性疾病，则糖皮质激素不仅可以用，而且必须用。否则，患者就医的目的就不可能达到，就更容易产生矛盾。反对使用糖皮质激素的医生可能没有做过肌肉活检，没有看到肌肉细胞表面的大量免疫复合物，误以为血糖会大幅升高。其实不然，在患者体内发生的现象与药理学描述的结果相反，血糖会大幅度下降，因为胰岛素的敏感性增加，胰岛素用量减少也就在情理之中。这就是临床医学治疗过程中的辩证法则。有鉴于此，该患者取得了意想不到的效果，不仅皮肤硬肿程度减轻，且胰岛素用量大幅度下调，血糖水平显著下降。提示可能经过糖皮质激素的治疗，胰岛素注射部位的皮肤硬肿程度减轻，胰岛素吸收更充分，利用率更高。

## 七、对本病例的思考

1．关于局限性皮肤硬肿症 该病表现为局部皮肤增厚变硬，多不合并内脏损害，临床上并不多见，应该与系统性硬化病，又称"硬皮病"相鉴别。后者皮肤变硬先发生在双侧手指、面部，再逐渐向躯干蔓延，且多合并内脏损害。本病发病机制不明。该患者曾于外院治疗约1年，效果不佳。本次于我科行皮肤、肌肉活检后，经糖皮质激素免疫抑制治疗，效果十分明显，患者十分满意。

2．诊治疾病时应全面辩证思维 本文患者入院时每日胰岛素用量较大，且血糖控制不满意。经糖皮质激素治疗，血糖不仅未升，反而大幅度下降，胰岛素用量大幅下调。我们推测与肌肉细胞表面的免疫复合物减少有关，也与胰岛素注射部位的皮肤硬肿程度减轻，胰岛素吸收更充分有关。在治疗初始时，有医生建议颈背部硬肿处局部应用糖皮质激素，若按照此方法治疗，可能腹部、大腿外侧等胰岛素注射部位皮肤硬肿程度未必减轻，则不能增加胰岛素吸收率，能否取得如此良好的血糖控制效果则不可知。尽管糖皮激素不良反应较多，尤其糖尿病患者更视之如"洪水猛兽"，但选好适应证，将患者作为一个整体考虑，适时应用，适量应用，则会出现意想不到的奇效。该患者完全符合我们提出的糖尿病多器官免疫损伤的理念。

（贾红蔚）

# 病例 21  反复发作肾结石 28 年

**患者女性**，52 岁，于 2011 年 8 月 15 日入院。

## 一、主诉

反复发作肾结石伴腰背部疼痛 28 年，加重 2 年。

## 二、病史询问

### （一）初步诊断思路和问诊目的

患者中年女性，病史较长，28 年前右侧腰背部疼痛，诊为右肾单发结石，对症治疗后好转。4 年前再发双侧腰背部疼痛，血肌酐上升到 200μmmol/L，B 超示双肾多发结石，行体外震波碎石后好转。近 2 年患者腰背部疼痛、少尿、水肿症状较前发作频繁，伴恶心、高热及肉眼血尿，体温最高达 40℃，给予体外碎石及对症治疗后可好转。

初一看，该患者为一名反复发作肾结石的患者，似与内分泌疾病无关。但事实上，反复发作肾结石除了患者为结石体质（与患者遗传、饮食、生活习惯相关）外，还有一个很重要的内分泌疾病——原发性甲状旁腺功能亢进（原发性甲旁亢）。一般认为，原发性甲旁亢主要表现为骨痛、骨量减少、反复骨折，也可有高血钙造成的消化道症状。但也有患者表现为反复发作肾结石，尤其是随着生活水平的增高，人们钙质摄入增加，一些甲旁亢患者不以骨损害为主要表现，而以肾结石、肾损害为主要临床症状。西方国家，以肾结石为主要表现的原发性甲旁亢更常见，而骨病变较少。

### （二）问诊主要内容及目的

1. 询问患者家族中有无肾结石患者，询问患者的饮食和生活习惯，以及是否有反复泌尿系感染　患者反复发作肾结石，首先排除一般肾结石高发的易感因素。询问患者家族中是否结石高发，是否日常生活中习惯高蛋白饮食，饮食中纤维素含量少，是否平日饮水量少。询问患者是否有反复发作的泌尿系感染，反复泌尿系感染也是结石形成的诱因。

2. 询问患者有无高尿酸血症或痛风病史　既往有高尿酸血症或痛风性关节炎发作者易形成泌尿系尿酸结石。

3. 询问患者有无骨痛、骨折病史或者有无高钙造成的恶心、呕吐等消化道症状，是否曾做过血钙磷、尿钙磷、血甲状旁腺激素水平的测定　反复发作的结石可以是原发性甲旁亢的临床表现，同时，原发性甲旁亢还可表现出恶心、呕吐等消化道症状和骨痛、反复骨折等骨量减少的症状，询问有无这些症状和是否曾经做过相关化验以判断是否可诊断原发性甲旁亢。

4. 询问患者结石发作时症状，所做的详细检查，排除结石的特征，以推断结石的性质　钙结石在 X 线片可以显影，称为阳性结石；而纯尿酸结石在 X 线片不被显示，亦称为阴性结石。

草酸钙结石质硬,粗糙,不规则,常呈桑葚样,棕褐色。磷酸钙,磷酸镁铵结石易碎,表面粗糙,不规则,灰白色、黄色或棕色,在 X 光片中可见分层现象,常形成鹿角形结石。尿酸结石质硬,光滑或不规则,常为多发。

（三）问诊结果及思维提示

经问诊得知,患者家族中无类似肾结石患者,但患者饮食习惯喜食肉类,蔬菜摄入少,纤维素减少,是泌尿系结石形成的易感因素。患者并无反复泌尿系感染病史,基本排除了感染性结石的可能性。患者无高尿酸血症和痛风性关节炎病史,不考虑多发尿酸结石。反复追问患者,无骨痛、骨折和恶心、呕吐等消化道症状,未曾做过血钙磷、尿钙磷化验。2 年前有医生建议其行甲状旁腺 ECT 检查,但检查结果未发现甲状旁腺高功能腺瘤。1 个月前于外院测定血甲状旁腺激素（PTH）水平,显著增高,遂住我院进一步检查。患者多次碎石排石,其结石质硬,不规则,粗糙,成分分析为磷酸钙。

**思维提示：**

患者反复发作肾结石 28 年,以近 2 年发作频繁,虽然患者饮食习惯中有易形成结石的因素,但不能解释如此频繁的双肾结石发作,故必须排除甲状旁腺功能亢进症,虽然无骨痛、骨折和恶心、呕吐等高钙症状,但目前无骨骼系统表现,仅有泌尿系结石症状的甲旁亢越来越引起大家的注意,且 1 个月前血甲状旁腺激素水平增高,必须排除原发性甲旁亢。

## 三、体格检查

（一）重点检查内容及目的

为明确患者反复发作肾结石原因,尤其是排除原发性甲旁亢,因此在对患者进行系统地、全面地检查同时,应重点注意其甲状腺、甲状旁腺区触诊有无结节,有无肋骨压痛,有无骨畸形或局限性骨破坏导致的骨"棕色瘤",注意患者双肾区、各输尿管点有无压痛,初步判断结石位置和严重性。

（二）体格检查结果及思维提示

T 36.2℃,R 22 次 / 分,P 118 次 / 分,BP 150/70mmHg。神志清楚,呼吸平稳,自动体位,言语急躁。皮肤潮湿,无黄染、皮疹、出血点,浅表淋巴结未触及肿大。气管居中,甲状腺无肿大,甲状腺区未触及结节,听诊无血管杂音。颈静脉无怒张。胸廓对称,双侧呼吸运动一致,双侧肋骨区无压痛,双肺叩诊呈清音。双肺呼吸音清,未闻及干、湿性啰音。心界不大,心率 78 次 / 分,心搏有力,节律规整,各瓣膜区未闻及杂音。腹软,无压痛、反跳痛,肝脾未触及,双肾区叩痛(+),上、中、下各输尿管点无压痛,四肢无畸形,无局限性骨隆起等"棕色瘤"表现。生理反射存在,病理反射未引出。

**思维提示：**

体格检查结果仅发现肾区叩击痛阳性。甲状腺、甲状旁腺区未触及结节,周身无骨痛、无畸形,仅提示患者双肾结石,没有提供更多有助于甲旁亢诊断的信息。

### 四、实验室和影像学检查

（一）初步检查内容及目的

1. 血尿便常规、肝肾功能检测　了解患者机体一般状况。患者曾因急性肾结石发作，尿路梗阻导致肾后性肾功能不全，血清肌酐水平升高。经对症治疗排石后，症状缓解，血肌酐水平下降。本次入院常规检查可明确患者肾功能情况，因反复多次肾结石发作，肾功能多次受打击或者双肾多发结石，可能造成永久性肾功能损伤。

2. 血电解质、血清钙磷、碱性磷酸酶、24 小时尿钙、磷定量检测　了解患者血电解质和骨转换状况。原发性甲旁亢患者典型生化表现为高血钙，低血磷，高尿钙，高尿磷，血碱性磷酸酶水平升高。因 PTH 促进破骨，动员骨钙入血，造成血钙水平升高，继而尿钙排泄增加。破骨活性增加，骨转换加快，血清中标志成骨的碱性磷酸酶活性升高。PTH 促进尿磷排泄，造成高尿磷，低血磷。

3. 血清 PTH 水平测定　可有两种检测方法，可检测患者血清中 PTH 全长（1～84 个氨基酸），也可检测活性 PTH 片段（1～34 个氨基酸）。我院所用方法为检测 PTH 全长，这种方法特异性较高，可以排除 PTH 相关肽（PTHrP）的干扰。PTHrP 为一些具有内分泌功能的肿瘤组织分泌的肽类激素，也可以作用于骨，动员骨钙入血，造成骨量减少。

4. 血清 25（OH）$D_3$ 和 1,25（OH）$_2D_3$ 水平　原发性甲旁亢患者肾脏 1α- 羟化酶活性增加，体内 1,25（OH）$_2D_3$ 水平会增加。

5. 血气分析、尿酸化功能测定　部分原发甲旁亢可以合并轻度肾小管酸中毒和低血钾。也可评价双肾多发结石有无造成肾小管酸化功能受损。

（二）检查结果及思维提示

检查结果：

（1）血常规、便常规正常，尿常规 RBC（+++），WBC（++）。肝肾功能均正常，血肌酐水平 77μmol/L。

（2）血钾 3.86mmol/L，血钠 141mmol/L，血 Ca 2.57～2.64↑（参考值 2.15～2.55）mmol/L，P 0.93～1.05（参考值 0.8～1.6）mmol/L，碱性磷酸酶 46～59U/L（参考值 40～150），24 小时尿 Ca 154～180mg（参考值 150～250），24 小时尿磷 388～445（参考值 700～1500）mg。

（3）血清 PTH 12.2～22.2pmol/L↑（参考值 1.1～7.3）。

（4）血清 25（OH）$D_3$ 19.85↓（参考值 47.7～144），1,25（OH）$_2D_3$ 87.03（参考值 39～193）。

（5）动脉血气分析（未吸氧）：pH 7.404，$PaO_2$ 86mmHg，$PaCO_2$ 40.2mmHg，BE 1.2mmol/L。肾小管酸化功能：最初尿 pH 6.4，尿重碳酸盐 2.9mmol/L，可滴定酸 5.5mmol/L↓，铵离子 16.4mmol/L↓，提示泌酸、泌铵功能下降。

 **思维提示：**

①患者尿常规化验示 RBC（+++），WBC（++），结合病史，推测为泌尿系结石合并感染。患者无血肌酐升高，考虑肾脏损害尚未导致肾功能不全。②化验结果显示，患者血钙略高，血磷正常低值，血碱性磷酸酶正常。24 小时尿钙、尿磷偏低，在双肾多发结石的情况下，尿钙磷受结石影响，化验结果会偏低。血 PTH 水平升高，但升高幅度不

是很大。综合来看，此患者似乎不符合典型原发性甲旁亢的实验室检查，但患者反复发作肾结石，而血碱性磷酸酶正常，可能正是骨骼系统表现不明显，而以肾脏为主要表现的原发甲旁亢。故仍需进一步行甲状旁腺ECT扫描，看是否存在甲状旁腺高功能腺瘤。③血清25(OH)$D_3$水平显著减低，1,25(OH)$_2$$D_3$水平正常，可见在低水平的25(OH)$D_3$情况下，1α-羟化酶活性增强，将其羟化为1,25(OH)$_2$$D_3$，使1,25(OH)$_2$$D_3$水平达到正常。推测若患者体内有充足的底物25(OH)$D_3$，则血1,25(OH)$_2$$D_3$水平会升高。④血气分析、尿酸化功能测定提示可能双肾多发结石造成肾小管泌酸功能受损，但未失代偿，故血pH正常。

（三）进一步检查内容及目的

1. 甲状旁腺ECT扫描　可以明确是否有甲状旁腺高功能病变，扫描范围可以扩大至上胸部和下颌等范围，以扫描出是否有异位甲状旁腺腺瘤。

2. 甲状旁腺B超和（或）CT检查　若ECT扫描发现甲状旁腺高功能病变，可进一步行B超和（或）CT检查明确腺瘤位置和与周围组织的关系，为下一步手术治疗做准备。

3. 血清促肾上腺皮质激素（ACTH）、皮质醇（Cor）、催乳素（PRL）、生长激素（GH）、胃泌素水平　均为多发性内分泌瘤病1型的组成部分。

4. 血清降钙素、24小时尿香草基扁桃酸（VMA）检测　除外可能与甲状旁腺腺瘤并发的髓样癌、嗜铬细胞瘤（均为多发性内分泌瘤病2型的组成部分）。

（四）检查结果及思维提示

检查结果：

（1）甲状旁腺ECT：甲状腺右叶中部示踪剂相对浓集区，结合临床，考虑甲状旁腺高功能病变可能性大。

（2）甲状旁腺B超：甲状腺右叶背面可见一大小约1.7cm×1.0cm低回声肿物。印象：甲状腺右叶背面低回声肿物（考虑为甲状旁腺来源，腺瘤可能性大）。

（3）甲状旁腺强化CT：右侧甲状腺背侧结节，考虑甲状旁腺腺瘤可能性大。请结合临床及实验室检查。

（4）血清ACTH、Cor、PRL、GH、胃泌素水平均正常。

（5）血清降钙素、24小时尿VMA检测结果正常。

**思维提示：**

①甲状旁腺ECT扫描提示甲状旁腺右叶高功能病变，B超和CT进一步证明了甲状旁腺腺瘤的存在。②因甲状旁腺腺瘤为多发性内分泌瘤病1型和2型的组成部分，通过检测血清中相关激素的水平除外了多发性内分泌瘤病1型或2型的其他相关肿瘤。

## 五、治疗方案及理由

1. 方案　手术切除右叶甲状旁腺腺瘤。

2. 理由　有临床症状的甲状旁腺腺瘤的治疗应手术切除，术后随访血钙磷和甲状旁腺激素水平。无临床症状的甲旁亢可以考虑口服二膦酸盐抑制破骨活性，并随访血钙磷、尿钙磷水平。

## 六、治疗效果及思维提示

治疗效果：术后病理提示甲状旁腺腺瘤。腺瘤切除后，患者无不适，复查血 Ca 2.14↓（参考值 2.15～2.55）mmol/L，P 1.56（参考值 0.8～1.6）mmol/L，碱性磷酸酶 38U/L（参考值 40～150），血 PTH 2.3pmol/L（参考值 1.1～7.3）。

**思维提示：**

甲状旁腺腺瘤切除后，患者血钙较术前下降，血磷上升，血 PTH 水平显著下降，提示手术成功。一般术前以骨痛骨折、骨量明显减低为主要表现的甲旁亢患者，术后因 PTH 水平迅速下降，血钙迅速入骨，即所谓"骨饥饿"，血钙急剧下降，可导致手足搐搦。该患者术前以肾结石为主要表现，骨骼系统症状不明显，术后血钙较术前是有所下降，但未造成低钙抽搐。

## 七、对本病例的思考

1. 关于原发性甲旁亢　一般认为，原发性甲旁亢，甲状旁腺激素水平升高，骨钙溶解，主要表现为骨痛、骨量减少、反复骨折，也可有高血钙造成的消化道症状。但随着生活水平的增高，人们钙质摄入增加，一些不以骨损害为主要表现，而以反复发作肾结石为主要临床症状的患者必须引起我们的重视。本文患者多年反复发作肾结石，应考虑到本病的可能性。其次，我们还应注意到甲状旁腺瘤造成甲旁亢，起病隐匿，缓慢进展，病情未发展到一定程度时，采用 ECT 扫描甲状旁腺高功能腺瘤可能是阴性结果。本文患者在入院前 2 年经医生建议，曾行甲状旁腺 ECT 扫描，未发现高功能腺瘤，但本次入院后 ECT 扫描发现了甲状旁腺右叶高功能病变，结合升高的甲状旁腺激素水平（虽然升幅不大），血钙也只是略高于正常，血磷并无显著降低，但我们仍然考虑甲状旁腺腺瘤导致的甲旁亢，果断采取手术治疗，至目前术后半年患者无肾结石发作。

2. 诊断疾病时应全面考虑　本文患者考虑甲状旁腺腺瘤的同时，必须除外可能同时并发的垂体瘤、甲状腺髓样癌或嗜铬细胞瘤，以除外多发性内分泌瘤病（MEN）1 型，即多发性内分泌腺瘤。这就需要丰富扎实的理论基础知识和相应的检查手段。

（贾红蔚）

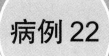

# 病例 22　心悸、乏力 2 月余，发热半个月

**患者女性，43 岁，于 2011 年 5 月入院。**

## 一、主诉

心悸、乏力 2 月余，发热半个月。

## 二、病史询问

### （一）初步诊断思路及问诊目的

患者中年女性，乏力、心悸 2 月余，发热半月，出现高代谢症状并后期有发热，按常见病优先考虑的原则应将甲状腺功能亢进（以下简称甲亢）的高代谢合并感染性疾病放在首位。因为大多数甲亢是自身免疫病的结果之一，所以问诊主要围绕甲亢主要临床症状和是否伴有其他系统损害、如肝脏的损害、患者的血常规和甲状腺功能水平和治疗情况等问题并询问此次高热伴随症状、诊疗过程，以寻找引起高热疾病的病因。

### （二）问诊主要内容及目的

1. 高代谢症状有哪些？同时合并哪些器官、系统的损害？

2. 甲状腺激素水平和治疗情况？

3. 体温升高伴随症状和实验室检查？是否伴有咳嗽、黄痰，这些是呼吸系统感染的重要依据。

4. 入院前曾使用何种药物治疗？疗效如何？目前出现临床症状是否与药物有关？

5. 既往有何种疾病？是否有其他相关自身免疫性疾病和药物过敏史？

6. 家族遗传病背景如何？甲状腺疾病多有家族遗传倾向，其父母或兄妹甲状腺疾病常高发。

### （三）问诊结果及思维提示

问诊结果：既往身体健康，2 个月前出现乏力、多汗、心悸，消瘦，食欲旺盛，大便每日 4～5 次，稀便，无脓血。查三碘甲腺原氨酸（$T_3$）、甲状腺素（$T_4$）明显升高，诊断为甲状腺功能亢进症（以下简称甲亢），服用甲巯咪唑 30mg/d，服药 1 周后出现粒细胞减少和肝功能损害，发热伴右侧颈部疼痛，颈部可触及串珠样小包块。体温高达 38.7℃，查 WBC $2.8 \times 10^9$/L，肝功：AST 89.9U/L，ALT 224.5U/L。鉴于患者白细胞减低伴有肝损害，故停用甲巯咪唑，改用甲泼尼龙 40mg/d 治疗并同时给予头孢美唑治疗。12 天后，患者复查白细胞 $8.1 \times 10^9$/L，但患者仍发热，体温 38℃左右，转氨酶进行性升高，为进一步诊治收住我科治疗。既往体健，无肝肾病史，无药物过敏史。

**思维提示：**

通过问诊可明确，患者甲状腺功能亢进症诊断成立，治疗过程中出现发热伴右侧颈部疼痛，颈部可及包块，血白细胞减少，肝功能损害，是粒细胞减少合并感染的特点，应在体格检查时重点注意咽喉和颈部肿痛部位的检查，肺部听诊是否存在啰音，并通过实验室检查和影像学检查寻找感染的证据。

## 三、体格检查

### （一）重点检查和目的

考虑患者甲亢合并咽炎、扁桃体炎的可能性最大，因此对患者进行系统地、全面地检查，包括体温、脉搏、呼吸、血压和神志改变，同时应重点注意以下情况：全身皮肤、黏膜、巩膜是否有黄染，突眼和甲状腺肿大程度，有无压痛和杂音，咽部、扁桃体有无肿大和化脓，下颌、颈部淋巴结是否有肿大、压痛，双肺是否有啰音，心脏大小，心率快慢和是否存在心律失常，肝脾是否有肿大、压痛，双下肢是否水肿。

### （二）体格检查结果及思维提示

体格检查结果：T 37.4℃，P 85 次 / 分，R 20 次 / 分，BP 110/70mmHg。神志清楚，全身皮肤无黄染及出血点。眉毛无稀疏，巩膜无黄染，无突眼。颈软，甲状腺 I 度肿大，质软，未触及结节，未触及震颤，未闻及血管杂音。咽无充血，扁桃体不大。颈软，颈部可触及数个淋巴结，最大 2cm×1cm。质中，压痛明显。双肺呼吸音清，心界不大，HR 85 次 / 分，律齐，未闻及杂音。腹平软，肝脾肋下未触及。手颤征阳性，双下肢无水肿。生理反射存在，病理反射未引出。

**思维提示：**

体格检查结果与问诊结果相符合，初步考虑甲亢合并白细胞明显减少，诱发感染。体温 37.4℃，颈软，颈部可触及数个淋巴结，最大 2cm×1cm。质中，压痛明显。提示感染是淋巴结炎所致，同时合并肝功能损害。

## 四、实验室和影像学检查

（一）初步检查内容及目的

1. 血、尿、便常规，肝、肾功能，血脂、电解质　了解患者一般状况和重要脏器功能。

2. 甲状腺功能　以了解甲亢程度。

3. 血培养、咽拭子、淋巴结活检　明确感染源和致病菌。

4. 甲状腺单光子发射计算机化断层显象（SPECT）　了解甲状腺功能。

5. 颈部 B 超　了解淋巴结肿大情况。

（二）检查结果

1. 血常规　WBC 2.8×10$^9$/L，尿、便常规正常。

2. 甲状腺功能　FT$_3$ 190.0pmol/L，FT$_4$ 12.6pmol/L，TSH 0.008mU/L。TGAb% 36.03，

TMAb% 34.51。

3．肝功能　ALT 258.8U/L，AST 159.0U/L。

4．电解质　血 K 4.0mol/L，Na 143.3mmol/L。

5．颈部 B 超　双侧颈部多发肿大淋巴结。

 **思维提示：**

重要的检查结果：①末梢血白细胞总数明显减少；②淋巴结活检：(颈部)淋巴结组织，部分区域坏死，并可见核碎屑，组织细胞吞噬核碎屑，符合组织细胞性淋巴结炎；③$T_3$、$T_4$ 明显升高，TSH 明显降低；④肝功能 ALT、AST 均升高。结合病史和体格检查结果，支持甲亢合并白细胞减少、诱发坏死性淋巴结炎所致的肝功能损害。患者发病以来曾用过甲巯咪唑 30mg/d 治疗，一周后出现白细胞减少，肝功能损害，考虑：可能该病除甲亢外，血液系统和肝脏损害既与甲巯咪唑药物有关，也与疾病本身有关。遂立即停用抗甲状腺药物，改为应用甲泼尼龙治疗。淋巴结活检：(颈部)淋巴结组织，部分区域坏死，并可见核碎屑，组织细胞吞噬核碎屑，符合组织细胞性淋巴结炎。甲状腺 SPECT 示：甲状腺摄 $^{99m}TcO_4$ 功能不均匀，甲状腺左叶放射性低于右叶。

## 五、治疗方案及理由

1．方案　立即停用甲巯咪唑，改用糖皮质激素治疗。

2．理由

(1) 该病是一种涉及多器官的自身免疫性疾病，我们不能只治疗甲状腺而忽视其他比甲状腺更重要的器官。所以，我们断然停用了抗甲状腺药物而改用泼尼松 30mg/d 治疗，逐渐减量达 2 月余。

(2) 鉴于患者右侧颈部淋巴结活检，切开皮肤伤口愈合良好，给予每天换药治疗。

## 六、治疗效果及思维提示

治疗效果：经过上述综合治疗后，患者的各项生化检查均恢复正常，体温正常，心悸、乏力等甲亢症状明显好转，泼尼松 30mg/d 治疗两周，肝功恢复正常，泼尼松减量到 15mg/d 达两个月，复查甲状腺功能正常，甲亢症状得到了控制。

 **思维提示：**

在我们的治疗过程中，我们一直未用治疗抗甲状腺药物，只用甲泼尼龙治疗，患者甲状腺功能恢复正常，甲亢症状改善，好转出院。这说明甲亢仅是该病临床表现的一部分，而非全部，而免疫损伤是全部疾病的根源。应用甲泼尼龙治疗，就从疾病的源头控制了疾病，取得了意想不到的治疗结果。根据治疗结果反思，用一元论解释此病，患者当初的甲亢症状以及后来的淋巴结肿大均为自身免疫对全身不同器官作用的结果，出现坏死性淋巴结炎和甲状腺炎也是疾病的一部分。所以，应用糖皮质激素治疗甲亢及其与之同时出现的并发症，治疗效果非常满意。

## 七、对本病例的思考

Graves 病是一种涉及全身自身免疫性疾病，其细胞免疫和体液免疫均有异常，且可有多器官受损，患者的临床表现呈多样性。甲亢患者合并白细胞减少，粒细胞缺乏并不少见，一旦合并感染，病情危重，可急剧恶化，甚至死亡。因此，选择糖皮质激素作为首选药物可以避免许多不良作用，减少医患双方的风险。我们认为，对该病发病的病理生理学的正确理解是患者能够得以抢救成功的关键。

### （一）甲亢合并粒细胞缺乏发病机制的探讨

少数甲亢患者治疗前就可以出现白细胞减少和粒细胞缺乏。在治疗方法上，医生只是谨慎地应用抗甲状腺药物，即便如此，也常出现危及生命的粒细胞减少或缺乏。Graves 病患者体液免疫和细胞免疫异常，除作用于甲状腺组织外，该病还作用于骨髓、血液系统、肝脏和肾脏，通过免疫介导产生抗体破坏血液循环和骨髓中各阶段粒细胞，并抑制粒系干细胞的生长、成熟，导致白细胞尤其是中性粒细胞减少。此外，特异性抗体对机体的损伤也只是疾病的一部分，非特异性抗体在疾病的发生过程中所起的作用也不能忽视。

抗甲状腺药物治疗后出现粒细胞缺乏机制，多数学者认为抗甲状腺药物致免疫功能紊乱是导致粒细胞缺乏的重要原因。多数粒细胞缺乏发生在应用较大剂量抗甲状腺药 1 个月内，少数患者仅两周内就可以发病。在粒细胞缺乏患者外周血及骨髓粒细胞中发现中毒颗粒。本例患者开始治疗时，仅服用甲巯咪唑 30mg/d，两周后出现粒细胞缺乏，提示粒细胞缺乏发生比甲亢本身对人生命的威胁更大。它既与抗甲状腺药物有关，也与疾病本身有关。有鉴于此，首先选用醋酸泼尼松治疗的安全性好，治疗效果更好。

### （二）坏死性淋巴结炎与甲亢的关系

组织细胞坏死性淋巴结炎（histiocytic necrotizing lymphadenitis）又称坏死性淋巴结炎、病毒性淋巴结炎及亚急性淋巴结炎，是一种非肿瘤性淋巴结增大性疾病，属淋巴结反应性增生病变。本病多见于日本、中国等东方国家，西方国家甚为少见。主要累及青壮年，女性多于男性。临床上呈亚急性经过，主要症状为持续高热，淋巴结肿大伴白细胞不升高或轻度下降，抗生素治疗无效。发病前常有病毒感染，多数情况下为一种温和的自限性疾病。少数病例可以反复发作，多器官系统受累，甚至导致死亡。目前国内尚缺乏统一的诊断标准。一般根据三大主要表现：①轻度痛性淋巴结肿大，以颈腋部淋巴结为主；②发热，抗生素治疗无效，而对糖皮质激素敏感；③一过性白细胞减少，特别有粒细胞减少。次要表现：血沉增快，一过性肝脾肿大，皮疹，难以用其他疾患解释的多脏器损害，结合肿大淋巴结的病理检查可确立诊断。本病病理诊断已经明确此病。一些医生认为，坏死性淋巴结炎是一种感染性疾病，给予抗感染治疗，疗效欠佳。其实坏死性淋巴结炎与甲亢（甲状腺腺瘤除外）均属于自身免疫性疾病。应用醋酸泼尼松治疗后，患者不仅甲亢症状完全消失，甲状腺功能正常，而且自身免疫性甲状腺炎和坏死性淋巴结炎也得到了康复，取得了非常满意的治疗效果。

（雷　红）

## 病例 23　心悸、手抖、消瘦 1 年余,气促 10 日,心脏扩大 1 个月

**患者男性**,31 岁,于 2011 年 5 月入院。

## 一、主诉

心悸、手抖、消瘦 1 年余,气促 10 日,心脏扩大 1 个月。

## 二、病史询问

（一）初步诊断思路及问诊目的

患者青年男性,心悸、手抖、消瘦 1 年余,气促 10 日。1 年前患者出现高代谢综合征及循环、消化、神经系统亢进症状,首先考虑的疾病应将甲状腺功能亢进症（以下简称甲亢）放在首位。因此主要围绕着甲亢的诱因,发病时主要症状及特点、伴随症状、是否曾接受抗甲状腺药物治疗及效果如何等问题展开,并兼顾重要疾病的鉴别及临床表现,以寻找甲状腺功能亢进症表现的证据。

（二）问诊的主要内容及目的

1. 甲状腺功能亢进症患者多有一定的诱因　如情绪激动或感染等。

2. 是否存在颈前区疼痛,是否伴有循环、消化、神经系统亢进症状　如存在颈前区疼痛,需要考虑到亚急性甲状腺炎,若同时伴随多系统功能亢进则支持甲状腺功能亢进症诊断。

3. 刚发病时是否曾到医院检查,是否做过化验检查　明确发病时患者甲状腺功能水平是诊断甲状腺功能亢进症最重要的依据。

4. 入院前是否应用了糖皮质激素或抗甲状腺药物,何种药物,效果如何　通过了解院外应用抗甲状腺药物治疗的情况来考虑治疗效果,从而确定下一步的具体治疗方案。

5. 既往有何种疾病,是否存在其他内分泌疾病,是否有甲亢家族史　甲亢常常可以同其他内分泌疾病同时存在,如糖尿病,故应特殊注意。而患者年龄较小,注意甲亢的家族遗传倾向。

（三）问诊结果及思维提示

问诊结果:患者男性,31 岁,公司员工,主因"心悸、手抖、消瘦 1 年余,气促 10 日"入院。既往否认自身免疫性疾病史,家族中无类似病史。否认高血压,糖尿病,冠心病史。患者于入院前 1 年前无明显诱因出现多食、消瘦,伴手抖、心悸,无腹痛、腹胀,无恶心、呕吐,无头昏,无失眠、性格暴躁等,无明显颈部肿大但有轻度突眼,下肢胫前黏液性水肿,本人未予重视。后上述症状加重,在他院诊断为"甲状腺功能亢进症"（具体检查不详）收入住院,给予甲巯咪唑治疗,多食、消瘦、手抖症状消失。随后,无明显诱因出现气促,呈阵发性,持续 5～10 分钟左右,反复发作,4～5 次 / 日,症状逐渐加重,无多食,无头昏、晕厥,无咳嗽、

咳痰。一天前患者出现夜间阵发性呼吸困难，坐位后症状缓解，心率120次/分，为进一步就诊遂来我院，门诊以"心律失常、房扑、甲亢"收住院。患者自发病以来，精神良好。饮食、睡眠良好。大小便正常。三个月体重减轻5kg。

 **思维提示：**

通过问诊可明确，患者既往无内分泌系统疾病，首次发病为1年前，出现怕热、多汗、消瘦、乏力等高代谢综合征，伴有心悸、手抖、大便次数多等循环、神经、消化系统症状，符合甲状腺功能亢进症的临床症状特点，经过甲巯咪唑等药物治疗后，病情时好时坏。在体格检查时重点注意甲状腺检查，其大小、质地、有无压痛，听诊是否存在血管杂音，并通过实验室检查寻找甲亢的病因以及了解是否存在其他系统器官的损伤。

## 三、体格检查

（一）重点检查内容及目的

考虑患者原发性甲状腺功能亢进症的可能性大，因此在对患者进行系统地、全面地检查同时，应重点注意准确测量脉搏、血压，注意皮肤情况，尤其对甲状腺要详细检查，要注意大小。注意心率快慢，听诊是否为房颤律，是否有心脏杂音。此外，要注意患者的精神情况以及眼、牙齿、下肢等情况。

（二）体格检查结果及思维提示

体格检查结果：T 36.4℃，P 120次/分，R 20次/分，BP 120/80mmHg，发育正常，营养中等，神志清楚，自主体位，查体合作，全身皮肤无黄染及出血点，周身淋巴结未触及肿大。眉毛无稀疏，巩膜黄染，双眼轻度突眼。颈软，甲状腺无异常，未触及结节，未触及震颤，未闻及血管杂音。咽无充血，扁桃体不大。双肺呼吸音清，心界略大，HR 120次/分，律不齐，未闻及杂音。腹膨隆，肝肋下2cm，质软，无压痛，移动性浊音阴性，肠鸣音存在。双手颤抖，双下肢无水肿。生理反射存在，病理反射未引出。

 **思维提示：**

体格检查结果与问诊后初步诊断考虑原发性甲状腺功能亢进症的思路相吻合。脉率快、皮肤湿度增加均提示存在高甲状腺素毒血症。甲状腺触诊未有明确提示，心电图检查发现心律绝对不齐，伴有脉搏短绌，提示心房颤动，考虑"甲亢心脏病"的可能性。临床查体可见轻度突眼和下肢胫前黏液性水肿，临床体征呈现不典型的Graves病。此次入院出现阵发性气促，呼吸困难，进一步做实验室检查，了解心功能情况。

## 四、实验室和影像学检查

（一）初步检查内容及目的

1. 血常规、肝肾功能及电解质　诊断甲亢时需要注意白细胞及胆红素水平。
2. 心电图、超声心动图检查　评价心功能。

3．甲状腺功能、甲状腺抗体及血沉、风湿免疫检查　明确甲状腺功能水平及甲亢病因。

4．胸部 X 线检查　观察心脏大小和肺部情况。

（二）检查结果及思维提示

检查结果：

（1）血常规：WBC $7.7 \times 10^9$/L，N 52.4%，HGB 152g/L，PLT $158 \times 10^9$/L。

（2）肝功能：TP 59.6g/L，ALB 32.3g/L，ALT 85.2U/L，AST 61.8U/L，TBIL 23.1μmol/L，DBIL 12.3μmol/L，ALP 123.2U/L。

（3）电解质：Na 140.6mmol/L，K 4.32mmol/L，Cl 105.0mmol/L，Ca 2.02mmol/L。

（4）心电图：心房颤动。

（5）超声心动图：射血分数（EF）39.18%，全心扩大，肺动脉增宽，二、三尖瓣反流（轻度），心包积液 4mm（少量）。

（6）甲状腺功能：$TT_3$ 0.76μg/L，$TT_4$ 50.0μg/L，TSH 0.001mU/L。甲状腺抗体：TGAb（77.85%）及 TMAb（61.25%）均高。

（7）风湿免疫检查：ANA＋ENA（－），AKA＋CCP（－），Ig、C3、C4 均正常。ESR 5mm/h。

（8）肾上腺皮质功能：皮质醇 15μg/dl。

（9）性腺功能：LH 7.9mU/L，FSH 6.9mU/L，T 900ng/dl。

（10）全心扩大，右侧肺野有多处液体渗出，表明肺部炎症存在（图 23-1）。

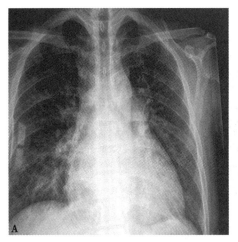
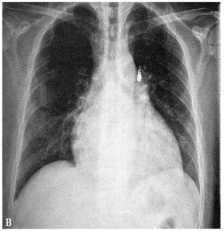

**图 23-1　胸部 X 线检查**

A：2011 年 5 月胸部 X 线检查示，全心扩大，右侧肺野有多处液体渗出，表明肺部炎症存在

B：2011 年 6 月胸部 X 线检查示，用静脉甲基泼尼松龙（40mg/d）治疗一个月后胸部 X- 线检查的对照

 **思维提示：**

重要的检查结果有 4 项：①末梢血白细胞总数正常，肝功能异常。②心电图：心房颤动。超声心动图：EF：39.18%，全心扩大，肺动脉增宽，二、三尖瓣反流（轻度），心包积液 4mm（少量）。③甲状腺功能正常。甲状腺抗体：TGAb 及 TMAb 阳性。④血沉不快，风湿免疫检查正常。结合病史和体格检查，支持原发性甲状腺功能亢进症，但患者

甲状腺功能正常后出现心衰、房颤、肝损害，说明合并了心肌损伤、肝脏损害。心内科给予强心、利尿、抗凝治疗，无任何治疗效果，心衰症状十分明显，濒临死亡。这提示我们，患者是否存在自身免疫性心肌病的可能？随后，我们停用了抗甲状腺药物治疗，选择甲泼尼龙治疗。其目的是：①阻止自身免疫的进一步损伤。②消除患者体内的高甲状腺素毒血症。③尽可能快地纠正心衰。

## 五、治疗方案及理由

1. 方案　停用抗甲状腺药物。甲泼尼龙 40mg/d 静滴，骨化三醇 0.25，1 天 3 次，维生素 D$_3$ 7.5mg，1 次 /2 周肌注，以预防可能发生的肺感染和体温上升。

2. 理由　常规临床实践中，在对"甲亢"的治疗中常常把甲巯咪唑作为首先药物，但对这样的患者显然无效。我们选择甲泼尼龙作为首选药物的理由如下：①患者全心扩大，病因不清，俗称为"特发性心肌病"，但无有效的治疗方法，最后患者必定会死于心衰。患者在短时间内出现心脏增大，可能是心肌细胞出现急性水肿。②患者有肝损害和白细胞减少，甲巯咪唑的不良反应可以使白细胞或粒细胞减少及肝损害进一步加重。给予糖皮质激素可大幅度提高白细胞的水平并明显改善肝功能；维生素 D 可以有效对抗感染，减轻心脏负担。③抑制甲状腺组织病变，减少甲状腺素产生，减轻甲亢的症状。

### 💡 思维提示：

扩张型心肌病是一种治疗非常困难的疾病，无有效方法，最后的结果是患者因心力衰竭而死亡。如果患者求生欲望非常强，只有心脏移植可以延缓患者的生命。因为我们曾经为一位扩张型心肌病的患者做过心肌活检，同时做了三角肌活检。结果发现，两种肌肉组织的免疫荧光存在非常好的一致性，即扩张型心肌病是一种自身免疫性心肌病。尽管心内科医生给予患者足量的抗心衰的药物和每小时 1 次的呋塞米，但患者心功能持续下降，EF 值下降到 26，呼吸困难，濒临死亡。我们从来也没有治疗该病的经验，为了挽救患者的生命，我们探索性地使用甲泼尼龙，每天 40mg，加入到 5% 葡萄糖溶液中缓慢输入，以控制急性发作的心肌损伤。

## 六、治疗效果及思维提示

治疗效果：经上述药物治疗后，患者精神、食欲、睡眠较前好转，夜间可平卧入睡，说明心衰的症状得到了初步的缓解，心悸、手抖等甲亢的症状也得到了缓解。①肝功能：ALT 29.0U/L，AST 25.0U/L，TBIL 18.3μmol/L。②甲状腺功能：TT$_3$ 3.06μg/L，TT$_4$ 182.30μg/L，TSH 0.017mU/L。③电解质：Na 141.0mmol/L，K 4.10mmol/L，Cl 104.0mmol/L。④超声心动图：EF 64.23%，有大幅度的上升；左房大，右房、左室增大，三尖瓣反流（轻度）。

**思维提示：**

> 患者初诊为原发性甲状腺功能亢进症，经过抗甲状腺药物治疗后，甲状腺功能正常却出现心衰、房颤、肝损害。经强心、利尿、抗凝、保肝等治疗，效果欠佳。整个治疗过程提示，甲亢只是全身自身免疫病变的其中一部分，故给予糖皮质激素后效果明显。患者得到以下益处：①患者由半坐位到可平卧入睡；②肝功能损害恢复；③心包积液消退，射血分值升高，心脏缩小。

最终诊断：①自身免疫性心肌病；②原发性甲状腺功能亢进症；③甲亢性心脏病，心律失常，心房颤动；④自身免疫性肝损害。

## 七、对本病的思考

1. 自身免疫性疾病不仅累及甲状腺，还可导致肝脏、心血管、肾脏等多个脏器的损伤，但短时间内出现心脏扩大的扩张型心肌病的病例罕见。因为我们曾获得过这类患者的心肌标本，也曾做过免疫组化的研究。结果显示，心肌同样可以存在免疫损伤。急性的免疫反应可以使心肌细胞在短时间内水肿，收缩无力，导致射血分数下降，心功能不全，甚至出现心力衰竭。对此，心内科医生束手无策。甲状腺功能亢进症是临床上常见的一种内分泌疾病，临床包括多汗、消瘦、心悸等，病因主要为 Graves 病，甲状腺炎、结节性甲状腺肿、桥本甲状腺炎伴甲状腺毒症等均可导致甲亢。然而，甲亢合并扩张型心肌病的患者比较少见，所以面对这样的患者，我们无法应对。如果我们转换观念，从整体的角度去思考问题，心肌的问题就可以解决，患者的心衰就可以得到纠正。该患者心衰得以纠正得益于理念的创新，即糖皮质激素的应用，也是我们对扩张型心肌病的重新认识。

2. 对甲亢的重新认识 多年来治疗和研究甲亢的思路主要针对甲状腺疾病本身，而对其他器官考虑很少，通过用甲巯咪唑或丙硫氧嘧啶辅以普萘洛尔或美托洛尔等 β 受体阻断药进行治疗。若甲亢症状能被控制，患者一般需要服药 1 年以上或更长时间。而且很多患者服药期间或停药后甲亢症状反复，需要再次增加剂量、延长时间来继续治疗。一部分口服药物患者会出现粒细胞减少、肝功能损害或药物过敏等不良反应，这些不良反应一旦不能及时被发现和处理，都会导致致命的后果。因此，既然认识到甲亢这种疾病是明确的自身免疫性疾病，而且同时会导致多器官受累及，那么改变我们固有的治疗策略势在必行。我们主张甲亢患者的治疗应以糖皮质激素为首选，尤其对于甲亢初期合并粒细胞减少、肝功能异常的患者，只有在粒细胞和肝功能完全正常之后才可以应用抗甲状腺药物治疗，而用药剂量不宜过大。这样，我们就可以安全地治疗患者，而不会像以前那样担惊受怕。

(雷 红)

# 间断双下肢水肿 2 个月伴呼吸暂停、房颤，加重 7 天

**患者女性**，72 岁，于 2012 年 2 月入院。

## 一、主诉

口干、多饮、多尿 10 年，间断双下肢水肿 2 个月，加重 7 天。

## 二、病史询问

（一）初步诊断思路及问诊目的

患者老年女性，72 岁，间断双下肢水肿 2 个月，加重 7 天。患者既往糖尿病史 10 年余，糖尿病诊断明确，按常见病优先考虑的原则应将糖尿病肾脏疾病放在首位。因此，问诊的目的主要围绕发病时主要症状及特点、伴随症状、是否曾使用药物治疗以及疗效如何等问诊展开，进一步寻找水肿的原因。

（二）问诊的主要内容及目的

1. 发病前有无明显诱因　发病前的诱因有助于鉴别糖尿病肾脏疾病还是糖尿病心脏病所致的水肿。

2. 高血糖同时是否伴有心悸、气短、泡沫尿、下肢水肿、体重改变、血压变化，四肢有无麻木、刺痛，皮温感觉如何　患者糖尿病史 10 年，理论上糖尿病并发症应该出现，故应高度重视患者糖尿病并发症存在的可能。心悸、气短应明确是否伴有心血管并发症、心功能分级，泡沫尿、下肢水肿则应关注患者有无肾脏病变、肾病分期，患者的血压变化明确患者高血压的治疗效果，四肢有无麻木、刺痛提示是否存在周围神经病变，皮温变化提示患者肢体血供的情况。

3. 入院前的用药史及其疗效如何　通过了解院外治疗的情况来帮助分析患者糖尿病分型、有无胰岛素抵抗、并发症情况如何。

4. 既往有何种疾病　明确心源性疾病、肾源性疾病、脑源性疾病的出现时间，可了解上述疾病是原发还是继发于糖尿病。

5. 有何家族性遗传疾病　糖尿病、风湿性疾病（特别是女性）家族遗传的情况比较多见。

（三）问诊的结果及思维提示

问诊结果：患者在入院前 10 年，出现口干、多饮、多尿、多食、无力，体重明显下降。后双下肢明显水肿，逐渐加重，当时查尿蛋白（+++），尿微量白蛋白 3470mg/L，24 小时尿蛋白定量 5.15g，诊断为 2 型糖尿病，糖尿病肾病。使用精蛋白生物合成人胰岛素注射液 30R 早 10U、晚 6U 治疗。患者间断出现水肿，下午明显，早晨可减轻。患者 2 个月前因受凉后出现双手、双下肢水肿，伴有咳嗽、咳白色黏痰、夜间不能平卧，自服"头孢氨苄"后上述症

状无明显改善，收住我院心内科，行生化示：尿酸 416μmol/L，白蛋白 27.2g/L，尿微量白蛋白 3470mg/L，24 小时尿蛋白定量 5.15g，诊断"2 型糖尿病、糖尿病肾脏疾病（Ⅳ期），肾病综合征，高血压（3 级，极高危）、肺部感染、睡眠呼吸暂停综合征、房颤"。给予抗感染平喘治疗，效果欠佳转入我科，于 9 月 28 日给予甲泼尼龙琥珀酸钠 40mg 静滴至 10 月 13 日治疗半月，患者双手、双下肢水肿消退，咳嗽、咳痰好转出院，出院后患者规律服用醋酸泼尼松片 30mg/d，骨化三醇胶丸 0.75μg/d 等药物治疗。7 天前患者出现眼睑及双下肢水肿，故再次就诊我科。病程中无发热，饮食睡眠佳，大小便正常，体重无减轻。既往体健，无外伤手术史，无食物及药物过敏史。无家族遗传病史。

 **思维提示：**

通过问诊可明确，患者糖尿病史 10 年，本次发病双下肢水肿 2 个月，夜间不能平卧 7 天。患者老年女性，应在体格检查时重点注意体重、血压；有无面部水肿，眼睑水肿；心血管系统检查注意有无下肢水肿、肾区叩击痛等。通过实验室检查和影像学检查寻找胸部 X 线有无心脏扩大，腹部 B 超有无脂肪肝、胆囊结石的证据。眼底检查有无新生血管。

## 三、体格检查

（一）重点检查内容及目的

考虑患者为 2 型糖尿病的可能性最大，因此在对患者进行系统地、全面地检查同时，应重点注意：在一般体格检查时是否有消瘦，血压高低，有无面部水肿、眼睑水肿，有无心律失常、心脏扩大，是否便秘与腹胀交替出现，有无泡沫尿、下肢水肿、肾区叩击痛等，女性患者还要注意有无月经失调。

（二）体格检查结果及思维提示

体格检查结果：T 36.4℃，P 85 次 / 分，R 20/ 分，BP 150/80mmHg，BMI 30.9kg/cm$^2$。全身皮肤无黄染和出血点，全身淋巴结未触及肿大。上眼睑轻度水肿。颈软，甲状腺无异常，未触及结节，未触及震颤，未闻及血管杂音。咽无充血，扁桃体不大。双肺呼吸音清，心界略大，HR 85 次 / 分，律齐，未闻及杂音。腹膨隆，肝脾不大，腹水征阴性。双上、下肢轻度水肿。生理反射存在，病理反射未引出。

 **思维提示：**

体格检查与问诊后初步考虑 2 型糖尿病。血压 150/80mmHg，体重指数 30.9kg/cm$^2$。双肺呼吸音清，心界略大，HR 85 次 / 分，律齐，未闻及杂音。双上、下肢轻度水肿，低蛋白血症和大量尿蛋白提示肾病综合征。患者合并高血压、糖尿病肾脏疾病可能为免疫性肾病。进一步实验室和影像学检查的主要目的是明确病变部位、病因，并判断病情，为治疗方案提供依据。而睡眠呼吸暂停综合征可能与呼吸道水肿有关，导致呼吸不畅。

## 四、实验室和影像学检查

（一）初步检查内容及目的

1．血常规、尿常规、肝功、肾功、血脂　进一步证实糖尿病并发症的存在。

2．血沉、风湿抗体检查　明确有无风湿性疾病。

3．血气分析、尿微量白蛋白、24 小时尿蛋白定量检查　评价病情。

4．超声心动图、心电图检查　了解心功能情况。

（二）检查结果及思维提示

检查结果：

（1）血常规：白细胞 $8.08 \times 10^9$/L，中性粒细胞 71.3%，血红蛋白 140.0g/L，血小板 $207.0 \times 10^9$/L。尿常规：pH 7.0，比重（SG）1.025，尿蛋白（+++），肾功能：BUN 8.65mmol/L，Cr 109.05μmmol。血脂检查：胆固醇 5.57mmol/L，甘油三酯 1.72mmol/L。电解质：血钾 3.60mmol/L，血钠 147.0mmol/L，血钙 2.00mmol/L。糖化血红蛋白 5.7%。

（2）血沉 52mm/h。风湿抗体、免疫全项：IgA 6.42g/L↑，其余都在正常范围内，ANA（-）。

（3）血气分析：pH 7.45，$PaCO_2$ 25mmHg，$PaO_2$ 78mmHg，BE -0.50mmol/L。24 小时蛋白定量 5.15g。

（4）超声心动图：EF 78.19%，左室舒张功能减低。心电图：心房颤动。

 **思维提示：**

　　重要的检查结果有二项：①高脂血症；②24 小时蛋白定量 5.15g。结合患者的病史和体格检查结果，进一步支持肾病综合征的诊断，目前患者的主要问题是如何治疗肾脏疾病，延缓肾脏病变的进一步恶化。

## 五、治疗方案及理由

1．方案

（1）胰岛素治疗：精蛋白生物合成胰岛素注射液 30R 早 16U，晚 12U 餐前半小时皮下注射。

（2）阿司匹林肠溶片，0.1mg/d。

（3）阿托伐他汀钙，20mg/d。

（4）甲泼尼龙注射液，40mg/d，静滴。

（5）骨化三醇胶丸，0.25μg，2 次 / 日。

（6）维 D 钙咀嚼片，1.5g/d。

（7）比索洛尔，2.5mg/d。

2．理由　患者老年女性，糖尿病病史长，目前出现肾脏损害。临床考虑 2 型糖尿病。患者血沉快，免疫球蛋白 A 高，因此该患者的肾脏病变可能为免疫性肾病，肾病综合征。目前患者血糖控制尚可，肾脏损害进展迅速。故临床上应该主要应用免疫抑制剂治疗肾脏疾患，而非常规的治疗思路。①胰岛素少量应用即可很好控制患者血糖，使用时还要密切注意低血糖的发生；②降压、降血脂药物的使用，控制肾病综合征的病情发展；③联合应用糖皮质激素免疫制剂，最大限度治疗原发疾病，延缓患者肾脏病变进展，挽救生命。

## 六、治疗效果及思维提示

治疗效果:经过2周治疗,患者下肢水肿明显减轻,血清肌酐大幅度下降。

 **思维提示:**

患者初步诊断为2型糖尿病、糖尿病免疫性肾病,肾病综合征。经过外源性胰岛素、降压、降血脂治疗,联合免疫抑制剂治疗。应该考虑的问题:免疫抑制剂的应用时间需要多长时间?患者采取免疫抑制剂疗效和安全性的切入点在哪里?因此,重新深入询问病史并进行有针对性的检查非常重要。

## 七、再问病史和实验室检查结果

再次深入且有针对性的实验室检查结果:①血 Cor 8.2μg/dl;②甲状腺功能检查:$FT_3$ 1.74pmol/L,$FT_4$ 19.99pmol/L,反三碘甲腺原氨酸($rT_3$)1.85nmol/L,TSH 2.08mU/L。甲状腺抗体(-);③血清维生素检查:血清 25(OH)$D_3$ 44.39nmol/L,1,25(OH)$_2D_3$ 40.84pmol/L。

补充上述临床资料后,诊断思路变得清晰起来。患者的主要临床特点、检查结果提示患者存在自身免疫性疾病,尽管应用了大量糖皮质激素,患者血皮质醇低;甲状腺功能提示患者为低 $T_3$ 综合征;活性维生素 D 水平低下同样说明患者肾脏功能损害严重。患者应用免疫抑制剂治疗是必需的,但是考虑到患者年龄及应用免疫抑制剂的疗程,对治疗方案进行了适当的调整。

## 八、调整治疗方案及疗效

(一)新方案

1. 胰岛素治疗　精蛋白生物合成胰岛素注射液 30R 早 12U,晚 10U 餐前半小时皮下注射。

2. 阿托伐他汀钙,20mg/d。

3. 醋酸泼尼松龙,30mg/d。

(二)疗效

1个月后患者下肢水肿明显减轻,24 小时尿蛋白定量 2.96g,患者出现低血糖,夜间打鼾明显减轻,房颤消失。

## 九、对本病的思考

1. 糖尿病肾脏疾病可以分为糖尿病肾病、糖尿病合并非糖尿病肾病、糖尿病肾病合并非糖尿病肾脏疾病。它的诊断需要肾脏活检病理确定,因为年龄的原因未予实行。以往对该病的出现多解释为高糖毒性和高脂毒性造成,但是我们在临床中却发现对于上述患者,即使血糖控制得很理想,血脂控制得再好,他们仍旧会出现目前所谓的糖尿病肾脏疾病。既然这些并发症位于糖尿病的基础上,那么为什么血糖血脂已经控制良好,仍不能阻止肾脏病变的发展呢?现有的理论很难解释这一现象,我们有责任改变思路去创新治疗。经过我们临床多例糖尿病合并有并发症,患者三角肌肌肉组织活检,几乎全部患者肌束膜均有免疫复合物沉积，提示这些疾病的发病可能与免疫有关，糖尿病肾脏疾病也不例外。糖尿病肾病被重新定义为糖尿病肾脏疾病，对于这一顽疾的认识又提高了一个层次。

2. 现有的糖尿病肾脏疾病治疗方案为有效地控制蛋白入量、降压、降脂、控制血糖、抗凝，但是我们在临床上发现这些措施根本不能有效地控制肾病的发展，因此患者的病情鼓励我们开始尝试使用免疫抑制剂进行治疗。现在很多医生对使用糖皮质激素的认识有偏颇，只要是糖尿病患者就禁用。我们对本例患者应用了一般剂量的甲泼尼龙治疗，取得了非常满意的治疗效果。出乎意料的是，患者血糖并没有大幅度上升，反而有较大幅度的下降。这可能是骨骼肌和心肌细胞表面的免疫复合物被清除，胰岛素变得更为敏感，从而导致血糖下降。肾脏的情况也有好转，尿蛋白大幅度减少，血浆蛋白上升。与此同时，患者的呼吸暂停综合征消失，房颤也随之消失。这些都是我们治疗开始时从未想过的。患者的呼吸暂停综合征消失可能因为呼吸道水肿明显消退，呼吸通畅；房颤的消失则意味着患者的心肌细胞有炎性水肿，免疫抑制治疗使心肌的炎性水肿得到了改善，随后房颤消失。通过这例患者的治疗，我们对于糖尿病肾脏疾病应用免疫抑制剂有了初步的心得，那就是在注意用药的安全性和可行性得到保障的前提下，我们可以大胆的尝试，以挽救患者的生命。尽管我们尝试刚刚开始，我们发现免疫抑制剂的使用时间一定要足够长。在患者病情允许的情况下可依靠肾脏活检，明确糖尿病肾脏疾病的原因，及时、准确的治疗可以避免尿毒症的出现，大幅度地减少透析患者的数量，减轻患者和医保的负担。同时我们还认识到对于免疫机制导致的糖尿病肾脏疾病患者应早期使用免疫抑制剂。

（雷　红）

# 消瘦 1 个月，多饮 10 天，腹痛、呕吐 5 天，加重 16 小时合并双踝大疱

**患者男性**，19 岁。于 2009 年 4 月 28 日入院。

## 一、主诉

消瘦 1 个月，多饮 10 天，腹痛、呕吐 5 天，加重 16 小时合并足部大疱。

## 二、病史询问

（一）初步诊断思路及问诊目的

患者青年男性，病程短，有急性加重。典型症状为消瘦、多饮，进展期出现腹痛、呕吐，应考虑 1 型糖尿病伴急性并发症酮症酸中毒的可能。问诊应注意患者发病的特点，是否有诱因，病情进展等，同时兼顾其他内分泌疾病的鉴别诊断。

（二）问诊主要内容及目的

1. 是否有诱因，起病的缓急　起病急，症状显著是 1 型糖尿病的特点，且易发生酮症酸中毒。感染通常是诱因，也可由于不适当饮食、治疗中断、创伤、手术、胃肠疾病等。

2. 患者的临床症状　是否有多饮、多食、多尿、体重下降。典型症状为三多一少，但部分患者只有其中的部分症状，因个体耐受性及疾病程度的不同，临床上也存在差异。在初发阶段，1 型糖尿病的临床症状相对要重于 2 型糖尿病。当合并酮症酸中毒时，依据脱水和酸中毒程度不同，临床表现也有差别。轻者，仅有食欲改变、恶心、呕吐、烦躁、嗜睡等症状。严重者因脱水严重，可出现循环容量不足的表现，如头晕、直立性低血压、脉快而弱、四肢厥冷，甚至各种反射减弱以至消失，昏迷的可能。部分患者可出现腹痛，以急腹症而就诊于外科，临床上应注意鉴别。

3. 因甲状腺功能亢进症也可出现消瘦、血糖异常，注意是否有心悸、怕热、性格改变。

4. 院外曾行何种检查　是否行血糖检查、是否可以明确诊断糖尿病，是否行尿常规检查，明确是否存在糖尿病酮症。

5. 院外曾行何种治疗，对胰岛素治疗的反应如何　因 1 型糖尿病依赖于胰岛素，也有助于明确诊断。

6. 是否存在家族史　1 型糖尿病是遗传因素和环境因素共同作用的结果，部分患者有明确的家族史。

（三）问诊结果及思维提示

问诊结果：患者于入院前 1 个月无明显诱因出现消瘦，体重减轻约 15kg。无心悸、易怒、烦躁等症状。于入院前 10 天感冒后出现口干、多饮、多尿、乏力，无发热、咳嗽。患者于入院前 5 天出现腹痛、恶心、呕吐、神志恍惚，不伴发热，腹泻。遂到某院外科就诊，测血

糖：高，尿常规示酮体15mmol/L。予补液、纠正酮症等对症治疗（具体治疗不详）。患者自觉症状好转后出院，之后未用胰岛素治疗。于入院前16小时再次出现恶心、呕吐，伴乏力、呼吸急促。为系统诊治而入院治疗。患者自发病以来，精神、睡眠、食欲差。否认糖尿病家族病史及遗传病史。

**思维提示：**

患者病程短，以体重下降和多饮为首发症状，无高代谢症状。感染后出现病情加重，以消化道症状为主，并出现中枢神经系统症状。曾在院外外科就诊，临床化验提示糖尿病酮症，纠酮后症状好转。此次因中断胰岛素治疗，出现症状反复，且有呼吸急促等表现。符合1型糖尿病，糖尿病酮症酸中毒的临床表现，进一步需通过体格检查和实验室检查评估患者病情程度。

## 三、体格检查

### （一）重点检查内容及目的

因患者临床高度提示糖尿病酮症酸中毒，且出现呼吸急促和神志改变。需要评估脱水程度，注意生命体征如脉搏、血压和呼吸。注意患者的一般状态，神志是否清楚，皮肤黏膜是否干燥。因感染是诱因，注意是否有咽红、扁桃体肿大，双肺是否有干湿性啰音。因糖尿病患者经常合并皮肤感染，注意有无疖痈的存在。因酮症酸中毒可影响循环系统，注意心脏的节律和四肢的皮温。此外中枢系统受累需行生理反射和病理反射的检查。

### （二）体格检查内容及思维提示

体格检查结果：T 36.8℃，P 115次/分，R 28次/分，BP 140/100mmHg。神清，精神差，急性病容，深大呼吸。发育不良，营养差。全身皮肤黏膜干燥，无黄染，浅表淋巴结未触及肿大。双眼睑无水肿，口唇略发绀。颈软，无抵抗。双肺呼吸音清，未闻及干湿性啰音。心音有力，律齐，心率115次/分。腹软，无压痛。双下肢不肿。四肢末端紫红、凉。左踝外侧可见一直径4cm的红色透明水疱，右踝外侧可见一长2.5cm、宽1.5cm的红色透明水疱。生理反射正常存在，病理反射未引出。

**思维提示：**

患者血压不低，但有脉率代偿性的增快。有器官灌注不足的表现，如全身皮肤黏膜干燥，四肢末端的皮温和肤色改变，以及精神状态的改变。酸中毒的临床表现如呼吸增快和深大呼吸。患者双踝均有红色透明水疱，考虑为糖尿病性水疱病。

## 四、实验室检查及影像学检查

### （一）初步检查内容及目的

1. 血常规、尿常规的检查　注意患者的营养程度，是否有贫血。患者前驱有感染史，注意患者中性粒细胞的总数以及中性粒细胞的比例。尿常规检查注意尿酮体、尿蛋白和尿糖的测定,尿比重也能反映体液的充足程度。

2．肝、肾功能、电解质、血糖和血脂的测定　因患者存在糖尿病酮症酸中毒,需要注意是否有肾前性肾功能不全,注意血钾的水平和二氧化碳结合力的浓度。有糖尿病性水疱病,注意血浆白蛋白和其他血浆离子的水平。糖尿病时常常合并脂代谢异常,应进行常规检测。

3．血气分析检查　注意血pH,血浆碳酸氢盐的浓度,不仅是酸中毒程度的评估指标,也是进一步治疗的参考指标。

4．胰酶的测定　患者有腹痛的症状,另有一部分暴发性1型糖尿病也可以有外分泌腺的受累。

5．糖化血红蛋白HbA1c的测定　HbA1c在总血红蛋白中所占的比例能反映取血前8～12周的平均血糖水平,与点血糖相互补充,作为糖尿病血糖控制的监测指标和辅助诊断指标。

6．糖尿病抗体三项的测定　包括胰岛细胞胞质抗体(ICA)、谷氨酸脱羧酶抗体(GADA)、胰岛素自身抗体(IAA)。初发的1型糖尿病患者的阳性率较高,有助于疾病的诊断。

7．风湿免疫全项　1型糖尿病经常合并其他自身免疫性疾病,且非特异性免疫功能异常在发病过程中的作用不容忽视。

(二)检查结果及思维提示

1．血常规　RBC $3.74 \times 10^{12}$/L, HGB 122g/L, WBC $5.39 \times 10^9$/L, N 71.9%, L 20.8%, PLT $183 \times 10^9$/L。尿常规:pH 5.0,比重1.030,蛋白0.8g/L(<0.25),尿糖56mmol/L(<3),酮体15mmol/L(<0.5)。

2．TP 56g/L(62～85), ALB 33g/L(35～55), GLO 23g/L(26～37),前白蛋白100mg/L(200～400)。余肝功能、血脂和肾功能正常范围。入院随机血糖26.2mmol/L,血钠146.5mmol/L,血钾2.4mmol/L,血氯126.2mmol/L,血钙1.95mmol/L(2.1～2.55),血磷0.83mmol/L,血镁0.68mmol/L。

3．血气分析　pH 7.01, $PaCO_2$ 10.6mmHg, $PaO_2$ 124.2mmHg,细胞外液碱过剩(BEecf) $-28.2$mmol/L, BE $-26.2$mmol/L, BB 21.7mmol/L, $HCO_3^-$ 2.7mmol/L,二氧化碳总量($TCO_2$) 3.0mmol/L。

4．胰酶正常范围。

5．HbA1c 12%(4～6%)。

6．糖尿病抗体均为阴性。

7．风湿免疫全项:IgG 431mg/ml(751～1560), C3 56.2mg/ml(79～152), C4 13.40mg/ml(16～38)。余项均在正常范围。

---

 **思维提示:**

　　患者实验室检查提示糖尿病并酮症酸中毒。有白蛋白的合成功能下降,即使在血容量不足和血液浓缩的前提下,仍表现为低白蛋白血症,主要是因为摄入不足所致。因胰岛素绝对不足,而致三大物质代谢障碍,葡萄糖利用减少,糖异生增加而造成空腹及餐后的高血糖。蛋白质合成代谢减弱,分解代谢增加,导致负氮平衡。脂代谢异常,造成酮体的大量堆积,而形成糖尿病的酮症酸中毒。尽管糖尿病的特异性抗体均为阴性,有非特异性的免疫功能异常。因为HbA1c显著增高提示患者血糖升高持续相当长时间，所以我们测定的特异性抗体可能并不是在疾病的初始阶段。胰酶在正常范围，无胰腺外分泌功能的受累。在酸中毒情况下，尽管经过蛋白校正，仍表现为低钙血症，其背后则意味1,25$(OH)_2D_3$水平不足。

## 五、治疗方案及理由

1. 方案

（1）入院时积极补液、小剂量胰岛素持续输注、纠酸、调整电解质平衡。

（2）患者正常饮食后餐前精蛋白生物合成胰岛素注射液30R早16U，晚16U。

（3）环孢素25mg，1天2次。

（4）骨化三醇0.25μg，1天2次，碳酸钙$D_3$片600mg，1天1次，维生素$D_3$7.5mg肌内注射。

2. 理由　糖尿病酮症酸中毒是1型糖尿病的急性并发症，威胁患者的生命，所以需要积极补液、降糖、纠酸治疗，尽快恢复患者体内的代谢异常，维持正常的生命体征。1型糖尿病的最初形式为胰岛炎，此阶段大部分β细胞仍然是完好的。但是，当出现糖尿病症状时，80%的β细胞已经被破坏。此时需要注射胰岛素来挽救患者的生命。但是，这只是针对血糖升高的一种补救措施，并没有通过抑制自身的免疫反应来阻止胰腺的进行性损伤。更有甚者可出现肾脏、神经、视网膜、皮肤、心血管、垂体等多器官免疫损伤，可遍及全身多个器官，不同的患者可能出现各种不同的组合，形成一个非常庞大且机制复杂的疾病构成。高血糖可能仅仅为冰山一角，在治疗过程中不能一叶障目，所以我们加用了免疫抑制剂环孢素。16个小时患者的酮症酸中毒即纠正，且未再反复。环孢素能选择性抑制T细胞而不影响机体的抗感染能力，可减慢新发自身免疫性糖尿病β细胞损害，或许能够预防其他器官的免疫损伤。患者有低钙血症，其深层次的含义为维生素D的缺乏或1,25$(OH)_2D_3$合成不足。1型糖尿病属于自身免疫性疾病，维生素D的摄入可以保护胰岛细胞免受细胞因子的破坏，并通过提高血钙浓度，使胰岛素的释放增加。因此，如果体内维生素D的缺乏可能导致1型糖尿病的发生和发展。故我们补充了底物维生素$D_3$，并加用了活性维生素D。

## 六、治疗效果及思维提示

治疗效果：患者的酮症酸中毒16个小时即纠正，且未再反复。精神、体力、食欲较前好转。因补液后血容量恢复，患者糖尿病性水疱病张力增加，实验室检查提示低钠血症、低蛋白血症，血糖波动较大。

 **思维提示：**

垂体是人体的生命中枢，也是临床工作中最容易忽略的重要内分泌器官。由于血糖是体内升糖激素和降糖激素平衡的结果，且体内唯一的降糖激素是胰岛素，所以胰岛素的拮抗激素（胰高糖素、肾上腺素、肾上腺皮质激素、生长激素、甲状腺素）对血糖的影响很大。在1型糖尿病患者中，同时合并垂体炎的患者不少，所以容易出现脆性糖尿病。对于这部分患者，小剂量补充肾上腺皮质激素（如醋酸泼尼松5～10mg/d）可以有效地预防血糖大幅度地波动。垂体功能差的患者可出现低蛋白血症，低钠血症，低钙血症。此类患者抵抗力低下，常伴有肺感染，治疗非常棘手，适量补充活性维生素D对于抗感染帮助颇大。此外，条件许可的情况下，可以给患者做垂体磁共振成像检查，以除外垂体炎。

## 七、再问病史及实验室检查结果

因入院时患者精神状态较差，查体欠配合。待酮症酸中毒纠正后，患者仍有食欲、体力欠佳。通过仔细的查体，患者声调纤细，无胡须、腋毛、阴毛。外生殖器发育不良G1P1期。通过耐心地与患者交流，患者还没有遗精和晨勃现象，需要评估患者垂体的功能。因大量补液后，酸性产物陆续排出体外，血糖趋近于正常，可行OGTT＋Ins＋C-P检查、尿糖和尿蛋白定量、腹部超声、泌尿外科超声、垂体MRI检查。

肾上腺皮质功能：ACTH 2.6ng/L（0～46），Cor 5.2μg/dl（5～25），24小时尿Cor<25μg（30～110）。甲状腺功能：$T_3$ 0.78nmol/L（0.92～2.79），$T_4$ 52.2nmol/L（58.1～140.6），$FT_3$ 2.34pmol/L（3.5～6.5），$FT_4$ 11.28pmol/L（11.5～23.5），$rT_3$ 0.66nmol/L（0.4～1.15），TSH 1.23mU/L（0.3～5）。TGAb 2.14%（<30%），TMAb 1.71%（<20%），TRAb 0.07U/L（0～1.5）。性腺功能：FSH 1.4U/L（1.4～18），LH 1.6U/L（1.5～34），PRL 2.30ng/ml（2.1～17.7），$E_2$ 14.4pg/ml（0～52），P 1.07ng/ml（0.28～1.22），T<10ng/dl（241～827）。

OGTT＋Ins＋C-P（胰岛素治疗中）：0′Glu 7.72mmol/L，Ins 7.52mU/L，C-P 0.33ng/ml；30′Glu 10.99mmol/L，Ins 8.15mU/L，C-P 0.46ng/ml；60′Glu 16.66mmol/L，Ins 8.44mU/L，C-P 0.49ng/ml；120′Glu 20.02mmol/L，Ins 8.97mU/L，C-P 0.53ng/ml；180′Glu 18.07mmol/L，Ins 7.27mU/L，C-P 0.44ng/ml。24小时尿蛋白119mg，糖98g。

腹部B超肝胆脾未见明显异常，胰腺头、体未见明显异常，胰尾显示不清。双肾实质回声增强（请结合临床化验）。

泌尿生殖系超声示双肾轻度水肿，前列腺精囊发育不良，腹腔少量腹水。双侧睾丸发育不良，左侧睾丸大小约2.1cm×1.2cm，右侧睾丸大小约2.38cm×1.35cm。垂体MRI示蝶鞍无扩大，垂体大小、形态正常。垂体柄居中，无增粗。视交叉无移位。双侧海绵窦及双侧颈内动脉显示不清。所见双侧大脑半球、小脑及脑干形态及信号未见确切异常。垂体MRI平扫未见确切异常。

我们要把患者作为一个整体，辩证地看待糖尿病患者的临床特点。不能因为存在高血糖就仅仅关注高血糖，患者临床症状的改善更为重要，因为患者不是临床数据的简单堆积。患者表现为继发性的肾上腺皮质功能减退症、甲状腺功能减退症、性腺功能减退症。OGTT＋Ins＋C-P提示糖尿病，尽管应用了胰岛素治疗，但血清胰岛素水平仍然是低平曲线，反映内源性胰岛素水平的CP水平分泌绝对减少。

## 八、调整治疗方案及疗效

（一）新方案

1. 餐前精蛋白生物合成胰岛素注射液30R早16U，晚16U，每日32U。

2．泼尼松，5mg，1 天 2 次。

3．环孢素，25mg，1 天 2 次。

4．左甲状腺钠，50μg，1 天 1 次。

5．绒促性素（hCG）200U，每周 3 次肌内注射。

6．骨化三醇 0.25μg，1 天 2 次，碳酸钙 $D_3$ 片 600mg，1 天 1 次。

（二）疗效

患者精神、体力、食欲大幅好转。糖尿病性水疱病逐渐吸收以至痊愈。2 周左右血浆白蛋白上升至 40g/L，血钠 140mmol/L，血钾 4.0mmol/L，血钙 2.30mmol/L，血磷 1.03mmol/L。患者血糖平稳下降，空腹血糖 4.7～7.3mmol/L，餐后血糖 6.7～12.7mmol/L。血气分析正常范围，睾酮升至 103ng/dl。

## 九、对本病例的思考

1．有研究表明高达 57% 的 1 型糖尿病患者合并淋巴细胞性垂体炎，而 2 型糖尿病患者则为 24%。垂体是人体的生命中枢，也是临床工作中最容易忽略的重要内分泌器官。评价患者是否存在垂体或肾上腺皮质功能不足（或相对不足），如存在，应给予肾上腺糖皮质激素替代治疗，患者的精神和食欲会明显好转，在适当补充胰岛素的基础上，鼓励进食增加蛋白质摄入量，增加自身的机体抵抗力。此类患者应注意胰岛素的用量，血糖不宜降得过低，留出血糖自我调整的空间。避免低血糖后的高血糖出现，导致血糖更大的波动。正常的垂体功能在血糖的调控中发挥重要的作用，否则会出现血糖的剧烈波动，或许即为脆性糖尿病的病因。当肾上腺皮质激素绝对或者相对不足时，大量水分和钠滞留在细胞内，而细胞外液的钠浓度低于正常。给予糖皮质激素替代治疗后，不但不引起钠水潴留，反而在未补充钠的情况下逐渐恢复正常。进一步说明肾上腺皮质激素不足可以造成钠在细胞内外的失衡。甲状腺激素、性激素在生长发育和性格形成当中发挥重要的作用，如果存在不足应该早期干预，避免失去治疗的最佳时机。

2．糖尿病性水疱病，多见于病程长，血糖控制不佳及伴有多种并发症者。水疱多突然发生，可无任何自觉症状，多在四肢末端，也可见于前臂或者胸腹部。水疱位于上皮内或上皮下，边界清楚，周边无充血等炎性反应。通常壁薄透明，内含清亮液体，易渗漏。常在 2～4 周内自愈，不留瘢痕，但可反复发作。皮肤的微血管损害及神经营养障碍和钙、镁离子和蛋白的失衡，可使血管脆弱，水分从血管内渗出形成水疱。如果血液成分渗出，则可以形成血疱。临床上治疗也颇为棘手，但我科采用小剂量糖皮质激素治疗，可使糖尿病性水疱的张力逐渐减少，以至在短时间内自行吸收。避免穿刺或自行破溃后的感染可能。

3．很多自身免疫性疾病都与维生素 D 不足有关，如青少年糖尿病、多发性硬化症、哮喘、类风湿关节炎。维生素 D 在 T 细胞和 B 细胞的调控中发挥重要的作用。实际上，在活化的 $CD4^+$ T 细胞中维生素 D 受体（VDR）过度表达，活性维生素 D 抑制 T 细胞的增殖。通过微点阵技术，有超过 102 个基因是活性维生素 D 作用的靶点。其中 57 个基因是下调，45 个上调。活性维生素 D 通过下调 $CD4^+$ T 细胞产生 IL-2 和 IFN-γ 阻止 T 细胞和抗原呈递细胞的聚集。而且能够促进 Th2 细胞相关的 IL-4 和 IL-5 的产生。以上结论已通过 VDR 基因敲除的小鼠证明。对于 B 细胞的调控，$1,25(OH)_2D_3$ 可以抑制免疫球蛋白的生成，抑制 B 细胞的增殖和分化。在自身免疫性疾病的患者中，还发现抗核抗体的产生与活性维生素 D 的低水平有关。活性维生素 D 还可以调节巨噬细胞，可影响单核细胞转化为巨噬细胞，以及其细胞因子的表达。而且，能够减少细胞膜表面 MHC Ⅱ 抗原的表达，诱导巨噬细胞和上皮细胞的抗菌肽的产生，这是抵抗微生物感染的重要活性肽。抗菌肽能够与膜受体结合发挥活化先天免疫反应的作用，且其能够增加巨噬细胞和角蛋白细胞局部的 1α- 羟化酶水平，通过局部活性维生素 D 的产生进一步增加抗菌肽的生成。通过活性维生素 D 类似物对糖尿病大鼠的应用，可以减少 IL-2 和 IFNγ 的表达，阻止树突状细胞的成熟和 Th1 细胞对胰岛的浸润，阻止糖尿病的进展。早期关注青少年的维生素 D 的营养状态，有助于避免自身免疫性疾病的发生。

（李凤翱）

## 参 考 文 献

[1] 雒榕，邱明才. 环孢菌素 A 与自身免疫性糖尿病胰岛 β 细胞凋亡 [J]. Intern J Endocrinol Metab，2007，27：101-103.

[2] 高桦，邱明才. 应加强对部分 2 型糖尿病患者多器官免疫损伤的研究 [J]. 中华医学杂志，2005，85（12）：793-795.

[3] 邱明才. 器官医学与内科的综合优势 [J]. 中华内科杂志，2004，43（7）：483-484.

病例 26

# 反复心悸、大汗、无力1月余，加重伴意识不清、抽搐10天

**患者女性**，67岁，于2009年9月入院。

## 一、主诉

反复心悸、大汗、无力1月余，加重伴意识不清、抽搐10天。

## 二、病史询问

（一）诊断思路及问诊目的

患者为中老年女性，患者主诉提示的意义为两个层面：症状轻的时候表现为交感兴奋症状，如心悸、大汗、无力；症状严重的时候则表现为中枢神经系统的症状，可出现意识不清、抽搐。因反复出现则要注意患者的诱发和缓解的方式，病程中出现症状严重时曾有血糖测不出，静脉及口服葡萄糖治疗症状可以缓解，则有低血糖症的初步印象，进一步需要通过鉴别诊断明确低血糖症的病因。

（二）问诊主要内容及目的

1. 因患者为反复发作，应注意询问有无诱发因素，如禁食或者高糖饮食等提示的意义就不同。禁食出现低血糖则表明基础胰岛素不适当的分泌增多或升糖激素分泌不足。高糖饮食后出现则提示进食后的高糖刺激的胰岛素分泌增多或延迟，与降低餐后血糖所需要的胰岛素高峰不匹配。发作的时间对病情判断也非常重要，空腹或者禁食后出现低血糖、餐后出现或者是发作无规律？空腹及长时间禁食后出现多见于胰岛素瘤和升糖激素不足、肝肾功能不全的疾病；餐后出现多与2型糖尿病早期、高胰岛素血症和反应性低血糖有关；发作无规律的与胰岛素自身免疫综合征和胰外肿瘤有关。每次发作的持续时间以及缓解方式也应该仔细询问。

2. 患者低血糖症的临床表现取决于血糖的水平、下降的速度、低血糖持续时间以及个体对低血糖的耐受能力。一般轻度的低血糖主要以交感神经兴奋的症状为主，如饥饿感、心悸、手抖、出汗等。严重者可出现中枢系统症状，如意识障碍、精神失常、性格改变。长期反复的低血糖发作可造成智力减退，记忆力、理解力和计算力的下降。在临床工作中，多因中枢系统症状在神经内科就诊，注意常规筛查血糖减少误诊并争取治疗的时间。因为大脑对血糖的依赖程度非常高，以免造成不可逆性的神经系统的损伤。

3. 注意有无升糖激素不足的表现，如垂体功能减退症、肾上腺功能减退症和甲状腺功能减退症等疾病的临床表现。如食欲下降、腹泻、恶心、呕吐、畏寒、怕冷、体毛脱落、肤色改变等。女性患者应尤为注意月经婚育史，大量产后出血可造成希恩综合征，部分患者可以低血糖为首发症状。

4. 有无消化系统疾患的表现，有无恶性疾病的倾向，体重是否有显著的变化。部分胰外肿瘤如真性红细胞增多症、肝癌可造成低血糖。消化道手术可造成倾倒综合征，导致低血糖症的发生。

5. 重点询问既往的患病史和目前应用的药物，许多药物会影响糖代谢的过程或者因为药物的特殊结构诱发低血糖，也是常见的低血糖原因。

6. 患者院外曾行何种检查，特别是低血糖发作时的血糖和胰岛素的测定对于我们具有重要作用。根据胰岛素水平高低可划分为不同类的疾病。高胰岛素水平多与胰岛素瘤、胰岛素自身免疫综合征、单纯高胰岛素血症、2 型糖尿病早期、应用降糖类或影响糖代谢的药物有关；正常或低胰岛素水平多与升糖激素不足类疾病、肝肾功能不全、消化系统疾病或者胰外肿瘤有关。

（三）问诊结果及思维提示

问诊结果：患者于入院前 1 个月早餐后 7~8 小时（中午未进餐）出现心悸、大汗、周身软弱无力、颤抖，伴头痛。略有饥饿感，无恶心、呕吐、视物模糊及旋转、多饮、多尿、易饥、多食。自服面包、饼干等食物后症状在 10 分钟缓解，此后上述症状反复发作，每 1~2 天发作一次，多于清晨及下午 5PM（中午未进餐）时发作。曾两次就诊于当地医院，均按"冠心病"及"梅尼埃病"治疗，输注葡萄糖后症状缓解，当时未测血糖。入院前 10 天再次出现大汗、心慌及头部不适，继而出现神志恍惚，问答不语，最后出现昏迷、肢体抽搐、口吐白沫。被送至当地综合医院（7：25PM），急查血糖 < 1.7mmol/L，尿常规无异常，给予葡萄糖静脉治疗，2 小时后患者神志恢复正常。后停止静脉补充葡萄糖，次日再次出现症状反复，查血糖最低 1.8mmol/L，间断静脉及口服补充葡萄糖治疗，改善患者症状。其间查上腹部 CT 及头颅 CT 均未见异常。1 周前在当地医院查 OGTT＋Ins 释放试验，5 次血糖（mmol/L）分别为 1.46、5.67、9.25、12.75、11.76，五次胰岛素均 > 6954pmol/L（空腹正常值 17.8~173），为求进一步诊治收入我院。自发病以来，精神、体力稍差，二便正常。否认糖尿病、甲亢病史，无特殊药物应用史。无手术外伤史。月经婚育史：48 岁绝经，孕 4 产 4，均为正常顺产，无产后大出血。

**思维提示：**

患者无药物应用史、消化道疾病及手术史。多于空腹及长时间禁食后出现交感兴奋症状，进食后症状可以缓解。发作频繁，症状严重时出现中枢系统症状，当地医院查血糖 < 1.7mmol/L，静脉及口服葡萄糖使症状缓解。当地医院查 OGTT＋Ins 释放试验，均表现为高胰岛素血症，胰岛素不受血糖的调控，且各时间点胰岛素的作用效果即血糖也有差异，低血糖和高血糖共存。进一步需要详细地体格检查和实验室检查明确诊断。

## 三、体格检查

（一）重点检查内容及目的

长期低血糖的患者由于高糖饮食的摄入会造成体重增加、多龋齿、反应能力的下降。体毛和眉毛的分布，皮肤的色泽改变，可提示垂体功能减退症、肾上腺功能减退症和甲状腺功能减退症。注意皮肤肌肉有无结节，除外间质细胞肿瘤造成的胰外肿瘤性低血糖症。腹部查体注意肝脏和肾脏的触诊，除外实质性病变。

（二）体格检查及思维提示

体格检查：T 36.6℃，P 64 次 / 分，R 18 次 / 分，BP 130/90mmHg，BMI 24.3kg/m²。发育正常，营养中等，神清语利，自动体位，查体合作。体毛无脱落，全身皮肤黏膜无黄染、出血点、色素沉着，乳晕色正常。浅表淋巴结未触及肿大。头颅无畸形，眼睑无水肿。无龋齿。颈软，气管居中，甲状腺未及肿大。胸廓无畸形，双肺呼吸音清。心界不大，心率 64 次 / 分，律齐，各瓣膜听诊区未闻及病理性杂音。腹平软，无压痛，肝脾肋下未及，肝、肾区无叩痛。无局部肌肉隆起或压痛。生理反射存在，病理发射未引出。

 **思维提示：**

患者身材匀称，无长期进甜食后的体型改变和龋齿。无长期低血糖造成的反应下降，无典型升糖激素缺乏的外观和体征。腹部查体无肝肾区检查的异常，无皮肤肌肉的局部异常。

## 四、实验室检查和影像学检查

（一）初步检查内容及目的

1. 检测血常规，注意血红蛋白定量和红细胞总数，部分真性红细胞增多症患者合并有低血糖症。注意肝肾功能电解质的检测，正常的肝肾功能可以维持糖异生过程，同时肝脏在糖原分解过程中发挥重大的作用。电解质的水平，尤其是血钠也反映肾上腺皮质功能，但需结合血钾水平动态的关注血钠。

2. 升糖激素水平的测定如生长激素、肾上腺皮质功能、甲状腺功能、胰高糖素和生长激素。明确是否由于升糖激素不足造成的低血糖症。

3. OGTT＋Ins＋C-P 释放试验的测定和糖化血红蛋白 HbA1c。发作低血糖时的血糖、胰岛素、C-P 水平最为重要。必要时可行延时糖耐量和饥饿试验，诱发低血糖的发作。因患者院外 OGTT＋Ins 释放试验有血糖的异常，评估了 HbA1c 的水平，所以我们就未再重复。

4. 风湿免疫全项及胰岛素自身抗体（IAA）的检测，胰岛素自身免疫综合征的患者常常有免疫功能的异常和胰岛素自身抗体的阳性。

5. 全项检查明确是否有特异的肿瘤标志物升高。

6. 腹部超声检查，明确有无肝肾形态学改变和占位病变。

7. 胰腺增强 CT 检查，明确是否有胰腺增生和局部占位。

（二）实验室检查结果及思维提示

实验室检查结果：

（1）血常规在正常范围，无红细胞数量和血红蛋白的异常。

（2）肝肾功能无异常。血电解质：Na 143mmol/L，K 4.19mmol/L，Cl 101mmol/L，Ca 2.29mmol/L，P 1.54mmol/L，Mg 0.89mmol/L。

（3）肾上腺皮质功能：ACTH 44ng/L（0～46），Cor 15.1μg/dl（5～25），24 小时尿 Cor 22.8μg（30～110）。甲状腺功能：FT₃ 4.8pmol/L（3.5～6.5），FT₄ 12.48pmol/L（11.5～23.5），高敏促

甲状腺激素（sTSH）5.43mU/L（0.3～5）。性腺功能：FSH 80.6U/L（3.4～33.4），LH 30.0U/L（8.7～76.3），PRL 15.74ng/ml（2.8～29.2），$E_2$＜10pg/ml（146～526），P＜0.11ng/ml（4.44～28.03），T 49ng/dl（14～76）。生长激素和胰高血糖素在正常范围。

（4）OGTT＋Ins＋C-P：0′Glu 2.88mmol/L，Ins 108.5mU/L，C-P 4.05ng/ml；30′Glu 8.23mmol/L，Ins 147.36mU/L，C-P 7.50ng/ml；60′Glu 11.72mmol/L，Ins 208.34mU/L，C-P 9.44ng/ml；120′Glu 14.72mmol/L，Ins 561.50mU/L，C-P 10.87ng/ml；180′Glu 11.01mmol/L，Ins 1300.1mU/L，C-P 14.74ng/ml；240′Glu 2.87mmol/L，Ins 1146.2mU/L，C-P 10.12ng/ml；300′Glu 1.18mmol/L，Ins 909.72mU/L，C-P 8.12ng/ml。HbA1c 5.7%。

（5）风湿免疫全项：CRP 1.05mg/ml（＜0.8），余未见异常。甲状腺抗体：无异常。糖尿病抗体三项：胰岛素自身抗体（IAA）（+），胰岛细胞胞质抗体（ICA）（−），谷氨酸脱羧酶抗体（GADA）（−）。

（6）肿瘤标志物全项：未见异常。

（7）腹部超声肝、胆、胰、脾、双肾未见明显异常。

（8）上腹部增强CT：胰腺密度欠均匀，胰颈部较密实，建议MRI检查。

（9）胰腺MRI平扫：胰腺未见确切异常。肝右叶囊肿。右肾下极囊肿。

> 💡 **思维提示：**
>
> 　　患者空腹和禁食状态即可诱发低血糖发作，患者发作时血糖小于2.8mmol/L，服糖及进食后症状可以缓解。低血糖症的诊断成立。空腹血糖的维持有赖于：①完整的糖原分解和糖异生过程。②肝葡萄糖生成增多及周围利用葡萄糖减少。③基础激素水平环境，如胰高糖素、生长激素和类固醇激素分泌增加和胰岛素分泌减少。肝肾功能的检查和腹部超声的检查可除外由于严重肝肾功能不全造成的低血糖。升糖激素水平均在正常范围，不考虑由于升糖激素不足造成的低血糖。胰岛素作为降糖激素不适当的分泌增多，也可除外胰外肿瘤不适当分泌IGF引起的低血糖，此类患者的胰岛素水平偏低。发作低血糖时的血糖、胰岛素、C-P对于疾病的诊断更具意义。在延长5小时的OGTT＋Ins＋C-P检查中，300′时的血糖为1.18mmol/L，而自身的胰岛素分泌和C-P仍有不适当的增多，不受自身的血糖调控。而在180′时的胰岛素和C-P水平更高，但血糖为11.01mmol/L，体现出胰岛素作用的双向性。结合血浆胰岛素自身抗体是阳性的，上腹部增强CT提示胰腺密度欠均匀，胰颈部较密实。综合分析上述结果，考虑胰岛素自身免疫综合征造成的低血糖症。

## 五、治疗方案及理由

1. 方案

（1）少量、多餐，低糖、高蛋白和高纤维饮食。

（2）泼尼松10mg 1天3次，配合补钾、补钙、抑酸治疗。

2. 理由　短期治疗目标就是减少低血糖症的发生，毕竟反复的低血糖发作会造成中枢神经系统的后遗症。少量、多餐，低糖、高蛋白和高纤维饮食，可减缓食物的吸收，有利于血糖水平的维持。泼尼松不仅仅是免疫抑制剂，而且具有拮抗胰岛素的作用。可以减少内源性的胰岛素自身抗体的形成，使得抗体的滴度逐渐下降。以免形成多聚体的胰岛素瞬间解离，造成严重的低血糖事件。

## 六、治疗效果及思维提示

治疗效果：患者治疗 1 周后未再有低血糖症的发生，精神、体力较前好转。治疗 1 周后血糖监测：空腹血糖 4.6mmol/L，早餐后 2 小时血糖 8.2mmol/L，午餐前血糖 5.6mmol/L，午餐后 2 小时血糖 6.6mmol/L，晚餐前血糖 9.8mmol/L，晚餐后 2 小时血糖 11mmol/L，睡前血糖 6.3mmol/L，3Am 血糖 5.7mmol/L。

 **思维提示：**

患者饮食种类及进餐方式的变化，结合泼尼松的治疗减少了低血糖症的发生。及早应用糖皮质激素既能起到升高血糖的作用，又能够作为免疫抑制剂调整自身的免疫功能，抑制 IAA 抗体的生成。注意监测患者的血糖变化，由于胰腺高负荷下产生大量的胰岛素，可致胰岛功能衰竭发生糖尿病，也是应该注意的。长期的治疗目标就是调节自身的免疫功能，使自身的胰岛素抗体能够转变为阴性。注意随访 OGTT＋Ins＋C-P，如果 Ins 和 C-P 的数值能够持续下降，也间接反映了胰岛素抗体滴度的下降。

## 七、对本病例的思考

1. 低血糖症的病因众多，注意从升糖和降糖激素失衡的角度去思考病因。不能因为低血糖症就把关注点完全放在胰岛素瘤上，要综合分析化验结果。

2. 部分胰岛素自身免疫综合征患者可合并其他自身免疫性疾病，也可为多发性内分泌腺自身免疫综合征的表现之一。部分患者为应用含巯基的药物后诱发，如甲巯咪唑、卡比马唑、卡托普利等，巯基可与内源性胰岛素双硫键发生作用，使胰岛素发生变构作用，在未应用外源性胰岛素的前提下产生了胰岛素抗体，体内自身的免疫功能异常是疾病的基础。

3. 胰岛素自身免疫综合征是从未使用过胰岛素的患者发生严重的自发性低血糖症，人体产生了以内生胰岛素为抗原的抗体，造成了抵抗性的高胰岛素血症，由于抗胰岛素抗体可逆性与内生胰岛素结合，使血浆总胰岛素含量假性升高，而血液循环中游离胰岛素含量减少，可致糖耐量减低，胰岛素降解减少，有糖尿病的倾向。当某种原因使大量胰岛素与抗胰岛素抗体解离时，产生过多的游离胰岛素引起严重的低血糖症，则引起血糖急剧下降，产生症状性低血糖。血浆抗胰岛素抗体活性（或胰岛素受体抗体）和免疫反应性胰岛素水平均显著升高。胰岛素自身免疫综合征和胰岛素瘤均有免疫活性的胰岛素水平增高，胰岛素抗体是鉴别的关键。

（李凤翔）

病例 27  左胸部、腰部骨痛及右下肢疼痛 1 年

**患者男性**,57 岁,2010 年 11 月入院。

## 一、主诉

左胸部、腰部骨痛及右下肢疼痛 1 年。

## 二、病史询问

（一）初步诊断思路及问诊目的

患者中年男性，以骨痛为首发症状，且向下肢进展。首先考虑代谢性骨病，注意患者的病情进展特点、伴随症状，以获取临床诊断的支持。

（二）问诊主要内容及目的

1. 是否有诱因如外伤等，疼痛的部位、范围、程度，有无加重或者缓解的因素　骨关节炎多发生于体重偏大的患者，多以负重关节——膝关节受累为先；类风湿关节炎多以小关节受累为主，可伴随关节红肿、变形、晨僵等；结核性关节炎多有结核病史，可有低热、盗汗、乏力等症状；肿瘤相关性骨病部分患者有局部骨骼的隆起或者凹陷；骨软化可以从负重部位开始，以腰骶部和下肢为著，症状逐渐加重，可伴随行走、翻卧、蹲起等的困难，病史长的患者可出现关节的畸形和身高缩短；其他代谢性骨病如原发性甲状旁腺功能亢进症可出现性格改变、腹胀、便秘、血尿等症状。

2. 院外曾行何种检查　患者的血、尿、便常规和血尿生化检查对疾病的鉴别诊断是非常重要的，骨 X 线的临床作用是 CT 和 MRI 所不能替代的，骨密度检查只能作为一种参考的检查手段，而不能仅仅依据骨密度的高低而做出盲目的决断。

3. 患者既往有何种疾病或手术外伤　消化道疾病和肾脏疾病可能因影响维生素 D 的代谢而造成肠钙磷的吸收异常而致病。

4. 院外有没有特殊物质的接触史和药物的应用史　重金属、过期四环素、棉籽油会造成肾小管的功能损伤，对重要物质的重吸收障碍和 1α- 羟化酶活性的下降。另外特殊的药物应用史，如抗癫痫药物可干扰维生素 D 的代谢而造成骨代谢的异常。

5. 有没有类似疾病的家族史　部分肾小管磷重吸收障碍疾病与性连锁显性遗传和常染色体显性遗传有关。

（三）问诊结果及思维提示

问诊结果：患者 1 年前无明显诱因出现左侧胸部疼痛，伴有腰部疼痛，后逐渐出现右下肢疼痛，伴行走障碍。活动后症状加重，休息后可缓解，无晨僵、发热、盗汗、局部隆起或凹陷、关节肿胀及畸形、腹胀、便秘、性格改变、血尿等。服用尼美舒利片后疼痛可稍微缓解，在我院门诊查腰椎 MRI 提示退行性脊柱病，胸 10/11～腰 5/ 骶 1 椎间盘变性，腰 1/2～腰 4/5 椎间盘膨出，腰 3 椎体终板骨软骨炎。患者于入院前半年在某中医医院住院行针灸理疗，症状未见缓解，仍平卧位翻身困难，深呼吸时胸肋部疼痛加重。患者于入院前 1 个月在当地医院查腰椎 MRI 提示胸 11/12 椎体压缩性骨折，腰 2～腰 4 椎体前上角，骶 1/2 椎体相邻缘异常高信号，骨软骨炎，腰椎及双骶髂关节退行性变。骨密度检查示股骨颈 T 值 −3.65，腰椎 −3.35，髋部 −2.91。于我院门诊查血 Ca 2.29mmol/L，血 P 0.56mmol/L，血 K 3.4mmol/L，ALP 313U/L，PTH 8.7pmol/L，为进一步诊治而收入院治疗。自发病以来，精神体力差，大小便无异常，体重近 1 年内减轻 5kg，身高无明显变化。

既往史，否认肝炎、结核传染病史。否认外伤骨折史。否认重金属、过期四环素、棉籽油接触史，无特殊药物应用史。家族史否认骨病家族史，有高血压、糖尿病家族史。

**思维提示：**

通过问诊可知患者无类似家族史，无重金属、过期四环素、棉籽油接触史，无特殊药物应用史。以胸腰部疼痛为首发症状，渐进性下肢疼痛。负重及活动后症状加重，症状持续进展以致翻身、呼吸受限，非甾体抗炎药缓解症状不显著。院外检查示正常血钙、低磷血症、低钾血症，有碱性磷酸酶和甲状旁腺激素的升高。骨密度检查有骨密度的显著下降。临床提示低磷性骨软化，继发性甲状旁腺功能亢进症。因同时伴随低钾血症，注意肾小管疾病的可能，肾脏近曲小管负有重要的物质转运功能，同时肾小管上皮细胞的 1α- 羟化酶活性的高低决定了 25（OH）$D_3$ 能否足量转化成 1,25（OH）$_2D_3$，活性维生素 D 对于维持骨骼健康发挥重要的作用。进一步需通过体格检查和实验室检查明确诊断。

## 三、体格检查

（一）重点检查内容及目的

患者为骨代谢疾病，有骨痛和活动受限。注意评估患者的行走、翻身、起卧能力。是否有骨骼畸形如膝内翻或膝外翻，胸廓畸形。骨软化可出现身高的改变，注意对比患者的身高。骨骼是否有压痛，如肋骨有压痛则提示骨软化。局部是否有关节的改变，如畸形、皮温增高和压痛等。

（二）体格检查内容及思维提示

体格检查结果：T 36.5℃，P 90 次 / 分，R 18 次 / 分，BP 160/100mmHg。H 170cm，W 70kg，BMI 24.2kg/cm²。神清语利，被动体位，查体合作。行走、翻身、起卧困难。皮肤黏膜无出血点、皮疹、紫纹、溃疡，皮肤黏膜无色素沉着。结膜轻度充血，甲状腺未及肿大，表浅淋巴结未触及肿大。胸廓无畸形，肋骨多发压痛，双肺呼吸音清，未闻及干湿性啰音。心音低，心律齐，HR 90 次 / 分，未闻及病理性杂音。腹软，脐周稍硬，无压痛，肝脾肋下未触及，移动性浊音（−）。双下肢无水肿，脊柱压痛（+），无四肢关节的红肿。生理反射存在，病理反射未引出。

**思维提示：**

患者为被动体位，活动显著受限，有行走、翻身、起卧的困难。胸廓和下肢无畸形，但有广泛肋骨和脊柱的压痛。无局部关节的性状改变。进一步应行实验室检查明确骨软化的病因，评估肾小管的功能，分析肾小管的损伤与骨病之间的联系。

### 四、实验室检查及影像学检查

（一）初步检查内容及目的

1. 患者的血、尿、便常规，肝肾功能　评估患者的一般状况，是否有贫血，尿中是否有物质重吸收的障碍，正常的肝肾功能是维持维生素D代谢的根本。

2. 血、尿电解质、甲状旁腺激素和维生素D两项　血、尿电解质是评价骨病的基础化验，钙磷是一对耦合体，因为乘积是常数，所以应该结合在一起进行分析。我们常规测定的碱性磷酸酶是一种同工酶，包括肝源性、肠源性以及骨源性三种，在骨病患者中若无肝病及肠道疾病，则多反映骨源性的碱性磷酸酶，是成骨活性的指标。甲状旁腺激素在骨代谢过程中发挥了重要的作用，临床中不能因其值升高就考虑原发性甲状旁腺功能亢进症，应该结合病史和血尿电解质的结果，特别是是否存在低钾血症。因为骨软化往往是继发性甲状旁腺功能亢进症的常见诱因，需要整体的分析化验结果。

3. 血气分析、尿酸化功能、尿糖和尿蛋白定量、尿氨基酸分析、OGTT＋Ins＋尿糖测定　评估肾小管对多种物质重吸收的能力，明确是否存在肾性糖尿、蛋白尿、氨基酸尿。肾小管是否有泌氢、泌铵和对碳酸氢盐的重吸收障碍。

4. 头颅、腰椎正侧位、骨盆、双手、双足骨X线　骨X线对于骨骼病变的作用非常重要，而在临床工作中往往受到轻视，而以CT和MRI为主要检查手段，但收效甚微。

5. 腹部超声明确肝脏、肾脏是否有形态学的改变。

（二）检查结果及思维提示

实验室检查结果：

（1）血常规 WBC $6.64 \times 10^9$/L，N 64.3%，L 25.2%；RBC $4.23 \times 10^{12}$/L，HGB 133g/L；PLT $224 \times 10^9$/L。尿常规：pH 5.5，SG 1.030，隐血（BLD）（－），Glu（－），蛋白（Pro）（＋）。便常规无异常。肝肾功能均在正常范围。

（2）血电解质：Na 144mmol/L，K 3.84mmol/L，Cl 105mmol/L，Ca 2.25mmol/L，P 0.58mmol/L，Mg 0.8mmol/L。碱性磷酸酶 322U/L（40～150），PTH 8.9pmol/L（1.1～7.3）。24小时尿电解质：尿钙175mg（150～250），尿磷495mg（800～1500）。25（OH）$D_3$ 41.30nmol/L（47.7～144），1,25（OH）$_2D_3$ 57.40（39～193）pmol/L。

（3）血气分析：pH 7.427，$PaO_2$ 88.3mmHg，$PaCO_2$ 43.8mmHg，BE 3.9mmol/L，$HCO_3^-$ 28mmol/L。尿酸化功能：pH 6.4，$HCO_3^-$ 0.1mmol/L（0～12.44），可滴定酸（TA）14.2mmol/L（9.57～150），$NH_4^+$ 25.9mmol/L（25.84～200）。24小时尿：Glu 2.88g，Pro 202.6mg。24小时尿氨基酸分析：丝氨酸78.08mg（25～75），甘氨酸386.35mg（70～200），胱氨酸65.01mg（10～20），缬氨酸10.1mg（＜10），苯丙氨酸45.99mg（10～30），赖氨酸83.95mg（10～50），甲硫氨酸474.52mg（85～300）。

（4）OGTT＋Ins＋尿糖测定：0′Glu 5.7mmol/L，Ins 12.98mU/L，尿Glu（－）；30′9.2mmol/L，

Ins 48.91mU/L，尿 Glu（－）；60′Glu 9.7mmol/L，Ins 67.32mU/L，尿 Glu（+++）；120′Glu 10.3mmol/L，Ins 114.94mU/L，尿 Glu（++++）；180′Glu 6.5mmol/L，Ins 54.1mU/L，尿 Glu（+++）。

（5）头颅平片未见异常。腰椎正侧位 + 骨盆正位：腰椎生理曲度存在，胸 11 椎体变扁，各椎体缘骨质增生，各骨骨质密度减低，椎小关节间模糊。骨盆诸骨排列规整，所示诸骨骨质密度减低，双侧骶髂关节间隙变窄，关节面毛糙。印象：腰椎退行性脊椎病，胸 11 椎体楔形变扁，腰椎骨质疏松。双手正位，双足正位：双手各骨骨质密度减低，右手第 2，3 近节指骨基底部见小刺状骨质增生，关节间隙清晰。双手诸骨骨质密度减低，跗跖关节，跗间关节间隙变窄，模糊。印象：右手骨质增生，双手，双足骨质疏松，双足跗跖关节，跗间关节间隙模糊。

（6）腹部 B 超：肝、胆、脾、双肾未见明显异常，胰头、体未见异常，胰腺尾部显示不清。

（7）风湿抗体免疫全项：ANA（+），滴度 1：100 核仁型，RF 21.4U/ml（0～20），余值均为正常范围。ESR 19mm/h。

（8）肿瘤全项均为阴性。

（9）骨髓穿刺成熟浆细胞 0.5%。

（10）尿本周蛋白（－）。

（11）三角肌组织活检病理：肌肉横纹存在，未见明显炎症。免疫荧光：IgA（+）、IgG（++）、IgM（－）、C3（+）、C1q（－）、FRA（±），沿肌束膜沉积。

（12）肾穿刺病理诊断：肾穿刺组织可见 17 个肾小球，1 个缺血性硬化，1 个缺血性皱缩，其余肾小球系膜细胞及基质轻度局灶节段性增生，毛细血管襻饱满，基膜弥漫空泡变性。肾小管上皮细胞空泡颗粒变性，小灶状萎缩。肾间质小灶状淋巴、单核细胞浸润伴有纤维化。小动脉管壁增厚，管腔狭窄，可见玻璃样变。免疫荧光：IgG（+）、FRA（+），沿肾小球沉积，IgA、IgM、C3、C1q 为阴性。结合临床，符合：肾脏的轻微免疫病变。

 **思维提示：**

实验室检查结果提示患者的血糖正常，无糖尿病的可能，而有高胰岛素血症，提示胰岛素抵抗的存在；正常血钙、低血磷，有尿磷的相对排出增多，25（OH）D$_3$ 和 1,25（OH）$_2$D$_3$ 正常偏低，碱性磷酸酶和 PTH 升高。尿常规检查有尿蛋白的阳性，尿糖、尿蛋白定量增多，尿氨基酸的排出增多。骨 X 线有骨密度的减低和椎体楔形变。院前的骨密度检查提示骨密度显著下降。患者同时存在肾性糖尿、肾性氨基酸尿、磷酸盐尿可诊断为范科尼综合征、骨软化、继发性甲状旁腺功能亢进症。范科尼综合征是遗传性或获得性近端肾小管多种功能异常的疾病，继发性可继发于肾髓质囊性病、异常蛋白血症、多发性骨髓瘤、肿瘤、毒物、重金属以及免疫损伤等。因肾脏超声无异常，无毒物及重金属的接触史。进一步需要进行风湿抗体免疫全项、肿瘤全项、尿本周蛋白、骨髓穿刺活检、肌肉活检和肾脏活检术以明确病因。

## 五、治疗方案及理由

1. 方案

（1）卧床休息，减少负重，避免不必要的外伤骨折。

（2）骨化三醇 1μg 1 天 3 次，碳酸钙 $D_3$ 片 0.6，1 天 1 次，维生素 $D_3$ 7.5mg 肌内注射，每两周 1 次。

（3）泼尼松 5mg，1 天 3 次。

2．理由　传统的治疗方法是口服中性磷，这也符合一般的治疗思路，即缺什么补什么。由于中性磷的应用可造成腹痛和腹泻等不良反应，患者不耐受可造成治疗的中断；且补充中性磷并不能够改善肾小管的磷重吸收率；此外，长期应用磷酸盐可导致甲状旁腺激素升高，不利于疾病的恢复。对该患者骨髓、肌肉、肾脏多器官的活检，该患者同时存在骨骼、肌肉、肾脏、免疫功能的损伤，说明该病是一种涉及全身的自身免疫性疾病，但临床表现则以骨病变为主。范科尼综合征几乎代表了肾小管全部功能的丧失，但同时也有肾小球的损伤，尿蛋白阳性是最好的佐证。因而多出现多种离子的转运的异常，而不是单一离子的转运障碍。肾脏近曲小管负有重要的物质转运功能，同时肾小管上皮细胞的 1α- 羟化酶活性的高低决定了 25（OH）$D_3$ 能否足量转化成 1,25（OH）$_2$$D_3$。免疫抑制剂是病因治疗，补充底物维生素 $D_3$，以期待内源性的 1,25（OH）$_2$$D_3$ 合成增多。配合足量的活性维生素 D 和钙剂尽早地缓解患者的症状。

## 六、治疗效果及思维提示

治疗效果：治疗 2 周后，患者的疼痛就显著缓解，翻身、起卧能力大幅度提高。4 周时可行走自如，但长时间行走有腰背部的疼痛和不适。复查血 Ca 2.33mmol/L，P 1.01mmol/L，ALP 259U/L，PTH 1.9pmol/L，尿钙 483.6mg，尿磷 508.6mg。后将骨化三醇减量为 0.5μg 1 天 3 次，维生素 $D_3$ 7.5mg 肌内注射每月 1 次，随访 3 个月患者日常生活完全自理，恢复工作，仅有劳累后的腰背部不适。复查血 Ca 2.26mmol/L，P 0.92mmol/L，ALP 235U/L，PTH 1.0pmol/L，尿钙 235.2mg，尿磷 659mg。骨密度：腰椎骨密度 1.0045g/cm$^2$，T 值 −1.6；股骨颈骨密度值 0.6375g/cm$^2$，T 值 −2.4。均较前大幅度提高。ANA 转为阴性，RF 恢复正常范围。

 **思维提示：**

大剂量的活性维生素 D 可以增加肠钙、磷的吸收及肾小管对钙的重吸收，及时有效地缓解骨痛；抑制甲状旁腺激素的分泌和骨钙的动员，增加成骨细胞的活性，促进骨基质的矿化，能够抑制破骨细胞的活性。患者的骨转化率逐渐下降，症状逐渐好转。但应注意患者的病因治疗，免疫功能异常造成多器官的免疫损伤。配合小剂量的糖皮质激素，可修复患者的肾小管的功能，增加肾小管对磷的重吸收，而器官免疫损伤的修复可能需要相当长的时间。这种免疫抑制治疗的思维要比服用中性磷效果好得多。

最终诊断：范科尼综合征，骨软化，继发性甲状旁腺功能亢进症，肾小管和肾小球的免疫病变。

## 七、对本病例的思考

1．本病例以病理活检为依据，摒弃器官医学的思维模式。以免疫损伤为主线，探索复杂疾病下的各器官的内在联系，应用小剂量糖皮质激素治疗。患者的肌无力症状和活动困难能够在 1～2 周内明显改善，除了以往关注的钙离子在肌肉的兴奋 - 收缩耦联的作用和磷缺乏造成高能磷酸化合物减少而影响神经传导功能外，可能还与糖皮质激素抑制了肌肉组织的炎性病变有关，显著增加了肌力。在未补充中性磷的前提下，血磷逐步上升，这可能与激素修复近端肾小管对磷的重吸收能力有关。

2. 许多学者担心糖皮质激素造成钙流失的不良反应，对此我们也有足够的警惕，糖皮质激素应用的剂量和疗程应结合患者的具体情况。在配合大剂量的活性维生素 D 和钙剂治疗，治疗 12 周后复查骨密度和骨 X 线，均提示骨密度不同程度的提高。大剂量的活性维生素 D 可以在短时间内缓解患者的全身骨痛，增加肠钙、磷的吸收及肾小管对钙的重吸收；抑制甲状旁腺激素的分泌和骨钙的动员，增加成骨细胞的活性，促进骨基质的矿化。所以，尽管我们应用了 $1.5\sim3\mu g/d$ 如此大剂量的骨化三醇治疗，患者并未出现高钙血症，且 ALP 和 PTH 呈现逐渐下降趋势，这是由于我们手中有大量这类患者髂骨活检的资料有关。因为骨软化的患者骨小梁表面堆积了大量的类骨质，补充大量的活性维生素 D 不可能诱发高钙血症，只是为了尽快缓解患者全身骨痛的临床症状。这与患者骨痛症状逐渐缓解和活动能力增强完全相符。患者尿钙呈现短暂升高趋势，考虑为肠钙吸收增多后，肾小球滤过的钙增多，但肾小管重吸收的功能障碍造成尿钙排出增多。伴随着肾小管的功能恢复，这一趋势或许能够逆转。钙剂用量不宜过大，因细胞外液钙磷乘积为常数，片面升高血钙会加重血磷上升的难度。如果不应用糖皮质激素治疗，在不久的将来，随着患者骨痛的好转，肾结石发生的几率非常大，会给患者留下永久的痛苦，我们对此有着丰富的经验和苦涩。

3. 临床工作中，往往单纯依据骨密度的结果来诊断疾病，这种做法过于简单。实际上，很多骨密度降低的疾病未必是骨质疏松症。可能是骨软化或其他骨矿化不良的疾病，也可能是骨质疏松症合并骨软化。肾脏是影响钙、磷代谢的重要器官之一，肾小管受损可以涉及多种疾病，因此治疗的要求应该力求全面。

（李凤翱）

## 参 考 文 献

[1] 朱梅，邱明才. 骨质量与肾小管疾病 [J]. 中华医学杂志，2005，85：2593-2594.

[2] 邱明才. 器官医学与内科的综合优势 [J]. 中华内科杂志，2004，43：483-484.

[3] 邱明才. 对原发性骨质疏松诊断的一些看法 [J]. 中华内分泌代谢杂志，2007，23（3）：193-194.

# 病例 28 间断乏力、恶心、呕吐6个月，加重2个月

**患者女性**，26岁，于2011年1月入院。

## 一、主诉

间断乏力、恶心、呕吐6个月，加重2个月。

## 二、病史询问

（一）初步诊断思路及问诊目的

患者青年女性，病史较短，但反复出现乏力、恶心、呕吐，症状呈渐进性加重趋势。首先应该注意电解质的情况，不论是因，还是果，都可以造成电解质水平的异常。临床较为常见的是低钠血症、低钾血症、高钙血症、低镁血症等。其次患者院外就诊的经历，临床化验的结果，对于疾病的分类诊断尤为重要，由此而进行鉴别诊断。

（二）问诊主要内容及目的

1. 发作前是否有诱因，如感染、劳累、不适当饮食或药物　感染、劳累、高糖饮食、饮料、饮酒可诱发甲状腺功能亢进症伴周期性低钾血症的发作。利尿剂、甘草制剂、泻剂、抗生素的应用等可造成电解质紊乱，出现症状。

2. 发作是否有规律性，好发的时间，是否有伴随症状，如瘫痪发作、头痛、头晕、夜尿增多、口干、眼干、骨痛、意识改变、体重改变、排便习惯改变　低钠血症、低钾血症、高钙血症、低镁血症都可以造成乏力、恶心、呕吐。结合各自特异的临床表现，可有不同的临床诊断倾向。伴肤色改变、虚弱等症状，注意除外肾上腺皮质功能减退症；如甲状腺功能亢进症伴周期性低钾血症多于凌晨发作，发作前多有肌肉酸痛、乏力等症状；低钾血症如发作较急，血浆浓度下降迅速可造成瘫痪发作；伴随头痛、头晕、夜尿增多，考虑原发性醛固酮增多症；口干、眼干等考虑干燥综合征并肾小管酸中毒；骨痛症状注意甲状旁腺功能亢进症的可能。

3. 院外是否行电解质的测定，以及相对应的治疗，疗效如何　结合症状和化验结果，以及院外的治疗经验有助于明确诊断。

4. 个人的职业，有无特殊的偏好和特殊物质接触史　部分肾小管疾病有棉籽油、重金属等接触史。

5. 育龄女性，注意婚育和月经史，月经是否规律　可能为妊娠反应造成的症状。

6. 是否存在胃肠道疾病史　摄食减少和排出增加，可造成患者的吸收障碍。

7. 有无类似家族疾病史　部分低钾性瘫痪、甲状旁腺功能亢进症等疾病有家族史。

（三）问诊结果及思维提示

问诊结果：患者6个月前无明显诱因出现全身乏力、胃部不适，继而出现恶心、呕吐，呕吐物为胃内容物。随后到外院检查血钾1.78mmol/L，行静脉补钾治疗（每日3～4.5g），口服氯化钾缓释片（每日3g）4天后，症状逐渐消失，血钾升至4.5mmol/L。之后，患者未注意补钾，曾多次出现上述症状，血钾最低至2.22mmol/L，静脉及口服补钾后，血钾可升至3.5mmol/L左右。2个月前患者又出现上述症状，检查血钾为2.3mmol/L，静脉补钾（3g）1天，口服氯化钾缓释片2g 1天3次后症状改善，6天后复查血钾为3.49mmol/L。无双下肢瘫痪，呼吸困难、心前区不适、抽搐、意识障碍，进行性肥胖、皮肤颜色改变、头痛、头晕、夜尿增多、骨痛、口干、眼干。自发病以来饮食、睡眠欠佳，二便正常，体重无明显改变。既往史：先天性心脏病病史26年，23年前行"房缺修补术"，房颤史10年，否认高血压、胃肠道病史。否认重金属、棉籽油、过期四环素等接触史，否认药物应用史。未婚，月经规律。家族史：否认类似病史和家族性遗传病史。

 **思维提示：**

患者以乏力、恶心、呕吐为首发症状，否认药物应用史和特殊物质接触史。结合院外的实验室检查为低钾血症，补钾治疗后症状缓解，但血钾难以维持正常范围。初步考虑为低钾血症造成的，同时还要兼顾其他的电解质水平。主要以低钾原因待查为线索展开体格检查和实验室检查。

## 三、体格检查

### （一）重点检查内容及目的

注意生命体征，低钾血症伴随正常血压或高血压，提示的临床意义不同。若有心率增快、双眼突出、甲状腺肿，提示甲状腺功能亢进症并周期性低钾血症。女性患者尤为注意是否有龋齿、骨骼畸形、压痛，除外干燥综合征并肾小管酸中毒。注意肌力，是否存在病理反射。

### （二）体格检查内容及思维提示

体格检查：T 36.2℃，P 75次/分，R 20次/分，BP 90/60mmHg。BMI 19kg/m²。神清，语利，查体合作。全身皮肤黏膜无黄染、出血点及皮疹。全身浅表淋巴结未触及肿大。头颅五官无畸形，无龋齿。腋毛稀疏，眼睑无水肿，双眼突出，眼球活动自如。颈软，甲状腺未触及肿大。胸廓对称，有手术瘢痕。双肺呼吸音清，未闻及干湿啰音。HR 80次/分，心音强弱不等，律绝对不齐，未闻及杂音。腹软，无压痛及反跳痛，肝脾肋下未触及。无骨骼畸形、压痛。双下肢无水肿。双下肢肌力3级。生理反射存在，病理反射未引出。手颤（-）。

 **思维提示：**

患者血压正常低限，无龋齿。尽管双眼轻度突出，无心率增快、甲状腺肿、手颤。因先心病手术，留有手术瘢痕。心律绝对不齐，脉率小于心率，心音强弱不等。双下肢肌力减低。体格检查结合病史提示患者为正常血压伴随低钾血症，且为持续性低钾血症。

## 四、实验室检查及影像学检查

（一）初步检查内容及目的

1. 血、尿电解质的测定　明确患者的电解质的水平，尤其是血镁的测定。在低钾血症患者中，40% 伴有低镁血症。钾和镁的代谢密切相关，镁缺乏的患者往往伴有顽固性低钾血症。且血电解质的测定需要结合尿电解质的结果，以评估是否存在尿钾的排出增多而造成的低钾血症。

2. 患者肝肾功能的测定和腹部超声　因有过先心病史，需行超声心动检查，明确心脏结构，评估射血分数。明确是否存在因肝功能、肾功能、心功能不全造成的继发性醛固酮增多症而引起的低钾血症。肌酶、肌红蛋白的测定，因患者持续性低钾血症，可造成肌肉的损伤，可使肌酶、肌红蛋白升高。

3. 血气分析和尿酸化功能　大部分低钾血症的病因为碱血症，仅当肾小管酸中毒时血气为酸性。结合尿酸化功能来判断尿的酸碱性。

4. 肾素 - 血管紧张素 - 醛固酮系统（RAAS）的测定　肾素 - 血管紧张素 - 醛固酮系统在钾代谢中发挥重要的作用。醛固酮本身可以对肾素水平起到负反馈作用，可依据肾素水平的高低进行鉴别诊断。为正常血压性低钾血症，高肾素水平提示巴特综合征，正常肾素水平提示肾小管酸中毒。

5. 因患者有双眼突出，需行甲状腺功能检查。肾上腺皮质功能检查，除外先天性肾上腺皮质增生症。OGTT＋Ins 释放试验，明确是否存在高胰岛素血症造成的转移性低钾血症。

6. 风湿免疫全项明确是否存在干燥综合征，免疫功能异常。

（二）检查结果及思维提示

检查结果：

1. 血钠 138mmol/L，血钾 2.0mmol/L，血氯 88mmol/L，血镁 0.99mmol/L，血钙 2.18mmol/L，血磷 1.19mmol/L，$CO_2$ CP38mmol/L。24 小时尿钠 34mmol，尿钾 74.0mmol，尿钙 198mg，尿磷 480mg。

2. 肝肾功能、肌酶、肌红蛋白　在正常范围。

3. 血气分析　pH 7.44，$PaO_2$ 81.9mmHg，$PaCO_2$ 37.7mmHg，BE 1.8mmol/L。尿酸化功能：pH 5.6，$HCO_3^-$ 1.6mmol/L（0～12.44），TA 16.2mmol/L（9.57～150），$NH_4^+$ 30.2mmol/L（25.84～200）。

4. RAAS　卧位血浆肾素活性（PRA）5.88ng/（ml·h）（0.05～0.79），血管紧张素Ⅱ（ATⅡ）142.38pg/ml（28.2～52.2），醛固酮（ALD）9.47ng/dl（5～17.5）。立位 PRA 3.51ng/ml·h（1.95～4.02），ATⅡ 114.5pg/ml（55.3～115.3），ALD 27.94ng/dl（6.5～30）。24 小时尿 ALD 3.8μg（1～8）。

5. 甲状腺功能　$FT_3$ 3.94pmol/L（3.5～6.5），$FT_4$ 17.61pmol/L（11.5～23.5），TSH 1.760mU/L（0.3～5）。肾上腺皮质功能 ACTH 37.5ng/L（0～46），Cor 20.8μg/dl（5～25），24 小时尿游离皮质醇（UFC）24.8μg（30～110）。OGTT＋Ins：0 分钟 Glu 3.98mmol/L，Ins 2.96mU/L，尿糖（－）；30 分钟 Glu 6.84mmol/L，Ins 56.48mU/L，尿糖（－）；60 分钟 Glu 5.46mmol/L，Ins 77.34mU/L，尿糖（－）；120 分钟 Glu 5.17mmol/L，Ins 56.14mU/L，尿糖（－）；180 分钟 Glu 3.04mmol/L，Ins 5.03mU/L，尿糖（－）。

6. 风湿免疫全项　补体 C3 60.30mg/dl（79～152），补体 C4 13.70mg/dl（16～38），其余均在正常范围之内。

7. 腹部彩超　肝，胆，胰头、体，脾未见明显异常。双肾未见明显异常。

8. ECG 示心房颤动。心脏彩超：左房增大，二尖瓣反流（Ⅱ度），三尖瓣反流（Ⅰ度），左室壁运动欠协调，运动普遍减弱，左室收缩功能下降。左室射血分数 0.48。

 **思维提示：**

患者实验室检查提示血钠正常，低钾血症，血气偏碱。有尿钾的排出增多。立卧位的 RAAS 系统均提示肾素水平的显著升高。心脏超声心动提示左房增大，左室射血分数下降。免疫系统有非特异性的免疫系统异常。结合临床表现符合巴特综合征。但其在院外的治疗过程中，补钾治疗后患者血钾即可恢复正常范围，这与巴特综合征血钾难以纠正不符。仍需进一步追问病史及相应的实验室检查。

## 五、再问病史及实验室检查结果

患者因婚期将至，极力回避自己先心病史，并曾经发生过心力衰竭。经耐心劝导其正确对待自己的疾病史后，患者逐渐认识到自身病史对疾病诊断的重要性。患者曾因心功能不全应用洋地黄药物和利尿剂，后未规律复诊，自行停用洋地黄药物，间断自行使用利尿剂 5 年，交替应用呋塞米和氢氯噻嗪。因患者血钙偏低，行维生素 $D_3$ 的测定和骨密度检查。进一步检查需要行肾上腺 CT 扫描，肾脏穿刺活检术。

25（OH）$D_3$ 54.1nmol/L（47.7～144），1,25（OH）$_2D_3$ 33.82pmol/L（39～193）。

骨密度：$L_2$～$L_4$ 1.003g/cm$^2$，Z 值 −1.3；股骨颈 0.795g/cm$^2$，Z 值 −1.1；全身 1.059g/cm$^2$，Z 值 −0.8。

肾上腺 CT 平扫：左侧肾上腺形态饱满。右侧肾上腺大小形态正常，密度均匀，各枝厚度均未超过 10mm，未见结节和肿块。腹腔及腹膜后未见增大淋巴结。

印象：左侧肾上腺形态饱满。

肾活检病理：肾穿刺组织可见 13 个肾小球，肾小球体积增大，毛细血管襻肥大饱满，系膜细胞及基质轻度节段性增生，其中 4 个肾小球可见球旁器，其中 1 个肥大。肾小管上皮细胞空泡颗粒变性，灶状萎缩。肾间质灶状淋巴、单核细胞浸润伴有纤维化，小动脉管壁增厚。免疫荧光：阴性。病理诊断：结合临床，符合肾脏轻微病变。

 **思维提示：**

患者骨密度下降，有 25（OH）$D_3$ 向 1,25（OH）$_2D_3$ 转化的能力下降。肾脏病理检查提示球旁器增生，小动脉管壁的增厚。间质淋巴细胞浸润。结合患者的病史，表现为正常及偏低血压、低钾代谢性碱中毒、肾素 - 血管紧张素 - 醛固酮系统的激活，且治疗后血钾恢复正常范围，考虑为假性巴特综合征。

## 六、治疗方案及理由

1. 方案

（1）停用自服的利尿剂。

（2）静脉以及口服补钾治疗，根据血钾调整治疗剂量。

（3）肌内注射维生素 $D_3$ 7.5mg。

（4）监测血、尿电解质和卧位肾素 - 血管紧张素 - 醛固酮。

2．理由　因患者的心功能目前稳定，无活动后的呼吸困难，可暂时停用利尿剂。因患者的血钾水平仅仅为 2.0mmol/L，威胁患者的生命安全。静脉及口服补钾治疗，监测血、尿电解质和卧位肾素 - 血管紧张素 - 醛固酮系统的变化。患者有骨密度的下降和活性维生素 $D_3$ 的不足，给予补充底物维生素 $D_3$ 7.5mg。

## 七、治疗效果及思维提示

治疗效果：经补钾治疗 1 天，患者无力、胃部不适、恶心、呕吐症状即缓解。根据电解质的水平，逐渐减少补钾量，维持患者无不适症状，电解质在正常范围，以至停用补钾治疗（表 28-1）。

表 28-1　治疗后的检查结果

| 时间（周） | 补钾量（g） | 血钠（mmol/L） | 血钾（mmol/L） | 尿钠（mmol/L） | 尿钾（mmol/L） | 卧位肾素[ng/(ml·h)] | AT II（pg/ml） | 醛固酮（ng/ml） |
|---|---|---|---|---|---|---|---|---|
| 初始（0） | 9 | 138 | 2.0 | 34 | 74 | 5.88 | 142.38 | 9.47 |
| 1 | 6 | 145 | 4.3 | 100 | 85 | 3.17 | 110.31 | 8.17 |
| 2 | 3 | 143 | 4.07 | 103 | 64 | 0.3 | 71.36 | 10.89 |
| 4 | 0 | 141 | 3.99 | 202 | 74 | 0.47 | 109.7 | 7.04 |

 **思维提示：**

低钾血症的临床表现不仅决定于血钾的浓度，而且决定于血钾下降的速度。个体的反应临床上也有差别。以往更为关注的是神经肌肉系统受累，多为骨骼肌的功能障碍。血钾低于 3mmol/L，可造成四肢近端肌肉软弱无力。低于 2.5mmol/L，可造成肢体瘫痪，周身肌肉酸痛。严重者呼吸肌受累，可出现呼吸困难。临床上较少关注的是平滑肌受累，可出现恶心、呕吐、腹胀、便秘，严重者出现麻痹性肠梗阻。心血管系统可诱发心律失常，引起心肌病变或心脏增大，加重或诱发心力衰竭。泌尿系统的影响往往是浓缩功能障碍，因泌氢增加造成代谢性碱中毒和酸性尿。少数患者可以出现精神改变、记忆力减退，严重者出现神志障碍。对于该患者而言，最为重要的是建立相互的信任，坚决避免私下用药，遵医嘱执行。急性期需要静脉补钾，待患者消化道症状缓解，配合口服补钾治疗。因患者有基础心脏疾病，尽快恢复血钾到正常水平是治疗的关键。待血钾维持正常水平后，逐渐减少补钾量直至停用，患者的血钾仍能够维持正常范围，且血浆 RAAS 系统的活性逐渐下降。

## 八、调整治疗方案及疗效

患者随访 1 个月，未再补钾治疗。血钾可以维持在 3.5～3.8mmol/L，RAAS 系统在正常范围。肾小管功能测定提示肾脏浓缩功能的下降、物质重吸收和排泄能力的下降。肾脏同时还是一个重要的内分泌器官，1α-羟化酶主要位于肾小管的线粒体内。补充底物7.5mg后 25（OH）$D_3$ 67.1nmol/L，1,25（OH）$_2D_3$ 43.1pmol/L。

## 九、对本病例的思考

1．假性巴特综合征与巴特综合征临床表现相似，表现为低血钾、高肾素、正常血压、碱中毒。前者除了先天性氯泻和囊性纤维化外，多与滥用缓泻药物和利尿剂有关。本病例由于服药史隐匿，往往需要疏导患者情绪和悉心沟通，以获取真实的用药信息以及患者治疗上的配合。临床上高度怀疑此病时，有条件还可进行可疑药物血或尿的检测。

2．患者服用利尿剂在其发病过程中可能起到了重要作用。由于钾的摄入不足和排出增多导致低钾血症，继而引起碱中毒。循环容量的减少，可使肾内入球小动脉的压力下降，减弱对小动脉壁的牵张刺激，这可激活牵张感受器造成肾小球旁细胞分泌肾素增加。此外入球动脉的压力下降，肾小球滤过率下降，造成到达致密斑的钠量下降，致密斑感受器激活，刺激肾素的分泌，长此以往可造成肾小球旁细胞增生。肾素持续分泌，AT II生成增多使钠和氯的重吸收增多，也可引起血管管壁增厚。AT II无升压反应，无高血压和水肿。醛固酮的分泌增加可加重低钾血症，但同时受到自身血钾水平的调控。代谢性碱中毒除了与低钾血症本身有关外，还与容量减少、碳酸氢盐滤过减少和重吸收增加等有关。在行肾脏穿刺病理活检术的患者中，均可见肾小球旁器增生。间质可见淋巴、单核细胞浸润，肾小管不同程度的退行性变。提示以间质和小管损害为主，利尿剂和泻剂应用后的细胞免疫和体液免疫可能参与致病过程。

3．治疗的关键是早期诊断，及时停用致病性药物。适当增加液体入量补充循环容量和加速药物清除。尽快纠正电解质平衡，静脉和口服应用氯化钾，氯的应用还可减少尿钾的排出。临床工作中需要合理应用利尿剂和泻剂，减少此类疾病的发生。

（李凤翱）

## 参 考 文 献

[1] 殷方美，郑方道，张鑫，等．巴特综合征临床分析［J］．中华医学杂志，2011，91（8）：528-531．

[2] Marah MA. Pseudo-Bartter as an initial presentation of cystic fibrosis. A case report and review of the literature[J]. Eastern Mediterranean Health Journal，2010，16（6）：699-701．

[3] Colussi G，Rombola G，Airaghi C，et al. Pseudo-Bartter's syndrome from surreptitious diuretic intake：differential diagnosis with true Bartter's syndrom[J]. Nephrol Dial Transplant，1992，7：896-901．

[4] Mizuiri S，Ozawa T，Hirata K，et al. Characteristic changes of the juxtaglomerular cells before and after treatment of Pseudo-Bartter's syndrome due to furosemide abuse[J]. Nephron，1987，46：23-27．

# 多饮、多尿、溢乳2年,闭经6个月

**患者女性,27岁,于2009年3月入院。**

## 一、主诉

多饮、多尿、溢乳2年,闭经6个月。

## 二、病史询问

（一）初步诊断思路及问诊目的

主诉中有多饮、多尿、溢乳2年,闭经6个月。倾向于神经垂体、垂体-性腺轴受累可能。病史询问围绕着垂体疾病展开,注意腺垂体和神经垂体功能的评估,进一步寻找病因。

（二）问诊主要内容及目的

1. 多饮、多尿发生的时间,有无诱因　每日饮水的总量,是否有昼夜差别,最长耐受不饮水的时间。有无其他伴随症状如多食、体重下降、骨痛,肢体瘫痪等。注意与其他高渗利尿性疾病及精神性烦渴进行鉴别。

2. 溢乳、闭经注意月经史、个人用药史的询问　溢乳的颜色,是否双侧对称,局部皮肤是否有改变。经期、经量、性欲、体毛的变化。

3. 有无体力、食欲、基础代谢率、睡眠习惯的改变　评估垂体-肾上腺轴、垂体-甲状腺轴的功能。

4. 有无头痛、视力、视野、眼球运动障碍、听力改变　部分垂体占位病变可造成肿瘤压迫症状,最常见的局部压迫症状即为头痛和视觉异常。头痛的原因可能为颅压增高,可伴恶心、呕吐。视觉异常较为常见,视野缺损多由较大占位引起。部分患者脑神经受累,可出现面部感觉异常和眼球运动障碍。

5. 入院前曾行何种检查或治疗　往往对疾病有提示作用,指导入院后的进一步检查。

（三）问诊结果及思维提示

问诊结果:患者2年前无明显诱因出现口渴、多饮、多尿。日饮水约7～8L,最长耐不饮水2小时。夜间因口渴饮水影响睡眠,需饮水4～5次,有尿崩症的可能。无肢体瘫痪、骨痛。双乳间断胀痛,双侧溢乳为淡黄色,无溢血、脓,无局部皮肤凹陷。患者自觉皮肤干燥、色黄,周身乏力,食欲下降,偶有恶心的感觉。出现性欲下降,经期延长,经量减少。有视力、听力下降,无发热和视野缺损及眼球运动障碍、面部感觉异常、头痛、头晕、体毛脱落。在入院前6个月,患者出现闭经、多饮、多尿症状加重。在入院前2周,患者来我院门诊查垂体MRI示鞍区占位。为进一步诊治而收入院治疗。自发病以来,大便每日1次,体重下降约 2.5kg。无特殊药物应用史，无外伤史。月经史：$13\dfrac{3\sim4}{30}$ 2008.8.15。

**思维提示：**

患者慢性病程，无明显诱因。主要表现为多饮、多尿、溢乳、闭经、视力下降。初步考虑为垂体病变，有腺垂体和神经垂体的功能受损，也有垂体周围组织累及的表现。需要进一步的查体、实验室和影像学检查来明确诊断。

## 三、体格检查

（一）重点检查内容及目的

患者有多尿，应注意患者的血压、心率、神志和面色，皮肤黏膜是否干燥。有无体毛的缺失。因患者有视力下降，注意粗测视力、视野和眼球运动的检查。神经系统查体，注意有无占位引起的病理征。

（二）体格检查内容及思维提示

体格检查：T 35.8℃，P 90 次 / 分，R 15 次 / 分，BP 100/60mmHg，BMI 18kg/m$^2$。发育正常，营养中等，神清，查体合作。自动体位，面容平静。口唇和全身皮肤干燥，肤色黄。眉毛无脱落，腋毛和阴毛稀疏。眼球无突出，眼睑无水肿。粗测视力、视野无异常，眼球运动无异常。颈软，气管居中，甲状腺未及肿大。双肺呼吸音清，未及干湿性啰音。心音有力、律齐，未闻及病理性杂音。腹平软，肝脾肋下未及，双下肢不肿。生理反射存在，病理反射未引出。

**思维提示：**

患者血压正常偏低水平，有心率的轻度增快，皮肤黏膜的干燥，阴毛和腋毛稀疏。以上符合垂体病变的表现。但肤色黄，与以往垂体病变的表现不同，注意肝功能和甲状腺功能的进一步测定。

## 四、实验室检查及影像学检查

（一）初步检查内容及目的

1. 血常规、尿常规、血渗透压、尿渗透压的测定　注意中性粒细胞和淋巴细胞的数值，有无贫血。通过血、尿渗透压和尿比重评估神经垂体的功能。

2. 血、尿电解质，血糖　血电解质能反映患者的一般状态，血钠持续偏低反映肾上腺皮质功能的不足。尿崩症症状严重可造成脱水状态，血钠水平可偏高。血钠需结合血钾水平来分析数值。另可除外由于血糖升高、高钙血症、低钾血症造成的多尿。

3. 评估腺垂体的功能　血浆肾上腺皮质功能，24 小时尿皮质醇，甲状腺功能、性激素全项。

4. 明确占位的病因　行风湿免疫全项、血沉检查。生殖细胞肿瘤标志物血浆人绒毛膜促性腺激素（hCG）、甲胎蛋白（AFP）。

5．有垂体占位病变，且患者视力下降，应行视力、视野检查。

6．垂体 MRI 增强检查　入院时 MRI 示垂体增大，上缘膨隆，高度约 8mm，其内信号欠均匀，垂体柄亦不均匀增粗，视交叉受压上抬。双侧海绵窦及双侧颈内动脉海绵窦段显示清楚。所见双侧大脑半球小脑及脑干形态及信号未见确切异常。印象：垂体及垂体柄增大，建议半倍剂量增强检查（图 29-1，图 29-2）。

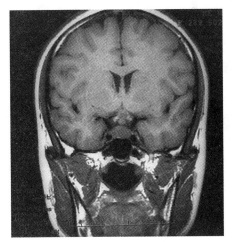

图 29-1　入院时正位 MRI
入院时垂体 MRI 示鞍区占位

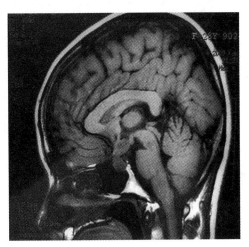

图 29-2　入院时侧位 MRI

（二）检查结果及思维提示

检查结果：

1．血常规　WBC $7.1 \times 10^9$/L，N 60.7%，L 28.5%。RBC $4.28 \times 10^{12}$/L，HGB 127g/L。PLT $205 \times 10^9$/L。

2．尿常规　pH 6.0，比重 1.010，PRO（－），Glu（－）。

3．血渗透压 359mmol/L（280～310），尿渗透压 101mmol/L（600～1200）。

4．血 Na 144mmol/L，K 3.9mmol/L，Cl 103mmol/L，Ca 2.35mmol/L，P 1.44mmol/L，Mg 0.97mmol/L，空腹血糖 4.7mmol/L。

5．24 小时尿电解质　Na 144.5mmol，K 47.2mmol，Ca 261.5mg，P 548.5mg。

6．肾上腺皮质功能　ACTH 21.2ng/L（0～46），Cor 20.2μg/dl（5～25），24 小时 UFC 85μg（30～110）。甲状腺功能：$FT_3$ 9.37pmol/L（3.5～6.5），$FT_4$ 26.46pmol/L（11.5～23.5），TSH<0.01mU/L（0.3～5）。性激素：FSH 3.8U/L（3.4～33.4），LH 1.9U/L（8.7～76.3），PRL 87ng/ml（2.8～29.2），$E_2$<10pg/ml（146～526），P 0.33ng/ml（4.44～28.03），T 55ng/dl（14～76）。

7．风湿免疫全项，均在正常范围。ESR 16mm/h。甲状腺抗体 TRAb（＋），TGAb（－），TMAb（－）。

8．AFP 17.02ng/ml（0～20），hCG<1mU/ml（0～20）。

9．视野无异常　OD 0.5，OS 0.3。

10．垂体增强 MRI 显示　鞍上垂体柄走行区可见明显强化肿块，包绕视交叉并致其轻度上抬，向上达第三脑室底部。病变向下与增大的垂体相延续，两者分界不清。垂体后部可见类圆形强化程度减低区，分界不清。印象：鞍区肿块，伴垂体后部强化程度减低区（图 29-3）。

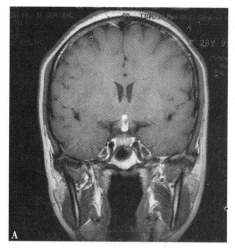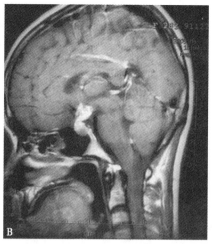

图 29-3　垂体增强 MRI

垂体增强 MRI 显示：鞍上垂体柄走行区可见明显强化肿块，包绕视交叉并致其轻度上抬，向上达第三脑室底部。病变向下与增大的垂体相延续，两者分界不清。垂体后部可见类圆形强化程度减低区，分界不清。印象：鞍区肿块，伴垂体后部强化程度减低区（A：正位增强；B：侧位增强）

---

💡 **思维提示：**

①患者表现为低比重尿、低尿渗透压、血浆渗透压升高。同时由于禁水后轻度脱水状态，患者血钠偏高水平，且禁水后的最大尿渗透压低于血浆渗透压。血糖、血钾、血钙在正常范围，不考虑渗透性利尿造成的多尿。②腺垂体功能检查提示继发性性腺功能减退症，甲状腺功能亢进症。肾上腺皮质功能在正常范围。因垂体柄受累使得垂体柄转运到腺垂体的催乳素抑制因子减少，出现血催乳素增高。结合神经垂体和腺垂体同时受累，同时入院时的垂体 MRI 示占位性病变，提示中枢性尿崩症。③ WBC 总数在正常范围，且中性粒细胞和淋巴细胞的比例在正常范围。风湿免疫功能正常范围，血沉正常范围。生殖细胞肿瘤标志物在正常范围。仅有甲状腺特异性抗体 TRAb（+）。④垂体增强 MRI 示鞍区占位，尽管视交叉受压上抬，仅表现为视力下降，并无视野改变。典型特点为明显强化肿块，垂体柄增粗，垂体后部类圆形强化程度减低区。且肿块的大小与垂体功能减退的程度不相符。考虑为原发性垂体炎，但性质不清。

---

## 五、再问病史及实验室检查结果

患者为育龄女性，慢性起病。应注意患者的孕产史，P1G1，顺产 1 子（06 年 6 月）。故推算时间为产后发病。因原发性垂体炎有多腺体受累，故应行 OGTT ＋ Ins 检查，同时行甲状腺和妇科超声检查。患者进行禁水锻炼后，进一步行禁水加压试验。

OGTT ＋ Ins：0′Glu 5.01mmol/L，Ins 3.83mU/L；30′Glu 8.14mmol/L，Ins 23.59mU/L；60′Glu 11.73mmol/L，Ins 171.36mU/L；120′Glu 4.87mmol/L，Ins 46.56mU/L；180′Glu 4.42mmol/L，Ins 8.91mU/L。

甲状腺超声:甲状腺左叶小结节,甲状腺右叶及峡部未见明显异常。

妇科超声:子宫稍小,双卵巢稍大。

禁水加压试验:0′ 尿渗透压 95mmol/L,血渗透压 336mmol/L;60′ 尿量 500ml,尿渗透压 90mmol/L;120′ 尿量 400ml,尿渗透压 104mmol/L;180′(平台期,患者即将不能坚持禁水)尿量 400ml,尿渗透压 116mmol/L,血渗透压 333mmol/L;240′(注射 5U ADH)尿量 100ml,尿渗透压 254mmol/L,血渗透压 325mmol/L。注射垂体后叶素后,患者的尿渗透压上升达到 50% 以上,考虑为中枢性完全性尿崩症。患者 OGTT 结果提示高胰岛素血症,在患者知情同意后,行肌肉活检术。明确是否有其他器官存在免疫损伤。

肌肉活检病理诊断:免疫荧光,IgG(++),FRA(++),IgM(±),C3(±),C1q(±),IgA(−),沿肌束膜沉积。

本病起病隐匿,多于女性妊娠期及产后发病。以尿崩症为首发症状。临床表现多样,与炎症的侵犯范围和严重程度密切相关,表现为垂体功能减退;其次是垂体柄增粗,垂体增大向鞍上发展推挤视交叉,视力下降和溢乳等。除了考虑多腺体之间的内在联系外,还应注意多器官免疫损伤的可能。肌肉活检的结果提供的信息是全身的,把患者的疾病作为全身疾病的一个局部去思考。患者 OGTT 的结果表明,高胰岛素血症可能与肌肉细胞表面的免疫复合物沉积有关,是胰岛素抵抗的全新解释。

## 六、治疗方案及理由

1. 方案 环孢素 25mg,1 天 2 次,口服。

2. 理由 最近对垂体炎的认识逐渐增加,有学者认为单纯应用糖皮质激素不能从根本上治愈垂体炎,因为患者的症状、体征在治疗期间、减药过程中或者停药时都有可能会复发。且糖皮质激素与 ADH 有拮抗作用,部分患者可造成尿崩症状加重,故选用环孢素治疗。

## 七、治疗效果及思维提示

治疗效果:治疗 2 周时患者尿量减少,维持在 4000~5000ml。禁水时间延长,每晚起夜 1~2 次,生活质量改善。4 周时尿量可以在 3000~4000ml,溢乳消失。复查尿比重 1.015,尿渗透压 317mmol/L,血渗透压 299mmol/L。血 PRL 39ng/ml。$FT_3$ 4.71pmol/L,$FT_4$ 22.9pmol/L,TSH<0.01mU/L。

**思维提示:**

采用免疫抑制剂环孢素治疗,患者的临床症状明显改善。临床检查也提示尿崩症及腺体功能的改善。

## 八、对本病例的思考

1. 原发性垂体炎多于妊娠和产后发病。可能机制:①多与妊娠期垂体增大微损伤后的自身抗原暴露产生的自身垂体抗体有关;②胎儿抗原抗体与母体抗原交叉反应;③产后免疫抑制物的消失;④病毒感染。它是一种自身免疫性疾病,不是细菌性疾病,应用抗生素治疗无效。

2．原发垂体炎容易误诊为垂体腺瘤、颅咽管瘤、生殖细胞瘤或垂体脓肿等，同时要除外血管性、代谢性、感染性、肿瘤性疾病。当下述情况应考虑垂体炎：①年轻患者，多发生于妊娠晚期和产后女性。②在疾病早期即出现尿崩症或眼外肌麻痹。③内分泌功能检查可出现垂体功能减退的表现，与垂体占位的大小不成比例。④ MRI 显示占位直径 2cm，沿垂体柄向鞍上、丘脑生长，呈 T1 低或等信号，T2 高信号，增强后有均匀或强化。特征性的影像学改变为沿下丘脑基底部向下丘脑扩展呈舌状改变，垂体柄增粗也是炎症的重要表现，但需要病理的支持。一般垂体腺瘤不影响神经垂体，神经垂体高信号仍可见。有学者认为出现硬脑膜受累，即强化后出现明显的硬脑膜尾征是垂体炎区别于垂体腺瘤的重要影像学征象，在进展期的病例可见到明显的此征象。垂体腺瘤垂体柄多偏斜，增粗少见，多由于肿瘤侵犯垂体柄，随时间推移不会恢复正常，甚至会进展。⑤多伴随其他自身免疫性疾病，最常见的就是桥本甲状腺炎或格雷夫斯病、1 型糖尿病、埃迪森病、甲状旁腺功能减退症、慢性萎缩性胃炎和恶性贫血，比较少见的是并发系统性红斑狼疮、原发性胆汁性肝硬化以及泪腺炎。

3．原发性垂体炎可分为三种类型　淋巴细胞性垂体炎、肉芽肿性垂体炎、黄瘤病性垂体炎。淋巴性垂体炎表现为淋巴细胞、浆细胞侵犯腺垂体组织，并形成纤维化，最终引起垂体组织的破坏。肉芽肿性垂体炎表现为上皮细胞和多核巨细胞形成的肉芽肿，有时也有淋巴细胞浸润，电镜检查分泌颗粒减少。黄瘤病性垂体炎的病理学特点为受累的垂体内主要是泡沫状组织细胞浸润，在局灶部位有淋巴细胞和 B 细胞浸润。三种原发性垂体炎的影像学表现及临床表现均相似，病理学检查是区分这三者的金指标。垂体标本甚难获取，故明确诊断极为困难。在临床上遇到高度怀疑的病例可尝试先用内科治疗，观察临床变化，减少由于误诊而造成的治疗不当。

4．除糖皮质激素治疗外，也有选用环磷酰胺、硫唑嘌呤的报道。动态观察垂体柄的变化对于明确垂体炎的诊断具有一定意义。本例治疗选用环孢素治疗，能够使患者尿量减少，溢乳症状消失，临床治疗有效。所欠缺的是患者因症状改善，拒绝复查垂体 MRI，缺乏治疗前后的影像学对比。由于此病的易复发性，仍需临床长期随访观察。

（李凤翱）

# 参 考 文 献

[1] 杨义，苏长保，杨堤，等. 淋巴细胞性垂体炎和肉芽肿性垂体炎的诊断和治疗 [J]. 中华神经外科杂志，2005，21（11）：668-671.

[2] 臧丽，母义明. 原发性垂体炎 [J]. 中华内分泌代谢杂志，2006，22（5）：501-503.

[3] 冯逢，李明利，李小圳，等. 性垂体炎的 MRI 表现 [J]. 中华放射学杂志，2005，39（11）：1198-1200.

[4] 张韶君，朱惠娟，金自孟. 淋巴细胞性垂体炎 12 例临床分析 [J]. 中华内科杂志，2007，46（1）：63-65.

[5] 潘长宇. 自身免疫性垂体炎：一种易被漏诊的疾病 [J]. 中华内分泌代谢杂志，2008，24（5）：473-475.

[6] Takao T，Nanamiya W，Atsumoto R，et al. Antipituitary Antibodies in Patients with Lymphocytic Hypophysitis[J]. Horm Res，2001，55：288-292.

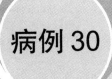

# 病例 30　发现血压升高伴皮肤紫纹 10 个月

**患者女性,29 岁,2010 年 4 月 21 日入院。**

## 一、主诉

发现血压升高伴皮肤紫纹 10 个月。

## 二、病史询问

（一）初步诊断思路及问诊目的

患者,青年女性,以血压增高伴皮肤紫纹就诊。年轻患者,高血压原因需排除继发性高血压,结合皮肤宽大的紫纹,考虑皮质醇增多症的可能性大。因此在问诊过程中需围绕皮质醇增多症的临床特点进行问诊;同时问诊有关皮质醇增多症病因的相关内容;还需对其他继发性高血压及肥胖的原因进行鉴别诊断。

（二）问诊主要内容及目的

1. 血压增高的诱因　患者年轻女性,有没有一些应激状况或生理改变引发的高血压,有无外源性糖皮质激素的使用及近期更换化妆品。

2. 血压增高的程度及伴随症状如何　血压增高的程度及波动情况,最高血压如何,靶器官的损伤情况如何,对于原发性高血压的分级及危险分层有意义,同时对继发性高血压疾病的鉴别也有意义。血压增高伴随的症状是鉴别诊断的关键。皮质醇增多症患者血压呈中高程度的增高,伴皮肤紫纹、痤疮,血糖异常引起的烦渴、多饮、多尿,骨质疏松引发的骨痛,体重增加,低血钾症状,精神症状,感染的情况,有无尿路结石等。嗜铬细胞瘤患者血压也呈中高度增高,但阵发性发作,高低血压交替,伴头痛,心悸,多汗,面色苍白,体重下降等临床特点。原发性醛固酮增高症患者血压呈中等程度常伴随乏力,夜尿增多,偶口周、四肢远端麻木,手足搐搦等症状。肾血管性高血压的血压呈恶性高血压改变,伴肾功能改变的临床特点。

3. 皮质醇增多症的病因学症状　库欣病患者可因垂体微腺瘤的占位效应出现头痛、视力减退,视野缺损;异位 ACTH 分泌肿瘤就不一定有上述的临床特点,例如胃泌素瘤引发的皮质醇增多症可以表现难治性溃疡,高胃酸分泌;肺部肿瘤的呼吸道症状以及肺外表现等。

4. 诊疗过程如何　病程中是否做过高血压鉴别的一些相关检查,例如血钾,垂体功能,肾上腺功能,尿 VMA 测定,腹部影像学及垂体的影像学检查等;做过什么诊断及治疗,效果如何?

5. 既往史及家族史如何　以往病史对诊断很有帮助,例如是否服用过糖皮质激素,对排除医源性皮质醇增多症有意义。如果既往有自身免疫性疾病,可能随着皮质醇增多症的发生，病情得到控制或治愈，对皮质醇增多症的定性诊断有佐证意义。家族史对原发性高血压的诊断有帮助。

（三）问诊结果及思维提示

问诊结果：患者于入院前 10 个月（妊娠 3 个月）查体时发现血压升高（具体数值不详），并出现腹部紫纹，脸圆，无头痛、头晕，无恶心、呕吐，无视物模糊，当时未引起注意。2 个月前，行剖宫产手术时，测血压 180/160mmHg，伴双下肢无力，无瘫痪，给予口服降压药及输液治疗（具体用药不详），口服降压药不规律，血压控制不详。产后症状逐渐加重，体重增加 5kg 左右，脸圆加重，伴面红、向心性肥胖，腰腹部紫纹较前变宽，且颜色加深，肩背部出现痤疮。无皮肤出血点及瘀斑，无反酸，嗳气，胸骨后烧灼样疼痛，无全身骨痛。于我院门诊就诊查骨密度示：骨量减低；血糖正常；电解质示血钾为 3.3mmol/L，血 ACTH、Cor、24 小时尿 Cor 显著升高；双侧肾上腺 CT 示：双侧肾上腺未见异常，垂体 MRI 平扫未见异常。为进一步诊治入住我科。既往两次行剖宫产术，7 年前第 1 次剖宫产，当时测血压正常，无妊娠高血压综合征（妊高征）。2 个月前第 2 次剖宫产。1 个月前因左下肾结石行碎石治疗。无自身免疫疾病史。无高血压家族史。

**思维提示：**

①患者青年女性，无高血压家族史，无妊高征病史；血压增高，伴有腰腹部紫纹，脸变圆且面色红，肩背部痤疮，体重增加，向心性肥胖。结合外院检查：骨量减少，低血钾，血尿皮质醇，ACTH 增高，近 1 个月出现一次尿路结石，符合皮质醇增多症的临床特点，但患者外院的肾上腺及垂体形态学检查未见显著病变，需要在体格检查及复诊相关实验室检查的基础上进一步确诊。②患者的起病时间在妊娠 3 个月，妊娠期妇女可出现正常生理性妊娠纹、体重的增加，机体代偿性的血尿皮质醇、ACTH 的增高，肾上腺及垂体可无明确病变，中晚期可伴有妊娠高血压症，与该患者的问诊情况相一致。因此，需通过体格检查及实验室检查进行鉴别诊断。③患者的血 ACTH、血尿皮质醇增高，考虑 ACTH 依赖性的皮质醇增多症可能性大，需要进一步明确病因：鉴别垂体依赖性 Cushing 综合征，异源性 ACTH 综合征和异源性 CRH 综合征。④患者无糖皮质激素服用史，近 10 个月无特殊化妆品使用史，可排除医源性的皮质醇增多症。⑤患者血压波动不大，合并低血钾，从病史中尚不能完全排除原发性醛固酮增多症、嗜铬细胞瘤、肾性高血压等继发性高血压，需相关检查进一步协助诊断。

## 三、体格检查

（一）重点检查内容及目的

通过病史问诊，初步考虑皮质醇增多症。因此在全面体检的基础上着重关注患者的四肢血压，精神状况，皮肤色素的改变，体型，脸型，毛发；心脏，肾脏，眼底靶器官的阳性体征；继发性高血压可能的阳性体征，比如血管杂音，四肢肌力，肌张力等。

（二）体格检查结果及思维提示

体格检查结果：T 36.1℃，P 60 次 / 分，R 17 次 / 分，BMI 26.29kg/m²。左上肢血压 210/130mmHg，右上肢 200/130mmHg，左下肢 245/145mmHg，右下肢 240/100mmHg。发育正常，

意识清楚,自主体位,查体合作。精神状况尚可,略显焦虑。向心性肥胖,满月脸,多血质面容,腹部及大腿两侧可见宽大紫纹,宽度大于 1cm,全身皮肤未见黑色素沉着。头颅五官无畸形,眉毛无脱落,毛发浓密,可见毳毛;视力正常,眼睑无水肿,球结膜无充血水肿,巩膜无黄染。口周小须增多。颈软,气管居中,甲状腺无肿大,未触及肿块及结节,颈背部可见脂肪垫。胸廓无畸形,双肺呼吸音清,未闻及干湿性啰音。心率 60 次 / 分,律齐,各瓣膜听诊区未闻及病理性杂音。腹平软,无压痛及反跳痛,肝脾肋下未及,肝肾区无叩击痛,未闻及血管杂音,移动性浊音(-),肠鸣音正常存在。脊柱四肢无畸形,周身骨骼无压痛,双下肢无水肿,四肢肌力、肌张力正常,生理反射存在,病理反射未引出。

>  **思维提示:**
>
> 　　①患者血压增高、皮肤紫纹、满月脸、多血质面容、向心性肥胖、颈背部脂肪垫、毛发浓密、可见胡须和毳毛,符合皮质醇增多症的临床体征。②妊高征多发生在妊娠中后期,妊娠纹宽度窄且浅,生产后血压及妊娠纹,体重都有所恢复,该患者生产后症状仍然加重,不支持正常妊娠生理反应。③患者的 ACTH 增高,但全身皮肤无明显色素沉着,无严重低血钾的阳性体征,肺部查体阴性,尚不支持肺部 ACTH 肿瘤,仍然需要实验室检查及影像学检查协助或排除诊断。④睑结膜无苍白,眼睑无水肿,双下肢无水肿;心界无扩大,排除高血压靶器官损害存在。

## 四、实验室和影像学检查

### (一)初步检查内容及目的

1. 血常规,尿常规检查　皮质醇刺激骨髓造血,可能出现全血细胞增加。皮质醇促进尿钙排出增多,造成尿路结石,引发血尿,蛋白尿,尿路感染等。

2. 血尿电解质　观察钠水潴留,钾排出,高尿钙状况。

3. OGTT　观察是否存在糖耐量异常。

4. 血气分析　明确是否存在碱中毒。

5. 血尿皮质醇、血 ACTH 测定及过夜地塞米松抑制试验　观察皮质醇分泌量及昼夜节律的变化,是皮质醇增多症定性诊断的必要条件。

6. 大小剂量地塞米松抑制试验　是皮质醇增多症的病因诊断及定位诊断的关键试验,同时对鉴别诊断也有指导意义。

7. 甲状腺功能,性腺功能检查　了解垂体其他腺轴的功能。

8. RASS 系统的检测　协助诊断皮质醇增多症时是否存在低肾素活性,同时协助诊断高血压合并低血钾的病因,排除原发性醛固酮增多症。

9. 尿 VMA 测定　排除嗜铬细胞瘤。

10. 垂体 MRI,肾上腺 CT,胸部 CT　进行定位诊断。

11. 眼底检查　观察高血压靶器官损害。

12. 三角肌活检,免疫全项检查　为皮质醇增多症的病因学提供依据。

### (二)检查结果及思维提示

检查结果:

(1)血常规:WBC $11.5 \times 10^9$/L↑, N 81%↑, RBC $4.61 \times 10^{12}$/L, HGB 145g/L, PLT $208 \times 10^9$/L。

（2）尿常规：pH 7.0，SG 1.015，Pro（−），Glu（−），隐血（+），WBC 8～10/HP↑，RBC 4～6/HP↑。

（3）血尿电解质结果：Na 147mmol/L，K 3.11mmol/L，Ca 2.32mmol/L。尿钾 41.58mmol/24h↑。尿钙 214.2mg/24h。

（4）OGTT 结果：0、30、60、120、180 分钟的血糖分别为：4.67、7.82、7.29、8.10、4.36mmol/L；胰岛素分别为：8.69、100.56、69.53、163.53、16.1U/L。

（5）血气分析：pH 7.490，$PaCO_2$ 42.2mmHg，$PaO_2$ 72.1mmHg，BE 7.9mmol/L。

（6）肾上腺皮质功能：ACTH 98.5ng/L（0～46），血 Cor 43.8μg/ml（5～25），尿 Cor>1500μg/24h（30～110）。

（7）过夜地塞米松抑制试验：见表 30-1。

表 30-1　过夜地塞米松抑制试验

|  | 8 点 | 16 点 | 0 点 | 8 点 |
|---|---|---|---|---|
| ACTH（ng/L） | 135 | 117 | 84.9 | 105 |
| Cor（μg/ml） | 47.6 | 39.0 | 32.4 | 34.1 |

（8）大、小剂量地塞米松抑制试验：空白对照，尿 Cor 772.8μg/24h；小剂量抑制试验，尿 Cor 457.5μg/24h；大剂量抑制试验：尿 Cor 138.9μg/24h。

（9）甲状腺功能：$FT_3$ 3.45pmol/L（3.5～6.5），$FT_4$ 15.44pmol/L（11.5～23.5），TSH 0.248mU/L。

（10）性腺全项：FSH 3.3U/L，LH 0.4U/L，PRL 11.48ng/ml，$E_2$ 42.1pg/ml，P 1.42ng/ml，T 89ng/dl。

（11）RASS 检测：ALD 10.81ng/dl，ATⅡ 49.93pg/ml，PRA 0.32ng/（ml·h）。

（12）三次尿 VMA 测定：38.0μmol/24h，55.1μmol/24h，37.5μmol/24h。

（13）免疫全项：未见异常。

（14）眼底检查：未见出血及渗出。

（15）肺部 CT：两肺间质纹理增多，心包增宽，考虑少量心包积液。

（16）垂体 MRI：未见异常。矢状位略显饱满（图 30-1）。

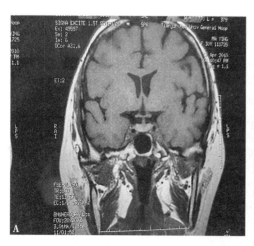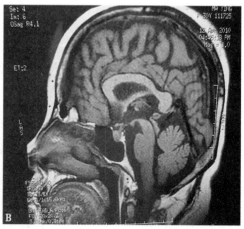

图 30-1　垂体 MRI

A：冠状位；B：侧位

（17）肾上腺 CT：双侧肾上腺平扫及增强均未见异常（图 30-2）。

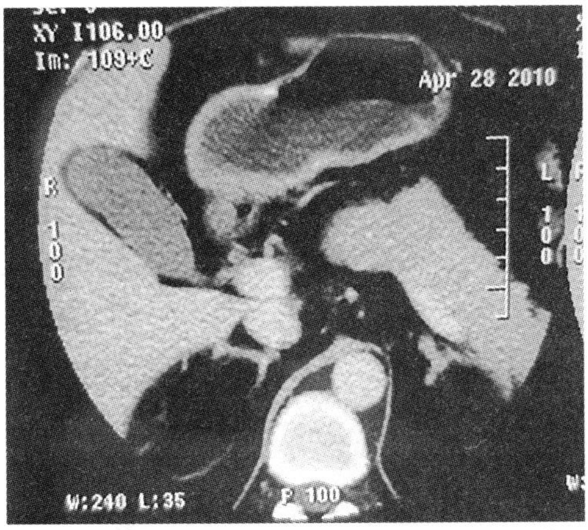

**图 30-2  肾上腺 CT**

（18）三角肌活检病理：未见淋巴细胞浸润。免疫荧光：IgA（++），IgG（+++），IgM（++），C3（±），C1q（-），FRA（++）。

---

**思维提示：**

①患者的血尿皮质醇增高，过夜地塞米松抑制试验提示昼夜节律消失，明确非单纯性肥胖。妊娠期血尿皮质醇增多，但昼夜节律仍存在，随着生产结束，皮质醇水平下降恢复正常。该患者生产后症状较前加重，皮质醇节律消失，可排除妊娠期皮质醇增多症。同时可排除昼夜节律尚存的皮质醇增多的相关疾病，例如单纯肥胖症，多囊卵巢综合征，假性库欣综合征，2 型糖尿病等。实验室检查的阳性结果：白细胞增高、低血钾、碱中毒、高尿钾、碱性尿、相对低肾素活性、糖耐量减低、睾酮增高、泌尿系感染均是皮质醇增多症在各个系统中的体现。②明确皮质醇增多症定性诊断后，需要明确病因诊断及定位诊断。根据患者的血 ACTH 增高，可明确患者系 ACTH 依赖性皮质醇增多症。结合患者肾上腺 CT 未见占位病变，可排除 ACTH 降低的肾上腺皮质本身疾病（肾上腺皮质腺瘤，肾上腺皮质腺癌），病变可能来源于垂体或异位分泌 ACTH 肿瘤。大小剂量地塞米松抑制试验提示小剂量不能抑制，大剂量能被抑制。结合患者无明显皮肤色素沉着，血钾水平不是很低，男性化特征不典型，无其他系统肿瘤的临床症状，而且做了肺部 CT 未提示肺部及纵隔有占位病变，基本可排除异位分泌 ACTH 肿瘤。③目前明确病变部位在垂体，但是垂体 MRI 仅提示垂体略显饱满，未见占位，病变的性质不能确定，对诊断及治疗均造成困难。寻求病因诊断，做了免疫全项未见异常，三角肌活检提示肌细胞表面有大量的免疫复合物沉积。考虑患皮质醇增多症与垂体饱满有关，可能病因是垂体炎。因为淋巴细胞性垂体炎多见于妊娠期或产后的女性，有学者认为女性妊娠期垂体增大，血供增加，易于发生一些微小的损伤，从而使垂体抗原容易呈现，易发生垂体的免疫损伤；此外，妊娠还会引起机体免疫状态的改变，使机体易于产生自身免疫损伤，例如自身免疫性的甲状腺疾病好发于妊娠期及产后，就是妊娠与自身免疫有关的佐证。

## 五、治疗方案及理由

1. 方案　给予环孢素 25mg 每日 3 次；贝那普利 10mg 每日 1 次；氨氯地平 5mg 每日 2 次。

2. 理由　①目前明确患者皮质醇增多症系垂体病变所致，但未见垂体占位性病变，不能盲目的行外科手术治疗。综合患者的临床特点，不排除患者垂体略显饱满的原因系垂体炎症所致，因此决定先行免疫抑制治疗，试探性治疗，观察病变的发展。如果有效，症状缓解验证诊断；如果无效，可考虑下一步检查及治疗。所以给予环孢素治疗，观察疗效，同时关注环孢素的不良反应。②患者血压偏高，原发病治疗的同时积极给予降压治疗，防止血压过高造成的心脑血管意外，危及生命。

## 六、治疗效果及思维提示

治疗效果：患者规律治疗 1 个月后，血压能够维持在 130～140/90～100mmHg，监测血皮质醇 32.3μg/ml，血 ACTH 108ng/L，尿皮质醇 639μg/24h。分析尿皮质醇较前有所下降，治疗有效，继续原方案治疗。继续随诊患者病情转归，患者在 4 个月内病情未见好转，皮质醇水平仍然很高。

 思维提示：

　　初步考虑患者系下丘脑炎症所致的皮质醇增多症，给予免疫抑制治疗后症状改善不明显，皮质醇水平仍然很高，治疗效果不满意。建议患者外院进一步行岩下窦取血协助诊断。

## 七、进一步实验室检查

由于本院未开展岩下窦采血技术，建议患者外院进一步明确诊断，明确占位位置。患者于北京某医院就诊行相关检查。

1. 再次行垂体 MRI 检测示　垂体横径 14.9mm，高 5.5mm，前后径 9.8mm。垂体上下缘平滑，垂体平扫信号均匀，呈等 T1 等 T2 信号；增强后垂体下缘可见小圆形无强化影，垂体柄居中，视交叉和海绵窦未见明显异常。神经垂体 T1 信号显示欠清晰。考虑增强后垂体下缘小圆形无强化影，垂体腺瘤？

2. 岩下窦、颈内静脉、外周静脉取血检测 ACTH　见表 30-2。

表 30-2　岩下窦、颈内静脉、外周静脉取血检测 ACTH 的结果

| | 右侧岩下窦 | 左侧岩下窦 | 右侧颈内 | 左侧颈内 | 外周静脉 |
| --- | --- | --- | --- | --- | --- |
| ACTH（ng/L） | >1250 | 901 | 117 | 101 | 79.2 |

 思维提示：

　　目前，人类对库欣病的发病机制尚不了解，所以治疗起来十分困难。过去多采用双侧肾上腺次全切的方法，效果不好；若影像学发现垂体有肿瘤，则采用神经外科的方

法切除，预后也不好。药物治疗也无济于事。有鉴于此，我们根据三角肌活检的证据，从整体思维去尝试应用免疫抑制剂治疗，观察疗效。患者岩下窦血 ACTH 显著高于外周血的 ACTH，提示 ACTH 增高来源于垂体，明确库欣病；垂体 MRI 结果示垂体下缘圆形无强化影，考虑垂体微腺瘤可能性大。如果由垂体瘤所致，完全切除理应治愈该病，但首先应除外炎症的可能。如果无任何疗效，再考虑手术治疗比较理性。

## 八、治疗方案及效果

1. 新方案　患者要求手术治疗。行经单鼻蝶窦垂体腺瘤切除加鞍底重建术。

2. 手术记录　术中穿刺后放射状切开硬膜，于鞍底正下方有灰白色肿瘤组织涌出，质软，血供不丰富，留取标本送检。

3. 病理结果提示　垂体腺瘤及少许神经垂体组织；少许腺垂体组织。免疫组化：ACTH（+），FSH（-），GH（-），LH（-），PRL（-），TSH（-），P53（-）。

4. 治疗疗效　术后患者一般状况良好，皮质醇增多症的临床症状逐渐恢复正常，血压正常。血 ACTH、皮质醇恢复正常，近期复查 ACTH 18.3ng/L，Cor 9.8μg/dl。

5. 最后诊断　皮质醇增多症，垂体 ACTH 腺瘤。

## 九、对本病例的思考

1. 皮质醇增多症的临床表现容易与一些正常的孕期生理情况或妊娠期糖尿病等引起的症状相混淆，造成识别妊娠生理反应及皮质醇增多症相对困难。所以在皮质醇增多症的定性诊断中一定要按照严格的诊疗流程进行排查，防止误诊。该患者妊娠期出现皮质醇增多症，临床症状和妊娠期生理改变类似，但经过血尿皮质醇，血 ACTH 测定及过夜地塞米松抑制试验后可排除妊娠期生理性的改变，明确诊断。

2. 该病例最困难的问题是病因诊断　明确病变在垂体，但找不到病变部位。我们在临床工作中常遇见类似病例，找不到具体的病变部位。面对如此困境，以前无从下手，内科对症治疗效果不佳。诊断初期我们认为患者妊娠期属于免疫易感人群，垂体饱满可能是垂体炎的表现，虽然免疫治疗不成功，但为我们在类似疾病的治疗提供了一个新的理念，尽管患者最终的诊断明确垂体 ACTH 瘤，但在病变的初期是否有免疫炎症损伤参与发展，有待于进一步研究。

3. 岩下窦血样测定对于库欣病的诊断很有意义　在解剖上，垂体的静脉血液回流至双侧海绵窦后向后下进入岩下窦，然后直接进入颈静脉回流。因此，岩下窦血样中垂体分泌的激素含量最高，是监测垂体激素浓度变化最理想的样本获取处。临床应用双侧岩下窦与外周血 ACTH 比值（IPS/P 比值）和双侧岩下窦之间血 ACTH 比值，来鉴别 ACTH 依赖性皮质醇增多症。当一侧 IPS/P 比值 > 2，确诊为库欣病，否则可能为异位 ACTH；诊断为库欣病时，如双侧岩下窦血样之间 ACTH 比值≥1.4，则判定垂体腺瘤或微腺瘤位于较高侧，当比值 < 1.4 时，认为肿瘤定位于中线或垂体弥漫性增生。垂体 MRI 检查对部分微腺瘤的诊断有一定局限性，尤其当肿瘤较小，信号与强化情况与正常垂体组织相似时，MRI 检查可无异常发现，而双侧岩下窦采样具有更高的定性、定位价值，尤其对垂体 MRI 检查阴性者。该患者多次 MRI 平扫未见占位性病变，增强 MRI 仅提示垂体下缘未强化影，不排除垂体微腺

瘤的可能。双侧岩下窦血样提示岩下窦 ACTH 与外周 ACTH 比值显著增高，双侧比值变化不显著，提示微腺瘤诊断明确，腺瘤位置可能居中。手术证实了诊断正确，术后治疗效果非常好。

4. 垂体 MRI 对垂体微腺瘤的诊断　患者先后于我院及外院两次垂体 MRI 平扫检查均提示信号均匀，未发现占位病变；但进一步的增强 MRI，提示垂体下缘无强化影，手术证实 ACTH 微腺瘤。临床中当垂体平扫 MRI 未见病变时放射科医生往往不建议强化扫描，但通过该病例的分析和思考，我们应看到垂体强化 MRI 在诊断中的重要意义，建议垂体 MRI 应进行强化扫描以利于诊断和定位。

（刘　萍）

# 病例 31 进行性骨痛 8 年，加重伴不能行走半年

**患者女性,44 岁,2009 年 3 月 18 日入院。**

## 一、主诉

进行性骨痛 8 年,加重伴不能行走半年。

## 二、病史询问

（一）初步诊断思路及问诊目的

患者中青年女性,骨痛病史 8 年,目前不能下地行走,考虑为代谢性骨病。因此,问诊的重点应围绕患者的骨痛,骨骼畸形,骨折情况和伴随症状;既往的诊疗过程等进行展开,同时应对其他引起骨痛的全身系统性疾病进行问诊,为明确诊断提供依据。

（二）问诊主要内容及目的

1. 骨痛出现前有无诱因 患者的居住条件有无改变,长期的阴冷潮湿环境可能会导致结缔组织疾病,引发关节疼痛;从事的劳动性质和强度,高强度,负重的劳动可能导致退行性或损伤性的骨痛;有无特殊疾病,长期需要服用药物导致骨痛(如抗惊厥药,锂盐,铝剂,糖皮质激素等);有无肿瘤病史发生骨转移导致骨痛;有无外伤骨折史。

2. 骨痛的部位,性质,进展过程及有无骨骼畸形,自发性骨折,身高的变化如何 结缔组织疾病的骨痛多于关节部位疼痛居多,伴关节畸形变,很少发生自发性骨折,常伴随其他自身免疫性病变的临床特点(如发热,红斑等);代谢性骨病的骨痛部位并不确定,大多以持重骨疼痛开始,逐渐遍及全身的骨痛,其中肋骨痛是骨软化较特异的特点。骨骼畸形在骨软化中表现为下肢及胸廓畸形变,而在甲状旁腺功能亢进症中表现为棕色素瘤骨破坏畸形变,畸形性骨炎(Paget 骨病)常表现在头颅,骨盆;Albright 综合征的畸形变可发生于颅面骨,下肢长骨,骨盆等。骨软化常伴有身高的缩短。这些问题的问诊以便于鉴别骨痛的病因。

3. 有无消化道症状,泌尿系统等伴随症状 消化系统疾病,例如胃肠疾病,肝胆疾病可能会导致 $25(OH)D_3$ 及 $1,25(OH)_2D_3$ 的代谢障碍,引起钙磷肠道吸收障碍,出现骨软化;而原发性甲状旁腺功能亢进症的患者在高钙时会引发消化系统症状,例如胃酸分泌过多,恶心,呕吐,便秘,胃肠蠕动减慢等;同时肾小管酸中毒,范科尼综合征等疾病会引发钙磷排泄异常,导致骨软化;肾功能不全时出现继发性甲状旁腺功能亢进症引起全身骨痛;原发性甲状旁腺功能亢进的高钙会引起泌尿系统结石,出现血尿,肾绞痛,引发梗阻性肾功能不全。因此该项问诊对于患者的病因鉴别及临床急症处理、预后的评估非常重要。

4. 有无头晕,心悸,尿泡沫增多 女性患者,头晕,心悸等贫血临床特点结合尿泡沫增

多,对于多发性骨髓瘤有提示作用,以防漏诊。

5. 诊疗过程如何　入院前曾做过哪些检查?结果如何?曾有怎样的诊断及治疗,治疗效果如何?尤其是血尿钙磷,碱性磷酶,PTH,不同部位的骨平片,对诊断及病因学诊断有重要意义。不同药物的治疗效果对诊断也有一定帮助。

6. 家族史中有无类似的骨痛疾病,有无肿瘤病家族史　低磷性骨软化可以是常染色体显性遗传性疾病,肿瘤家族史的患者肿瘤风险性提高,可能出现瘤源性的低磷骨软化或肿瘤骨转移,也可以是自身免疫性疾病所导致。

（三）问诊结果及思维提示

患者于 8 年前无明显诱因出现腰背部疼痛,伴四肢乏力、牙齿酸痛,无头晕、恶心、呕吐,无心悸,无四肢抽搐、手足麻木,无尿频、尿急、尿痛,无血尿、腹痛,无泡沫尿,无低热、皮疹、口干、眼干和吞咽困难。就诊于当地医院,考虑为腰椎间盘突出症,给予对症支持治疗,症状无明显好转。5 年前,上述症状加重,并出现四肢、胸骨、肋骨、骨盆疼痛,伴牙齿脱落,曾多次就诊于当地医院,均考虑为腰椎间盘突出症,"骨质疏松",给予阿法骨化醇、碳酸钙、降钙素等治疗,剂量不详,效果不佳。2 年前开始出现行走困难,伴胸廓变形、四肢抽搐,全身骨痛,平卧后骨痛减轻。半年前活动受限,起卧、翻身困难,不能下地行走,生活不能自理。3 周前在外院查血钙正常,血磷低下（0.56mmol/L）,ALP 升高,PTH 正常,血沉 23mm/h。SPECT 示:双股骨头破坏,考虑为低磷抗 D 骨软化。为求进一步诊治,门诊以低磷骨软化收住我科。患者自发病以来,精神欠佳,睡眠可,大便两天一次,小便量约 1000～1200ml/d,体重减轻约 20kg,身材变矮约 20cm。患者长期居住西北地区农村,在家务农,近几年不能劳动。既往有龋齿,无胃肠手术,肝炎病史。无癫痫病史,无特殊药物服用史;无棉籽油服用史。无低磷骨软化及肿瘤家族史。

 **思维提示:**

患者以全身骨痛进行性加重收住院,通过病史询问,患者女性,44 岁,病史 8 年,提示该病为后天获得的疾病,可排除肿瘤骨转移;非关节疼痛,无结缔组织疾病的临床特点,也可排除;因此,我们考虑为代谢性骨病。根据患者院外的钙磷,PTH 结果不支持原发性甲状旁腺功能亢进症;患者全身骨痛,以中轴骨疼痛为主,伴有肋骨疼痛,胸廓畸形,肌肉无力,身高缩短,考虑为骨软化。追其病因,应该鉴别维生素 D 障碍性骨软化及低磷抗 D 骨软化。患者血磷测定显著低于正常,血钙正常,考虑低磷抗 D 骨软化。需进一步明确低磷的原因（肠道吸收,肾小管重吸收,瘤源性低磷,X- 性连锁性低磷血症）。患者无胃肠手术、肝病、癫痫病史,无特殊药物服用史,可排除病理因素影响维生素 D 吸收代谢的可能。以往家里务农,足够光照,近几年骨痛后卧床没有光照,在原发病的基础上可能存在维生素 D 不足的可能,加重病情的发展。

## 三、体格检查

（一）重点检查内容及目的

在对患者进行系统,全面体检过程中,重点检查患者的骨痛部位,骨畸形,活动状况,四肢肌力,肌张力。同时关注患者的一般状况,皮肤色素改变,是否有贫血体征。

（二）体格检查结果及思维提示

体格检查结果：T 36℃，P 90 次 / 分，R 23 次 / 分，BP 110/70mmHg，H 132cm，W 40kg。神清语利，发育正常，营养差，被动平卧体位。全身皮肤黏膜干燥伴脱屑，未见咖啡斑样改变；头颅无畸形，五官端正，睑结膜苍白，口唇略干燥，有龋齿，9 颗牙齿脱落；鸡胸，胸椎后凸畸形，胸骨，肋骨压痛明显；全身骨骼均有压痛。心肺腹检查未见阳性体征。四肢关节无畸形，双上肢肌力 3 级，双下肢肌力 2 级，肌张力略减弱，双下肢无肿胀。生理反射正常，病理反射未引出。

---

 **思维提示：**

患者体征提示被动平卧体位，不能自主起身行走；身高缩短，牙齿脱落，胸廓畸形，周身骨压痛阳性，尤其肋骨触痛阳性，肌力减退，符合骨软化体征，肋骨触痛也是骨软化的特有体征。头颅无畸形，可排除畸形性骨炎；睑结膜苍白，提示患者贫血，需要实验室检查结果进一步明确。

---

## 四、实验室和影像学检查

（一）初步检查内容及目的

1. 血尿便三大常规检查及肝肾功能　首先明确贫血状况；观察尿蛋白，尿 pH，尿比重，肾功能，肝功能，是否存在肾脏及肝脏病变导致维生素 D 及血磷代谢异常引发骨软化。

2. 骨代谢疾病基本的指标检测　血尿钙磷，ALP，PTH。

3. 肾小管功能异常可能引起磷排出增多　需要行尿酸化功能，血气分析，24 小时尿糖、尿蛋白、尿氨基酸测定。

4. 女性肾小管功能异常的病因多考虑自身免疫性病变　需要行免疫相关指标，及风湿结缔组织疾病检查，还需肿瘤全项检查排除瘤源性低磷血症。

5. 多部位的骨 X 线检查，骨密度，甲状旁腺放射性核素扫描　对骨痛的病因鉴别有意义。除外甲状旁腺功能亢进。

6. 常规的胸片及腹部超声检查。

7. 三角肌活检　寻找免疫损伤的证据，并协助诊断患者肌无力的病因。

（二）检查结果及思维提示

检查结果：

（1）血常规：WBC $3.16 \times 10^9$/L↓，RBC $3.94 \times 10^{12}$/L，HGB 70g/L↓，PLT $320 \times 10^9$/L。

（2）尿常规：pH 5.0，SG 1.025，Pro（阴性），Glu（阴性），隐血（阴性），WBC 0/HP，RBC 0/HP。

（3）便常规正常。

（4）肝功能：TP 74g/L，ALB 35g/L，ALT 19U/L，AST 24U/L，TBIL 5.1μmol/L，DBIL 1.6μmol/L。

（5）肾功能：BUN 5.0mmol/L，Cr 39μmol/L。

（6）多次血、尿钙、磷、ALP、PTH 测定，结果见表 31-1。

表31-1 血钙磷、ALP、PTH和24小时尿钙、磷

| Ca | P | ALP | UCa | UP | PTH |
|---|---|---|---|---|---|
| 2.15～2.55mmol/L | 0.8～1.6mmol/L | 30～100U/L | 150～250mg | 750～1500mg | 0.7～5.6pmol/L |
| 2.0 | 0.62 | 182 | 125 | 547 | 6.6 |
| 2.22 | 0.6 | | 181 | 833 | 5.0 |
| 2.09 | 0.56 | | 159.8 | 852 | |

（7）血气分析和尿酸化功能均在正常范围，尿糖0.22～0.36g/24h（临界高值），尿蛋白定量阴性；尿本周蛋白阴性。24小时尿氨基酸分析提示：牛磺酸694.45mg/24h↑（85～300），谷氨酸67.98mg/24h↑（<10），甘氨酸361.37mg/24h↑（70～200），苯丙氨酸32.17mg/24h↑（10～30）。

（8）风湿免疫全项，自身免疫性肝病系列，肿瘤全项均未见异常，ESR 36mm/h。

（9）骨骼X线：胸椎、腰椎、双手、骨盆、面颅骨诸骨骨密度减低，呈骨软化表现。胸腰椎椎体缘不清，轮廓模糊，胸腰段及腰椎多个椎体高度变扁。右9、10肋，双侧股骨颈，右股骨大小转子下方及右2掌骨处多发线状、带状低密度影，双侧耻坐骨骨质结构不规整，以上不除外假骨折征。颅盖骨结构尚可（图31-1）。

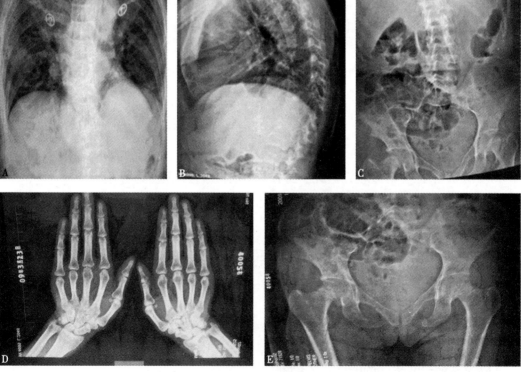

图31-1 骨骼X线

(10) 甲状旁腺 ECT：未见典型甲状旁腺腺瘤图像。

(11) 骨密度：骨密度显著减低。

(12) 胸片及腹部超声未见明显改变。

(13) 肌肉活检免疫荧光示：IgA（+），IgG（++），IgM（++），C3（+），C1q（+），FRA（++）。

 **思维提示：**

①患者多次测定血钙，血磷低于正常，以血磷低下显著，尿磷增高，ALP 轻度增高，PTH 正常，骨密度减低，骨骼 X 线提示：诸骨骨密度减低，呈骨质软化表现，可见假骨折线。以上检查符合低磷骨软化的临床特点。②寻找低磷骨软化症的病因：无胃肠功能障碍、肝肾功能异常、摄食不足等造成维生素 D 代谢障碍；肿瘤标志物阴性，未发现肿瘤相关证据，无甲状旁腺激素水平增高，无风湿结缔组织疾病，尚可排除以上原因造成低磷血症。③患者贫血，血沉增快，但无尿蛋白，本周蛋白测定阴性，可排除多发性骨髓瘤造成的骨痛。④患者仅轻微的尿糖，尿氨基酸排出，尿酸化功能、血气分析正常，尿蛋白阴性，尽管尿磷增高，仍不足以诊断范科尼综合征。但肾脏病变不排除，根据肌肉免疫复合物广泛沉积的特点，考虑免疫损伤参与其中。25(OH)D$_3$ 和 1,25(OH)$_2$D$_3$ 的测定对该疾病诊断帮助很大，该患者可能同时合并维生素 D 缺乏。

## 五、治疗方案及理由

1. 方案　甲泼尼龙 40mg，每日静滴 1 次；骨化三醇 1μg，每日 3 次；碳酸钙 1200mg，每日 1 次治疗。

2. 理由　①患者低磷骨软化诊断明确，寻其病因，考虑免疫损伤性肾脏病变，应该积极从源头进行治疗，调节免疫，修复肾小管功能，减少尿磷的排出，促进 1,25(OH)$_2$D$_3$ 的合成，防止病变进一步发展。所以给予甲泼尼龙行免疫调节治疗。其次糖皮质激素对骨软化患者的肌肉疼痛也有缓解作用。②患者血钙，血磷均低下，考虑患者免疫性肾脏病变存在，1,25(OH)$_2$D$_3$ 的合成不足，应该补足；其次患者活动障碍后长期卧床，光照不足，又会加重不足。1,25(OH)$_2$D$_3$ 可以促进肠钙磷的吸收，同时增加肾小管对钙磷的重吸收，所以给予骨化三醇治疗，而且起始剂量较大，目的是在短时间内缓解患者的骨痛，增强患者治疗的信心和依从性。活性维生素 D 补充时增加钙盐的骨沉积，因此配合碳酸钙治疗，可以促进堆积的大量类骨质被矿化。

## 六、治疗效果及思维提示

治疗效果：患者用药后骨痛逐步缓解，10 天后周身疼痛缓解显著，可以起卧，翻身，帮助后可拄拐下地，但不能行走。患者精神面貌焕然一新，食欲好转，血磷逐步上升，贫血逐步好转，用药 1 个月后患者骨痛基本缓解，可自行下地行走，仅觉双下肢略无力，长时间站立后出现下肢皮肤色泽变暗。复测血 P 0.79mmol/L，血 Ca 2.0mmol/L，ALP 132U/L，血红蛋白 9.2g/L，尿 Ca 594.3mg/24，尿 P 935mg/24h。改为每日泼尼松 30mg，骨化三醇 1.5μg，碳酸钙 1200mg 治疗，带药出院。

思维提示:

①从病因治疗,给予糖皮质激素,联合活性维生素 D,钙剂,未使用中性磷治疗后,患者骨痛症状缓解,血磷升高,说明治疗有效。然而,许多医生会担心,使用糖皮质激素加重骨质疏松。在补充足量的活性维生素 D 和钙剂后,骨密度下降的担心没有发生。②经典的活性维生素 D 剂量是 0.25～0.5μg/d,剂量过大容易造成高钙血症,这也是许多人的担心之一。我们给予患者活性维生素 D 3μg/d 治疗 1 个月后(每日 12 粒),血钙没有升高,说明患者长期处于骨饥饿状态,吸收及补充的钙均大量沉积于骨,促进骨形成和骨矿化。③未使用改善贫血的药物,患者贫血逐步被纠正,说明患者的贫血也是免疫损伤的一个方面。

最终诊断:低磷性骨软化,免疫损伤性肾病?

### 七、对本病例的思考

1. 低血磷性骨软化是由于低磷血症和活性维生素 D 生成不足造成的以骨骼矿化不良、骨软化或佝偻病为主要特征的一组代谢性骨病。该患者具有低血磷性骨软化的典型临床表现:全身骨骼疼痛,肌肉无力,胸椎畸形变,活动障碍,身高缩短,血磷减低,血钙略低,尿磷增高,血碱性磷酸酶(ALP)轻度增高,骨密度减低,骨骼 X 线提示:诸骨骨密度减低,呈骨质软化表现,可见假骨折线。因此可明确低血磷性骨软化。过去,我们把思维都集中在低磷血症上,用补充中性磷溶液的方法治疗,结果血磷很难恢复正常。这是由于肾小管对磷的重吸收能力下降的结果。根据其发病的原因,我们采用免疫抑制治疗的思维,解决了多年的困惑。其实,该病的要害是肾小管合成 $1,25(OH)_2D_3$ 的能力下降,导致一系列临床症状和体征的出现。

2. 病因学诊断时行相关疾病鉴别诊断,未发现特殊异常。仅有的线索提示轻微的尿糖,尿氨基酸排出,因此,肾近曲小管受损造成磷排出过多,$1,25(OH)_2D_3$ 合成障碍,再根据肌肉免疫复合物广泛沉积的特点,结合患者发病的年龄,考虑免疫损伤参与其中。患者目前可能处于肾小管损伤的一定阶段,病情继续发展,范科尼综合征的临床特点会逐步显现出来。如果患者能够完成 $25(OH)D_3$ 和 $1,25(OH)_2D_3$ 的检测,结合肾脏穿刺活检,会大幅度提高我们对该病的认识。

3. 在治疗学方面,传统的低磷骨软化,只是单纯的中性磷及骨化三醇、钙剂的对症治疗,不能改变肾脏持续排磷的事实。也就是说,不能从病因学入手进行治疗。我们看到临床一部分患者不能明确低血磷性骨软化的病因可能是由于潜在的免疫损伤造成肾小管的破坏,导致磷重吸收障碍和 $1,25(OH)_2D_3$,合成的减少,从而出现骨软化。因此,尝试从病因学治疗该病是一种全新思维的挑战,困难是可想而知的。在该患者治疗过程中,我们看到糖皮质激素联合骨化三醇,钙剂的治疗显现了神奇的治疗效果。即患者在短时间内可以活动自如,血磷上升,在补充足量维生素 D 的条件下,$1,25(OH)_2D_3$ 合成增加,骨密度也增加。骨骼的 X 线影像迅速好转。这些都是医生和患者共同期待的。糖皮质激素在骨病中的治疗和骨化三醇的治疗剂量都是富有挑战性的临床问题,值得我们去认真思考。

4. 治疗后，患者血钙平稳的情况下，尿钙较前增加，佐证了患者肾小管损伤，尿钙的重吸收能力依旧，是未来发生肾结石的病理学基础。

（刘　萍）

# 病例 32　反复心悸、手抖、多汗 20 余年，心前区憋闷半年，加重 12 天

**患者男性**，58 岁，于 2010 年 8 月 26 日入院。

## 一、主诉

反复心悸、手抖、多汗 20 余年，心前区憋闷半年，加重 12 天。

## 二、病史询问

（一）初步诊断思路及问诊目的

患者中老年男性，反复心悸、手抖、多汗 20 余年，心前区憋闷半年，加重 12 天，按照内科常见病诊疗思维首先考虑患者是否存在甲状腺功能亢进症。其次心脏症状要考虑是否同时并发甲亢性心脏病或合并冠心病。因此，问诊时主要围绕甲状腺功能亢进症的高代谢症候群及其他系统脏器的损害，甲亢的治疗情况等问题展开，更需重点询问患者此次伴随症状，心前区憋闷的情况，以寻求心前区不适的病因。

（二）问诊主要内容及目的

1. 20 年前心悸、手抖、多汗前是否有诱因　甲状腺功能亢进症起病常有一些诱因，如情绪应激，创伤，感染等。

2. 起病时是否伴有发热，颈前区是否伴有肿大及疼痛　由于细菌或病毒感染所引发的急性或亚急性甲状腺炎可导致甲状腺滤泡破坏，甲状腺激素短期大量释放入血，出现一过性的甲状腺毒症。该问诊的目的在于鉴别甲状腺功能亢进症的病因。

3. 是否伴随其他的高代谢症候群，是否有其他系统损害的临床症状　甲状腺功能亢进症是由于甲状腺激素分泌增多导致的甲状腺毒症，可出现物质代谢加速，患者表现为产热，散热增多；体重减轻，多汗，皮肤潮湿，糖耐量异常等。同时甲亢可累及除甲状腺以外的各个系统：眼睛，精神神经系统，心血管系统，消化系统，血液造血系统，运动系统，生殖系统，皮肤，内分泌系统等。

4. 心前区憋闷的诱因，发作时的特点，持续时间，缓解方式，发作时的心电图改变，与甲状腺功能的状况是否有关　患者中老年男性，心前区憋闷应考虑心肌缺血的存在，但同时合并甲亢，所以要详细问患者心前区憋闷的特点以鉴别是冠心病，还是甲亢性心脏病，或是甲亢交感神经兴奋，心率过快，造成的心肌供血不足。

5. 入院前的检查，诊断及治疗经过如何　甲状腺激素水平，抗体的测定，其他的相关检查，如血常规，肝功能对甲状腺功能亢进症的病因诊断，病情，用药安全性有很好的借鉴意义。甲亢的治疗过程，胸闷发作时的心电图改变，甲状腺激素水平对心脏疾患的鉴别有指导意义。

6. 患者既往史及家族史如何　自身免疫性甲状腺疾病多有家族遗传倾向。

（三）问诊结果及思维提示

问诊结果：患者于入院前20年无明显诱因出现心悸、手抖、多汗、消瘦，无发热，颈前肿大及疼痛，伴有白细胞减少和肝功能异常，行甲状腺功能检查提示$T_3$、$T_4$水平增高，确诊为"甲状腺功能亢进症，Graves病，白细胞减少，肝功能损害"。在应用糖皮质激素（泼尼松）治疗后，白细胞减少及肝功能损害缓解，再应用小剂量的抗甲状腺药物（甲巯咪唑）治疗后，病情平稳自行停药。于1993年行 $^{131}I$ 治疗，但患者甲亢仍反复发作。以往血压110/70mmHg，后来患者血压逐渐降低，一般为90/60mmHg。2010年2月患者无明显诱因出现心前区憋闷，每次发作约几秒或1～2分钟不等，休息后可缓解，无疼痛及肩背部放射痛，无反酸嗳气、胸骨后烧灼感，发作时曾做心电图示心肌缺血改变，S-T段明显下降给予改善冠脉供血，抗凝调脂对症治疗后，仍有反复心前区憋闷感，未行冠脉CT和血管介入造影检查，其间仍服用甲巯咪唑，监测甲状腺功能正常。入院前12天患者出差外地，持续7小时心前区憋闷，疼痛不缓解，活动后加重，就诊外地医院心电图示：广泛ST-T深度压低，血Na 134mmol/L，AST 139U/L，$T_3$、$T_4$测定正常。给予改善冠脉供血、抗凝、活血化瘀、减少心肌耗氧量等对症治疗，患者病情渐缓解，但仍感全身乏力，精神差，活动后胸闷，迅速返回天津就诊。门诊心电图仍显示S-T段大幅度下降。患者母亲及兄弟姐妹均有甲亢病史。

**思维提示：**

通过问诊可明确，患者有甲状腺功能亢进症家族史，甲状腺功能异常，明确甲状腺功能亢进症，Graves病诊断。心前区憋闷，疼痛时心电图提示广泛ST-T深度压低和T波倒置，可明确心肌缺血存在，但病因尚不明确。患者心前区憋闷半年中，已按照冠心病治疗原则正规治疗，但症状不改善。患者在当地补液后，临床症状得到了暂时的缓解。患者近半年的甲状腺功能正常，所以可以排除甲状腺毒症交感神经兴奋造成的心肌缺血。患者反复甲亢复发，心脏状况尚不明确，需要在体格检查中关注甲状腺，心脏体征以协助诊断病因。

## 三、体格检查

（一）重点检查内容及目的

在对患者进行系统，全面体检过程中，需关注患者的生命体征，准确测量心率，血压；尤其对甲状腺做详细的检查，包括大小、质地、触痛、结节、活动度、血管杂音，同时关注眼睛、胫前皮肤等。关键需要注意心脏大小、心率及心律、杂音等。

（二）体格检查结果及思维提示

体格检查结果：P 88次／分，BP 90/60mmHg，体型偏瘦，皮肤弹性差，面色灰暗，双眼突出，眼球各方向活动到位，甲状腺无肿大。心前区无隆起，心尖搏动不明显，心界无扩大，心率88次／分，律齐，各瓣膜听诊区未闻及病理性杂音。胫前无水肿。肺脏、腹部、神经系统查体阴性。

**思维提示：**

　　根据患者病史叙述，甲状腺功能亢进症，Graves 病诊断明确，除双眼突出外，患者甲状腺、胫前体征均与 Graves 病不符，说明 Graves 病患者的个体差异性很强，并不像教科书所描述的体征完全一致才能诊断。患者的心脏查体未见阳性体征，不支持甲亢性心脏病的临床体征，需要心脏超声进一步排除。甲亢患者一般血压增高，脉压增大，而该患者查体发现血压偏低（患者自述一段时间里血压偏低），用甲亢不能解释，提出疑问血压低下的原因是什么？患者的低钠血症（134mmol/L）提示，可能存在下丘脑 - 垂体 - 肾上腺轴功能不足的可能。所以，垂体磁共振成像检查必不可少。

## 四、实验室和影像学检查

（一）初步检查内容及目的

1. 血常规、肝功能及电解质　甲亢患者需要明确是否存在各系统的损害，治疗前需评估用药的安全性，该患者曾有白细胞减少，肝功能损害病史。

2. 甲状腺功能、抗体测定、免疫全项、血沉　明确甲状腺功能状况，协助诊断甲亢病因。

3. 心电图及超声心动图检查　评价心脏功能。

4. 垂体功能检测　评价垂体功能。

（二）检查结果及思维提示

检查结果：

（1）血常规：WBC $7.42 \times 10^9$/L，N 63.3%，RBC $3.69 \times 10^{12}$/L，HGB 121g/L，PLT $194 \times 10^9$/L。

（2）肝功能：TP 75g/L，ALB 42g/L，ALT 14U/L，AST 34U/L，GGT 40U/L，TBIL 11.7μmol/L，DBIL 3.7μmol/L。

（3）电解质：Na 134mmol/L，K 4.03mmol/L，Cl 102.5mmol/L，Ca 2.23mmol/L。

（4）甲状腺功能：$FT_3$ 9.0pmol/L（3.5～6.5），$FT_4$ 40.73pmol/L（11.5～23.5），TSH<0.01mU/L，TPOAb 178.83U/ml。

（5）免疫全项：ANA 1：100（1：80）均质型；补体 C3 71.80mg/dl（79～152），补体 C4 14.90mg/dl（16～38）；其余均正常。

（6）血沉：17（0～15）mm/1h。

（7）肾上腺功能：ACTH 26.3ng/L（0～46），血 Cor 1.9μg/d（5～25），尿 Cor 55μg/24（30～110）。

（8）性腺功能：FSH 9.5pmol/L（2.5～10.2），LH 7.4U/L（1.9～12.5）PRL 7.68ng/ml（2.8～29.2），$E_2$<10pg/ml（0～52），P 0.58ng/ml（男 0.28～1.22），T 777ng/dl（241～827）。

（9）心电图：胸闷 7 小时心电图：Ⅱ、Ⅲ、aVF、$V_3$～$V_6$ 导联 ST-T 显著压低 0.3～0.45mV，同时还有 T 波倒置。

（10）超声心动图：二尖瓣反流（Ⅱ度），三尖瓣反流（Ⅰ度），左室壁运动普遍减弱，左室收缩，舒张功能下降，EF 43%。

**思维提示：**

①患者近半年甲状腺功能正常，胸闷7小时发作时，甲状腺功能测定也提示正常，入院后甲状腺功能增高，考虑患者系应激后甲亢复发。②既往甲亢病史中，有白细胞减低，肝功能损害，此次入院后血象，肝功能正常，提示不合并血液，消化系统的损害。③Graves病系自身免疫性甲状腺疾病，常与其他自身免疫疾病共存，该患者的抗核抗体阳性，补体下降，血沉增快，均提示患者存在全身的免疫损伤，需要进一步排查其他脏器的可能免疫损伤。④垂体容易受免疫攻击引发垂体炎，但在临床工作中，由于症状不典型，往往被忽视。该患者性腺轴及甲状腺轴功能没有提示功能低下。但肾上腺激素测定提示患者存在肾上腺轴功能低下。首先患者在胸闷胸痛持续存在时，机体处于应激状态，理论上患者的ACTH及皮质醇水平应该显著增高，增加机体的抗应激能力。但该患者的血皮质醇水平低下，尿皮质醇也是正常偏低水平，而ACTH并没有大幅度的增高，说明垂体分泌ACTH的能力有限，功能缺陷。其次患者的低钠血症和长期的低血压也是患者肾上腺功能不足的佐证。因此下一步我们需要观察垂体的形态学改变，以帮助我们进一步确诊。⑤患者的心电图及超声心动图均提示心肌缺血性改变，且心功能减低；可明确急性冠脉综合征；未见心脏扩大等甲亢性心脏病的改变，因此可排除甲亢性心脏病。但胸闷发作时，常规的抗缺血治疗效果并不显著。那么缺血的原因是传统认识上的冠心病，还是与垂体功能有关的其他原因呢？有待于进一步检查以利于诊断。

## 五、下一步检查

（一）下一步检查内容及目的

1. 垂体MRI　明确垂体的形态学改变（图32-1）。

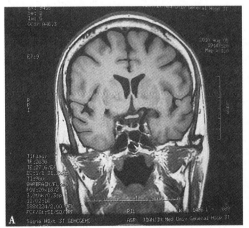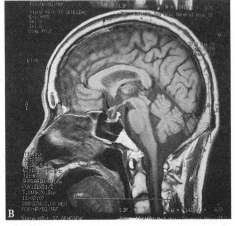

**图32-1　垂体MRI**

A：冠状位；B：侧位

2. 三角肌活检　寻找免疫损伤证据（文末彩图32-2）。

3. 心肌酶谱　观察心肌缺血后是否有心肌坏死的酶学改变，并观察肌酸激酶的变化。

（二）心肌酶谱

谷草转氨酶、肌酸激酶、肌酸激酶 -MB、乳酸脱氢酶均正常。

 **思维提示：**

①垂体的影像学结果提示鞍上池下疝。说明患者的部分垂体功能低下与鞍上池下疝有关。鞍上池下疝的原因可能是早期甲亢时同时患有垂体炎，但没有发现。随后，垂体慢性纤维化，到了晚期就呈现为垂体萎缩，脑脊液下沉，出现了鞍上池下疝。②由于垂体不可能行活组织检查，我们借助三角肌活检来观察全身的免疫损伤。结果发现患者三角肌肌纤维间可见炎性细胞浸润；免疫荧光见免疫球蛋白和补体的沉积；反复心肌酶谱检查肌酸激酶（CPK）正常，尚未达到风湿结缔组织疾病（皮肌炎）的诊断标准。因此，我们只能间接肯定患者存在肌肉组织的免疫损伤，从而提示患者全身的免疫损伤存在。佐证患者垂体炎的存在。③从目前的检查结果分析患者心肌缺血的原因：常规抗心肌缺血治疗效果不满意，不支持经典的冠状动脉粥样硬化心脏病；垂体炎，鞍上池下疝，继发性肾上腺皮质功能减退导致患者低钠血症和低血容量，导致患者出现冠状动脉供血不足，从而出现胸前导联广泛 S-T 段大幅下降、倒置 T 波和心绞痛的临床表现。患者三角肌活检显示大量的淋巴细胞浸润且有免疫复合物沉积给我们提示心肌的横纹肌，冠状动脉的平滑肌是否也存在同样的病理结果？因此也不排除免疫因素造成的心肌缺血，包括血管和心肌的损伤。

## 六、治疗方案及理由

1. 方案　5% 葡萄糖溶液 + 氢化可的松 100mg/d，静滴；甲巯咪唑 10mg/d，未使用常规的改善冠脉供血、抗凝、调脂药物。

2. 理由　①综合患者的病史，体检，实验室检查结果，初步考虑患者可能是全身免疫损伤所致甲状腺疾病，垂体炎，从而发展成鞍上池下疝，继发性肾上腺皮质功能减退，低钠血症，循环血容量不足引起急性冠脉综合征。给予氢化可的松治疗主要是糖皮质激素的替代治疗，以纠正低钠血症、低血压，改善循环血容量，从而改善冠脉供血。其次，氢化可的松的抗炎作用，能够改善机体免疫损伤，包括甲状腺、垂体、肌肉。②患者白细胞计数，肝功能正常，在糖皮质激素保驾治疗的前提下，使用小剂量甲巯咪唑的目的是尽快地恢复甲状腺功能，改善患者心脏的高排量，减少心肌耗氧量，改善心功能。

## 七、治疗效果及思维提示

治疗效果：一周后患者活动后胸闷症状显著缓解，自觉精力体力显著恢复，脸色较前红润，血压上升到 110/70mmHg，血 Na 145mmol/L，甲状腺功能基本恢复正常，FT$_3$ 6.45pmol/L，FT$_4$ 24.98pmol/L，TSH<0.01mU/L；心电图提示：V$_3$～V$_6$ 导联 ST-T 和 T 波恢复至基线水平；Ⅱ、Ⅲ、aVF 导联 ST-T 斜行压低，T 波倒置，心肌缺血状态较前显著好转。持续两周后，患者心电图变化不显著，甲状腺功能偏低限值，停氢化可的松，改行泼尼松 10mg，每天 2 次；减量甲巯咪唑至 5mg/d 带药出院，出院后患者仍坚持服药，一般状况良好，无胸闷发作，已经维持 3 年之久，未再发生相同病情。

**思维提示：**

①氢化可的松替代治疗，有效地纠正了下丘脑 - 垂体 - 肾上腺轴功能不足，血钠上升，有效恢复了血容量，冠状动脉的血流灌注得到了恢复。在未使用经典的抗冠状动脉粥样硬化治疗的条件下，患者胸闷缓解，心电图提示的心肌缺血状态显著改善，未再发作类似症状，说明心肌缺血的病因诊断正确，治疗得当。②一周的治疗，患者甲状腺功能恢复正常，同时也说明糖皮质激素在甲亢的治疗中有很重要的免疫调节作用。在甲亢的治疗过程中，垂体是否有病变常被医生忽视，这对年轻女性意义重大，一些年轻甲亢女性婚后习惯性流产可能与此有关。

未使用经典的抗冠状动脉粥样硬化治疗，患者胸闷缓解，心电图提示的心肌缺血状态显著改善，未再发作类似症状。说明心肌缺血的病因诊断是正确的。

最终诊断：①鞍上池下疝；腺体功能减退症（部分性）；急性冠脉综合征。② Graves 病甲状腺功能亢进症，甲亢突眼。

## 八、对本病例的思考

1．甲状腺功能亢进症在传统理念中是器官特异性自身免疫性疾病，而我们开展的大量、多器官的活组织检查证实，Graves 病、甲状腺功能亢进症绝不是一种器官特异性疾病，而是可以累及多器官的自身免疫性疾病，甲亢只是全身免疫损伤的一种表现。该患者既往同时伴有白细胞的降低及肝功能损害，此次入院的三角肌活检存在肌肉组织的免疫损伤，并且免疫学指标异常，如 ANA（1∶100），C3∶C4 水平的下降，血沉增快等，均提示全身的免疫损伤。因此提示我们甲亢患者应积极排查其他系统的免疫损伤，以防漏诊及误诊。该患者的鞍上池下疝可能就是免疫损伤性垂体炎发展的结果。既然认识免疫因素在甲亢的发病中起重要作用，那么糖皮质激素在甲亢的治疗中应该更为重视，可以作为首选治疗。

2．鞍上池下疝，或称为空蝶鞍综合征（empty sella syndrome，ESS）是指蛛网膜下腔疝入蝶鞍内，使垂体受压产生的一系列临床综合征。随着影像技术的发展和 MRI 的临床应用，空蝶鞍综合征的确诊病例明显增多。ESS 的病因不明确，中年以上较胖的多产妇女好发，其形成的条件主要包括鞍区结构不完整，脑脊液压力增高，垂体窝充盈不佳。该患者是男性，排除患者外伤、手术等原因造成鞍区结构不完整，脑脊液压力增高等原因。考虑该患者系疾病早期同时患有淋巴细胞性垂体炎造成炎性细胞浸润，慢性纤维增生，到了晚期就呈现为垂体萎缩，脑脊液下沉，出现了鞍上池下疝。继发性肾上腺皮质功能减退导致患者低钠血症，循环血流量不足引起血容量不足和低血压是导致患者出现冠状动脉供血不足，从而出现胸前导联广泛 S-T 段大幅下降和心绞痛的临床特点。垂体是容易受免疫攻击的组织，垂体炎由于临床特点不典型，往往被临床所忽视，我们看到的只是结果。因此，对于机体存在免疫损伤性疾病时，不要忽视垂体的病变。目前，我们在临床上发现数例甲亢合并垂体炎的患者。患者的临床特征为头痛，垂体 MRI 发现垂体增大，应用糖皮质激素后可以有效缓解患者的头痛症状。治疗一段时间后，垂体体积变小，说明治疗有效。

3．临床中如果遇到轻度的低血钠，低血压，应该考虑到肾上腺皮质功能不全的可能性，垂体 MRI 的检查必不可少，以防漏诊。该患者的垂体形态学及功能学检查就源自于此。及早发现，给予替代治疗可以避免患者在应激状况下危及生命。

（刘　萍）

## 参 考 文 献

[1] 邱明才. 应加强对 Graves 病免疫抑制治疗理念的更新 [J]. 天津医药，2008，36（5）：393-395.

[2] 陈琍，陈晓青，胡秀荣，等. 空泡蝶鞍综合征 2 例 [J]. 脑与神经疾病杂志，2005，13（4）：303.

[3] 邱明才. 器官医学与内科的综合优势 [J]. 中华内科杂志，2004，43（7）：483-484.

病例 33　发作性四肢抽搐8年,加重半年

**患者男性,27岁,于2010年3月14日入院。**

## 一、主诉

发作性四肢抽搐8年,加重半年。

## 二、病史询问

### (一)初步诊断思路及问诊目的

患者年轻男性,反复发作性的四肢抽搐8年收住院。从内分泌专科角度应该先考虑低钙性抽搐,因此问诊时围绕抽搐发作前诱因,先兆症状;抽搐发作时的特点(包括四肢肌肉关节的改变,意识状况,伴随症状等),缓解的方式,缓解后症状及近8年其他系统的伴随症状以及诊疗经过。其次鉴别低钙的病因,需要问诊甲状旁腺疾病(甲状旁腺功能减退症,假性甲状旁腺功能减退症),或维生素D相关性疾病的临床特点。如果考虑甲状旁腺功能减退症,还需问诊相关引起减低的原因。抽搐的原因还需鉴别神经系统的疾病(癫痫)。患者的诊疗过程,既往病史,服药史及家族史对疾病的确诊有很重要的帮助。

### (二)问诊主要内容及目的

1. 抽搐发作前是否有诱因　感染后高热、寒冷、劳累、饮酒诱发低钙性抽搐;过度换气导致呼吸性碱中毒可诱发游离钙减低发生低钙抽搐;剧烈情绪波动后可引发癔症;饮酒可能导致癫痫发作。

2. 抽搐发作前有无先兆症状　低钙性手足搐搦发作前常有先兆症状,表现为颜面口周,手指尖的麻木;手足的蚁行感及四肢的肌肉痛等。

3. 抽搐发作时的特点及伴随症状　低钙抽搐的典型表现为四肢的抽搐,呈"助产士手改变";也可有颜面的抽搐;伴有肌肉疼痛,濒死恐惧感;意识清楚,不伴二便失禁。严重发作时可伴有平滑肌痉挛,喉、支气管痉挛,肠痉挛,膀胱括约肌痉挛,动脉痉挛等。持续时间几分钟到几天不等。可自行缓解,严重时需要补充钙剂缓解症状。缓解时症状消失的顺序是,最先出现的症状最后缓解。缓解后患者自感无力,肌痛,焦虑。癫痫发作时意识不清,双眼一侧凝视,瞳孔缩小,二便失禁。需要注意低钙一侧抽搐引发的口角偏斜,肢体抽搐与癫痫鉴别;同时应关注甲状旁腺功能减退症合并异位钙化的患者,低钙抽搐与癫痫发作同时发生。

4. 近几年有无其他系统的伴随症状　首先长期的低钙血症引起的系统症状:包括神经精神症状,表现为神经衰弱症状(无力、焦虑、抑郁、躁动、失眠、注意力不集中、记忆力减退等);也可发生锥体外系的症状(舞蹈症、帕金森病等);消化系统症状,表现为胃酸减少,消化不良;外胚层组织营养变性,患者出现白内障、皮肤角化、牙齿发育不全、指甲及趾甲变脆、毛发脱落等。心血管系统症状，心率增快，心律不齐。其次要问诊可能自身免疫性多内分泌腺综合征（APS）I 型的存在：包括肾上腺皮质功能不全、甲状腺功能减退症、性腺功能减退、糖尿病、垂体功能不全、念珠菌感染等临床症状。

5. 诊疗经过如何　抽搐发作时的血钙如何，给予钙剂治疗的效果如何？这点对低钙抽搐的诊断很有意义。其次缓解后的一些相关钙磷代谢指标检查如何，尤其是血尿钙磷，甲状旁腺激素，颅脑 CT，脑电图检查等，对低钙的病因学诊断有帮助。外院的诊治及药物疗效可以协助印证诊断。

6. 患者的既往史、服药史、家族史　患者是否有甲状腺及甲状旁腺的手术史，有无颈部放射线照射史等导致的甲状旁腺功能低下；有无甲状腺的肿瘤，甲状腺髓样癌分泌降钙素，导致血钙低下；有无胃肠肝肾系统的疾病引起的 25(OH)D_3 及 1,25-(OH)_2D_3 的代谢障碍；有无长期应用引起低钙血症的药物（抗癫痫药物或鱼精蛋白肝素），家族中有无类似低钙血症的发生，有无自身免疫性内分泌腺体疾病史。

（三）问诊结果及思维提示

问诊结果：患者于入院前 8 年，饮酒后（500ml 啤酒）出现四肢抽搐，四肢肌肉僵硬，呈强直性改变，无挛缩及抖动，发作时略感胸闷，意识清楚，无呼吸困难，无口角歪斜，无双眼一侧凝视，无牙关紧闭，无口吐白沫，无二便失禁，症状持续约半小时后自行缓解，缓解后肢体活动灵活，自觉四肢肌肉酸困疼痛。于当地医院就诊，行血钙磷检测提示低钙血症（具体数值不详），给予补钙及口服维生素 D 对症治疗。患者规律服药，但在情绪激动劳累，饮酒后仍有抽搐发作，以双上肢屈曲，呈助产士手改变。发作前无先兆症状。发作时给予静脉补钙缓解。病情反复，患者记忆力较前减退，思想欠集中，生活自理正常。病程中无畏寒，怕冷，无多饮、多尿，消瘦，无皮肤感染及色素沉着，无指甲及趾甲变脆、毛发脱落。此次入院前半年，无明显诱因患者再次发作四肢抽搐，一周内连续三次，发作时伴有恐惧濒死感，于当地医院就诊行电解质结果检查：钾 3.02mmol/L，钙 1.20mmol/L，磷 2.0mmol/L，碱性磷酸酶 100U/L，甲状旁腺激素 348pg/ml↑，尿常规示尿蛋白（+），外院行颅脑 MRI 提示：双侧尾状核，壳核、小脑齿状核异位钙化灶；考虑"低钙血症"，但病因不明确，给予阿法骨化醇 4 粒，一次口服，并补钙治疗，抽搐症状显著缓解，未发生全身抽搐，为进一步明确病因转入我院。患者既往上高中时剧烈运动后出现双手指端麻木，无抽搐及僵硬感，未引起注意。家族中无低钙抽搐、癫痫等疾病遗传病史，无自身免疫性疾病家族史。

 **思维提示：**

通过病史询问明确患者典型的手足搐搦，呈助产士手改变，发作时意识清楚，血钙降低，补充钙剂可缓解，明确低钙性抽搐。进一步明确病因，颅脑 MRI 提示多发异位钙化，且血磷升高，支持甲状旁腺功能减退症，但是患者的 PTH 测定却明显增高，与特发性甲状旁腺功能减退症不符，考虑假性甲状旁腺功能减退症的可能性大，但无先天疾患的临床表现，需要在查体及复查 PTH 后进一步明确。根据临床问诊，患者没有肾功能不全病史，PTH 增高不支持继发性甲状旁腺功能亢进症；但 PTH 增高还需鉴别维生素 D 摄入及代谢障碍所致的继发改变。患者无其他内分泌腺体疾患，可排除自身免疫性多内分泌腺综合征 I 型（APS I）。患者血钾低下，尿蛋白阳性需鉴别引起低钾血症的肾脏病变。

### 三、体格检查

（一）重点检查内容及目的

目前考虑患者低钙抽搐，在全面查体的基础上需重点关注有无 Chvostek 征、Trousseau 征，视力情况，有无白内障，颈部甲状腺情况，有无神经系统锥体外系受累情况，皮肤黏膜色素，念珠菌感染，指甲的变化等协助诊断自身免疫性多内分泌腺综合征。同时考虑假性甲状旁腺功能减退症，应关注患者的发育、智商、身高、脸型、掌指骨短缩等。

（二）体格检查结果及思维提示

体格检查结果：T 36.2℃，P 70 次 / 分，R 17 次 / 分，BP 110/80mmHg，H 173cm。发育正常，营养中等，神志清楚，面容自然，意识清楚，自主体位，查体合作。全身皮肤黏膜无黄染，结节及出血点，未见色素沉着及脱失。周身浅表淋巴结未触及肿大。头颅五官无畸形，眉毛无脱落，眼睑无水肿，视力正常。耳鼻无异常分泌物，无嗅觉障碍。口唇无发绀，牙齿无脱落，无龋齿。颈软，气管居中，甲状腺无肿大，未触及肿块及结节。胸廓无畸形，双肺呼吸音清，未闻及干湿性啰音。心率 70 次 / 分，律齐，各瓣膜听诊区未闻及病理性杂音。腹平软，无压痛及反跳痛，肝脾肋下未及，肝肾区无叩击痛，移动性浊音（−），肠鸣音 4～5 次 / 分。性腺发育正常。脊柱四肢无畸形，双手掌指骨无短缺，双下肢无水肿，双胫前皮肤粗糙。生理反射存在，病理反射未引出。面神经叩击征（±），束臂加压征（+）。

**思维提示：**

①患者查体发现 Chvostek 征（±），Trousseau 征（+），与低钙抽搐的特点相符合。②查体未发现皮肤黏膜的损害，无牙齿脱落及龋齿，无视力下降，无指甲及趾甲变脆、毛发脱落等，尚未出现外胚层组织营养变性体征；③无皮肤色素沉着及脱失，无毛发脱落，无水肿，甲状腺不大，不支持 APS，但仍需要实验室检查进一步协助诊断；④患者发育正常，智力正常（大学本科毕业），无满月脸，眼裂增宽，颈短，个头矮小，掌指骨短缩等 AHO 征象。因此，患者低钙高磷的原因再次出现疑问，实验室检查符合假性甲状旁腺功能减退症，但无先天疾患的支持。所以该病既非特发性甲状旁腺功能减退，也不是假性甲状旁腺功能减退症，而是一种原因不清的疾病，需要在实验室检查中复测相关指标协助诊断。

### 四、实验室和影像学检查

（一）初步检查内容及目的

1．血尿电解质，ALP，PTH　明确血钙、磷、镁、钾的变化，ALP 协助观察骨转化程度。复查 PTH 对病因诊断至关重要。

2．血常规，尿常规，肝肾功能及尿蛋白　观察有无恶性贫血，尿 pH，蛋白，比重，除外肝肾功能异常导致的维生素 D 代谢异常，及除外肾功能不全引发的继发性甲状旁腺亢进。

3．血气分析　鉴别碱中毒引起的低钙血症。

4．免疫指标检测　1/3 的甲状旁腺功能减退症是由于免疫损伤造成的，对病因诊断有帮助。

5. 甲状腺、肾上腺、胰腺功能检测，甲状腺B超检查　明确有无APS存在。

6. 肾素-血管紧张素-醛固酮系统检测　患者血钾测定显著低下，需鉴别低钾的原因。

7. 头颅检测　观察异位钙化。患者院外已行MRI检查。

8. 骨的X线片检查及骨密度检测　证实低钙血症是否存在骨软化，纤维囊性骨炎等改变，对病因诊断有帮助。

（二）检查结果及思维提示

检查结果：

（1）血常规：WBC $4.11 \times 10^9$/L，RBC $4.68 \times 10^{12}$/L，HGB 143g/L，PLT $193 \times 10^9$/L。

（2）尿常规：pH 6.5，SG 1.020，Pro（±），Glu（阴性），隐血（阴性），WBC 0/HP，RBC 0/HP。

（3）肝功能，肾功能：均正常。24小时尿白蛋白160mg（轻度增高）。

（4）血气分析结果：pH 7.482，$PaCO_2$ 42mmHg，$PaO_2$ 93.5mmHg，BE 8.0mmol/L，$HCO_3^-$ 31.4mmol/L。

（5）多次血钾、钙、磷、ALP、PTH，尿钙、磷测定见表33-1。

表33-1　血钾、钙、磷、ALP、PTH，尿钙、磷测定

| Ca | P | ALP | UCa | UP | iPTH | K |
|---|---|---|---|---|---|---|
| 2.15~2.55 mmol/L | 0.8~1.6 mmol/L | 30~100 U/L | 50~250 mg | 750~1500 mg | 0.7~5.6 pmol/L | 3.5~5.5 mmol/L |
| 1.20 | 2.0 | 100 | | | | 3.03 |
| 1.44 | 1.98 | 83 | 15.68 | 259.96 | 8.7 | 3.21 |
| 1.42 | 1.75 | 85 | 26.4 | 417.72 | 7.6 | 3.34 |

（6）风湿免疫全项未见异常，ESR 30mm/h。

（7）甲状腺功能：$FT_3$：4.97pmol/L（3.5~6.5），$FT_4$：13.12pmol/L（11.5~23.5），TSH 10.329mU/L↑。

（8）肾上腺功能：ACTH 28.1ng/L（0~46），血Cor 23.7μg/d（5~25），尿Cor 68.6μg/24h（30~110）。

（9）OGTT：血糖正常，胰岛素分泌曲线正常。

（10）甲状腺B超：未见异常。

（11）RASS系统两次测定结果：ALD 18.22ng/dl、9.84ng/dl，AT II 50.46pg/ml、72.27pg/ml，PRA 4.10ng/（ml·h）↑、3.98ng/（ml·h）↑。

（12）颅脑MRI结果：双侧尾状核、壳核、小脑齿状核异位钙化灶（图33-1）。

（13）骨盆，头颅，双侧胫腓骨片：骨盆及双侧胫腓骨骨质未见确切异常，头颅片未见异常。

（14）骨密度：正常（表33-2）。

表33-2　骨密度

| | $L_2 \sim L_4$ | 股骨颈 | 全身 |
|---|---|---|---|
| 骨密度（g/cm²） | 1.398 | 0.960 | 1.243 |

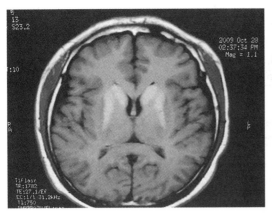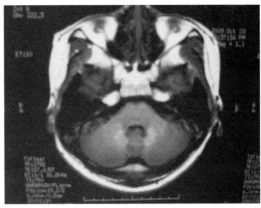

图 33-1　颅脑 MRI

 **思维提示：**

①患者实验室检查发现低血钙，高血磷，低尿钙，低尿磷，ALP 正常，颅脑异位钙化，骨密度正常，骨骼 X 线片基本正常，符合甲状旁腺功能减退症的特点。但是特发性甲状旁腺功能减退症的 PTH 明显降低，而该患者的 PTH 高于正常，因此考虑假性甲状旁腺功能减退症。②由于患者的临床表现无先天性疾病的任何佐证，所以假性甲状旁腺功能减退症的诊断难以成立。③实验室条件所限不能行 cAMP 检测，也不能做外源性 PTH 注射试验，所以假性甲状旁腺功能减退症的确诊和分型尚待进一步明确。④患者甲状腺功能提示 TSH 增高。一方面考虑患者合并亚临床甲减，与甲状旁腺功能减退症同属于自身免疫性多内分泌腺综合征的一个组成部分，随着病情的发展可能其他腺体的疾患会显现出来。另一方面考虑假性甲状旁腺功能减退症是基因缺陷病，甲状腺功能减低可以是由于 Gsα 缺陷而显现的 TSH 升高的甲状腺功能减低，是 PHP 的组成部分。患者的肾上腺功能正常，可排除 ACTH 升高的肾上腺皮质功能减退。尿比重正常，排除由于 ADH 抵抗致尿浓缩功能不佳。⑤患者后天起病，合并亚临床甲减，血沉增快，尿蛋白阳性，不排除免疫因素参与发病，尤其是免疫性肾脏损害造成的 $1,25(OH)_2D_3$ 代谢障碍，低钙血症，PTH 增高。需要进一步寻找免疫证据，进行三角肌，肾脏活检。⑥患者血镁正常，可除外低镁所致的手足搐搦。⑦患者无贫血，肾上腺功能正常，OGTT 正常，不支持 APS。⑧患者持续的低血钾，尿钾排出增多，正常血压，代谢性碱中毒，肾素水平增高，不排除 Bartter 综合征的可能性。

## 五、下一步检查

（一）下一步检查内容及目的

1. 肾脏活检　协助诊断肾脏潜在的病变（文末彩图 33-2、彩图 33-3）。

2. 三角肌活检　寻找免疫损伤证据。

（二）检查结果及思维提示

肌肉活检结果：大致正常肌肉组织，肌间质血管周围可见少量淋巴细胞浸润。免疫荧光：IgA（+）、IgG（++）、IgM（+）、C3（±）、C1q（-）、FRA（+）。

**思维提示：**

患者的肌肉活检及肾脏活检均提示不同程度的炎性细胞浸润，且都有免疫复合物沉积，说明免疫损伤存在。肾活检未见球旁器增生。免疫损伤可能导致肾小管病变为主，$1,25-(OH)_2D_3$ 合成障碍，导致低钙血症，出现继发的 PTH 增高。同时肾小管损伤引起类 Bartter 综合征的改变，患者出现肾脏排钾增多，低血钾，碱中毒，肾素增高的临床特点。

## 六、治疗方案及理由

1. 方案

（1）甲泼尼龙 80mg/d，静滴 4 周；甲泼尼龙 40mg/d 静滴 11 周。

（2）出现高血钙后，改为泼尼松 10mg，每天 3 次，口服 2 周；骨化三醇 1μg，每天 3 次口服；碳酸钙 600mg，每天 2 次口服；维生素 $D_3$ 7.5mg 肌注，每周 1 次；氯化钾缓释片 2g，每天 3 次，口服 15 周。

2. 理由　本病治疗的关键是纠正低钙血症，因此补充足量的钙剂及活性维生素 D 可促进钙的吸收。其次通过相关的检查及临床特点观察，我们考虑该患者的假性甲状旁腺功能低下是后天获得的，其原因可能与免疫相关。因此尝试从免疫角度入手进行治疗，给予糖皮质激素，恢复肾小管功能。患者的血钾低下，且在大剂量的糖皮质激素治疗时容易造成低钾血症，所以给予氯化钾缓释片治疗。

## 七、治疗效果及思维提示

治疗效果：患者在住院期间没有再发作手足搐搦。规律治疗 15 周，连续出现 3 次高钙血症后改为口服糖皮质激素治疗 2 周出院。出院时血钙 2.48mmol/L，血磷 1.02mmol/L，血钾 3.86mmol/L（停钾 2 周），PTH < 0.31pmol/L；血气分析示：pH 7.448，BE 5.5mmol/L；RASS 系统测定：ALD 9.68ng/dl，AT II 30.5pg/ml，PRA 0.67ng/（ml·h）；ESR 6mm/h；甲状腺功能测定：$FT_3$ 4.01pmol/L，$FT_4$：14.15pmol/L，TSH 4.398mU/L。出院后随诊，逐渐骨化三醇、泼尼松减量，维生素 $D_3$ 注射时间延长，停用氯化钾。患者近 2 年没有再发作手足搐搦，目前的治疗为：泼尼松 5mg 每日 1 次；骨化三醇 1μg 每日 1 次，维生素 $D_3$ 7.5mg 肌注，每月 1 次。血钙维持在 2.10～2.25mmol/L 之间。

**思维提示：**

获得性假性甲状旁腺功能减退症诊断不明确，文献中无该病的记载。由于患者无先天性疾病的临床表现，所以不同于书中的描述。根据我们的体会，称之为获得性假性甲状旁腺功能减退症尚可以接受，故暂时以此命名。积极的补充钙剂、维生素 D 的治疗是基本。本病的治疗关键及争议的地方在于糖皮质激素的应用。通过治疗，患者的碱中毒、低钾血症、高肾素、甲状腺功能、血沉均恢复正常，这种恢复可能不是单纯的钙剂及维生素 D 的补充作用，而可能是依赖于糖皮质激素的免疫治疗作用，不仅治疗受损的肾脏，而且治疗肌肉。因此，认为免疫损伤是后天获得性的假性甲状旁腺功能减退症有一定道理。

## 八、对本病例的思考

1. 假性甲状旁腺功能减退症（pseudohypoparathyroidism，PHP 或 PSHP）　简称假性甲旁减，是一种罕见的遗传性甲状旁腺疾病，该病由 Albright 等[1]于 1942 年首次报道，有家族发病倾向。分子遗传学的研究表明 PHP 与刺激性 G 蛋白 α 亚单位基因缺陷相关，使其编码的 Gsα 表达量下降或功能减退，从而导致甲状旁腺激素受体或受体后缺陷，使 PTH 对其靶器官（骨、肾等）组织细胞的作用受阻，从而导致 PTH 抵抗。一般在 2 岁以后出现症状，10 岁较明显，发病年龄平均 8.5 岁。由于受累的靶器官不同，临床表现多样，但共同的特征为：①有甲旁减的生化改变（低血钙、高血磷等）；②靶组织对生物活性 PTH 无反应；③血清 PTH 水平升高。多数患者还伴有特殊的 Albright 遗传性骨营养不良症（AHO）畸形。该患者无 AHO 畸形，仅有钙磷代谢异常，符合假性甲状旁腺功能减退症的临床特点，可能属于 I b 型，或 II 型，但是患者无家族遗传病史，且发病年龄在 19 岁，发育正常，不符合先天性基因缺陷型疾病的特点，是后天获得的。那么患者的假性甲状旁腺功能减退症的病因就值得思考。患者有一些临床证据提示，肾脏损害，低血钾，高尿钾，尿蛋白阳性，低血钙，高肾素；肾穿刺活检提示有免疫复合物的沉积，因此，我们尝试从免疫抑制治疗入手，考虑免疫性肾脏损害，肾小管功能受损，维生素 D 代谢障碍，低钙血症，反馈刺激 PTH 增高。或免疫损伤造成 PTH 与受体结合或受体后障碍，造成 PTH 增高。因此，认为该患者的疾病为后天获得，且与免疫损伤有关，是一种新发现的病种。

2. 先天性的假性甲状旁腺功能减退症　是由于 Gsα 基因缺陷引起的疾病。现已发现 G 蛋白分布于多种细胞，除了 PTH 的靶细胞外，还有几种促激素的靶细胞及一些感觉器官的神经细胞，如嗅上皮细胞、味觉细胞等。当有缺陷时，其他促激素的靶细胞也可出现抵抗，即在 PHP 的同时也可伴有 TSH 升高的甲状腺功能减低（甲状腺本身无病变）或 ACTH 升高的肾上腺皮质功能减退，促性腺激素增高的性功能减低及味觉、嗅觉的减退，ADH 抵抗至尿浓缩功能不佳。根据靶细胞对 PTH 不反应发生在 cAMP 生成之前或之后，PHP 分为 I 型和 II 型。 I 型根据 Gsα 突变的特点不同，又可分为 I a、 I b、 I c 型。 I a、 I c 型是除钙磷代谢以外，伴有 AHO 畸形和多激素抵抗的类型，而 I b、 II 型仅表现为 PTH 抵抗，无 AHO 畸形和多激素抵抗。该患者无 AHO 畸形，无肾上腺皮质功能减退及其他激素抵抗表现，仅伴有 TSH 增高的亚临床甲减。亚临床甲减是 PHP 的组成部分还是独立于 PHP 的一个免疫损伤器官仍值得探讨。原发性甲状腺功能减退症是自身免疫性甲状腺疾病，该患者未使用甲状腺激素，仅行糖皮质激素治疗后 TSH 恢复正常，证实该患者的亚临床甲减是免疫因素所致。那么佐证其 PHP 可能也是后天免疫损伤，而非先天性的 Gsα 突变结果。

3. 患者多次实验室检查发现高肾素，低血钾，碱中毒，而血压正常，符合 Bartter 综合征的临床特点，但是肾脏活组织检查未见球旁器增生，而且经过糖皮质激素的免疫治疗后各项指标恢复正常，说明这种类似 Bartter 综合征的表现也是肾脏免疫损伤的结果，而且具有可逆性。Manish Suneja 等[2]报道一 28 岁女性患者 PHP I b 同时合并巴特综合征，其机制不清楚。说明 PHP 可能合并类 Bartter 综合征的临床特点不是偶然的现象，其机制可能与免疫损伤相关。有待于更多的临床研究去明确。

4. 先天性的假性甲状旁腺功能减退症无特效根治方法,需终生治疗,足够剂量的活性维生素 D 及钙剂补充治疗。该患者考虑后天获得性的假性甲状旁腺功能减退症,可能与免疫损伤有关,因此针对免疫损伤治疗联合足量的维生素 D 及钙剂治疗有望从病因学入手解决问题。我们虽然取得了初步的疗效,但仍需要长期的随访研究。

（刘　维）

## 参 考 文 献

[1] Albright F, Burnett CH, Smith PH, et al. Pseudohypoparathyroidism. an example of Seabright-Bantam syndrome[J]. Endocrinology, 1942, 30(6): 922-932.

[2] Suneja M, Ixon BS. A Case of Pseudohypoparathyroidism Type I b Associated with a Bartter-like Syndrome[J]. The Endocrinologist, 2008, 18: 44-46.

# 发作性四肢抽搐12年,加重2个月

患者男性,28岁,于2010年6月22日入院。

## 一、主诉

发作性四肢抽搐12年,加重2个月入院。

## 二、病史询问

（一）初步诊断思路及问诊目的

患者为青年男性,发作性四肢抽搐12年,病史较长。曾检查发现低血钙,问诊首先考虑低血钙导致抽搐,常见原因:①甲状旁腺功能减退;②维生素D相关性疾病,包括维生素D缺乏性软骨病;③机体内环境异常如癔症所致过度换气碱中毒。其次血钙正常的四肢抽搐成人多见于癫痫发作,一般伴意识障碍、大小便失禁。低血钙抽搐发作常有诱因如劳累、受凉后或月经期,既往检查和治疗情况,如考虑甲状旁腺功能减退,需询问是否有甲状腺或颈部手术史,是否存在其他自身免疫性疾病或免疫异常。

（二）问诊主要内容及目的

1. 四肢抽搐的发病年龄,频率、有无诱因。

2. 抽搐的典型临床表现,严重程度、是否伴有意识丧失和大、小便失禁等伴发症状。

3. 实验室检查结果和治疗情况。

4. 可能的病因,是否有甲状腺或颈部手术史,是否存在其他自身免疫性疾病或免疫异常。

5. 注意患者的一般情况和颈部异常结节,排除结核、肿瘤。

（三）问诊结果及思维提示

问诊结果:患者发作性四肢抽搐12年,16岁体育课跑步时突发四肢抽搐,当时无意识障碍和大、小便失禁。经休息按摩后症状消失。未予重视,未做诊治。此后多次复发,发作时无特殊诱因及规律。在当地医院检查发现低血钙、低血钾（具体不详）。给予碳酸钙D$_3$片600mg/d,α骨化醇0.75μg/d治疗症状缓解。钙剂至今坚持服用,α骨化醇间断服用。上述症状仍偶尔发作。入院前2个月症状频繁发作4次,其中两次发作伴惊厥。为进一步诊治前来我院。自发病以来,患者无肌肉酸痛、无癫痫样发作,无口周及双手麻木。精神、睡眠可,饮食规律,二便正常,身高、体重无明显改变。既往体健,无手术、外伤史,否认吸烟、饮酒史,未婚,家族中其外祖母有四肢抽搐发作,未做诊治。家族中余无类似疾病患者。

**思维提示：**

患者四肢抽搐同时测血电解质，发现低血钙，口服钙剂和活性维生素D后症状缓解，考虑低血钙所致四肢抽搐，低血钙常见病因：①甲状旁腺功能减退；②维生素D缺乏性软骨病；③慢性肾功能不全或过度换气碱中毒所致。同时注意查找低血钾可能的病因，患者有典型的手足搐搦发作，下一步检查低血钙同时存在高血磷和PTH降低，初步诊断甲状旁腺功能低下。甲状旁腺功能低下常见病因：①甲状腺或颈部手术误切了甲状旁腺或损伤甲状旁腺血供。②特发性甲状旁腺功能低下，目前认为与自身免疫破坏有关，因此注意寻找是否存在其他自身免疫性疾病或免疫异常证据。患者无手术史，无皮肤黏膜反复真菌感染表现，无食欲不振、恶心、呕吐、腹泻和皮肤黏膜色素沉着表现，不支持自身免疫性多内分泌腺综合征（APS）Ⅰ型的诊断。初步考虑患者为特发性甲状旁腺功能低下。在体格检查时应注意鉴别维生素D缺乏性软骨病常见的肋骨压痛和骨畸形，生化和影像学检查注意鉴别慢性肾功能不全，同时寻找甲状旁腺功能减退的实验室证据。

## 三、体格检查

### （一）重点检查内容及目的

患者四肢抽搐同时伴低血钙，高度怀疑甲状旁腺功能减退，因此查体注意有无手足搐搦发作，Chvostek征、Trousseau征是否阳性。眼有无白内障，颈部甲状腺部位有无异常肿大、手术瘢痕，四肢有无畸形，有无满月脸、短指（趾）等特殊体型，用以鉴别假性甲状旁腺功能减退，还应注意有无脱发、白斑、皮肤念珠菌感染等以除外自身免疫性多内分泌腺综合征（APS）。

### （二）体格检查结果及思维提示

体格检查结果：T 36.5℃，P 92次/分，R 18次/分，BP 140/90mmHg，H 180cm，W 71.5kg，BMI 22.1kg/m²。发育正常，营养中等，神清语利，查体合作。全身皮肤黏膜无黄染，皮疹及出血点，全身浅表淋巴结未触及肿大。头颅五官无畸形，未见龋齿。双瞳孔等大等圆，无眼睑水肿。咽无充血，扁桃体不大。颈软，甲状腺未触及肿大和结节，胸廓对称无畸形，肋骨无压痛。双肺呼吸音清，未闻及干湿性啰音。心率92次/分，律齐，心音有力，各瓣膜听诊区未闻及病理性杂音。腹平软，全腹无压痛及反跳痛，肝脾肋下未触及。双下肢无水肿，四肢无畸形。生理反射正常，病理反射未引出。Chvostek征阳性、Trousseau征阳性。

 **思维提示：**

查体发现面神经叩击征和束臂加压试验阳性，颈无手术瘢痕，甲状腺未触及肿大和结节，无肾上腺皮质功能低下和真菌感染征象，肋骨脊柱无压痛，无鸡胸，无膝外翻和（或）膝内翻，无满月脸、短指（趾）等特殊体型，因此符合特发性甲状旁腺功能减退诊断。

## 四、实验室和影像学检查

（一）初步检查内容及目的

1．血尿便常规，肝肾功能　了解患者一般状况。

2．血、尿电解质、甲状旁腺激素水平和肌酶　了解疾病的严重程度。

3．血气分析检查　是否有碱中毒。

4．免疫全项、风湿抗体和其他自身抗体　了解其病因是否与免疫因素有关。

5．甲状腺功能、肾上腺皮质功能、性腺功能、糖耐量和胰岛素释放试验　除外 APS，寻找低血钾可能的原因。

6．X 线、头颅 CT、腹部 B 超　了解是否出现并发症。

7．肌活检、肾活检　寻找发病可能原因。

（二）检查结果及思维提示

检查结果：

（1）三大常规正常，肝肾功能正常。

（2）血 Ca 1.20～1.22mmol/L，P 1.48～2.13mmol/L，Mg 0.58～0.71mmol/L，ALP 77U/L，K 3.1～3.4mmol/L，Na 135～142mmol/L，CK 2373U/L（30～170），CK-MB 36U/L（0～24），LDH 514U/L（94～250），PTH 低至测不出。24 小时尿 Ca 18.8mg（150～200mg/24h），尿磷（UP）355mg/24h，尿钾（UK）53.7mmol/24h，尿钠（UNa）272mmol/24h。

（3）血气分析正常，免疫功能正常。风湿抗体阴性。

（4）甲状腺功能：$FT_3$ 5.0pmol/L，$FT_4$ 17.25pmol/L，TSH 7.934↑mU/L，肾上腺皮质功能正常，糖耐量、胰岛素释放试验 0、30、60、120、180 分钟血糖（mmol/L）分别为 5.13、9.35、9.38、9.17、7.37，胰岛素分别为 9.13、132.60、132.60、114.15、88.07U/L。

（5）X 线：头颅侧位示顶骨区小片状钙化影，双手骨质疏松；右小指近节指骨远端骨性突起，不除外外生骨疣；右尺骨茎突旁骨性密度影，考虑发育所致。胸片心肺无异常。头颅CT（图 34-1）：双侧尾状核头部、豆状核及左侧小脑钙化灶。腹部 B 超：肝、胆、胰头、体、脾及双肾未见明显异常。

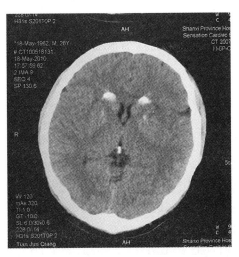

**图 34-1　头颅 CT**

（6）三角肌活检：肌肉退行性变，无明显炎症反应。免疫荧光：IgA（+），IgG（+++），IgM（+），C3（+-），C1q（+-），FRA（+），沿肌束膜沉积。肾组织活检结果：可见 27 个肾小球，系膜细胞及基质轻度局灶节段性增生，毛细血管基膜弥漫空泡变性，小灶状萎缩。肾间质小灶状淋巴、单核细胞浸润伴有纤维化。小动脉未见明显病变。免疫荧光：C3（++），C1q（+-），FRA（+），沿肾小球沉积，IgA、IgG、IgM 为阴性。符合：轻微病变（文末彩图 34-2）。

**思维提示：**

　　重要的检查结果：①低血钙、高血磷、低尿钙，血 ALP 正常，血 PTH 降低，证实了甲旁减的诊断。肝肾功能正常。②患者同时存在轻度低钾血症；血气分析正常，$FT_3$、$FT_4$ 无异常，无甲状腺功能亢进，肾小管功能正常排除肾小管酸中毒。③肌酶显著升高和血钙、磷水平是相关的；头颅 CT 和眼底检查未发现明显异常，说明患者尚未出现明显并发症；④患者肌电图和肌肉活检均指向肌肉本身病变，骨骼肌活检病理示肌组织变性，考虑合并有特发性甲状旁腺功能减退性肌病，其病因目前尚不明确。患者血 IgA 升高、骨骼肌免疫荧光示多种免疫球蛋白沿肌细胞膜沉积，提示肌病的发生与自身免疫机制密切相关。肌肉病变是电解质紊乱的因还是果还有待探讨。进一步的处理应是立即选择合适的钙剂和维生素 D 及衍生物进行治疗，其目的是：①控制症状，减少甲旁减并发症的发生；②通过治疗明确或修正诊断。

## 五、治疗方案及理由

### （一）治疗方案

　　骨化三醇 0.5～1μg，每日 3 次，碳酸钙 600mg 每日 2 次，两周后加用泼尼松 5mg，每日 3 次。

### （二）理由

　　1. 甲旁减患者，由于缺乏 PTH，维生素 D 活化出现障碍，影响肠钙吸收和肾小管磷排泻，导致低血钙和高血磷。目前重组的甲状旁腺激素还未应用于临床，但通过直接补充活性维生素 $D_3$ 可以纠正低血钙和高血磷。同时注意补钙，单纯补充钙剂不会有效纠正低钙、高磷。

　　2. 患者三角肌活检免疫荧光发现大量免疫球蛋白 IgG 和少量 IgA、IgM、FRA 沉积于肌细胞膜上。肾组织活检发现肾间质小灶状淋巴、单核细胞浸润伴有纤维化。免疫荧光发现补体 C3、FRA 沿肾小球沉积，提示患者存在自身免疫功能紊乱，加用泼尼松每日 15mg 治疗后血钙进一步上升，由 1.94mmol/L 升到 2.08mmol/L，血磷进一步下降。

## 六、治疗效果及思维提示

　　治疗效果：补充 $1,25（OH）_2D_3$ 每日 1.5μg，和钙剂 1200mg 观察 3 天，血钙、磷均无明显变化，当增加 $1,25（OH）_2D_3$ 到每日 3.0μg，钙剂不变情况时，血钙大幅度提高，由 1.29mmol/L 升到 1.94mmol/L，血磷大幅度下降，由 2.13mmol/L 降到 1.35mmol/L，血肌酸激酶无明显变化，加用泼尼松每日 15mg 治疗后，血钙进一步上升，由 1.94mmol/L 升到 2.08mmol/L，CK 157U/L，CK-MB 16U/L 均恢复正常，LDH 由 514U/L 降至 255U/L 接近正常。24 小时尿 Ca 214mg，尿 P 452mg，患者症状缓解，查体 Chvostek 征和 Trousseau 征均阴性。

**思维提示:**

虽然目前重组的甲状旁腺激素还未获准应用在甲旁减患者，但通过活性维生素 D 的治疗即可以纠正低血钙和高血磷。患者本次与初次发病时严重低钙血症伴血肌酶显著升高，随着治疗血钙逐渐上升，肌酶随之下降至完全正常，说明患者肌酶的升高与低血钙有关，此外随着电解质恢复正常，患者发作性憋气、喉部压迫感和双手、头皮麻木感等症状缓解，说明该症状也与甲状旁腺功能低下有关。

最终诊断：特发性甲状旁腺功能减退症。

## 七、对本病例的思考

1. 该患者 16 岁开始反复四肢抽搐；检查发现低血钙、高血磷、低尿钙、低尿磷，碱性磷酸酶不高，PTH 降低；大脑异位钙化；无颈部外伤、手术史，不伴甲状腺和性腺功能异常，无满月脸、颈短和短指（趾）畸形，考虑甲状旁腺功能减退是特发性，特发性甲状旁腺功能减退以儿童、青少年多见，也可见于成人。病因不清，目前越来越多证据表明自身免疫功能紊乱可导致甲状旁腺不同程度破坏，受累的组织、器官还包括肌肉组织，该患者三角肌活检发现骨骼肌细胞表面存在免疫球蛋白 IgG、IgM 和 FRA，还可伴抗甲状旁腺及抗肾上腺特异性抗体。常规治疗包括骨化三醇 $1,25\alpha$-$(OH_2)_2D_3$，或阿法骨化醇 $1\alpha$-$(OH)D_3$ $1.5\sim2.0\mu g/d$，同时加用钙剂 $600\sim1200mg/d$。如合并低血钾，应注意查 24 小时尿钾、尿钙、磷、尿糖、尿蛋白定量，了解肾小管功能变化。

2. 甲状旁腺功能低下患者出现明显肌酸激酶升高伴或不伴肌肉损害屡有报道，该患者肌酶明显升高，通过纠正低血钙，肌酶恢复正常。有关低钙肌病发病机制尚不完全清楚，有学者认为肌酸激酶（CK）增加与低钙所致肌肉细胞膜通透性增加有关。本例患者肌肉活检发现有大量免疫球蛋白沉积于肌细胞膜上，此类患者常存在低血钾，但甲状腺功能正常，考虑肌细胞膜大量免疫球蛋白沉积使其通透性改变，细胞内外钾离子平衡被打破所致，同时肌细胞表面大量免疫复合物沉积，影响胰岛素和其受体结合，胰岛素敏感性下降，可能是高胰岛素血症和糖耐量减低的一个原因，还有待进一步研究。

3. 糖皮质激素作为免疫抑制剂治疗特发性甲旁减 特发性甲旁减的病因可能与自身免疫损伤有关。由于多种原因没有甲状旁腺直接的病理检查结果，但该患者三角肌活检免疫荧光示多种免疫球蛋白沿肌细胞膜沉积，肾组织活检示肾小球发现补体 C3、FRA 沿肾小球沉积，肾间质小灶状淋巴、单核细胞浸润伴有纤维化。提示患者自身免疫异常已导致机体多脏器、多组织病变，包括肌肉、肾脏、甲状旁腺。因此治疗上在活性维生素 D 和钙剂不变情况下我们尝试加用小剂量糖皮质激素——泼尼松每日 15mg，一周后血钙进一步提高，同时肌酶明显恢复，提示肌肉病变逐渐好转，由于患者急于出院，治疗时间尚短暂，未观察到糖耐量异常和高胰岛素血症是否能改善，还有待进一步观察。

（刘 维）

## 病例 35

# 口渴、多饮、多尿、多食43年，间断腹泻10余年，心悸、憋气伴恶心1天

**患者男性，68岁，于2011年11月1日入院。**

## 一、主诉

口渴、多饮、多尿、多食43年，间断腹泻10余年，心悸、憋气伴恶心1天入院。

## 二、病史询问

（一）初步诊断思路及问诊目的

患者为老年男性，出现口渴、多饮、多尿、多食43年，间断腹泻10余年，心悸、憋气伴恶心1天入院。首先考虑糖尿病病史较长，大多已有慢性并发症，要询问是否出现双下肢水肿、发凉、麻木、疼痛，视力情况，是否出现过酮症酸中毒，血糖控制情况，近期治疗用药情况，效果如何，同时围绕慢性、间断腹泻应考虑可能的疾病，询问腹泻次数，性状，有无伴发症状。

（二）问诊主要内容及目的

1. 症状出现的时间，有无酮症：患者23岁出现多饮、多尿、多食。当时诊断和治疗情况，近十年出现慢性腹泻，应询问每日大便次数，性状、是否伴有恶心、呕吐、腹痛等相关症状，有无诱因，每次腹泻是如何缓解，以区别是否存在消化道系统疾病或垂体-肾上腺轴功能异常。

2. 伴随症状　如双下肢发凉，麻木、疼痛，心悸、憋气、视力减退等。

3. 实验室检查结果和治疗情况　曾经用过哪几种降糖药或胰岛素，效果如何？是否检查了肝、肾、胰岛功能。血电解质、血糖、糖化血红蛋白的水平，目前的治疗情况。

4. 既往病史和糖尿病家族遗传史，此次住院想解决的主要问题。

（三）问诊结果及思维提示

问诊结果：患者于入院之前43年，劳累、受凉后出现口渴、多饮、多尿，每日饮水量约3～4L，尿量与饮水量相当，伴有多食易饥等症状，于我院查血糖9.4mmol/L，尿糖4+，诊断为1型糖尿病，予皮下注射胰岛素治疗，症状稍好转。后曾因恶心、呕吐就诊于我院，诊断为糖尿病酮症。12年前出现双下肢发凉，无麻木、疼痛。10余年前开始出现间断腹泻，每日10余次，呈水样便，无恶心、呕吐等症状。5年前出现视物模糊、劳累或受凉后出现泡沫尿，偶有腰痛。1年前相继出现双足、双手麻木。此期间继续胰岛素治疗，血糖控制不佳。1天前无明显诱因出现心悸、憋气、胸闷伴后背痛、恶心、头晕、视物模糊，无呕吐、头痛，无视物缺损，测血糖过高，查电解质示血 Na 128mmol/L，K 5.0mmol/L，Ca 2.01mmol/L，CK 108U/L，CK-MB 14U/L，肌钙蛋白T（TnT）0.03ng/Ml，尿常规示酮体+，白细胞2+，葡萄

糖3＋，心电图示心肌缺血，急诊予补液、小剂量胰岛素、补钾治疗，为进一步诊治收入我科。患者自发病以来，精神、食欲、睡眠欠佳，有尿频、尿急、尿痛，体重无显著变化。既往14年前患肺结核，规律治疗2年后停药，良性前列腺增生症4年余，1个月前诊为"冠心病"。否认家族遗传疾病史。

**思维提示：**

患者青年起病，发现"三多"症状43年，病史长，曾出现酮症酸中毒，当时诊断为1型糖尿病，予皮下注射胰岛素治疗。现出现多种并发症。此次住院因心悸、憋气、胸闷伴后背痛、恶心、头晕、视物模糊，无呕吐、头痛，测血糖过高，查电解质示血 Na 128mmol/L，K 5.0mmol/L，Ca 2.01mmol/L，尿常规示酮体＋，白细胞2＋，葡萄糖3＋，应注意再次出现酮症和电解质紊乱的原因。

## 三、体格检查

### （一）重点检查内容及目的

初步诊断糖尿病合并多种并发症，应对患者进行全面、系统地查体，同时应注意患者一般情况，血压、心率、体重指数、甲状腺、心脏和下肢水肿情况，皮肤颜色、温度和足背动脉搏动的情况。了解糖尿病相关并发症和垂体、肾上腺等内分泌腺是否受到影响。

### （二）体格检查结果及思维提示

体格检查结果：T 36.3℃，P 90次/分，R 21次/分，BP 140/90mmHg，BMI 15.85kg/m²。神清语利，自主体位，查体合作。发育正常，营养欠佳。全身皮肤干燥，弹性差，未见黄染、出血点及色素沉着。全身浅表淋巴结未触及肿大。颈软，甲状腺未触及肿大。胸廓对称，胸骨及各肋骨无压痛。双肺呼吸音清，未闻及干湿性啰音。HR 90次/分，律齐，未闻及病理性杂音。腹软，无压痛，反跳痛，肝、脾肋下未触及。双下肢无水肿，生理反射存在，病理反射未引出。

**思维提示：**

体格检查结果与问诊结合考虑糖尿病合并多种糖尿病并发症，消瘦明显，营养不良，一般情况欠佳，腹泻原因不清，血糖不易控制，反复出现酮症，下一步实验室和影像学检查有助于全面了解病情，寻找腹泻和血糖不易控制的原因，发现问题，为治疗提供依据。

### 四、实验室和影像学检查

（一）初步检查内容及目的

1. 血、尿常规、肝、肾功能、电解质、血脂，了解患者一般情况。

2. 血糖谱监测、HbA1c。

3. 垂体-甲状腺、垂体-肾上腺轴功能检查。

4. 胸部 X 线，腹部、下肢血管彩超，垂体磁共振成像检查。

（二）检查结果及思维提示

检查结果：

（1）血常规：WBC $6.19 \times 10^9$/L，RBC $3.69 \times 10^9$/L，HGB 109g/L，PLT $189 \times 10^9$/L，N 72.8%，L 13.6%；尿常规：RBC 2+，WBC 3+；便常规未见异常。

（2）肝功能：TP 60g↓/L（62～85），ALB 23g/L↓（35～55），GLO 37g/L，ALT 25U/L，TBIL 9.0μmol/L；肾功能：BUN 7.8mmol/L，Cr 92μmol/L，UA 267μmol/L；血脂：TC 3.51mmol/L↓（3.59～5.17），TG 0.78mmol/L，LDL-C 1.44mmol/L，HDL-C 1.72mmol/L。

（3）血电解质：Na 128mmol/L↓（136～145），K 5.0mmol/L（3.5～5.3），Cl 97mmol/L（96～108），Ca 2.01mmol/L↓（2.15～2.55）；尿电解质：Ca 47mg/24h↓（150～250），P 299.15mg/24h↓（750～1500），Na 110mmol/24h↓（130～260），K 27.67mmol/24h（25～100），Cl 137.6mmol/24h（110～250），Mg 1.28mmol↓/24h（2.5～8.5）。

（4）尿蛋白（Upro）1360mg/24h↑（30～150），尿微量白蛋白（UmAlb）472↑mg/24h（30～300），尿葡萄糖（UGLu）4.0g/24h↑（0～0.25）；清洁中段尿培养示：热带假丝酵母菌 10 万 CFU/ml。

（5）HbA1c 11.9%（4～6）；空腹血糖 11.3mmol/L，餐后血糖 12.6～24.1mmol/L，中餐前 3.9mmol/L；ESR 32mm/h；免疫全项 IgA 482mg/dl↑（82～453），C3 77.3↓（79～152），C 反应蛋白 1.19↑mg/dl（<0.8）；余项在正常范围。

（6）甲状腺功能：$FT_3$ 2.53pmol/L↓（3.5～6.5），$FT_4$ 18.22pmol/L（11.5～23.5），TSH 0.801mU/L（0.3～5.0），$rT_3$ 3.12nmol/L↑（0.43～1.15）。肾上腺皮质功能：ACTH 22.6ng/L（0～46），血 Cor 20.7μg/dl（5～25），尿 Cor 137.5↑μg/24h（30～110）。

（7）胸片示：双肺纹理增粗，右肺可见混杂高密度影，请结合临床；主动脉迂曲硬化。

（8）腹部 B 超示：胰腺变薄，肝、胆、胰、脾未见明显异常，双肾实质回声略增强，右侧输尿管近端轻度扩张。泌尿系彩超示：膀胱梗阻性改变后尿道宽敞（神经源性膀胱待除外），膀胱内尿沉渣。双下肢动脉彩超：双下肢动脉硬化伴多发附壁斑块（血流尚通畅）。

（9）垂体磁共振成像示：①平扫未见明显异常；②脑白质稀疏，③脑萎缩。

---

 **思维提示：**

患者低蛋白血症同时合并电解质紊乱，低血钠、低血钙，尿蛋白增高达 1360mg/24h，清洁中段尿培养示热带假丝酵母菌 10 万 CFU/ml；全天血糖控制不佳，空腹血糖 11.3mmol/L，餐后血糖 12.6～24.1mmol/L，中餐前 3.9mmol/L；HbA1c 11.9%，结合血 ACTH 和皮质醇不能代偿性升高，考虑患者存在垂体-肾上腺轴功能不全，在调整胰岛素治疗时首先考虑补充足量糖皮质激素，观察电解质的变化和腹泻症状是否好转。

---

## 五、治疗方案及理由

（一）治疗方案

1. 琥珀酸氢化可的松 50～150mg/d，好转后逐渐减量为氢化可的松 40mg/d。

2. 三餐前门冬胰岛素 4～6U 及睡前甘精胰岛素 8U，患者血糖波动较大，为 4.3～23mmol/L，后改为生物合成人胰岛素注射液（诺和灵）30R 12～16U 和 10～14U 早、晚餐前，血糖控制较平稳。

3．抗泌尿系感染　先静脉左氧氟沙星 0.5g/d，后根据尿培养结果改为氟康唑 0.4g/d 抗真菌治疗。

4．骨化三醇 0.75～1.5μg/d、碳酸钙 $D_3$ 片 600mg/d，以及营养神经、改善血液循环治疗。

（二）理由

糖尿病患者，无论 1 型，还是 2 型，基本上都是一种自身免疫性疾病。当患者出现胰岛炎时，大多同时也会发生淋巴细胞性垂体炎。在治疗过程中，医生和患者都关注因为胰岛素减少出现的高血糖，很少有人应用免疫抑制剂治疗垂体炎。随着时间的推移，血糖水平处于波动之中，随后出现的慢性腹泻又成为患者新的苦痛。糖尿病慢性腹泻的原因是由于肾上腺皮质激素不足所致，钠离子向细胞内转移，出现低钠血症和低钾血症，导致患者结肠和直肠水肿，水分不能被肠道吸收，从而出现腹泻。补充氢化可的松后，肠道水肿消退，恢复对水分的重吸收，腹泻症状消失。

## 六、治疗效果及思维提示

治疗效果：琥珀酸氢化可的松 50mg/d，患者精神食欲明显好转，大便每日 10 余次逐渐转为正常，10 天后改为泼尼松 10mg 1 天 3 次，患者再次出现腹泻，大便每日 6～7 次，继续改为琥珀酸氢化可的松 150mg/d 静滴，患者腹泻症状好转，逐渐减量，后予氢化可的松片维持量 40mg/d，患者每日大便 1～2 次，一般状况可。调整降糖方案，初始时予三餐前门冬胰岛素及睡前甘精胰岛素控制血糖，患者血糖波动较大，为 2.3～23mmol/L，后改为生物合成人胰岛素注射液 30R 治疗，血糖控制较平稳。患者尿常规检查发现大量红、白细胞，尿培养出热带假丝酵母菌 10 万 CFU/ml，先经验用药予左氧氟沙星 0.5g/d 静滴抗感染，后根据尿培养结果改为氟康唑 0.4g/d 抗真菌治疗。患者出院时精神、食欲较前明显好转，进食量较前增加 3～4 倍；大便次数明显减少，1～2 次 / 天，成形；无胸闷、憋气等；能下地做轻微活动。无尿频、尿急、尿痛等，无咳嗽、咳痰等。无严重低血糖发生，空腹血糖波动于 7～8mmol/L，餐后血糖波动在 10mmol/L 左右。血 Na 138mmol/L，血 K 5.0mmol/L，血 Ca 2.26mmol/L，均恢复正常。

**思维提示：**

糖尿病病史较长者大多伴有多种慢性并发症和（或）多种合并症，此患者近十年间断出现腹泻，每日 10 余次，呈水样便，无恶心、呕吐等症状，同时伴低蛋白血症和电解质紊乱，血 Na 128mmol/L↓、Ca 2.01mmol/L↓，尿 Ca、P 均降低，考虑是因长期慢性腹泻消耗所致，此时如果患者垂体 - 肾上腺轴功能正常，此种应激状态，垂体应大量分泌促肾上腺皮质激素（ACTH），使肾上腺大量分泌皮质醇，缓解肠道应激反应；如果垂体代偿功能不足，不能分泌足量 ACTH，导致肾上腺皮质功能相对不足，患者表现出食欲不振、腹泻不伴腹痛和低钠血症等电解质紊乱，此时一般止泻药无效，糖皮质激素可带来意想不到的效果，实践证实患者存在糖皮质激素相对不足，补充一定量氢化可的松后，患者症状缓解，电解质恢复正常。氢化可的松是一种作用很强的理盐激素，可以有效地消退肠道上皮细胞的水肿，缓解腹泻。在临床上，我们一般认为是糖尿病肠病，但无有效治疗方法，任凭患者腹泻，时间长了，患者就会出现严重的营养不良，甚至出现恶病质，患者的心理就会崩溃。该患者的低钠血症是垂体功能不足的重要提示，也表明是糖尿病多器官免疫损伤的重要证据。

## 七、对本病例的思考

遇到血糖调控困难的糖尿病患者，特别是病史较长者，应积极寻找原因，通过患者的症状和相关的检查发现异常。在患者出现高糖血症时，此患者近十年间断出现腹泻，每日 10 余次，呈水样便，无恶心、呕吐，同时出现电解质紊乱，低钠血症，此时垂体 MRI 检查虽未发现垂体形态异常，但是功能检查发现垂体 - 肾上腺轴代偿不足，不能分泌足量 ACTH 和皮质醇，满足机体应激需要，因此血糖变化较大，不易调控。同时患者伴有低蛋白血症和低 $T_3$ 综合征，低蛋白血症考虑：①长期糖尿病肾病，大量蛋白尿；②长期腹泻，胃肠道消化吸收功能减退，导致营养不良为主。低蛋白血症进一步引发低 $T_3$ 综合征，长期腹泻、营养不良，使肠钙吸收减少，糖尿病肾病时活性维生素 D 产生不足，如果不能及时纠正，势必导致骨代谢异常。因此治疗上突破传统糖尿病常规治疗，采用在琥珀酸氢化可的松替代治疗和抗感染药物联合治疗基础上，调整胰岛素治疗方案，使血糖趋于平稳并逐渐接近正常。同时给予大剂量活性维生素 D、钙剂，纠正钙磷代谢紊乱。

（刘　维）

# 病例 36 多饮、多尿、多食、消瘦 4 个月，血糖升高 1 周

**患者男性**，61 岁，于 2011 年 10 月 10 日入院。

## 一、主诉

多饮、多尿、多食、消瘦 4 个月，血糖升高 1 周入院。

## 二、病史询问

（一）初步诊断思路及问诊目的

患者为老年男性，无明显诱因出现多饮、多尿、多食，伴体重减轻，从常见病和多发病考虑，首先是糖尿病还应考虑是否伴有其他高代谢性疾病如甲状腺功能亢进症，应询问患者血糖和尿检查，是否有空腹或餐后高血糖，如发现血糖升高，注意血糖升高的程度是否与病情吻合，如血糖稍高而体重减轻明显，应注意询问是否有心慌、怕热、多汗、多食、大便增多等症状，排除甲状腺功能亢进症所致，其次如果考虑糖尿病，应询问治疗情况，治疗效果和是否存在慢性并发症，是否出现过酮症，进一步了解胰岛功能情况有助于区分 1 型、2 型或其他类型的糖尿病。

（二）问诊主要内容及目的

1. 症状出现时间，有无酮症倾向：患者多饮、多尿、多食，是否伴体重减轻；体重减轻程度是否与血糖控制不佳相一致；患者饮食和大便情况，是否存在消化道系统疾病或甲状腺功能亢进症（甲亢）。

2. 伴随症状如有心慌、多汗、怕热、大便次数增加应排除甲亢。有无发热、咳嗽感染等急性并发症。有无视力变化，下肢水肿、高血压，四肢麻、凉、疼痛等慢性并发症。食欲和大小便有无改变。既往病史中有无高血压、冠心病、脑梗死史。家族遗传史中有无糖尿病、高血压等相关疾病。

3. 实验室检查结果和治疗情况　曾经用过哪几种降糖药或胰岛素，效果如何，是否检查了胰岛功能。血糖、糖化血红蛋白的水平，高血压、冠心病、脑梗死等并发症目前的治疗情况。

4. 可能的病因或诱因，此次住院想解决的主要问题。

（三）问诊结果及思维提示

问诊结果：患者于 4 个月前无明显诱因出现多饮、多尿、多食，伴体重减轻。日饮水量不详，尿量与饮水量相当。无心慌、多汗、怕热，大便正常，体重减轻约 5kg。患者未予重视及诊治。其间无明显泡沫尿，无四肢麻木、疼痛，无视物模糊。一周前门诊查空腹血糖 19mmol/L，餐后 23mmol/L。给予格列美脲、二甲双胍口服。血糖逐步下降，波动于空腹 10mmol/L，餐后 16mmol/L。既往白癜风 50 年；高血压 20 年，最高达 170/110mmHg。规律

服用厄贝沙坦（吉加）、硝苯地平控释片、美托洛尔控制血压，血压波动于 140/90mmHg 左右。冠心病史 4 年，规律服用单硝酸异山梨酯缓释片治疗。脑梗死病史 1 年，规律服用胞磷胆碱钠（思考林）。否认肝炎、结核等传染病史，否认手术、外伤及输血史，否认药物及食物过敏史。家族中无类似病史。

**思维提示：**

　　患者老年起病，发现"三多一少"症状 4 个月，病史较短，但起病较急，发现时空腹血糖 19mmol/L，餐后 23mmol/L，经磺脲类和双胍治疗血糖有所下降但控制不佳，无酮症酸中毒病史。同时合并高血压、冠心病、脑梗死和白癜风病史，初步考虑糖尿病，虽然老年起病多见于 2 型，但患者起病较急，症状较重，口服降糖药效果欠佳，不能完全排除成人潜伏性自身免疫性糖尿病。查体时应注意一般状态、体重、血压、心脏和下肢皮肤颜色、温度和足背动脉搏动的情况。

## 三、体格检查

### （一）重点检查内容及目的

初步诊断考虑糖尿病合并高血压、冠心病，应对患者进行全面、系统地查体，同时应注意血压、身高、体重、体重指数、甲状腺、心脏和下肢情况，皮肤颜色、温度和足背动脉搏动的情况。了解糖尿病、相关并发症和垂体、甲状腺等内分泌腺是否受到影响。

### （二）体格检查结果及思维提示

体格检查结果：T 36.5℃，P 70 次 / 分，R 18 次 / 分，BP 140/90mmHg，H 165cm，W 75kg，BMI 22.72kg/m²。发育正常，营养中等，神清语利，查体合作。全身皮肤多发大片状色素脱失。无黄染，皮疹及出血点，全身浅表淋巴结未触及肿大。头颅五官无畸形，未见龋齿。双瞳孔等大等圆，眼睑无水肿。咽无充血，扁桃体不大。颈软，甲状腺未触及肿大和结节，胸廓对称无畸形，肋骨无压痛。双肺呼吸音清，未闻及干湿性啰音。心率 70 次 / 分，律齐，心音有力，各瓣膜听诊区未闻及病理性杂音。腹平软，全腹无压痛及反跳痛，肝脾肋下未触及。双下肢无水肿，四肢无畸形，双足背动脉搏动好。生理反射正常，病理反射未引出。

**思维提示：**

　　体格检查结果与问诊结合，初步考虑糖尿病合并原发性高血压、冠状动脉性心脏病，全身皮肤多发大片状色素脱失符合白癜风的诊断，下一步实验室和影像学检查有助于全面了解病情，发现是否存在自身免疫性糖尿病、免疫异常证据，开阔思路为治疗提供依据。

## 四、实验室和影像学检查

### （一）初步检查内容及目的

1. 血、尿常规，肝、肾功能，电解质，血脂，了解患者一般情况。

2. 胰岛功能、血糖谱监测、HbA1c；糖尿病抗体：ICA，IAA，GADA。

3. 免疫功能，肌肉活检免疫组化。

4. 甲状腺、性腺功能；肾上腺皮质功能。

（二）检查结果及思维提示

检查结果：

（1）血常规：WBC $5.16×10^9$/L，RBC $5.87×10^9$/L，HGB 165g/L，PLT $266×10^9$/L，N 56.0%，L 33.1%；尿常规：RBC（-），WBC（-），Glu（2+），便常规未见异常。

（2）肝功能：TP 78g/L，ALB 50g/L，GLO 28g/L，ALT 28U/L，AST 23U/L，ALP 104U/L，TBIL 11.4μmol/L，DBIL 3.1μmol/L；肾功能：BUN 9.7mmol/L，Cr 96μmol/L，UA 381μmol/L。

（3）血脂：TC 4.68mmol/L，TG 2.04mmol/L（0.57～1.71），LDL-C 2.37mmol/L，HDL-C 1.38mmol/L；血电解质：Na 139mmol/L，K 3.93mmol/L，Cl 101mmol/L，Ca 2.41mmol/L。

（4）HbA1c 12.4%↑；糖尿病抗体：ICA 弱阳性，IAA（-），GADA（-）。

（5）甲状腺、性腺功能正常；肾上腺皮质功能 ACTH 75.3ng/L（0～46），血 Cor 26.0μg/dl（5～25.0）UCor 52.8μg/24h（30～110）。

（6）尿电解质：Ca 364.3mg/24h（150～250），P 695.6mg/24h（750～1500），Na 143mmol/24h（130～260），K 61.6mmol/24h（25～100），Cl 136.4mmol/24h（110～250），UmAlb 16.7mg/24h（30～300），UGLu 1.45g/24h（0～0.25）。

（7）ESR 10mm/h；免疫全项 IgE 287mg/dl↑。ANA 1∶200，余项在正常范围；RF 39.6U/ml（<20）；血气分析 pH 7.452，PaO2 45.5mmHg，PaCO2 51.3mmHg，BE 6.7mmol/L，卧位 RAAS：PRA 0.39ng/（ml·h）（0.05～0.79），ATⅡ 27.04pg/ml（28.2～52.2），ALD 21.24ng/dl（5～17.5）。

（8）肌肉活检示免疫荧光：IgA（+）、IgG（+++）、IgM（++）、C3（±）、C1q（±）、FRA（+），沿肌束膜沉积。

（9）胸片：双肺纹理增多，主动脉迂曲。ECG 窦性心律，电轴左偏。

**思维提示：**

患者虽老年起病，但起病较急，体型偏瘦，BMI 22.72kg/m²，发现时空腹血糖 19mmol/L，餐后 23mmol/L，经磺脲类和双胍类治疗血糖控制不佳，空腹血糖仍在 10mmol/L，HbA1c 12.4%，不能完全除外成人潜伏性自身免疫性糖尿病，因此检查糖尿病特异性抗体，显示胰岛细胞抗体阳性，非特异抗体 IgE 升高，抗核抗体 1∶200，提示患者体内可能存在免疫异常反应，依目前检查手段不具备直接胰腺活检检查，因此通过简单、安全、易行的三角肌活检检查，发现沿肌细胞膜大量免疫球蛋白沉积，以 IgG 为主，更进一步间接地证实自身免疫反应异常参与其发病。由于思路拓宽，因此治疗方案加以调整，尝试预混胰岛素辅助小剂量免疫抑制剂治疗，观察血糖控制情况。

# 五、治疗方案及理由

（一）治疗方案

1. 格列美脲早 2mg，晚 1mg，二甲双胍 0.5g，1 天 2 次。

2. 环孢素 25mg，1 天 2 次及赖脯胰岛素 25R 早 10U，晚 8U 治疗。

3. 厄贝沙坦、硝苯地平控释片、美托洛尔控制血压。

4. 单硝酸异山梨酯改善冠状动脉供血。

（二）理由

患者入院后继续予格列美脲早 2mg，晚 1mg 联合二甲双胍 0.5g，每日 2 次治疗，血糖控制不理想，且波动较大。检查发现胰岛细胞胞质抗体阳性，非特异抗体 IgE 升高，抗核抗体 1:200，提示患者体内可能存在免疫异常反应，行三角肌活检发现沿肌细胞膜大量免疫球蛋白沉积，以 IgG 为主，更进一步间接地证实自身免疫反应异常参与疾病发病，因此调整治疗思路，给予小剂量免疫抑制剂环孢素 25mg，每日 2 次治疗，同时改用赖脯胰岛素 25R 早 10U，晚 8U 治疗，血糖逐渐下降，空腹血糖控制在 6～7mmol/L，餐后血糖控制在 8～9mmol/L。

## 六、治疗效果及思维提示

治疗效果：见图 36-1。

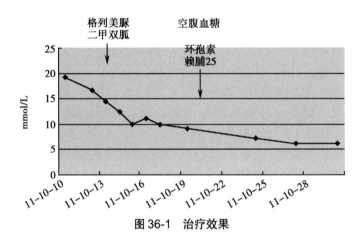

图 36-1 治疗效果

---

 **思维提示：**

糖尿病常规治疗方法，当两种口服降糖药联合治疗，血糖仍不能控制良好时需要胰岛素治疗，一般对于体型偏胖者首先采用二甲双胍联合胰岛素治疗，多选用长效胰岛素每日注射 1 次，如餐后血糖控制不佳，常加用口服餐时血糖调节剂，对于体型消瘦患者常给予预混胰岛素治疗，达到既补充了基础胰岛素的不足同时也补充了餐时胰岛素不足。该患者虽然 61 岁发病，但起病较重，体型偏瘦，存在自身免疫异常的诸多证据，包括胰岛细胞胞质抗体阳性，非特异抗体 IgE 升高，抗核抗体 1:200，三角肌活检检查，发现沿肌细胞膜大量免疫球蛋白沉积，以 IgG 为主，更进一步证实了自身免疫反应异常参与其发病。因此我们尝试在小剂量预混胰岛素每日 20U 治疗基础上加用小剂量免疫抑制剂环孢素治疗，空腹血糖控制在 6～7mmol/L，餐后血糖控制在 8～10mmol/L。出院观察，希望通过免疫抑制剂治疗胰岛功能得到完全恢复，最终停用胰岛素。

## 七、对本病例的思考

成人潜伏性自身免疫性糖尿病（latent autoimmune diabetes in adults，LADA）被认为是免疫介导性 1 型糖尿病的一个亚型，其临床表现酷似 2 型糖尿病，但其本质是自身免疫性糖尿病。国际糖尿病免疫学会建议诊断标准：①≥30 岁起病；②至少一种胰岛素自身抗体阳性（ICA/GADA/IAA/IA-2A）；③诊断糖尿病后至少 6 个月不需要胰岛素治疗。国内有学者提出：① 20～45 岁发病，BMI≤25kg/m²，空腹血糖≥16.5mmol/L；②空腹血 C 肽≤0.4nmol/L，早晨空腹 100g 馒头餐后 1 小时或 2 小时 C 肽≤0.8nmol/L；③胰岛素自身抗体阳性；④ HLA-DQβ1 链第 57 位点为非天冬氨酸纯合子（易感基因）。进一步指出 LADA 表型的异质性，ICA 和 GADA 均阳性和携高滴度 GADA 的 LADA 患者的临床特征更接近于 1 型糖尿病，称为"LADA-Type1"，单一抗体阳性和携低滴度抗体的 LADA 患者的临床特征更接近 2 型糖尿病，称为"LADA-Type2"。患者 61 岁起病，体型偏瘦，BMI 22.72kg/m²，发现时空腹血糖 19mmol/L，餐后 23mmol/L，胰岛细胞胞质抗体阳性，因血糖过高，虽未行糖耐量检查，临床诊断符合成人潜伏性自身免疫性糖尿病，同时检查非特异抗体，发现免疫球蛋白 IgE 升高，抗核抗体 1∶200，三角肌活检发现沿肌细胞膜多种免疫球蛋白沉积，IgA（+），IgG（+++），IgM（++），以 IgG 为主，更进一步间接地证实自身免疫反应异常参与其发病。因此治疗方案采用常规小剂量胰岛素替代治疗，同时加用小剂量免疫抑制剂环孢素，目的是阻断进一步的自身免疫反应，使胰岛功能得到最大限度的恢复，减少胰岛素用量甚至停用胰岛素。因此我们给予预混胰岛素每日 20U，空腹血糖控制在 6～7mmol/L，餐后血糖控制在 8～10mmol/L。带药出院，最终能否停药，有待随访观察。

（刘　维）

# 病例 37

# 多饮、多尿、呕吐 10 年，高渗性脱水

**患者女性**，53 岁，于 2005 年 10 月 1 日住院。

## 一、主诉

多饮、多尿 10 年，间断呕吐 20 天。

## 二、病史询问

（一）初步诊断思路及问诊目的

患者中年女性，主诉为多饮、多尿，呕吐、烦躁不安，应优先考虑常见病、多发病，首先考虑糖尿病急性并发症如高渗性非酮症糖尿病昏迷、糖尿病酮症酸中毒等，同时应考虑除外另一常见多尿、多饮原因——尿崩症。问诊中要着重询问有无糖尿病病史、症状，有无烦渴、多饮、易饥、多食、消瘦、乏力，有无感染、应激等常见诱因。通过问诊进一步探寻病因并兼顾疾病的鉴别诊断。

（二）问诊主要内容及目的

1. 多饮多尿何时出现，程度如何，是否化验过血糖　对于中老年人而言，糖尿病是常见病、多发病，问诊时应首先除外由高血糖的渗透性利尿作用所致多饮、多尿。尿崩症的主要临床表现也是烦渴、多饮多尿，因此要重点鉴别。

2. 发病前是否有发热，是否有受凉、劳累等免疫力减低的诱因，近期是否有感染，是否有慢性感染病灶，疾病会不同程度地降低机体的抵抗力，而感染是最常见的合并症之一，也是导致病情加重的重要诱因，去除诱因有助于进一步治疗。

3. 入院前的用药史及其疗效如何　通过了解患者入院前的治疗情况来帮助分析患者病情。通过分析其治疗效果，也能间接帮助诊断和鉴别诊断，还可以指导下一步治疗方案。

4. 既往有何种疾病　既往病史非常重要，可以帮助我们开拓思路，尽快明确诊断。

5. 有无家族性遗传疾病　许多疾病都有家族倾向性、聚集性，甚至遗传性。糖尿病、高血压、肥胖、高血脂、风湿免疫性疾病以及某些癌症均有不同程度的家族遗传倾向。

（三）问诊结果及思维提示

患者中年女性，既往体健。无产后大出血史，无慢性感染性疾病病史、糖尿病家族史。患者于 10 年前出现多饮、多尿，每日饮水量达 8000ml，尿量与饮水量相当，曾在我院诊断为"部分性中枢性尿崩症"，给予"弥凝"等药物治疗，每日饮水量减少近 1/3。入院前 1 年患者自觉左眼视物模糊，无头痛、头晕和恶心、呕吐，于我院行垂体 MRI 检查，发现垂体占位性病变，考虑垂体肉芽肿性病变，予泼尼松 10mg，1 天 3 次治疗，1 个月后视力较前改善，但血糖升高明显，餐后 2 小时 >10mmol/L，曾给予胰岛素治疗。入院前 20 日患者无明显诱因

出现间断性呕吐，非喷射状，呕吐物为胃内容物，伴低热，体温 37.5℃。于天津市某医院住院治疗，行胃镜检查诊断：胃息肉，慢性糜烂性胃炎，食管静脉瘤。B 超示脂肪肝。电解质：血 Na 145.6mmol/L↑，K 3.46mmol/L↓，Cl 107mmol/L↑。予胰岛素、抗生素治疗（具体不详），体温恢复正常，但仍有呕吐。1 天前患者出现头晕，烦躁不安，测血 Na 165.2mmol/L↑，K 5.02mmol/L↑，Cl 135.3mmol/L↑，经对症处理后患者症状逐渐加重，为进一步诊治转来我院。

**思维提示：**

通过问诊可明确患者中枢性尿崩症病史较长，伴有糖尿病病史，此次出现呕吐、烦躁不安，考虑尿崩症合并糖尿病，可能存在糖尿病高渗性脱水。结合患者既往垂体磁共振成像检查示垂体占位，患者存在全垂体功能低下可能，下一步应完善垂体内分泌功能检查及影像学检查。

## 三、体格检查

### （一）重点检查内容及目的

考虑患者目前病情危重，存在严重脱水征象，应注意观察生命体征，全身皮肤黏膜情况。患者病变累及垂体，可能存在全垂体功能低下，在对患者进行系统地、全面地检查同时，需重点注意血压、精神、神志，皮肤是否干燥、肤色是否苍白，眉毛、阴毛、腋毛是否稀疏等。并注意神经系统查体，明确有无定位体征，协助鉴别颅内病变可能。

### （二）体格检查结果及思维提示

T 36℃，R 20 次 / 分，P 96 次 / 分，BP 120/80mmHg。烦躁不安，表情痛苦，查体欠合作。皮肤干燥，无苍白，乳晕变浅，眉毛无稀疏，腋毛、阴毛脱落。眼睑无水肿，巩膜无黄染。双肺呼吸音清，未闻及干湿性啰音。心率 96 次 / 分，律齐，未闻及杂音。腹软，无压痛、反跳痛。颈软，无抵抗，凯尔尼格征阴性，双侧膝腱反射均减弱。

**思维提示：**

体格检查结果与问诊后初步考虑糖尿病高渗性脱水，垂体肉芽肿性病变，中枢性尿崩症，垂体功能减退症。进一步实验室和影像学检查的主要目的是明确垂体功能减退的程度、垂体占位，糖皮质激素治疗后变化情况，有无其他部位肉芽肿性病变。

## 四、实验室和影像学检查

### （一）初步检查内容及目的

1. 血常规、CRP、ESR　明确炎性指标水平，寻找炎症证据。

2. 垂体及肾上腺皮质、甲状腺、性腺三个轴的功能检查，尿比重，血、尿渗透压检测全面评价垂体内分泌功能。

3. 垂体影像学检查明确病变部位和性质。

4. 免疫学检查了解有无其他部位肉芽肿性病变。

（二）检查结果及思维提示

检查结果：

（1）血常规：WBC $4.2×10^9$/L，N 73.8%，L 24%，RBC $4.17×10^{12}$/L；HGB 132g/L；PLT $188×10^9$/L。尿常规：酮体阴性。

（2）血电解质：血 Na 174mmol/L↑，K 2.8mmol/L↓，Cl 143mmol/L↑，血渗透压 370.97mmol/L↑，血糖 21.1mmol/L↑，$CO_2CP$ 19mmol/L↓。

（3）免疫与血沉：CPR 0.37mg/dl，ESR 17mm/h。免疫全项各项均在正常范围内，抗核抗体阴性，ANCA 阴性。

（4）内分泌激素：①甲状腺功能：$FT_3$ 2.93pmol/L↓（3.50～6.50），$FT_4$ 8.36pmol/L↓（11.50～23.50），TSH 0.64mU/L↓（0.3～5.0）。②性腺全项：FSH 1.22U/L↓（3.4～33.4），LH<0.07U/L↓（8.7～76.3），PRL 53.7ng/ml（2.8～29.2），$E_2$<10pg/ml↓（146～526），P 0.07ng/ml↓（4.44～28.03），T<10ng/dl↓（14～76）。③肾上腺皮质功能：ACTH 6.9ng/L，血 Cor 1.3μg/dl，尿皮质醇 28.2μg/24h。

（5）垂体 MRI 平扫：本次 MRI 平扫漏斗部略粗，形态欠规则。垂体高径约 2mm，上缘平直，信号均匀。视交叉形态、信号未见异常。与 2004 年 9 月 29 日 MRI 增强片（图 37-1）比较，原异常强化肿块基本消失。印象：①鞍上池占位激素治疗后改变，病变基本消失；②垂体较前变小。

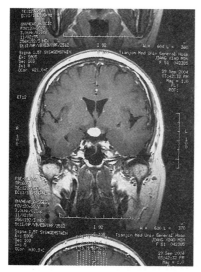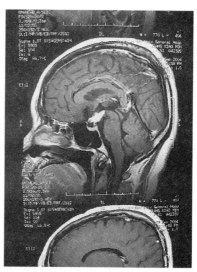

**图 37-1　治疗前垂体强化 MRI**
鞍上池占位，累及视交叉及左侧视神经颅内段，病变呈明显强化

（6）胸部 CT：胸廓对称，纵隔居中。气管至段支气管开口通畅。两肺门不大，右下肺间质纹理增多。纵隔内未见确切肿大淋巴结。心影不大，心包不宽。印象：右下肺间质纹理增多，考虑间质炎症。

## 五、初步诊断及治疗方案

1. 初步诊断糖尿病高渗性脱水，高钠原因可能与同时存在尿崩症未能按时服用醋酸去氨加压素（弥凝），尿量增多，加之渴感减退，饮水量不足有关。患者全垂体功能减退诊断明确，病因考虑与垂体肉芽肿性病变有关，患者激素治疗有效，垂体炎性病变消失，垂体体积变小，提示肉芽肿性病变可能性大。患者目前无其他组织器官肉芽肿性病变依据，故考虑自身免疫性垂体炎诊断。

2. 治疗方案　治疗上对于糖尿病高渗性脱水，以加强补液，胰岛素降糖，补钾、肾上腺皮质功能替代等为主，密切观察生命体征、血电解质、血糖变化。患者入院时病情危重，糖尿病合并严重脱水、高钠血症、自身免疫性垂体炎，全垂体功能减退，应先纠正脱水、用胰岛素控制血糖，加强对症支持治疗，待病情缓解后继续用糖皮质激素免疫抑制治疗，肾上腺皮质轴功能改善后再予甲状腺激素替代，患者已绝经多年，性腺激素可暂不予替代。

## 六、治疗效果及思维提示

治疗效果：给予积极补液，胰岛素降糖，补钾，泼尼松 10mg 1 天 1 次替代肾上腺皮质功能。4 天后患者血 Na 145mmol/L，K 4.3mmol/L，Cl 110mmol/L↑，血糖 7.3mmol/L，基本恢复正常范围。病情稳定后加用醋酸去氨加压素 100μg 1 天 1 次，泼尼松减量为 5mg 1 天 1 次维持治疗。

**思维提示：**

患者临床表现为尿崩症，左眼视力下降，结合垂体 MRI 发现垂体占位性病变，考虑肉芽肿性病变，支持中枢性尿崩症可能性大，其病因为垂体占位，而垂体占位可以采取保守治疗也可以采取手术治疗，选择的关键是要考虑疗效和不良反应。如果垂体占位性质是肉芽肿，那么它对激素治疗十分敏感，效果很好。反之，如果垂体占位属于垂体实体肿瘤，无论其有无功能，可能都需要手术治疗。在手术与非手术治疗方式之间如何选择呢？我们必须排除药物治疗的有效性，毕竟手术会给患者带来创伤且风险较大。故我们首先选择药物治疗，结果泼尼松治疗 1 个月后视力明显改善，1 年后复查垂体 MRI，垂体占位病变奇迹般地消失了，垂体体积变小，进一步证明了垂体炎的可能而非垂体实体肿瘤。此外，未发现其他部位肉芽肿性病变证据，如结核病、韦氏肉芽肿病、结节病，诊断考虑自身免疫性垂体炎。患者无糖尿病家族史，服用泼尼松后发现血糖升高，考虑继发性糖尿病的可能性大。治疗上主要以胰岛素为主。本例患者同时存在尿崩症和垂体功能减退症，又合并糖尿病加之老年人易出现渴感减退，补充糖皮质激素同时应注意及时调整去氨加压素剂量，维持体内水、电解质平衡。

## 七、对本病例的思考

原发性垂体炎又称为特发性垂体炎，是指非继发于其他部位炎症或全身性疾病而发生的垂体炎性病变，可分为淋巴细胞性垂体炎、肉芽肿性垂体炎、黄瘤病性垂体炎三种类型。肉芽肿性垂体炎于 1971 年被首次报告，以往认为该病非常罕见，其患病率为千万分之一，在垂体疾病中占的比率小于 1%[1]。随着对疾病认识的深入，我们发现，垂体炎在临床上并不罕见。原发性垂体炎的发病机制尚不十分明确，目前普遍认为其是一种自身免疫性疾病。

原发性垂体炎主要应与鞍区其他占位性病变鉴别。原发性垂体炎患者多表现为垂体激素分泌减少（PRL 除外），而其他垂体功能性占位病变多表现为垂体激素分泌亢进，易于鉴别诊断。然而垂体炎早期和垂体无功能腺瘤在临床和影像学表现上都极为相似，极易误诊。而在治疗方案的选择上，垂体炎大多对糖皮质激素敏感，激素治疗可使大多数患者垂体功能得到部分恢复，MRI 炎性病变减少，甚至消失。免疫抑制治疗可以避免手术切除造成的不可逆性垂体损伤、垂体功能减退。因此糖皮质激素诊断性治疗对于鉴别垂体炎和垂体无功能腺瘤有重要意义。

垂体炎最常见的临床表现是头痛、视力减退，患者可发生垂体功能减退症，其中肾上腺皮质功能减退常最早发生，进一步出现甲状腺轴、性腺轴、生长激素功能减退；催乳素水平早期因为病变累及垂体柄，常表现为轻度升高，随着病程进展也可以下降。部分患者病变累及神经垂体还可出现尿崩症。此外，垂体炎的患者还可合并其他自身免疫疾病，如桥本甲状腺炎。

垂体炎和无功能垂体腺瘤的 MRI 结果均表现为鞍区占位性病变，密度均匀，肿块可向鞍上、鞍旁和鞍内生长，但垂体炎增强后表现为明显强化，而后者则无此表现。垂体炎多有垂体柄增粗，海绵窦的侵犯，甚至包绕颈内动脉[2]。此外，单发的垂体炎的诊断相对容易，而同时发生于糖尿病和甲亢患者身上就极易被忽视。如果患者临床症状不明显，则医生无此警觉，十分容易漏诊。其临床表现主要为头痛，垂体 MR 可以发现垂体体积增大。若不治疗或治疗不当、不及时，患者到晚年就很容易出现鞍上池下疝，血糖的调控就会十分困难。

治疗方面，糖皮质激素治疗是自身免疫性垂体炎的首选方案。然而，糖皮质激素冲击治疗面临的挑战是停药后病情容易复发，再次复发后可能仍需手术治疗。糖皮质激素联合其他免疫抑制剂治疗垂体炎，可能是一种新的选择。吕朝晖等[3]报道采用糖皮质激素联合硫唑嘌呤治疗复发性垂体炎，取得了良好疗效并能长期维持。

总之，垂体炎和垂体肿瘤有时在影像学上难以区分，所以容易误诊。我们在临床上采取排除法，大大减少了误诊的可能。我们建议临床上遇到高度可疑患者，应先进行糖皮质激素免疫抑制治疗，手术治疗只适用于内科治疗不能取得良好疗效的患者。

（马中书）

# 参 考 文 献

[1] Folkerth RD, Price DL Jr, Schwartz M, et al. Xanthomatous hypophysitis[J]. Am J Surg Pathol, 1998, 22: 736-741.

[2] 胡仁明，何敏. 鞍区占位病因诊断的误区 [J]. 中华内分泌代谢杂志, 2011, 27（11）: 957-961.

[3] 吕朝晖，杨国庆，金楠，等. 糖皮质激素联合硫唑嘌呤治疗复发性淋巴细胞性垂体炎后自然妊娠 1 例报告 [J]. 解放军医学杂志, 2010, 35（10）: 1238-1242.

# 病例 38

## 尿频、全身骨痛 10 月余

患者女性，58岁，于2010年10月8日入院。

## 一、主诉

尿频9年，全身骨痛10月余。

## 二、病史询问

（一）初步诊断思路及问诊目的

患者的主诉为尿频和骨痛。应该注意是否出现多尿、夜尿和口渴等症状，有无反复发作泌尿系结石；骨痛应注意有无自发或受外力的骨折，是否乏力、运动受限，有无骨骼畸形和身高缩短。因此，问诊的目的主要围绕骨软化症的临床表现，进一步鉴别诊断。

（二）问诊主要内容及目的

1. 多饮、多尿及夜尿增多等症状，有无肾结石造成的腰痛、排尿困难、血尿及诱发的尿路感染。

2. 注意疼痛的部位及病情演变的情况，有无自发性或受外力创伤性骨折，有无关节畸形。

3. 注意肌力的改变，运动受限。

4. 女性患者询问月经情况、闭经时间、是否有妇科手术史。

5. 有无胃肠道的症状及进食的情况，反映胃肠道的功能和营养状态。

6. 有无乏力、肌肉震颤、胸痛、气短。

7. 注意有无基础疾病、胃肠道手术史、是否长期服药、当地的饮食习惯。

8. 注意患者的生活环境和地理环境、有无家族性疾病史。

（三）问诊结果及思维提示

问诊结果：患者女性，生于河北省，无不良嗜好。曾因多发性子宫肌瘤行子宫全切术，否认家族遗传病史。在入院9年前出现尿频，24小时尿量3000～4000ml，无尿痛、尿急等尿路刺激症状，未引起重视。近2年口渴明显加重，24小时饮水约2000～3000ml，无乏力，10个月前出现全身多处骨痛，以肩胛骨、肋骨、髋骨、双膝关节疼痛为主。患者于外院查尿比重偏低，pH＞7.0，无红细胞、白细胞，蛋白阴性，尿酸化功能 TA 和 $NH_4^+$ 均减低，尿渗透压270mmol/L，多次查血 Ca 2.6～2.7mmol/L（2.2～2.6mmol/L），PTH升高，116.4pg/ml，胸骨、椎骨 X 线示严重骨密度下降，多次肾脏彩超未见异常，免疫全项、甲状腺功能全项正常。5个月前就诊于我院内分泌科门诊，予骨化三醇（罗盖全）0.25μg，2～3次/日，碳酸钙 $D_3$ 片0.6，1天1次，维生素 $D_3$ 每月7.5mg。查血 Ca 2.68～2.44mmol/L，PTH 15.5～17.4pmol/L，为进一步明确诊断收入我科住院治疗。自发病以来精神、饮食尚可，无乏力、肌肉震颤，无胸痛、气短，大便正常。

**思维提示：**

患者女性，既往行子宫全切手术，因甲状腺肿大伴甲状腺功能亢进行甲状腺次全切除术，无家族遗传病史，表现为尿频、骨痛，院外化验提示，血钙轻度升高、PTH 升高，胸骨、椎骨 X 线片示严重骨密度下降，临床提示可能为甲状旁腺功能亢进症，也可能为骨软化所致的继发性甲状旁腺功能减退。究竟是原发性，还是继发肾脏病变所致需要进一步鉴别。

### 三、体格检查

**（一）重点检查内容及目的**

是否存在骨骼畸形，骨折，牙齿是否有脱落，注意走路的姿势、步态，四肢肌力的检查，全身骨骼的压痛情况，对疾病的诊断非常重要。

**（二）体格检查内容及思维提示**

体格检查：T 37.5℃，P 80 次 / 分，R 18 次 / 分，BP 140/80mmHg。神清，语利，体型偏胖，步态蹒跚，查体合作。全身皮肤、黏膜无黄染及出血点，浅表淋巴结未触及肿大，双侧瞳孔等大等圆，对光反射灵敏，头颅五官无畸形，颈软，甲状腺不大，颈部可见长约 4cm 手术瘢痕，胸廓对称，无畸形，双侧肋骨压痛，双肺呼吸音清，未闻及干湿性啰音，心音有力，各瓣膜听诊区未闻及病理性杂音，腹软，无压痛、反跳痛，肝脾肋下未触及，肝肾区无明显叩击痛，双下肢无水肿，双膝关节压痛，四肢肌力 5 级，生理反射存在，病理反射未引出。

### 四、实验室检查及影像学检查

**（一）初步检查内容及目的**

1. 骨代谢疾病应检查最基本的血钙、磷、碱性磷酸酶（ALP）、PTH 和 24 小时尿钙、磷以及肝肾功能，以除外因肝肾功能损害引起的骨代谢异常。

2. 甲状旁腺激素、25（OH）$D_3$、1,25（OH）$_2D_3$ 在钙磷代谢过程中发挥重要作用，对鉴别骨软化症、甲状旁腺功能亢进症以及骨质疏松症有一定帮助。

3. 检查血气分析、尿酸化功能、24 小时尿糖、24 小时尿蛋白、血及尿的电解质、血糖、性激素全项。

4. 骨 X 线检查和骨密度检查对疾病的诊断有很强的意义。

5. 甲状旁腺 ECT 除外甲状旁腺高功能腺瘤。

6. 胸部 X 线片、腹部 B 超检查，除外恶性肿瘤。

**思维提示：**

患者能自行行走，四肢肌力 5 级，双侧肋骨及膝关节压痛，无骨骼畸形。为此，患者的血尿生化检查对于鉴别诊断十分重要。

（二）检查结果及思维提示

1．血常规  WBC $3.86 \times 10^9$/L，N 46.4%，L 42.5%，RBC $3.81 \times 10^{12}$/L，HGB 122g/L，PLT $179 \times 10^9$/L。

2．尿常规  pH 6.5，比重 1.015，蛋白（－），尿糖（－），WBC（－），RBC（－），管型（－）。

3．便常规  黄色软便，隐血（－）。

4．凝血功能正常。

5．乙肝、丙肝抗体 HBsAb（＋），HBeAb（＋），HBcAb-IgG（＋），余阴性。

6．免疫风湿全项正常。

7．ESR  24mm/h。

8．血气分析  pH 7.431，$PaCO_2$ 38.4mmHg，$PaO_2$ 85mmHg，BE 1.3mmol/L，$HCO_3^-$ 25.6mmol/L。

9．电解质  Na 140.5mmol/L，K 4.61mmol/L，Cl 105mmol/L，Ca 2.67mmol/L，P 0.89mmol/L，$CO_2CP$ 27mmol/L。

10．骨密度  $L_2 \sim L_4$ 0.923g/cm$^2$，股骨颈 0.695g/cm$^2$，全身 0.963g/cm$^2$。

11．尿酸化功能  pH 7.1，$HCO_3^-$ 4.5mmol/L，TA 0.3mmol/L，$NH_4$ 12.5mmol/L。

12．渗透压血浆  渗透压 322mmol/L，尿渗透压 421mmol/L，尿比重 1.010。

13．甲状腺功能、肾上腺皮质功能均正常。

14．性腺全项  FSH 52.9U/L（3.4～33.4）↑，LH 30.7U/L（8.7～76.3），PRL 11.49ng/ml（2.8～29.2），$E_2$ < 10pg/ml（146～526）↓，P 0.55ng/ml（4.44～28.03）↓，T 39ng/dl（14～76）。

15．肝肾功能、血脂、血糖均正常。

16．胸正位片心、肺、膈正常。

17．腹部超声脂肪肝（轻度），胰腺头、体部未见明显异常，胰尾部显示不清，胆脾未见明显异常，双肾未见明显异常。

18．甲状旁腺 ECT  未见典型高功能甲状旁腺腺瘤图像。

19．肾穿刺组织可见 28 个肾小球，系膜细胞及基质轻度局灶节段性增生，毛细血管基膜弥漫空泡变性。肾小管上皮细胞空泡颗粒变性，小灶状萎缩。肾间质小灶状淋巴、单核细胞浸润伴有纤维化。小动脉管壁增厚。免疫荧光：IgG（＋－），IgM（＋－），C3（＋＋），FRA（＋－），沿肾小管沉积。结合临床，符合轻微病变。

  **思维提示：**

　　患者甲状旁腺 ECT 提示未见典型高功能甲状旁腺腺瘤图像，除外原发性甲状旁腺功能亢进症。肾活检示肾小管免疫复合物沉积，提示存在肾小管损害。肾小管病变十分常见，但临床无好的方法发现。肾活检是发现病因的重要手段，也为临床用药提供了科学依据。它可以单独存在，也可以存在于糖尿病和甲状腺疾病的患者身上，我们要有足够的警惕。患者的白细胞低于正常提示该病可能与免疫有关。

## 五、治疗方案及理由

1．方案  骨化三醇 0.25μg 1 天 3 次，碳酸钙 $D_3$ 片 0.6，1 天 1 次，维生素 $D_3$ 7.5mg，每

月1次。

2. 理由 活性维生素D可以加速小肠绒毛细胞成熟，促进钙结合蛋白生成，增加肠钙吸收，增加肾小管对钙、磷的重吸收，生理量的活性维生素D可刺激成骨细胞活性，促进骨形成，抑制骨盐动员。

3. 新方案 骨化三醇0.75μg，1天3次，碳酸钙$D_3$片0.6，1天1次，维生素$D_3$ 7.5mg，每月1次，泼尼松10mg，1天3次。

4. 理由 患者肾活检示肾小管免疫复合物沉积，提示存在肾小管损害。对于本病的发病有免疫的因素，给予泼尼松免疫治疗。

## 六、治疗效果及思维提示

治疗效果：患者经骨化三醇、碳酸钙$D_3$片、维生素$D_3$治疗后，骨痛减轻。治疗2周后，血钙从2.75mmol/L降到2.50mmol/L（2.15～2.55mmol/L），血磷从0.82mmol/L上升到0.88mmol/L（0.8～1.6mmol/L），ALP从99U/L降至86U/L（30～110U/L），PTH从15.5pmol/L降到5.4pmol/L（0.7～5.6pmol/L），尿钙大幅度上升，从260.7mg/24h上升为627.2mg/24h（150～250mg/24h），尿磷从408.3mg/24h上升到452.6mg/24h（750～1500mg/24h）。

治疗3个月后腰椎骨密度从0.923g/cm$^2$上升到0.949g/cm$^2$，股骨颈骨密度由原来的0.695g/cm$^2$上升为0.720g/cm$^2$，全身骨密度从0.693g/cm$^2$上升到0.933g/cm$^2$。

 **思维提示：**

这类患者肯定存在骨软化，即骨小梁表面堆积了大量的类骨质，需要大量的矿物盐进行矿化。应用活性维生素D配合钙剂治疗后，血钙下降，血磷上升，PTH下降，说明活性维生素D不仅可以促进肠钙磷的吸收，而且还可以有效地直接抑制PTH分泌，缓解了继发性甲状旁腺亢进的问题。由于肠钙磷和肾小管的钙磷重吸收均增加，所以骨组织得以修复，临床症状得以缓解。应该强调的是，小剂量的活性维生素D对于该病的治疗效果很差，需要突破药物使用说明的限制，增加剂量，才能获得临床的治疗效果。对此，学界也有争议，主张每日1～2粒安全，但对疾病的治疗达不到预想的治疗效果。

最终诊断：肾小管损伤；骨软化症；继发性甲状旁腺功能亢进症；高血压2级（高危）。

## 七、对本病例的思考

1. 原发性甲状旁腺功能亢进必须与继发性甲状旁腺功能亢进相鉴别，后者是指甲状旁腺长期受低钙血症、低磷血症或高磷血症的刺激而分泌过量PTH的慢性代偿性临床综合征。雌激素参与女性骨骼的形成，将钙纳入骨中，骨骼坚硬度随之上升。反之，当雌激素水平下降，可导致逆向的变化，骨骼中的钙逐渐流失，骨钙流失的结果是导致骨密度下降。该病例若简单思考就会误以为是原发疾病而使患者接受手术治疗，极易造成误诊，引发矛盾。在鉴别诊断过程中，肾活检起到了十分重要的作用。

2. 肾性骨病是指由于长期慢性肾小球肾炎或肾小管病变引起的肾功能减退而致钙磷代谢紊乱的一种代谢性骨病，任何原因导致慢性肾功能减退的肾小球和（或）肾小管以及肾间质病变均可发生骨矿代谢紊乱，其主要的病理生理改变是纤维囊性骨炎和骨软化，次要的病变则是骨硬化和骨质疏松。造成任何纤维囊性骨炎和骨软化的一个重要因素是 $1,25(OH)_2D_3$ 的不足。由于 $1,25(OH)_2D_3$ 不足致肠钙吸收减少和 PTH 分泌增高可出现继发性甲旁亢，治疗的根本是祛除病因，补充缺乏的 $1,25(OH)_2D_3$。本例患者肾活检是肾小管免疫复合物沉积，肾小管损伤，加用免疫抑制剂治疗有可能恢复肾小管上皮细胞内 $1\alpha$-羟化酶的活性，减少患者对活性维生素 D 的依赖程度。

（马中书）

## 病例 39　怕热、多汗、心悸、手颤半年，加重伴胸闷气短、双下肢水肿 1 个月

**患者，女性，66 岁，于 2012 年 2 月 27 日住院。**

## 一、主诉

怕热、多汗、心悸、手颤半年，加重伴胸闷、气短、双下肢水肿 1 个月。

## 二、病史询问

（一）初步诊断思路及问诊目的

患者主诉为怕热、多汗、心悸、手颤半年，加重伴胸闷、气短、双下肢水肿 1 个月。诊断思路应遵循常见病、多发病优先考虑的原则，应将甲状腺功能亢进症放在首位，其次考虑可能合并的心血管系统病变。因此，问诊目的主要围绕"甲亢"的诱因、发病时主要症状及特点，以及伴随症状、是否曾接受抗甲状腺药物治疗及效果如何等问题展开，并兼顾重要鉴别疾病的临床表现，寻找符合甲状腺功能亢进症表现的证据。

（二）问诊主要内容及目的

1. 发病前是否有精神创伤、劳累或感染等诱因　患者可在精神创伤、劳累或感染等应激后急性起病，但亦可无明显诱因。

2. 发病时主要症状及特点　如怕热、多汗、心悸、手颤、易饥多食、消瘦、烦躁、易怒、失眠、乏力等都是甲亢的典型症状。

3. 是否存在颈前区疼痛，是否伴有循环、消化、神经系统亢进症状　如存在颈前区疼痛，需要除外亚急性甲状腺炎导致的一过性甲亢。若同时伴有多系统功能亢进则支持甲状腺功能亢进症的诊断。

4. 入院前曾检查过哪些项目　若检查过甲状腺功能和甲状腺的辅助检查如 B 超、ECT 等，对甲亢的诊断和鉴别诊断具有重要价值。

5. 既往有何种疾病，是否伴有其他内分泌疾病，是否有自身免疫性疾病史或肝炎、结核史，是否存在甲状腺疾病的家族史　甲亢常常可以同其他内分泌疾病或自身免疫性疾病同时存在，如糖尿病、干燥综合征、风湿性疾病等，故应特别注意。对年龄较大者还需注意合并其他老年性慢性疾病的存在，有利于对患者采取综合治疗。甲亢病因复杂，复发率较高，可以是甲状腺源性甲亢，也可能是其他原因。因此，询问既往病史就显得尤为重要。此外，甲亢还有一定的遗传倾向，家族史的询问不可忽视。

（三）问诊结果及思维提示

问诊结果：患者女性，66 岁，既往心肌缺血病史 10 年，子宫肌瘤及附件全切术 10 年，糖尿病 10 年，高血压 4 个月，均未予正规治疗。患者既往无其他自身免疫性疾病史，无病毒

性肝炎及结核病史，无药物及食物过敏史，无吸烟及饮酒史。无甲状腺疾病家族史。患者于半年前出现怕热、多汗，心悸、乏力、烦躁、易怒、手颤，遂就诊于当地医院抽血化验，具体化验结果不详，诊断为"甲状腺功能亢进症"，未予正规服药治疗。患者于入院前1个月症状加重，伴有胸闷、心悸、气短以及双下肢水肿，曾就诊于天津市某医院，给予降压、控制血糖、改善心肌缺血等治疗，症状无明显改善。为进一步诊治转入我科。患者自发病以来，神情、精神差，食欲差，小便正常，大便每日1～2次，成形，体重半年内下降约30kg。

 **思维提示：**

　　通过问诊可明确，患者为老年女性，病史半年，无明显诱因，主要表现为交感神经兴奋和心血管系统症状，如手怕热、多汗、心悸、手颤、烦躁、易怒以及消瘦、乏力等，均符合甲亢的临床特点。且外院化验甲状腺功能支持甲状腺功能亢进症。患者有胸闷、心悸、气短、双下肢水肿，考虑存在甲状腺功能亢进性心脏病。应在体格检查时重点注意甲状腺肿、眼征和胫前黏液水肿，心脏听诊是否存在心动过速、心音亢进，腹部检查的肝区体征，肝颈静脉回流征是否阳性，神经系统查体看有无腱反射亢进。

## 三、体格检查

（一）重点检查内容及目的

　　考虑患者甲亢合并心脏病变，因此在对患者进行系统地、全面检查的同时，应重点注意准确测量脉搏、血压。注意心脏听诊、有无右心衰体征如肝大、下肢水肿、肝颈静脉回流征，进一步明确诊断并评估病情。

（二）体格检查结果及思维提示

　　T 36.5℃，P 90次/分，R 18次/分，BP 150/70mmHg，H 170cm，W 67.5kg，体重指数（BMI）23.36kg/m²。发育正常，营养中等，神清语利，自主体位，查体合作。全身皮肤黏膜无黄染，无色素沉着、乳晕变黑等，浅表淋巴结未触及肿大，毛发分布正常。双眼睑无水肿，双眼无突出，双侧眼球运动正常，双侧瞳孔等大等圆，对光反射存在。口唇无发绀，伸舌居中。颈软，无抵抗，甲状腺Ⅰ度肿大，颈静脉充盈，气管居中。双肺呼吸音粗，未闻及干湿啰音。心率96次/分，律不齐。腹平软，无压痛、反跳痛，无肝颈静脉回流征。双下肢指凹性水肿阳性，双手平举震颤（+），四肢肌力、肌张力正常。生理反射存在，病理反射未引出。

 **思维提示：**

　　体格检查结果与问诊后与初步考虑甲亢的思路一致。进一步实验室和影像学检查的主要目的是明确病变部位和性质。

## 四、实验室和影像学检查

（一）初步检查内容及目的

1. 血、尿、便三大常规，肝肾功能及电解质甲亢常合并粒细胞减少症和肝损害，而这些合并症将影响抗甲状腺药物的使用，是抗甲状腺药物治疗的两只拦路虎。因此，诊断甲亢时应注意检查血常规和肝功能。

2．血糖　甲亢本身也可影响血糖，使高血糖加重，监测血糖可以评价糖尿病严重程度，指导用药治疗。

3．甲状腺功能、甲状腺抗体及风湿免疫全项明确甲状腺功能状态，追溯甲亢病因。

4．甲状腺、心脏及腹部影像学了解甲状腺及心脏、肝脏情况。

5．胸部X线了解心肺一般情况。

（二）检查结果及思维提示

检查结果：

（1）入院前及入院当天血常规：WBC 3.79×10⁹/L，HGB 103g/L，PLT 100×10⁹/L，N 66.9%。

（2）尿常规、便常规正常。

（3）肝功能：TP 60g/L↓，ALB 36g/L，GLO 24g/L↓，ALT 25U/L，AST 23U/L，TBIL 22.1μmol/L↑，DBIL 8.9μmol/L↑，ALP 232U/L↑，LDH 262U/L↑。

（4）血电解质：Na 147mmol/L，K 4.17mmol/L，Cl 110mmol/L，Ca 2.20mmol/L，P 1.12mmol/L，Mg 2.82mmol/L。

（5）心电图：快速室率、房颤伴室内差异传导或室性期前收缩。

（6）超声心动图：左心、右房增大，二尖瓣反流，三尖瓣反流，主动脉瓣钙化、反流、硬化，少量心包积液。

（7）24小时尿蛋白 468.00mg（<150）↑，微量白蛋白 90mg（<30）↑。

（8）甲状腺功能：FT₃ 15.84pmol/L↑，FT₄ 78.77pmol/L↑，TSH<0.004mU/L↓。甲状腺抗体：ATG 40.80U/L↑，TRAb 26.32U/L↑，TPO-Ab 3.20U/L。

（9）免疫全项：IgE 82.40U/ml（<165），CRP 0.56mg/dl（<0.8），补体C3 111ng/dl（79~152），IgM 43U/ml↓，IgG 904U/ml，IgA 164U/ml，抗核抗体阴性。

（10）肾上腺皮质功能：血ACTH 12ng/L（0~46），Cor 3μmol/dl（5~25），24小时尿Cor 252.0μg（30~110）↑。

（11）胸部X线片：双肺纹理增多，左肺门可见一椭圆形高密度影，考虑钙化影，请结合临床。右下肺野可见斑片状影，请结合临床，必要时进一步检查。

（12）腹部B超：肝右叶中强回声区（考虑血管瘤），胆囊多发结节，胆囊炎，胰头、体、尾、脾未见明显异常。

（13）甲状腺B超：甲状腺弥漫性肿大伴多发结节。

（14）血糖：空腹血糖 6.2mmol/L，早餐后2小时血糖 16.5mmol/L。

---

 **思维提示：**

重要的检查结果有：①血白细胞总数偏低，血红蛋白、血小板、中性粒细胞比值低于正常或处于正常低值，无法治疗甲亢。②肝功能异常：总蛋白及球蛋白低于正常值，乳酸脱氢酶（LDH）、总胆红素（TBIL）、直接胆红素（DBIL）、碱性磷酸酶（ALP）均显著升高，也使甲亢的治疗陷于困境。③甲状腺功能异常：FT₃及FT₄显著升高，TSH显著降低。ATG（＋）、TRAb（＋）、TPO-Ab（－）。④24小时尿蛋白和微量白蛋白高于正常值。

⑤心电图显示快速房颤伴室内差异传导或室性期前收缩。超声心动检查显示左室舒张功能下降。⑥腹部B超显示胆囊多发结石，胆囊炎。⑦甲状腺B超显示甲状腺弥漫性肿大伴多发结节。甲状腺功能为诊断甲亢提供了直接证据，甲状腺抗体阳性，说明甲亢与自身免疫异常有关。甲亢本身可以存在血白细胞降低，中性粒细胞减少，也可以同时存在肝损害，这些表现可能都与自身免疫损伤有关。

## 五、治疗方案及理由

（一）治疗方案

1. 泼尼松 5mg，1天3次，氯化钾缓释片 0.5，1天3次。
2. 氨氯地平 5mg，1天1次，美托洛尔 25mg，1天3次，单硝酸异山梨酯 30mg，每晚1次。
3. 赖脯胰岛素 25R，16U 早，12U 晚，皮下注射。

（二）理由

在临床实践中，"甲亢"的治疗常常把甲巯咪唑等抗甲状腺药物作为首选药物，前提是患者血常规和肝功能正常，但此病例，甲亢合并了粒细胞减少症和肝损害，不能直接使用抗甲状腺药物，而应该选择泼尼松作为治疗甲亢的一线药物，理由有以下几个方面：①甲亢多为自身免疫性疾病，其特点是自身免疫性多器官免疫损伤，常常合并粒细胞缺乏症和严重肝损害，这样严重影响了抗甲状腺药物的及时使用。我们知道，抗甲状腺药物也有致粒细胞减少和肝损害的不良反应，一旦给这样的患者使用抗甲状腺药物治疗，后果将不堪设想，轻者加重病情，重者危及生命，这绝不是危言耸听，我们有血的经验和教训。对于这样的患者必须更新观念，大胆创新，从治疗免疫异常出发，既能从源头上治病，又能升高粒细胞，保护肝功能。由于患者为住院患者，从治疗效果考虑，我们首选静脉输注甲泼尼龙，我们的经验是静脉给药优于口服给药。②该患者还合并甲亢心脏病、房颤、右心衰竭，而心肌的损伤也是自身免疫损伤的结果，我们曾经做过甲亢心脏病人心肌活检，病理结果提示心肌细胞水肿、变性、坏死、纤维化，心肌细胞表面有多种免疫复合物沉积。因此，治疗甲亢合并心律失常也必须使用免疫抑制剂，以尽早纠正房颤，转复心律。③糖皮质激素还有减轻甲状腺毒血症状的作用，具体机制是抑制甲状腺素的合成和释放，在外周组织还可抑制 $T_4$ 向 $T_3$ 转化，从而减轻甲亢症状。④美托洛尔可以控制心室率，减轻心肌耗氧量，改善患者的一般症状，有利于甲亢的治疗。单硝酸异山梨酯可以扩张冠脉，改善心肌供血，对治疗甲亢性心脏病以及心衰有一定好处。赖脯胰岛素（优泌乐）25R 可有效控制血糖，减轻因甲亢和使用糖皮质激素所致的糖尿病加重的情况。

## 六、治疗效果

患者用药三天后诉手颤减轻，双下肢水肿消退。但出现高热、尿频、尿痛等症状，检查尿常规提示存在泌尿系感染，血常规白细胞 $3.18 \times 10^9$/L，仍低于正常。

## 七、调整治疗方案及疗效

1. 5% 葡萄糖 500ml + 甲泼尼龙 40mg + 短效胰岛素 12U + 氯化钾 1.0 静滴，1天1次。
2. 加用 0.9% 氯化钠盐水 100ml + 头孢他啶 2g，静脉滴注，每日1次。

治疗9天后，患者体温恢复正常，手颤、怕热、多汗症状明显好转，无胸闷、心悸、气短，双下肢水肿减退，体重增长2kg。

复查血常规：白细胞7.94×10⁹/L，红细胞4.67×10¹²/L，血红蛋白127g/L，血小板137×10⁹/L，中性粒细胞61.5%，淋巴细胞35.6%。肝功能：TP 67g/L↓，ALB 41g/L，GLO 26g/L↓，ALT 51U/L，AST 43U/L，TBIL 18.3μmol/L↑，DBIL 7.2μmol/L↑，ALP 176U/L↑，LDH 253U/L↑。血电解质：Na 149mmol/L，K 4.05mmol/L，Cl 105mmol/L，Ca 2.25mmol/L，P 1.10mmol/L，Mg 0.85mmol/L。甲状腺功能：$FT_3$ 12.52pmol/L↑，$FT_4$ 66.96pmol/L↑，TSH<0.007mU/L↓。

3. 治疗效果　患者经甲泼尼龙治疗后，甲亢症状明显减轻，多汗和心悸症状明显改善。此外，白细胞计数明显升高，淋巴细胞比例也大幅度下降，肝功能各项指标也明显好转，尤以白蛋白升高和胆红素下降最为明显。血清甲状腺激素水平也有小幅度下降。

## 八、对本病例的思考

1. 根据患者病史、症状、体征和辅助检查，可以明确诊断为：①格雷夫斯病，甲状腺功能亢进症合并甲亢性心脏病，粒细胞减少症，肝损害。②1型糖尿病；③泌尿系感染；④胆囊炎。

2. 甲状腺功能亢进症（简称甲亢）是临床上常见的一种内分泌疾病，临床表现包括怕热、多汗、易饥、多食、消瘦、心悸、乏力、急躁、失眠等，病因主要为Graves病、甲状腺炎、结节性甲状腺肿、桥本甲状腺炎伴甲状腺毒症等。经典的Graves病可以导致弥漫性甲状腺肿、突眼、胫前黏液性水肿。Graves病患者还可以出现粒细胞减少、肝损害、心律失常（以房颤为多见）、低钾性周期性瘫痪、指甲病变、皮肤白斑等表现。近年来，我们在临床上开展了甲亢患者的多种器官组织的活检病理学检查，发现Graves病患者的股四头肌或三角肌的肌肉细胞表面有大量免疫复合物的沉积，而甲亢患者出现低钾性瘫痪、胰岛素抵抗等异常很可能与免疫复合物的沉积有关。对甲亢合并胫前黏液性水肿患者进行皮肤活检、合并肝损害患者进行肝活检均发现在活检部位细胞膜表面均有大量免疫复合物沉积。针对以上合并器官免疫损害患者，临床尝试应用糖皮质激素治疗，均取得了满意的疗效。

3. 对甲亢治疗的重新认识　多年来治疗和研究甲亢的思路主要针对甲状腺病变本身，而对其他器官考虑甚少，通常用甲巯咪唑或丙硫氧嘧啶辅以普萘洛尔或美托洛尔等β受体阻断药进行治疗。若甲亢症状能被控制，患者一般需要服药1年以上或更长。而很多患者服药期间或停药后甲亢症状反复，需要再次增加剂量、延长时间来继续治疗。口服药物治疗会在一部分患者出现粒细胞减少、肝功能损害或药物过敏等不良反应，这些不良反应一旦不能及时被发现和处理，都会导致致命的后果。因此，既然认识到了甲亢这种疾病是明确的自身免疫性疾病，而且同时会导致多种器官受累及，那么改变对这种疾病的治疗策略势在必行。我们主张，Graves病患者的治疗应以糖皮质激素为首选，尤其对于甲亢治疗初期合并粒细胞减少、肝功能异常的患者，只有在粒细胞和肝功能完全正常之后才可以应用抗甲状腺药物治疗，而在此期间，糖皮质激素的治疗至关重要。

4. 甲亢合并糖尿病相对少见，两者亦可并存或相继发病。这两种内分泌疾病均可以出现多食、消瘦、乏力，在病症上存在一定的重叠。甲亢可加重糖尿病，使隐性糖尿病转为显性糖尿病。但不少糖尿病患者在甲亢完全控制后发生。糖尿病发生的时间与程度与甲亢的严重程度以及$T_3$、$T_4$水平不相关，不能完全用增高的甲状腺激素致糖代谢紊乱解释。目前多数学者认为两者有共同的遗传免疫学基础。由于遗传上的某些缺陷和易感性以及免疫平衡的破坏，发生自身免疫性疾病之间的重叠现象。甲亢与糖尿病有共同之处，两者并存时病情加重。若患者以某种疾病的典型症状就诊时，应避免漏诊。甲亢患者均应检测空腹及餐后2小时血糖，甲亢控制后体重仍进行性下降者，须查血糖或糖耐量试验了解是否合并糖尿病。相反，血糖控制良好的糖尿病患者若有以下情况时应做甲状腺功能检查以明确是否有甲亢：①患者严重消瘦，不能用其他原因解释。②糖尿病治疗后病情稳定又突然加重，胰岛素用量增多或出现多汗、心悸等高代谢症候群表现。甲亢和糖尿病症状可以互相加重，甲亢可使糖尿病症状加重，诱发酮症酸中毒，而糖尿病控制不良时可能会诱发甲亢危象。因此，同时积极治疗两病很重要，甲亢控制后血糖波动小，糖尿病相对易控制。血糖有效控制对甲亢的康复也有帮助，建议双管齐下，一方面要严格控制糖尿病，另一方面也要在免疫抑制的基础上积极控制甲亢，只有这样才能最大限度地获得治疗效果。值得一提的是，该患者合并糖尿病丝毫不能作为阻止我们合理使用糖皮质激素的理由。因为甲亢是自身免疫性疾病，往往合并多器官损伤，如果不从免疫治疗入手，我们很难达到事半功倍的效果。糖皮质激素升高血糖是药理学的常识，尽人皆知，但一味惧怕使用糖皮质激素，担忧它升高血糖的不良反应，往往会错过使用的最佳时机，延误治疗，给患者造成不可弥补的损失。我们反对滥用激素，但给患者解决问题是硬道理。如何合理使用激素却是一个需要认真考虑的问题，也是一个长期充满争议的话题。

（马中书）

# 怕热、多汗、抑郁、粒细胞减少、房颤

**患者男性,70岁,于2007年11月28日住院。**

## 一、主诉

怕热、多汗、心悸、手颤伴乏力、食欲缺乏1年,加重20天。

## 二、病史询问

### (一)初步诊断思路及问诊目的

患者主诉怕热、多汗、心悸、乏力,首先应该围绕甲亢去思考和询问。甲亢的表现有很大异质性,多数与自身免疫有关。因此,要询问有无合并其他自身免疫性疾病;甲亢还可以造成多器官损伤,比如可以合并粒细胞减少症、肝损害、心肌病变等,而这些病变可以影响甲亢的治疗和转归,甚至预后。因此,要询问患者抵抗力是否下降,是否容易罹患感冒;有无恶心、呕吐、厌油腻等肝功能受损表现;可以合并甲亢性心脏病,表现为心衰、心脏扩大和心律失常,可以询问患者有无胸闷、气短、端坐呼吸、下肢水肿等。此外,甲亢还可以累及精神系统,导致失眠、健忘、脾气急躁以及性格异常,应与自主神经紊乱和更年期综合征鉴别。

### (二)问诊主要内容及目的

1. 是否有怕热、多汗、心悸、乏力、手颤。
2. 是否有易饥多食、大便次数增多或腹泻、消瘦。
3. 是否有脾气急躁、烦躁、失眠。
4. 是否胸闷气短、不能平卧、下肢水肿。
5. 是否有受凉、劳累等免疫力减低的诱因?近期是否有感染?是否有慢性感染病灶?
6. 入院前做过什么检查,结果如何,给过什么治疗,效果如何?

初步的检查和诊治过程可帮助鉴别一些疾病。

### (三)问诊结果及思维提示

甲亢是一种自身免疫性多器官损伤疾病,除了询问高代谢症候群和交感神经系统兴奋症状外,还应进行免疫力、心血管、消化、血液、骨骼与肌肉系统等受累表现的检查。通过问诊发现患者1年前无明显诱因出现怕热、多汗、心悸、手颤伴乏力、食欲缺乏,大便次数增多,每日2~3次,曾在我院门诊检查,诊断为"甲亢",给予抗甲状腺药物治疗,病情时轻时重,未正规治疗。入院20天前,症状加重伴有恶心、呕吐,为求进一步诊治收入我科。自发病以来,无多饮、多尿,无头痛与发热,精神、食欲、睡眠较差,大便2~7次/日,小便正常。

既往患高血压史30年,最高达200/110mmHg,胆石症10年,抑郁症5年,无肝炎、结核病史,无食物、药物过敏史。个人史、家族史无特殊记载。

### 三、体格检查

（一）重点检查内容及目的

1. 体型肥瘦、面目表情和精神状态。

2. 有无典型甲亢面容。

3. 有无突眼、甲状腺肿大和胫前黏液性水肿。

4. 心界大小、心律变化，有无肝大、下肢水肿。

（二）体格检查结果及思维提示

心界向左扩大，心音有力，心率 87 次 / 分，心律不齐，心音强弱不等，各瓣膜听诊区未闻及病理性杂音。腹膨隆，全腹软，无压痛、反跳痛，肠鸣音正常。脊柱四肢无畸形，四肢肌力正常，双下肢无水肿。生理反射存在，病理反射未引出。

 **思维提示：**

检查结果表明，一方面高 $T_3$ 血症增加了心肌的兴奋性，容易出现心肌受损，随后出现心律失常。这是外因；另一方面，这些病的心肌也同时存在免疫损伤，导致心肌细胞的炎症和水肿，以及随后出现的心肌纤维化。这些是患者心脏扩大的原因，也是心律失常发生的内因。外因通过内因起作用，所以才发生了心脏扩大和房颤。

### 四、实验室和影像学检查

（一）初步检查内容及目的

1. 血常规、肝功能及电解质 诊断甲亢时需要注意白细胞及胆红素水平。

2. 心电图及超声心动图检查评价心脏功能。

3. 甲状腺功能、甲状腺抗体及 ESR、风湿免疫全项明确甲状腺功能水平及甲亢病因。

4. 垂体激素测定评价垂体功能。

（二）检查结果及思维提示

检查结果：

（1）血常规：WBC $3.81 \times 10^9$/L，N 33.3%，L 53.2%，RBC $3.83 \times 10^{12}$/L，HGB 111g/L，PLT $214 \times 10^9$/L。

（2）肝功能：TP 60g/L，ALB 35g/L，GLO 25g/L，ALT 23U/L，AST 14U/L，TBIL 13.2μmol/L，DBIL 4.3μmol/L，ALP 114U/L。

（3）电解质：Na 141mmol/L，K 4.3mmol/L，Cl 103mmol/L。

（4）心电图：心房颤动。

（5）超声心动图：EF 69%，左房增大，二尖瓣、三尖瓣反流，主动脉瓣钙化、反流，肺动脉瓣收缩压约 40mmHg。

（6）甲状腺功能：$FT_3$ 25.23pmol/L↑，$FT_4$ 91.16pmol/L↑，TSH<0.01mU/L。甲状腺抗体：TGAb 3.92%，TPOAb 3.7U/ml，TRAb 9.23U/L↑。

（7）免疫全项：IgE 776U/ml（<165），CRP 0.96mg/dl，（<0.8），补体 C3 76.1ng/dl（79～152），RF 21.40U/ml（<20），余均在正常范围。ESR 11mm/h。

（8）肾上腺皮质功能：血 ACTH 12ng/L（0～46），Cor 3μmol/dl（5～25），24 小时尿 Cor＜18μg（30～110）。

（9）性腺功能：FSH 1.8U/L（1.4～18），LH 0.1U/L（1.5～34.6），PRL 9.67ng/ml（2.1～17.7），$E_2$＜10pg/ml（0～52），P 0.11ng/ml（0.28～1.22），T 18ng/dl（241～827）。

 **思维提示：**

　　①血常规提示，在未治疗甲亢之前就存在白细胞总数低于正常水平的情况；②心电图示心房颤动，表明心肌也存在病变；③甲状腺功能显示 $FT_3$ 与 $FT_4$ 升高，TSH 降低，支持甲亢诊断；④ IgE、CRP、C3 及 RF 均升高，且 TRAb 阳性；⑤ ACTH 和血尿皮质醇均低于正常水平，以及雄激素和促性腺激素同时降低。综合考虑，虽然他没有典型的甲亢表现，但是我们可以诊断该患者有格雷夫斯病甲亢。心电图提示心房颤动，符合甲状腺功能亢进症性心脏病，我们所做的心肌活检表明，老年甲亢患者的心肌存在严重的免疫损伤。如果按照常规治疗，患者的房颤是患病后的几十年里，心肌不断受到免疫损伤的结果，心律失常难以恢复。此外，该病例最大特点是患者既往曾诊断"抑郁症"，服用抗抑郁药物 5 年。而垂体激素化验结果提示继发性肾上腺皮质功能低下和继发性性腺功能低下，符合垂体功能减退症。我们知道抑郁症表现为表情淡漠、抑郁寡欢，垂体功能减退症也同样可以出现表情淡漠、嗜睡、乏力的症状，而且垂体功能减退症对两种药物特别敏感，一种是镇静剂，另外一种药物就是胰岛素。垂体功能减退的患者对这两种药物的耐受性大大降低，稍有不慎就会导致严重昏迷，危及患者生命安全。

　　下一步处理在于明确腺垂体功能低下的原因，需行垂体 MRI。

## 五、下一步检查

（一）下一步检查内容及目的

1. 颅脑 MRI　了解垂体形态，探究垂体功能减退病因。

2. 三角肌活组织病理检查寻找免疫学证据，为免疫抑制治疗提供依据。

（二）检查结果及思维提示

检查结果：

（1）颅脑平扫 MRI：蝶鞍扩大，鞍内可见一椭圆形肿块影，边界清楚，呈稍长 T1、稍长 T2 信号。病灶向上生长突入鞍上池，垂体柄右移，视交叉未见明显受压。双侧海绵窦及颈内动脉显示清楚。印象：鞍区占位。颅脑增强 MRI：上述病变呈轻度较均匀强化，垂体柄向右侧移位。垂体病灶贴近两侧颈内动脉海绵窦段，但未形成包绕。放射科印象：鞍内及鞍上占位性病变，考虑垂体瘤。

（2）肌肉活组织检查

1）组织病理：肌纤维肿胀变性，肌束间散在淋巴细胞，肌横纹灶性模糊。

2）免疫荧光：IgG（++），IgM（+），FRA（+），IgA（±），C3（±），C1q（-），沿肌束膜沉积。

**思维提示：**

患者初诊为原发性甲状腺功能亢进症合并抑郁症。经过 MRI 检查，发现垂体有占位病变。适当的治疗后，病情有所好转，但未见明显效果，应坚持继续目前治疗。根据此例"甲亢"临床特点，本例使用泼尼松为治疗的首选药物，"抑郁症"所带来的症状有所好转，可初步判断此类症状由垂体功能减退所致。这类患者在临床并不少见，但治疗存在两个问题：①白细胞升高不显著，尽管处在正常范围，但位于低限，仍可能出现白细胞或粒细胞减少的情况，从而容易导致感染；②垂体病变的性质仍无法确定，如果存在慢性淋巴细胞性垂体炎或者嗜伊红肉芽肿，目前糖皮质激素剂量偏小，达不到免疫抑制使病灶缩小的效果，故下一步治疗应加大药物剂量。

## 六、治疗方案及理由

1. 方案　泼尼松 5mg，1 天 3 次；氯化钾缓释片 1.0，1 天 3 次；美托洛尔 25mg，1 天 2 次。

2. 理由　在临床实践中，甲亢的治疗常常把甲巯咪唑作为抗甲状腺药物的一线用药，但存在巨大风险。虽然该患者肝功能正常，但血常规显示白细胞减少，暂时不能首选抗甲状腺药物治疗，以免加重粒细胞减少，招致严重感染、脓毒血症、败血症危及患者生命。一般而言，只有在白细胞总数超过 $4.0 \times 10^9$ 以上，才能使用抗甲状腺药物治疗，但由于患者存在垂体病变，所以治疗一定要十分小心。再加上患者存在垂体占位伴垂体功能减退，垂体炎不除外，有必要做一个诊断性治疗，这样做既可以减少甲状腺素产生，又可以抑制 $T_4$ 向 $T_3$ 转化，还可以对垂体炎有诊断性治疗作用。

## 七、治疗效果及思维提示

治疗效果：经上述药物治疗，精神、食欲、睡眠较前有所好转，怕热、多汗症状同前，心悸、手颤略减轻。实验室检查结果：① WBC $4.3 \times 10^9$/L，N 21.9%，L 59%；②甲状腺功能：$FT_3$ 6.14pmol/L↑，$FT_4$ 23.4pmol/L↑，TSH 0.01mU/L，即患者的一般情况好转，但甲亢尚未得到有效控制。

## 八、调整治疗方案及疗效

（一）新方案

1. 甲泼尼龙 40mg，静滴，1 天 1 次。

2. 丙硫氧嘧啶 50mg，1 天 2 次。

3. 氯化钾缓释片 1.0，1 天 3 次。

（二）疗效

继续治疗后，精神明显好转，食欲进一步增加，睡眠改善，怕热、多汗症状基本消失，无心悸、手颤等症状，心率 60 次左右。复查实验室结果示：① WBC $13.9 \times 10^9$/L，N 70%，L 24.4%；②肝功能：ALB 35g/L，ALT 23U/L，AST 14U/L，TBIL 13.2μmmol/L，DBIL 3.3μmol/L；③甲状腺功能：$FT_3$ 4.00pmol/L，$FT_4$ 12.38pmol/L，TSH＜0.01mU/L；④电解质：Na 145mmol/L，K 4.0mmol/L，Ca 2.28mmol/L，P 1.29mmol/L；⑤垂体强化 MRI：蝶鞍扩大，鞍内椭圆形肿块

影轻度均匀强化，边界清楚。病灶向上生长突入鞍上池，垂体柄右移，视交叉未见明显受压。双侧海绵窦及颈内动脉显示清楚。垂体病灶贴近两侧颈内动脉海绵窦段，但未形成包绕。与上次强化MRI比较病灶并无明显变化。

> **思维提示：**
>
> 经过静脉甲泼尼龙治疗，患者"抑郁症"及甲亢症状均明显好转，实验室检查血常规：白细胞高于正常范围为安全使用抗甲状腺药物提供了条件；甲状腺功能已经恢复正常；但垂体强化MRI显示垂体病灶与治疗前相比并无明显变化，为此考虑该占位病变为实性肿物，考虑无功能性垂体瘤，下一步可择期手术治疗。

## 九、对本病例的思考

1. 临床工作中经常遇到甲亢合并粒细胞、肝脏损害的情况，影响了抗甲状腺药物的正常应用，因为抗甲状腺药物也有类似的不良反应，所以治疗宜先纠正粒细胞减少、肝损害，然后采取抗甲状腺药物治疗，以确保治疗的安全性。目前常用泼尼松治疗。

此患者曾一度误诊为抑郁症，垂体功能减退症由于各种内分泌激素缺乏或不足可以导致相应靶腺体功能减退，主要涉及垂体 - 肾上腺轴、垂体 - 甲状腺轴和垂体 - 性腺轴。一般而言，垂体功能减退可以引起继发性甲状腺功能减退症，合并原发性甲亢的可能性并不高，但在临床上什么情况都会发生，在发现一个腺体功能异常时，一定要开阔思路，注意询问或检查其他腺体的情况，不要漏掉一些细节，以免遗漏多腺体功能损害。例如，这位患者有表情淡漠又有甲亢这种自相矛盾的情况，可能病因和分类应该比较复杂，再加上化验检查发现继发性肾上腺皮质功能减退和继发性性腺功能减退，病变部位基本定位于垂体。那么，如何进一步确诊就很容易想到做垂体MRI，因为我们思维告诉我们，临床表现和实验室检查都提示垂体存在病变时，病因和定位诊断就应该围绕垂体进行。

垂体功能减退症系因腺垂体激素功能部分或全部丧失的结果，临床表现千差万别，一般受累次序为垂体 - 性腺轴、垂体 - 甲状腺轴和垂体 - 肾上腺轴。临床表现有低钠血症、低蛋白血症、低血糖和低血压等，与发病的年龄、性别、受累轴腺激素种类、分泌受损程度以及原发病的病理性质有着重要的关系。腺垂体功能障碍引发的精神障碍可直接由垂体功能减退引起，也可继发于其他内分泌功能减退，其中90%以上的患者出现不同程度的精神神经症状，轻者可表现为淡漠、迟钝、呆滞、乏力、言行减少；部分患者表现出焦虑不安、自罪、自责、疑病妄想；少数患者出现类癔症发作的表现及紧张型或偏执型精神分裂症的表现。

本病例给我们的警示是，在临床工作中要用整体观去思考疾病，不能孤立、片面地去看待一些症状或体征，把患者作为一个完整的机体去思考，客观地认识疾病，不可想当然，更不可以先入为主，尤其对抑郁症这一临床常见病理状态的诊断更应慎重，因为多种精神及躯体疾病都可伴发抑郁症，而随着原发疾病的治愈，抑郁状态也会随之消失。因此，对于抑郁症的患者必须进行鉴别诊断，在除外一些器质性疾病的基础上才能做出诊断，不能仅停留在表面现象而不做进一步分析、思考和鉴别。垂体疾病早期临床表现不典型，又不可能进行活检，发现垂体疾病关键在于仔细询问和查体，譬如性腺功能减退，腋毛、阴毛脱落等可能不被注意，容易忽视，恰恰这些细节可以提示垂体病变的存在。

2. 诊断性治疗　诊断性治疗是内科学常用的一种诊断和鉴别诊断方法。根据常见病、多发病的诊断原则。在保证患者安全的前提下，我们可以大胆尝试。本病例在诊断垂体占位性病变时首先应考虑垂体炎，因为血清多种免疫抗体异常和三角肌活检结果显示多种免疫复合物沉积，提示患者存在免疫多器官损伤的可能性。从整体医学观点出发，自身免疫性垂体炎不除外，可采用糖皮质激素免疫抑制治疗来观察治疗效果，同时也有利于鉴别诊断。该患者通过长达 1 个月的免疫抑制治疗，复查垂体 MRI 占位无改善，垂体炎可以除外，垂体瘤诊断成立，性质待定。后经手术病理证实占位组织为垂体促黄体生成素 / 促甲状腺激素细胞性腺瘤。免疫组化染色：LH（+++）、TSH（+）、FSH（−）、ACTH（−）、PRL（−）、GH（−），Ki-67LI 0.14%。术后给予患者氢化可的松 20mg，1 天 1 次替代治疗，配合丙硫氧嘧啶 50mg，1 天 1 次控制甲亢，定期随访观察。

（马中书）

## 参 考 文 献

[1] 张立群. 脑垂体功能减退伴发的精神障碍 [M]// 靳士立，王坤明. 器质性精神障碍. 山东：青岛出版社，2003：212-213.

[2] 邱明才. 器官医学与内科的综合优势 [J]. 中华内科杂志，2004，43（7）：483-484.

# 手足肥大、面容增宽2年,视力下降1年,闭经半年,乏力、食欲差、恶心、呕吐3个月

**患者女性,21岁,于2011年7月8日在我院内分泌科住院。**

## 一、主诉

手足肥大、面容增宽2年,视力下降1年,闭经半年,乏力、食欲差、恶心、呕吐3个月。

## 二、病史询问

（一）初步诊断思路和问诊目的

患者主诉为手足肥大、面容增宽,首先考虑患者是否存在生长激素分泌异常,按优先考虑的原则应将常见疾病放在首位考虑,如垂体炎、肢端肥大症、垂体肿瘤等。患者有视力下降、闭经、乏力、食欲差等症状,主要考虑有无压迫症状及垂体功能减退的可能。因此,问诊的目的主要围绕垂体病变累及内分泌功能改变和可能的病变性质方面展开。垂体的内分泌功能主要包括腺垂体和神经垂体功能:腺垂体主要分泌 ACTH、TSH、FSH、LH、PRL、GH,影响肾上腺皮质、甲状腺、性腺三个靶腺轴功能;神经垂体主要分泌 ADH 和催产素。垂体病变往往伴随内分泌功能的紊乱,可有相应的症状和体征,通过问诊可以获得相关信息。除了内分泌功能的改变,垂体部位的病变往往伴随周围神经和组织的压迫症状,如压迫视交叉,可以影响视力;如果向鞍上压迫下丘脑,可影响下丘脑功能;向两侧及后方压迫海绵窦,向下破坏鞍底,可引起颅内压增高。对于垂体可能的病变性质,大体上分为炎症或肿瘤,两者均可有上述表现;对于感染性炎症可有发热,有感染源可作为鉴别,而进一步的鉴别则要依靠于实验室或影像学检查。

（二）问诊主要内容及目的

1. 手足肥大、面容增宽时是否伴有头痛、视力减退、视野改变　一般出现面容改变时,首先考虑生长激素的分泌异常增多,主要由于垂体肿瘤持续分泌所致,出现骨骼与软组织的增生。而垂体肿瘤可引起头痛,可压迫视交叉导致视力及视野改变。

2. 是否有乏力、疲倦,食欲如何,是否有腹泻、肤色变浅,是否有站立时头晕等低血压表现,是否有低血糖,发生肾上腺皮质功能减退时可出现以上的表现。

3. 是否有怕冷、少汗、皮肤干燥、便秘、记忆力减退等症状　甲状腺轴功能减退时可出现上述表现。

4. 是否有体毛脱落,月经如何　性腺功能减退时可有体毛脱落,尤其是阴毛、腋毛脱落,并可有月经稀发、闭经等表现。

5. 是否有视力下降,视野缺损　如果病变累及视神经、视交叉、视神经束,则可出现视力下降、视野缺损。

6．头痛的位置、性质怎样，是否有呕吐，呕吐是否为喷射性　病变影响脑脊液的循环，可出现颅内压增高症状，包括头痛、喷射性呕吐、视神经乳头水肿。此患者无明显头痛，无喷射性呕吐，考虑不存在颅内高压。

7．是否有睡眠、饮食、体温、情绪方面的紊乱　病变向上发展可影响下丘脑功能，出现下丘脑综合征。

8．是否有眼球运动障碍、眼睑下垂、三叉神经痛、面部麻木等症状　病变向两侧及后方发展可出现海绵窦综合征。包括第Ⅲ、Ⅳ、Ⅴ、Ⅵ对脑神经受累可出现的临床表现。

9．是否有发热，是否有受凉、劳累等免疫力减低的诱因，近期是否有感染　协助明确患者是否存在感染性炎症的可能。

10．入院前做过什么检查，结果如何，给过什么治疗，效果如何　初步的检查和诊疗过程可帮助鉴别一些疾病。

（三）问诊结果及思维提示

问诊结果：2年前患者家人发现患者手足偏大，鞋码为40，面容粗陋，唇略厚舌略大，未重视，也未治疗。1年前双眼视力开始下降，以左眼视力下降明显，半年前停经，偶有头晕，无头痛，未诊治。于今年4月中旬，无明显原因出现间断发热，体温最高40℃，伴乏力、食欲差，恶心、呕吐，在当地医院住院治疗，先后予以头孢曲松钠、左氧氟沙星及利巴韦林静滴治疗1个月，体温渐下降后出院。于6月中旬再次出现间断发热，体温最高38℃，伴双下肢水肿，就诊于当地某医院查血常规提示贫血；行骨髓穿刺检查提示骨髓增生明显活跃，余无特殊；性激素、甲状腺功能等检查提示异常；电解质示血钠132mmol/L，垂体检查提示：鞍区占位，相邻组织受压移位；予以头孢哌酮钠他唑巴坦、莫西沙星静滴治疗14天，体温正常，拟行手术治疗于7月2日转入我院神经外科住院治疗。入院后患者体温正常，给予甲泼尼龙静滴4天，先后予以头孢美唑、头孢哌酮钠静滴，查血常规示三系均明显降低，存在手术禁忌，于7月8日转入我科进一步治疗。既往身体健康，无特殊疾病史。家族史中无特殊，父母亲及兄弟姊妹均身体健康。

**思维提示：**

通过问诊可明确，患者青年女性，病史2年，主要表现为手足偏大，视力下降，闭经，无头痛，乏力，食欲差，初步怀疑为垂体病变，生长激素分泌增多，有压迫症状，已影响视野，且腺垂体功能也受累，先累及性腺轴，肾上腺及甲状腺也有一定程度的受累。近期有发热，说明患者存在感染性炎症的可能。要明确诊断还需进一步查体和辅助检查。

## 三、体格检查

（一）重点检查内容及目的

考虑患者为垂体病变，全垂体功能低下可能。在对患者进行系统地、全面地检查同时，需注意血压、精神、神志、皮肤是否干燥，肤色是否苍白，眉毛、阴毛、腋毛是否稀疏等，并注意神经系统查体，明确有无定位体征，协助鉴别颅内病变的可能。

（二）体格检查结果及思维提示

体格检查结果：T 36.3℃，P 86 次 / 分，R 20 次 / 分，BP 100/60mmHg，BMI 23.70kg/m²。神志清楚，发育正常，查体合作，精神差，皮肤干燥，无色素沉着、乳晕变黑等，浅表淋巴结未触及肿大，毛发分布正常，无阴毛、腋毛脱落。双瞳孔等大等圆，光反应灵敏，双眼视力减退，舌体肥厚不明显，口唇偏厚，甲状腺未触及肿大。心、肺、腹无异常，手足偏大，双下肢无水肿，四肢肌力、肌张力正常，生理反射存在，病理反射阴性。

 **思维提示：**

体格检查结果与问诊后初步考虑垂体病变的思路一致。手足偏大、口唇偏厚，支持肢端肥大症的诊断。皮肤干燥、血压偏低，提示可能存在垂体功能不全，需进一步实验室和影像学检查寻找依据，并判断病情，为治疗方案提供依据。

## 四、实验室和影像学检查

（一）初步检查内容及目的

1．三大常规、生化检查评价病情。

2．性腺、肾上腺、甲状腺三大轴功能检查评价腺垂体功能。

3．生长激素检查明确诊断。

4．胰岛素释放试验了解可能的病因。

5．风湿免疫了解可能的病因。

6．垂体 MRI 检查明确诊断。

（二）检查结果及思维提示

检查结果：

1．三大常规  血常规：WBC 1.64×10⁹/L↓，N 0.39×10⁹/L↓，RBC 1.71×10¹²/L↓，HGB 42.0g/L↓，PLT 54.0×10⁹/L↓。便常规及尿常规检查未见异常。

2．生化检查肝功、肾功、血脂在正常范围。血电解质：Na 132mmol/L↓，K 3.9mmol/L，Cl 93mmol/L，Ca 2.1mmol/L↓，P 1.38mmol/L。

3．内分泌激素肾上腺功能检查：Cor，8Am 4.0μg/dl↓，4Pm 6.6μg/dl↓。甲状腺功能：FT₃ 2.39pmol/L↓，FT₄ 7.2pmol/L↓，TSH 1.53mU/L。性腺功能：LH 0mU/ml↓，FSH 1mU/ml↓，E₂ 0pg/ml↓，P 0ng/ml↓，T 0ng/dl↓，PRL 92.81ng/ml↑，GH＞40ng/ml↑。

4．风湿免疫全项  ENA 抗体谱、ANA 抗体均阴性，免疫及补体：C3、C4、IgA、IgG、IgM 基本正常。

5．肺 CT  两下肺炎性改变，左侧胸腔积液。

6．骨髓穿刺检查  骨髓增生明显活跃，中性晚幼粒细胞比值偏高，可见嗜酸性粒细胞。

7．垂体 MRI 检查（图 41-1）  鞍区扩大，鞍区可见倒置葫芦状异常信号影，约 5.5cm× 4.2cm×3.9cm，相邻组织受压移位明显。考虑为垂体瘤。

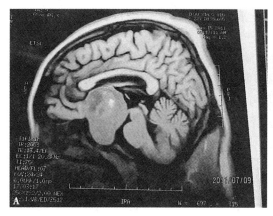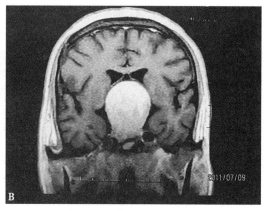

图 41-1 垂体 MRI

**思维提示：**

重要的检查结果有：①白细胞、红细胞、血小板均低于正常。②性腺功能表现极低值；甲状腺功能降低；肾上腺功能低下。提示腺垂体功能低。③催乳素、生长激素高于正常。④肺CT提示炎症。⑤垂体MRI检查：垂体瘤。结合患者的病史及体格检查结果，首先考虑肢端肥大症的诊断，导致肢端肥大症的病因以垂体瘤最为常见，但此患者为青年女性，为免疫疾病的高发人群，不能除外垂体炎的可能。垂体功能减退、高催乳素血症考虑与垂体瘤压迫有关。患者入院后查血细胞三系均低于正常，骨髓穿刺检查无异常发现，临床无慢性消耗性表现，不支持恶性疾患。

## 五、治疗方案及疗效

1. 方案　①予以甲泼尼龙及氢化可的松静滴，每日1次，并补钾治疗。静滴甲泼尼龙1个月后改为醋酸泼尼松片5mg，每日2次口服。②左甲状腺素片50μg，每日1次。③骨化三醇0.25μg，每日2次。④予以抗感染治疗。

2. 疗效　患者乏力、食欲差明显改善，视力无好转，仍无月经，甲状腺功能较前也有好转；治疗1周后血钠升至正常；未予以任何升血细胞的治疗措施，10天后白细胞及血小板升至正常，血红蛋白升至90.0g/L，继续予以小剂量糖皮质激素及左甲状腺素替代治疗，2个月后复查血常规血红蛋白为133.0g/L。

## 六、对本例的思考

1. 肢端肥大症发生在青春期后的生长激素分泌过量，以骨骼、软组织和内脏增生肥大为特征表现。导致生长激素分泌过多的原因以垂体生长激素瘤最为常见，瘤体增大产生腺垂体本身受压综合征，如性腺、甲状腺或肾上腺皮质功能低下。少见的为异位分泌生长激素肿瘤。此患者有手足肥大、面容增大症状，但程度很轻，无明显舌体及手足肥厚，查生长激素升高不明显，貌似肢端肥大症，但不是真正意义上典型的肢端肥大症。患者为青年女性，是自身免疫疾病的高发人群，不能除外垂体炎的可能，予以甲泼尼龙静滴免疫抑制治疗，1个月后复查垂体MRI病灶无明显变化，故仍考虑垂体瘤、肢端肥大症的诊断，生长激素水平不高,血磷正常,提示肢端肥大症处于静止期,建议择期手术治疗。

2. 血细胞减少原因　患者入院前有3个月进食差,血清白蛋白低于正常,血细胞低可能与肾上腺皮质激素不足有关,未予任何升血细胞的治疗,予以补充肾上腺皮质激素、甲状腺激素治疗,后复查血细胞逐渐正常。造血细胞的增生主要依靠造血生长因子及与造血有关的多种因子的调控。有关研究说明甲状腺素与红细胞生成有关,贫血发生的主要原因为红细胞生成减少,与甲状腺素减少导致代谢率降低,组织耗氧量下降导致红细胞生成素分泌减少有关,国外报道发生率占30%～50%,表现进展缓慢,无合并症的贫血多在甲状腺功能恢复至正常水平后3～6个月消失。据报道,任何原因所致垂体功能减退均能引起中度非进行性贫血,其机制为垂体功能减退,其靶腺内分泌功能减低,即体内甲状腺素、肾上腺皮质激素、性激素水平下降,使机体新陈代谢水平均下降,红细胞生成素分泌减少导致贫血,其治疗靠激素替代治疗,用甲状腺素、肾上腺皮质激素、性激素联合治疗,可使骨髓造血功能恢复正常,贫血纠正,单一激素治疗疗效不佳。但此患者表现为红细胞、白细胞、血小板均减少,三系均减低,垂体功能减退症表现为三系均低于正常的很少见,且已行骨髓细胞学检查除外骨髓本身疾病引起的造血障碍,未予以任何升血细胞治疗,仅予以甲状腺素、肾上腺皮质激素替代治疗,血细胞恢复正常,是一例较为少见的病例。

3. 本例提示所有垂体占位病变,如果压迫症状不很明显,先不急于手术治疗,因为垂体炎症和肿瘤均表现为占位病变,影像学上不易明确诊断为炎症或肿瘤,直接手术治疗患者不一定受益。如为垂体炎症,予以甲泼尼龙免疫抑制治疗有效,则可避免手术治疗;如为垂体肿瘤,即使是无功能垂体腺瘤,予以甲泼尼龙治疗后,可能会减轻瘤体周围组织的粘连、水肿,甚至可能会使瘤体体积缩小,减少手术治疗的风险。少数肢端肥大症患者同时合并原发性肾上腺皮质功能减退,术后易发生急性肾上腺皮质功能不足,导致急性脑水肿,形成脑疝,呼吸骤停,导致患者死亡。我们有这样的教训,应引以为戒。

(沙丽萍)

# 发作性饥饿感、心悸、乏力、大汗1个月

女性，52岁，于2009年10月入院。

## 一、主诉

发作性饥饿感、心悸、乏力、大汗1个月。

## 二、病史询问

### （一）初步诊断思路和问诊目的

患者为中老年女性，出现发作性饥饿感、心悸、乏力、大汗，这是典型的低血糖临床表现。当然，也不能除外造成上述症状的其他原因，如甲状腺功能亢进症等。因此，问诊的目的要围绕造成发作性饥饿感、心慌、多汗的诱因（原因）、发病时主要症状和特点、伴随症状和上述症状发作、好转与进食的关系如何等问题展开，并兼顾重要鉴别疾病的临床表现，以寻找证据。

### （二）问诊主要内容及目的

1. 有无其他交感神经兴奋的症状　是否伴有颤抖，视物模糊，乏力以及紧张、面色苍白，恶心、呕吐，四肢发冷等症状。以便进一步从临床明确是否存在低血糖。

2. 有无中枢神经系统受抑制的表现　是否存在意识语言障碍，头痛头晕，健忘、精神失常、幻觉、躁动以及阵挛性、舞蹈性、幼稚性动作等中枢神经系统受抑制的表现。以判断中枢神经系统是否受累。

3. 有无诱因　未进食或活动量增大，常常是发生低血糖的诱因。

4. 症状的发生与饥饿时间长短的关系　症状发生在空腹5小时以上者，考虑为器质性低血糖如胰岛β细胞瘤。该病常发生在凌晨空腹或禁食时间过久；当然，自身免疫所造成的低血糖发生的时间则无明显的规律性，甚至发生在进食时，因为自身免疫性低血糖患者胰岛素与抗体的结合或解离无规律，任何时候都可以发生。对于器质性低血糖必须积极地寻找病因，早期根除病因会立即看到治疗效果。症状发生在空腹5小时以内者，考虑为功能性低血糖，一般预后良好。

5. 体重的变化　由于患者惧怕低血糖发作，常以增加进食来预防低血糖的发生，所以体重逐渐增加，尤其是有交感神经系统兴奋症状的胰岛β细胞瘤患者。

6. 症状如何缓解　医生要观察进食是否可以有效地缓解症状。对于大多数患者而言，进食后低血糖症状会立即缓解。

7. 既往有类似病史的发作或自身免疫性疾病病史、肝脏疾病史和糖尿病或脑血管病和产后大出血病史，有无明确诊断　通过了解既往的发病情况，来指导以后诊治，如曾有产后

大出血病史应注意腺垂体功能低下。腺垂体功能低下的患者升糖激素缺乏也可以造成低血糖，如 ACTH- 皮质醇，TSH- 甲状腺激素和生长激素。

8. 有无失眠、易怒、腹泻，以及进食多而体重下降，逐渐消瘦等症状　因为饥饿感、心慌、多汗，甲状腺功能亢进症也常常存在。因此问诊也应围绕此病的症状展开。

（三）问诊结果及思维提示

中老年女性，患者于入院前一个月大约晚餐 5 小时后出现饥饿感、心慌、乏力、多汗、伴视物模糊、头晕；无恶心、呕吐；无腹痛、腹泻；无意识不清、头痛和幻听幻视；进餐后约 30 分钟缓解。此后上述症状反复出现，均在餐后 4～5 小时。日进餐量和次数增加，白天需进食 4～5 次，夜间 1 点至 3 点需进食 1 次。遂到当地医院就诊，空腹血糖 3.03mmol/L，为求进一步诊治收入我科。自发病以来，精神可，睡眠欠佳，食量增加。大小便无异常，体重增加约 3kg。

既往史："急性肝炎"病史 10 年，已治愈。"高血压"病史 5 年，最高达 220/130mmHg，利血平 2 片，1 天 2 次，卡托普利 2 片，1 天 2 次治疗，血压控制在 160～170/100mmHg。否认手术、外伤史；否认食物药物过敏史。否认产后大出血。家族史：父母均有高血压，2 弟 2 妹均体健，否认家族类似疾病史。无自身免疫性疾病病史。

> **思维提示：**
>
> 　　通过问诊可明确患者既往无脑血管病、腺垂体功能低下病史和甲亢病史。病史仅一个月，存在交感神经兴奋的症状外尚存在中枢神经系统的症状，服糖后症状可缓解，发病来体重增加近 3kg，测血糖偏低，而无其他症状。根据上述依据，我们首先考虑低血糖是造成上述症状的原因。虽然器质性低血糖常见的原因为胰岛素瘤，但也存在其他少见的原因引起低血糖的可能性，如自身免疫所致的低血糖造成，还有待进一步的实验室检查明确诊断。

## 三、体格检查

（一）重点检查内容及目的

患者发作性饥饿感、心慌、多汗的原因首先考虑低血糖所致，因此在对患者进行系统、全面检查的同时，应重点注意神经系统的体格检查。同时还要除外腺垂体功能低下和甲亢，观察患者皮肤是否干燥，下肢是否水肿，是否有眉毛、阴毛、腋毛脱落，手颤和心悸的症状也要格外注意。

（二）体格检查结果及思维提示

T 37.3℃，R 18 次 / 分，P 106 次 / 分，BP 180/100mmHg，H 170cm，W 86kg，BMI 32.59kg/m²，自动体位，颜面潮红，神清语利合作。全身皮肤黏膜无黄染、出血点和皮疹，浅表淋巴结未触和肿大，头颅无畸形，眉毛无稀疏，牙齿无脱落和龋齿。颈软，甲状腺未触和肿大。腋毛缺如，双肺呼吸音清，未闻及干湿性啰音。HR 106 次 / 分，律齐，各瓣膜区未闻和病理性杂音。腹膨隆，软，无压痛，肝脾肋下未触及，肝、肾区无叩痛。双下肢无水肿。生理反射存在，病理反射未引出。

**思维提示：**

　　体格检查结果与问诊后初步考虑的低血糖与器质性低血糖的思路相吻合。皮肤湿度正常，下肢无水肿和眉毛无明显异常，垂体相关激素在正常范围，不支持腺垂体功能低下的诊断，无突眼，甲状腺、胫前皮肤无异常和甲状腺功能正常也不支持甲状腺功能亢进的诊断。进一步实验室（血糖和胰岛素）和影像学检查的主要目的是进一步明确诊断并判断病情，为治疗方案提供依据。

## 四、实验室和影像学检查

（一）初步检查内容及目的

　　1. 血糖和胰岛素、C 肽（5 小时的 OGTT＋Ins）并测定胰岛素释放指数进一步证实临床低血糖的判断和协助病因诊断。由于低血糖可能为发作性的，所以不能根据 1 或 2 次的血糖正常即排除本病，而应多次检查。与随机测定的血糖相比，空腹和发作时的血糖更有意义。血胰岛素水平是低血糖诊断和鉴别诊断的重要依据，必须多次检查。初步判断低血糖是高胰岛素所造的，还是与胰岛素无关（低血糖伴低胰岛素血症，升糖激素缺乏），但必须注意，只有低血糖时的高胰岛素血症才有意义。胰岛素释放指数 =（血胰岛素（μU/ml）×100）/（血糖（mg/dl）－30）。

　　2. 必要时行饥饿试验　如果低血糖发作无规律性，那就必须进行饥饿试验以诱发低血糖的临床症状，以尽量缩短检查时间。若 72 小时仍无低血糖的出现基本可以除外低血糖。

　　3. 胰岛素抗体和胰岛素受体抗体测定　若阳性支持自身免疫性低血糖。

　　4. 垂体激素的测定　如为低血糖伴有低胰岛素血症，即该患者的低血糖与胰岛素无关，我们的注意力就应该转移到患者的垂体功能，测定垂体相关的激素，与腺垂体功能低下相鉴别。

　　5. 肝肾功能检查　除外由肝肾功能障碍造成的低血糖。

　　6. 定位检查　为除外胰岛素瘤可行胰腺 B 超、CT、MRI 和数字减影检查，必要时做胰腺分段测胰岛素和 C 肽。

　　7. 必要时垂体 MRI　如胰岛素不高，为除外腺垂体功能低下可行垂体 MRI，了解垂体病变部位和范围，是否有鞍上池下疝存在。

（二）检查结果及思维提示

检查结果：

　　（1）行 5 小时 OGTT 和胰岛素释放试验结果为，P5hBG 最低为 1.70mmol/L，P5hIns 最高达 178.61mU/L，胰岛素释放指数：29 768（胰岛素释放指数正常＜50，高胰岛素血症者也＜80，而胰岛 β 细胞瘤＞100，自身免疫性低血糖会更高）。

　　（2）胰岛素抗体阳性。

　　（3）垂体激素、甲状腺功能和肝肾功能：正常范围。

　　（4）胰腺 MRI：未见肿瘤。

**思维提示：**

　　重要的检查结果：①血糖 1.70mmol/L，P5hIns 最高达 178.61mU/L，胰岛素释放指数：>100，明确该患者为低血糖，而且低血糖与高胰岛素血症有关。②胰岛素抗体阳性和胰腺 MRI 未见肿瘤：在除外胰岛素瘤的条件下，提示高胰岛素水平为自身免疫性低血糖所致，自身免疫性低血糖的胰岛素水平常常会很高，往往高于胰岛素瘤的胰岛素水平。③患者有服用含巯基药物的用药史，卡托普利也是支持自身免疫性低血糖的原因之一，巯基易诱发自身免疫性低血糖。

## 五、治疗方案及理由

　　1. 方案　给予泼尼松 10mg 1 天 3 次。好转出院。

　　2. 理由　该患者诊断为胰岛素自身免疫性低血糖，给予泼尼松治疗不但可以从病因着手治疗，而且还有升高血糖的作用。空腹血糖维持在 4.9～5.4mmol/L 好转出院。

## 六、治疗效果及思维提示

　　治疗效果：2 周后空腹血糖维持在 4.9～5.4mmol/L 好转出院。

**思维提示：**

　　低血糖的诊断很容易，但有时也非常困难，所以病因诊断则应格外慎重。若该病例未想到胰岛素自身免疫性低血糖，治疗上就无从下手，也不会收到如此好的治疗效果。

## 七、对本病例的思考

　　胰岛素自身免疫性低血糖在我国是一种内源性胰岛素过多的少见疾病，而在日本发病率较高。自身免疫性低血糖是指由具有胰岛素抗体、胰岛素受体抗体、胰岛素细胞抗体存在的自身免疫疾患，与抗体结合的高胰岛素的解离导致低血糖出现。可发生于健康人，也可发生于许多自身和免疫性疾患的患者，如 Graves 病、红斑狼疮等[1]。自身免疫性抗胰岛素抗体综合征的患者并未使用过外源性胰岛素，而血浆里有抗自身分泌的胰岛素的抗体，抗体与胰岛素的结合是可逆的。当血中这种复合物突然解离时，释放出大量游离胰岛素，造成严重的低血糖发作，空腹和餐后均可发生，可以自限。如本例患者。由于抗体结合了大量的胰岛素，血浆胰岛素储存量增多，胰岛素的降解减少，患者血浆免疫活性的总胰岛素水平升高，游离胰岛素水平正常。低血糖期间，游离胰岛素水平显著升高。低血糖期间如胰岛素水平大于 200，应怀疑此症。患者可有糖耐量低减，但无胰岛素缺乏的表现。本病的诊断标准[2]：①自发性低血糖；②未用过外源性胰岛素；③血â岛素水平很高；④糖耐量低减；⑤病理示：胰岛肥大、增生；⑥三种抗体阳性。符合上述三点就可诊断。本病例有 4 条符合，而且用激素治疗后明显好转，并除外了胰岛素瘤的可能。

（苏文凌）

# 参 考 文 献

[1] Paiva ES, Pereira AE, Lombardi MT. Insulin autoimmune syndrome (Hirata disease) as differential diagnosis in patients with hyperinsulinemic hypoglycemia[J]. Pancreas, 2006, 32 (4): 431-432.

[2] Ma WY, Won JG, Tang KT. Severe hypoglycemic coma due to insulin autoimmune syndrome[J]. Chin Med Assoc, 2005, 68 (2): 82-86.

# 病例 43 心悸、手抖、消瘦 10 个月，行走不稳 20 天，意识障碍 2 天

**患者男性**，54 岁，于 2010 年 3 月 16 日入院。

## 一、主诉

心悸、手抖、消瘦 10 个月，行走不稳 20 天，意识障碍 2 天。

## 二、病史询问

（一）初步诊断思路及问诊目的

患者为 54 岁男性，既往有甲亢和贫血病史，近 10 个月再次出现心悸、手抖、消瘦，已于门诊诊断为桥本甲状腺炎，甲状腺功能亢进症，并已予治疗。此次主要因为行走不稳 20 天，意识模糊 4 天，阵发短暂意识丧失 2 天就诊。而此精神神经症状是独立的疾病还是与甲亢有关的疾病是此次住院需要明确和进一步治疗的。因此，问诊目的主要围绕神经系统的主要症状及特点；与甲亢在病情程度和时间上的关系；与既往贫血的关系等问题展开，并兼顾重要鉴别疾病的临床表现，以明确诊断。

（二）问诊主要内容及目的

1. 发病前有无诱因　此次发病是否有加重甲亢的原因，发病前是否有感染性疾病，以了解是否有感染性疾病所致神经症状。

2. 目前甲亢的病情和治疗情况　患者甲亢诊断明确，并已予糖皮质激素和甲巯咪唑治疗，甲亢病情控制情况如何，是否与此次出现的神经症状有关，是否有颈部不适，眼部不适，消化系统症状。

3. 既往贫血情况，当时是否明确病因，此次是否有贫血症状巨幼细胞贫血可以有脊髓亚急性联合变性（SCD）及锥体外系症状，需要明确和鉴别诊断。

4. 神经系统症状，病情进展情况　患者症状是否对称，有无加重或减轻的情况，是进行性加重还是阵发性发作，是否有癫痫发作，是否有智能低下、认知低下、记忆力低下、定向力低下等智能改变。是否出现不随意运动多、肌阵挛、震颤样运动等锥体外系改变。是否出现大脑皮质症状，如失语、失用和失读，是否有偏瘫或四肢瘫等锥体束症状。是否有肝病、肾病、电解质紊乱等可能出现代谢性脑病的情况，以及代谢性脑病、病毒性脑炎、边缘性脑炎、有痴呆表现的神经系统变性病（如阿尔茨海默病和路易体痴呆）或者 Creutzfeldt-Jakob 病（CJD）、精神病、难治性癫痫等情况。

（三）问诊结果及思维提示

患者 17 年前贫血史，口服叶酸和维生素 $B_{12}$ 治愈。15 年前患甲状腺功能亢进症，口服甲巯咪唑治疗 1 年半后好转停药。否认心、脑、肾、肝炎病史及饮酒史，无偏食。10 个月前，

患者无明显诱因出现心悸、手抖、乏力伴消瘦，于 3 个月前就诊于我科，实验室检查：游离三碘甲腺原氨酸（FT₃）16.25pmol/L（3.5～6.5pmol/L），游离甲状腺素（FT₄）37.59pmol/L（11.5～23.5pmol/L），促甲状腺激素（TSH）<0.01mU/L（0.3～5.0mU/L），甲状腺过氧化物酶抗体（TPOAb）586.5U/ml（0～12U/ml），促甲状腺激素受体抗体（TRAb）3.55U/L（0～1.5U/L），甲状腺球蛋白抗体（TGAb）11.14%（0～30%）；血常规：白细胞 3.31×10⁹/L，中性粒细胞 0.46，红细胞 4.16×10¹²/L，血红蛋白 129g/L；生化检查：ALT 44U/L（5～40U/L），AST 42U/L（8～40U/L），总胆红素 TBIL 29.3μmol/L（3.4～20μmol/L），直接胆红素 DBIL 10.4μmol/L（0.1～6.8μmol/L），总胆固醇 TC 2.16mmol/L（3.59～5.17mmol/L），余血脂指标均在正常范围；肝炎全项、自身免疫性肝病系列均为阴性；血沉 12mm（60 分钟）。初步诊断：桥本甲状腺炎，甲状腺功能亢进症，肝损害、粒细胞减少。予糖皮质激素泼尼松抑制免疫、升高中性粒细胞数量、保肝治疗，待血常规、肝功能恢复正常后加用甲巯咪唑治疗，症状逐渐减轻。并因为自觉乏力口服维生素 B₁₂、叶酸治疗。门诊定期复查，甲状腺功能各指标恢复良好，血红蛋白有渐降趋势，但均在正常范围内。20 天前患者无明显诱因出现行走不稳，动作笨拙，间断胡言乱语，自行站立摔跤，无头痛、头晕，无肢体瘫痪，就诊于当地医院，头颅 CT 示：右侧基底核区、左侧颞顶叶区及双侧半卵圆中心区可见点片状稍低密度影，脑干密度显示欠均匀，建议 MRI 检查。4 天前病情恶化，出现意识模糊、不认家人，性格改变，定向力、记忆力减退，行头颅磁共振成像检查示脑白质多发脱髓鞘斑。2 天前出现阵发短暂可逆性意识丧失，多发生于由卧位变为坐位时，家属将其躺平后意识自行恢复，无手足抽搐。就诊于我科住院进一步诊治。

---

 **思维提示：**

通过问诊，患者桥本甲状腺炎，甲状腺功能亢进症，肝损害、粒细胞减少诊断明确，且经过治疗从症状到化验指标均明显好转。在甲亢逐渐控制的情况下出现的意识障碍、智能改变和小脑性共济失调的表现，无感染的表现。既往可能存在巨幼细胞贫血。仅通过问诊不能明确诊断，应在体格检查时重点注意神经科体征等，并通过实验室检查和影像学检查寻找相关的证据。

---

## 三、体格检查

### （一）重点检查内容及目的

患者此次住院的症状是神经症状，因此在注意是否有甲状腺、眼、胫前皮肤阳性体征的情况下，重点注意神经科体征。

### （二）体格检查结果及思维提示

生命体征平稳，神志恍惚，反应迟钝，问可答但不切题，理解力、定向力、记忆力、计算力均差；脑膜刺激征未引出；双瞳孔大小：左侧 3cm，右侧 3cm，对光反射灵敏，眼动可，未见震颤，鼻唇沟对称，伸舌居中；四肢肌力 5 级，肌张力正常，四肢共济差，不能自行坐起、站立，坐位时有倾倒趋势，故紧抓旁人，双指鼻试验、跟-膝-胫试验欠稳准；痛觉对称存在，音叉振动觉、关节位置觉差；病理征未引出。余未见阳性体征。

**思维提示：**

体格检查结果与问诊基本一致，均为意识障碍、智能改变和小脑性共济失调的表现，无锥体外系和锥体束的异常表现。明确诊断、病因及病情还有赖于进一步实验室和影像学检查。

## 四、实验室和影像学检查

（一）初步检查内容及目的

1. 血、尿、便常规，血、尿电解质，血沉、肝功能、肾功能、血脂，甲状腺功能，免疫全项、风湿全项，肺癌全项，贫血三项测定，血氨明确诊断。

2. X 线，颈、胸髓 MRI，胃镜，脑电图明确诊断。

3. 骨髓穿刺活检，腰穿脑脊液检查从病理学角度明确诊断。

（二）检查结果及思维提示

检查结果：血常规：白细胞 $3.10 \times 10^9$/L，中性粒细胞 0.79，红细胞 $2.02 \times 10^{12}$/L，血红蛋白 72g/L，血小板 $47 \times 10^9$/L，网织红细胞 0.034，MCV 110fl、MCH 37pg、MCHC 382g/L；尿、便常规未见异常。生化：球蛋白 23g/L，TBIL 21.9μmol/L，DBIL 6.9μmol/L，TC 3.28mmol/L，Glu 8.5mmol/L，余指标均在正常范围；血钾 3.7mmol/L，钠 142mmol/L；风湿免疫全项：C3 51g/L（79～152g/L），C4 14.5g/L（16～38g/L）余指标均在正常范围；红细胞沉降率 31mm（60 分钟）；肺癌 4 项：神经烯醇化酶 29.26μg/L（0～13μg/L）。血：叶酸＞24μg/L（5.3～24.0μg/L），维生素 $B_{12}$ 62ng/L（211～911ng/L），铁蛋白 300.6μg/L（15～250μg/L）；血氨正常。

骨髓穿刺活检：巨幼细胞贫血。脑脊液检查未见异常。

脑电图：大量不规则 θ 慢波，呈阵发趋势出现。

全腹 CT：心腔及大血管密度减低，提示贫血。胸 CT 正常。

**思维提示：**

重要的检查结果总结如下：①白细胞减少，肝功能异常，结合入院前门诊检查结果，桥本甲状腺炎，甲状腺功能亢进症，肝损害、粒细胞减少，诊断明确；②大细胞性贫血，维生素 $B_{12}$ 低于正常，骨髓穿刺活检：巨幼细胞贫血，因此巨幼细胞贫血诊断明确；③甲状腺抗体特别是 TPOAb 滴度明显高于正常，神经烯醇化酶明显升高，脑脊液检查正常，脑电图表现为弥漫性慢波，头颅磁共振示脑白质多发脱髓鞘改变，考虑桥本脑病可能性大，拟予糖皮质激素治疗，观察疗效，进一步明确诊断。

## 五、治疗方案及理由

1. 方案　甲泼尼龙 40mg 入 5% 葡萄糖注射液静滴，1 次／日及对症治疗。

2. 理由　因为该患者诊断桥本甲状腺炎明确，该病为自身免疫性疾病；结合病史、体征、实验室检查和影像学检查，分析桥本脑病可能性大，该病的特点是糖皮质激素治疗有效；甲亢合并的巨幼细胞贫血一般进行抗甲状腺药物治疗，甲亢控制后贫血亦得到纠正，该患者在甲状腺功能逐渐控制的情况下，反而出现中度贫血，因此分析该贫血可能与甲状腺功能状态无关，而与抗壁细胞或抗内因子抗体可能有关。因此先予糖皮质激素甲泼尼龙治疗。在我科的临床实践中发现糖皮质激素大剂量冲击治疗不良反应大，而常规剂量使用同样能达到治疗效果。

## 六、治疗效果及思维提示

治疗效果：第 3 天患者神志转清，定向力基本恢复正常，加用甲钴胺 0.5mg 肌内注射，1 次 / 日，叶酸 30mg/d 及对症治疗。1 周后，患者情绪稳定，语言表达能力、定向力有所恢复，四肢共济有所好转但仍差，双指鼻试验、跟 - 膝 - 胫试验欠稳准，闭目难立征阳性；音叉振动觉、关节位置觉差。复查血常规：白细胞 $5.39 \times 10^9$/L，中性粒细胞 0.66，红细胞 $2.22 \times 10^{12}$/L，血红蛋白 83g/L，血小板 $91 \times 10^9$/L，网织红细胞 0.191；颈胸髓 MRI 未见异常，胃镜检查未见异常。2 周后，神清语利，可自行坐于床边，四肢共济明显好转，闭目难立征阳性；在家属搀扶下可行走。复查血红蛋白 115g/L；甲状腺功能：$FT_3$ 4.13pmol/L，$FT_4$ 13.90pmol/L，TSH 0.574mU/L，TPOAb 52.3U/ml，TRAb 0.38U/L，TGAb 8.26%。甲泼尼龙改为口服泼尼松 30mg/d，1 周后减为 15mg/d 出院。出院诊断：桥本脑病（Hashimoto's encephalopathy），甲状腺功能亢进症，巨幼细胞贫血，粒细胞减少。门诊定期复查调整剂量。随访患者 3 个月，恢复良好，能自行骑车外出，临床化验各指标均正常。泼尼松 5mg/d 维持治疗，随访 1 年，未复发，各项指标正常。

 **思维提示：**

目前，国内外对桥本脑病的认识尚不充分，患者可能因漏诊、误诊，缺乏适当的治疗，导致不可避免的痴呆、昏迷甚至死亡。故临床中对于任何神经精神障碍状态，常规治疗无效，应查抗甲状腺抗体滴度，考虑到桥本脑病可能，争取及早诊治，切忌使用镇静剂。

## 七、对本病例的思考

1. **桥本脑病**　在 1966 年由 Brain 等[1]首次报道，是一种与自身免疫性甲状腺疾病相关的脑病，可急性或亚急性发病，临床表现可为痫性、卒中样发作及精神异常等多种症状。桥本脑病患者的甲状腺功能可为正常、亢进或低下，抗甲状腺抗体增高为本病特征，其中以 TPOAb 最为特异，目前认为是诊断桥本脑病的必备条件，但其水平与脑病的严重程度不相关。桥本脑病对激素较敏感，应用肾上腺皮质激素后可有显著治疗效果，故又被称为激素反应性自身免疫性甲状腺炎相关的脑病（steroid-responsive encephalopathy associated with autoimmune thyroiditis，SREAT）[2]。桥本脑病的发病机制仍不明确，多认为是自身免疫反应累及中枢神经系统而引发。有学者提出血管炎性学说，即自身免疫机制介导的血管炎引起微血管破坏，导致脑水肿或者脑部血流低灌注，可累及脑干及皮质，从而出现局灶性神经功能缺失或昏迷等临床症状[3]。另一种是自体免疫学说，Chaudhuri 等[4]发现桥本脑病患者血液 A2 烯醇化酶抗体较健康人和普通桥本甲状腺炎患者高，认为可能是某些未知抗体与中枢神经系统和甲状腺组织共有的抗原发生自身免疫反应而致病。桥本脑病患者临床症状多样，影像学检查大多正常，无特异性改变，罕见病例报道可见脑白质脱髓鞘改变，缺乏特异的诊断标准。复习国内外文献其诊断依据为：临床表现有神经系统受累，甲状腺抗体（尤以 TPOAb 意义较大）增高、脑脊液蛋白高，且能除外其他原因所致神经、精神疾病，以及对激素治疗较敏感，可诊断桥本脑病。桥本脑病对类固醇激素治疗敏感，多数患者在用药后 1～2 天有明显效果，临床症状可在几天或几周内迅速好转[5]。这种脑病不仅可以发生在桥本病，同样也可以发生于 Graves 病患者。面对这样的患者，切忌应用镇静剂。因为患者狂躁，所以误诊、误治的患者甚多，后果难以预料。足量的甲泼尼龙静脉输入可以迅速缓解患者的临床症状。

2. 本例患者特点　①有神经系统受累的临床表现；②既往有明确甲亢病史，10 个月前再发甲亢，甲状腺抗体特别是 TPOAb 滴度明显高于正常；③神经烯醇化酶明显升高，脑脊液检查正常，脑电图表现为弥漫性慢波，头颅磁共振示脑白质多发脱髓鞘改变；④应用肾上腺皮质激素治疗效果显著。综上所述桥本脑病可以诊断。但患者血维生素 $B_{12}$ 极低，同时存在巨幼细胞贫血，应与巨幼细胞贫血引起的脊髓亚急性联合变性（SCD）及锥体外系症状相鉴别。

3. SCD　是维生素 $B_{12}$ 缺乏引起的中枢神经系统变性疾病，主要累及脊髓后索、侧索及周围神经。其诊断依据是：①经典的脊髓侧索、后索损害所致的功能障碍；②贫血和血清维生素 $B_{12}$ 检查；③影像学检查（MRI）病灶主要累及颈段和（或）胸段；④维生素 $B_{12}$ 治疗有效，症状改善需要数周至数月[6]。该患者胸腰段脊髓 MRI 检查未见异常，加用维生素 $B_{12}$ 治疗前应用甲泼尼龙治疗 3 天症状明显好转，而巨幼细胞贫血引起的 SCD 及锥体外系症状恢复较慢，综合患者 MRI 及治疗效果该两项可基本排除。

本例患者桥本甲状腺炎，甲亢，巨幼细胞贫血诊断明确。甲亢可合并白细胞减少、贫血，少部分有血小板减少。贫血多是小细胞或正细胞性贫血，大细胞性贫血较少。巨幼细胞贫血可能由于甲亢患者造血活跃，相对叶酸、维生素 $B_{12}$ 缺乏或抗胃壁细胞抗体及内因子抗体引起 $B_{12}$ 吸收不良有关。一般进行抗甲状腺药物治疗，甲亢控制后贫血亦得到纠正。该患者非素食主义者，否认胃肠病史，胃镜未见异常，在甲状腺功能指标好转且已替代叶酸和维生素 $B_{12}$ 的情况下出现贫血，因此其贫血可能与甲亢状态无关，而与抗壁细胞或抗内因子抗体有关。遗憾的是由于我院实验室条件限制未能检测该抗体。

甲状腺疾病包括 Graves 病、结节性甲状腺肿、桥本甲状腺炎、亚急性甲状腺炎、甲状腺腺瘤等，除了肿瘤外，甲状腺疾病与自身免疫密切相关[7]，免疫紊乱可表现为体内多种抗体阳性，已知的特异性抗体如 TGAb、TRAb、TPOAb、TmAb 等，非特异性抗体，如抗中性粒细胞抗体等。有学者提出，甲状腺疾病的本质为自身免疫性疾病，甲状腺仅为受累器官之一，全身其他器官、系统可同时受累，包括眼、皮肤、指甲、肝脏、肾脏、心脏、毛发、肌肉、神经系统、血液系统等，甲亢、甲减都是甲状腺功能状态的描述，而非疾病的本质，应从自身免疫的高度，探索甲状腺疾病免疫抑制治疗新思路[8]；在临床实际工作中从自身免疫的高度把糖皮质激素作为甲亢治疗的一线药物，取得了良好的治疗效果。该患者存在多器官、系统异常，包括甲状腺，造血系统、神经系统、消化系统，同时有多种抗体阳性，免疫紊乱可能是本病共同发病基础，自身免疫损伤贯穿整个病史，表现为几个器官阶段性受损。该病例在对甲状腺疾病及桥本脑病的发病机制探索中有一定启示作用。

甲亢合并巨幼细胞贫血少见，桥本脑病合并巨幼细胞贫血更为少见，因此该病例在确诊桥本脑病的过程中，还需要除外巨幼细胞贫血所致的精神神经症状。

（汤绍芳）

# 参 考 文 献

[1] Brain L，Jeuinek EH，Ball K. Hashimoto's disease and encephalopathy[J]. Lancet，1966，2：512-514.

[2] Castillo P，Woodruff B，Caselli R，et al. Steroid-responsive encephalopathy associated with thyroiditis[J]. Arch Neurol，2006，63：197-202.

[3] Forctti CM，Katsamakis G，Garron DC. Autoimmune thyroiditis and a rapidly progressive dementia global hyperfusion on SPECT scanning suggests a possible mechanism[J]. Neurology，1997，49：623-626.

[4] Chaudhuri A，Behan PO. The clinical spectrum，diagnosis，pathogenesis and treatment of Hashimoto's encephalopathy（recurrent acute disseminatedencephalomyelitis）[J]. Curr Med Chem，2003，10：1945-1953.

[5] 席刚，高小刚，李毅. 桥本脑病的临床研究 [J]. 医学综述，2008，14（2）：253-255.

[6] Senol MG，Sonmez G，Ozdag F，et al. Reversible myelopathy with vitamin $B_{12}$ deficiency[J]. Singapore Med J Case Report，2008，49（11）：e330-332.

[7] 邱明才. 内分泌疾病临床诊疗思维 [M]. 北京：人民卫生出版社，2009：483-485.

[8] 邱明才. 甲状腺功能亢进症治疗的反思 [J]. 中华医学杂志，2002，82：148-149.

## 病例 44　心悸、手抖、消瘦、乏力 4 个月，双下肢水肿 3 个月

**患者男性**，59 岁，于 2008 年 2 月 13 日入院。

### 一、主诉

心悸、手抖、消瘦、乏力 4 个月，双下肢水肿 3 个月。

### 二、病史询问

（一）初步诊断思路及问诊目的

患者有心悸、手抖、消瘦、乏力症状，按常见病优先考虑的原则应将甲状腺功能亢进症放在首位。因此，问诊目的主要围绕甲亢发病的主要症状及特点、伴随症状等问题展开，并兼顾重要鉴别疾病的临床表现，以寻找符合甲亢表现的证据。患者的水肿症状应针对引起水肿的常见原因如心、肝、肾的功能异常展开。

（二）问诊主要内容及目的

1．发病前有无情绪激动的诱因　剧烈的情绪波动常为甲亢发作的诱因。

2．有无高代谢症候群　甲亢的高代谢症候群包括烦热、多汗，常有低热。基础代谢率增高，食欲明显增加，但乏力、消瘦。

3．有无神经系统症状　甲亢患者常伴有神经系统症状如易激动、精神过敏，舌和双手平举向前伸出时有细震颤，多言多动，失眠，焦虑，烦躁，猜疑，思想难集中，有时有幻觉，甚至亚躁狂症，腱反射活跃。对中老年患者也可有表现淡漠、嗜睡、抑郁、无精神，面容早老而憔悴、发呆。

4．心血管系统的症状　甲亢患者可有心悸、气短，窦性心动过速，安静状态下心率仍快等心血管系统表现。

5．消化系统症状　过多甲状腺素可兴奋肠蠕动而致大便次数增加，有时因脂肪吸收不良而呈脂肪泻。

（三）问诊结果及思维提示

患者为退休工人，入院前 4 个月无明显诱因出现全身乏力，伴消瘦，体重较前下降约 10kg，同时伴双手颤抖、心悸、怕热、多汗；无明显性格和情绪改变；饮食无明显增多，间断食欲不振；大便次数无明显增多，无稀便、腹痛、腹泻，间断有大便干结。入院前 3 个月，无明显诱因出现双下肢及颜面水肿，以眼睑和左下肢为著，为非指凹性。

**思维提示：**

通过问诊可明确，患者既往体健，否认肝炎、结核病史；否认食物药物过敏史。否认甲亢、糖尿病及自身免疫性疾病病史。本次发病无明显诱因出现高代谢症候群及心悸、手抖、消瘦、乏力症状，符合甲状腺功能亢进症的特点。应在体格检查时重点注意颈部的体征以及是否合并有突眼及胫前黏液水肿。

## 三、体格检查

（一）重点检查内容及目的

考虑患者甲状腺功能亢进症的可能性最大，因此在对患者进行系统地、全面地检查同时，应重点注意颈部体征。同时，对于眼部、神经系统、肌肉和皮肤等亦应格外注意。

（二）体格检查结果及思维提示

T 36.7℃，R 19 次 / 分，P 106 次 / 分，BP 140/70mmHg。发育正常，营养中等，意识清楚，自主体位，查体合作。皮肤黏膜未见黄染和出血点，右胫前皮肤可见大片咖啡色色素沉着。全身浅表淋巴结未触及肿大。头颅无畸形，双眼睑轻度水肿，无突眼。口唇无发绀。有多颗龋齿、义齿。唇红，咽部无充血，扁桃体不大。颈软，气管居中，甲状腺Ⅰ度肿大，可闻及血管杂音。胸廓对称，心率106 次 / 分，律齐，未闻及病理性杂音。双肺呼吸音清，未闻及明显干湿性啰音。腹平软，无压痛，反跳痛，肝脾肋下未及，肝肾区叩痛阴性。外生殖器无明显异常，双侧睾丸对称，无异常增大，质松软。双下肢胫前轻度黏液性水肿，双侧足背动脉搏动稍弱，右足蹬趾甲粗厚。生理反射存在，病理反射未引出。

**思维提示：**

体格检查结果与问诊后初步考虑甲亢的思路相吻合。心率偏快，脉压较大，甲状腺Ⅰ度肿大，可闻及血管杂音，双下肢胫前轻度黏液性水肿。进一步实验室和影像学检查的主要目的是鉴别甲状腺病变的性质。

## 四、实验室和影像学检查

（一）初步检查内容及目的

1. 血常规、电解质和肝功能明确有无白细胞减少、电解质紊乱和肝功能损害。

2. 甲状腺功能全项明确有无甲亢，及是否有抗甲状腺抗体阳性，提示是否有自身免疫原因引起的甲亢。

3. 肾上腺和性腺轴检查明确另外两个内分泌轴受累情况。

4. 甲状腺B超检查评价有无甲状腺肿大。

5. OGTT 明确糖耐量异常。

6. 24 小时尿蛋白、糖检测明确是否合并肾小管损害。

（二）检查结果及思维提示

检查结果：

（1）血常规：WBC $3.48 \times 10^9$/L↓，其中 N 36.5%，L 55.2%↑，余正常；肝功能 TP 59g/L，ALB 36g/L，GLO 23g/L↓，ALT 65U/L↑，AST 52U/L↑，余均正常。

（2）甲状腺功能：$FT_3$ 40.06pmol/L↑，$FT_4$ 70.0pmol/L↑，sTSH＜0.19mU/L↓，甲状腺抗体均阴性。

（3）肾上腺轴正常，而性腺轴性腺六项示雌二醇 84.5pg/ml↑，孕酮 2.98ng/dl↑，睾酮＞1500ng/dl↑。

（4）甲状腺 B 超检查示：甲状腺轻度肿大。

（5）OGTT 示：糖耐量减低。

（6）24 小时尿糖 28.5g↑，24 小时尿蛋白正常。

 **思维提示：**

　　重要的检查结果有四项：①血常规示白细胞减低，肝功能示肝脏受损；②甲状腺功能示 $FT_3$、$FT_4$ 增高，TSH 降低；③性激素全项检查示睾酮明显高于正常；④24 小时尿糖高于正常。结合患者的病史和体格检查结果，进一步支持甲亢的诊断，同时伴白细胞减少、肝功能损害、睾酮异常增高和肾性糖尿。进一步需鉴别肝损害的原因，除外病毒性肝炎和自身免疫性肝炎。

## 五、治疗方案及理由

1. 方案　甲泼尼龙 40mg，静脉滴注，每天 1 次。

2. 理由　甲亢不单纯是针对甲状腺本身的器官特异性疾病病变，而是一个涉及全身性的疾病，多由免疫因素造成。因此，治疗不能只针对甲状腺，而应针对病因，从疾病的源头治疗免疫异常，缓解下游的各种病变。

## 六、治疗效果及思维提示

治疗效果：治疗 1 个月后，患者甲状腺功能、血常规和肝功能恢复正常；肾性糖尿明显减轻，24 小时尿糖 11.2g；睾酮水平明显下降，为 340ng/dl，仍高于正常。改为口服泼尼松 5mg，一日 3 次，带药出院。

 **思维提示：**

　　从免疫的角度来认识和治疗甲亢，而不是只依赖抗甲状腺药物，避免了白细胞减少及肝功能损伤的进一步加剧，对患者来说安全而有效。从思维角度考虑，我们的治疗摆脱了传统头痛医头、脚痛医脚的僵化思维，提高了对疾病认识的高度。

## 七、对本病例的思考

1. 甲状腺功能亢进症是临床上常见的一种内分泌疾病，是甲状腺组织增生、功能亢进、产生和分泌甲状激素过多所引起的一组临床综合征，简称甲亢。其病因主要由 Graves 病（格雷夫斯病）所致，与自身免疫密切相关。多年来对甲亢的研究主要针对甲状腺病变本身，认为其是一种器官特异性疾病，而对其他器官考虑较少。但是越来越多的研究发现其是一个全身性疾病，涉及血液、肝脏、眼睛、胃、心脏、肾脏、肌肉、皮肤、生殖等器官和系统。甲亢常可合并粒细胞减少、肝功能损害、萎缩性胃炎、肾小管损害、肌无力、干燥综合征、血管炎、胫前黏液性水肿、皮肤色素沉着和性激素异常等[1]。

2. 该患者有甲亢伴肝功能损害、粒细胞减少、肾性糖尿、高尿钙和血睾酮异常增高，说明其疾病已涉及全身多个器官和系统，甲亢可能只是疾病的一部分，而并非仅有高 $T_3$ 导致的高代谢征候群[2]。其中甲亢肝功能损害、粒细胞减少在临床较为常见，而肾性糖尿和高尿钙的原因是肾小管重吸收功能受损，葡萄糖和钙离子转运缺陷，在血糖正常的情况下出现糖尿，在血钙不高的情况下出现高尿钙。一般来说，男性甲亢患者可能会有性激素结合球蛋白（SHBG）明显升高，而睾酮代谢清除率下降，导致睾酮轻度升高。雌二醇为类固醇激素，是生物活性最强的雌激素，在男性主要是由睾丸及肾上腺皮质网状带合成，当发生甲亢时，由于雄激素升高，在外周组织向雌二醇的代谢转化率升高，同时雌二醇代谢清除率下降，雌二醇也常会升高[3~5]。而 SHBG 升高是造成高雄激素的主要原因，其病因仍可能与免疫密切相关。该患者有睾酮和雌二醇增高，但睾酮异常升高实属罕见。尽管其血清睾酮水平很高，但总的睾酮游离指数下降，睾酮并无生物学效应，故其性功能仍呈减退状态。

3. 通过对既往甲亢患者的一系列器官和组织活检及免疫学检查发现，甲亢患者存在着多器官和系统的免疫学损伤，包括肝脏、胃、肾脏、肌肉等。这也为揭示甲亢的发病机制提供了有力的证据，即自身免疫机制造成多器官受累。这些受累器官的不同组合可使患者具有各种各样的临床表现，可能为一种抗体所致，也可能与血清中的未知抗体有关，同时也可能与易感基因的多态性有关[6]。该患者的多器官免疫损伤，在临床表现为肝功能损害、粒细胞减少、肾性糖尿、高尿钙和血清睾酮增高。因此，糖皮质激素治疗就成为该患者的首选，而不是抗甲状腺药物。糖皮质激素可以有效地阻止抗体对相关器官的损害，并避免了应用抗甲状腺药物所致的危险的不良反应，如肝损害和粒细胞减少的加剧。通过治疗，患者也取得了较为理想的疗效：甲亢、肝功能损害和粒细胞减少都得到了缓解，肾小管的重吸收功能也得到了部分恢复。因此，有必要加强对甲亢的免疫抑制治疗。

（汤绍芳）

## 参 考 文 献

[1] 邱明才. 甲状腺功能亢进症治疗的反思 [J]. 中华医学杂志，2002，82（3）：841-842.

[2] 邱明才. 应加强对 Graves 病甲状腺功能亢进症免疫抑制治疗理念的更新 [J]. 天津医药，2008，36（5）：393-395.

[3] Meikle AW. The interrelationships between thyroid dysfunction and hypogonadism in men and boys[J]. Thyroid，2004，14 Suppl 1：S17-25.

[4] Mogulkoc R，Baltaci AK. The effect of intraperitoneal melatonin supplementation on the release of thyroid hormones and testosterone in rats with hyperthyroid[J]. Neuro Endocrinol Lett，2003，24（5）：345-347.

[5] 王文龙，许文静，高英玉，等. 男性甲亢患者血清性激素水平检测分析 [J]. 中国误诊学杂志，2007，7（20）：4758-4759.

[6] 中华医学会北京分会内分泌专业委员会. 糖皮质激素在甲状腺功能亢进症治疗中的地位 [J]. 中华医学杂志，2003，83（11）：927-931.

# 病例 45 心悸、乏力、怕热、多汗、手颤 5 年，恶心、食欲缺乏 3 个月

**患者女性**，34 岁，于 2006 年 1 月 20 日入院。

## 一、主诉

心悸、乏力、怕热、多汗、手颤 5 年，恶心、食欲缺乏 3 个月。

## 二、病史询问

（一）初步诊断思路及问诊目的

中年女性，首先心悸、乏力、怕热、多汗、手颤等高代谢症状 5 年，首先需考虑甲亢的诊断。因此，问诊目的主要围绕"甲亢"的诱因、发病时主要症状及特点、伴随症状、是否曾接受抗甲状腺药物的治疗及效果如何等问题展开，并兼顾重要鉴别疾病的临床表现。另外，恶心、食欲缺乏 3 个月，而恶心、食欲缺乏可见于多种疾病，用一元论来解释，甲亢在多种情况下可以出现恶心、食欲缺乏，如重症甲亢、甲亢并肝损害、甲亢性心脏病出现心衰等情况时。除甲亢合并上述情况外，尚有多种疾病可以出现恶心、食欲缺乏。如原发于消化系统的很多疾病和肾上腺皮质功能低下等，因此应围绕以上思路展开问诊，从发病诱因（原因）、发病时主要症状及特点、伴随症状、诊治过程、治疗效果等问题获得相关信息，作出初步印象。

（二）问诊主要内容及目的

1. 发病前是否有劳累、情感打击或其他诱因　甲亢患者多数可有诱因，如劳累、工作学习压力、精神创伤等。

2. 是否伴有循环、消化、神经系统亢进症状　若同时伴随多系统功能亢进则支持甲状腺功能亢进症诊断，这是重要的问诊内容。

3. 是否存在颈前区疼痛　如存在颈前区疼痛需考虑到亚急性甲状腺炎。

4. 是否到医院检查　明确发病时患者甲状腺功能水平是诊断甲状腺功能亢进症最重要的依据。

5. 入院前的治疗　通过了解院外应用抗甲状腺药物治疗的情况来考虑治疗效果，从而确定下一步具体的治疗方案。

6. 是否有"甲亢"家族史　甲亢往往有一定的遗传倾向。

7. 是否有消化系统疾病史，包括肝炎等。是否做过相关检查，结果如何，主要鉴别恶心、食欲缺乏的病因。

（三）问诊结果及思维提示

患者既往身体健康。母亲患有甲状腺炎。5 年前无诱因出现心悸、多汗、手抖，无易饥、多食、腹泻、急躁易怒等症状，无颈部不适。于当地医院测甲状腺功能后提示为甲状腺功

能亢进症，予甲巯咪唑 5mg 1 天 3 次治疗，治疗约 8 个月后因有生育要求，暂停药妊娠，分娩后间断少量服药。3 个月前无诱因出现恶心、食欲缺乏、厌食油腻症状，伴上腹部不适，大便 3～5 次 / 日，黄色稀便，体重减轻约 7.5kg，但无发热、大汗、烦躁等症状。门诊查肝功能：ALT 1211U/L，AST 1030U/L，TBIL 116.2μmol/L，DBIL 70.5μmol/L。甲状腺功能：$FT_3$ > 167.7pmol/L↑，$FT_4$ > 30.8pmol/L↑，sTSH < 0.01mU/L。收入院以求进一步诊治。

**思维提示：**

通过问诊可明确，患者中年女性，既往体健，病史 5 年，主要表现为心悸、多汗、手抖、乏力症状，结合甲状腺功能结果甲亢诊断成立。治疗不规律。3 个月前出现恶心、食欲缺乏、厌食油腻、腹部不适、腹泻症状。甲状腺功能化验 $FT_3$ > 167.7pmol/L↑，$FT_4$ > 30.8pmol/L↑，sTSH < 0.01mU/L；肝功能：ALT 1211U/L，AST 1030U/L，TBIL 116.2μmol/L，DBIL 70.5μmol/L。根据患者症状及甲状腺功能化验结果甲亢诊断成立。3 个月来恶心、食欲缺乏可用肝功异常来解释。但肝损害的病因需进一步明确。①药物性肝损伤：近期无用药史，基本除外药物引起的肝损伤。②甲亢合并肝损害：Graves 病为自身免疫性疾病，常合并自身免疫性肝炎；自身免疫造成的肝损伤的可能性大。③病毒性肝炎所致的肝损伤：患者无肝炎病史，无输血史，无不洁饮食史，暂不考虑，但需化验进一步支持。④无酗酒史，除外酒精性肝损伤。⑤无毒物接触史，排除这种可能性。

### 三、体格检查

**（一）重点检查内容及目的**

考虑患者为甲亢合并肝损害，因此在对患者进行系统地、全面地检查同时，应重点注意准确测量脉搏、血压，注意皮肤、黏膜颜色等情况，对甲状腺要详细检查，要注意大小、质地、有无结节、是否存在压痛，要听诊是否存在血管杂音。同时，对肝脏也应仔细触诊。此外，要注意患者高代谢情况，以及眼、牙齿、下肢等情况。

**（二）体格检查结果及思维提示**

T 37.6℃，P 100 次 / 分，R 18 次 / 分，BP 135/75mmHg，H 166cm，W 51kg。发育正常，营养中等，神清语利。全身皮肤轻度黄染，巩膜黄染，无出血点、肝掌与蜘蛛痣，头发无脱落，眉毛无稀疏，眼睑无水肿，无突眼，口唇无发绀，无龋齿。颈软，气管居中，甲状腺Ⅲ度肿大，质韧、表面光滑、未及结节、肿块，可随吞咽活动、无触痛、双上极可闻及血管杂音。胸廓对称无畸形，双肺呼吸音清。心界不大，心率 100 次 / 分，律齐，心音有力，各瓣膜听诊区未闻及病理性杂音。腹平软，无触痛，肝脾肋下未触及，肝区无叩痛，肠鸣音活跃。手颤（+）。双下肢胫前黏液水肿。

**思维提示：**

体格检查示甲状腺弥漫性肿大，质地较韧，未及结节肿块，无触痛，双下肢胫前黏液性水肿，无突眼，手颤（+）。体检结果支持甲亢诊断，病因首先考虑为 Graves 病，基本除外甲状腺炎可能。待行甲状腺抗体检测进一步明确。患者无肝大，肝胆腹部查体未见明显异常。进一步安排辅助检查明确肝损害病因，为治疗方案提供依据。

### 四、实验室和影像学检查

（一）初步检查内容及目的

1．TGAb、TMAb、TRAb抗体检测进一步证实Graves病诊断。

2．肝炎病毒检查、自身免疫性肝炎抗体检测、风湿免疫全项检测明确肝损害病因。

3．腹部影像学检查协助明确肝损害病因。

4．必要时肝脏活检检查。

（二）检查结果及思维提示

检查结果：

（1）TG-Ab 80.176%（++），TM-Ab 63.859%（++），TRAb 0.74（-），TSI 0.84（-）。

（2）肝炎全项均阴性，自身免疫性肝病系列阴性，风湿免疫全项未见异常。

（3）腹部B超：肝实质颗粒增粗。腹部CT检查：胆囊较小，壁略增厚，不除外慢性胆囊炎。

**思维提示：**

　　检查结果提示：①从甲状腺抗体分析，首先考虑桥本甲状腺炎可能。②肝炎病毒全项阴性，除外病毒性肝炎可能；③自身免疫性肝炎全项指标均阴性。辅助检查仍无明显肝损害病因提示。考虑甲亢合并肝损害，对于甲亢合并肝损害的病因目前尚不完全清楚，主要推测与以下因素有关：①甲状腺激素对肝脏代谢的影响。②甲亢时合并自身免疫性肝损害。③甲亢对心功能的影响和高代谢状态造成肝细胞相对的缺血缺氧改变，导致肝损害。但目前尚无足够证据表明甲状腺激素可对肝脏产生直接的损害作用。

### 五、治疗方案

（一）方案

以甲泼尼龙40mg，每日1次，静脉滴注为主要治疗。

（二）理由

对甲亢自身免疫性病因认识的基础上，我科曾开展一系列研究，包括肝活检、肌肉活检、皮肤活检等，均表明其自身免疫性损害是全身性、系统性的，而甲亢只是这一系统性损害的局部表现。基于这样的认识，当时考虑患者的肝脏损害主要与自身免疫因素有关。由此制定了治疗方案。

### 六、治疗效果

经甲泼尼龙40mg，每日1次，静脉滴注1天后复查肝功即好转，疗效确切，将甲泼尼龙加量为80mg每日静滴，治疗3天后，复查肝功：ALT 641U/L↑，AST 171U/L↑，TBIL 55.3μmol/L↑，DBIL 31.8μmol/L。肝功得到了明显改善，继以甲泼尼龙40mg静滴共约3周后，患者肝功完全恢复正常，同时甲状腺功能也得到了改善。肝功正常后加用少量抗甲状腺药甲巯咪唑（他巴唑）10mg/d，2周后甲状腺功能接近正常。患者临床症状缓解，激素改为口服泼尼松（强的松）出院。

## 七、对本病例的思考

1. 从自身免疫入手，病因治疗 甲泼尼龙治疗针对自身免疫病因，因此收到事半功倍的效果，在肝功好转的同时甲状腺功能也得到了明显的缓解。

2. 整体观的重要性 这个病例之所以能够抢救成功，主要是跳出了器官医学的局限，不仅没有把眼睛只盯在甲状腺，而且站得更高，把人作为一个整体来考虑，权衡利弊，摆脱传统思路，将甲亢作为甲状腺病变和肝脏病变放在一起考虑，两者都是整体的一部分，可以用自身免疫解释，这是符合整体观的。而疗效也恰恰表明这种思路的正确性。现在的临床工作分科越来越细，越来越专业化，当我们在临床工作中，遇到难以解决和难以解释的问题时，别忘了跳出器官医学思路的局限性，从整体出发来思考。

（苏文凌）

# 左侧胸肋部、腰部及右下肢疼痛1年

**患者男性,56岁,汉族,职员。**

## 一、主诉

左侧胸肋部、腰部及右下肢疼痛1年。

## 二、病史询问

（一）初步诊断思路及问诊目的

患者为中年男性,病史较长,以左侧胸肋部,腰部及右下肢疼痛为主诉。肋骨为非承重骨,其发生疼痛时,首先考虑是否存在着骨软化。骨软化患者亦可出现腰部及下肢的疼痛,但此患者在腰痛的同时仅单侧下肢疼痛,在考虑骨软化的同时应注意是否同时存在着腰椎间盘疾病。因此问诊目的除主要是围绕患者有无影响钙、磷和维生素 D 吸收的消化系统疾病,有无影响维生素 D 羟化的肝肾疾病,或是有无应用损伤肝脏或是肾脏的药物,有无家族史外,亦需要询问患者是否有腰肌劳损,腰部外伤及单侧肢体疼痛的性质,部位及有无放射痛等。一些风湿性疾病如强直性脊柱炎亦可引起腰骶部疼痛。

（二）问诊的主要内容及目的

1. 疼痛的诱因、程度、持续时间和缓解因素,与活动的关系如何 　骨软化早期症状不明显,疼痛为间歇性,随着病程进展,疼痛性质发展至持续性。腰椎间盘疾病引起的下肢疼痛多为单侧,且疼痛仅分布于坐骨神经分布区域的肌肉等软组织而非骨痛。强直性脊柱炎多发生于青少年男性,临床上主要表现为骶髂关节炎、脊柱和外周关节炎,部分患者可伴有不同程度的眼、肺、心血管、肾、神经系统等脏器损害。

2. 是否伴有乏力,双下肢瘫痪等症状 　骨软化患者由于钙、磷的缺乏导致肌力下降,早期表现为双下肢乏力,严重时双下肢不能直立行走,甚至卧床。

3. 入院前进行过哪些检查和治疗 　一些相关的实验室检查如血钙、磷,血 ALP、PTH、维生素 D 及尿酸化功能,肝功能等检查可对疾病的诊断提供一些线索。

4. 既往病史,有无特殊药物,毒物接触史 　要明确有无影响钙磷吸收,肝脏和肾脏维生素代谢的疾病,有无影响两者的药物或是毒素接触史。

5. 有无家族史 　维生素 D 依赖性佝偻病、低血磷性抗 D 佝偻病具有家族史。

（三）问诊结果及思维提示

问诊结果:患者为职员,既往体健,否认肝炎、结核等传染病史;否认食物及药物过敏史;否认重金属毒物、棉籽油接触史,无特殊药物应用史。家族中无类似病史。患者1年前无明显诱因逐渐出现左侧胸部疼痛,伴有腰部疼痛,后逐渐出现右下肢疼痛,伴行走障碍,活动后加重，休息后可缓解，无晨僵，无发热，无畏寒、怕热、乏力、多汗、易激动、心悸、食欲异常、腹痛、烦渴、多尿、毛发脱落，服用尼美舒利片后疼痛可稍微缓解。6个月前出现平卧位翻身困难，深呼吸时胸肋部疼痛加重，在外院住院行针灸理疗，症状未见缓解。1个月前查腰椎MRI提示胸11/12椎体压缩性骨折，腰2～腰4椎体前上角，骶1/2椎体相邻缘异常高信号，骨软骨炎，腰椎及双骶髂关节退行性变，骨密度示全身骨密度显著减低。于我院门诊查血血Ca 2.29mmol/L，P 0.56mmol/L，血K 3.4mmol/L，ALP 313U/L，PTH 8.7pmol/L。自发病以来，神志清，无恶心、烦渴、食欲缺乏、乏力，大、小便正常，体重近1年内减轻5kg，身高无变化。

**思维提示：**

患者左侧胸肋部，腰部及右下肢疼痛1年，具有低血磷，因此低血磷骨软化症诊断成立。患者同时具有ALP和PTH的升高，因此继发性甲状旁腺功能亢进症诊断成立。中年起病，无家族史，因此一些遗传性或先天性疾病如胱氨酸病、肝豆状核变性、眼脑肾综合征、酪氨酸血症等疾病可排除，而考虑为后天获得所致。患者无重金属如镉、铝、汞及甲苯接触史及酗酒史；无慢性肾脏病如慢性肾盂肾炎、慢性尿酸性肾病病史；无过期四环素、氨基糖苷类抗生素、马兜铃酸、造影剂、硫唑嘌呤、雷尼替丁、抗癫痫药丙戊酸接触史；故上述因素所致的范科尼综合征均可排除。患者无胃肠道疾病病史，故可排除由于磷吸收或是维生素D吸收障碍所致的低血磷。

## 三、体格检查

### （一）重点检查内容及目的

考虑为低磷骨软化，如有腰椎间盘疾病所致的腰背部疼痛也与该病有关。因此，我们对患者进行了系统、全面的检查，重点看有无脊柱运动受限、直腿抬高试验，有无小腿外侧放射性疼痛。

### （二）体格检查结果及思维提示

体格检查：T 36.5℃，P 90次/分，R 18次/分；BP 160/100mmHg。神清语利，查体合作，皮肤黏膜无出血点、皮疹、紫纹、溃疡、色素沉着。眼睑无水肿，结膜轻度充血，眼球活动自如，牙列整齐，未见龋齿及缺齿。颈软，甲状腺未及肿大。胸廓无畸形，双侧肋骨压痛。双肺呼吸音清，未闻及干湿性啰音。HR 90次/分，心律齐，未闻及病理性杂音。腹软，无压痛，肝、脾肋下未触及，移动性浊音阴性。脊柱四肢无畸形，四肢肌力4级。翻身、坐起困难。双下肢指凹性水肿。脊柱压痛，脊柱活动无受限。直腿抬高试验阴性。"4"字试验阴性。生理反射存在，病理反射未引出。

**思维提示：**

体格检查，问诊结果和临床化验结果，可以初步考虑为肾小管疾病。因为肾小管对磷的重吸收至关重要。当肾小管受损时，血磷自然会下降。修复肾小管的功能是治疗该病的关键所在。为明确病因还有赖于进一步的实验室检查和影像学检查，为疾病的诊治提供依据。

## 四、实验室和影像学检查结果

（一）初步检查内容及目的

1. 血、24小时尿钙、磷，ALP，PTH　明确低血磷的程度，有无继发性甲状旁腺功能亢进症。

2. 血气，尿酸化功能明确患者是否存在肾小管酸中毒。24小时尿蛋白电泳及蛋白定量。OGTT＋尿糖明确是否存在肾性糖尿。24小时尿氨基酸明确是否存在氨基酸尿。肾小管磷重吸收率（TRP）明确是否存在肾小管磷重吸收功能障碍。

3. 25（OH）$D_3$和1,25（OH）$_2D_3$明确是否存在维生素D代谢障碍。

4. 风湿免疫全项，明确是否存在自身免疫性疾病；血及尿免疫电泳，明确是否存在着多发性骨髓瘤或轻链肾病；双眼裂隙灯检查明确有无肝豆状核变性可能。

5. 骨X线片和骨密度明确骨损伤程度，并作为观察疗效的指标之一。

（二）检查结果及思维提示

检查结果：

1. 血常规正常。尿常规：pH 5.5，SG 1.025，Glu（－），Pro（－）。

2. 肝功能　TP 68g/L，ALB 39g/L，ALT 16U/L，AST 25U/L，GGT 15.7U/L，TBIL 15.7μmol/L，DBIL 4.8μmol/L。肾功能：BUN 4.9mmol/L，Cr 64μmol/L，UA 260mmol/L。血Na 138mmol/L，K 3.8mmol/L，Cl 105mmol/L。

3. 骨代谢相关指标　血Ca 2.29mmol/L，P 0.56mmol/L（0.8～1.45）；ALP 313U/L（80～145），24小时尿Ca 150.3mg（150～300），P 648mg。PTH 5.8pmol/L（1.1～7.3）。25（OH）$D_3$ 41.3（47.7～144）nmol/L，1,25-（OH）$_2D_3$ 57.4（39～193）pmol/L。

4. 血气分析　pH 7.427，$PaCO_2$ 43.8mmHg，$PaO_2$ 88.3mmHg，BE 3.9mmol/L，$HCO_3^-$ 28.9mmol/L。尿酸化功能：pH 6.4，重碳酸盐0.1mmol/L（0～12.44），可滴定酸14.2mmol/L（9.57～150），铵离子25.9mmol/L（25.84～200）。

5. 口服葡萄糖　耐量试验＋胰岛素释放＋尿糖测定结果Glu（mmol/L）：0′5.7，30′9.2，60′9.7，120′10.3，180′6.5；Ins（mU/L）：0′12.98，30′48.91，60′67.32，120′114.94，180′54.1；UGlu：0′（－），30′（－），60′（＋＋＋），120′（＋＋＋＋），180′（＋＋＋）。

6. 24小时尿氨基酸　丝氨酸78.08mg（25～75），甘氨酸386.35mg（70～200），胱氨酸65.01mg（10～20），缬氨酸10.1mg（＜10），苯丙氨酸136.90mg（10～30），赖氨酸83.95mg（10～50），余天冬氨酸、苏氨酸、谷氨酸、丙氨酸、甲硫氨酸、异亮氨酸、亮氨酸、酪氨酸、组氨酸、精氨酸、脯氨酸及牛磺酸均在正常范围之内。

7. 24小时尿　Glu 2.88g（＜0.25g），Pro 257.4（＜150mg），mAlb 141.2（＜30mg），Na 149.4mmol，K 35.1mmol。

8. 风湿抗体＋免疫全项　ANA 1∶100核仁型，余均在正常范围之内。ESR 19mm/h。肿瘤全项：AFP 3.1ng/ml，铁蛋白（Fer）137.02ng/ml，癌胚抗原（CEA）5.56ng/ml，CA19-9 7.23U/ml，儿茶酚胺（CA）242 2.81U/ml，前列腺特异抗原（PSA）1.44ng/ml，各值均在正常范围之内。骨髓细胞学检查：成熟浆细胞0.5%。

9. 骨密度　$L_2$～$L_4$ 0.722g/$cm^2$，T值－3.35；股骨颈0.578g/$cm^2$，T值－3.65。全身骨骼平片：头颅骨质密度正常；双手各骨骨质密度减低，关节间隙清晰；腰椎各骨骨质密度减低，椎小关节间模糊；骨盆诸骨骨质密度减低，双侧骶髂关节间隙变窄，关节面毛糙；双足诸骨骨质密度减低，跗跖关节，跗间关节间隙变窄，模糊。

10. 肌活检　肌肉横纹存在，未见明显炎症；免疫荧光：IgA（+）、IgG（++）、IgM（-）、C3（+）（文末彩图46-1）、C1q（-）、FRA（±），沿肌束膜沉积。

11. 肾病理　肾穿刺组织可见17个肾小球，1个缺血性硬化，1个缺血性皱缩，其余肾小球系膜细胞及基质轻度局灶节段性增生，毛细血管襻饱满，基膜弥漫空泡变性。肾小管上皮细胞空泡颗粒变性，小灶状萎缩（文末彩图46-2）。肾间质小灶状淋巴、单核细胞浸润伴有纤维化。小动脉管壁增厚，管腔狭窄，可见玻璃样变。免疫荧光：IgG（+）、FRA（+），沿肾小球沉积，IgA、IgM、C3、C1q阴性。结合临床，符合：肾脏轻微病变。

 **思维提示：**

①患者主因左侧胸肋部，腰部及右下肢疼痛1年入院，双侧肋骨压痛，四肢肌力4级。正常血钙、低血磷、低尿钙、高尿磷（当血磷＜6.5mmol/L，尿磷应显著减低）、骨密度减少，低磷骨软化诊断明确。患者血气及尿酸化功能正常，可排除肾小管酸中毒引起的低血磷。患者中年起病，疼痛未累及骶髂关节，虽X线片示双侧骶髂关节间隙变窄，关节面毛糙，但无强直性脊柱炎的阳性体征，HLA-B27为阴性，强直性脊柱炎可排除。患者虽有脊柱压痛，但脊柱活动无受限，直腿抬高试验阴性，腰椎间盘疾病可排除。患者同时具有少量的氨基酸尿，考虑为不典型范科尼综合征。②ANA 1:100，肌肉活检示IgA（+）、IgG（++）、C3（+）、FRA（±），沿肌束膜沉积。肾活检示肾小管上皮细胞空泡颗粒变性，小灶状萎缩。肾间质小灶状淋巴、单核细胞浸润伴有纤维化。IgG（+）、FRA（+），沿肾小球沉积。这些结果提示可能存在着肾脏的自身免疫性损伤。既包括体液免疫，也包括细胞免疫；既有肾小球的损害，也有肾小管的病变。

## 五、治疗方案及理由

1. 治疗方案　骨化三醇1μg 1天3次，碳酸钙 $D_3$ 片0.6 1天1次，维生素D 7.5mg肌肉注射，每周1次，泼尼松5mg 1天3次治疗。

2. 理由　补充钙剂及大剂量活性维生素D只是对症治疗，并不能从根本上解决问题。因此在此基础上，给予泼尼松免疫抑制治疗，阻断自身免疫因素对肾小管的进一步损害，以期能达到根治此疾病的可能。

## 六、治疗效果及思维提示

治疗效果：治疗1个月后患者肋骨疼痛及双下肢疼痛消失，翻身及坐起较前改善，可缓慢行走。治疗3个月后患者腰部的疼痛进一步改善，患者的翻身、坐起较正常人稍慢，行走恢复正常。同期的实验室检查结果如下，血 Ca 2.46mmol/L，P 1.08mmol/L，ALP 259U/L（40～150），PTH 2.1pmol/L（1.1～7.3），24小时尿 Ca 1112mg，P 1179mg。25（OH）$D_3$ 25.3（47.7～144）nmol/L，1,25-（OH）$_2 D_3$ 48.84（39～193）pmol/L。24小时尿蛋白82.5mg。骨密度：$L_2$～$L_4$ 1.004g/cm$^2$，T值-1.6；股骨颈0.678g/cm$^2$，T值-2.4。ANA阴性。

**思维提示：**

　　多少年来，我们都是跟在洋人的后面用补充中性磷溶液的方法治疗该病，效果极差。即使如此，我们很少反思这种治疗究竟可以给患者带来多少治疗效果。这种对症治疗只能改善症状，并不能达到根治的目的。因此我们要积极地寻找病因，针对病因治疗，才能起到事半功倍的作用，尤其对成年起病的范科尼综合征患者。这些化验结果说明，我们的治疗有效，但尿钙却持续升高，这会使患者在骨痛症状缓解的同时，又会出现肾结石的可能。为了预防肾结石形成，我们必须有效地减少尿钙的排出，增加肾脏对尿钙的重吸收是摆在医生面前必须回答的问题。同时还要定期监测血钙、磷和尿钙、磷，以便调节药物剂量。

## 七、对本病例的思考

　　范科尼综合征是多种病因所致的以近端肾小管功能障碍为特征的一组疾病，由瑞士 Fanconi 在 1931 年首先报道。临床表现为磷酸盐尿、肾性糖尿、肾性多氨基酸尿、肾小管性蛋白尿及低血磷等，临床上并不少见。本病例的特点是：①男性，56 岁。②左侧胸部，腰部及右下肢疼痛 1 年。③正常血钙、低尿钙，低血磷、相对于低血磷的高尿磷，ALP 升高，PTH 正常。④肾性蛋白尿和氨基酸尿。⑤肾脏活检提示"肾脏轻微病变"。⑥ ANA 1∶100，核仁型，肌肉免疫荧光：IgA（+）、IgG（++）、C3（+）、FRA（±），沿肌束膜沉积。⑦肿瘤全项阴性。骨髓细胞学检查未见原始及幼稚浆细胞。综合分析上述特点，可诊断骨软化；范科尼综合征。然而范科尼综合征必须明确病因，病因治疗才能达到根治的目的。患者中年起病，无家族史，故遗传性疾病及先天性疾病所致的范科尼综合征可排除，考虑为后天获得性因素所致。患者无酗酒史，无特殊药物、重金属接触史，肿瘤全项为阴性，骨髓细胞学未见原始浆细胞及幼稚浆细胞，故因重金属中毒、酗酒、药物损伤、肿瘤及多发性骨髓瘤、浆细胞病所致的范科尼综合征可排除。该患者的血 ANA 1∶100，而男性患者 ANA 阳性者少见，因此提示我们后天的免疫因素可能为疾病的起因。因此，我们所做的三角肌活检和肾活检的结果提示，肾小管存在着自身免疫性损伤。因此在补充大剂量活性维生素 D 及钙剂的基础上，给予泼尼松免疫抑制治疗，阻断自身免疫因素对肾小管的进一步损害。经治疗，患者症状明显改善，血磷升高至正常，骨密度增加，同时，尿蛋白亦恢复到正常水平，ANA 转阴，提示肾小管的自身免疫损伤亦可能有一定程度的恢复。患者的 1,25-$(OH)_2D_3$ 水平较治疗前低，可能与大剂量活性维生素 D 抑制自身的 1α- 羟化酶有关。该结果是停用 1 周活性维生素 D 测定，1α- 羟化酶活性是否被抑制尚需进一步研究。该患者治疗的亮点是针对病因治疗，范科尼综合征是一种综合征，对症治疗只能改善症状，长期治疗会有肾结石的担忧，而只有针对病因治疗才能达到根治的目的。此患者应用泼尼松行免疫抑制治疗，但治疗的周期及长期疗效还需在临床上进一步探索，而自身免疫性因素所致的肾小管损伤的治疗亦需要大规模的临床研究证实。

（王保平）

# 胸闷 3 个月,腹胀 1 个月,发现大量腹水伴少量心包积液、胸腔积液 1 天

**患者女性**,36 岁,于 2003 年 10 月入院。

## 一、主诉

胸闷 3 个月,腹胀 1 个月,大量腹水、心包积液、胸腔积液 1 天。

## 二、病史询问

（一）初步诊断思路及问诊目的

患者为中年女性,胸闷 3 个月,腹胀 1 个月,大量腹水、伴少量心包积液、胸腔积液 1 天。多浆膜腔积液是一种常见的临床现象,常见的病因有感染（包括结核菌感染）、恶性肿瘤、结缔组织疾病及肝硬化、心衰等。因此问诊应围绕上述病因,对多浆膜腔做出鉴别诊断,以便进一步的病因诊断。

患者在病程中,同时或相继出现胸腔积液、腹水、心包积液。常见的病因：①感染：病原体直接扩散或通过淋巴或血道播散并侵犯到浆膜。问诊应围绕是否存在感染,有无感染的全身症状及各系统感染症状,如咳嗽、咳痰；尿频、尿急、尿痛等。②恶性肿瘤：大量腹水、伴少量心包积液、胸腔积液,原发肿瘤多来自卵巢、肝脏及其他消化器官,因此应围绕月经、进食情况、大便等问诊。③结缔组织疾病：问诊围绕是否有发热、皮疹及关节症状等。④结核：有无乏力、午后低热、消瘦、盗汗等。⑤肝硬化：应注意询问大便颜色及皮肤颜色等。⑥心功能不全：有无胸闷,气促,咳嗽,咳粉红色泡沫痰,端坐呼吸等。

（二）问诊主要内容及目的

1. 是否有发热、寒战、肌肉酸痛等全身症状感染、结缔组织病、肿瘤等均可以有发热,但肿瘤很少有高热。

2. 有无各系统感染的症状　呼吸系统：咳嗽、咳痰；泌尿系统：尿频、尿急、尿痛等；消化系统：腹泻腹痛、恶心、呕吐等。

3. 有无各系统肿瘤的症状　有无消瘦、乏力、食欲缺乏及大便性状的改变、痰中带血等,该患者为中年女性,还应询问月经情况。

4. 应注意有无结缔组织病的表现皮疹及关节症状、水肿、泡沫尿等。

5. 有无结核的症状　有无乏力、午后低热、消瘦、盗汗等。

6. 肝硬化应注意询问大便颜色及皮肤黄染等。

7. 心功能不全有无胸闷,气促,咳嗽,咳粉红色泡沫痰,端坐呼吸等。

8. 家族史有无类似病史。

**（三）问诊结果及思维提示**

入院前3个月患者出现胸闷、气短、无力、心前区不适，食欲欠佳。无胸痛、腹痛、腹泻、恶心、呕吐、发热等，1个月前出现腹胀，严重时夜间不能平卧，心悸、腹部膨隆、眼睑及双下肢轻度水肿，尿量减少，每日约1000ml，曾多次外院诊治，症状加重，1天前B超示"大量腹水伴少量心包积液、胸腔积液"转入我院住院治疗。患者自发病来，精神欠佳，睡眠尚可，无血尿、腰痛及泡沫尿、无肌肉关节疼痛及皮疹，体重无变化、大便正常。既往史：既往体健，否认肝炎病史，无输血史。月经史：14岁初潮，26岁停经，间断口服中药，具体不详。24岁结婚，不孕。家族史：两个哥哥分别死于26岁和31岁，死前有腹水，面色灰暗。

**思维提示：**

通过问诊明确该患者存在大量腹水伴少量心包积液、胸腔积液，心衰不能除外。另外，患者闭经10年，提示若用一元论解释，此疾病应是一累及多系统的疾病。下一步体格检查应有针对性地做全面细致的体格检查。

## 三、体格检查

**（一）重点检查内容及目的**

应针对多浆膜腔积液尤其腹水重点检查，有关心衰的体征也应重视，进一步明确心衰的诊断。另外应注重皮肤颜色、皮疹及关节表现，为结缔组织病的诊断提供线索。患者闭经10年，应注意乳腺、腋毛及阴毛等，必要时需做妇科检查。其他全身各系统也需要仔细检查，以便发现各系统感染、肿瘤等。

**（二）体格检查结果及思维提示**

体格检查：T 36.5℃，P 80次/分，R 20次/分，BP 90/60mmHg，H 161cm，W 75kg，BMI 28.9kg/m²。发育正常，营养好，神清合作，自动体位。面色青灰，全身皮肤无皮疹，舌黏膜、手纹颜色加深（文末彩图47-1），乳晕无异常，全身浅表淋巴结未触及肿大，眉毛稍稀疏，双眼结膜充血、巩膜无黄染。口唇无发绀、伸舌居中，咽不红，扁桃体无肿大。腋毛、阴毛稍稀。颈软，甲状腺不大，颈静脉充盈。胸廓对称，无畸形，双下肺叩实，双下肺呼吸音稍低，未闻及干湿性啰音。心前区无隆起，未触及震颤。心界向两侧扩大。HR 80次/分，律不齐，可闻及期前收缩，4～6次/分，各瓣膜听诊区未闻及杂音。腹膨隆，肝脾触诊不满意，移动浊音（+）。肠鸣音正常存在。双下肢轻度指凹性水肿。四肢关节无红肿变形，生理反射存在，病理反射未引出。

**思维提示：**

体格检查结果与问诊后初步明确患者存在大量腹水伴少量心包积液、胸腔积液。心功能不全的诊断尚有待进一步的检查。多浆膜腔积液的病因，基本除外由于感染所致，多浆膜腔积液及闭经的病因诊断也需要进一步全面详细地检查。

## 四、实验室和影像学检查

（一）初步检查内容及目的

1. 三大常规检查　血常规：了解有无细菌感染、贫血等。尿常规：有无泌尿系感染，尿蛋白等。便常规：有无肠炎、便隐血等。

2. 肝功能有无肝功能异常、低蛋白血症等。

3. 肾功能有无异常。

4. 免疫全项及风湿抗体明确是否有结缔组织疾病。

5. 肿瘤全项为肿瘤的诊断提供线索。

6. 性激素全项明确继发性闭经的原因。

7. 胸片除外肺部及心脏病变，为肺癌的初步筛查，了解心脏的大小。

8. 腹部 B 超了解肝、胆、肾等腹部脏器及腹水，初步除外肝癌等腹部癌症。

9. 超声心动了解心脏情况，尤其是射血分数，从而了解心脏功能。

10. 心电图（ECG）了解有无心肌缺血及心律失常等。

11. PPD 试验除外结核病（TB）。

（二）检查结果及思维提示

检查结果：

（1）血、尿、便常规均正常。

（2）肝功能：总蛋白 64g/L↓，白蛋白 39g/L，球蛋白 25g/L↓，ALT 44U/L，AST 62U/L↑，TBIL 15μmol/L，DBIL 4.9μmol/L。

（3）肾功能：Cr 无异常，空腹血糖：6.8mmol/L。

（4）风湿免疫全项未见异常。

（5）防癌全项：铁蛋白 1087.35～1334.88ng/ml↑（20～212），余正常。

（6）性激素全项：FSH<0.3U/L↓（2.5～10.2）；LH 0.1U/L↓（1.9～12.5）；E$_2$<10pg/ml↓（11～165）；P 0.4ng/ml；PRL 10.9ng/ml；T 61.39ng/dl。提示闭经的原因在垂体或以上。

（7）胸片：右下肺肺纹理稍增多，心影增大。

（8）腹部 B 超：右侧胸腔少量积液，肝体积略增大，胆囊增大，腹水中等量，腹腔多发淋巴结肿大，双肾实质回声增强。脾、胰、双肾上腺未见异常。

（9）超声心动：全心增大，三尖瓣中度反流，二尖瓣、肺动脉瓣中度反流，左室收缩功能下降，心包积液少量，考虑扩张型心肌病，射血分数：30%，存在心功能不全。

（10）ECG：频发室上性期前收缩，可疑前壁心肌缺血。

（11）PPD 试验：（-），除外 TB。

**思维提示：**

化验室检查再次明确多浆膜腔积液，血尿便三大常规检查未提示感染的证据；风湿免疫全项未见异常，也基本除外结缔组织疾病的可能；异常的指标：铁蛋白 1087.35～1334.88ng/ml↑（20～212）。血清铁蛋白升高可见于炎症感染、恶性肿瘤、甲亢，慢性肝病。感染基本除外，结合肝功能的异常及腹部 B 超，需进一步除外慢性肝病，应补充肝炎全项检查等。为进一步除外恶性肿瘤，加做全腹CT检查，尽快明确病因。有关闭经的原因结合性激素全项，病变在垂体或以上，需加做甲状腺轴、肾上腺轴及血电解质的化验，必要时做促性腺素释放激素（GnRH）兴奋试验明确病因在垂体或下丘脑。由于空腹血糖6.8mmol/L，进一步做OGTT+Ins释放试验，评价糖代谢及胰岛功能。

（三）进一步检查结果及思维提示

1．肝炎全项　HBs-Ab（+），余阴性，无活动性乙型肝炎。

2．下腹CT　未见异常。

3．腹部CT（图47-2）①胰头周围多发结节影；②肝大，肝脏密度增高；③心影增大，心包少量积液。

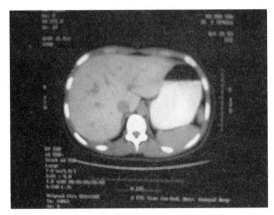

图47-2　腹部CT

4．甲状腺功能系列　$FT_4$ 11.28pmol/L（11.5～23.5），$FT_3$ 4.26pmol/L，$T_3$ 1.45nmol/L，$T_4$ 89.39nmol/L；sTSH 2.15mU/L，各抗体均阴性。$FT_4$低于正常，提示垂体性甲状腺功能低下。

5．肾上腺轴　ACTH 26.3ng/L，血浆总皮质醇（PTC）20μg/dl，24小时UFC 23.4μg（30～110），尿皮质醇低，ACTH不高，考虑继发性肾上腺皮质功能低下。

6．电解质　K 4.8mmol/L，Na 142mmol/L。

7．OGTT+Ins释放试验见表47-1，诊断为2型糖尿病。

表47-1　OGTT+Ins释放试验

| | Glu（mmol/L） | Ins（mU/L） |
|---|---|---|
| 0h | 7.01 | 13.37 |
| 0.5h | 11.72 | 54.7 |
| 1h | 15.25 | 65.83 |
| 2h | 14.83 | 98.87 |
| 3h | 9.74 | 69.19 |

**思维提示:**

　　CT 示:肝脏密度增加,肝脏体积增大,结合血铁蛋白明显增高,查体提示面色青灰、掌纹色黑等,提示血色病。结合肝炎全项提示无活动性肝炎,其他血液学检查除外了血液系统疾病,再加上其两位兄长均死于类似疾病的家族史,考虑为原发性血色病。追溯病史:面色灰暗 10 年、无力 2 年,支持血色病诊断。累及肝脏、心脏、性腺、垂体(性腺、甲状腺、肾上腺功能提示腺垂体功能低下)、胰腺。但血色病诊断的金标准为肝活检或肝脏的 MRI 检查,当然尚需补充有关转铁蛋白饱和度的检查。必要时也可加做骨髓或皮肤活检。

（四）明确诊断的检查

1. 血清铁四项见表 47-2,支持血色病的诊断。

表 47-2　血清铁四项检查结果

| 铁 | 57.40 | ↑(8.95～28.64)μmol/L |
| --- | --- | --- |
| 未饱和铁 | 8.30 | ↓(29.54～63.54)μmol/L |
| 总铁结合力 | 65.7 | (40.28～72.49)μmol/L |
| 铁饱和度 | 0.87 | ↑(0.25～0.5) |

2. 肝活检是诊断血色病的金标准,但患者拒绝接受。

3. 皮肤活检可见含铁血黄素沉积,支持血色病诊断(文末彩图 47-3)。

4. MRI　肝脏、胰腺、心脏、肾上腺等呈明显低信号,考虑血色病。

## 五、治疗方案及理由

1. 方案　放血疗法或服用铁螯合剂及对症治疗。

2. 理由　血色病是一种铁负荷过重的疾病,铁沉积在各实质器官,造成功能障碍。对于已造成的实质器官的损害,只能对症处理。

## 六、治疗效果及思维提示

　　治疗效果:①放血疗法:放血约 200ml 后,患者自觉乏力、心慌,约 1 周后缓解。②对症治疗:a. 改善心功能:强心药地高辛,0.125mg,1 天 1 次;利尿药呋塞米,20mg 肌内注射,1 天 1 次;扩血管,先后静脉、口服硝酸酯类药物(硝酸异山梨酯注射液、单硝酸异山梨酯缓释片)。经上述治疗心功能明显改善。b. 胰岛素降糖治疗,生物合成人胰岛素注射液(诺和灵)30R 6U,1 天 2 次,血糖控制满意。c. 腺垂体功能低下替代治疗:泼尼松 7.5～10mg,1 天 1 次;左甲状腺素钠 12.5～25μg,1 天 1 次;人工周期治疗。乏力稍好转,尤其行人工周期后,月经期后,经血症状有所缓解。

 **思维提示:**

　　对于皮肤色素沉着合并肝功能受损应想到血色病,尤其同时伴有多器官损伤者,如垂体功能减退,糖尿病、心功能不全等应想到该病。结合病史和家族史,最终诊断:原发性血色病。

### 七、对本病例的思考

血色病分为原发性血色病和继发性血色病。本患者为原发性血色病[1]，是一种以铁沉积为病理特征的遗传病。发病遍及全球，最常见于北欧人群，而我国该病为少见病，经常误诊。该病的诊断标准为[2]：①排除引起继发性血色病（溶血性贫血、多次大量输血、慢性肝病等）的疾病；②存在遗传性血色病的症状或体征，和（或）铁生化指标异常；肝穿病理学检查证实铁的沉积或腹部磁共振（MRI 证实肝脏大量铁沉积）；③结合遗传病学家系调查。该病的典型症状包括"肝硬化、糖尿病和皮肤色素沉着"等，其中铁生化指标异常是指当男性转铁蛋白饱和度 >60%，女性转铁蛋白饱和度 >50% 时，为诊断血色病的指标。虽然肝穿病理学检查可以说是诊断的金标准，但腹部磁共振同样可以证实肝脏大量铁沉积，在一定程度上可以弥补不愿做肝穿患者在诊断上的欠缺。当然也可做皮肤或骨髓活检，以证实铁负荷过载的存在。

该病男:女发病为 8:1，且女性发病晚，病情轻。①该例为女性患者，追溯病史，26 岁发病（面色灰暗、闭经），发病年龄轻，病情也重，诊断时 36 岁病变已累及皮肤、肝脏、胰腺、心脏、垂体，甚至性腺等；②根据病史及化验室检查除外了有可能造成继发性血色病的病因；③有类似疾病家族史；④铁饱和度 87%（>50%）。实际上最关键的是：放射科腹部 CT 提示肝脏密度增高，才使临床医生意识到血色病的诊断，进一步做胸部、腹部 MRI，提示肝脏、胰腺、心脏、肾上腺等呈明显低信号，考虑血色病。皮肤活检提示含铁血黄素沉积，考虑血色病。虽然因为患者未做肝穿检查，原发性血色病的诊断依然成立。只是此时已累及多个重要脏器，已至晚期，放血疗效差[3]。

我国血色病研究滞后，导致临床医生对血色病认识不足，漏诊率和误诊率很高。血色病早期患者往往被忽视，通常拖延 4～5 年（该患者至少拖延 10 年）才被诊断。患者多发生晚期肝硬化或糖尿病严重并发症后才入院治疗，预后差，病死率高。早期血色病患者如能及时通过放血疗法排除体内多余的铁，则不影响生活质量及寿命。有研究表明，在肝硬化或糖尿病等严重并发症发生前进行放血治疗，可显著降低该病发病率和病死率。

（苏文凌）

## 参 考 文 献

[1] 管宇，安鹏，张竹珍，等. 血色病的临床与基础研究进展 [J]. 生命科学，2012，24（8）：775-784.

[2] 江军，刘鑫，叶进，等. 遗传性血色病五例临床分析 [J]. 临床内科杂志，2007，24（4）：247-249.

[3] 范振平，石红霞，张文瑾，等. 1991-2010 年国内血色病荟萃分析 [J]. 临床荟萃，2011，26（24）：2132-2136.

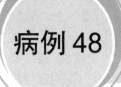

# 病例 48　乏力、关节痛2个月

**患者男性,58岁,于2011年9月29日入院。**

## 一、主诉

乏力、关节痛2个月。

## 二、病史询问

### (一)诊断思路及问诊目的

此患者由感染免疫科转诊而来,已经完善垂体-甲状腺轴、垂体-肾上腺皮质轴、垂体-性腺轴内分泌功能检查及垂体MRI检查,初步考虑垂体功能减退症、垂体瘤,诊断思路较明确。问诊主要围绕垂体功能减退,激素水平低下所导致的症状和肿瘤压迫占位效应所致症状进行。并注意与其他鞍区占位病变鉴别,如垂体炎。

### (二)问诊主要内容及目的

1. 患者主要不适、何时发病、有无诱因、伴随症状、阴性症状　此为问诊主要线索。某些垂体功能减退症患者,起病时症状不典型,仅表现为乏力、周身不适,精神、体力下降,而往往于感染、劳累等应激因素后症状加重,变得明显。其主要表现包括:乏力、食欲缺乏、恶心、呕吐、腹泻、体力下降、畏寒、便秘、体毛脱落、性欲减退、性功能减退等。患者有无神经垂体受累的症状,如多饮、多尿。患者入院时垂体MRI已经提示鞍区占位,考虑垂体瘤可能。对于垂体瘤,可分为有激素分泌功能者与无功能者,问诊需明确有无激素分泌增多症状:如生长激素分泌增多所致容貌改变、手足增大等;催乳素瘤可致泌乳、性腺功能减退。第二需明确有无因占位导致的压迫症状,尤其对于占位病变较大者,需明确患者有无视力、视野变化,有无头痛等颅内压增高表现,如肿瘤侵及海绵窦可致动眼神经麻痹等。

2. 患者就诊过程及相关检查　通过对就诊过程和相关检查的问诊,可以进一步验证或否定诊断思路,在问诊中可以做出鉴别诊断。

3. 与其他可致垂体功能减退症疾病进行鉴别　此患者已经垂体MRI证实为鞍内占位性病变,故主要与占位性病变鉴别,临床主要与自身免疫性垂体炎、感染后肉芽肿性垂体病变、垂体脓肿鉴别。问诊患者有无发热,有无结核、梅毒等病史,有无自身免疫性疾病史。

4. 详细询问既往疾病史、个人史、家族史可为疾病的诊断提供有价值的线索。

此患者有前期检查,初步诊断较明确,问诊思路清楚,分两个层次,首先是患者垂体功能减退症能否成立,能否解释患者的不适症状。第二,若垂体功能减退症成立,其可能的病因是什么?从而可做出鉴别诊断,提出进一步需要进行的检查。

（三）问诊结果及思维提示

患者为回民，信仰清真教，于入院前2个月因宗教集会忙碌操劳，之后出现乏力、体力差、周身酸痛，尤以双手、双膝关节酸痛明显。伴食欲减退，厌食油腻，进食量减少。患者无明显恶心、呕吐、腹泻、畏寒、便秘、多饮、多尿、头痛、视力下降、视野变小，无发热。因周身酸痛，且以关节痛为主，就诊于感染免疫科，疑诊为"关节炎"收住院，住院期间，经免疫全项、风湿抗体、关节X线片等检查除外自身免疫性关节炎。因患者乏力，考虑到甲状腺功能减退症可能，查甲状腺功能，发现异常，经我科会诊后考虑继发性甲减，并进一步完善肾上腺皮质、性腺功能检查和垂体MRI平扫检查。初步考虑垂体功能减退症，收入我科进一步诊治。患者既往白癜风病史6年，无结核、肝炎病史，个人史无特殊。父亲、母亲均死于癌症，家族中无内分泌疾病史及自身免疫性疾病史。

**思维提示：**

通过问诊可明确，患者病史2个月，劳累后出现乏力、关节酸痛，伴食欲减退。已行垂体-甲状腺轴、垂体-肾上腺皮质轴、垂体-性腺轴内分泌功能检查及垂体MRI平扫检查。结果：FT$_3$ 6.08（3.5～6.5pmol/L），FT$_4$ 8.78↓（11.5～23.5pmol/L），sTSH 0.044↓（0.3～5.0mU/L）；肾上腺皮质功能：血ACTH 25.8（0～46ng/L），Cor 4.9↓（5～25μg/dl），UFC＜26↓（30～110μg/24h）；性腺功能：FSH 0.64（1.4～18U/L），LH＜0.07（1.5～34.6U/L），PRL 27.2↑（2.1～17.7ng/ml），T 38↓（241～827ng/dl）。垂体MRI平扫：鞍区可见类圆形等T1稍长T2信号肿块，边缘较清楚，密度尚均匀，垂体柄右偏，视交叉稍受压，考虑垂体瘤可能性大（图48-1）。通过内分泌功能检查可以明确：患者垂体-甲状腺轴、垂体-肾上腺皮质轴、垂体-性腺轴功能均呈继发性减退，考虑患者垂体功能减退症可以成立，病因首先考虑无功能性垂体瘤，并需进一步除外垂体炎。

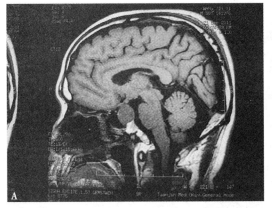
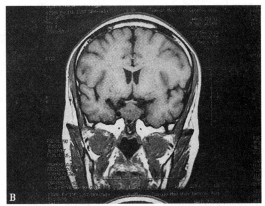

**图48-1 垂体MRI**
A：矢状位；B：冠状位

## 三、体格检查

（一）重点检查内容及目的

垂体功能减退症患者体征包括：肤色较淡，皮肤干燥，面色苍白，眉发稀疏，腋毛、阴毛脱落,表情淡漠,反应迟钝,可出现血压低、心率减慢。因垂体占位压迫视交叉可出现粗测视野减退、视力下降,如侵入海绵窦可出现动眼神经麻痹,眼球活动障碍。

（二）体格检查结果及思维提示

T 36.2℃,P 59 次 / 分,R 16 次 / 分,BP 110/70mmHg,发育正常,营养中等,神志清,反应良好。全身大部分皮肤色素脱失,乳晕色素脱失。眉毛无脱落,腋毛稀疏,阴毛无脱落。粗侧视力、视野无异常。甲状腺无肿大。双肺呼吸音清。心率 59 次 / 分,心律齐,无杂音。腹部及神经科查体未见异常。

**思维提示：**

体格检查结果与初步诊断相吻合。因患白癜风,皮肤色素大片脱失,干扰垂体功能减退症体征观察。

## 四、实验室和影像学检查

（一）初步检查内容及目的

患者已经完善垂体 - 甲状腺轴、垂体 - 肾上腺皮质轴、垂体 - 性腺轴内分泌功能检查及垂体 MRI 平扫检查,需进一步补充完善生长激素水平检测、垂体增强 MRI。鞍内占位病变较大,需查视力、视野。患者甲状腺轴、肾上腺皮质轴、性腺轴均呈继发性功能减退改变,需注意血电解质、血脂、血糖水平。

（二）结果及思维提示

检查结果：

（1）血 Na 139mmol/L,Glu（空腹）5.4mmol/L,血脂均在正常范围。

（2）GH 0.05↓（0.06～5ng/ml）。

（3）视力、视野检查未见异常。

（4）垂体增强 MRI：鞍区肿块呈明显强化,强化程度欠均匀,其内可见多发小点状低信号区。垂体柄右偏,视交叉稍受压、上抬。鞍区占位,考虑垂体瘤（图48-2）。

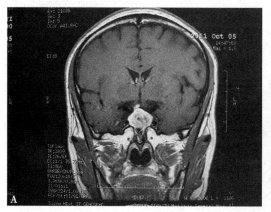
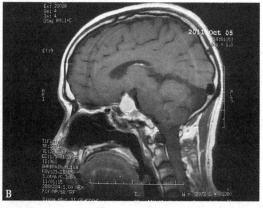

**图48-2 垂体增强MRI**
A：矢状位；B：冠状位

**思维提示：**

分析检查结果：①患者甲状腺功能 $FT_4$ 水平降低，而 TSH 未反馈性升高，相反表现为明显减低，符合继发性性甲减改变。②肾上腺皮质功能，血 Cor 明显减低，24 小时尿游离 Cor 减低，而 ACTH 正常范围，不能反馈性升高，符合继发性肾上腺皮质功能减退改变。③性腺功能，首先睾酮水平明显减低，而 FSH/LH 水平未能反馈性升高，而是表现为明显的减低，符合继发性性腺功能减退表现。④患者腺垂体三个轴功能均减低，激素水平以 FSH、LH、TSH 减低明显，ACTH 减低程度最轻。⑤患者无激素分泌水平增高的表现，实验室检查亦不支持，考虑为无功能性垂体瘤。⑥电解质水平、血脂、血糖水平在正常范围，考虑患者尚有部分残留激素水平，尚能维持电解质、血脂、血糖在正常范围。⑦从患者的发病特点、临床表现及垂体 MRI 表现，不符合垂体炎表现，病因考虑为垂体瘤。⑧正因为患者为无功能性垂体瘤，早期无特殊表现，发现症状时瘤体已较大，视交叉轻度受压上抬，好在视力、视野尚正常。

（三）进一步检查安排及结果

1. 检查安排　考虑患者垂体腺瘤，需考虑到多发性内分泌瘤病（MEN）可能，应进一步查血电解质、甲状旁腺激素水平、降钙素、腹部 B 超等明确是否有甲状旁腺、胰腺、甲状腺腺瘤或增生可能。

2. 检查结果　血钙磷、碱性磷酸酶、甲状旁腺激素、降钙素水平均未见异常，腹部 B 超，胰腺检查未见异常，初步除外多发性内分泌瘤病。但因 MEN 可先后发病，今后仍需随访观察。

## 五、治疗方案及理由

1. 方案　神经外科手术切除垂体瘤，术前需行激素替代治疗。氢化可的松 40mg，1 天 1 次，8AM；20mg，1 天 1 次，4pm。替代肾上腺皮质功能，待肾上腺皮质功能替代改善后，开始甲状腺激素替代治疗，从小剂量左甲状腺素钠 12.5μg，1 天 1 次开始，渐加至足量。

2. 理由　垂体腺瘤体积较大，已压迫视交叉，考虑到肿瘤增大可影响视力，且有垂体卒中可能，应行手术切除。因手术和麻醉的需要，术前需将低下的甲状腺和肾上腺皮质功能改善，且在术中、术后皮质激素剂量需要调整，增加剂量以适应应激需要。单用甲状腺激素可加重肾上腺皮质功能不足，故在用甲状腺激素之前或至少同时，应用肾上腺皮质激素替代治疗。

## 六、治疗效果

患者经氢化可的松及左甲状腺素钠替代治疗后症状缓解，后转神经外科行单鼻孔蝶窦鼻入路垂体瘤切除术，术后病理证实为垂体腺瘤。

## 七、对本病例的思考

垂体功能减退症的诊断并不困难，根据患者的临床表现如乏力、畏寒，乳晕色素减退，阴毛、腋毛脱落，性功能减退等和内分泌功能检查可明确诊断。但临床上经历误诊的患者并不少见,而误诊的原因大多因诊断时只注意到本病某系统的表现而忽略了对本病的全面整体考虑。如以恶心、食欲缺乏表现就诊于消化科,行胃镜检查诊断为慢性胃炎者;因精神症状就诊于精神科而误诊为精神疾患者;意识障碍者误诊为脑血管者。此患者症状较轻,不典型,乏力的症状本身特异性较差,故因关节痛而就诊于风湿免疫科,误诊关节炎。对于症状典型者如能认识到本病诊断并不难,但临床工作中常会遇到轻型不典型病例,需引起注意。对于尚有部分残留垂体激素分泌者,因可满足日常生活激素需要,往往于劳累、感染等应激后出现症状,可仅仅表现为乏力,食欲减退,体力下降,周身酸痛,关节酸痛,应想到需检测甲状腺功能、肾上腺皮质功能、电解质,避免误诊、误治。这个病例提醒我们临床思考疾病,需拓宽思路,不要局限于器官,要有整体观。

(王坤玲)

# 病例 49 发现血压、血糖升高20年，间断心悸、头晕15天

**患者男性,65岁,于2011年8月16日入院。**

## 一、主诉

发现血压、血糖升高20年,间断心悸、头晕15天。

## 二、病史询问

（一）诊断思路及问诊目的

因考虑患者继发性高血压可能入院进一步检查,继发性高血压常见的原因包括原发性醛固酮增多症、嗜铬细胞瘤、库欣综合征、甲状腺功能亢进症及肾实质性高血压、肾血管性高血压。对于起病年轻、常规降压药物治疗效果不佳、较早发生脑血管意外者尤需注意,以免误诊为原发性高血压,延误治疗。不同原因继发的高血压有不同的血压特点及伴随症状,问诊时主要应明确患者血压升高的程度,诊治过程,所用药物,伴随症状,阴性症状,加重诱因,有无高血压所致靶器官损害。根据上述分析进行相应的检查。

（二）问诊主要内容及目的

1. 患者何时发现血压升高、升高的水平、伴随症状、服用何种药物、疗效如何　不同疾病所致高血压的水平不同,如嗜铬细胞瘤典型表现为发作性血压升高或持续性高血压发作性升高,有时表现为高血压、低血压交替;原发性醛固酮增多症患者血压往往轻度至中度升高;甲亢所致高血压主要是收缩压升高、脉压加大;而肾实质性和肾血管性高血压血压水平明显升高且常规降压药物治疗效果差。伴随症状为重要鉴别点,嗜铬细胞瘤的典型表现为三联征——头痛、心悸、大汗,其他症状包括胸闷、胸痛、心前区压榨感、面色苍白、四肢发冷、代谢率升高、体重减轻、血糖升高、恶心、腹胀、便秘等,严重者可表现为高血压危象。与嗜铬细胞瘤不同,原发性醛固酮综合征主要表现为高血压、低血钾和碱中毒,患者可出现乏力、夜尿增多、肢端麻木、手足搐搦等症状。库欣综合征患者可出现典型的体征和外貌改变,不难鉴别。甲亢患者以高代谢症候群为主要表现。肾实质性高血压因肾功能受损,可出现恶心、食欲缺乏、水肿等症状。

不论哪种原因导致的继发性高血压,常规降压药物治疗效果都欠佳,而往往对某一类药物反应较好。如嗜铬细胞瘤对 α 受体阻断药反应较好,原发性醛固酮增多症患者应用醛固酮拮抗剂螺内酯治疗效果较好,对钙通道阻滞药（CCB）类和血管紧张素转化酶抑制剂（ACEI）/血管紧张素受体阻断剂（ARB）类药物亦有反应。对于肾实质性、肾血管性高血压,往往需要几联药物联用,且效果不佳。服药史可资进一步鉴别患者是原发性高血压还是继发性高血压,但并非绝对,某些原发性高血压未规律用药或用药不合理者也可出现对药物

反应差、血压控制不理想的情况。嗜铬细胞瘤患者的血压波动幅度较大，不稳定。血压高时可达280mmHg左右，而当血压急剧下降时，可以测不到血压，甚至休克。

2. 患者就诊过程及相关检查　患者院外已经做过的相关检查可为诊断提供思路，如原发性醛固酮增多症患者常因发现低血钾为继发性高血压提供线索。有些患者因检查意外发现肾上腺异常结节或肿块而就诊，这样，诊断思路就会集中在肾上腺原因导致继发性高血压的可能上。

3. 详细询问既往疾病史、个人史、家族史　患者既往疾病史可提供诊断思路，如有无肾炎、肾病史、内分泌疾病史。家族史重点有无高血压、心脑血管意外家族史，内分泌疾病家族史，尤其是MEN家族史。

（三）问诊结果及思维提示

问诊结果：患者老年男性，20年前常规体检时发现血压、血糖升高，血压为轻度升高，具体数值不详，患者于当地医院就诊，诊断为2型糖尿病，高血压，予口服降糖药物、降压药物服用，患者短期用药，未正规监测、诊治。于9年前，无明显诱因发现颈部增粗，测血压，收缩压＞300mmHg，患者无明显心悸、胸闷、大汗、头痛、头晕症状，于我院就诊，用降压药后（具体不详）血压改善，此后间断服用降压药物治疗，但未监测血压。9月前出现走路不稳，当地医院查头颅CT诊断为脑梗死，予相应治疗好转。2周前因糖尿病就诊，测血压在90～280/50～140mmHg，查肾上腺CT提示上中腹部脊柱前方软组织肿块，为明确病因收入院进一步检查，患者自发病以来，无明显视物模糊、头痛、头晕、胸闷、泡沫尿、水肿、食欲缺乏、乏力表现。患者既往体健，无肾病史，无结核、肝炎病史，个人史无特殊。父亲、母亲均患高血压。家族中无内分泌疾病史及自身免疫性疾病史。

　**思维提示：**

　　通过问诊可明确，患者病史20年，此次入院主要不适为高血压，其血压特点为血压急剧升高，波动较大，最高可达280/140mmHg，血压升高时自觉颈部增粗，无其他明显不适。已出现靶器官损害：脑梗死。此外，伴有血糖升高。用药史不详，患者既往体健，有高血压家族史。院外已行肾上腺CT检查，双侧肾上腺未见明显异常，但中上腹部脊柱前方软组织肿块影（图49-1，图49-2）。综合以上，患者血压水平急剧升高，波动大，常规降压药物治疗效果差，首先考虑嗜铬细胞瘤可能，并需要进一步与肾血管性高血压、肾实质性高血压鉴别，因患者依从性较差，未正规监测、服药，也存在原发性高血压治疗不当或在此基础上合并肾损害致血压急剧升高可能。患者肾上腺影像学检查未见异常，那么，进一步考虑异位嗜铬细胞瘤可能，或者肿物与血压并无直接关系。需进一步检查明确。

当问诊思路考虑嗜铬细胞瘤可能，需想到多发性内分泌瘤病（MEN）可能。在MEN-1型中，嗜铬细胞瘤不常见。MEN-2型，则包括嗜铬细胞瘤、甲状腺髓样癌和甲状旁腺瘤。MEN-3型（MEN-2B型）由神经节细胞瘤表现型（类马方体型、多发性黏膜神经瘤）、甲状腺髓样癌、嗜铬细胞瘤组成。所以应注意询问在本病出现前有无其他内分泌肿瘤如甲状旁腺瘤、甲状腺髓样癌、黏膜神经瘤等病史。以及家族中有无以上疾病患者。在对此患者的问诊中，并没有相关病史和家族史。

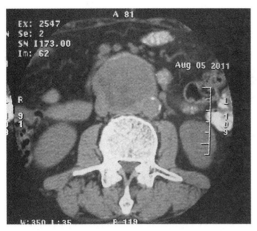

图 49-1　入院时肾上腺 CT 平扫

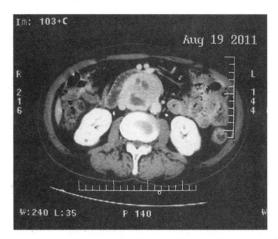

图 49-2　入院后肾上腺增强 CT 肾

肾上腺未见异常，中上腹部腹主动脉旁肿块考虑异位嗜铬细胞瘤可能

## 三、体格检查

（一）重点检查内容及目的

对于高血压原因待查，疑诊为嗜铬细胞瘤的患者，在进行全面而细致的查体时，应特别注意患者体重（因嗜铬细胞瘤的高代谢作用，可出现体重减轻），皮下脂肪分布，甲状腺大小、有无结节，心脏情况。因患者中上腹部肿物，而嗜铬细胞瘤在触及肿瘤时可刺激诱发高血压危象，所以在腹部查体时要格外小心，避免粗暴操作。为鉴别是否肾血管性高血压，需注意听诊血管杂音。注意四肢血压差别。

（二）体格检查结果及思维提示

T 36.5℃，P 92 次 / 分，R 16 次 / 分，BP 225/115mmHg，H 168cm，W 63kg，BMI 22.3kg/m²。发育正常，营养中等，神志清，查体合作。甲状腺无肿大，未及结节、肿块。双肺呼吸音清。心音有力，心率 92 次 / 分，心律齐，无杂音。腹软，无触痛。双下肢无水肿。未闻及血管杂音。神经科查体未见异常。

 **思维提示：**

患者重度高血压，心率偏快，无消瘦、多汗，无血管杂音，无水肿。与初步诊断印象符合。需进一步安排辅助检查，明确诊断。

## 四、实验室和影像学检查

（一）初步检查内容及目的

患者病史长，病情较重，血压、血糖均长期控制不佳，需全面的检查，包括血、尿、粪常规，肝肾功能、血脂、电解质、糖化血红蛋白、尿蛋白定量。需明确有无靶器官损害，包括眼底、心电图、超声心动图等。需进一步查肾素 - 血管紧张素 - 醛固酮水平除外原发性醛固酮增多症，查肾上腺皮质功能除外库欣综合征，查肾动脉彩超明确有无肾动脉狭窄。需查血、尿儿茶酚胺定量协助诊断，患者血压持续较高，可安排酚妥拉明试验，为诊断提供依据。考虑到 MEN 可能性，需查甲状旁腺激素、降钙素水平等内分泌激素水平有无异常。因中上腹部肿块，目前性质不明，可查肿瘤标志物，提供诊断线索。在血糖允许的情况下，行糖耐量试验及胰岛素释放试验，可对高血糖的原因做出鉴别。在肾功能、血压允许的情况下，需行腹部强化 CT 明确肿物性质。但患者入院时血压过高，需采取措施，避免发生高血压危象，并注意监测血压水平。

（二）检查结果及思维提示

检查结果：

（1）血常规、粪常规未见明显异常；尿常规：尿糖 2+，其余各项均未见异常。

（2）肝肾功能未见明显异常；血脂异常：TC 6.16mmol/L↑（3.59～5.17），TG 2.05mmol/L↑（0.57～1.71），LDL-C 3.80mmol/L↑（1.33～3.36）；Glu（空腹）10.6mmol/L；电解质：Na 138mmol/L，K 4.13mmol/L，Cl 98mmol/L，Ca 2.29mmol/L，$CO_2$ 25mmol/L，均在正常范围。HbA1c 8.9%↑（4%～6%）。

（3）24 小时尿蛋白 160mg；眼底动脉硬化；超声心动图提示左房增大（41mm）、左室舒张功能下降。

（4）肾上腺皮质功能未见异常；肾素水平升高：5.03ng/（ml·h）（0.05～0.79）；甲状旁腺激素、降钙素水平均未见异常。糖耐量及胰岛素释放试验：血糖各时段分别为：6.65、13.38、13.82、16.64、18.70mmol/L；胰岛素各时段分别为：6.29、4.22、3.56、3.05、4.62mU/L，胰岛素分泌功能明显受损。

（5）因本院实验室无法监测血、尿儿茶酚胺水平，行 24 小时尿 VMA（香草基扁桃酸，是肾上腺素和去甲肾上腺素的代谢产物）检查，三次均升高，分别为 84.8、150.0、280.0（24.98～70.2μmol/24h）。酚妥拉明试验阳性。

（6）肾动脉彩超：未见明显异常；肾上腺强化 CT 检查：双肾上腺未见异常，中腹部腹主动脉旁富血供肿块，大小约 4.8cm×5.4cm×7.6cm，与周围组织结构分界欠清，并见邻近结构受压移位，考虑腹膜后异位嗜铬细胞瘤，请结合临床检查。

> **💡 思维提示：**
>
> 患者检查结果 24 小时尿 VMA 明显升高，酚妥拉明试验阳性，支持嗜铬细胞瘤诊断，肾上腺强化 CT 结果：肾上腺未见异常，中上腹部腹主动脉旁肿块考虑异位嗜铬细胞瘤可能。从检查结果看，无明显肾损害证据，肾动脉无狭窄，除外肾实质性及肾血管性高血压。无论电解质水平还是肾素-血管紧张素-醛固酮水平均不支持原发性醛固酮增多症。肾上腺皮质功能不支持库欣综合征。无 MEN 证据。胰岛素分泌功能已明显受损，但糖尿病是否继发于嗜铬细胞瘤尚不能确定，但肯定会是加重因素。患者尚无严重心、肾等靶器官损害，考虑患者血压的剧烈升高时间并不很长。

（三）进一步检查安排及结果

1. 检查安排　为明确异位肿瘤的分泌功能，可行间碘苄胍核素扫描；患者异位肿瘤体积较大，需注意恶性嗜铬细胞瘤的可能。需查胸部 CT、腹部 B 超，必要时正电子发射断层显像（PET）-CT 明确有无转移病灶。

2. 检查结果　本院无法行间碘苄胍核素扫描，胸部 CT 及腹部 B 超结果未见转移病灶。PET-CT 因较昂贵，患者及家属拒绝。虽未行间碘苄胍核素扫描，综合病史、临床特点、实验室检查结果，考虑异位嗜铬细胞瘤诊断可成立，暂无转移征象。

## 五、治疗方案

手术切除是嗜铬细胞瘤最终的治疗手段，一经确诊，应争取尽早手术，以免高血压危象发作危及生命。但在术前需行一段时间的肾上腺素能受体阻滞治疗，以抑制血压和症状，恢复有效血容量，提高患者的手术耐受力。

此患者术前予胰岛素控制血糖，予酚苄明、美托洛尔阻滞肾上腺素能受体治疗，需注意，不能在未使用 α 受体阻断药的情况下，单独或先用 β 受体阻断药，否则可因此导致严重肺水肿、心力衰竭或诱发高血压危象而使病情加重。必要时可同时应用。酚苄明应从小剂量开始，一般初始剂量为 10mg，1 天 2 次，视血压情况逐渐增加剂量，可每 2～3 天增加 10mg。一般在术前至少服酚苄明 2 周。β 受体阻断药也应从小剂量开始，逐渐增加剂量至心率获得满意控制。

## 六、治疗效果

患者酚苄明加量至 60mg/d，美托洛尔加至 25mg，每 8 小时 1 次，血压、心率获得满意控制，维持平稳，转往泌尿外科行手术治疗。手术顺利，术后血压逐渐下降，现口服少量降压药即获得满意控制。

## 七、对本病例的思考

嗜铬细胞瘤是神经嵴起源的嗜铬细胞肿瘤，肿瘤细胞可合成和分泌大量的儿茶酚胺（CA），包括肾上腺素（E）、去甲肾上腺素（NE）、多巴胺（DA），作用在不同组织上的 α 及 β 肾上腺能受体，产生不同的效应。临床上表现为阵发或持续性高血压及代谢紊乱症群。但如能早期正确诊断，手术切除肿瘤后是可治愈的一种继发性高血压，否则因高血压的突然发作，可造成严重的心、脑、肾血管损害，甚至可危及生命。嗜铬细胞瘤约 90% 来源于肾上腺，10% 来源于肾上腺外的嗜铬组织，按其来源部位不同可分别称为副神经节瘤、化学感受器瘤、颈动脉体瘤或膀胱嗜铬细胞瘤等。

嗜铬细胞瘤患者的临床表现多种多样，这给诊断带来一定困难，如遇下述情况应首先考虑嗜铬细胞瘤的可能性：

（1）阵发性或持续性高血压患者，伴有头痛、心悸、多汗、面色苍白及胸、腹部疼痛、紧张、焦虑、濒死感等症状及高代谢状态。

（2）患急进性或恶性高血压的儿童、青少年。

（3）原因不明的休克；高、低血压反复交替发作；阵发性心律失常；体位改变或排大、小便时诱使血压明显增高。

（4）在手术、麻醉、妊娠、分娩过程中出现血压骤升或休克，甚至心搏骤停者；按摩或挤压双侧肾区或腹部而诱发高血压症候群者。

（5）服用常规降压药物治疗，血压下降不满意，或仅用 β 肾上腺素能受体阻断药治疗反而使病情加重者。

（6）有嗜铬细胞瘤、多发性内分泌瘤病的家族史；有甲状腺髓样癌、神经纤维瘤、黏膜神经瘤或其他内分泌肿瘤的高血压患者。

本病例患者呈急进性高血压，血压水平高，波动幅度大，且常规降压药物治疗血压下降不满意。故需高度怀疑嗜铬细胞瘤可能。CT检查的影像学特点：嗜铬细胞瘤体积较大，一般为3～5cm，甚至达20cm左右。肿瘤通常为圆形或椭圆形。较小肿瘤的密度均一，类似肾脏密度；较大肿瘤常因坏死、陈旧性出血、囊变而密度不均，内有单一或多发低密度区，偶尔中心坏死区很大致肿瘤呈囊性表现，甚至其中可见液平，少数肿瘤的中心或边缘可见点状或弧线状钙化。增强检查时，由于嗜铬细胞瘤血供丰富并富含血窦，表现肿瘤的实体部分有明显强化，且持续较长时间，而瘤体内的坏死、陈旧性出血或囊变区则无强化。需要注意的是，增强检查所用的含碘对比剂可以引起血浆儿茶酚胺的增高，有诱发高血压危象的可能。患者影像学检查发现腹主动脉旁肿块，结合临床及影像学特点，考虑为异位嗜铬细胞瘤。

（王坤玲）

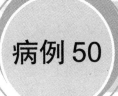

病例 50　　**多发骨折 4 年**

患者男性，13 岁，于 2011 年 7 月 5 日入院。

## 一、主诉

多发骨折 4 年。

## 二、病史询问

（一）诊断思路及问诊目的

患者青少年男性，反复多次骨折，考虑到代谢性骨病如先天性成骨发育不全、骨质疏松症、骨软化症、佝偻病的可能。

此患者年轻，需重点考虑先天性成骨发育不全、继发性骨质疏松症和佝偻病可能。对于先天性成骨发育不全，需注意有无家族史；骨折发生的次数、原因、位置、愈合情况；有无骨畸形、关节病变；牙齿发育缺陷；听力障碍；蓝巩膜；皮下出血等情况。对于骨质疏松症，因患者年轻，需重点注意有无其他原发性疾病，如甲旁亢等。对于佝偻病，问诊时需注意患者的喂养史、日照情况、有无手足搐搦、骨骼畸形、骨痛、肾脏疾病、服用药物史等情况。

（二）问诊主要内容

1. 患者的主要不适症状？每次骨折的具体情况？有无诱因？骨折部位？治疗及愈合情况？是否合并骨痛、骨畸形等伴随症状和阴性症状？

2. 患者就诊过程及相关检查？

3. 详细询问患者的喂养史、个人史、既往疾病史、服用药物情况？

4. 患者有无骨折、蓝巩膜等的家族史？母亲有无死胎史？兄弟姐妹情况如何等。

（三）问诊结果及思维提示

患者青少年男性，入院前 4 年腰部受重石撞击后致腰 1、腰 2 椎体骨折伴脱位，于当地医院行腰椎固定术，遗留双下肢瘫痪、二便障碍，术后于某医院坚持康复训练。3 年前在康复训练中轻微外力下致左股骨上端骨折，并再次手术治疗。此后均在较小的外力作用下先后出现右胫骨骨折，右股骨下段及上段骨折，经石膏固定、切开复位、内髓针固定术后，骨折可愈合。患者无骨痛，无手足搐搦，无耳聋，无牙质发育不良、皮下出血情况。未系统行生化学检查。既往体健，无肾脏疾病、胃肠道疾病史，无特殊药物服用史。无毒物接触史。患者足月顺产，出生后无异常，母乳喂养，不挑食，日照较少。母亲无死胎、死产史。有一个姐姐，体健。家族中无骨折、骨畸形、蓝巩膜者，无内分泌疾病史及遗传病史。

**思维提示：**

通过问诊可明确，患者 9 岁时第一次骨折，当时受较强的外力创伤，出现腰 1、腰 2 椎体骨折伴脱位并遗留双下肢瘫痪、二便障碍。患者自此主要是轮椅上活动。此后多次骨折，但都位于下肢，往往于康复训练受外力时发生。经石膏固定、内髓针固定术后骨折可愈合。患者无骨痛，无手足搐搦，无耳聋，无牙质发育不良、皮下出血情况。既往史、个人史、家族史无特殊，只是日照较少。

## 三、体格检查

（一）重点检查内容及目的

体格检查时需重点注意其生长发育情况，有无方颅、胸廓畸形、手镯征、脚镯征、膝外翻或膝内翻畸形，有无头颅畸形、蓝巩膜、关节过伸、听力障碍、牙质发育缺陷等典型的体征和外貌改变。患者腰椎骨折致脊髓损伤，注意下肢查体。

（二）体格检查结果及思维提示

T 36.0℃，P 72 次 / 分，R 16 次 / 分，BP 105/70mmHg，H 160cm，W 55kg。营养中等，神清语利，轮椅活动，行走困难，查体合作。全身皮肤、黏膜无黄染和出血点。浅表淋巴结未触及肿大。头颅、五官无畸形，未见方颅。无蓝巩膜，粗测听力正常，牙齿发育正常，可见一颗龋齿。甲状腺无肿大。胸廓无畸形，肋骨无压痛。心、肺、腹（-）。脊柱无侧弯，无手镯征、脚镯征。右下肢不能伸直，膝关节略弯曲。下肢肌力 4 级，肌肉萎缩。

**思维提示：**

患者无典型的蓝巩膜、听力障碍、牙齿发育不良等先天性成骨发育不全的表现，无方颅、胸廓畸形、手镯征、脚镯征等佝偻病的体征。生长发育正常。下肢肌肉萎缩，肌力减退。需进一步安排生化检查和骨 X 线等检查明确病情。

## 四、实验室和影像学检查

（一）初步检查内容及目的

患者 9 岁发病，多次骨折，但骨折有一个重要的特点：主要位于下肢，无典型的成骨发育不全和佝偻病的骨骼及发育畸形表现，病史上存在日照不足、维生素 D 的缺乏。患者主要为双下肢骨折，由此不得不考虑一个重要的因素——失用。患者长期轮椅活动，下肢骨存在失用性因素影响。综上所述，患者不支持先天性成骨发育不全诊断，但对于病变较轻的 I 型需进一步鉴别；因日照不足，可能存在维生素 D 缺乏、佝偻病可能；下肢骨失用影响可造成骨质疏松，但需进一步除外继发性骨质疏松的可能。因此，需进一步安排骨密度、骨 X 线片、血钙磷、尿钙磷、碱性磷酸酶、PTH、维生素 D 水平等骨代谢指标。为除外继发性骨质疏松的病变，必要时可查甲状腺功能、肾上腺皮质功能等。为明确有无肾小管疾病、肾脏疾病等致佝偻病的病因，需查肾功能、尿蛋白、尿糖、尿酸化功能等。

（二）检查结果及思维提示

检查结果：

（1）血、尿、便常规未见异常。

（2）肝、肾功未见异常。电解质：Na 142mmol/L，K 4.21（3.5～5.5mmol/L），Cl 107mmol/L，$CO_2$ 22mmol/L，均未见异常。

（3）骨代谢指标：血 Ca 2.33（2.15～2.55mmol/L），P 1.94↑（0.80～1.45mmol/L），ALP 244↑（40～150U/L），尿 Ca 108mg/24h，尿 P 440mg/24h，PTH 2.4（1.1～7.3pmol/L）。

（4）25（OH）$D_3$ 18.75↓（47.7～144nmol/L），1,25（OH）$_2D_3$ 25.66↓（39～193pmol/L）；尿糖、尿蛋白定量均阴性；肾小管酸化功能未见异常。

（5）甲状腺功能、肾上腺皮质功能正常范围内；性腺功能：FSH 4.9（1.4～18U/L），LH 5.6（1.5～34.6U/L），PRL 11.33（2.1～17.7ng/ml），T 530（241～827ng/dl）。

（6）骨密度：骨量明显减低。骨 X 线片（头颅正侧位、骨盆正位、双手正位、胸腰椎正侧位、双股骨、双胫腓骨正位）：头颅大小形态尚好，蝶鞍不大，颅板较薄，以双侧颞骨为著。胸腰段曲度后突，腰 1、2 椎体形态不规则，胸 12/腰 1，腰 2/腰 3 椎间隙变窄，腰 1/2 椎间孔变大，腰 1～3 椎体后缘轻度后凹，局部椎管前后径扩大，腰 1、2 水平椎弓根间距扩大，椎弓根形态欠规则（图 50-1，图 50-2）。胸椎形态良好。双手骨密度减低。骨盆骨密度减低，双侧髋臼较浅，右股骨干内可见内固定钉影。股骨干形态不规则，左侧股骨干较细（图 50-3）。双股骨、双胫腓骨骨密度减低，骨皮质变薄，右股骨上段可见内固定钉影，局部骨质不规整，右股骨下段骨干周围可见明显骨膜下成骨，边缘不规则（图 50-4）。右腿较左腿短缩。左侧股骨干，双侧胫腓骨骨干较细。所示骺线尚清晰，部分骨干内可见生长障碍线，右胫骨下段皮质欠规整（图 50-5）。

（7）胸片：未见异常；腹部 B 超：肝、胆、胰头、胰体、脾、双肾未见明显异常。

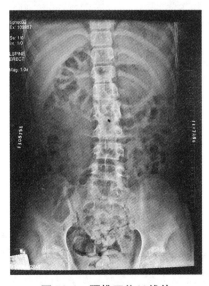

**图 50-1　腰椎正位 X 线片**

腰 1、2 椎体形态不规则，胸 12/腰 1，腰 2/腰 3 椎间隙变窄，腰 1/2 椎间孔变大，腰 1-3 椎体后缘轻度后凹，局部椎管前后径扩大，腰 1，2 水平椎弓根间距扩大，椎弓根形态欠规则

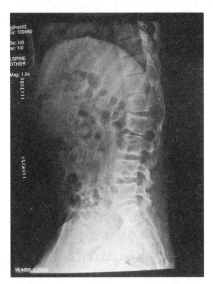

**图 50-2　腰椎侧位骨 X 线片**

椎体压缩性骨折

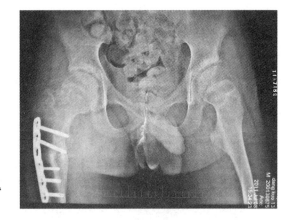

**图50-3 骨盆正位骨X线片**
骨盆骨密度减低,双侧髋臼较浅,右股骨干内可见内固定钉影。股骨干形态不规则,左侧股骨干较细

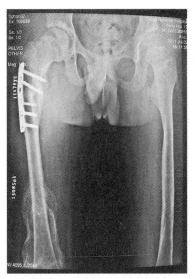

**图50-4 股骨正位骨X线片**
双股骨骨密度减低,骨皮质变薄,右股骨上段可见内固钉影,局部骨质不规整,右股骨下段骨干周围可见明显骨膜下成骨,边缘不规则

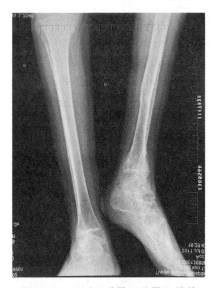

**图50-5 双侧胫腓骨正位骨X线片**
右腿较左腿短缩。左侧股骨干,双侧胫腓骨骨干较细。所示骺线尚清晰,部分骨干内可见生长障碍线,右胫骨下段皮质欠规整

---

 **思维提示:**

　　患者甲状腺功能、PTH正常可除外甲亢、甲旁亢等病变。肾脏功能、尿蛋白、尿糖等检查未见异常,可除外肾脏疾病、肾小管疾病。血钙正常,血磷高、碱性磷酸酶升高考虑与骨生长发育有关。患者低尿钙,骨密度减低,骨量下降,考虑患者确实存在骨软化症,骨骺未闭合,为佝偻病,其病因考虑为维生素D的缺乏。患者无典型的蓝巩膜、听力障碍、牙齿发育不良、身材矮小等先天性成骨发育不全的表现,骨X线检查无缝间骨异常及其他骨发育畸形。但因先天性成骨发育不全临床表现差异较大,I型成骨发育不全病情较轻,有时鉴别较为困难,确诊有赖于基因学诊断。此外,患者脊髓损伤后,依靠轮椅活动,结合双下肢骨X线片,考虑存在双下肢失用性骨质疏松症。

## 五、治疗方案及疗效

针对维生素 D 缺乏性佝偻病及失用性骨质疏松症，给予患者碳酸钙 600mg 1 天 1 次、骨化三醇 0.25μg 1 天 3 次、维生素 $D_3$ 7.5mg，2 周 1 次肌内注射治疗，监测血钙磷、尿钙磷、ALP 等变化，后骨化三醇增加剂量至 0.5μg 1 天 3 次。建议患者在专业的康复指导下继续锻炼。先天性成骨发育不全尚不能除外，继续随访变化。

疗效观察：患者坚持服用碳酸钙 600mg、骨化三醇 0.5μg 1 天 3 次、维生素 $D_3$ 7.5mg，2 周 1 次肌内注射治疗，治疗 2 个月时在康复训练转动下肢锻炼时再次出现右胫骨骨折，当地医院复位后石膏固定治疗。6 个月后再次住院复查。复查骨代谢指标：血 Ca 2.33（2.15～2.55mmol/L），P 1.87↑（0.80～1.45mmol/L），ALP 222↑（40～150U/L），尿 Ca 360mg/24h，尿 P 410mg/24h，PTH 1.7（1.1～7.3pmol/L）；25（OH）D₃ 133.56（47.7～144nmol/L），1,25（OH）₂D₃ 260.40↑（39～193pmol/L）；骨密度较前明显改善。同时患者 6 个月内身高增长 11cm。

患者的治疗效果比较理想，骨密度改善，身高增长明显，但仍有下肢骨骨折发生。从而进一步印证了对患者的诊断：维生素 D 缺乏性佝偻病及失用性骨质疏松症。而从患者显著的身高增长来看，不符合成骨不全的特点。成骨不全的患者往往身材矮小，身高增长较缓慢，再结合患者无典型的蓝巩膜等表现，考虑可基本除外成骨不全的诊断。患者尿钙水平升高，维生素 D 的水平亦明显升高，调整治疗为碳酸钙 600mg，维生素 $D_3$ 7.5mg，3 个月 1 次肌内注射治疗，考虑患者骨密度改善，无肾脏疾病导致 1α- 羟化酶缺陷，可停用活性维生素 D——骨化三醇，仅以维生素 $D_3$ 肌内注射治疗。监测血钙磷、尿钙磷、ALP、骨密度等变化。

## 六、对本病例的思考

成骨不全又称脆骨病，是以骨脆弱、反复骨折、骨畸形、蓝色巩膜、牙齿发育不良、身材矮小等为临床特征的常染色体显性或隐形遗传性结缔组织病。主要病因是 I 型胶原突变。I 型胶原是一种长的线状分子，它是由 2 条 α1 肽链和 1 条 α2 肽链拧成紧密的螺旋结构而组成。胶原肽链的螺旋部分约 100 个氨基酸长，由甘氨酸、脯氨酸和羟脯氨酸三联体不间断的重复所构成。其发病机制主要是骨基质中最丰富的蛋白——I 型胶原数量或质量、合成或结构的异常。I 型胶原也存在于韧带、皮肤、巩膜和牙齿等组织。因此，成骨不全的主要临床表现除骨代谢异常，也有牙质发育不良、蓝巩膜以及含有这些 I 型胶原纤维蛋白的其他组织的异常。病情的严重程度，个体差异极大，轻重不等，有在宫内或胎儿期出生时即发病，也有一生都无明显症状。根据其临床和遗传特征，通常分为四型。I 型病情较轻，最常见。II 型为围生期致死型，是最严重的一种类型，常于宫内或新生儿期死亡。III 型为出生后存活病例中最严重者。IV 型为中等严重型，病情介于 I 型和 II 型之间。患者的生化检查：血钙、磷和 ALP 一般正常，少数患者 ALP 升高，尿羟脯氨酸升高，部分伴氨基酸尿和黏多糖尿。其确诊有赖于基因检测。

骨质疏松症是一种以低骨量和骨组织微结构破坏为特征，导致骨质脆性增加和易于骨折的代谢性骨病。可分为原发性和继发性骨质疏松症。其中原发性者又可分为两种亚型，I 型为绝经后骨质疏松症，主要由于绝经后雌激素水平下降造成，II 型为老年性骨质疏松症。继发性骨质疏松症常伴发于其他原发性疾病之后，如甲旁亢、库欣综合征、甲亢、性腺功能减退、糖尿病等内分泌代谢性疾病及胃肠道疾病、长期卧床、制动等因素。诊断有赖于骨密度测量，诊断标准主要以 DEXA（双能 X 线吸收法）为标准制定。在诊断时需注意鉴别继发性骨质疏松症,以免贻误原发病因。

骨软化症和佝偻病是新形成的骨基质(类骨质)不能以正常的方式进行矿化的一种代谢性骨病。发生在成人的骨基质矿化障碍,骨骺生长板已经闭合称为骨软化症;发生在婴幼儿童者,长骨骨骺尚未闭合,骨骺软骨和骨的矿化都有障碍,造成干骺端增宽,影响身高增长,称为佝偻病。两者的病因和发病机制都相同,只是在不同年龄显示不同的临床表现。其发病原因包括维生素 D 缺乏、吸收不良或代谢障碍、作用缺陷;钙、磷缺乏;酸中毒;药物影响等。主要表现为骨痛、骨畸形、骨折、骨骺增大和生长缓慢等。对于不同原因引起者,其生化检查特点不同。

临床上对于反复骨折的患者需考虑到先天性成骨发育不全的可能性,因成骨发育不全的临床表现变异较大,尤其对于病变较轻的 I 型,需注意鉴别,凡遇青少年骨质疏松或围绝经期出现的严重骨质疏松症都应想到 I 型成骨发育不全的可能 [1]。但对于此患者,虽然年轻,但其骨折有一个突出的特点:反复发生于下肢,需考虑到失用性因素的作用。事实上,脊髓损伤后下肢骨骨折的病例并不少见。

通过维生素 D 水平的检测,了解到患者存在维生素 D 缺乏,明确了骨软化症的病因。事实上,在我科开展维生素 D 两项检测后发现,在现代生活方式下,存在普遍的维生素 D 缺乏,考虑可能与日照减少等因素有关,今后,在婴幼儿保健及疾病预防中应加以重视。

(王坤玲)

## 参 考 文 献

[1] Bischoff H, Freitag P, Jundt G, et al. Type1 osteogenesis imperfecta: diagnostic difficulties[J]. Clin Rhenmatol, 1999, 18(1): 48-51.

# 病例 51　口干、多饮、多尿 5 年余，发作性四肢瘫痪 10 日

**患者女性**，57 岁，于 2011 年 5 月 6 日入院。

## 一、主诉

口干、多饮、多尿 5 年余，发作性四肢瘫痪 10 日。

## 二、病史询问

（一）初步诊断思路及问诊目的

患者中年女性，5 年前出现口干、多饮，多尿，近 10 日出现四肢瘫痪发作。首先应明确口干发生的原因。一般而言，引起口干、多饮的最常见疾病是糖尿病，其次为尿崩症、精神性多饮多尿、甲亢和干燥综合征等。近期出现四肢瘫痪发作提示，患者是否存在低钾性麻痹的可能，这就需要进一步鉴别。按照优先考虑的原则应将内分泌系统疾病，如糖尿病、尿崩症、精神性多饮多尿、Graves 病等放在首位。因此，问诊目的主要围绕有无消瘦、易饥、多食、心悸、多汗，过度紧张，恶心、呕吐、情绪改变，发病前是否存在精神刺激，生活环境改变，有无颅脑外伤或手术等发病时的主要症状及病情进展特点、伴随症状、相关治疗及效果如何等问题展开，并兼顾重要鉴别疾病的临床表现，以提供诊断线索。

（二）问诊主要内容及目的

1. 口干、多饮、多尿是否伴有消瘦、心悸、多汗、多食，是否有突眼、甲状腺肿大、手颤　若患者除口干、多饮和多尿外，还表现有消瘦，则不除外糖尿病，需化验血糖鉴别。若有心悸、多食、多汗，有突眼、甲状腺肿大、手颤则甲亢的可能性大。

2. 发病前是否有精神刺激、是否夜尿增多、误服用药物　恶性精神刺激常可导致女性出现口干、精神性多饮、多尿症状，但患者一般不出现夜尿增多。偶误服用利尿剂、甘草制剂的患者也会出现口干，但去除诱发因素后乏力可自行缓解。

3. 是否有骨关节疼痛、畸形的发生，是否有眼干、眼泪减少，唾液分泌减少　患者若有牙齿脱落、骨关节疼痛、畸形表现，伴有多尿、夜尿增多以及低血钾的发生，则高度支持肾小管酸中毒（RTA）的诊断。眼干、眼泪减少等眼部症状出现，同时伴有口腔唾液分泌的减少则提示干燥综合征的可能性大，后者也常伴有 RTA 的发生。

4. 四肢瘫痪发作有无诱因，发作的时间、发作的程度　询问四肢瘫痪发作是否存在诱因，有助于鉴别是由于原发性或继发性疾病导致。瘫痪发作的时间是否存在规律也可帮助鉴别诊断。Graves 病导致的低钾性周期性瘫痪多发生在夜间或凌晨，常伴有肌肉的酸痛。如伴有肢体活动障碍则提示病情的严重程度。

5. 进食习惯是否发生改变　若患者自述发病后喜食流质食物，进食主食尤其是馒头、烧

饼时需要喝汤水，则强烈提示干燥综合征的可能。

6. 入院前是否进行了检查和治疗，效果如何　通过了解院外相关的检查治疗的情况可对疾病发生的可能性做一初步诊断。如发现血糖增高有助于鉴别糖尿病。并进一步分析药物选择是否合理等问题。相关治疗后患者临床症状是否能缓解或进一步加重。

7. 既往有何种疾病，是否有颅脑外伤或手术，从事何种职业　近期的颅脑外伤或手术强烈提示尿崩症的可能。诸多疾病与职业相关，如长期从事放射性工作，长期暴露于毒物、农药等。此类疾病多隐匿起病。

（三）问诊结果及思维提示

患者女性，已退休，主要从事家务。既往身体健康。无手术、外伤史。无毒物、放射性物质及农药接触史。患者于入院前 5 年无明显诱因逐渐出现口干、多饮，饮水量每天约 3～4L，多尿，尿量与饮水量相当，夜尿增多。患者自述发病后喜食流质食物，进食馒头时需用水送服，伴有多颗牙齿变黑，釉质片状脱落，无眼干、无眼泪减少、无结膜反复感染；无反复腮腺肿大、舌痛；无皮疹、皮肤干燥；无反复咳嗽、咳痰；无骨关节疼痛；无怕冷、乏力、反应迟钝；无食欲缺乏、恶心、呕吐等。患者未予诊治。入院前 10 日患者受凉后发热，出汗多而于清晨起床时觉四肢无力，双手不能持物，逐渐发展至四肢瘫痪，运动不能，遂就诊于外院，查 Glu 6.4mmol/L，K 1.8mmol/L，Cl 112.5mmol/L，TCO$_2$ 16.7，给予静脉补钾约 6g 后四肢瘫痪改善，血钾可升至正常，但是不能维持。患者于当地医院检查发现高氯性代谢性酸中毒，低钙，低磷血症，双肾结石，甲状腺功能正常。患者为明确诊断就诊于我科门诊，被收住院。自发病以来，精神，睡眠可，小便量多，夜尿增多，大便正常，体重无显著改变。

 **思维提示：**

通过问诊可明确，患者既往体健，无慢性消耗性疾病，无手术外伤史，无毒物农药接触史。本次发病表现为口干，多饮，多尿、夜尿增多，有多颗牙齿变黑，釉质片状脱落等表现。患者自述发病后有喜食流质食物，进食馒头需饮水的饮食习惯改变。10 天前因"上感"发热突发四肢无力，渐至四肢瘫痪，运动不能，于当地医院发现低钾血症、低钙血症、低磷血症、高氯性代谢性酸中毒，血糖稍高而无甲状腺功能的异常，高度支持干燥综合征的诊断。患者无眼干、无眼泪减少，无骨关节疼痛，需进一步检查以明确诊断。血糖稍高不能除外糖尿病，需行糖耐量检查以确诊。

## 三、体格检查

（一）重点检查内容及目的

考虑干燥综合征起病多数呈隐匿和慢性进行性，全身多器官系统均可受累，临床表现多变，症状多样，因此应对患者进行系统地、全面的检查，应重点检查患者的口腔、舌、牙齿，注意是否有龋齿，舌苔以及腮腺改变；注意眼征的变化，是否有骨关节的异常、肋骨压痛，身材的变化，是否有肺部变化、胸痛及神经感觉异常等。

（二）体格检查结果及思维提示

T 36.5℃，P 80 次 / 分，R 18 次 / 分，BP 110/60mmHg。发育正常，营养中等，神志清楚，

自主体位，查体合作。全身皮肤无明显粗糙，未见皮疹及色素沉着，全身浅表淋巴结未触及肿大。头颅无畸形，眉毛无稀疏，眼睑无水肿，巩膜无黄染，双侧瞳孔等大等圆，对光反射正常存在。耳鼻无异常分泌物。多颗龋齿，牙龈无萎缩，舌苔正常，无干裂。腮腺正常，未触及肿大。颈软，甲状腺不大。胸廓对称，双侧肋骨、胸骨无压痛。双肺呼吸音清，未闻及干湿性啰音。HR 80 次 / 分，律齐，未闻及病理性杂音。腹软，无压痛，反跳痛，肝、脾肋下未触及。脊柱四肢无畸形。双下肢无水肿。生理反射存在，病理反射未引出。

 **思维提示：**

　　体格检查结果与临床考虑干燥综合征的思路相吻合。血压 120/80mmHg，心率 80 次 / 分，无突眼和甲状腺肿大，不支持 Graves 病和原发性醛固酮增多症。但患者的阳性体征不多，仅发现有多颗龋齿，无皮肤改变、无胸骨压痛，仅提示干燥综合征的可能，而不能诊断为该病。进一步实验室检查的目的是，首先确诊是否存在干燥综合征，其次了解干燥综合征对全身器官系统损伤的程度，寻找相关器官损伤的证据，判断病情，为下一步治疗方案提供依据。

## 四、实验室和影像学检查

（一）初步检查内容及目的

1. 三大常规、生化检查评价病情。

2. 动脉血气分析、尿酸化功能评价病情。

3. 尿氨基酸分析评价病情。

4. 甲状腺功能鉴别诊断。

5. 胰岛素释放试验＋尿糖是否存在糖尿病。

6. 风湿免疫评价病情。

7. Schirmer 试验结果评价病情。

8. 全身骨 X 线检查了解骨骼受累部位和范围。

（二）检查结果及思维提示

检查结果：

（1）血常规：WBC $3.9 \times 10^9$/L，N 47.9%，L 34.6%，RBC $3.6 \times 10^{12}$/L，HGB 102g/L，PLT $167 \times 10^9$/L。

（2）尿常规：pH 7.5，余均正常；便常规：均在正常范围。

（3）生化检查：肝功：TP 66g/L，ALB 31g/L，GLO 35g/L，ALP 99（参考值 40～150）U/L，余均在正常范围；血脂均在正常范围；肾功：BUN 3.6mmol/L，Cr 52μmol/L；血电解质：Na 143mmol/L，K 3.0mmol/L，Cl 112mmol/L，Ca 2.01mmol/L，P 1.06mmol/L，Mg 1.03mmol/L；24 小时尿电解质：K 63.65mmol/24h，Na 195mmol/24h，Ca 127mg/24h（参考值 150～250mg/24h），P 747mg/24h（参考值 700～1500mg/24h）；尿糖 0.13g/24h；尿蛋白 1.05g/24h。

（4）动脉血气分析（未吸氧）：pH 7.329，$PaO_2$ 71.1mmHg，$PaCO_2$ 31.2mmHg，BE −8.2mmol/L；尿酸化功能：pH 7.1，重碳酸盐 5.6mmol/L，可滴定酸 1.3mmol/L↓，铵离子 14.1mmol/L↓。

（5）24 小时尿氨基酸（mg/24h）分析：谷氨酸 81.45↑（<10），丝氨酸 212.39↑（25～75），

胱氨酸 75.90↑（10～20），酪氨酸 58.51↑（15～50），苯丙氨酸 64.2↑（10～30），赖氨酸 220.62↑（10～50），组氨酸 369.88↑（110～320），苏氨酸 424.92↑（50～150），余在正常范围之内。

（6）胰岛素释放试验＋尿糖：见表 51-1。

表 51-1　胰岛素释放试验＋尿糖结果

| | Glu（mmol/L） | Ins（mU/L） | 尿糖 |
| --- | --- | --- | --- |
| 0′ | 7.03 | 19.84 | — |
| 30′ | 12.02 | 130.69 | — |
| 60′ | 12.43 | 117.18 | — |
| 120′ | 12.13 | 117.52 | — |
| 180′ | 9.21 | 87.08 | — |

（7）甲状腺功能和肾上腺皮质功能均正常；25（OH）D₃ 38.67（参考值 47.7～144nmol/L），1,25（OH）₂D₃ 45.6（参考值 39～93pmol/L），PTH 1.5pmol/L。

（8）风湿免疫全项：IgM、C3、CIC 升高，余正常；ANA 阳性 1∶200，斑点型、核仁型，抗 SSA、抗 SSB、抗 Ro-52 抗体阳性，余抗体阴性；ESR 30mm/h↑。

（9）Schirmer 试验为阳性（14mm/5min）。

（10）X 线检查：腰椎曲度存在，腰椎椎体缘轻度变尖，腰 3/4、4/5 椎间隙变窄，骨盆形态对称，双髋关节形态结构存在，骨质密度减低（图 51-1，图 51-2）。

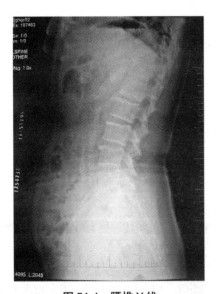

图 51-1　腰椎 X 线

腰椎曲度存在，腰椎椎体缘轻度变尖，腰 3/4，4/5 椎间隙变窄

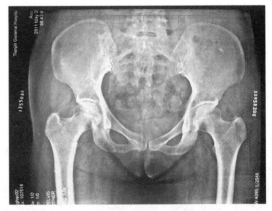

图 51-2　骨盆 X 线

骨盆形态对称，双髋关节形态结构存在，骨质密度减低

（11）腹部 B 超：考虑胆囊炎，胆囊结石，双肾结石，肝、胰头、体、脾未见异常。

（12）骨密度检查：L₂～L₄（g/cm²）1.062，股骨颈（g/cm²）0.810，全身（g/cm²）1.037，均明显低于正常。

（13）唇腺病理：（小叶间纤维下唇唇腺）检材见涎腺小叶结构存在，其间可见大量淋巴细胞及浆细胞浸润，小叶间纤维组织轻度增生，未见明确良性淋巴上皮病变，结合临床干燥综合征不能除外（文末彩图51-3）。

**思维提示：**

重要的检查结果有九项：①血常规发现轻度贫血；②生化检查示低钾血症、低钙血症、低尿钙、低尿钾、低尿磷、低尿镁；③血气分析提示代谢性酸中毒，尿酸化功能异常；④免疫异常：IgM、C3和CIC增高，ANA（+）1:200，斑点型；抗SSA、抗SSB、抗Ro-52抗体阳性，血沉增快；⑤腹部B超：双肾结石，⑥胰岛素释放试验＋尿糖提示糖尿病，高胰岛素血症；⑦大量氨基酸尿；⑧Schirmer试验为阳性；⑨唇腺活检可见大量淋巴B细胞及浆细胞浸润。结合患者的病史、体格检查和实验室检查结果，干燥综合征、I型肾小管酸中毒、2型糖尿病诊断成立，目前已出现维生素D不足而致的骨软化症。

## 五、治疗方案及理由

（一）方案

1. 甲泼尼龙　4周，40mg/次，1次/天，静滴。
2. 骨化三醇　0.5μg/d，口服。
3. 碳酸钙　0.6g/d，口服。
4. 碳酸氢钠　6g/d，口服。
5. 10%枸橼酸钾　60ml/d，口服。
6. 吡格列酮　15mg/d，口服。

（二）理由

本患者为中年女性，临床表现有贫血、口干、低钾血症、代谢性酸中毒、免疫功能异常，唇腺活检可见大量淋巴细胞及浆细胞浸润，干燥综合征诊断成立。患者血沉增快，高滴度的IgM，C3、CIC升高，ANA阳性1:200，斑点型、核仁型，抗SSA、抗SSB、抗Ro-52抗体阳性，提示病情活动但尚未出现全身重要器官的明显损伤，此时应积极给予免疫抑制治疗以避免疾病进一步的进展而导致对肺、肝脏、肾脏、骨骼以及血液系统的影响。患者尚有低钙血症、低尿钙、25(OH)D$_3$明显降低，而1,25(OH)$_2$D$_3$处于正常低值，提示维生素D不足，应补充大量活性维生素D和少量钙剂以避免骨量的减低，但为避免肾结石应鼓励患者多饮水，促进排泄。

## 六、治疗效果及思维提示

治疗效果：患者予甲泼尼龙，骨化三醇等治疗1周后，口干、乏力症状缓解，治疗2周后，患者自觉体力较前明显好转，食欲增加，夜尿减少。血糖控制较差，加用胰岛素后血糖控制平稳。实验室检查贫血较前好转，已纠正代谢性酸中毒、低钾血症和低钙血症。4周后停用甲泼尼龙静滴，改为泼尼松30mg/d，口服，碳酸氢钠减量为4.5g/d，余治疗不变。病情稳定出院，门诊随访。8周后泼尼松减量，每2周减约10%，至最小剂量维持。

**思维提示：**

患者干燥综合征诊断明确，经过积极的治疗后病情明显好转，贫血、低钾血症、低钙血症和酸中毒均被纠正，提示治疗方案有效。糖皮质激素是治疗的首选，但对症治疗也很重要，尤其是积极纠正酸中毒，补充充足的活性维生素 D 可避免骨骼的损害。此种疾病的疗程不宜过短，药物剂量要合适。

## 七、对本病例的思考

1. 干燥综合征的诊断　干燥综合征是一种主要累及外分泌腺体的慢性炎症性自身免疫病，临床可有多组织器官的受累，免疫功能紊乱是发病及病变的主要基础。由于本病临床表现多种多样，症状轻重不一，外分泌腺病变引起的口干、眼干可以是本病首发的唯一症状而持续多年，故而易被误诊或漏诊。1992 年欧洲干燥综合征诊断标准：①有 3 个月以上的眼干涩感，或眼有沙子感，或每日需用 3 次以上的人工泪液。凡有其中任 1 项者为阳性。②有 3 个月以上的口干症，或进食时需用水送下，或有反复出现或持续不退的腮腺肿大。凡有其中任 1 项者为阳性。③ Schirmer 试验≤5mm/5min，或角膜染色指数≥4，为阳性。④下唇黏膜活检的单核细胞浸润灶≥1 个 /4mm² 为阳性。⑤腮腺造影，唾液腺放射性核素扫描，唾液流率中有任 1 项阳性者。⑥血清抗 SSA、抗 SSB 抗体阳性。凡具备上述 6 项中至少 4 项，并除外其他结缔组织病、淋巴瘤、艾滋病、结节病、移植物抗宿主病，则可确诊为原发性干燥综合征。因此在临床工作中若遇到中青年女性表现有口干、猖獗龋、反复腮腺炎；眼干、少泪或无泪、反复结膜炎时，一定要给予高度重视，以避免出现全身重要器官损伤而延误病情。

2. 干燥综合征的治疗　本病目前尚无根治方法，预后取决于病变累及的范围以及严重程度。若出现间质性肺炎、肾小管酸中毒以及骨骼病变等则提示预后不良。治疗主要是积极给予糖皮质激素治疗，防止本病进展而导致的系统性损害，以保护重要脏器。本病例此次就诊时仅有肾小管酸中毒，但化验检查免疫功能明显异常，并未出现严重肾损害、肾功能不全。考虑患者病情处于活动期而给予积极的治疗使病情缓解，延缓病情恶化，疗效明显。

3. 肾小管酸中毒（RTA）　能使肾小管远端泌氢功能和（或）近端碳酸氢盐重吸收功能发生障碍而产生的一种以高氯性代谢性酸中毒为主要表现的临床综合征，依据病变部位及和临床表现分为四型：Ⅰ型，远端 RTA；Ⅱ型，近端 RTA；Ⅲ型，混合型 RTA；Ⅳ型，高血钾性 RTA。临床以Ⅰ型最为常见，主要发病机制为远端小管上皮细胞泌氢能力障碍或低下，不能重吸收到达远端的剩余 $HCO_3^-$，不能建立或维持管腔内外正常的氢离子浓度梯度。临床特点为代谢性酸中毒、碱性尿、低钾血症以及钙磷代谢障碍。临床上 RTA 在早期易被误诊，部分患者虽被确诊，但未进一步寻找发病原因，故临床一旦诊断成立，应积极寻找病因，先天性原因较为少见，常见病因为重金属中毒、服用过期药物（四环素）、慢性肾脏疾患、多发性骨髓瘤、自身免疫性疾病（干燥综合征、红斑狼疮）等。对于 RTA 治疗的关键是积极治疗病因，纠正酸中毒。因患者并不是在发病初期就表现出全部的临床特征，故保持对本病的警惕性是十分重要的。

4. 糖尿病与糖皮质激素的使用　糖尿病患者往往对糖皮质激素的使用存在顾虑，糖皮质激素的使用可以导致血糖的增高，但糖尿病不是糖皮质激素使用的禁忌证。糖尿病患者在规律饮食运动，合理使用降糖药的情况下，糖皮质激素的使用并不会对血糖的控制形成障碍。该患者的高血糖和高胰岛素血症的出现是由于胰岛素抵抗。其产生的原因是因为肌肉细胞表面的免疫复合物和补体的沉积，导致胰岛素不能与细胞表面的胰岛素受体结合。这种理念来自于我们所做的大量的三角肌活检。所以，应用糖皮质激素不仅不会升高血糖，反而会降低血糖和胰岛素水平。实践的结果证明我们的想法是正确的，是经得起临床检验的。

（卫红艳　林　珊）

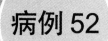

# 全身骨痛7年，加重半年

**患者女性**，65岁，于2005年8月11日入院。

## 一、主诉

全身骨痛7年，加重半年。

## 二、病史询问

### （一）初步诊断思路及问诊目的

患者老年女性，7年前出现全身骨关节疼痛，乏力，近半年加重，活动受限。首先鉴别骨痛发生的原因。骨关节疼痛多由全身性疾病引起，一般女性出现骨关节疼痛，活动受限多数由于变态反应与免疫反应疾病所致，其次为代谢性骨病，痛风性关节炎，骨肿瘤或神经血管性疾病。按优先考虑的原则应将导致骨关节疼痛发生的常见疾病放在首位考虑：如风湿性关节炎、类风湿关节炎、系统性红斑狼疮、痛风性关节炎、甲状旁腺功能亢进症、骨软化症、多发性骨髓瘤等。因此，问诊目的主要围绕骨关节疼痛发作的原因、发病时主要症状及特点、伴随症状、是否治疗及效果如何等问题展开，并兼顾重要鉴别疾病的临床表现，以寻找符合器质性病变表现的证据。

### （二）问诊主要内容及目的

1. 发病前是否有劳累、感冒、受凉史，发病前是否有进食海鲜、动物内脏史，饮酒史　变态反应或免疫反应性疾病发作前常有劳累、感冒或受凉的病史，常伴有发热、咽痛、扁桃体肿大等。痛风性关节炎的患者发病前常有进食富含嘌呤的病史，而饮酒会加重发作。

2. 疼痛的性质、特点与程度要分清　疼痛来自骨或关节，还是肌肉。骨痛为主考虑骨软化、骨肿瘤、甲旁亢或骨质疏松；肌肉为主则怀疑肌肉本身的病变和血管性疾患。疼痛的部位是大关节还是小关节为主？疼痛的性质是刀割样、钝痛还是压痛？有无放射性疼痛或游走性疼痛？有无骨骼或肌肉变形或萎缩，是否存在关节的红、肿胀、僵硬、局部温度变化。这些有助于鉴别风湿性与类风湿关节炎。是否伴发骨折或畸形？是否存在其他组织或器官的损害？严重老年性骨质疏松轻微损伤可导致骨折或畸形，并加重疼痛。上述症状是持续存在还是间断发作，发作时间？是否为进行性加重，不给予治疗患者临床症状是否能自行缓解。

3. 入院前是否应用了某些药物，具体什么药，效果如何　通过了解院外药物的使用情况思索诊断骨关节疼痛的可能原因，判断院外治疗的效果并加以鉴别。并进一步除外药物诱发低钾血症发作的问题。

4. 是否有进食不洁食物或生食的习惯，是否服用过期药物史　不洁食物或生食可能导致肌肉寄生虫的存在，如人旋毛虫病。服用过期药物，如四环素等可损伤肾小管导致肾小管性疾患诱发骨病。

5. 发病前有无外伤，既往有无其他疾病　外伤可能导致某些神经受累或压迫而诱发疼痛。长期糖尿病控制不良可能出现下肢神经肌肉疼痛。神经血管性疾病，如雷诺病或栓塞性脉管炎可能导致受累肌肉疼痛。

6. 何种职业，生长环境　诸多疾病与职业相关，长期从事印刷、粉尘、玻璃等职业可能导致铅中毒，诱发疼痛。某些疾病与生长的环境有关，如氟骨病、大骨节病等。

（三）问诊结果及思维提示

患者为退休工人，长期从事玻璃器皿制作，曾于1957～1964年有接触重金属汞的历史。无应用过期四环素、镇痛药物及糖皮质激素史。患者于7年前始无明显诱因出现双膝关节、腰椎疼痛，久坐不能，无放射性，无游走性。平卧症状可减轻，伴全身乏力。疼痛渐向髋部、四肢、胸椎及肋骨等全身蔓延，并呈进行性加重。未诊治。2年前出现行走不能，夜间盗汗明显，自行外用中药疗效欠佳。半年前开始上述症状加重，活动明显受限，患者只能卧床，感翻身、抬高四肢困难，伴全身抽搐，以四肢明显。1个月前于天津中医一附院诊治，检查示血磷0.54mmol/L，血钙正常，血ALP 60U/L，PTH 28pmol/L，X线提示严重骨软化和继发性甲旁亢，给予治疗后症状稍有好转（具体治疗不详）。今患者为求进一步诊治而入我院。发病以来，患者身高缩短约10cm，有口干，无眼睛和外阴干燥，无畏寒和发热，无四肢关节肿胀畸形，无骨折或骨畸形，无肉眼血尿和尿浊，无牙关紧闭、意识丧失及口吐白沫。

　**思维提示：**

通过问诊可明确，患者既往有重金属接触史。发病前无特殊诱因。7年前出现骨痛，最初为膝关节和腰椎受累，病程逐渐加重，全身骨骼均受累，出现行动困难，四肢抽搐，外院化验ALP明显增高，血磷下降，提示低磷抗D软骨病的可能性，但不能除外骨肿瘤导致的骨病。在体格检查时应重点了解骨骼的器质性病变，并通过实验室检查和影像学检查寻找相关证据。

## 三、体格检查

（一）重点检查内容及目的

考虑导致骨关节疼痛的常见疾病为风湿性关节炎、类风湿关节炎、系统性红斑狼疮、痛风性关节炎、甲状旁腺功能亢进症、骨软化症、肾小管酸中毒、多发性骨髓瘤等。因此，对患者进行系统的、全面的检查同时，应重点观察患者面部皮肤色素特征、牙齿形状大小，是否有龋齿，注意是否有骨关节的异常，是否有胸痛，对患者身材的变化、是否出现神经感觉异常等亦应格外注意。

（二）体格检查结果及思维提示

T 37℃，P 84次/分，R 16次/分，BP 120/75mmHg。神清语利，发育正常，营养不良，慢性病容，平卧位，翻身困难，查体合作。全身皮肤、黏膜无黄染及出血点，浅表淋巴结未触及肿大。头颅五官无畸形，无蓝巩膜，双侧瞳孔等大等圆，对光反射存在。耳鼻无异常分泌物。口唇无发绀，无龋齿，多颗牙齿脱落。颈软，颈静脉无怒张，气管居中，甲状腺不大。鸡胸，双侧肋骨压痛明显，胸骨无压痛，双肺呼吸音清晰，未闻及干湿性啰音。心界不大，心率 84 次 / 分，律齐，各瓣膜听诊区未闻及病理性杂音。腹平软，无压痛、反跳痛，肝脾肋下未及，肠鸣音每分钟 4 次。脊柱无畸形，双下肢弯曲，呈膝外翻畸形，双膝关节活动欠佳，双足第一趾弯曲畸形，右肩关节、髋部及腰骶部压痛明显，双下肢无水肿。四肢肌肉松软，四肢肌张力减低，肌力 3 级，生理反射存在，病理反射未引出。

 **思维提示：**

　　体格检查结果与问诊后初步考虑骨软化的思路相吻合。患者表现为鸡胸，肋骨、髋部及腰骶部压痛，双下肢呈膝外翻畸形，这些表现支持软骨病的诊断，而血清 ALP 和 PTH 升高则提示继发性甲旁亢的存在。进一步实验室和影像学检查的主要目的是明确疾病发生的原因，并判断病情，为治疗方案提供依据。

## 四、实验室和影像学检查

（一）初步检查内容及目的

1. 三大常规、生化检查评价病情。

2. 动脉血气分析、尿酸化功能评价病情。

3. 甲状腺及甲状旁腺功能评价病情，鉴别诊断。

4. 胰岛素释放试验＋尿糖评估病情。

5. 风湿免疫明确病因。

6. 骨密度检查了解骨骼受累程度。

7. 25（OH）D$_3$ 和 1,25（OH）D$_3$ 测定评估病情。

8. 全身骨 X 线检查了解骨骼受累部位和范围。

9. 甲状旁腺 ECT 检查了解甲状旁腺是否增生。

（二）检查结果及思维提示

检查结果：

（1）血常规：WBC $3.5 \times 10^9$/L，N 52.4%，L 38.1%，M 9.5%，RBC $3.4 \times 10^{12}$/L，HGB 101g/L，PLT $131 \times 10^9$/L；尿常规：pH 7.0；比重 1.020；余均在正常；便常规：均在正常范围。

（2）生化检查：肝功：TP 63g/L，ALB 36g/L，GLO 27g/L，ALP 443U/L，余均在正常范围。肾功、血脂均在正常范围。

（3）入院后急查血电解质 K 3.8mmol/L，Na 147mmol/L，Cl 118mmol/L，Ca 2.36mmol/L，P 0.61mmol/L↓，Mg 0.91mmol/L；24 小时尿电解质：K 28.32mmol/24h，Na 94.2mmol/24h↓，Cl 99.6mmol/24h↓，Ca 111.12mg/24h↓，P 244.03mg/24h↓；尿糖 0.26g/24h；尿蛋白 67.6mg/24h。

（4）血气分析：pH 7.384，PaO$_2$ 53.2mmHg，PaCO$_2$ 38mmHg，BE −1.9mmol/L，BB 46mmol/L；尿酸化功能：pH 5.9，重碳酸盐 15.1mmol/L↑，可滴定酸 24.1mmol/L，铵离子 50.8mmol/L。

（5）胰岛素释放试验＋尿糖：见表 52-1。

（6）甲状腺功能：正常；甲状旁腺激素 51.3pmol/L↑（1.1～7.3pmol/L），骨源性 ALP>25U/L，提示钙营养水平缺乏。

（7）风湿免疫全项：未见异常，ESR 18mm/h。

表 52-1 胰岛素释放试验 + 尿糖结果

| | Glu（mmol/L） | Ins（mU/L） | C-P（ng/ml） | 尿糖 |
| --- | --- | --- | --- | --- |
| 0′ | 4.78 | 2.41 | 1.3 | — |
| 30′ | 6.99 | 19.27 | 5.4 | — |
| 60′ | 8.30 | 29.23 | 9.9 | — |
| 120′ | 7.47 | 21.68 | 11.1 | — |
| 180′ | 7.73 | 28.65 | 11.9 | — |

（8）25（OH）$D_3$ 8.72ng/ml↓（9～37.6ng/ml），1,25（OH）$_2D_3$ 44.21ng/ml（15.9～55.6pg/ml）。

（9）X 线平片：①头颅、脊柱、骨盆、双手及双足骨质软化；②双髋关节退行性骨关节病（图 52-1～图 52-3）。

（10）腹部 B 超：双肾弥漫性病变，多发小结石。

（11）骨密度检查：$L_2$～$L_4$（g/cm²）0.480，股骨颈（g/cm²）0.380，全身（g/cm²）0.760，考虑全身骨量明显减低，骨密度严重降低。

（12）甲状旁腺 ECT：未见异常。

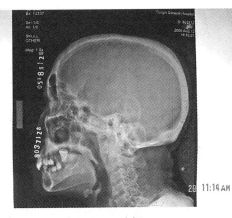

图 52-1　头颅 X-ray
头颅骨质软化

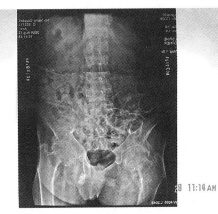

图 52-2　脊柱 X-ray
腰椎骨质软化

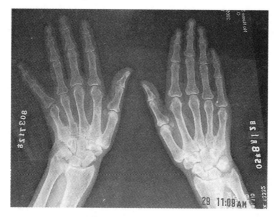

**图 52-3 双手 X-ray**
双手骨质软化

**思维提示：**

重要的检查结果有六项：①血常规提示全血细胞减少；②生化检查示碱性磷酸酶升高，低血磷，低尿钙、低尿磷；③甲状旁腺激素增高，25（OH）D$_3$减低，1,25（OH）$_2$D$_3$正常，骨源性 ALP 增高；④全身骨 X 线检查提示骨软化；⑤甲状旁腺 ECT：未见异常；⑥骨密度检查全身骨量明显减少。结合患者的病史和体格检查结果，初步考虑患者为低磷抗 D 软骨病，目前已出现继发性甲状旁腺功能亢进症。全血细胞减少可能与患者长期卧床，进食少有关。下一步诊治的目的是明确诊断，确定病因。

## 五、治疗方案及理由

1. 方案 中性磷 30ml/d，口服。

2. 理由 患者为老年女性患者，反复发作骨关节疼痛 7 年，化验发现碱性磷酸酶增高，低血磷、低尿磷、低尿钙，而血钙正常，初步考虑为低磷抗 D 软骨病。入院主要目的为明确病因。临床实践中，首先鉴别低血磷的真伪。补充中性磷 3 天后，复查血电解质 K 4.4mmol/L，Na 146mmol/L，Cl 118mmol/L，Ca 2.39mmol/L，P 0.85mmol/L，Mg 0.99mmol/L；24 小时尿电解质：K 37.07mmol/24h，Na 172.7mmol/24h，Cl 144.1mmol/24h，Ca 61.16mg/24h，P 761.8mg/24h。血磷、尿磷恢复正常，除外低磷抗 D 软骨病，考虑为骨软化症。软骨病的原因可能与患者有重金属接触史有关，长期接触汞导致肾小管损害，但患者尿酸化功能未见明显异常，血气分析无酸中毒。尽管如此，我们也不能除外肾小管酸中毒导致的肾性骨病，因为 B 超显示双肾弥漫性病变。患者老年女性，有贫血，不能除外肿瘤导致的软骨病。

## 六、新治疗方案、效果及思维提示

（一）治疗方案

1. 骨化三醇 1.0μg/d，口服。

2. 碳酸钙 0.6g/d，口服。

3. 中性磷 30ml/d，口服。

（二）治疗效果

患者给予活性维生素D，补充钙剂和中性磷1周后，无力、骨痛症状明显缓解。此时实验室检查回报：①肿瘤全项：Fer（8～15）233.50ng/ml↑。②尿轻链kappa（0～1.85）9.40mg/dl↑。③骨穿回报：增生重度减低，片中可见成团出现的瘤细胞，胞体特大、灰黄色、胞质丰富，核椭圆形、多、染色质粗、条索状、有多个蓝色核仁，考虑骨髓瘤细胞转移，建议活检。④骨髓病理检查：增生不均一，小部分增生较低下，造血细胞缺乏，纤维组织轻度增生。部分区域增生大致正常，粒红比例未见特殊，幼稚细胞不多。巨核细胞数目及形态未见特殊。⑤肌肉活检：肌肉肿胀，有肌膜反应，肌束间较多淋巴细胞浸润，肌横纹模糊。免疫荧光：IgA（++），IgG（++），C3（++），FRA（++），沿肌束膜沉积（文末彩图52-4～彩图52-8）。

 思维提示：

患者初诊为骨软化，给予活性维生素D，补充钙剂和中性磷治疗后症状好转。化验提示骨髓瘤细胞转移，尿轻链kappa明显增高，考虑患者骨软化的病因为肿瘤，多发性骨髓瘤为继发性可能性较大。常见引起骨软化症的肿瘤多为血管瘤、血管肉瘤、间质瘤，主要侵犯软组织，也有恶性肿瘤骨转移而出现骨痛的，常见肿瘤为肝、肺、乳腺、甲状腺、肾、膀胱、子宫等，需进一步检查以确定原发病灶。肌肉活检可见较多淋巴细胞浸润，有免疫复合物沉积，考虑存在免疫损害进一步加重症状。但患者家属考虑患者一般情况较差以及经济原因，拒绝下一步检查，要求对症治疗缓解症状。

## 七、调整治疗方案及疗效

（一）方案

1. 泼尼松　15mg/d，口服。

2. 骨化三醇　1.0μg/d，口服。

3. 碳酸钙　0.6g/d，口服。

4. 中性磷　30ml/d，口服。

5. 维生素D每周7.5mg，肌内注射。

（二）疗效

治疗1个月后，患者乏力、肋骨压痛消失，无四肢抽搐，可自行起床，坐起时间每次可达1～2小时，搀扶可下地站立数分钟。

## 八、对本病例的思考

骨软化症发病机制与病因和佝偻病一致，两者均是新形成的骨基质不能正常矿化的一种代谢性骨病，常见病因有：

（1）维生素D缺乏：饮食、光照及内源性合成不足，生理性需要量增加如妊娠，哺乳等。

（2）维生素D吸收和代谢障碍：吸收障碍多见于肝胆胰及胃肠疾病、手术等；代谢障碍包括：①肝硬化及抗癫痫药物导致25（OH）$D_3$缺乏；②慢性肾脏疾患导致1α-羟化酶功能障碍导致1,25（OH）$_2D_3$缺乏；③1α-羟化酶先天性缺陷即VDDR1；④靶细胞对1,25（OH）$_2D_3$抵抗即VDDR2；⑤肿瘤分泌1,25（OH）$_2D_3$抑制物等。

（3）磷缺乏：①肠吸收磷减少,如营养不良、胃肠疾病导致磷吸收障碍以及长期服用 AL(OH)$_3$ 抑酸剂等;②肾小管重吸收磷缺陷,包括遗传性、获得性及肿瘤性低磷血症等。

（4）酸中毒：①肾小管性酸中毒包括原发性、获得性（慢性肾盂肾炎、干燥综合征、慢性活动性肝炎、甲亢和甲旁亢、药物;及金属中毒等）;② Fanconi 综合征（先天或继发近端肾小管功能缺陷）;③长期服用 NH$_4$Cl、乙酰唑胺等。

（5）原发和继发矿化缺陷：前者有磷酸酶缺陷症、氟骨症等,后者有钙、镁原料等不足。本患者出现骨软化症的原因初步考虑,发病机制尚不明,肾脏损害为病因的可能性大,抑制 1,25(OH)$_2$D$_3$ 的活性所致。给予中性磷、活性维生素 D 治疗可缓解症状。由于患者年龄较大,没有做肾脏活检,根据 B 超的发现,我们还是考虑肾脏病变的可能性大,而肿瘤所致的病因学研究需要进行,而不能简单地排除。

（卫红艳　林　珊）

## 病例 53　间断全身乏力 7 年，加重 1 个月

**患者男性,29 岁,于 2011 年 4 月 5 日入院。**

### 一、主诉

间断全身乏力 7 年,加重 1 个月。

### 二、病史询问

（一）初步诊断思路及问诊目的

患者青年男性,主因间断全身乏力 7 年,加重 1 个月而入院,以明确病因。问诊应主要围绕导致乏力发生的疾病的鉴别诊断。从病史中获知,患者第一次乏力发作时曾做检查发现低钾血症（具体值不详）,经补钾治疗后症状缓解。因此病史的询问要从可能造成低钾血症发生的疾病入手。一般来说导致低钾血症发生的原因有三种:摄入不足、丢失过多以及体内钾的分布异常。长期进食差可出现摄入不足,但在现在的条件下罕见。体内丢失钾可分为消化道丢失和肾脏丢失,长期慢性腹泻可导致低钾血症。某些疾病或长期服用一些药物可使得肾小管对钾的重吸收出现障碍而出现低钾血症,如肾小管酸中毒、原发性醛固酮增多症、皮质醇增多症、Bartter 综合征、失钾性肾病等。此外,有些疾病可以是体内钾的分布出现异常,表现为钾向细胞内的转移,如甲亢低钾性周期性瘫痪、家族性低钾性周期性瘫痪、散发性低钾性周期性瘫痪。因此,问诊目的主要围绕导致低钾血症发生的疾病的主要症状及病情特点、伴随症状、相关治疗及效果如何等问题展开,以提供诊断线索。

（二）问诊主要内容及目的

1. 患者近年是否存在食欲降低、偏食、慢性腹泻,是否有长期服用特殊食物及药物史　长期食欲降低,偏食可出现钾摄入不足。慢性腹泻可出现消化液的丢失出现低钾血症。长期服用一些食物及药物,如甘草、利尿剂等可使得尿钾重吸收障碍,但患者为年轻男性,以上这些情况较为罕见。

2. 乏力发作的特点,包括发病前有无诱因、发作时间、发作程度、持续时间、如何缓解　询问乏力发作是否存在诱因,有助于鉴别是由于原发性或继发性疾病,如情绪激动、进食大量碳水化合物、饮酒或过度劳累的历史。有无发病诱因并不能确诊,但对于鉴别诊断甲亢低钾性周期性瘫痪有一定的价值。瘫痪发作的时间是否存在规律也可帮助鉴别诊断。Graves病导致的低钾性周期性瘫痪多发生在夜间或凌晨,发作前常伴有肌肉的酸痛。而家族性低钾性周期性瘫痪则发作时间不定。如伴有肢体活动障碍,呼吸困难则提示病情严重。询问症状持续时间的长短,休息后能否自行缓解,曾给予何种检查与治疗而缓解症状。详细准确地问诊有利于完整了解病情以确诊。

　　3.是否有消瘦、心悸、多汗、多食，是否有突眼、甲状腺肿大、手颤等甲状腺功能亢进的症状　因患者为青年男性，以往曾有全身乏力发作，对于本患者我们高度怀疑是否存在甲状腺功能亢进，而了解是否有甲亢的症状对于确诊至关重要。甲亢患者可有消瘦、心悸、多汗、多食、易饥、大便次数增多、手颤、心律失常等症状，可以有 Graves 病的其他临床表现，如甲状腺肿大、突眼、胫前黏液水肿等。但不是所有患者都具备教科书上记载的全部症候群，尤其是年轻男性，个体差异较大，需仔细询问以鉴别。

　　4.入院前的诊治情况，是否发现高血压　本例患者第一次乏力发作时曾就诊，检查低钾血症，经补钾治疗后症状缓解，这对于下一步的检查、治疗以及明确诊断具有重要价值。若在以往检查发现有高血压，则不除外原发性醛固酮增多症。

　　5.既往有何种疾病，何种职业，家族中有无甲亢的疾病史，有无低钾性周期性瘫痪的家族遗传史　有些慢性疾病，如溃疡性结肠炎，结核等，可导致食欲下降、慢性腹泻、电解质紊乱，因此需要了解既往病史。诸多疾病与职业相关，如长期从事放射性工作，长期暴露于毒物、农药等，可导致肾小管功能障碍而出现乏力，但此类疾病多隐匿起病。甲亢低钾性周期性瘫痪和家族性低钾性周期性瘫痪存在一定的遗传倾向，家族中多有同类患者，了解此类情况有利于鉴别诊断。

　　（三）问诊结果及思维提示

　　患者青年男性，既往体健，从事体力活动，无毒物、放射性物质及农药接触史。患者入院前 7 年无明显诱因，凌晨 5 时睡醒后出现四肢乏力，翻身起床困难，运动不能，但意识清楚，无肢体感觉异常，无呼吸困难，遂就诊于当地医院查血钾偏低（具体数值不详），予口服"钾水"30 分钟后症状缓解，遂住院检查但未明确病因。7 年间并未发作上述症状。入院前 1 个月活动后出现双下肢乏力，酸胀，患者自服"钾水"后症状略缓解。此后乏力症状间断发作，劳累后明显。症状发作前无饱食，无酗酒、无情绪激动，无明显心悸、怕热、多汗、多食、烦躁，无恶心、呕吐、腹痛、腹泻，现为求进一步诊治收入我科。自患病来，食欲佳，睡眠可，大便每日 2～3 次，无稀便，无多尿、夜尿增多，近 1 个月体重下降约 4kg，体力下降明显。无服用特殊食物和药物史。家族中无类似病史。

---

**思维提示：**

　　通过问诊可明确，患者既往体健，长期从事体力活动，无慢性腹泻史，无服用特殊食物和药物史。7 年前在凌晨 5 时睡醒后出现四肢乏力，翻身起床困难，在当地医院查血钾偏低予口服"钾水"后症状可缓解，近 1 个月劳累后再次出现乏力。患者无心悸、怕热、多汗典型甲亢的症状，但近 1 个月体重下降明显，有大便次数增多，还是支持 Graves 病合并低钾性周期性瘫痪的诊断。进一步确诊需要依靠体格检查和实验室检查结果。

---

## 三、体格检查

　　（一）重点检查内容及目的

　　从病史考虑患者 Graves 病合并低钾性周期性瘫痪可能性最大，因此在对患者进行系统地、全面地检查同时，应重点注意其有无交感神经兴奋症状，如紧张、局促不安、皮肤潮湿等。注意有无突眼，Graves 病的眼征是否呈阳性，如 Stellwag 征、Von Graefe 征、Joffroy 征和 Mobius 征等。注意甲状腺是否肿大、质地如何，触诊有无结节，听诊有无血管杂音。注意有无心脏情况，如心率增快或心律失常等。有无胫前黏液性水肿，并注意神经系统的查体以进一步评估病情。

（二）体格检查结果及思维提示

T 36.2℃，P 68 次 / 分，R 18 次 / 分，BP 120/80mmHg。神清语利，自主体位，查体合作；全身皮肤无潮湿，黏膜未见黄染，出血点及色素沉着；全身浅表淋巴结未触及肿大；双侧眼球轻度突出，左眼突眼度 17mm，右眼突眼度 19mm，Stellwag 征、Von Graefe 征、Joffroy 征、Mobius 征均阴性。颈软，气管居中，甲状腺未触及肿大；双肺呼吸音清，未闻及干湿性啰音；HR 68 次 / 分，律齐，未闻及病理性杂音；腹软，无压痛及反跳痛，肝、脾肋下未触及；脊柱四肢无畸形，无胫前黏液性水肿，四肢肌力 5 级；生理反射存在，病理反射未引出。

 **思维提示：**

体格检查结果与问诊后初步考虑 Graves 病合并低钾性周期性瘫痪可能性较大。患者无皮肤潮湿，眼征均阴性，心率不快，甲状腺无肿大，仅有轻度突眼这一阳性支持 Graves 病的诊断。查体无高血压，不支持原发性醛固酮增多症的诊断。进一步实验室检查的目的首先是确诊是否存在 Graves 病，其次寻找相关器官损伤的证据，判断病情，为下一步治疗方案提供依据。

## 四、实验室和影像学检查

（一）初步检查内容及目的

1. 三大常规、生化检查了解患者机体一般状况，评价病情。甲亢患者在未使用抗甲状腺药物前就可出现粒细胞减少或肝功能受损，而抗甲状腺药物的使用可进一步导致或加重粒细胞减少或肝功能的损坏，因此在使用抗甲状腺药物前必须对患者的血常规和肝功能情况进行评价。此外患者曾有低钾血症的发作，必须在没有补充外源性钾之前对血电解质情况作全面了解。

2. 甲状腺功能和甲状腺抗体检测确诊的关键检查。

3. 血气分析、尿酸化功能测定评价病情，排除肾小管酸中毒造成的低血钾。

4. 血浆肾素 - 血管紧张素 - 醛固酮水平测定除外原发性醛固酮增多症造成的低血钾。

5. 胰岛素释放试验 + 尿糖了解是否存在胰岛素抵抗的现象，除外高胰岛素血症同时存在的低钾血症。

6. 风湿免疫全项评价病情，除外风湿性疾病，如干燥综合征合并 RTA 导致的低钾血症。

（二）检查结果及思维提示

检查结果：

（1）血常规：WBC 4.86×10$^9$/L，N 55.4%，L 39.1%，RBC 5.22×10$^{12}$/L，HGB 148g/L，PLT 236×10$^9$/L。尿、便常规均正常。肝肾功能均正常。血电解质 K 4.13mmol/L，Na 146mmol/L，Cl 102mmol/L，Ca 2.5mmol/L，P 1.39mmol/L。24 小时尿电解质：K 65.14mmol/24h，Na 220mmol/24h，Ca 252mg/24h，P 1408mg/24h。

（2）$FT_3$ 12.71↑pmol/L（参考值 3.5～6.5），$FT_4$ 28.99↑pmol/L（参考值 11.5～23.5），sTSH 0.06↓mU/L（参考值 0.3～5.0），TRAb 4.8↑（参考值 0～1.5），TGAb 62.7↑（参考值 0～40），TPOAb 100↑（参考值 0～12）。

（3）动脉血气分析（未吸氧）：pH 7.435，$PaO_2$ 82.7mmHg，$PaCO_2$ 45.53mmHg，BE 5.3mmol/L；尿酸化功能：pH 5.8，重碳酸盐 2.9mmol/L，可滴定酸 24.1mmol/L，铵离子 49.2mmol/L，均在正常范围。

（4）血浆肾素活性 0.51ng/（ml·h）（参考值 0.05～0.79），血管紧张素 32.8pg/ml（参考值 28.2～52.2），醛固酮 8.21ng/dl（参考值 5～17.5），均在正常范围。

（5）胰岛素释放试验 + 尿糖：见表 53-1。

表 53-1　胰岛素释放试验 + 尿糖

| | Glu（mmol/L） | Ins（mU/L） | 尿糖 |
| --- | --- | --- | --- |
| 0′ | 5.18 | 10.71 | — |
| 30′ | 11.02 | 216.13 | — |
| 60′ | 9.55 | 205.43 | — |
| 120′ | 6.89 | 96.6 | — |
| 180′ | 5.08 | 10.44 | — |

（6）风湿免疫全项：均在正常范围；ESR 15mm/h。

（7）甲状腺 B 超（2011.04.12）：甲状腺形态饱满，表面欠光滑，实质回声减低，不均匀，内未见明显肿物及结节反射，血流信号丰富。提示：甲状腺实质回声减低，血流信号丰富（请结合化验检查）。

（8）三角肌活检：免疫荧光检查可见 IgA（－）、IgG（++）（文末彩图 53-1）、IgM（－）、C3（－）、C1q（－）、FRA（+），沿肌束膜沉积。

**思维提示：**

重要的检查结果有五项：①患者血清中游离甲状腺激素水平（包括 $T_3$ 和 $T_4$）均显著升高，而促甲状腺激素水平显著减低，符合甲状腺功能亢进症的诊断。同时血清中 TRAb、TGAb 和 TPOAb 均阳性，支持 Graves 病的诊断。②患者入院后测血钾 4.13mmol/L，提示患者的低钾血症为阵发性发作，而不是持续性低血钾。③血气分析、尿酸化功能、血浆肾素 - 血管紧张素 - 醛固酮水平均正常。④胰岛素释放试验 + 尿糖提示高胰岛素血症，无肾性糖尿。⑤三角肌活检可见免疫复合物沿肌束膜沉积，表明高胰岛素血症与肌肉细胞表面的免疫复合物有关。结合患者的病史、体格检查和实验室检查结果，目前可排除肾小管酸中毒、原发性醛固酮增多症等，确诊为 Graves 病合并低钾性周期性瘫痪。

## 五、治疗方案及理由

### （一）方案

泼尼松 10mg，1 天 3 次。

美托洛尔 25mg，1 天 2 次。

氯化钾缓释片 1g，1 天 2 次。

甲巯咪唑 5mg，1 天 2 次。

骨化三醇 0.25μg，1 天 2 次。

碳酸钙 $D_3$ 600mg，1 天 1 次。

（二）理由

采用泼尼松治疗是基于 Graves 病是一种自身免疫性疾病，而该患者有免疫异常的证据，血清中 TRAb、TGAb 和 TPOAb 均阳性，三角肌活检可见免疫复合物沿肌束膜沉积，且患者临床表现为轻度突眼，患者的突眼与低钾性周期性瘫痪是自身免疫反应累及不同组织器官的结果。这些均提示我们应该采用免疫抑制治疗，抑制自身免疫反应，即病因治疗。此外，早期使用泼尼松治疗可以避免单纯使用抗甲状腺药导致的粒细胞减少或缺乏，以及肝功能损害。在使用激素时，首先应注意补充氯化钾以避免诱发低钾血症的发生。其次，应注意补充活性维生素 $D_3$，促进肠钙磷吸收，减少骨量丢失，促进骨形成，避免糖皮质激素对骨组织的不良影响。当患者有消化道疾患时，还应使用制酸剂，以预防激素使用对胃黏膜的不利影响。

## 六、治疗效果及思维提示

治疗效果：采用泼尼松 10mg，1 天 3 次和甲巯咪唑 5mg，1 天 2 次治疗 2 周后，患者体力较前恢复，大便次数减少到每日 1～2 次，未再有低钾性周期性瘫痪发作。泼尼松减量为 10mg，1 天 2 次，其余治疗不变而出院。一个月后，门诊复查，患者症状好转，体重增加 2kg，验甲状腺功能较前明显下降，但尚未完全恢复正常，肝功能和血白细胞计数均正常，再将泼尼松减量为 5mg，1 天 3 次，停美托洛尔。定期门诊复查逐渐减药至维持量，泼尼松和甲巯咪唑各 5mg，1 天 1 次，在治疗期间患者未再有低钾性周期性瘫痪发作。

 **思维提示：**

病因治疗是对临床医生的最高要求。Graves 病并不是传统意义上的器官特异性疾病，而是一种可累及全身多个组织脏器的自身免疫性疾病，临床表现多样，可出现肝损害、粒细胞减少或缺乏、突眼、胫前黏液水肿和低钾性周期性瘫痪等，患者可有免疫异常的证据。因此，患者治疗的根本和关键是抑制自身免疫反应。糖皮质激素的使用可以有效地抑制患者体内异常的免疫反应，还可以避免单纯使用抗甲状腺药物造成的粒细胞减少和肝功能损害。抗甲状腺药物起效快，可以迅速缓解患者的症状，两者联合使用标本兼治，疗效较好。通过上述治疗，患者低钾性周期性瘫痪未再发作，也就是说糖皮质激素免疫抑制治疗很好地控制了 Graves 病低钾性周期性瘫痪的发作。由于肌肉细胞表面覆盖了大量的免疫复合物，使得细胞内外的离子交换受到阻隔，细胞内的钾离子难以流出，导致低钾血症。另一方面，患者多为青年男性，凌晨发作。患者血液的睾酮水平较高，其中的奥妙还有待进一步研究。

## 七、对于本病例的思考

1. Graves 病低钾性周期性瘫痪的再认识　Graves 病低钾性周期性瘫痪是一种常见的

内分泌急症，在亚洲青壮年甲亢患者相当常见。发作有如下三个特征：①中青年男性；②发作前多有肌肉酸痛；③多于凌晨突然发作。常有劳累、饮酒以及进食大量碳水化合物史。表现为反复发作的肌肉无力和瘫痪，近端肌肉受累明显重于远端肌肉。多数肌肉功能障碍通常可以在麻痹发作后24小时内恢复，感觉功能、精神智力常无改变。低钾麻痹的发生与甲亢症状的严重程度无相关性，可在甲亢确诊前反复发作低钾麻痹长达数月或数年不等，部分患者治疗后甲状腺功能恢复正常后仍反复发作低钾性周期性瘫痪。我们以往的研究发现患者肌细胞表面有免疫球蛋白沉积，而本例患者的三角肌的活检也证实了这一结果。大量的免疫复合物沉积在肌细胞膜表面，可能影响了肌浆网膜的通透性，使得大量钾离子滞留在肌细胞内而出现低钾血症。Graves病属于T淋巴细胞功能缺陷导致的一种自身免疫性疾病。临床表现多样，这表明这些组织可能存在一个或多个共同的抗原，而这种抗原诱发的自身免疫反应可能在Graves病及其并发症的发病过程中起重要作用。低钾性周期性瘫痪的发生可能就是自身免疫反应的结果。我们曾对这组患者进行过长期随访，小剂量激素维持长期治疗可以维持患者不再发生低钾麻痹，治疗前后做两次三角肌活检，相隔2年。结果表明，肌肉细胞表面的免疫复合物和补体种类大幅度减少，沉积量也减少。此外，该病多发生于青年男性，到老年后就不再发生，所以该病的发生是否与睾酮有关也值得关注和研究。患者凌晨发作是否可能与皮质醇分泌的多少有关。总之，该病的治疗以免疫制剂为主，取得了肯定的疗效，但机制尚待进一步研究。

2. 病因治疗，标本兼顾　传统观点认为，Graves病低钾性周期性瘫痪的发病机制是甲状腺激素水平过多的结果，纠正甲亢状态就可避免低钾性周期性瘫痪的发作。但临床实践证明，部分患者在甲状腺功能正常时仍可发作低钾性周期性瘫痪。我们采用糖皮质激素联合抗甲状腺药物治疗，患者在坚持泼尼松治疗的过程中未再发生低钾性周期性瘫痪，瘫痪终止发作可能是泼尼松免疫抑制的结果。这可能是治疗此种疾病的根本。

（卫红艳）

# 病例 54　高血糖十年，左下肢放射痛 1 月余，加重 10 天

**患者男性**，57 岁，于 2011 年 8 月 29 日入院。

## 一、主诉

高血糖 10 年，左下肢放射痛 1 月余，加重 10 天。

## 二、病史询问

（一）初步诊断思路及问诊目的

患者中年男性，本次入院主因左下肢放射痛。问诊主要围绕着下肢放射痛发生的原因。一般临床出现下肢放射痛主要考虑血管、神经及腰椎引起。按常见病、多发病原则主要考虑血管炎症或阻塞至下肢血液循环障碍引起疼痛，腰椎间盘突出或椎管狭窄压迫神经引起放射痛，还有疾病如炎症、肿瘤或糖尿病损伤神经。因此，问诊目的主要围绕着下肢疼痛的原因、发病时主要症状及特点、伴随症状等展开。

（二）问诊主要内容及目的

1. 疼痛的起始部位在哪里，是否对称，疼痛性质如何　腰椎和血管引起疼痛多为单支病变，腰椎间盘突出或椎管狭窄 90% 以上的患者有腰痛症状，其疼痛范围主要是在下腰部及腰骶部，以持久性的钝痛最为常见。动脉硬化闭塞症绝大多数发生在下肢，疼痛常呈节段性。下肢静脉血栓为局部持续性疼痛。糖尿病周围神经病变呈对称性疼痛和感觉异常痛，呈刺痛、灼痛、钻凿痛，似乎在骨髓深部作痛，有时剧疼如截肢痛呈昼轻夜重。

2. 疼痛时与活动的关系　下肢静脉血栓站立时症状加重；腰椎间盘突出或椎管狭窄平卧位时疼痛可减轻，站立位及坐位时，这种疼痛可以加重；糖尿病周围神经病变活动后疼痛有所缓解。

3. 疼痛诱因　疼痛发作时是否负重，既往是否有静脉曲张或下肢静脉血栓形成，有无糖尿病，患病年数，平素血糖控制情况。

4. 有无腹泻，便秘、失眠等自主神经紊乱　糖尿病周围神经病变可致自主神经病变，有腹泻，便秘、失眠等自主神经紊乱症状；腰椎间盘突出有马尾症状表现，为会阴部麻木刺痛、排尿无力、排便失禁等。

（三）问诊结果及思维提示

问诊结果：患者 1 月余前无明显诱因出现左下肢放射痛，自左臀部放射至左足背部，在弯腰活动或劳累时出现，平卧休息后可缓解，无双下肢麻木、无力，无二便费力。10 天前，无明显原因自觉左下肢放射痛较前明显加重，遂在当地医院行腰椎磁共振成像检查后诊断腰椎间盘突出症，给予止痛及按摩等治疗，症状无明显缓解，遂于今日就诊于我院骨科。诊

断：腰椎间盘突出症，建议住院手术治疗。否认高血压、心脏病史，患有"糖尿病"10 年，注射胰岛素治疗，血糖控制平稳。

　**思维提示：**

通过问诊可知患者既往糖尿病 10 年，自诉血糖控制平稳。起病突然，沿坐骨神经走行，放射痛，常规治疗效果不佳，行腰椎 MRI 示腰椎间盘突出，收住骨科拟行手术治疗。

## 三、体格检查

（一）重点检查内容及目的

收住骨科后因诊断为腰椎间盘突出症，查体以骨科专科检查为主。

（二）体格检查结果及思维提示

体格检查结果：神清，步入病房。脊柱生理弯曲存在，腰 4～1 棘突压痛、叩痛（+），双侧骶 1 神经根支配区皮肤针刺觉减退，双侧髂腰肌、股四头肌、胫前肌、踇背伸肌、腓肠肌肌力 5 级，双侧膝腱反射（+），双侧跟腱反射（-）。双侧巴氏征（-）。左侧直腿抬高 45°，加强试验阳性，右侧直腿抬高 90°，鞍区感觉减退，肛门括约肌收缩有力。双上肢肌力、感觉正常。

　**思维提示：**

体格检查结果支持腰椎间盘突出症，但患者糖尿病 10 年，存在双下肢麻木，不能排除糖尿病周围神经病变，故需明确诊断则需影像学及肌电图检查的结果。

## 四、实验室和影像学检查

（一）初步检查内容及目的

1. 三大常规、生化检查评价病情。

2. 下肢肌电图鉴别诊断。

3. 腰椎 MRI　明确病因。

（二）检查结果及思维提示

检查结果：

1. 血常规、生化、凝血未见明显异常。

2. 心电图示窦性心律，房性期前收缩。

3. 胸片未见明显异常。

4. 腰椎正侧位平片示腰椎诸骨轻度骨质疏松及骨质增生，$L_{3～4}$ 及以下椎间隙轻度狭窄。

5. 腰椎 MRI 示腰 3～4、腰 4～5、腰 5～骶 1 椎间盘在 T2 加权像上信号明显降低，腰 3～4 椎间隙狭窄，腰 4～5 椎间盘轻度向后突出，硬膜囊轻度受压。腰 5～骶 1 椎间盘向右后突出，硬膜囊及右侧神经根受压。

6. 肌电图示多发性周围神经损害（运动，感觉纤维轻度受累）。

 **思维提示：**

> 　　骨科原拟第二日行手术治疗，临时做了肌电图，结果回报后，认为腰5～骶1椎间盘向右后突出，硬膜囊及右侧神经根受压，而患者表现的是左下肢放射痛，体征与影像学检查不符，结合肌电图方考虑左下肢疼痛为糖尿病周围神经病变所致，请我科会诊后转入我科。随机血糖17.3mmol/L，转入当天早晨空腹血糖11.9mmol/L，餐后血糖15.3mmol/L，糖尿病周围神经病变是由于长期慢性高血糖致营养神经的血管缺血、缺氧致周围神经损害，故此次治疗以降低血糖为主，给予胰岛素泵持续皮下注射治疗，并给予改善微循环治疗。全面评估以便进行下一步治疗。查双下肢动脉B超示：右侧股总动脉分叉处后壁见1.31cm×0.36cm扁平状、均质回声斑块，管腔无狭窄。冠脉64排CT示：右冠脉近中段可见偏心性混合斑块形成，以软斑块为主，局部管腔狭窄约60%。前降支起始段可见钙化斑块，管腔轻度狭窄，近段可见偏心性软斑块形成，管腔狭窄约70%。中间支起始段可见偏心性软斑块，管腔狭窄约50%。第一对角支可见弥漫粥样斑块，局部管腔狭窄约50%。旋支多节段管腔充盈缺损，提示管腔闭塞。评估患者无下肢动脉血栓形成。血沉快且补体低。

最后诊断：Graves病。

## 五、治疗方案及理由

（一）方案

治疗初期甲钴胺肌内注射，并同时给予维生素$D_3$注射，加用骨化三醇提高免疫力；同时给予冰片加芒硝混合外敷，好转几日后疼痛仍剧烈。给予前列地尔加强改善微循环治疗，及盐酸沙格雷治疗，上述治疗效果均不明显。只好请骨科局部封闭治疗并小剂量脱水减轻局部神经水肿，封闭后1小时患者感左下肢疼痛立刻缓解，效果明显。但仅持续两日患者突然再次出现左下肢疼痛，程度较前明显加重，无法忍受。最后给予甲泼尼龙40mg静滴两周抑制免疫反应。2周后改为泼尼松口服。

（二）理由

由于自身免疫影响到周围神经致神经水肿压迫引起疼痛，故给予免疫抑制剂。

## 六、治疗效果及思维提示

治疗效果：给予甲泼尼龙静滴三天后患者感下肢疼痛明显减轻，静滴1周后疼痛明显缓解，待调整为泼尼松继续口服后已无疼痛。

 **思维提示：**

> 　　患者的治疗应主要针对病因，并要尽量去除诱发该病发作的各种诱发因素。糖尿病就是一种自身免疫性疾病，可以累及人体的多种器官，神经系统也不例外。

## 七、对本病例的思考

1. 糖尿病周围神经病变,最常累及的有股神经、坐骨神经、正中神经、桡神经、尺神经、腓肠神经及股外侧皮神经等。早期症状以感觉障碍为主,但电生理检查往往提示运动神经及感觉神经均有累及。临床呈对称性疼痛和感觉异常,下肢症状较上肢多见。感觉异常有麻木、蚁走、虫爬、发热、触电样感觉,往往从远端脚趾上行可达膝上,患者有穿袜子与戴手套样感觉。感觉障碍严重的病例可出现下肢关节病及溃疡。痛呈刺痛、灼痛、钻凿痛,似乎在骨髓深部作痛,有时剧疼如截肢痛呈昼轻夜重。有时有触觉过敏,甚则不忍棉被之压,须把被子支撑起来。当运动神经累及时,肌力常有不同程度的减退,晚期有营养不良性肌萎缩。周围神经病变可双侧,可单侧,可对称,可不对称,但以双侧对称性者多见。美国北卡罗莱纳大学曾做过糖尿病患者的腓神经活检并做了组织学和免疫组化的研究,证实神经病变也是一种免疫损伤的结果。本病例单侧病变为主,容易与腰椎间盘突出混淆。

2. 在治疗过程中得到警示,糖尿病患者心血管病变不可忽视,该患者既往无任何心前区不适症状、无胸痛、胸闷,今年 8 月份行全身评估时行冠脉 64 排 CT 发现:右冠脉近中段可见偏心性混合斑块形成,以软斑块为主,局部管腔狭窄约 60%。前降支起始段可见钙化斑块,管腔轻度狭窄,近段可见偏心性软斑块形成,管腔狭窄约 70%。中间支起始段可见偏心性软斑块,管腔狭窄约 50%。第一对角支可见弥漫粥样斑块,局部管腔狭窄约 50%。旋支多节段管腔充盈缺损,示管腔闭塞。存在三支病变的高危因素,在第一天输甲泼尼龙后突然出现胸痛、胸闷、气短,测血压 150/70mmHg,心电图示心动过速,胸导 ST 段轻度压低,给予硝酸甘油舌下含服 10 分钟后症状缓解。考虑与使用激素引起心动过速致心肌缺血有关,次日后激素缓慢滴注未再出现上述症状。得到提示:在糖尿病患者使用激素时一定需缓慢滴注。

3. 在治疗上要寻求根源,常规糖尿病周围神经病变治疗以营养神经为主,忽略了疾病的真正作用机制,结果是患者疼痛始终不能缓解。本病例考虑糖尿病本身就是一种自身免疫性疾病,可以损害多种器官,包括血管和神经组织,故治疗针对免疫损伤给予免疫抑制剂甲泼尼龙,可修复神经细胞表面的免疫损伤,从根本上缓解了患者的症状。

(吴庆秋)

## 病例 55　发作性双下肢乏力2天

**患者男性，33岁，于2011年7月11日入院。**

### 一、主诉

发作性双下肢乏力2天。

### 二、病史询问

（一）初步诊断思路及问诊目的

患者青年男性，本次入院主因发作性双下肢乏力。问诊主要围绕着乏力发生的原因。一般临床出现对称性下肢无力主要考虑低钾血症所致。按常见病、多发病原则低钾主要考虑摄入不足与呕吐、腹泻等丢失过多或内分泌系统常见病如Graves病、原发性醛固酮增多症、巴特综合征、范科尼综合征和肾小管酸中毒等。因此，问诊目的主要围绕着诱发低钾的原因、发病时主要症状及特点、伴随症状及补钾治疗后的效果等展开。

（二）问诊主要内容及目的

1. 发病前是否有劳累、感冒、大量饮酒、进食过量碳水化合物或误服药物史　Graves病导致反复低钾发作的患者常有一定的诱发因素，如劳累、醉酒、进食大量甜食后可出现双下肢无力，严重时可出现瘫痪。误服利尿剂患者也可出现乏力，但去除诱因后症状可缓解。

2. 乏力时是否伴有肢体活动障碍及感觉异常，精神症状如何，是否有心悸、气短、多汗、消瘦，是否有骨质疏松、骨关节疼痛的发生　发作的时间可帮助鉴别诊断。如伴有肢体活动障碍、感觉异常和精神症状可怀疑甲旁减；如伴有心悸、气短、多汗、消瘦则是甲亢的重要证据；如有骨关节疼痛畸形伴多尿、夜尿增多的发生，则支持肾小管酸中毒。

3. 发病时是否测了血钾、血钙、血压，是否使用了相关治疗的药物　明确发病时是否由于低钾或低钙导致；发现血压高则有助于鉴别原发性醛固酮增多症和甲状腺功能亢进症。相关治疗后患者临床症状是缓解还是进一步加重。

4. 既往是否有颈部手术、外伤或放射治疗　既往有颈部手术、外伤或放射治疗史，提示患者可能为低钙抽搐导致的乏力、四肢麻木。

5. 既往有何种疾病，入院前是否应用了某些药物，什么药　患者于入院前两天因皮肤过敏在当地医院诊断为湿疹给予10%葡萄糖酸钙静滴。通过了解院外药物的使用情况来考虑低钾发生的可能原因，并进一步除外药物诱发低钾发作的问题。

6. 何种职业　诸多疾病与职业相关，某些压力过大的职业可能导致Graves病的发生，从而出现临床表现。

（三）问诊结果及思维提示

问诊结果：患者既往体健，否认高血压、冠心病、糖尿病史。否认饮酒史及吸烟史。入院前 2 天因皮肤过敏在当地诊所就诊诊断为湿疹，给予 10% 葡萄糖酸钙 10ml 静滴，于当日下午久坐站立时出现双下肢乏力，伴双下肢大腿部酸痛，持续约 15～20 分钟，无头晕、头痛，无恶心、呕吐，无黑矇，自行擦拭红花油，约半小时后症状缓解。1 天前患者又静滴葡萄糖酸钙后 2 小时再次出现上述症状，遂就诊于我院急诊科，化验血钾 2.27mmol/L，给予补钾后症状好转。今为进一步明确低钾原因，就诊我院门诊，以"低钾原因待查"收住院治疗。患者自发病以来，精神、食欲可，睡眠佳，大、小便基本正常。2 年来体重下降约 5kg。

**思维提示：**

通过问诊可知患者既往体健，此次发作表现为反复双下肢乏力，发作时化验血钾为 2.27mmol/L，给予补钾后症状明显好转。可明确患者下肢乏力原因为低钾所引起，但什么原因引起低钾尚不明确，故需寻找常见导致低钾的疾病。并通过实验室和影像学检查明确低钾原因。

## 三、体格检查

（一）重点检查内容及目的

考虑低钾血症的内分泌常见疾病为 Graves 病、原发性醛固酮增多症、巴特综合征和肾小管酸中毒等，因此在对患者进行系统、全面检查时，应重点注意准确测量血压、心率、甲状腺等体征。同时，为除外肾小管酸中毒，对患者牙齿形状大小、是否有龋齿、是否有骨关节的异常、胸痛等需要关注。

（二）体格检查结果及思维提示

体格检查结果：T 36℃，P 88 次 / 分，R 17 次 / 分，BP 110/60mmHg，发育正常，营养中等，前胸部可见暗红色皮疹，呈片状分布，颈静脉未见充盈，双肺呼吸音清，未闻及干湿啰音，视诊心尖搏动未见异常，位于左侧第五肋间锁骨中线内 0.5cm，无异常隆起及凹陷。触诊心尖搏动无异常，心界不大，心率 88 次 / 分，心律齐，未闻及杂音。腹软，无压痛、反跳痛，肝脾肋下未及，未闻及血管杂音，双下肢不肿，四肢肌力、肌张力正常。生理反射存在，病理反射未引出。

**思维提示：**

体格检查结果无明显阳性体征，血压正常，原发性醛固酮增多症可除外，但也需要进一步行相关检查明确。无突眼、甲状腺无肿大、心脏检查无异常，也可除外 Graves 病。因患者体格检查对诊断无阳性提示，故需明确诊断则需实验室及影像学检查的结果。

## 四、实验室和影像学检查

（一）初步检查内容及目的

1. 三大常规、生化检查评价病情。

2. 甲状腺功能，肾素、血管紧张素检查鉴别诊断。

3. 风湿免疫明确病因。

（二）检查结果及思维提示

检查结果：

1. 血、尿、便三大常规正常。

2. 2011.07.10，我院急诊科钾离子 2.27mmo/L，氯 114.4mmol/L。入院时在补钾情况下血钾 4.5mmol/L，钠 146mmol/L，氯 111mmol/L，钙 2.36mmol/L，余生化均正常。

3. 血气分析正常。

4. 24 小时尿钾 112.4mmol/24h（正常值 51～102mmol/24h），24 小时尿钠 386.6mmol/24h（正常值 130～260mmol/24h）24 小时尿钙 2.99mmol/24h（正常值 2.5～7.5mmol/24h），再次复查 24 小时尿钾 76.55mmol/24h（正常值 51～102mmol/24h），24 小时尿钠 194.4mmol/24h（正常值 130～260mmol/24h）。

5. IgG、IgA、IgM、C3、C4、RF 及 ESR、HEP2-ANA 等免疫指标均正常。

6. 甲状旁腺激素（PTH）24.3pg/ml。

7. 甲状腺功能 $T_3$ 2.63ng/L，$T_4$ 152.21ng/L，TSH 0.019mU/L。甲状腺B超示甲状腺大小形态正常，被膜光整，腺体回声不均匀，可见片状低回声区，未见占位病变。双侧颈部未见异常肿大淋巴结。

8. 皮质醇（8AM）0.4μg/dl，皮质醇（4PM）1.5μg/dl，考虑皮质醇分泌呈脉冲式结合，目前无相关临床表现，如怕冷、反应迟钝、记忆力减退、指纹变黑等，复查血皮质醇水平皮质醇（8AM）15.5μg/dl，皮质醇（4PM）9.9μg/dl。肾素、醛固酮水平正常。血管紧张素Ⅱ水平稍高，行肾上腺CT扫描无异常。

9. 性腺激素水平睾酮 1058.6ng/dl（241～827），增高与年龄有关，患者正处于青壮年。

10. 垂体 MRI 正常。

---

**思维提示：**

重要的检查结果有五项：①血电解质检查提示低钾血症；② 24 小时尿钾不高；③血气分析无酸碱平衡紊乱；④肾素不低、醛固酮不高、肾上腺无占位性病变；⑤甲状腺功能异常。

这些结果可提示：①患者的低钾血症是周期性的；②不存在肾脏漏钾；③无酸碱平衡紊乱所致细胞内外钾离子交换失衡；④可除外 Batter 综合征、原发性醛固酮增多症；⑤可明确为甲状腺功能亢进症等所致低血钾，为自身免疫性疾病。

---

## 五、治疗方案及理由

1. 方案　治疗以激素为主，疗程 2～3 年。具体治疗方案：泼尼松 10mg，每日 3 次，口服 1 周观察肌肉反应，有效后调整为甲泼尼龙 40mg 静滴，每日 1 次，连续 4 周；后继续改为泼尼松口服。

2．理由　泼尼松及甲泼尼龙作为免疫抑制剂，可修复肌细胞表面的免疫损伤，从根本上解决钾离子交换障碍。

## 六、治疗效果及思维提示

治疗效果：经治疗 3 个月后，患者未再出现四肢乏力瘫痪的症状，复查血钾正常，甲状腺功能逐步恢复，3 个月后 $T_3$、$T_4$ 恢复正常。

**思维提示：**

该患者双下肢乏力的主要原因是肌肉病变的结果，与血清中的甲状腺激素水平高低无必然联系。如果我们不能根据病因去治疗，只是针对甲状腺功能异常去治疗，就不可能使疾病朝着康复的方向去发展。另一方面，我们要认识到，该病治愈的可能性是存在的，但需要很长的时间，需要足够的耐心。为此，我们必须对患者讲清楚。

## 七、对本病例的思考

1．低钾性周期性瘫痪是临床上较为常见的一组综合征，以青壮年男性多见，有家族遗传倾向，在临床上以神经系统的障碍为主要表现，常有乏力、肌肉酸痛、四肢瘫痪，严重者可引起呼吸肌麻痹致呼吸困难而死亡，以发作时常伴有血清钾降低、呈周期性反复发作的横纹肌弛缓性瘫痪为特点的疾病。典型表现为急性或亚急性起病的四肢对称性弛缓性瘫痪。其特点为下肢重、上肢轻、远端重、近端轻。部分患者可有口渴、心慌和肌肉胀痛；心电图有低钾改变；肌电图检查提示电位幅度降低，数量减少，完全瘫痪时运动单位电位消失，对电刺激无反应。本病的发病原因尚不清楚。多数研究表明，周期性瘫痪的发作与肌细胞膜功能异常有关，发作时钠、钾泵兴奋性增加，使大量钾离子内移至细胞内引起细胞膜的去极化和电刺激的无反应性，导致肌无力发作。其诱发因素常为饱食、寒冷、过度疲劳、酗酒或应用高糖等因素。

2．该病的诊断重点在于排除其他疾病引起的低钾血症，如消化道梗阻性疾病导致的钾摄入不足；大量出汗、呕吐、腹泻所致胃肠道钾丢失过多；利尿剂、肾小管酸中毒、Batter 综合征、Liddle 综合征、原发性醛固酮增多症、Fanconi 综合征所致肾小管钾丢失过多；高胰岛素血症、酸碱平衡紊乱、肌细胞免疫损伤所致钾在细胞内外分布失衡；心力衰竭、水肿等造成细胞外液稀释，形成相对低钾血症等。

3．在治疗上首先要根治原发病，其次是祛除各种能引起低钾血症发生的诱发因素，其治疗是一个长期的过程，中间病情可能会有反复。常规治疗以治疗甲状腺功能亢进为主同时补钾纠正低钾，忽略了疾病的真正作用机制，结果是甲亢能缓解但低钾始终存在。本病例考虑 Graves 是一种自身免疫性疾病，它的损害不仅在甲状腺，同时肌肉也有免疫复合物沉积，肌细胞免疫损伤所致钾在细胞内外分布失衡导致低钾，故治疗针对免疫损伤给予免疫抑制剂，可修复肌细胞表面的免疫损伤，从根本上解决钾离子交换障碍。

（吴庆秋）

病例 56　**发现尿糖阳性半个月**

**患者男性**，48 岁，于 2008 年 7 月 8 日入院。

## 一、主诉

尿糖阳性半个月。

## 二、询问病史

（一）诊断思路及问诊目的

患者中年男性，新近发现尿糖阳性，但患者血糖正常，且无多饮、多尿、多食、消瘦症状，故可除外糖尿病，考虑肾性糖尿。肾性糖尿是肾小管性疾病，分为先天和后天获得两种。前者无需治疗，因为对人体无大伤害，而后者则需要搞清楚病因，根据病因采取恰当的治疗方法。因此，问诊目的主要围绕肾小管疾病的病因、发病时主要症状及特点、伴随症状、既往是否有重金属接触史或曾服损害肾脏的食物 / 药物，有无其他反映肾小管功能的化验异常等问题展开，并兼顾重要鉴别疾病的临床表现。

（二）主要内容及目的

1. 是否有重金属接触史或曾服损害肾脏的食物、药物史　肾小管性疾病患者常有一定的诱发因素，感染、铅、汞等重金属或食用棉籽油或过期四环素可导致肾小管损伤。

2. 是否伴有胸闷、心悸、乏力、抽搐或骨痛　如伴随上述症状常提示可能有低血钾、低血钙、酸中毒等电解质和酸碱平衡紊乱。

3. 有自身免疫性疾病的相关症状　如伴有口干、眼干或皮肤红斑、肝功异常等情况，应考虑合并干燥综合征或系统性红斑狼疮等引起肾小管损害的可能。

4. 是否有其他反映肾小管功能的化验异常　如有高尿磷、高尿钾、高尿钙、尿氨基酸增加和尿酸化功能障碍等情况，应进一步分析除肾性糖尿外是否合并其他肾小管疾病如范科尼综合征、肾小管酸中毒等。

5. 何种疾病，是否有自身免疫性疾病或泌尿系统感染史　自身免疫性肾小管损伤是肾小管性疾病的重要原因之一，要注意某些自身免疫性疾病如干燥综合征或系统性红斑狼疮常引起肾小管功能障碍。反复泌尿系感染亦可引起肾间质小管性炎症损害，导致肾性糖尿、肾小管酸中毒、范科尼综合征等。

6. 何种职业　某些职业可接触有毒化学物品或放射性物质而引起肾小管损伤。

（三）问诊结果及思维提示

患者为办公室职员，无有毒化学物品或放射性物质接触史。既往抑郁症病史 9 年，间断中药（具体成分不详）治疗，无其他疾病史。本次发病前无明确诱因，因半月前尿痛、尿频、尿不尽就诊,查尿常规时发现尿糖(++),尿蛋白(+++),白细胞(+)。予抗感染治疗 7 日后复查尿常规示尿糖(++),尿蛋白(+++),白细胞(-),同时测血糖示 5.2mmol/L。患者尿有泡沫和明显异味,无口干多饮、多尿、多食、消瘦,无胸闷、心悸、乏力,无抽搐和骨关节疼痛,为进一步诊治收入院。

 **思维提示:**

通过问诊明确,患者既往无重金属接触史,无泌尿系感染史,但曾服不明中药治疗抑郁症,故不能除外中药损伤肾小管的可能,已经证实一些中药,如关木通可导致尿毒症。本次发病表现为尿痛、尿频、尿不尽的尿路感染症状,尿常规发现大量尿糖和尿蛋白伴白细胞阳性,予抗感染治疗后尿白细胞转阴,但仍有大量尿糖和尿蛋白,同时血糖正常,无多饮、多尿、多食、消瘦,可除外糖尿病,应考虑肾性糖尿。患者尿蛋白强阳性,考虑可能合并有肾小球性损害。在体格检查时重点注意肾区叩诊是否疼痛,输尿管点是否有压痛,并通过实验室检查和影像学检查寻找肾脏包括肾小管和肾小球损伤的证据。尿有泡沫和明显异味是大量尿糖和尿蛋白所致,尿糖和尿蛋白是细菌生长的良好培养基,故在此基础上易合并泌尿系感染。

## 三、体格检查

### (一)重点检查内容及目的

考虑患者肾小管和肾小球均有受累的可能性最大。因此在对患者进行系统、全面检查的同时,应重点注意腹部肾区和膀胱区的体征,尤其是压痛和叩击痛。同时,为明确是否合并肾小管性软骨病,对躯干和四肢骨的外形、骨和关节的压痛和叩击痛等亦应格外注意。

### (二)体格检查结果及思维提示

T 36.6℃,P 65 次 / 分,R 17 次 / 分,BP 130/80mmHg,BMI 24.3kg/m²。发育正常,营养中等,神志清楚,自动体位。全身皮肤黏膜未见出血点和皮疹。头颅无畸形,眼睑无水肿,巩膜无黄染。胸廓无畸形,肋骨无压痛。心肺检查未见异常。全腹无压痛、肾区无叩击痛。脊柱无畸形,棘突无压痛和叩击痛。四肢无畸形,肌力 5 级。双下肢无水肿。

 **思维提示:**

体格检查结果与问诊后初步考虑肾小管性疾病的思路相吻合。头颅、胸廓、脊柱四肢无畸形,肋骨无压痛,棘突无压痛和叩击痛不支持合并软骨病。全身皮肤黏膜未见出血点和皮疹,不提示有自身免疫性疾病的皮肤表现。巩膜无黄染,眼睑和下肢无水肿,输尿管点无压痛,肾区无叩击痛,不支持肝损害和泌尿系感染。进一步实验室和影像学检查的主要目的是明确肾小管具体的功能障碍及其病因,有无并发症,明确诊断并判断病情,为治疗方案提供依据。

## 四、实验室和影像学检查

（一）初步检查内容及目的

1. 血常规、肝功能，血沉、风湿免疫全项检查明确病因，是否合并自身免疫性疾病。

2. 血电解质和肾功能，血气分析，尿酸化功能，24小时尿电解质、尿蛋白、尿糖、尿氨基酸和尿尿酸进一步明确肾小管具体的功能障碍，评价病情，明确诊断。

3. 糖化血红蛋白和糖耐量试验加尿糖定性进一步除外糖尿病。

4. 血甲状旁腺激素（PTH），腰椎、骨盆和双手X线片，骨密度明确是否并发软骨病和继发性甲旁亢。

5. 肾组织活检明确病因并了解病变程度。

（二）检查结果及思维提示

检查结果：

（1）血常规、肝肾功能，血沉、风湿免疫全项：正常范围。

（2）动脉血气分析（未吸氧）和尿酸化功能：正常范围。血电解质：Na 139mmol/L，K 3.5mmol/L，Ca 2.12mmol/L，P 0.34mmol/L。尿电解质：Na 95mmol/24h，K 47mmol/24h，Ca 312mg/24h，P 716mg/24h。尿蛋白837mg/24h，尿糖14g/24h，尿甘氨酸、丙氨酸、谷氨酸、丝氨酸、胱氨酸等均明显升高，尿酸正常。

（3）糖化血红蛋白：正常范围。糖耐量试验加尿糖定性：血糖正常时尿糖阳性。

（4）血PTH：17.6pmol/L（1.1～7.3）。

（5）骨密度（图56-1～图56-3）：股骨颈骨密度减低，椎体及四肢骨密度正常。

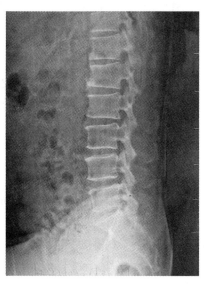

**图56-1 腰椎X线片**

腰1椎体略显楔形，腰椎骨质增生

（6）肾组织活检：肾穿刺组织可见25个肾小球，其中1个缺血性硬化，肾小球毛细血管襻体积肥大，肾囊腔狭窄，系膜细胞及基质轻度局灶节段性增生伴少量嗜复红蛋白沉积。肾小管上皮细胞空泡颗粒变性，小灶状萎缩，多灶状刷状缘脱落，细胞扁平，管腔扩张。肾间质水肿，灶状淋巴、单核细胞浸润。免疫荧光：IgG（±）、FRA（++），沿肾小球沉积，IgA、

IgM、C3 及 C1q 为阴性（文末彩图 56-4～彩图 56-6）。印象：符合肾小管间质病变伴肾小球肥大症，建议进一步检查。

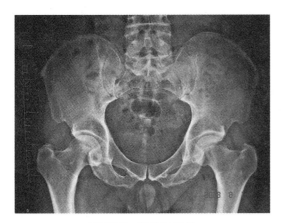

图 56-2　骨盆 X 线片

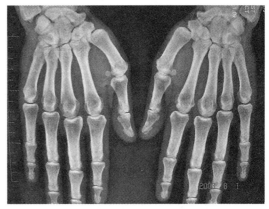

图 56-3　双手 X 线片

双手近节指骨骨质密度增高，伴骨膜下成骨；双手掌指关节骨质疏松

> 💡 **思维提示：**
>
> 　　重要的检查结果有三项：①低血磷，低血钙，低血钾，正常血糖；尿磷相对增高，高尿钙，尿钾相对增高，高尿糖，氨基酸尿，尿蛋白增高；②血 PTH 升高，骨密度下降，X线片示腰 1 椎体略显楔形，骨盆骨质疏松，双手近节指骨骨质密度增高伴骨膜下成骨；③肾组织活检符合肾小管间质病变伴肾小球肥大症，免疫荧光示 IgG（±）、FRA（++），沿肾小球沉积。结合患者的病史和体格检查结果，进一步支持自身免疫性肾小管损伤——范科尼综合征（Fanconi syndrome，FS）继发甲旁亢的诊断。进一步的处理应是立即选择合适的免疫抑制剂和纠酸补钙等对症治疗，其目的有二：①抑制自身免疫性肾小管损伤；②通过补钙和活性维生素 D 等对症治疗，防治并发症和骨破坏。

## 五、治疗方案及理由

1. 方案　甲泼尼龙 40mg，每日 1 次，静脉滴注，2 周后改为泼尼松 10mg，每日 3 次；骨化三醇 0.5μg，每日 2 次；碳酸钙 $D_3$ 片 600mg，每日 1 次。

2. 理由　通过肾组织病理证实肾小管病变，肾间质灶状淋巴、单核细胞浸润和免疫球蛋白沿肾小球沉积，支持自身免疫反应是造成肾损伤的病因。因此，给予甲泼尼龙抑制自身免疫反应治疗病因。患者低血钙继发甲旁亢，给予活性维生素 D 和钙片补钙并抑制 PTH 的分泌。

## 六、治疗效果及思维提示

治疗效果：经上述治疗 2 周后，复查实验室检查结果：①血电解质：Na 145mmol/L，K 3.65mmol/L，Ca 2.23mmol/L，P 1.29mmol/L。②尿电解质：Na 158mmol/24h，K 50mmol/24h，Ca 482mg/24h，P 836mg/24h。③尿蛋白 198mg/24h，尿糖 3.96g/24h。④血 PTH：5.1pmol/L。

**思维提示：**

患者初诊为范科尼综合征继发甲旁亢，应该考虑两个问题：①如何针对病因治疗？②如何判断治疗有效？根据患者的肾组织病理和免疫荧光检查，提示自身免疫性肾小管损伤，应给予免疫抑制剂治疗。甲泼尼龙治疗后血磷明显上升而尿磷无明显增加，尿蛋白和尿糖明显减少；活性维生素 D 和钙片治疗后血钙上升同时血 PTH 下降，说明治疗有效。

## 七、对本病例的思考

1. 关于范科尼综合征　范科尼综合征是一种近端肾小管非选择性功能缺陷性疾病，主要临床表现为肾近曲小管对多种物质重吸收障碍而引起的葡萄糖尿、全氨基酸尿、不同程度的磷酸盐尿、碳酸氢盐尿和尿酸等有机酸尿。亦可同时累及近端和远端肾小管，伴有肾小管性蛋白尿和电解质过多丢失，如高氯性代谢性酸中毒、低血钾、高尿钙和骨代谢异常等。因该病发生相对少见，患者并没有在发病初就表现出全部的临床特征，故保持对本病的警惕性是十分重要的。

2. 寻找病因的重要性　范科尼综合征成人发病多为获得性肾小管缺陷所致，目前认为与自身免疫因素有关。本例患者虽未发现明确的结缔组织病，但肾活检亦提示自身免疫性肾小管间质损害，找到病因，针对病因治疗为本，辅以对症治疗，标本兼治才能收到良好的疗效。

3. 开拓性的检查和治疗　传统的范科尼综合征治疗只是对症治疗，不能从根本上治愈疾病。本病例在肾病理和免疫组化的证据支持下，创新性地采用免疫抑制治疗，在未补中性磷的情况下血磷大幅升高至正常，尿糖和尿蛋白明显下降，取得了良好的疗效。临床实践中活组织检查是许多疾病诊断的金标准，而创新性治疗是医学发展的重要推动力，合理创新，勇于实践，是我们从本病例中获得的宝贵启迪。

（袁梦华）

## 病例 57　颜面和下肢水肿 1 年余，胸闷憋气 2 日

**患者男性，72 岁，于 2010 年 8 月 3 日入院。**

### 一、主诉

颜面和下肢水肿 1 年余，胸闷憋气 2 日。

### 二、病史询问

（一）初步诊断思路及问诊目的

患者老年男性，主诉是颜面和下肢水肿并在近日出现胸闷憋气，从内分泌科角度按常见病优先考虑的原则应将甲状腺功能减退症放在首位。因此，问诊目的主要是围绕发病的诱因、发病时主要症状及特点、伴随症状、是否曾诊断治疗及效果如何等问题展开，并兼顾重要鉴别疾病的临床表现，以寻找支持甲状腺功能减退症诊断的证据。

（二）问诊主要内容及目的

1. 发病前是否有甲状腺手术史或应用过特殊药物　甲状腺手术史、放射性碘治疗史、服用含碘的药物如胺碘酮或者抗甲状腺药物均可导致甲状腺功能减退。

2. 是否有怕冷少汗、食欲缺乏便秘、反应迟钝、动作迟缓、嗜睡和记忆力减退症状　如有上述症状是诊断甲减的重要依据。

3. 除胸闷憋气外是否还有其他循环系统症状　如伴有心前区疼痛应警惕心绞痛；如伴有夜间阵发性呼吸困难或不能平卧应考虑合并心力衰竭。

4. 是否做过相关的实验室和影像学检查　甲状腺功能检查有助于诊断的确立。

5. 接受过何种治疗及治疗效果如何　初步的诊治和疗效可为诊断疾病提供重要线索。

6. 既往有何种疾病　中老年患者常有心血管系统疾患，且患者有胸闷憋气症状，应重点询问既往有无心血管疾病史。

（三）问诊结果及思维提示

问诊结果：既往冠心病史 10 余年，陈旧性心肌梗死史 2 年，口服"消心痛"治疗。原发性高血压史 25 年，血压最高达 220/120mmHg，口服"拜新同"治疗，平素血压控制在 125/80mmHg左右。脑动脉瘤史 1 年余。脑梗死史 1 年。无服用碘制剂史。无手术和外伤史。

患者于 1 年余前出现颜面及双下肢水肿，全身皮肤干燥脱屑，遂就诊于当地中医院给予中药（具体不详）治疗，水肿无明显减轻。6 个月前患者出现疲劳乏力、反应迟钝、行动迟缓、厌食便秘、嗜睡和记忆力减退，未重视。2 天前患者活动后出现胸闷憋气，无心前区疼痛，可平卧，自服"速效救心丸"后无明显缓解。患者因颜面和双下肢水肿逐渐加重就诊于我院门诊，查肝功能：ALT 67U/L，AST 113U/L；肾功能：Cr 179μmol/L；尿常规未见明显异

常；FT$_3$ 0.23pmol/L，FT$_4$ 4.71pmol/L，TSH＞15mU/L；超声心动图示：左房增大，心包大量积液，左室舒张功能下降。遂以甲状腺功能减退症，心包积液，慢性肾功能不全收入我科，患者自发病以来，饮食欠佳，无恶心、呕吐，小便无异常，大便 4～5 天 1 次，半年内体重减轻约 5kg。

 **思维提示：**

通过问诊可明确，患者既往有多种心脑血管疾病史，无服用碘制剂和甲状腺手术史。本次发病先出现颜面及双下肢水肿伴全身皮肤干燥脱屑，随后出现疲劳乏力、反应迟钝、行动迟缓、厌食便秘、嗜睡和记忆力减退，最后出现活动后胸闷憋气。患者无恶心、呕吐、无心前区疼痛、可平卧。检查血 ALT 和 AST 均升高，尤其是 AST 明显升高；血 Cr 升高；甲状腺功能示 FT$_3$ 和 FT$_4$ 均显著降低，TSH 明显升高；超声心动图示：左房增大，心包大量积液，左室舒张功能下降。因此，原发性甲减合并大量心包积液的诊断成立，同时还患有慢性肾功能不全、冠心病和原发性高血压等疾病。应在体格检查时重点注意生命体征和心肺查体，并通过实验室和影像学检查寻找诊断证据。

## 三、体格检查

### （一）重点检查内容及目的

考虑患者甲减合并大量心包积液，同时还患有慢性肾功能不全、冠心病和原发性高血压等疾病，故在对患者进行系统全面检查的同时，应重点注意生命体征、黏液性水肿外貌、心肺体征，尤其是对心脏大小、心脏杂音和肺部啰音应格外注意。此外，还需兼顾肾脏和神经检查的体征。

### （二）体格检查结果及思维提示

体格检查结果：T 35.8℃，P 52 次 / 分，R 16 次 / 分，BP 125/80mmHg，BMI 24.5kg/m$^2$。反应迟钝，自主体位。全身皮肤干燥、粗糙、脱屑，皮温低。周身浅表淋巴结未触及肿大。黏液水肿面容，眉毛稀疏，声音粗哑低沉。颈软，无颈静脉怒张，甲状腺不大。双肺呼吸音清，未闻及啰音。心界向两侧扩大，HR 52 次 / 分，律齐，心音遥远，S$_1$ 低钝，未闻及病理性杂音。腹软，无压痛，肝脾未触及，双肾区无叩击痛，移动性浊音（－）。双手及双足肿胀，双下肢非指凹性水肿。膝腱反射延迟，病理反射未引出。

 **思维提示：**

体格检查结果与初步诊断思路相吻合。反应迟钝；皮肤干燥脱屑；黏液水肿面容、眉毛稀疏、声音粗哑低沉；心界向两侧扩大、心动过缓、心音遥远低钝；双手及双足肿胀、双下肢非指凹性水肿；膝腱反射延迟，进一步支持甲减合并大量心包积液的诊断。而实验室和影像学检查的主要目的是明确病因、病变部位和程度，并判断病情，从而为治疗方案提供依据。心界扩大可能为扩张型心肌病，其性质也是免疫性心肌病。由于年龄较大，治疗起来十分困难。

## 四、实验室和影像学检查

（一）初步检查内容及目的

1．血常规、电解质和尿蛋白明确患者一般状况。

2．甲状腺抗体寻找甲减的病因。

3．血沉和风湿免疫全项进一步明确甲减病因以及有无其他自身免疫性疾病。

4．心肌酶了解心肌受损情况。

5．胸部 X 线了解病变部位和范围。

6．超声心动图进一步了解心脏情况。

7．腹部 B 超了解肾脏病变。

8．垂体 MRI　了解垂体形态，原发性甲减可导致垂体增大或呈瘤样征象。

（二）检查结果及思维提示

检查结果：

（1）血常规：WBC $3.78×10^9$/L，N% 53.34%，L% 37.84%，RBC $3.04×10^{12}$/L，HGB：100g/L，PLT $103×10^9$/L。血电解质：Na 136mmol/L，K 3.8mmol/L，Cl 98mmol/L。尿蛋白 325.6mg/24h。

（2）甲状腺抗体：TRAb 0.32U/L（0～1.5），TGAb 88.23%（<30%），TPOAb 155.9U/ml（0～12）。

（3）血沉：42mm/h。风湿免疫全项：C3 57.20mg/dl（79～152），IgE 711.0U/ml（<165），其余均正常。

（4）心肌酶：CK 4176U/L（25～200），CK-MB 87U/L（0～24）。

（5）胸部 X 线：双肺纹理增多，心影增大，左肋膈角稍变钝（图 57-1）。

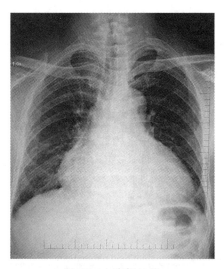

**图 57-1　胸部 X 线**
双肺纹理增多，心影增大，左肋膈角稍变钝

（6）超声心动图：左室射血分数：61%；左房增大；左室壁对称性增厚；左室舒张功能下降；心包积液（大量）：前心包可见 10～20mm 无回声区，后心包可见 26～34mm 无回声区。

（7）腹部 B 超：左肾小囊肿，右肾未见明显异常。胆囊多发附壁结晶，肝、胰、脾未见明显异常。

（8）垂体MRI平扫：垂体大小、形态正常。垂体柄居中，无增粗。视交叉无移位。印象：垂体MRI平扫未见确切异常（图57-2）。

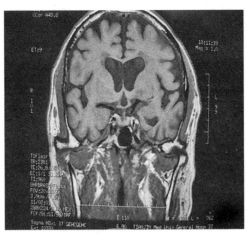

**图57-2 垂体MRI平扫**

垂体大小、形态正常。垂体柄居中，无增粗。视交叉
无移位。印象：垂体MRI平扫未见确切异常

💡 **思维提示：**

重要的检查结果如下：①轻度贫血，血钠偏低，少量蛋白尿；②TGAb和TPOAb滴度明显升高，而TRAb阴性；③血沉明显增快；④心肌酶CK和CK-MB明显增高；⑤胸部X线示心影增大；⑥超声心动示大量心包积液。结合患者的病史、门诊检查和体格检查结果，可明确以下诊断：原发性甲状腺功能减退症、大量心包积液、慢性肾功能不全、冠状动脉性心脏病、陈旧性心肌梗死、心功能Ⅱ级（NYHA）、高血压3级（极高危）、脑动脉瘤、陈旧性脑梗死。此外，还可进一步推断原发性甲减系自身免疫性甲状腺炎所致。治疗上应给予甲状腺激素替代治疗，但患者合并大量心包积液、心肌酶明显升高、心功能不全、陈旧性心梗，给予甲状腺激素可加重心脏负荷，诱发心绞痛、心力衰竭甚至心肌梗死。因此，进一步的处理应是首先治疗心包积液，减轻心脏负荷。

## 五、治疗方案及理由

1. 方案　入院后先予泼尼松5mg，每日3次口服，后将泼尼松逐渐增加至30mg/d，总共使用1周后改为甲泼尼龙40mg/d静脉滴注，静滴2周后加用左甲状腺素钠12.5μg/d治疗。

2. 理由　甲减的治疗原则是予甲状腺激素替代治疗，但患者合并大量心包积液、心肌酶明显升高、心功能不全、陈旧性心梗，给予甲状腺激素可加重心脏负荷，诱发心绞痛、心力衰竭甚至心肌梗死。考虑甲减系自身免疫性甲状腺炎所致，心包积液亦可能与自身免疫有关，故首先应给予糖皮质激素抑制自身免疫治疗甲状腺炎和心包积液，可能还能惠及肾脏。待心包积液有所减少后再加用小剂量甲状腺素起始治疗。

## 六、治疗效果及思维提示

治疗效果：使用糖皮质激素治疗 3 周后，患者症状缓解，复查血常规：WBC $8.48×10^9$/L，RBC $3.22×10^{12}$/L，HGB 105g/L；血电解质：Na 133mmol/L，K 4.0mmol/L，Cl 95mmol/L；肾功能：Cr 123μmol/L；甲状腺功能：$FT_3$ 0.14pmol/L，$FT_4$ 4.64pmol/L，TSH>15mU/L；超声心动图示：左室射血分数 63%；左房增大；左室壁对称性增厚；左室舒张功能下降；心包积液（中～大量）：前心包可见 3～9mm 无回声区，后心包可见 15～25mm 无回声区。加用左甲状腺素钠 12.5μg/d 治疗 2 日后，患者突然出现憋气加重伴面色苍白和意识模糊而停用左甲状腺素钠。

 **思维提示：**

患者使用糖皮质激素治疗后心包积液较前明显减少，我们多年前有过成功的病例，说明糖皮质激素治疗与自身免疫有关的心包积液有效，但是甲状腺功能没有好转，临床症状加重，进一步验证了本患者心包积液的减少与甲状腺激素水平无关，而是与自身免疫异常密切相关。加用小剂量左甲状腺素钠治疗后患者突然出现憋气加重伴面色苍白和意识模糊，考虑与患者仍有低血钠和一定量的心包积液有关，而低钠血症则可能与肾上腺皮质激素不足有关。患者既往有心脑血管疾患，即使给予小剂量甲状腺激素亦可诱发心力衰竭和脑缺血发作，故使用甲状腺激素替代要格外小心，应先纠正低钠血症并进一步减少心包积液。本例患者未采用心包穿刺的方法抽取心包积液，因为心包穿刺风险较大，易诱发感染，并且在未纠正原发病的前提下心包积液短时间内又可恢复原状。

## 七、调整治疗方案及疗效

（一）新方案

低钠血症是肾上腺皮质激素不足的表现，故将甲泼尼龙改为琥珀酸氢化可的松 200mg/d 静滴提升血钠并抑制自身免疫治疗，静滴 1 周后再次加用左甲状腺素钠 12.5μg 隔天 1 次治疗，患者无任何不适反应，2 周后加量至 12.5μg/d，3 周后加量至 25μg/d 治疗，患者反应良好，4 周后将琥珀酸氢化可的松改为氢化可的松 100mg/d 口服治疗出院。出院后门诊随诊，氢化可的松逐渐减量，而左甲状腺素钠逐渐加量，至患者甲状腺功能完全正常后给予左甲状腺素钠维持治疗。

（二）疗效

琥珀酸氢化可的松静滴 1 周后复查血电解质：Na 137mmol/L，K 3.71mmol/L，Cl 100mmol/L；胸部 X 线：双肺纹理增多，心脏大小正常，双侧肋膈角欠清（图 57-3）。

3 周后复查超声心动图示：左室射血分数 69%；左室壁对称性增厚；左室舒张功能下降；心包积液（少～中量）：前心包可见 4～9mm 无回声区，后心包可见 4～8mm 无回声区。4 周后复查血电解质：Na 141mmol/L，K 3.92mmol/L，Cl 104mmol/L；血 ALT 39U/L，CK 422U/L，CK-MB 24U/L；肾功能：Cr 132μmol/L；甲状腺功能：$FT_3$ 0.92pmol/L，$FT_4$ 5.90pmol/L，TSH 109.15mU/L。患者症状明显好转出院。

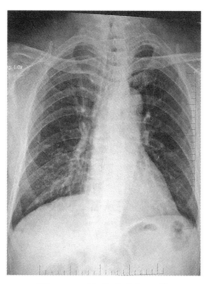

**图 57-3  治疗后胸部 X 线**
双肺纹理增多，心脏大小正常，双侧肋膈角欠清

## 八、对本例的思考

1. 原发性甲状腺功能减退症的病因多为自身免疫性甲状腺炎、甲状腺切除术后或放射性碘治疗后。本患者 TGAb 和 TPOAb 滴度明显升高，补体和免疫球蛋白异常，考虑为自身免疫性甲状腺炎导致的原发性甲减。大量心包积液的产生可能为甲减所致，亦可能与自身免疫异常有关。我们认为，心包积液与甲减是同一种自身免疫性疾病累及两种不同器官的表现。在大量心包积液和低血钠的情况下，有效循环血量减少，即使给予小剂量甲状腺激素亦可加重心脏负荷，诱发心绞痛、心力衰竭、心肌梗死或脑缺血发作，故应在纠正心包积液和低钠血症后再使用甲状腺激素更加安全。作为糖皮质激素，甲泼尼龙、氢化可的松和泼尼松均有抗炎、免疫抑制和理盐作用，但作用大小不同。就抗炎、免疫抑制而言，甲泼尼龙＞泼尼松＞氢化可的松。而就理盐作用和升高血钠而言，氢化可的松＞泼尼松＞甲泼尼龙。在本患者的治疗上，氢化可的松与甲泼松龙具有同样好的抗炎、免疫抑制作用，同样使心包积液量明显减少，但氢化可的松具有更加明显的提高血钠的作用。

2. 本患者在使用糖皮质激素后而未加用甲状腺激素前，甲状腺功能无明显变化，但心包积液明显减少、外周血白细胞和血红蛋白升高、肾功能好转，提示这些改变与自身免疫密切相关而与甲状腺激素水平无关。自身免疫性甲状腺炎不仅局限于甲状腺，还可以累及机体的多个器官，并非是一种器官特异性疾病。因此，针对病因给予本患者免疫抑制剂治疗，可以一举多得。

（袁梦华）

# 体毛增多伴血压升高3年半

**患者女性**, 31岁, 于2010年8月19日入院。

## 一、主诉

体毛增多伴血压升高3年半。

## 二、病史询问

### (一)初步诊断思路及问诊目的

患者青年女性,主诉是体毛增多伴血压升高,从内分泌科角度考虑,体毛增多常见的原因主要是血皮质醇或雄激素增多所致;而血压升高除常见的原发性高血压外,继发性高血压原因多为皮质醇增多症(库欣综合征)、原发性醛固酮增多症、嗜铬细胞瘤和甲状腺功能亢进症。该患者同时有体毛增多和血压升高的表现,应把皮质醇增多症放在首位。因此,问诊目的主要是围绕发病的病因、发病时主要症状及特点、伴随症状、是否曾做过相关的实验室和影像学检查、接受过何种治疗及效果如何等问题展开,并兼顾重要鉴别疾病的临床表现。

### (二)问诊主要内容及目的

1. 发病前是否应用过特殊药物 糖皮质激素的药物可造成医源性库欣综合征,含雄激素类的药物亦可引起多毛。

2. 体毛增多的部位,是否伴有月经紊乱 如体毛增多的部位广泛并且伴有月经紊乱,则进一步支持高皮质醇血症或高雄激素血症的诊断。

3. 高血压持续多长时间和严重程度,有无头痛、心悸、大汗、恶心、呕吐、视野缺损、夜尿增多或肢体瘫痪等伴随症状,体重有无变化高血压是阵发性还是持续性,有无伴随症状有助于判断原发性或继发性高血压。而伴随何种症状有助于区分皮质醇增多症、原发性醛固酮增多症、嗜铬细胞瘤和甲状腺功能亢进症等常见的引起继发性高血压的疾病。

4. 是否查过血电解质、血糖、血气分析、肾上腺皮质功能、性腺激素、甲状腺功能等化验,是否做过垂体或肾上腺等影像学检查 以上化验和影像学检查有助于进一步判断继发性高血压的病因。

5. 接受过何种治疗,结果如何 初步的诊治和疗效可为诊断疾病提供重要线索。

6. 既往有何种疾病,是否有高血压家族史 某些肾脏疾病或血管病变亦可导致继发性高血压。而原发性高血压常有高血压家族史。

### (三)问诊结果及思维提示

问诊结果:患者既往体健,无特殊用药史。否认高血压家族史。

　　患者于 3 年半前出现体毛增多，分布双鬓部、上唇、下颌、背部、胸部、腹部及双侧大腿内、外侧，伴有月经紊乱，表现为月经期延长，最长为 15 天，月经量减少，但月经周期正常。同期查体发现血压升高，最高 160/120mmHg，无头痛、头晕、心悸、大汗，无恶心、呕吐、视野缺损及复视，无夜尿增多和肢体瘫痪，体重无明显变化。在当地医院予以对症调月经治疗（具体不详），效果不佳。同期影像学检查发现左下腹部肿物，在外院予以手术切除治疗，术后诊断为：左卵巢卵泡膜细胞瘤。术后病理为：左侧卵巢黄素化卵泡膜细胞瘤伴瘤体灶性凝固性坏死及钙化。手术后患者增多的体毛逐渐脱落减少，血压及月经恢复正常。于 2 年前顺产 1 女。产后无大出血，产后有乳。4 个月前再次出现体毛增多，分布同上次手术前，但程度较轻。此后患者面部逐渐变圆，双下肢皮肤变菲薄，且磕碰后易出现瘀斑，月经量减少。1 个月前，血压再次升高，最高达 180/110mmHg，同时伴有视物模糊，就诊于外院，查腹部彩超示左上腹腹主动脉外侧实性肿物，嗜铬细胞瘤？3 次测 24 小时尿 VMA 均无明显升高。防癌全项无异常。血睾酮、雌二醇和孕激素均在正常范围。OGTT 示 0′ 血糖 6.7mmol/L、120′ 血糖 10.6mmol/L。予以多沙唑嗪 4mg/d 降压治疗，效果不明显，为求进一步诊治就诊于我院。患者自发病以来，精神、饮食及睡眠可，二便正常。2 年前产女后体重增加约 10kg，近 1 个月体重下降约 3kg，身高较前无变化。

　　**思维提示：**

　　通过问诊可明确，患者既往无疾病史也无特殊用药，否认高血压家族史。患者广泛性体毛增多、月经量减少和血压升高，伴有面部变圆，双下肢皮肤变菲薄，且磕碰后易出现瘀斑，化验有血糖的异常升高，提示库欣综合征的可能，应在体格检查时重点查有无库欣面容和体征。引起高皮质醇血症的病因主要分为 ACTH 依赖性（下丘脑 - 垂体病变或垂体以外的某些肿瘤）、ACTH 非依赖性（肾上腺皮质本身病变）和特殊类型（医源性或异位肾上腺组织肿瘤）。患病期间两次出现体毛增多伴血压升高，且均发现腹部肿物，第一次切除肿物后症状完全消失，提示腹部肿物是患者第一次发病的直接病因，而第二次发病时的腹部肿物的性质可能与已经切除的肿物性质相同，即该肿物可能是已切除肿物的复发或转移。而前后两次肿物的位置不同，进一步提示术后肿瘤转移的可能，结合临床表现，考虑该肿瘤是否为异位肾上腺组织肿瘤或具有异位分泌 ACTH 或皮质醇的功能？但令人困惑的是，术后肿物病理为左侧卵巢黄素化卵泡膜细胞瘤伴瘤体灶性凝固性坏死及钙化，而卵巢卵泡膜细胞瘤无异位分泌 ACTH 或皮质醇的功能，不会引起库欣综合征，与患者的临床表现不符。因此，应进一步核对卵巢肿物的病理结果以避免误判，同时通过实验室和影像学诊断除外其他引起皮质醇增多症的病因。另外，患者高血压不伴头痛、心悸、大汗三联征，既往 3 次查 24 小时尿 VMA 均无明显升高，可基本除外嗜铬细胞瘤。

## 三、体格检查

### （一）重点检查内容及目的

　　考虑患者的主要症状是多毛和血压高，并且皮质醇增多症的可能性最大，故在对患者进行系统全面检查的同时，应重点注意血压变化、心脑肾体征和库欣综合征多毛、满月脸、水牛背、皮肤紫纹和瘀斑、多血质外貌等体征。此外,还需注意兼顾嗜铬细胞瘤和甲亢的心动过速、出汗、消瘦等内分泌疾病的典型体征。

（二）体格检查结果及思维提示

体格检查结果：T 37.1℃,P 105 次 / 分,R 18 次 / 分,BP 195/130mmHg,BMI 24.5kg/m²。神清合作,自动体位。双鬓部、上唇、下颌、颈部、胸部、腹部、背部及大腿多毛,色黑。全身皮肤、黏膜无黄染、出血点及紫纹,双下肢皮肤菲薄,散在瘀斑,周身浅表淋巴结未触及肿大。满月脸,多血质外貌。后颈部及双侧锁骨上窝脂肪垫。颈部及腋窝无黑棘皮。甲状腺未触及肿大。胸廓对称,胸骨及各肋骨无压痛。双侧乳房对称,无溢乳。双肺呼吸音清。心率 105 次 / 分,律齐,未闻及杂音。下腹部一长约 7cm 手术瘢痕。腹软无压痛,未触及肿块,肝脾肋下未触及。脊柱四肢无畸形。阴毛菱形分布。生理反射存在,病理反射未引出。

 **思维提示：**

体格检查结果与库欣综合征多毛、满月脸、水牛背、皮肤菲薄、瘀斑、多血质外貌相吻合,因此进一步支持患者多毛和血压高可能为皮质醇增多症。而实验室和影像学检查的主要目的是,与校对卵巢肿物病理相结合,明确病因和病变部位,并判断病情,从而为治疗方案提供依据。

## 四、实验室和影像学检查

（一）初步检查内容及目的

1. 血常规皮质醇增多症常伴有白细胞总数升高或中性粒细胞百分比增多。

2. 血脂和肾功能皮质醇增多症可伴血脂异常,而肾性高血压多伴肾功能损害。

3. 血、尿电解质和血气分析皮质醇增多症可引起高尿钙、高尿钾、低血钾和碱中毒。

4. 肾上腺皮质功能和过夜地塞米松抑制试验证实是否为皮质醇增多症。

5. 甲状腺功能除外甲状腺功能亢进引起的继发性高血压。

6. 肾素 - 血管紧张素 - 醛固酮除外醛固酮增多引起的继发性高血压。

7. 性激素检查皮质醇增多症可导致女性睾酮升高。

8. 骨密度皮质醇增多症可伴有骨量减少或骨折。

9. 腹部 CT 平扫和增强进行定位诊断。

10. 重新查看卵巢肿物病理片核对明确卵巢肿物的性质。

11. 必要时 PET-CT 检查查找全身其他部位的肿瘤转移灶。

（二）检查结果及思维提示

检查结果：

1. 血常规　WBC 6.66×10⁹/L,N 74.7%。

2. 血脂和肾功能　TC 7.07mmol/L,TG 2.05mmol/L,肾功能正常。

3. 电解质和血气分析　血 Na 143mmol/L,K 3.11mmol/L,Ca 2.16mmol/L。24 小时尿 Na 230.4mmol/24h,K 49.54mmol/24h,Ca 436.8mg/24h。血气分析：pH 7.543,BE 9.0mmol/L。

4. 肾上腺皮质功能和地塞米松抑制试验　血 Cor 31μg/ml（5～25μg/ml）,ACTH 16pg/ml

（0～46ng/L），24 小时尿 Cor 1024.8μg（30～110μg），24 小时尿 17- 羟皮质类固醇 15.7mg（3.8～11.4mg）。过夜地塞米松抑制试验未能抑制血皮质醇（表 58-1）。

表 58-1　过夜地塞米松抑制试验

|  | 8AM | 4PM | 0AM | 8AM |
|---|---|---|---|---|
| ACTH（ng/L） | 10.9 | 12.5 | 11.9 | 11.9 |
| Cor（μg/ml） | 31.9 | 31.4 | 24.4 | 26.0 |

5．甲状腺功能正常。

6．卧位 PRA-ATⅡ-ALD　PRA 2.89ng/（ml·h）（0.05～0.79），ATⅡ 71.4pg/ml（28.2～52.2），ALD 13.54ng/dl（5～17.5）。

7．性激素检查睾酮 98ng/dl（14～76），余在正常范围内。

8．骨密度骨量正常。

9．腹部 CT 平扫腹主动脉周围两肿块；肝内多发低密度小结节；腹膜后肿大淋巴结；胰腺及双肾、肾上腺形态，大小及密度未见异常（图 58-1）。

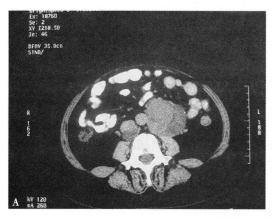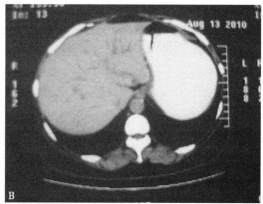

图 58-1　腹部 CT 平扫

腹部 CT 增强：腹主动脉两侧多发肿块及结节，其内可见多发坏死区及钙化影；肝内多发乏血供小结节。以上考虑转移瘤。

10．左卵巢肿物病理重新报告考虑为类固醇细胞瘤（肾上腺样瘤），细胞生长活跃伴坏死。

11．PET-CT 检查左侧卵巢类固醇细胞瘤术后；腹膜后多发低密度肿块及结节影，代谢异常增高，考虑为转移；肝内多发低密度灶，代谢水平低于肝实质，转移不除外。

---

 **思维提示：**

　　重要的检查结果如下：①血 Cor、24 小时尿 Cor 和 17- 羟皮质类固醇均升高，血 ACTH 水平偏低，并且过夜地塞米松抑制试验未能抑制血皮质醇；②腹部 CT 平扫双肾上腺形态，大小及密度未见异常；③左卵巢肿物病理考虑为类固醇细胞瘤（肾上腺样瘤）；④腹部 CT 增强示腹主动脉两侧多发肿块及结节，其内可见多发坏死区及钙化影，肝内多发乏血供小结节，以上考虑转移瘤；⑤PET-CT 检查示左侧卵巢类固醇细胞瘤术后,腹膜后多发低密度肿块及结节影,代谢异常增高,考虑为转移,肝内多发低密度灶,代谢水平低于肝实质,转移不除外。结合患者的病史和体格检查结果,可明确卵巢类固醇细胞瘤切除术后伴腹腔转移导致皮质醇增多症的诊断。类固醇细胞瘤占卵巢肿瘤的0.1%左右,包括Leydig细胞瘤、间质黄体瘤和非特异性类固醇细胞瘤,而后者具有异位产生肾上腺皮质激素的功能。过去认为非特异性类固醇细胞瘤来源于卵巢内肾上腺胚胎残余,而现在认为多数来自卵巢间质,为性腺起源伴异位肾上腺皮质激素产生。

## 五、治疗方案及理由

（一）方案

外科和妇科联合进行腹主动脉周围肿块切除并肝内多发低密度结节切除以及腹膜后淋巴结清扫。手术后辅助放疗。

（二）理由

卵巢类固醇细胞瘤恶性者或有广泛转移者应行瘤体缩减术,术后放疗或化疗。

## 六、治疗效果及思维提示

治疗效果:手术后4天检查血Cor 6μg/ml,ACTH 41.7ng/L,24小时尿Cor<36μg。手术后病理报告:①(腹主动脉与下腔静脉之间、腹膜后腹主动脉旁)恶性类固醇细胞瘤伴出血、坏死及钙化,转移至肝Ⅰ段尾叶、肝Ⅴ段(胆囊旁)、肝Ⅵ段。免疫组化染色示:瘤细胞呈钙网膜蛋白(calretinin)、CD99和α-抑制素(inhibin)弥漫性阳性,CK和EMA部分阳性,波形蛋白(vimentin)阴性;②腹主动脉旁(上部)淋巴结可见转移瘤(3/5),另见瘤结节一枚;腹主动脉旁(下部)淋巴结未见转移瘤(0/4);腹主动脉旁淋巴结(中部)检材为纤维、脂肪及神经组织,未见淋巴结;③(肝Ⅱ段)海绵状血管瘤;④大网膜未见瘤组织。术后1年内随访,患者体毛减少,满月脸和水牛背消失,血压及月经正常。

**思维提示:**

卵巢非特异性类固醇细胞瘤发病年龄较轻,多数在20～50岁之间。部分患者有男性化体征,少数伴库欣综合征。25%～40%为恶性。其恶性诊断的绝对指征是卵巢外转移,其他尚有:①肿瘤直径7cm以上;②2～3级核非典型性;③肿瘤侵犯血管;④核分裂象≥2/10HPF;⑤肿瘤出血及(或)坏死。患者术后血和尿皮质醇恢复正常,库欣综合征的症状消失,说明治疗有效,进一步验证了卵巢类固醇细胞瘤切除术后伴腹腔转移导致皮质醇增多症的诊断。

## 七、对本例的思考

1. 关于类固醇细胞瘤 类固醇细胞瘤是卵巢的一组少见肿瘤,占卵巢肿瘤的0.1%左右,包括睾丸间质细胞瘤(又称Leydig细胞瘤)、间质黄体瘤和非特异性类固醇细胞瘤,其中，前两者各占类固醇细胞瘤的 20%，后者占类固醇细胞瘤的 60%。①睾丸间质细胞瘤：几乎都为良性，绝大多数起源于卵巢门处的 Leydig 细胞（卵巢门细胞），直径一般小于 3cm，实质。多见于绝经后妇女，伴血清睾酮增多，80% 有男性化症状。由于肿瘤产生的睾酮可在卵巢外被转化成雌激素，可有雌激素异常所致的症状。②间质黄体瘤：肿瘤多为良性，起源于卵巢间质的黄素化细胞，不超过 3cm 大小，实性，边界清楚。常伴对侧卵巢泡膜细胞增殖。80% 发生于绝经后，其中 60% 的患者有高雌激素血症，可发生不规则阴道流血，也可见男性化表现。③非特异性类固醇细胞瘤：肿瘤常为单侧，直径大于 7cm，实质，大约 1/4 瘤为恶性。既往曾对该肿瘤提出肾上腺样瘤的分类，认为其来源于卵巢内肾上腺胚胎残余。一般认为，多数来自卵巢间质，并可分泌肾上腺皮质激素。发病年龄较轻，多数在 20～50 岁之间。73% 患者有高雄激素血症，依次表现为多毛、闭经、声调低沉、阴蒂肥大、乳房及子宫内膜萎缩等；23% 肿瘤也可分泌雌激素或无功能性，表现为性早熟、绝经后阴道流血，月经过多或紊乱，子宫内膜增生过长等；10% 患者伴有肾上腺糖皮质激素升高或临床有库欣综合征表现。非特异性类固醇细胞瘤主要由两种细胞构成：一种为多角形细胞，胞质含小颗粒或嗜酸性，另一种为胞质含空泡的较大细胞，细胞排列成巢或条索状，似肾上腺球状带和束状带。病理学检查容易和黄素化的颗粒细胞瘤 / 卵泡膜细胞瘤相混淆。两者的鉴别要点是：黄素化的颗粒细胞瘤 / 卵泡膜细胞瘤有较典型的颗粒细胞 / 梭形的卵泡膜瘤细胞，而非全部由圆形或多边形细胞组成。对于非特异性类固醇细胞瘤的治疗，青春期和育龄妇女仅做单侧附件切除即可；老年妇女则做全子宫及双侧附件切除术。恶性者或有广泛转移者则应行瘤体缩减术，术后放疗或化疗，该瘤对放、化疗敏感性一般。

2. 由于卵巢类固醇细胞瘤引起库欣综合征的病例非常罕见，易被临床医生忽视。其诊断主要依靠临床表现、内分泌功能检查、影像学定位和病理学检查，缺一不可。本病例提醒临床医生不能仅依赖于影像学和病理学判断而忽视临床表现和内分泌功能检查。此外，专科医生还应掌握相关学科的知识，知识面要广，考虑面要宽，才能避免误诊。

（袁梦华）

# 病例 59　发现血压升高7个月

**患者女性**，37岁，于2011年8月18日入院。

## 一、主诉

发现血压升高7个月。

## 二、病史询问

### （一）初步诊断思路及问诊目的

患者青年女性，主诉是血压升高，应将继发性高血压放在首位，其原因多为库欣综合征、原发性醛固酮增多症、嗜铬细胞瘤、甲状腺功能亢进症、肾脏病变（肾性高血压）或血管病变（自身免疫性血管炎）。库欣综合征常伴满月脸、水牛背、向心性肥胖、紫纹、多毛和多血质面容等特殊外貌；原发性醛固酮增多症常有夜尿增多、乏力乃至四肢瘫痪等低血钾症状；嗜铬细胞瘤的血压多为阵发性升高且伴有头痛、心悸、大汗三联征；甲亢以收缩压升高为著且伴有心慌、多食和消瘦等高代谢症群；肢端肥大症具有手足变大肥厚、颧骨突出、下颌前伸等粗陋外貌；肾性高血压常伴随水肿、血尿、泡沫尿和肾功能异常；而如有发热、皮损和关节痛等症状，则需考虑血管炎导致高血压的可能。因此，问诊目的主要是围绕高血压发生的诱因、发病时主要症状及特点、伴随症状、外貌有无改变、是否曾做过相关的实验室和影像学检查、既往是否有肾脏疾病或血管性疾病史及是否有高血压家族史等问题展开，并兼顾重要鉴别疾病的临床表现。

### （二）问诊主要内容及目的

1. 发病前是否有诱因　劳累或精神刺激常诱发甲亢，而排尿、体位改变或按压腹部肿块可导致嗜铬细胞瘤患者的血压急剧升高。此外，某些药物如避孕药、雌激素、肾上腺素和糖皮质激素药物等有升高血压的作用。

2. 高血压发作的特点，有无伴随症状及伴随何种症状　高血压是阵发性还是持续性，有无伴随症状，有助于判断原发性或继发性高血压。而伴随何种症状有助于判断引起继发性高血压的病因。

3. 是否有外貌的改变　典型的外貌特征有助于判断库欣综合征和肢端肥大症。

4. 是否查过血电解质、肾功能、生长激素、肾上腺皮质功能、甲状腺功能等化验，是否做过肾上腺或垂体等影像学检查以上化验和影像学检查有助于进一步鉴别引起继发性高血压的疾病。

5. 既往有何种疾病　某些内分泌疾病、肾脏疾病或血管病变可导致继发性高血压。

6. 是否有高血压家族史　原发性高血压常有高血压家族史。

（三）问诊结果及思维提示

问诊结果：患者既往体健，无特殊用药史。否认高血压家族史。患者于入院前7个月无明显诱因出现头晕、心慌、乏力，无头痛大汗，无易饥多食，无夜尿增多和肢体瘫痪，无血尿、泡沫尿，无发热和关节疼痛，就诊于当地医院，测血压140/100mmHg，查腹部B超示右侧肾上腺肿物，未予诊治。此后患者监测血压波动于140～160/100～110mmHg，且发现面部逐渐变圆，前额和双鬓毳毛增多，腹部变胖。3个月前出现月经量减少。1个月前患者就诊于我院门诊，查血 Cor 26.5μg/ml（5～25μg/ml），ACTH 35.7ng/L（0～46ng/L），为求进一步诊治收入我院。患者自发病以来，精神可，食量如常，二便如常，体重增加约5kg。

 **思维提示：**

通过问诊可明确，患者既往无疾病史，也无特殊用药，否认高血压家族史。患者轻、中度血压持续性升高，伴面部变圆、毳毛增多、腹部变胖和月经量减少，化验有血皮质醇升高，查腹部B超示右侧肾上腺肿物，提示库欣综合征的可能。患者无头痛、大汗，无易饥、多食，无夜尿增多和肢体瘫痪，无血尿、泡沫尿，无发热和关节疼痛，不支持原发性醛固酮增多症、嗜铬细胞瘤、甲亢、肾性高血压和自身免疫性血管炎，但要明确诊断还需进一步查体和辅助检查。

# 三、体格检查

（一）重点检查内容及目的

考虑患者的主要症状是血压升高，并且库欣综合征的可能性最大，故在对患者进行系统全面检查的同时，应重点注意血压变化、心脑肾体征和库欣综合征多毛、满月脸、水牛背、皮肤紫纹和瘀斑、多血质外貌等体征。此外，还需注意兼顾肢端肥大症的粗陋面容、甲亢的突眼和甲状腺肿大等内分泌疾病的典型体征。

（二）体格检查结果及思维提示

体格检查结果：T 36.2℃，P 74 次/分，R 20 次/分，BP 160/110mmHg，BMI 24.1kg/m²。神清合作，发育正常。全身皮肤黏膜无皮疹。双上臂散在出血点。腋下和腹股沟可见紫纹。周身浅表淋巴结未触及肿大。面部较圆，前额和双鬓部毳毛增多。无突眼、无颧骨突出和下颌前伸、无多血质面容。甲状腺不大。无水牛背。颈部及腋窝无黑棘皮。双肺呼吸音清，未闻及干湿啰音。心率74次/分，律齐，未闻及杂音。腹部稍膨隆，无压痛反跳痛，未触及肿块，肝脾肋下未及。双下肢无水肿。生理反射存在，病理反射未引出。

 **思维提示：**

体格检查发现面部较圆和毳毛增多、腹部稍膨隆、皮肤有紫纹和出血点，与库欣综合征的体征相吻合，提示患者血压高可能为库欣综合征所致。库欣综合征主要分为ACTH依赖性和ACTH非依赖性，而实验室和影像学检查的主要目的是鉴别两者，明确病变部位，并判断病情，从而为治疗方案提供依据。

## 四、实验室和影像学检查

### (一)初步检查内容及目的

1. 血常规库欣综合征常伴有白细胞总数升高或中性粒细胞百分比增多。

2. 肾功能肾性高血压多伴肾功能损害。

3. 血、尿电解质和血气分析库欣综合征可引起高尿钙、高尿钾、低血钾和碱中毒。

4. 肾上腺皮质功能初步判断是否为库欣综合征。

5. 大小剂量地塞米松抑制试验鉴别诊断 ACTH 依赖性和 ACTH 非依赖性库欣综合征。

6. 甲状腺功能除外甲亢引起的继发性高血压。

7. 肾素 - 血管紧张素 - 醛固酮除外醛固酮增多引起的继发性高血压。

8. 性激素检查库欣综合征可导致女性睾酮升高。

9. 血沉和风湿免疫检查除外免疫性血管炎引起的继发性高血压。

10. 肾上腺 CT 平扫和增强检查、垂体 MRI    进行定位诊断。

11. 口服糖耐量试验库欣综合征多合并血糖异常或高胰岛素血症。

12. 骨密度库欣综合征可伴有骨量减少或骨质疏松。

### (二)检查结果及思维提示

检查结果:

1. 血常规 WBC $11.1 \times 10^9$/L,N 80.0%。

2. 肾功能正常。

3. 电解质和血气分析血 Na 140mmol/L,K 3.55mmol/L,Cl 103mmol/L。24 小时尿 K 62.0mmol/24h,Ca 396.8mg/24h。血气分析:pH 7.462,BE 4.4mmol/L。

4. 肾上腺皮质功能    24 小时尿 Cor 460.0μg(30~110μg)。

5. 大小剂量地塞米松抑制试验大小剂量地塞米松均未能抑制尿皮质醇(表 59-1)。

表 59-1    大小剂量地塞米松抑制试验

| | 空白 1 | 空白 2 | 小剂量 1 | 小剂量 2 | 大剂量 1 | 大剂量 2 |
|---|---|---|---|---|---|---|
| 24h 尿 Cor(μg) | 460.0 | 467.1 | 589.95 | 564.4 | 667.8 | 764.4 |

6. 甲状腺功能正常。

7. 卧位 PRA-ATⅡ-ALD    PRA 0.16ng/(ml·h)(0.05~0.79),ATⅡ 76.59pg/ml(28.2~52.2),ALD 4.92ng/dl(5~17.5)。

8. 性激素检查正常。

9. 血沉和风湿免疫检查正常。

10. 肾上腺 CT 平扫右侧肾上腺可见一椭圆形稍低密度结节,边界清楚,最大截面约为 29.5mm×23.6mm;左侧肾上腺分歧部饱满;左肾窦内点状高密度影,考虑结石或钙化(图 59-1)。腹部 CT 增强:考虑右肾上腺腺瘤,左肾上腺略显饱满,左肾窦区钙化或结石(图 59-2)。垂体 MRI:未见异常。

11. 口服糖耐量试验见表 59-2。

12. 骨密度正常。

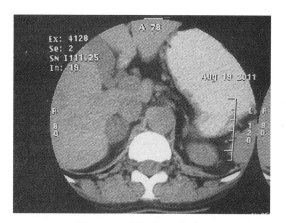

**图 59-1　肾上腺 CT 平扫**

右侧肾上腺可见一椭圆形稍低密度结节,边界清楚,最大截面约为 29.5mm×23.6mm;左侧肾上腺分歧部饱满;左肾窦内点状高密度影,考虑结石或钙化

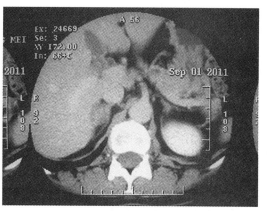

**图 59-2　腹部 CT 增强**

考虑右肾上腺腺瘤,左肾上腺略显饱满,左肾窦区钙化或结石

**表 59-2　口服糖耐量试验**

| | 空腹 | 30 分 | 60 分 | 120 分 | 180 分 |
| --- | --- | --- | --- | --- | --- |
| Glu(mmol/L) | 4.92 | 9.36 | 10.01 | 7.41 | 4.20 |
| Ins(mU/L) | 14.00 | 240.82 | 222.42 | 105.17 | 21.12 |

 **思维提示:**

　　重要的检查结果如下:① 24 小时尿 Cor 升高,大小剂量地塞米松抑制试验均未能抑制尿皮质醇;②肾上腺 CT 平扫:左侧肾上腺分歧部饱满,右侧肾上腺稍低密度结节,左肾窦内点状高密度影,考虑结石或钙化;③腹部 CT 增强:考虑右肾上腺腺瘤,左肾上腺略显饱满;④垂体 MRI 未见异常。结合患者的病史和体格检查结果,可明确库欣综合征的诊断。患者青年女性,病史短,临床症状有血压升高、面部变圆、前额和双鬓部毳毛增多、腹部变胖和月经量减少,腹部 CT 增强考虑右肾上腺腺瘤,但体格检查无典型的满月脸、水牛背、向心性肥胖和多血质面容,紫纹较少,且对侧肾上腺不萎缩。以上考虑可能因为患者病程短,故库欣综合征表现不典型。大小剂量地塞米松均未能抑制患者的尿皮质醇,可明确库欣综合征的诊断,并可除外库欣病,考虑可能是肾上腺腺瘤或异位 ACTH 综合征,结合影像学检查考虑肾上腺皮质腺瘤。此外,白细胞总数升高、中性粒细胞百分比增多、血钾偏低、血气 pH 偏碱、尿钙增高、高胰岛素血症和肾结石/钙化,均支持库欣综合征的诊断。可在腺瘤切除后复查血和尿皮质醇,如下降,则证实是肾上腺皮质腺瘤;如不下降,则需进一步除外异位 ACTH 综合征。

## 五、治疗方案及理由

　　1. 方案　转入泌尿外科进行右肾上腺腺瘤切除术,手术后给予泼尼松 10mg,1 天 3 次替代治疗,定期检测血电解质、ACTH 和 Cor 以及 24 小时尿 Cor,调整糖皮质激素用量。

2. 理由 肾上腺腺瘤切除后,已萎缩的腺瘤外肾上腺组织不能立即恢复分泌皮质醇的功能,需使用糖皮质激素替代治疗,其用量可随着肾上腺功能的恢复而递减。

## 六、治疗效果及思维提示

治疗效果:手术后病理报告:(右)肾上腺皮质腺瘤。手术后 9 天检查血 Na 138mmol/L, K 4.3mmol/L, Cl 101mmol/L, ACTH 75.3ng/L, Cor 3.1μg/ml。24 小时尿 Cor 381μg。进一步将泼尼松减量为 10mg,1 天 2 次。

**思维提示:**

患者术后病理结果进一步证实了库欣综合征、右肾上腺皮质腺瘤的诊断。术后血电解质恢复正常,ACTH 升高,Cor 降低,说明腺瘤切除成功,而 24 小时尿 Cor 增高,则可能与泼尼松替代治疗有关,因此需将泼尼松减量。

## 七、对本例的思考

1. 库欣综合征又称皮质醇增多症,是由多种病因引起的以高皮质醇血症为特征的临床综合征,主要表现为满月脸、多血质外貌、向心性肥胖、痤疮、紫纹、高血压、继发性糖尿病和骨质疏松等。病因可分为 ACTH 依赖性和 ACTH 非依赖性两类。其中,下丘脑-垂体病变所致的 ACTH 依赖性库欣综合征又称为库欣病。诊断包括内分泌功能检查和影像学定位检查两个方面。内分泌功能检查确定是否为库欣综合征,是属于 ACTH 依赖性还是 ACTH 非依赖性;影像学定位检查则明确病变部位是垂体、肾上腺本身抑或垂体以外的某些肿瘤。

2. 血 ACTH 和 Cor 检查结合大小剂量地塞米松抑制试验为确诊库欣综合征并鉴别其病因的重要手段和金标准。虽然该患者体格检查无典型满月脸、水牛背、向心性肥胖和多血质面容,紫纹较少,影像学检查发现一侧肾上腺腺瘤而对侧肾上腺不萎缩,但血和尿 Cor 升高而血 ACTH 不升高,大小剂量地塞米松抑制试验均未能抑制尿皮质醇,故可明确肾上腺皮质腺瘤引起库欣综合征的诊断,术后病理结果亦证实了术前的判断。

(袁梦华)

# 病例 60  进行性骨痛伴乏力 3 年

**患者女性**，34 岁，于 2008 年 8 月 3 日入院。

## 一、主诉

骨痛伴乏力 3 年。

## 二、病史询问

（一）初步诊断思路及问诊目的

患者青年女性，骨痛伴乏力呈渐进性加重，出现站立困难，发展至今只能平躺，不能翻身、起床，骨压痛明显而广泛，1 个月前查双肾 B 超示：双肾结石。骨痛伴肾结石应考虑原发性甲旁亢（primary hyperparathyroidism，PHPT）、肾小管酸中毒、范科尼综合征等疾病，按常见病优先考虑的原则应将 PHPT 放在首位。因此，问诊目的主要围绕有无骨痛的诱因、发病时主要症状及特点、伴随的消化道或精神神经症状、是否曾查血钙磷和尿钙磷等问题展开，并兼顾重要鉴别疾病的临床表现，注意除外继发性甲旁亢。

（二）问诊主要内容及目的

1. 发病前是否有劳累或外伤史　PHPT 患者常无劳累或外伤等诱发因素即出现乏力和骨痛。

2. 骨痛是局限性还是广泛性　PHPT 主要表现为广泛的骨关节疼痛伴明显压痛。

3. 骨痛是否伴有淡漠或烦躁失眠等精神症状　如伴随上述症状是高血钙影响精神神经系统的表现。

4. 骨痛是否伴有恶心、呕吐或消化性溃疡　如伴随上述症状是高血钙影响消化系统的表现。通过了解院外抗感染治疗的情况来考虑感染性疾病的可能性，并进一步分析药物的选择是否合理等问题。

5. 既往有何种疾病，是否有泌尿系结石病史　如有肾脏/输尿管结石病史，慢性胰腺炎伴高血钙病史，则是 PHPT 的重要诊断线索。如有胰岛细胞瘤、垂体瘤、甲状腺髓样癌或嗜铬细胞瘤病史，应考虑多发性内分泌瘤病（MEN）的可能性。

6. 是否曾查血钙磷、尿钙磷、血气分析和骨关节的影像学检查　PHPT 表现为高血钙、低血磷、高尿钙和高尿磷，骨的 X 线可见纤维囊性骨炎、棕色瘤和骨膜下骨吸收等特征性表现；范科尼综合征常表现为低血钙、低血磷、高尿钙和高尿磷；肾小管酸中毒表现为代谢性酸中毒伴碱性尿；继发性甲旁亢表现为低血钙或血钙正常低限；三发性甲旁亢极少，仅见于久病的尿毒症患者。

### （三）问诊结果及思维提示

患者3年前无明显诱因出现两膝关节蹲起时疼痛无力，呈渐进性加重，就诊于外院，考虑为"滑膜炎，髌骨软化症"，予补钙，二膦酸盐，非甾体抗炎药治疗，症状好转自行停药。2年前开始逐渐出现周身乏力，行走困难，腰部疼痛向大腿根部放射，于当地医院予腰部封闭，局部贴膏药及营养神经等治疗，症状未见明显好转，呈逐渐加重趋势，出现站立困难，发展至今只能平躺，不能翻身、起床，活动困难，骨压痛明显而广泛，1个月前就诊于外院，查腰椎X线片示：腰椎骨密度低，骨小梁稀疏模糊，皮质变薄，椎体呈双凹变形。双肾B超示：双肾结石。发病以来，无自发性骨折，精神尚可，食欲减退，二便正常，体重减轻，为进一步诊治入院。

**思维提示：**

通过问诊可明确，患者无诱因出现骨痛乏力，表现为广泛的骨关节疼痛伴明显压痛，周身乏力，呈渐进性加重，发展至今只能平躺，不能翻身、起床，食欲减退，体重减轻。曾查腰椎X线示骨密度低，骨小梁稀疏模糊，皮质变薄。双肾B超示双肾结石。符合PHPT的特点，甲状旁腺腺瘤是PHPT的常见原因，应在体格检查时重点注意全身骨骼是否存在畸形和压痛，肌力和肌张力的情况，颈前区有无肿大的结节，肾区有无叩痛，并通过实验室检查和影像学检查寻找原发性甲旁亢、甲状旁腺腺瘤的证据。

## 三、体格检查

### （一）重点检查内容及目的

考虑患者PHPT、甲状旁腺腺瘤的可能性最大，因此在对患者进行系统地、全面地检查同时，应重点注意检查全身骨骼是否存在畸形和压痛，肌力和肌张力的情况，颈前区有无肿大的结节。同时对患者神志，腹部有无压痛和反跳痛，肾区有无叩痛等亦应格外注意。

### （二）体格检查结果及思维提示

T 36.6℃，P 96次/分，R 21次/分，BP 110/80mmHg。发育正常，营养差，消瘦，神志清楚，被动体位。全身浅表淋巴结不大。甲状腺不大，颈前区未触及肿大的结节。胸廓不对称，胸骨肋骨有压痛，双肺呼吸音清。心率96次/分，律不齐，未闻杂音。腹平软，无压痛、反跳痛，双肾区叩击痛（+）。双下肢无水肿，下肢触痛明显。四肢肌肉松软，肌张力下降，肌力2级。

**思维提示：**

体格检查结果与问诊后初步考虑PHPT的思路相吻合。营养差和消瘦为高血钙累及消化系统引起食欲减退所致。胸廓畸形，胸骨肋骨有压痛和下肢触痛明显，四肢肌肉松软，肌张力下降，肌力2级，均支持PHPT的骨骼肌肉系统表现。心率较快且心律不齐，符合高血钙的心脏表现。双肾区叩击痛与肾结石有关。进一步实验室和影像学检查的主要目的是明确PHPT诊断、寻找病因，并判断病情，以便为治疗方案提供依据。

## 四、实验室和影像学检查

（一）初步检查内容及目的

1. 血钙、磷、碱性磷酸酶（ALP），25（OH）$D_3$、1,25（OH）$_2D_3$ 和尿钙、磷检查进一步证实 PHPT 并除外继发性甲旁亢（SHPT）。

2. 血和尿电解质、血气分析、尿酸化功能、肝肾功能检查评价病情，并除外范科尼综合征、肾小管酸中毒等。

3. 血糖、胰岛素、垂体激素、血降钙素、尿 VMA 检查除外 MEN。

4. 心电图、腹部和泌尿系 B 超证实诊断，了解心脏、消化系统和泌尿系统受累情况。

5. 胸部、双手、骨盆、胫腓骨，双膝关节 X 线证实诊断，了解骨骼关节受累情况。

6. 颈部 ECT 和甲状旁腺 MRI　明确病因诊断并了解病变部位和范围。

（二）检查结果及思维提示

检查结果：

（1）血 Ca 3.12mmol/L，P 0.55mmol/L，ALP 2339U/L，骨源性 ALP 225U/L（＜150U/L），25（OH）$D_3$ 6.47ng/ml（9.0～37.6），1,25（OH）$_2D_3$ 90.33pg/ml（15.9～55.6）。尿 Ca 109.6mg/24h，P 332.6mg/24h。

（2）血 K 4.3mmol/L，Na 143mmol/L，Cl 117mmol/L。尿 K 24mmol/24h，Na 94mmol/24h，Cl 74mmol/24h。血 PTH 190pmol/L（1.1～7.3）。血气分析：pH 7.353，BE −6.3mmol/L，$HCO_3$ 18.1mmol/L。尿酸化和肝肾功能正常。

（3）ECG：窦性心律不齐。腹部和泌尿系 B 超：肝胆胰脾未见异常，左肾多发结石，右输尿管结石伴右肾积水，膀胱多发结石。

（4）血糖、胰岛素、垂体激素、血降钙素、尿 VMA 均正常。

（5）胸部 X 线：胸廓不对称，胸椎侧弯，所示胸部诸骨骨质密度减低，双侧肩胛骨及锁骨骨皮质变薄，左侧 5～7 肋及右侧 2～7 肋骨走行不自然，骨质不连续，右侧 7、8 后肋显示不清，伴一囊状磨玻璃样高密度影（图 60-1）。双手 X 线：双手诸骨骨质密度减低，骨小梁稀疏，骨皮质变薄，伴多发大小不等囊状透光区，边界清晰，掌指骨多发骨膜下骨吸收，关节间隙未见异常（图 60-2）。胫腓骨 X 线：左、右胫腓骨骨皮质变薄，骨质密度减低，右胫腓骨内伴数个大小不等囊状透光区，边界清晰（图 60-3）。骨盆 X 线：骨盆变形，呈漏斗状，诸骨骨

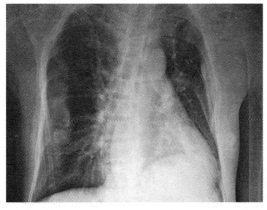

**图 60-1　胸部 X 线**

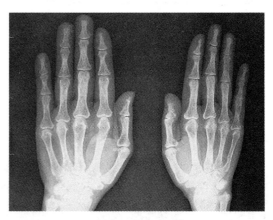

**图 60-2　双手 X 线**

皮质变薄,骨质密度减低,骨小梁稀疏,边界不清,右股骨上段骨质囊状膨胀,内密度不均匀,双股骨头内陷,颈干角变小(图60-4)。双膝关节X线:双膝关节诸骨骨皮质变薄,骨质密度减低,骨小梁稀疏,边界欠清,伴有大小不等类圆形囊状透光区,关节间隙未见异常。

(6)颈部ECT:右下甲状旁腺高功能病变图像。甲状旁腺MRI:甲状腺右侧叶下极肿物;MRI增强:甲状腺右叶下极后方气管食管旁沟肿物,考虑甲状旁腺腺瘤(图60-5,图60-6)。

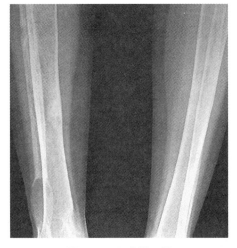

图60-3　胫腓骨X线

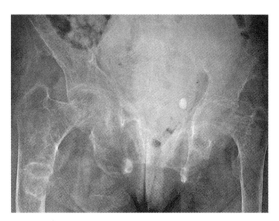

图60-4　骨盆X线

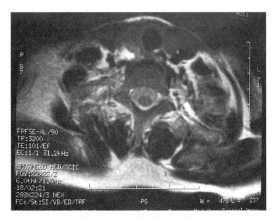

图60-5　甲状旁腺MRI

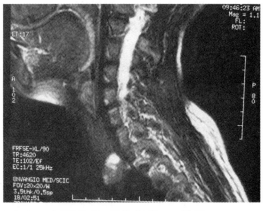

图60-6　甲状旁腺MRI增强

 思维提示:

重要的检查结果有三项:①高血钙、低血磷、高尿钙,血总ALP和骨源性ALP均升高;②血PTH升高,高氯酸血症,血25(OH)D₃降低,1,25(OH)D₃升高;③心率较快伴窦性心律不齐;④泌尿系结石;⑤骨X线示骨密度降低、纤维囊性骨炎、囊肿形成、病理性骨折和骨畸形;⑥颈部ECT结合甲状旁腺MRI增强,考虑甲状腺右叶下极后方气管食管旁沟甲状旁腺腺瘤。结合患者的病史和体格检查结果,进一步支持PHPT-甲状旁腺腺瘤的诊断,而血糖、胰岛素、垂体激素、血降钙素、尿VMA均正常,可除外 MEN。患者发病以来曾用过腰椎封闭和营养神经治疗，未能奏效，说明患者的骨关节疼痛与神经病变无关。当患者血 Ca > 3.75mmol/L 时称为高钙危象，若抢救无力，常突然死亡，应立即给予大量输液利尿及降钙素和二膦酸盐等降钙治疗，挽救生命。一般的高血钙处理应是限钙摄入，忌用噻嗪类利尿剂、碱性药物和抗惊厥药物，予降钙素和二膦酸盐进行治疗，其目的有二：①降低血钙缓解症状；②为手术创造条件。

## 五、治疗方案及理由

1. 方案　低钙饮食，多饮水，口服中性磷溶液和氯化钾；生理盐水 500ml + 呋塞米 20mg，每日 1 次，静脉滴注；鲑鱼降钙素 50U，肌注，每日 1 次。血钙降至 3.0mmol/L 转外科行手术切除甲状旁腺腺瘤治疗。手术中见右甲状腺下极下、后有一肿物，大小约 3cm×2.5cm×2.5cm，与周围轻度粘连，分离粘连，完整切除肿物，术中病理回报：甲状旁腺腺瘤。

2. 理由　手术切除甲状旁腺腺瘤是治疗 PHPT 有效措施。患者血钙明显升高，应先行内科治疗，将血钙控制在安全范围内，并加强支持治疗，改善营养。术中应做好高钙危象的抢救准备工作。术后可出现低钙血症和低镁血症，注意及时补钙补镁治疗。

## 六、治疗效果及思维提示

治疗效果：手术后血钙最低达 1.86mmol/L，血镁最低达 0.62mmol/L，静脉予葡萄糖酸钙，口服骨化三醇、碳酸钙 $D_3$ 片和门冬氨酸钾镁片治疗 3 天后，复查血钙 2.11mmol/L，血磷 0.61mmol/L，血镁 0.73mmol/L。24 小时尿钙 58.3mg/24h，尿磷 9.4mg/24h。术后患者继续口服骨化三醇和碳酸钙 $D_3$ 片治疗，1 年后门诊随访，患者骨痛消失，可自如行走，血钙、磷和 ALP 恢复正常。

**思维提示：**

患者有明显骨病，切除甲状旁腺腺瘤后血钙迅速下降，由高血钙变成低血钙，是手术成功的标志，但应注意及时补钙治疗，防止发生意外。手术后完全恢复骨的正常矿化可能要 1~2 年，应持续补充钙剂及适量维生素 D，直至骨痛完全缓解和骨密度正常后，才可停药。

## 七、对本病例的思考

1. 关于 PHPT　PHPT 是由于甲状旁腺本身病变引起的 PTH 合成、分泌过多，引起钙磷和骨代谢紊乱的一种全身性疾病，表现为骨吸收增加的骨骼病变、肾石病、高钙血症和低磷血症等，多见于 30~50 岁的女性。继发性甲旁亢是由于各种原因所致的低钙血症，刺激甲状旁腺，使之增生肥大，分泌过多的 PTH 所致，见于肾功能不全、骨质软化症和小肠吸收不良或维生素 D 缺乏与羟化障碍等疾病。PHPT 的特征性表现为全身性骨病和尿路结石，消化系统、精神神经系统和心血管系统亦可受累；化验检查有高血钙、低血磷、高尿钙、高血氯、高血 ALP、高血 PTH；骨的 X 线表现为纤维囊性骨炎、棕色瘤和骨膜下骨吸收。临床上

PHPT 在早期易被误诊为骨质疏松或骨关节炎等病，部分患者被误诊为消化系统或精神疾病。因患者并不是在发病初就表现出全部的临床特征，且本病发生率相对较低，故保持对本病的警惕性是十分重要的。

2. 实验室检查和影像学检查的必要性　该患者初诊时已有骨关节疼痛伴乏力症状，但当地医院从未检查血钙磷就简单地得出诊断并治疗，以致延误了病情，而高血钙恰恰是提示诊断的关键。但患者出现腰痛向大腿根部放射症状而再次就诊时，当地医院亦未引起足够重视，又一次漏了泌尿系 B 超检查以明确尿路结石，致使患者病情逐渐加重，发展至只能平躺，不能翻身和起床。因此，基本的、必要的实验室检查和影像学检查是临床医生做出正确诊断的重要手段，而给予患者正确必要的检查有赖于医生扎实的基本功和广博的医学知识。

3. 综合思维的重要性　由于内分泌腺所分泌的激素可以通过血液循环被运送至机体的各种组织和器官并影响其功能，故一个内分泌腺体的疾病往往累及多个系统，临床表现常以其他系统的症状和体征为首发和突出表现。例如本病例的甲状旁腺腺瘤分泌过多地 PTH 引起骨骼病变，临床上突出表现为骨关节疼痛，如果临床医生思维方法单纯片面，基础知识狭窄薄弱，临床实践中不能综合联系人体的各个系统进行全面分析，头痛医头、脚痛医脚，则易导致误诊误治。

（袁梦华）

# 间断头痛、恶心、呕吐 1 年，加重伴食欲缺乏 2 个月

**患者女性，77 岁，于 2011 年 6 月 13 日入院。**

## 一、主诉

间断头痛、恶心、呕吐 1 年，加重伴食欲缺乏 2 个月。

## 二、病史询问

### （一）初步诊断思路及问诊目的

患者老年女性，主诉是头痛、恶心、呕吐伴食欲缺乏，从内分泌科角度首先考虑腺垂体病变或颅内病变累及腺垂体可能，也可能肾上腺有问题。腺垂体主要分泌 ACTH、TSH、FSH、LH、PRL 和 GH，影响肾上腺皮质、甲状腺和性腺三个靶腺功能。腺垂体病变常伴有内分泌功能紊乱，并有相应的临床症状，通过问诊可获得相关信息。此外，腺垂体部位的病变还可伴有周围组织和神经的压迫症状，向鞍上压迫下丘脑、视交叉或视神经，向两侧及后方压迫海绵窦，向下破坏鞍底，并可引起颅内压增高。腺垂体病变的病因大致可分为肿瘤、坏死、淋巴细胞性垂体炎、感染、手术、创伤等。因此，问诊目的主要是围绕腺垂体病变引起的内分泌功能改变或压迫症状，以及可能的病因等方面展开。

### （二）问诊主要内容及目的

1. 是否有乏力、食欲缺乏、恶心、呕吐、腹泻、消瘦症状　上述症状提示肾上腺皮质功能减退。

2. 是否有面色苍白、皮肤干燥脱屑、怕冷、记忆力减退等症状　上述症状提示甲状腺功能减退。

3. 是否有体毛脱落　体毛脱落，特别是腋毛和阴毛脱落提示性腺功能减退。

4. 是否有头痛、视野缺损、视力障碍等症状，是否有呕吐，呕吐是否为喷射性　上述症状提示垂体肿物已压迫周围组织和神经，合并喷射性呕吐则提示颅内压增高。

5. 是否做过相关的化验或影像学检查，接受过何种治疗，结果如何　相关的化验或影像学检查以及初步的诊治和疗效可为诊断疾病提供重要线索。

6. 既往有何种疾病，是否有产后大出血史，是否有头颅外伤或手术史，是否有发热感染等诱因　某些全身性疾病，如白血病、淋巴瘤、结节病或血色病可引起垂体功能减退；产后大出血可导致腺垂体坏死；而发热感染常提示垂体感染性病变的可能。

### （三）问诊结果及思维提示

问诊结果：患者既往高血压史 20 年，最高 180/100mmHg，平素血压控制在 140/85mmHg 左右，近 2 个月自测血压较以往明显降低，遂停用降压药。无其他疾病史。无头颅外伤和

手术史。无产后大出血史。52 岁绝经。

患者于入院前 1 年无明显诱因出现头痛、恶心、呕吐，呕吐为非喷射性，右手握勺不能准确喂饭，无发热，无晕厥，无复视，无腹泻，无多饮多尿。就诊于当地医院查头部 CT 示双侧基底核低密度腔隙灶、鞍区占位，予改善脑供血及代谢治疗，症状稍缓解。入院前 2 个月无明显诱因头痛、恶心、呕吐症状加重，伴食欲缺乏、乏力，怕冷和记忆力减退，再次予改善脑供血及代谢治疗，症状不缓解。查血 Na 127mmol/L，血 K 3.5mmol/L，查头 MRI 示"鞍区占位，左基底核腔隙灶，轻度脑白质脱髓鞘改变"。为求进一步诊治收入我院。患者自发病以来，精神和睡眠可，大便 1 次 / 日，尿量如常，体重下降 2.5kg。

**思维提示：**

通过问诊可明确，患者无头颅外伤和手术史，无产后大出血史。患者无明显诱因出现头痛、恶心、呕吐症状，呕吐为非喷射性，伴食欲缺乏、乏力，体重下降，怕冷和记忆力减退，近 2 个月高血压自行明显下降。查血 Na 127mmol/L，血 K 3.5mmol/L，查头 MRI 示鞍区占位。以上问诊结果提示垂体肿物可能压迫周围组织并导致垂体功能减退。患者无发热表现，不支持垂体感染性病变。患者亦无多饮多尿等神经垂体受累的表现。下一步需在体格检查和实验室检查中进一步明确腺垂体和神经垂体功能正常与否。

## 三、体格检查

### （一）重点检查内容及目的

考虑垂体肿物压迫周围组织并导致垂体功能减退症的可能性最大，故在对患者进行系统全面检查的同时，应重点注意血压、精神、神志、皮肤和毛发的情况，如皮肤是否干燥、肤色是否苍白、有无水肿，眉毛、腋毛和阴毛是否稀疏等。同时要检查患者是否有视野变化，协助判断垂体周围压迫症状。

### （二）体格检查结果及思维提示

体格检查结果：T 36.8℃，P 54 次 / 分，R 18 次 / 分，BP 100/60mmHg，BMI 21.5kg/m²。神清合作，发育正常，自动体位，查体合作。皮肤苍白干燥，腋毛和阴毛脱落，眉毛稀疏。眼睑无水肿，双侧瞳孔等大等圆，对光反射存在。眼球活动自如，视野缩小。口唇无发绀，咽不红，扁桃体不大。颈软，甲状腺未触及肿大。胸廓无畸形，双侧乳房均无溢乳。双肺呼吸音清。HR 54 次 / 分，心律齐，未闻及杂音。腹软，无压痛，反跳痛，肝脾肋下未触及。双下肢不肿。生理反射存在，病理反射未引出。

**思维提示：**

通过查体可以除外肾上腺的疾病。体格检查结果与问诊后初步考虑垂体肿物压迫周围组织并导致垂体功能减退症的诊断相吻合。进一步实验室和影像学检查的主要目的是明确病因和病变部位，判断内分泌功能的改变，为治疗方案提供依据。

### 四、实验室和影像学检查

（一）初步检查内容及目的

1. 血常规、血沉、免疫全项及风湿抗体　了解外周血象，明确有无免疫球蛋白异常增高等免疫异常表现。

2. 血电解质和尿比重　低血钠是诊断原发性 / 继发性肾上腺皮质功能减退症的重要指标之一，而尿比重可进一步除外神经垂体受累导致的中枢性尿崩症。

3. 垂体 - 肾上腺、垂体 - 甲状腺、垂体 - 性腺三个轴的功能检查　进行垂体内分泌功能评价，间接帮助定位诊断。

4. 胸部 X 线　协助诊断疾病。

5. 垂体影像学　明确病变部位和性质。

6. 三角肌活检　为寻找病因提供旁证。

（二）检查结果及思维提示

检查结果：

1. 血常规　WBC $4.57 \times 10^9$，N 37.0%，L 53.2%，HGB 114g/L。血沉 33mm/h。免疫全项：IgM 41.4mg/dl（46～304mg/dl），C3 77.6mg/dl（79～152mg/dl），余均正常。风湿抗体均阴性。

2. 血电解质　Na 136mmol/L，K 4.22mmol/L，Cl 101mmol/L。尿比重 1.010～1.025。

3. 肾上腺皮质功能　血 ACTH 5.3ng/L（0～46），Cor 12.5μg/ml（5～25），尿 Cor＜7.2μg/24h（30～110）。甲状腺功能：血 $FT_3$ 3.25pmol/L（3.5～6.5），$FT_4$ 6.74pmol/L（11.5～23.5），sTSH 1.126mU/L（0.3～5.0）。性腺全项：FSH 1.8U/L，LH 0.3U/L，PRL 10.05ng/ml，$E_2$＜10pg/ml，P＜0.21ng/ml，睾酮 10ng/dl。GH＜0.05ng/ml。

4. 胸部 X 线　双肺纹理增多，间质改变，未见肺部有网点状阴影。

5. 垂体 MRI 增强　垂体信号不均并有双侧颈内动脉海绵窦段异常强化影，与外院 MRI 平扫（图 61-1）相比，鞍区肿块范围明显减小，考虑组织细胞增生症可能性大（图 61-2）。

6. 三角肌活检　免疫荧光：IgA（+），IgG（+++），IgM（+），C3（+），C1q（+-），FRA（+），沿肌束膜沉积。

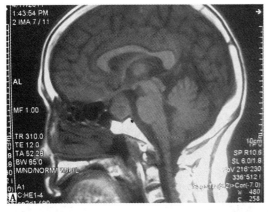
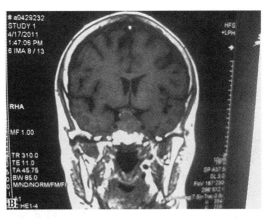

图 61-1　头 MRI 平扫

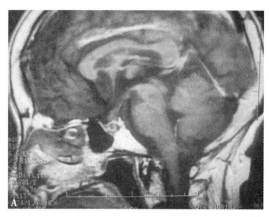
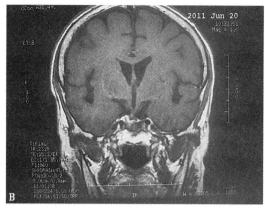

图 61-2　垂体 MRI 增强

 **思维提示:**

　　重要的检查结果如下:①外周血淋巴细胞百分比升高,血沉增快,IgM 和补体 C3 降低,提示免疫功能异常;②低血钠是肾上腺皮质功能减退的重要指标;而尿比重最高可达 1.025,可除外尿崩症;③ 24 小时尿 Cor 减少而血 ACTH 水平偏低,考虑继发性肾上腺皮质功能减退;血 $FT_3$ 和 $FT_4$ 减少而 TSH 水平偏低,考虑继发甲状腺功能减退;患者老年绝经女性,血性激素水平明显减低而促性腺激素无绝经期升高表现,考虑腺垂体功能不足;血生长激素亦明显降低;以上均提示存在垂体功能减退;④垂体 MRI 增强显示鞍区肿块范围明显减小,提示可能为组织细胞增生症;⑤三角肌活检提示肌肉存在免疫性损伤。结合患者的病史和体格检查结果,可明确垂体功能减退症的诊断。患者的垂体影像学显示肿物在短时间(2 个月)内自行明显缩小,胸部 X 线可除外肺部受累,结合临床表现、化验检查和三角肌活检,考虑组织细胞增生症单一器官(垂体)损害型或自身免疫性垂体炎的可能性大。组织细胞增生症是一组原因未明的以单核-吞噬细胞(组织细胞)异常增生为特点的疾病,研究发现多与体内免疫调节紊乱有关,与自身免疫性垂体炎类似,均系自身免疫性病变,可经免疫抑制治疗或随机体的免疫调节而自行缓解。诊断鉴别疾病的最佳方法为活组织检查,但因临床上无法开展垂体活检,遂行三角肌活检以协助明确病因。三角肌活检显示多种免疫复合物沿肌束膜沉积,故推测垂体亦存在着相似的免疫损伤,即自身免疫性垂体病变,故可采用口服糖皮质激素抑制自身免疫反应并替代治疗,观察鞍区肿块的变化。

## 五、治疗方案及理由

　　1. 方案　泼尼松口服,5mg,每日 3 次;一周后加用左甲状腺素钠口服,12.5μg/d,逐渐增量至 25μg/d。

　　2. 理由

　　(1) 患者入院后鞍区肿块已明显减小且为老年女性,故糖皮质激素治疗从小剂量开始,每日口服 15mg 泼尼松,此剂量既可以起到肾上腺皮质功能的替代作用,又可以达到机体免疫抑制治疗的作用,一举两得。

（2）甲状腺激素的替代治疗应在糖皮质激素替代治疗之后或同时，以免单用甲状腺激素加重肾上腺皮质功能不足甚至诱发肾上腺皮质危象。

## 六、治疗效果及思维提示

治疗效果：患者治疗 1 周后恶心、呕吐症状消失，复查血 Na 146mmol/L，K 4.04mmol/L，Cl 112mmol/L。3 周后食欲缺乏、乏力，怕冷和记忆力减退症状明显好转，复查血 FT$_3$ 2.56pmol/L（3.5～6.5），FT$_4$ 12.92pmol/L（11.5～23.5），sTSH 0.163mU/L。3 个月后复查垂体 MRI 平扫，较之前垂体 MRI 增强相比，鞍区肿块范围无明显变化。

**思维提示：**

患者行垂体 - 肾上腺轴和垂体 - 甲状腺轴的替代治疗后，临床症状明显缓解，进一步验证了垂体功能减退症的诊断。此外，给予患者小剂量糖皮质激素抑制免疫治疗后，垂体肿块未再增大，说明治疗有效，支持自身免疫性垂体病变的推断。

## 七、对本例的思考

1. 这类疾病在临床上十分常见，但很少引起人们的关注。关于组织细胞增生症：组织细胞增生症是一组单核 - 吞噬细胞（组织细胞）异常增生的疾病，病因不明，目前多认为它们是一组与免疫功能有关的反应性增殖性疾病。病变器官同时出现增生、纤维化或坏死等不同阶段的病灶，原有组织结构遭到破坏。病变可只限于单个器官或为孤立病灶，也可同时侵犯多个器官，其中以肺、肝、淋巴结、骨骼、皮肤、垂体等处病变最为显著。临床表现多样，由于受累器官、部位以及年龄不同而有较大差异。一般年龄越小，病情越重，随年龄增长而病变越局限，症状也越轻。临床上分为五型：勒 - 雪病、韩 - 薛 - 柯病、骨嗜酸细胞肉芽肿、混合型和单一器官损害型。其中单一器官损害型各年龄组都有报道，可单独发生于肺、肝、脾、淋巴结、皮肤、垂体等器官，而不伴其他器官损害。治疗上早期使用糖皮质激素可有一定效果，部分病例对糖皮质激素敏感，获缓解的病例是否需维持治疗，意见尚不一致。免疫治疗如环孢素和干扰素有报道，亦取得了一定的疗效。

2. 临床上常见的鞍区占位有三种可能：垂体瘤、垂体炎症（自身免疫性垂体炎和垂体脓肿）、组织细胞增生症。患者的鞍区占位在 2 个月内明显缩小，不符合垂体瘤表现；患者无发热感染等临床症状，不符合垂体脓肿表现。自身免疫性垂体炎和组织细胞增生症的发病机制有相似之处，均与免疫调节紊乱有关，属于自身免疫性垂体病变，两者的鉴别诊断依赖于垂体活检的病理诊断。

（袁梦华）

# 眼睑、双下肢水肿 1 年余，左眼视物模糊 6 个月

**患者男性**，54 岁，2011 年 7 月 21 日入院。

## 一、主诉

眼睑、双下肢水肿 1 年余，左眼视物模糊 6 个月。

## 二、病史询问

（一）初步诊断思路及问诊目的

患者中年男性，1 年出现眼睑及双下肢水肿，半年前出现视物模糊，有乏力、记忆力减退、反应迟钝、失眠及体重增加症状。问诊目的围绕甲状腺功能减退和肾上腺皮质轴功能展开，但需与肾功能不全、肝功能不全、心功能不全进行鉴别诊断，寻找诊断证据。院外发现的 $FT_3$、$FT_4$、TSH 均减低，血皮质醇及 ACTH 均高，FSH 及 LH 均低，垂体 MRI 示鞍内占位。围绕皮质醇增多症展开，鉴别库欣病及异位 ACTH 综合征。

（二）问诊主要内容及目的

1. 眼睑水肿、双下肢水肿是否伴血尿、泡沫尿、少尿、无尿，是否伴胸闷、心悸、呼吸困难、夜间不能平卧，恶心、呕吐，皮温及皮肤颜色变化　患者有眼睑水肿、双下肢水肿，要排除心功能、肾功能、肝功能不全，及下肢静脉血栓形成的可能。

2. 是否有甲状腺功能减退表现，是否有皮质醇增多的异常表现，性激素减少的表现，生育史　院外的 $FT_3$、$FT_4$、TSH 均减低，考虑垂体性甲状腺功能减退。院外血皮质醇及 ACTH 均高，FSH、LH 及睾酮均低，考虑皮质醇增多症及性腺功能减退。

3. 头痛、视物模糊情况　垂体瘤或是垂体炎常见的表现有头痛以及压迫视交叉所致视力及视野的改变。

4. 是否喜冷饮，有无饮水量增多，尿量增多　有无神经垂体功能减退。

5. 有无咳嗽、咳痰、胸痛　鉴别异位 ACTH 增多症，此症最常见为肺癌。

6. 入院前诊治经过情况，治疗效果　院外予左甲状腺素钠治疗，双下肢水肿减轻。

7. 既往病史，用药史，吸烟史　高血压史 3 年，最高 160/100mmHg，规律服用降压避风片，血压控制在 140/90mmHg。偶吸烟。

（三）问诊结果及思维提示

问诊结果：患者于入院前 1 年余无明显诱因出现眼睑、双下肢水肿，伴胸闷、乏力、记忆力减退、反应迟钝及失眠。无食欲缺乏、恶心及呕吐，无便秘，无泡沫尿及血尿，无呼吸困难，就诊于当地医院，查肾脏 B 超未见异常，未予治疗。患者于入院前 6 个月无明显诱因出现左眼视物模糊，无头痛，于入院前 6 天在我科门诊查血 Cor > 50μg/dl，ACTH 185ng/L，为

求进一步诊治收入我院。患者自发病以来，精神可，食量如前，大便 1 次 / 日，尿量如常，体重增加 2kg。育有 1 子，体健。

 **思维提示：**

通过问诊发现患者有甲状腺功能减退症状，性腺功能减退症状，无皮质醇增多症的临床表现。垂体 MRI 示鞍区占位。首先考虑垂体病变导致皮质醇增多，继发甲状腺功能及继发性腺功能减退。但是患者缺乏皮质醇增多症的典型表现，如满月脸、向心性肥胖及水牛背等表现，还需排除异位 ACTH 增多症。

## 三、体格检查

（一）重点检查内容及目的

注意患者皮肤、毛发、紫纹、乳晕颜色等内分泌表现。心肺检查。

（二）体格检查结果及思维提示

体格检查结果：T 36℃，P 66 次 / 分，R 18 次 / 分，BP 140/90mmHg。神清，发育正常，自动体位，查体合作。皮肤干燥菲薄，腋毛脱落。无满月脸及水牛背，无紫纹，无毳毛。眼睑水肿，双侧瞳孔等大等圆，对光反射存在。眼球活动自如。口唇无发绀，咽不红，扁桃体不大。颈软，甲状腺未触及肿大。胸廓无畸形。乳晕色素沉着。乳房无溢乳。双肺呼吸音清。HR 66 次 / 分，心律齐，未闻及杂音。腹软，无压痛及反跳痛。肝脾肋下未触及。双下肢不肿。生理反射存在，病理反射未引出。

 **思维提示：**

患者除了皮肤干燥菲薄外，不具备皮质醇增多症的典型表现。乳晕色素沉着是患者 ACTH 分泌增多的表现。

## 四、实验室和影像学检查

（一）初步检查内容及目的

1. 三大常规、生化检查。

2. 垂体三大轴功能检查。

3. 视野检查。

4. 过夜地塞米松抑制试验，大小剂量地塞米松抑制试验。

5. 肿瘤标志物检查、胸片、必要时胸 CT。

6. 免疫全项、血沉。

7. 胰岛素释放试验。

8. 维生素 D 两项。

9. 肾上腺 CT。

10. 垂体强化 MRI 检查。

（二）检查结果及思维提示

检查结果：

1．三大常规中的异常　血常规：中性粒细胞 0.78↑，淋巴细胞 0.17↓。

2．生化检查　肝功能：ALB 34g/L↓，ALT 98U/L↓，ALP 256U/L↑，GGT 334U/L↑，LDH 298U/L↑。高血脂：TC 5.64↑，TG 2.44mmol/L↑。血电解质均在正常范围：K 3.5mmol/L，Na 141mmol/L，Cl 101mmol/L，Ca 2.15mmol/L，P 1.22mmol/L。肾功能正常。

3．内分泌激素　ACTH 185ng/L↑，Cor > 50μg/dl↑，24 小时尿 Cor 123.2μg/24↑，FSH 0.6U/L↓，LH 0.4U/L↓，PRL 3.90ng/ml↓，T 56ng/dl↓；GH < 0.05ng/ml↓；$FT_3$ 1.75↓pmol/L，$FT_4$ 7.61pmol/L↓，TSH 0.068mU/L↓。

4．风湿免疫　IgG 622mg/dl↓，C3 171mg/dl↑，CRP 6.26mg/dl↑；ESR（2011-07-22）54mm/h↑。

5．防癌＋肺癌标志物　铁蛋白 492.99ng/ml↑（正常值 21.8～274.6），癌胚抗原 8.09ng/ml↑（正常值 0～5），神经元特异性烯醇化酶 18.89ng/L↑（正常值 0～16.3）。

6．过夜地塞米松试验　见表 62-1。

表 62-1　过夜地塞米松试验结果

|  | ACTH（ng/L） | Cor（μg/ml） |
|---|---|---|
| 8AM | 237 | 34.3 |
| 4PM | 144 | 26.6 |
| 12AM | 197 | 25.9 |
| 8AM | 165 | 29.6 |

7．大小剂量地塞米松抑制试验　24 小时尿皮质醇均未被抑制，反而增高。

8．口服葡萄糖抑制试验（100g）＋胰岛素释放试验　见表 62-2。

表 62-2　口服葡萄糖抑制试验＋胰岛素释放试验

|  | Glu（mmol/L） | Ins（mU/L） |
|---|---|---|
| 0′ | 7.25 | 11.91 |
| 30′ | 9.00 | 15.79 |
| 60′ | 10.44 | 55.22 |
| 120′ | 10.89 | 67.51 |
| 180′ | 10.09 | 69.52 |

9．腹部 B 超　胆囊息肉。

10．泌尿系 B 超　左肾小结石不除外，前列腺回声不均匀。

11．超声心动　主动脉硬化，左室假腱索，左室压力性负荷增重。

12．视野。

13．胸正位片　右肺中下野大片磨玻璃密度影，右肋膈角模糊。右肺上野多发点状高密度影。左肺下野第 9 后肋重叠结节样影。以上建议 CT。主动脉硬化。

14．胸 CT　右肺多发索条、实变及磨玻璃密度影，考虑感染性病变，建议治疗后复查。双肺间质纹理增多。动脉硬化。右侧胸腔积液，双侧胸膜增厚（图 62-1）。

15．双侧肾上腺 CT　双侧肾上腺 CT 平扫未见异常。肝右叶低密度影，建议 CT 增强检查；右侧胸腔积液，请结合胸部检查（图 62-2）。

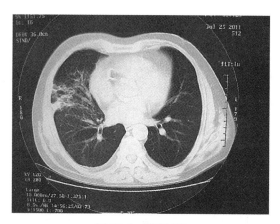

图 62-1　胸部 CT

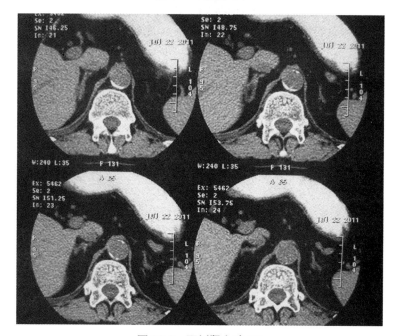

图 62-2　双侧肾上腺 CT

16. 垂体 MRI（2011.07.19）　鞍区占位，建议增强（图 62-3）。

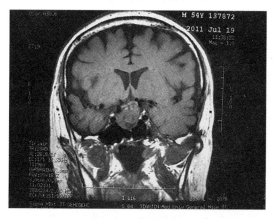

图 62-3　垂体 MRI

17. 垂体MRI增强扫描 鞍区囊实性肿物,考虑垂体瘤可能性大(图62-4)。

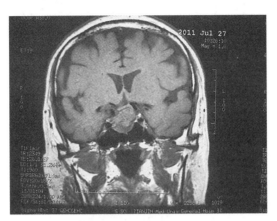

**图62-4 垂体MRI增强扫描**

18. 三角肌活检 结果见文末彩图62-5～彩图62-10。

 **思维提示:**

重要的检查结果有以下:①性腺、甲状腺功能减低。②TSH、LH、FSH均降低,过夜地塞米松抑制试验示皮质醇增多症诊断明确,大小剂量地塞米松抑制试验示24小时尿皮质醇均未被抑制,反而增高。③双眼视野缺损。④胸CT:右肺多发索条、实变及磨玻璃密度影,考虑感染性病变。⑤双侧肾上腺CT平扫未见异常。⑥垂体MRI增强扫描:鞍区囊实性肿物,考虑垂体瘤可能性大。⑦风湿免疫:IgG降低,C3、CRP升高;ESR升高。⑧防癌+肺癌标志物:铁蛋白、癌胚抗原、神经元特异性烯醇化酶升高。

## 五、治疗方案及理由

1. 方案 泼尼松5mg,1天3次,左甲状腺素钠25μg,1天1次,左氧氟沙星0.5g,静脉滴注,1天1次,补充骨化三醇、补钾、补钙、降压、降脂对症治疗。

2. 理由 患者中年男性,临床无典型皮质醇增多症症状和体征,大小剂量地塞米松抑制试验示24小时尿皮质醇均未被抑制,反而增高。防癌+肺癌标志物升高。胸CT:右肺多发索条、实变及磨玻璃密度影,考虑感染性病变。不能除外异位ACTH综合征,故先抗感染治疗后复查胸CT及肿瘤标志物。风湿免疫:IgG降低,C3、CRP升高;ESR升高。垂体MRI增强扫描:鞍区囊实性肿物。不能除外垂体炎的可能,先予泼尼松5mg,1天3次,免疫抑制治疗一个月后复查垂体MRI。若无变化,再请神经外科会诊考虑手术治疗。

## 六、治疗效果及思维提示

治疗效果:治疗一个月后复查垂体MRI无明显变化。抗感染治疗后,胸CT示病变好转;肿瘤标志物转阴。

**思维提示：**

虽然手术可以确诊垂体占位的性质并且解决患者目前最明显的临床症状，但手术风险大，无法预见远期效果和复发，在手术前必须排除异位 ACTH 综合征，积极寻找病变部位；另外，术前更重要的是排除垂体炎，应用小剂量泼尼松的免疫抑制作用，观察垂体占位有无缩小，为患者多一个治疗选择，更加安全、稳妥，以免误诊。

最终诊断：①库欣病；②糖耐量低减；③高血压 3 级（极高危）；④低钙血症。

## 七、对本病的思考

库欣综合征 80% 以上属于 ACTH 依赖性，70% 为促肾上腺皮质激素腺瘤（ACTH 瘤），10%～15% 为异位 ACTH 综合征。

异位 ACTH 综合征是垂体外的肿瘤组织分泌过量的 ACTH，促肾上腺皮质增生并分泌过多的皮质激素所引起的一系列综合征。其中燕麦细胞支气管肺癌占 50%，其他的还有胰岛癌、甲状腺髓样癌、嗜铬细胞瘤、神经母细胞瘤和黑色素瘤等。本综合征主要有两种类型。一种为燕麦细胞肺癌，多见于男性，病程短，病情重，消耗严重，不出现向心性肥胖和紫纹等库欣综合征表现，主要为明显的色素沉着、高血压、水肿、严重的低血钾伴肌无力，糖尿病伴烦渴、多饮、多尿及体重减轻。另一类为肺、胰、肠类癌和嗜铬细胞瘤。这类肿瘤病情轻，病程长且类癌体积较小，临床上常表现为比较明显的库欣综合征特征。

本综合征的诊断首先是确定有无皮质醇分泌增多，有则行过夜地塞米松抑制试验区分真性和假性皮质醇分泌增多，依赖于 ACTH 的皮质醇增多症。后行大小剂量地塞米松抑制试验鉴别库欣病和异位 ACTH 综合征，24 小时尿皮质醇下降 50% 以上提示库欣病，反之提示异位 ACTH 综合征。但是，本病例特殊，不仅无典型皮质醇增多症表现，大小剂量地塞米松抑制试验中 24 小时尿皮质醇不仅不下降反而上升，从试验结果看支持异位 ACTH 综合征，但是经过抗感染治疗后复查胸 CT 和肿瘤标志物并不支持异位 ACTH 综合征，患者术后病理示（鞍区）垂体促肾上腺皮质激素 / 促甲状腺激素细胞性腺瘤。

治疗上，在患者手术之前，我们给予患者小剂量的糖皮质激素，起到免疫抑制作用、试验性的治疗、排除垂体炎的可能，使患者的治疗风险降到最低。

（张　莹）

## 病例 63　胸痛、乏力 3 年，加重伴全身麻木 2 个月

**患者女性**，50 岁，2009 年 9 月 21 日入院。

### 一、主诉

胸痛、乏力 3 年，加重伴全身麻木 2 个月。

### 二、病史询问

（一）初步诊断思路及问诊目的

患者中年女性，3 年前无明显诱因出现心悸、四肢乏力，入院前 7 个月发现血钾低，口服或静脉补钾治疗可以缓解。患者有轻微眼干、口干症状，伴夜尿增多。低钾血症原因多样，常见的有甲状腺功能亢进症、原发性醛固酮增多症、巴特综合征、失钾性肾病、肾小管酸中毒、范科尼综合征、库欣综合征等，此患者有眼干及口干症状，故问诊还要涉及干燥综合征。问诊主要围绕上述疾病的症状展开，发病时的症状，持续时间，血压情况，心率情况，血钾值，补钾可否缓解，补充钾的剂量，是否用过利尿剂等排钾药物。

（二）问诊主要内容及目的

1. 发作症状时是否测过血钾，最低值是多少，补钾剂量多少，补钾有无缓解　证明发作时确实存在低钾血症及相伴症状，低血钾的程度可以辅助寻找病因，补钾能否缓解及补钾剂量。

2. 有无钾摄入不足、胃肠道排出钾增多、肾脏疾病史，碱中毒或是酸中毒纠正的过程　寻找丢钾的病因。长期禁食、昏迷、消化道梗阻、神经性厌食以及偏食可致钾的摄入不足。消化道中含有丰富的钾，长期大量的呕吐、腹泻、胃肠引流、造瘘大等可造成胃肠道失钾。急性肾衰竭多尿期、肾小管性酸中毒、范科尼综合征是由于肾小管病变导致重吸收钾的能力受损，尿钾排出增多。碱中毒或是酸中毒纠正，是细胞外钾转移至细胞内所致。

3. 发作频率　家族性周期性瘫痪、甲亢伴周期性瘫痪一般为阵发性的低钾血症发作。原发性醛固酮增多症、库欣综合征多为持续性低钾血症。

4. 有无夜尿增多、四肢瘫痪、呼吸困难、高血压　夜尿增多、四肢瘫痪和呼吸困难均为低钾血症的表现。伴高血压时，需考虑原发性醛固酮增多症、嗜铬细胞瘤、库欣综合征、肾素瘤、肾血管性高血压和先天性肾上腺增生等。巴特综合征和肾小管酸中毒一般是不会伴随高血压。

5. 有无心悸、大汗、头痛、面部潮红，有无新发高血糖或是糖尿病较前难控制，有无皮肤紫纹、瘀斑，有无消瘦、易怒、大便次数增多　经过问诊低钾血症的发作频率及是否伴随高血压，具体鉴别诊断原发性醛固酮增多症、嗜铬细胞瘤、库欣综合征、肾素瘤、肾血管性高

血压、先天性肾上腺增生、巴特综合征、肾小管酸中毒和甲亢等。

6.有无讲话时频繁饮水、进食固体食物是否需伴流质，有无反复发作的腮腺炎、眼睑反复化脓性感染、结膜炎、角膜炎、萎缩性胃炎、出血倾向、龋齿及义齿　干燥综合征患者常伴上述症状，因患者有低血钾，血压不高，有眼干及口干症状，需想到本病。

7.入院前是否就诊，有何阳性发现，诊治经过　入院前的化验检查以及影像学辅助初步诊断。

8.既往病史、用药史　是否应用过排钾性利尿剂、棉籽油、氯化钡。

（三）问诊结果及思维提示

问诊结果：患者于3年前无明显诱因出现心悸、胸闷、胸痛伴背部疼痛，偶伴四肢乏力及手抖，多在午后劳累后出现，伴轻微眼干、口干及夜尿增多，口服复方丹参滴丸及休息后缓解。入院前7个月患者因车祸后骨折入院，查血钾低（具体值不详），予补钾治疗后，症状稍缓解。2个月前患者突发全身麻木，双手抽搐，呼吸困难，言语不清，伴心前区不适及上腹胀，查血钾3.03mmol/L，给予补钾治疗，症状缓解，出院后予氯化钾缓释片0.5g，1天2次，并口服钙片。1月前查血钾3.02mmol/L，1周前查尿钾19.84mmol/24h，为求进一步诊治而就诊于我院门诊，收入我科。患者自发病以来，精神食欲可，大便次数增多，卧床多活动少，体重增加2kg。既往史：2006年因子宫肌瘤行子宫摘除术，2009年2月因车祸致左胫骨骨折，行手术治疗。血压曾到达140~150/80~90mmHg，口服依那普利治疗，目前已停药。

---

 **思维提示：**

患者确实存在低血钾的症状如四肢无力、夜尿增多，伴口干、眼干症状，血钾最低值3.02mmol/L，经过补充钾可缓解，血钾可至正常范围。低血钾为间断性，依赖于补钾。患者无高血压。无钾摄入不足、胃肠道排除钾增多、肾脏疾病史和碱中毒。伴心悸及大汗，无头痛、面部潮红、高血糖、皮肤紫纹、瘀斑、消瘦、易怒和大便次数增多。无排钾性利尿剂、棉籽油和氯化钡应用史。

---

## 三、体格检查

（一）重点检查内容及目的

龋齿及义齿、紫癜样皮疹、荨麻疹样皮疹、关节痛、结节红斑支持干燥综合征。心率快、甲状腺肿大及杂音、突眼支持甲亢。

（二）体格检查结果及思维提示

体格检查结果：T 36.1℃，P 67次/分，R 16次/分，BP 140/80mmHg，BMI 28.8kg/m$^2$。发育正常，神清语利，查体合作。全身皮肤黏膜无黄染、皮疹、出血点。浅表淋巴结未触及肿大。头颅无畸形，眼睑无水肿，多颗龋齿及义齿。颈软，气管居中。甲状腺不大，未闻及血管杂音。胸廓无畸形，乳头内陷。双肺呼吸音清，心界不大，心率67次/分，律齐，未闻及病理性杂音。腹平软，无压痛，肝脾肋下未及。双下肢不肿。生理反射存在，病理发射未引出，肌力5级。

> **思维提示：**
>
> 　　有龋齿及义齿，无紫癜样皮疹、荨麻疹样皮疹、关节痛、结节红斑。无心率快、甲状腺肿大及杂音、突眼。龋齿的发生与外分泌腺功能健全与否有关，如干燥综合征。

### 四、实验室和影像学检查

（一）初步检查内容及目的

1. 三大常规、生化检查。

2. RAAS、24 小时尿 ALD、血气分析、尿酸化功能。

3. 风湿免疫全项、甲状腺功能及抗体、血尿皮质醇、性腺功能。

4. 糖耐量。

5. 行 Schirmer 试验。

6. 唇腺活检。

（二）检查结果及思维提示

检查结果：

（1）三大常规：尿、便常规未见异常。血小板 $321×10^9/L$↑。

（2）生化检查：肾功、高血脂均在正常范围。肝功能 GLO 41g/L↓，K 4.1mmol/L，Na 144mmol/L，Ca 2.37mmol/L。尿钾 54.48mmol。

（3）RAAS、24 小时尿 ALD、血气分析、尿酸化功能：血气和尿酸化均正常。卧位 ALD 8.62ng/ml，PRA 0.34ng/（ml·h）。

（4）内分泌激素：$FT_3$ 4.75pmol/L，$FT_4$ 13.87pmol/L，TSH 6.72mU/L↑。ACTH 29.1ng/L，Cor 7.2μg/dl，24 小时尿 Cor 37μg/24。性腺功能未见异常。甲状腺三个抗体中 TGAb 65.2%↑。

（5）风湿免疫：IgG 1870mg/dl↑，IgM 328mg/dl↑，C4 14.1mg/dl↓，CRP 0.86mg/dl↑，ANA（+），1∶100，胞质颗粒型，ENA 抗 Scl-70 抗体弱阳性。

（6）口服葡萄糖耐量试验＋胰岛素释放试验：表 63-1。

表 63-1　口服葡萄糖耐量试验＋胰岛素释放试验

| | Glu（mmol/L） | Ins（20mU/L） | 尿糖 |
|---|---|---|---|
| 空腹 | 4.97 | 18.77 | — |
| 0.5h | 8.39 | 98.98 | — |
| 1h | 9.48 | 172.94 | — |
| 2h | 6.28 | 109.26 | — |
| 3h | 5.33 | 31.37 | — |

（7）Schirmer 试验：左眼 1mm，右眼 2mm。

（8）唇腺活检病理诊断：（下唇）检材见黏膜下混合腺体（以黏液腺为主），小叶结构存在，散在少许淋巴细胞，浆细胞浸润，间质纤维组织轻度增生。

**思维提示：**

　　重要的检查结果有以下：①$FT_3$ 4.75pmol/L，$FT_4$ 13.87pmol/L，TSH 6.72mU/L↑。甲状腺三个抗体中 TGAb 65.2%↑。②血气和尿酸化均正常。③风湿免疫：IgG 1870mg/dl↑，IgM 328mg/dl↑，C4 14.1mg/dl↓，CRP 0.86mg/dl↑，ANA（+）1：100，胞质颗粒型，ENA 抗 Scl-70 抗体弱阳性。④糖耐量示高胰岛素血症。⑤Schirmer 试验：左眼 1mm，右眼 2mm。⑥腺活检病理诊断：（下唇）检材见黏膜下混合腺体（以黏液腺为主），小叶结构存在，散在少许淋巴细胞，浆细胞浸润，间质纤维组织轻度增生。

## 五、治疗方案及理由

　　1. 方案　予小剂量泼尼松 5mg，1 天 3 次治疗，同时予骨化三醇 0.5μg，1 天 2 次，碳酸钙 0.6g，1 天 1 次，补充左甲状腺素钠治疗。同时注意监测血钾、甲状腺功能。

　　2. 理由　患者有眼干、口干症状，Schirmer 试验阳性，唇腺活检黏膜下混合腺体（以黏液腺为主），小叶结构存在，散在少许淋巴细胞，浆细胞浸润，间质纤维组织轻度增生，但未形成淋巴细胞灶。考虑干燥综合征诊断。干燥综合征可以发生肾小管酸中毒，肾小管免疫损伤可致尿排钾增多。故针对疾病本质行免疫抑制治疗。

## 六、治疗效果及思维提示

　　治疗效果：患者血钾维持在 4.06mmol/L。

**思维提示：**

　　干燥综合征，以糖皮质激素治疗是首选。免疫抑制治疗是一个长期的治疗，可以修复肾小管损伤，随着肾小管的免疫损失逐渐恢复，漏钾也会逐渐减少，同时患者还需要口服补钾才有可能维持血钾水平在正常范围。

　　最终诊断：①干燥综合征；②高胰岛素血症；③亚临床甲状腺功能减退症；④骨软化。

## 七、对本病的思考

　　1. 患者中年女性，以乏力、全身发作性麻木入院，在院外多次测血钾偏低。入院后多次测血压均正常，查血钾在 3.14～4.32mmol/L，24 小时尿钾 53mmol，RAAS 系统只有 ATⅡ稍高，24 小时尿醛固酮正常，不考虑原发性醛固酮增多症。患者血气分析正常，尿酸化功能无肾小管酸中毒。风湿免疫中 IgG 1870mg/dl↑，IgM 328mg/dl↑，C4 14.1mg/dl↓，CRP 0.86mg/dl↑，ANA（+）1：100，胞质颗粒型，ENA 抗 Scl-70 抗体弱阳性，提示患者疾病有免疫因素存在，加之患者有口干、眼干，查体发现龋齿严重，提示干燥综合征的诊断，故考虑行 Schirmer 试验和唇腺活检。干燥综合征常伴甲状腺自身免疫疾病，故查甲状腺功能，示 TSH 高，提示甲状腺存在自身免疫疾病。干燥综合征诊断：①有 3 个月的眼干涩感，或眼有磨砂感，每日需用 3 次以上的人工泪液，凡有其中任意 1 项者为阳性；②有 3 个月的口干症，或进食时需用水送下，或成年人有反复出现或持续不退的腮腺肿大，凡有其中任一项为阳性；③ Schirmer 试验（≤5mm/min）或角膜荧光染色指数（≥4）阳性；④唇腺活检的单核细胞浸润灶（≥1/4mm²）为阳性；⑤腮腺造影、唾液腺放射性核素扫描、非刺激性唾液流率≤1.5ml/15min 中有任一项阳性者；⑥血清抗 SSA 或抗 SSB 抗体阳性或 ANA 阳性或 IgM RF 阳性。凡具备上述 6 项中的至少 4 项，并除外其他自身免疫性疾病、淋巴瘤、艾滋病、移植物抗宿主病等可诊为原发性干燥综合征。有某种肯定自身免疫性疾病同时有上述①或②，另有③、④、⑤中的 2 项阳性则诊为继发性干燥综合征。

2. 患者存在高胰岛素血症，既往我们通过大量的三角肌活检，证实有大量的免疫复合物沉积在肌细胞表面影响了胰岛素受体与胰岛素的结合，是真正意义的胰岛素抵抗。只有应用免疫抑制治疗才是从根本上治疗本病。同时也说明，该病是一种可以影响全身各器官的自身免疫性疾病，治疗起来十分困难。

（张　莹）

# 间断腰腿痛十年，下肢活动受限半月，发热1天

**患者女性，84岁，2009年10月21日入院。**

## 一、主诉

间断腰腿痛10年，下肢活动受限半月，发热1天。

## 二、病史询问

### （一）初步诊断思路及问诊目的

患者老年女性，2年前开始出现口干，进食固体食物需伴流质，伴眼干症状，于入院前1年晨起出现四肢瘫痪，查血钾为2.6mmol/L，补钾治疗后症状缓解。入院前10年出现腰腿疼痛，半月前全身骨痛明显，出现翻身困难，四肢疼痛活动受限。低钾血症原因多样，常见的有甲状腺功能亢进症、原发性醛固酮增多症、巴特综合征、失钾性肾病、肾小管酸中毒、范科尼综合征、库欣综合征等，此患者有眼干及口干症状，故重点放在干燥综合征的问诊，如龋齿出现时间及严重程度。问诊主要围绕上述疾病的症状展开，发病时的症状，持续时间，血压情况，心率情况，有无夜尿增多，血钾值，补钾可否缓解，补充钾的剂量，是否用过利尿剂等排钾药物。询问既往有无其他自身免疫疾病。干燥综合征常伴发甲状腺疾病，要注意此方面的问诊。患者有骨痛症状，要注意问诊日照时间、日常饮食来评估含钙量及补充钙剂、维生素D的情况，是否服用促进钙质排出的药物等。

### （二）问诊主要内容及目的

1. 发作症状时是否测过血钾，最低值多少，补钾剂量多少，补钾有无缓解　患者发作时确实存在低钾血症及相伴症状，低血钾的程度可以辅助寻找病因，需询问患者补钾能否缓解症状及补钾剂量。

2. 有无钾摄入不足，胃肠道排出钾增多，肾脏疾病史，碱中毒或是酸中毒纠正的过程　寻找丢钾的病因。长期禁食、昏迷、消化道梗阻、神经性厌食以及偏食可致钾的摄入不足。消化液中含有丰富的钾，长期大量的呕吐、腹泻、胃肠引流、造瘘等可造成胃肠道失钾。急性肾衰竭多尿期、肾小管性酸中毒、范科尼综合征是由于肾小管病变导致重吸收钾的能力受损，尿钾排出增多。碱中毒或是酸中毒纠正，是细胞外钾转移至细胞内所致。

3. 发作频率　家族性周期性瘫痪、甲亢伴周期性瘫痪一般为阵发性的低钾血症发作。原发性醛固酮增多症、库欣综合征多为持续性低钾血症。

4. 有无夜尿增多、四肢瘫痪、呼吸困难、高血压　四肢瘫痪和呼吸困难均为低钾血症的表现。伴高血压时，需考虑原发性醛固酮增多症、嗜铬细胞瘤、库欣综合征、肾素瘤、肾血管性高血压和先天性肾上腺增生等。巴特综合征和肾小管酸中毒一般是不会伴随高血压。

5. 有无心悸、大汗、头痛、面部潮红，有无新发高血糖或是糖尿病较前难控制，有无皮肤紫纹、瘀斑，有无消瘦、易怒、大便次数增多　经过问诊低钾血症的发作频率及是否伴随高血压，具体鉴别诊断原发性醛固酮增多症、嗜铬细胞瘤、库欣综合征、肾素瘤、肾血管性高血压、先天性肾上腺增生、巴特综合征、肾小管酸中毒和甲亢等。

6. 有无讲话时频繁饮水，进食固体食物是否需伴流质，有无反复发作的腮腺炎、眼睑反复化脓性感染、结膜炎、角膜炎、萎缩性胃炎、出血倾向、龋齿及义齿　干燥综合征患者常伴上述症状，因患者有低血钾，血压不高，有眼干及口干症状，需想到本病。

7. 入院前是否就诊，有何阳性发现，诊治经过，入院前的化验检查以及影像学检查　辅助初步诊断。

8. 既往病史，用药史，是否应用过排钾性利尿剂、棉籽油、氯化钡。

9. 要注意问诊日照时间、日常饮食来评估含钙量及补充钙剂、维生素 D 的情况，是否服用促进钙质排出的药物　老年绝经后女性，由于日照及摄入钙质、维生素 D 不足，或服用促进钙质排出的药物，均可造成骨量减少，造成骨痛。

10. 有无咯血、胸痛、乳房肿物、乳头分泌物、恶性肿瘤　注意老年女性恶性肿瘤，如肺癌、乳腺癌常会发生骨转移。

（三）问诊结果及思维提示

问诊结果：患者于入院前 10 年出现腰腿疼痛，2 年前开始出现口干，进食固体食物需伴流食，伴眼干症状，未诊治。于入院前 1 年晨起出现四肢瘫痪，无头痛，无恶心、呕吐，无意识障碍，无大小便失禁。就诊我院急诊科，查血钾为 2.6mmol/L，予静脉补钾治疗，1 小时后症状缓解，四肢可活动。此后患者感四肢乏力时即服用氯化钾，未监测血钾。半月前全身骨痛明显，出现翻身困难，四肢疼痛活动受限，伴乏力，食欲减退，腹胀腹痛，怕冷，于 10 月 6 日就诊我院门诊，查血钾为 2.5mmol/L，TCO$_2$ 18mmol/L，予静脉补钾治疗 3 天，症状无缓解。于 10 月 21 日因受凉后出现发热，无咽痛，无咳嗽、咳痰，无尿频、尿急及尿痛症状。为进一步诊治收住我科。患者自发病以来，神志清，精神、食欲差，无恶心、呕吐，无水肿。自幼患有龋齿，五十余岁即全口义齿。

**思维提示：**

患者确实存在四肢瘫痪、口干、进食固体食物需伴流食、眼干症状，有低钾血症，经过补充钾可缓解，血钾可至正常范围。低血钾为持续性，依赖于补钾。自幼患有龋齿，五十余岁即全口义齿。患者无高血压。无钾摄入不足、胃肠道排出钾增多、肾脏疾病史和碱中毒。不伴心悸及大汗，无头痛、面部潮红、高血糖、皮肤紫纹、瘀斑、消瘦、易怒和大便次数增多。无排钾性利尿剂、棉籽油和氯化钡应用史。日照时间少，日常饮食正常，未补充钙剂及维生素 D，未服用促进钙质排出的药物。无咯血、胸痛、乳房肿物及乳头分泌物，无恶性肿瘤病史。

# 三、体格检查

（一）重点检查内容及目的

龋齿及义齿、紫癜样皮疹、荨麻疹样皮疹、关节痛、结节红斑支持干燥综合征的诊断。

心率快、甲状腺肿大及杂音、突眼支持甲亢。

（二）体格检查结果及思维提示

体格检查结果：T 38.2℃，P 68 次 / 分，R 19 次 / 分，BP 130/70mmHg，BMI 26.7kg/m²。发育正常，神志清楚，平车推入病房。查体欠合作。全身皮肤干燥伴脱屑，无黄染及出血点，浅表淋巴结未触及肿大。头颅无畸形，眉毛无稀疏，眼睑无水肿，睑结膜轻度苍白，巩膜无黄染，双侧瞳孔等大等圆，对光反射正常。双耳听力减退，鼻无异常分泌物。口唇无发绀，全口义齿，舌干，舌缘可见齿痕。咽无充血，双侧扁桃体无肿大。颈软，无抵抗，气管居中，甲状腺不大。胸廓对称无畸形，未见鸡胸、串珠肋，双侧肋骨、胸骨压痛明显。双肺呼吸音清，未闻及干湿啰音。心率 68 次 / 分，律齐，各瓣膜听诊区未闻及杂音。腹软，右下腹可触及一大小约 3cm×6cm 包块，质中，活动度差，右下腹压痛阳性，肝脾肋下未及。脊柱无畸形，双下肢无水肿，双侧足背动脉搏动正常。生理反射存在，病理反射未引出。

 **思维提示：**

有龋齿及义齿，无紫癜样皮疹、荨麻疹样皮疹、关节痛、结节红斑。无心率快、无甲状腺肿大及杂音、突眼。上述病变是否存在对于我们思考临床问题有重要意义。若龋齿过多，我们应考虑：患者的外分泌腺是否有问题？肾小管是否正常？皮肤和关节的病变与内脏有何关系？

## 四、实验室和影像学检查

（一）初步检查内容及目的

1. 三大常规、生化检查。

2. RAAS、24 小时尿 ALD、血气分析、尿酸化功能。

3. 风湿免疫全项、甲状腺功能及血尿皮质醇。

4. 甲状旁腺素。

5. 糖耐量。

6. 肿瘤标志物。

7. 尿氨基酸。

（二）检查结果及思维提示

检查结果：

（1）三大常规：尿、便常规未见异常。血红蛋白 106g/L↓，血红细胞 3.23×10¹²/L。

（2）生化检查：肝功、高血脂均在正常范围。血 Na 145mmol/L↑，K 1.8mmol/L↓，Ca 2.09mmol/L↓，P 0.45mmol/L↓，ALP 158U/L↑。尿钾 61.2mmol，尿 Ca 131.24mg↓，尿 P 369mg↓。尿素 9.4mmol/↑。

（3）RAAS、24 小时尿 ALD、血气分析、尿酸化功能：血气 pH 7.347↓，PaCO₂ 26.5mmHg↓，PaO₂ 64.4mmHg，BE −9.3mmol/L↓，HCO₃⁻ 14.3mmol/L↓。尿酸化功能：pH 6.7↑，HCO₃⁻ 2.3mmol/L，TA 5.5mmol/L↓，NH₄⁺ 15.2mmol/L↓。卧位 ALD 13.31ng/ml，PRA 2.84ng/（ml·h）↑。

（4）内分泌激素：FT₃ 2.61↓，FT₄ 14.76pmol/L，TSH 0.80mU/L，rT₃ 1.43nmol/L↑。ACTH 20.7ng/L，Cor 26.8µg/dl，24 小时尿 Cor 42.5µg。

（5）风湿免疫：IgE 250U/ml↑，CRP 5.90mg/dl↑，RF 247U/ml↑，ANA（+），1∶200，斑点型。SSA（+），SSB（+）。ESR 60mm/h。

（6）甲状旁腺激素 6.1pmol/L。

（7）口服葡萄糖耐量试验＋胰岛素释放试验＋C 肽测定：见表 64-1。

表 64-1　口服葡萄糖耐量试验＋胰岛素释放试验＋C 肽测定

|  | Glu（mmol/L） | Ins（mU/L） | C-P（ng/ml） | 尿糖 |
|---|---|---|---|---|
| 空腹 | 5.17 | 4.87 | 1.67 | — |
| 0.5h | 7.66 | 24.98 | 3.00 | — |
| 1h | 8.48 | 30.61 | 3.53 | — |
| 2h | 12.20 | 79.19 | 9.48 | — |
| 3h | 9.20 | 96.48 | 12.35 | — |

（8）尿氨基酸（单位 mg/24h）：甘氨酸 386.44↑，丙氨酸 137.64↑，谷氨酸 93.44↑，丝氨酸 174.50↑，胱氨酸 123.13↑，缬氨酸 12.41↑，酪氨酸 52.37↑，苯丙氨酸 57.57↑，赖氨酸 254.94↑，组氨酸 184.46，精氨酸 16.16↑，脯氨酸 5.92，苏氨酸 599.23↑，牛磺酸 305.29↑。

**思维提示：**

重要的检查结果有以下：①血 K 1.8mmol/L↓，24 小时尿钾 61.2mmol，相对于血钾值还是高的，说明肾小管漏钾。Ca 2.09mmol/L↓，P 0.45mmol/L↓，ALP 158U/L↑。尿 Ca 131.24mg/24 小时↓，尿 P 369mg/24 小时↓。②血气 pH 7.347↓，PaCO$_2$ 26.5mmHg↓，PaO$_2$ 64.4mmHg，BE −9.3mmol/L↓，HCO$_3^-$ 14.3mmol/L↓。尿酸化功能 pH 6.7↑，HCO$_3$ 2.3mmol/L，TA 5.5mmol/L↓，NH$_4^+$ 15.2mmol/L↓。卧位 ALD 13.31ng/ml，PRA 2.84ng/ml·h↑。③风湿免疫：IgE 250U/ml↑，CRP 5.90mg/dl↑，RF 247U/ml↑，ANA（+），1∶200，斑点型，SSA（+），SSB（+）。④ FT$_3$ 2.61↓，FT$_4$ 14.76pmol/L，TSH 0.80mU/L。rT$_3$ 1.43nmol/L↑。低 T$_3$ 综合征。尿氨基酸非常高。

## 五、治疗方案及理由

1. 方案　予甲泼尼龙 40mg，1 天 1 次，静滴治疗 1 周，后改为甲泼尼龙 8mg 1 天 3 次口服，同时予骨化三醇 0.75μg，1 天 3 次，碳酸钙 0.6g，1 天 2 次，10% 枸橼酸钾 10ml，1 天 3 次。

2. 理由　患者有眼干、口干症状，肾小管酸中毒，说明肾小管免疫损伤。风湿免疫：IgE 250U/ml↑，CRP 5.90mg/dl↑，RF 247U/ml↑，ANA（+），1∶200 斑点型，SSA（+），SSB（+）。考虑干燥综合征诊断。患者有渐进性骨痛，血磷低（0.45mmol/L）时尿磷 369mg/24 小时↓，考虑肾小管漏磷，尿氨基酸分析提示肾小管对各种氨基酸重吸收障碍，提示范科尼综合征。结合骨痛，血钙低，显著尿钙低考虑骨软化诊断成立。

## 六、治疗效果及思维提示

治疗效果：通过免疫抑制治疗，少量口服补钾，患者血钾可维持在 4.15mmol/L。患者胸骨及肋骨疼痛明显缓解，可翻身坐起，下床需家属帮助。

**思维提示：**

　　干燥综合征，糖皮质激素治疗为首选。免疫抑制治疗是一个长期的治疗过程。若病程时间较短，肾小管损伤有可能被修复；若损伤严重，则修复的可能微乎其微。随着肾小管的免疫损失逐渐恢复，漏钙和钾也会逐渐减少，患者需要的口服补钾量会逐渐减少，$1\alpha$-羟化酶活性有可能部分恢复，$1,25(OH)_2D_3$水平升高，患者的骨痛症状也会逐步缓解，活动受限也会减轻。

### 七、对本病的思考

　　1. 老年女性，病程长，缓慢进展。症状：全身骨痛，乏力，口干，眼干。查体：皮肤干燥、脱屑，龋齿，义齿，肋骨压痛。实验室和影像学检查：低血钾、高尿钾、酸中毒、肾小管泌氢、泌铵异常；低血钙、低血磷，低尿钙、尿磷低，碱性磷酸酶升高，PTH正常，骨量减少；氨基酸尿、尿糖正常；风湿免疫功能异常；尿潴留，双肾积水；血红蛋白低，D-二聚体显著升高；OGTT异常；$FT_3$降低，$rT_3$升高。

　　2. 干燥综合征的病因目前仍不清楚，但多认为与自身免疫相关，血中存在特异性抗体，其中最重要的是抗SSA和抗SSB抗体。遗传和病毒感染也有相关研究报道。治疗上，糖皮质激素治疗是首选。干燥综合征诊断：①有3个月的眼干涩感，或眼有磨砂感，每日需用3次以上的人工泪液，凡有其中任意1项者为阳性；②有3个月的口干症，或进食时需用水送下，或成年人有反复出现或持续不退的腮腺肿大，凡有其中任一项为阳性；③Schirmer试验（≤5mm/min）或角膜荧光染色指数（≥4）阳性；④唇腺活检的单核细胞浸润灶（≥1/4mm²）为阳性；⑤腮腺造影、唾液腺放射性核素扫描、非刺激性唾液流率≤1.5ml/15min中有任一项阳性者；⑥血清抗SSA或抗SSB抗体阳性或ANA阳性或IgM RF阳性。凡具备上述6项中的至少4项，并除外其他自身免疫性疾病、淋巴瘤、艾滋病、移植物抗宿主病等可诊为原发性干燥综合征。有某种肯定自身免疫性疾病同时有上述①或②，另有③、④、⑤中的2项阳性则诊为继发性干燥综合征。

　　3. 范科尼综合征并非少见病，我科首例范科尼综合征是在17年前，当时我们对该病的认识还很浅。随着我们开展大量的肾活检、皮肤活检，我们逐渐认识到这是一种与免疫损伤有关的全身性疾病。肾脏的病变，特别是肾小管的病变影响了$1\alpha$-羟化酶的活性，继而使得$1,25(OH)_2D_3$生成减少。所以我们应用糖皮质激素是从根本上修复肾脏的免疫损失，力图使$1\alpha$-羟化酶的活性恢复，但是否能够恢复正常则取决于患者的病程和治疗的合理性。

（张　莹）

# 发育迟缓 20 年，头痛、呕吐、抽搐 1 个月

**患者女性**，26 岁，2009 年 9 月 3 日入院。

## 一、主诉

发育迟缓 20 年，头痛、呕吐、抽搐 1 个月。

## 二、病史询问

（一）初步诊断思路及问诊目的

患者青年女性，病程长，自幼发病。症状：发育迟缓，无月经来潮，曾出现头晕、恶心、呕吐，糖皮质激素治疗有效。有产后窒息史，智力正常，嗅觉正常。有腺垂体功能低下病史，外院查幼稚子宫、附件未发育。性腺发育不全可由多种原因引起，应围绕垂体功能异常表现，详细询问家族史，母亲的妊娠史，是否使用过雌激素和雄激素，生长发育过程，身高生长速度。

（二）问诊主要内容及目的

1. 甲状腺功能减退表现，是否有皮质醇不足的异常表现，性激素减少的表现　患者有头晕、恶心、乏力、闭经症状。

2. 有无头痛、视物模糊　垂体占位常见的表现有头痛，及压迫视交叉所致视力及视野的改变。

3. 是否喜冷饮、饮水量增多、尿量增多　无上述症状。

4. 入院前诊治经过，治疗效果　院外予左甲状腺素钠、糖皮质激素治疗。

5. 既往病史，用药史　无特殊记载。

6. 患者目前的妊娠史，生产史　足月、臀位、第一胎、产钳助产、产后有窒息。

（三）问诊结果及思维提示

问诊结果：患者于入院前 20 年（6 岁时），家长发现其身材明显矮于同龄人，去北京儿童医院诊为"甲减"，服用甲状腺素片 1/4 片，每日 1 次，连用 2～3 年自行停药。9 岁时上学，初中毕业，成绩优秀。13 岁后无月经来潮。5 年前到北京协和医院查，B 超：未见子宫、附件发育。骨龄 12 岁，外周血染色体为 46，XX。给予替勃龙（利维爱）1 片，每日 1 次，间断服用 1 年余，自行停药。于 1 个月前再次去北京协和医院检查：B 超："幼稚子宫、双卵巢未显示"，骨龄 16 岁，给予"克龄蒙"治疗，回家后 1 天感头痛、恶心、呕吐，为喷射性、含胃内容物，伴有四肢抽搐，数秒钟自行缓解，并有意识恍惚，无大小便失禁，以"癫痫原因待查"住神经内科（本院），行头颅 MRI 示：垂体较薄。垂体六项：FSH 0.85U/L，LH<0.07U/L，GH<0.05ng/ml。甲状腺功能示 FT$_3$ 2.85pmol/L，TSH 2.53mU/L。血 Na 127.2mmol/L，血 Cl 91.9mmol/L，诊断为"垂体功能减退症"，给予氢化可的松治疗，住院 11 天，好转出院。出院后未服用药物，

未出现不适症状。为求进一步诊治住我科。发病以来，精神正常，食欲、睡眠好，无口干及多尿，大便正常。

 **思维提示：**

通过问诊发现患者有甲状腺功能减退症状，性腺功能减退症状，垂体-肾上腺轴功能不全表现。骨龄发育迟缓，性腺发育不全，垂体MRI示垂体较薄。首先考虑腺垂体病变导致垂体功能减退。

## 三、体格检查

（一）重点检查内容及目的

注意患者乳房发育、阴毛分布、外阴发育、皮肤、身高、上部量，下部量，指尖距。

（二）体格检查结果及思维提示

体格检查：T 37.0℃，P 78 次/分，R 18 次/分，BP 100/70mmHg。发育矮小，身高145cm，体重41kg，上部量75cm，下部量70cm，指尖距146cm。营养中等，面容幼稚，意识清楚，自主体位，查体合作。全身皮肤黏膜无黄染、出血点，无腋毛、阴毛出现，无紫纹。浅表淋巴结无肿大。毛发无脱落，眉毛无稀疏，双侧瞳孔等大等圆，视力正常，耳鼻无畸形，嗅觉无异常，口周无髭毛增多，牙齿3 | 3为乳牙，牙齿不整齐，无光泽，腮腺无肿大。无颈状蹼，颈软，气管居中，甲状腺不大。无盾胸，乳房发育不良，乳头、乳晕无色素沉着。双肺呼吸音清，心界不大，心率78 次/分，律齐，各瓣膜听诊区未闻及病理性杂音，腹平软，无压痛，肝脾肋下未及。脊柱四肢无畸形，无肘外翻。外生殖器为女性外阴，无阴毛生长，无色素沉着，肛门无异常。生理反射存在，病理发射未引出。

 **思维提示：**

身材矮小，营养不良、无第二性征发育，如乳腺发育不良。

## 四、实验室和影像学检查

（一）初步检查内容及目的

1. 三大常规、生化检查。

2. 垂体三大轴功能检查。

3. 免疫全项、血沉、甲状腺三个抗体。

4. 胰岛素释放试验。

5. 头颅、胸、双手、骨盆、双膝关节、双足X线片。

6. 颅脑CT平扫。

（二）检查结果及思维提示

检查结果：

（1）三大常规中未见明显异常。

（2）生化检查：肝功能正常。血 Cr 43μmol/L↓。TC 5.19mmol/L↑。血电解质均在正常范围：K 3.8mmol/L，Na 144mmol/L，Cl 104mmol/L，Ca 2.28mmol/L，P 1.44mmol/L。

（3）内分泌激素：ACTH 23.8ng/L，Cor 3.9μg/dl↓，24 小时尿 Cor<17μg/24↓，FSH 0.9U/L↓，LH<0.07U/L↓，PRL 14.48ng/ml，$E_2$<10pg/ml↓。GH<0.05ng/ml↓；$FT_3$：4.06pmol/L，$FT_4$：10.87pmol/L↓，TSH 2.99mU/L。

（4）风湿免疫：IgE 275U/ml↑，C4 14.8mg/dl↓。甲状腺三个抗体阴性。ESR 30mm/h。

（5）口服葡萄糖耐量试验（100g）＋胰岛素释放试验＋C 肽测定口服葡萄糖抑制试验（100g）：见表 65-1。

表 65-1　口服葡萄糖耐量试验＋胰岛素释放试验＋C 肽测定

|  | Glu（mmol/L） | Ins（mU/L） | C 肽（ng/ml） |
| --- | --- | --- | --- |
| 0′ | 4.49 | 4.90 | 0.84 |
| 30′ | 6.04 | 31.13 | 2.32 |
| 60′ | 7.11 | 47.97 | 3.81 |
| 120′ | 5.15 | 34.06 | 3.26 |
| 180′ | 5.16 | 31.99 | 3.16 |

（6）X 线：蝶鞍点片：蝶鞍发育较小，周围骨质无破坏、无骨吸收，蝶鞍底无下陷，建议必要时颅底 CT 检查（鞍区）（图 65-1）。胸部正位：肺纹理增粗，心、膈正常。X 线骨龄相：符合 16 岁骨龄相（图 65-2）。

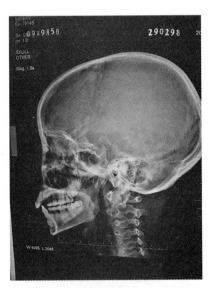

图 65-1　蝶鞍点片

（7）腹部 B 超：肝、胆、胰头、体、脾未见明显异常。双肾未见明显异常。

（8）颅脑 CT 平扫：未见异常。

（9）垂体 MRI：脑实质未见确切异常，垂体较薄，侧蝶窦炎（图 65-3）。

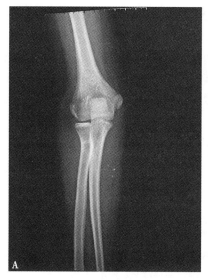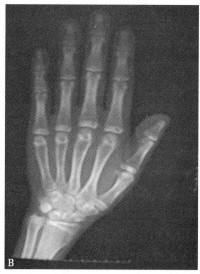

图65-2　X线骨龄相（A、B）

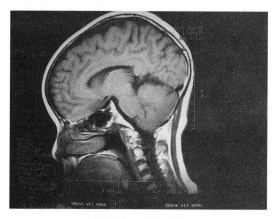

图65-3　垂体MRI

 **思维提示：**

重要的检查结果有以下：①血Cr 43μmol/L↓。②内分泌激素：ACTH 23.8ng/L，Cor 3.9μg/dl↓，24小时尿Cor＜17μg↓，FSH 0.9U/L↓，LH＜0.07U/L↓，PRL 14.48ng/ml，E₂＜10pg/ml↓；GH＜0.05ng/ml↓；FT₃ 4.06pmol/L，FT₄ 10.87pmol/L↓，TSH 2.99mU/L。③风湿免疫：IgE 275U/ml↑、↓，C4 14.8mg/dl↓。④蝶鞍点片：蝶鞍发育较小，周围骨质无破坏、无骨吸收，蝶鞍底无下陷。X线骨龄相：符合16岁骨龄相。⑤双侧肾上腺CT平扫未见异常。⑥垂体MRI：脑实质未见确切异常，垂体较薄，侧蝶窦炎。

## 五、治疗方案及理由

1. 方案　予激素替代治疗。先补充肾上腺皮质激素，再补充左甲状腺素钠。
2. 理由　青年女性，病程长，自幼发病。症状：发育迟缓，无月经来潮，曾出现头晕、恶心、呕吐，糖皮质激素治疗有效。有产后窒息史，智力正常，嗅觉正常。查体：身材矮小，无第二性征发育。实验室和影像学检查：曾经低血钠、低血氯，入院后均正常；血、尿 Cor 降低，ACTH 不高；血 $FT_3$ 及 $FT_4$ 降低，TSH 不高；FSH、LH、E、P 均降低，幼稚子宫，未见卵巢；GH 降低或正常低值；尿比重和渗透压正常；垂体较薄；骨量减少，骨骺未闭合；染色体正常；风湿免疫轻度异常，OGTT 正常。垂体 MRI：脑实质未见确切异常，垂体较薄，侧蝶窦炎。

## 六、治疗效果及思维提示

治疗效果：激素替代后，患者恶心症状明显缓解。甲状腺激素和性激素替代是一个长期的过程。

 **思维提示：**

垂体功能减退症患者有肾上腺皮质轴和甲状腺轴功能减退同时存在时，要先补充肾上腺皮质激素。如果先补充甲状腺激素，会加重肾上腺皮质功能不足。

## 七、对本病的思考

垂体功能减退症最早出现的应该是肾上腺功能不全，随后出现促性腺激素、生长激素不足，继而出现促甲状腺激素不足的表现。促性腺激素分泌不足时，患者闭经、乳腺及生殖器明显萎缩，丧失生育能力。生长激素分泌不足时，患者容易发生低血糖，身高矮于同龄人。患者面容苍白、毛发稀疏、腋毛及阴毛脱落、皮肤干燥、水肿、反应迟钝、表情淡漠、智力减退。促肾上腺皮质激素分泌不足时，患者虚弱、乏力、食欲减退、恶心、呕吐、血压降低、机体抵抗能力差、易发生感染、感染后容易发生休克、昏迷。

此病患者常发生糖耐量曲线低平、低血糖，与糖皮质激素和生长激素缺乏有关。糖耐量低减、类似糖尿病者，可能和胰岛素分泌不足有关，胰岛素分泌不足的可能原因是肾上腺皮质激素分泌不足、生长激素缺乏、甲状腺激素不足，胰岛素的释放较慢。脂代谢中血清胆固醇增高不如原发性甲状腺功能减退症显著。由于肾上腺皮质激素、生长激素、甲状腺激素等动员脂肪作用的激素缺乏，故空腹血浆脂肪酸较正常人低，脂肪动员功能较差。血钠偏低，主要原因是钠离子向细胞内转移，水分大量滞留在细胞内的结果。治疗上须注意，一定要先补充肾上腺皮质激素，再补充甲状腺激素。否则，容易加重肾上腺皮质功能不足，导致垂体危象的发生。

（张　莹）

# 双下肢活动不利、发现丘脑钙化斑20天

患者女性，42岁，2010年入院。

## 一、主诉

双下肢活动不利、CT发现丘脑钙化斑20天。

## 二、病史询问

### （一）初步诊断思路及问诊目的

患者中年女性，病程短。症状：患者入院前20天活动中自觉双下肢活动不利，无抽搐、瘫痪，无头晕、晕厥，约数分钟后自行缓解，就诊于当地医院，查血Ca 2.14（2.2～2.75）mmol/L，P 1.44（0.8～1.6）mmol/L，头CT示丘脑钙化灶，考虑"脑缺血"予对症治疗，症状有所缓解，后于我院就诊查血PTH 13.0pmol/L，为求进一步诊治收入院。患者表现低钙血症，颅内异位钙化，围绕低钙血症询问有无手足搐搦、麻木，有无家族史，有无甲状腺手术或颈部照射史。是否服用钙剂治疗等。

### （二）问诊主要内容及目的

1. 甲状旁腺功能减退表现　患者偶有双手麻木，没有抽搐、癫痫样发作症状。

2. 有无双下肢活动不利、智力下降　颅内钙化常见的表现有双下肢活动不利，智力下降。

3. 入院前诊治经过，治疗效果　院外头CT示丘脑钙化灶，考虑"脑缺血"予对症治疗，症状有所缓解。

4. 既往病史，用药史　既往高血压史16年，最高血压150/90mmHg，平素服用美托洛尔、依那普利降压，血压可控制于120/80mmHg。

5. 有无甲状腺手术或颈部照射史　无。

6. 家族史　家族中无类似疾病患者。

### （三）问诊结果及思维提示

问诊结果：患者入院前20天活动中自觉双下肢活动不利，无抽搐、瘫痪，无头晕、晕厥，约数分钟后自行缓解，就诊于当地医院，查血Ca 2.14（2.2～2.75）mmol/L，P 1.44（0.8～1.6）mmol/L，头CT示丘脑钙化灶，考虑"脑缺血"予对症治疗，症状有所缓解，后于我院就诊查血PTH 13.0pmol/L，为求进一步诊治收入院。自发病以来，患者无抽搐、癫痫样发作，无口周麻木，偶有双手麻木，精神、睡眠可，饮食规律，二便正常，体重无明显改变。既往高血压史16年，最高血压150/90mmHg，平素服用美托洛尔、依那普利降压，血压可控制于120/80mmHg。26岁剖宫产一男婴，产后无乳。家族中无类似疾病患者。

**思维提示：**

通过问诊发现患者有双手麻木，低钙血症，但无高磷血症，头 CT 示丘脑钙化灶（异位钙化）。首先考虑甲状旁腺功能减退。

## 三、体格检查

（一）重点检查内容及目的

注意患者头发指甲等外胚层发育状况，行面部叩击征、束臂试验。

（二）体格检查结果及思维提示

体格检查：T 36.5℃，P 92 次 / 分，R 18 次 / 分，BP 140/90mmHg。神清语利，发育正常，查体合作。全身皮肤黏膜无黄染、皮疹及出血点。浅表淋巴结未及肿大。头颅无畸形，双眼睑无水肿，结膜无充血，巩膜无黄染，双侧瞳孔等大等圆，对光反射灵敏，耳鼻未见异常，口唇无发绀，口内可见龋齿 3 颗。颈软，气管居中，甲状腺不大，胸廓对称，双肺呼吸音清，未闻及干湿啰音，心率 92 次 / 分，律齐，各瓣膜听诊区未闻及杂音。腹软，无压痛及反跳痛，肝脾肋下未及。双下肢无水肿。面部叩击征、束臂试验阳性。

 **思维提示：**

面部叩击征、束臂试验阳性，与低钙血症相符。

## 四、实验室和影像学检查

（一）初步检查内容及目的

1. 三大常规、生化检查。

2. 垂体三大轴功能检查。

3. 免疫全项、血沉、甲状腺三个抗体。

4. 胰岛素释放试验。

5. 活组织病理检查。

6. 垂体磁共振成像检查。

（二）检查结果及思维提示

检查结果：

（1）三大常规：血常规：WBC $9.07 \times 10^9$，RBC $4.55 \times 10^{12}$，HGB 118g/L，PLT $295 \times 10^9$，N 69.2%，L 26.9%。尿常规：pH 7，SG 1.015，Pro（−），Glu（−），WBC 0，RBC 2～4/HP。

（2）生化检查：肝功能：TP 83g/L，ALB 37g/L，GLO 46g/L↑，ALT 12U/L，AST 26U/L，TBIL 10.4μmol/L，DBIL 3.2μmol/L。肾功、血脂：正常。血电解质：Na 142mmol/L，K 3.93mmol/L，Cl 98mmol/L，Ca 1.46～1.51mmol/L↓，P 1.90～1.91mmol/L↑。ALP 90～113U/L。尿电解质：UCa 14.72mg/24h↓，UP 251.69mg/24h↓。

（3）性激素：FSH 3.9U/L，LH 5.9U/L，PRL 33.77ng/ml↑，$E_2$ 123.2pg/ml，P 3.66ng/ml，

T 46ng/dl。甲状腺功能：$FT_3$ 3.53pmol/L，$FT_4$ 11.91pmol/L，TSH 8.75mU/L↑，甲状腺抗体 TRAB、TGAB、TPoAB 均阴性。肾上腺功能：ACTH 250ng/L↑，53.5ng/L↑，Cor 23.8μg/dl，21.8μg/dl。甲状旁腺功能：PTH 13.0pmol/L↑（1.1～7.3），2.2pmol/L，8.4pmol/L↑。

（4）OGTT 及胰岛素释放试验：见表 66-1。

**表 66-1　OGTT 及胰岛素释放试验**

|  | Glu（mmol/L） | Ins（mU/L） |
| --- | --- | --- |
| 0min | 5.8 | 6.71 |
| 30min | 9.41 | 46.42 |
| 60min | 9.48 | 79.73 |
| 120min | 5.71 | 48.50 |
| 180min | 5.46 | 24.79 |

糖尿病抗体 IAA、GADA、ICA 均阴性。

（5）血气分析：pH 7.460，BE 3.5mmol/L，$PaO_2$ 91.0mmHg，$PaCO_2$ 38.7mmHg，$HCO_3^-$ 27.5mmol/L。

尿酸化功能：pH 6.7↑，$HCO_3$ 6.5mmol/L，TA 4.7mmol/L↓，$NH_4^+$ 17.6mmol/L↓。

（6）立 - 卧位试验：见表 66-2。

**表 66-2　立 - 卧位试验**

|  | 卧位 | 立位 |  |
| --- | --- | --- | --- |
| PRA | 0.08 | 2.97 | ng/（ml·h） |
| AT | 43.05 | 46.20 | pg/（ml·h） |
| ALD | 6.05 | 8.48 | ng/dl |

（7）自身免疫性肝病系列均为阴性。风湿免疫全项及血沉见表 66-3。

**表 66-3　风湿免疫全项及血沉结果**

| 风湿免疫全项 | IgG | 1720mg/dl↑ |
| --- | --- | --- |
|  | IgA | 542mg/dl↑ |
|  | IgM | 386mg/dl↑ |
|  | ANA | 1：100 均质型 |
|  | 抗 SSA 抗体 | 阳性 |
| 血沉 | ESR | 41mm/h↑ |

（8）Schirmer 试验：右眼 3mm/5min，左眼 2mm/5min。唇腺活检：（唇腺）涎腺小叶内导管旁偶见少许淋巴细胞浸润。

（9）腹部 B 超：肝、胆、胰头、体、脾及双肾未见明显异常。甲状腺 B 超：未见异常。

（10）腰椎正侧位片：腰椎生理曲度变直伴轻度侧弯，腰 3～5 椎体边缘骨质增生、硬化。诸椎体及附件骨皮质变薄，骨小梁稀疏（图 66-1，图 66-2）。

（11）骨密度：见表 66-4。

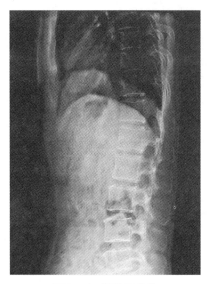

图 66-1　腰椎正位片

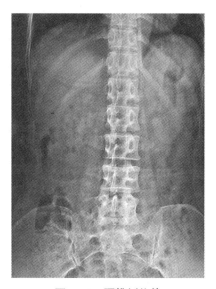

图 66-2　腰椎侧位片

表 66-4　骨密度结果

| 区域 | 骨密度（g/m²） | T 值 | Z 值 | 结果 |
| --- | --- | --- | --- | --- |
| L$_2$～L$_4$ | 1.066 | −0.5 | −0.4 | 正常 |
| 股骨颈 | 0.770 | −1.1 | −0.8 | 骨量减少 |
| 全身 | 0.983 | −1.5 | −1.4 | 骨量减少 |

（12）垂体 MRI 平扫：蝶鞍无扩大。垂体信号，高度未见异常，边界欠清楚。垂体柄居中，无增粗。视交叉无移位。双侧海绵窦及双侧颈内动脉海绵窦段显示清楚。双侧基底核、丘脑区可见对称短 T1、长 T2 信号影，其内可见小片状长 T1、短 T2 信号影，边界较清。所见余脑质形态及信号未见确切异常。双侧基底核、丘脑区异常信号影，考虑钙化，请结合 CT检查（图 66-3，图 66-4）。

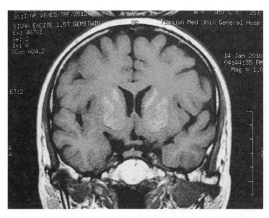

图 66-3　垂体 MRI 平扫

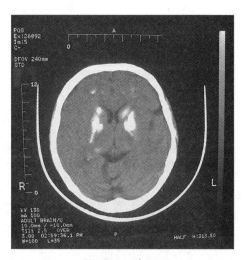

图 66-4　头 CT
示丘脑钙化灶

（13）肌肉活检：免疫荧光：IgA（+），IgG（+++），IgM（++），C3（+-），C1q（+-），FRA（++），沿肌束膜沉积。

（14）肾穿病理：肾穿刺组织可见24个肾小球，系膜细胞及基质轻度局灶节段性增生。肾小管上皮细胞空泡颗粒变性，小灶状萎缩。肾间质小灶状淋巴、单核细胞浸润伴有纤维化。小动脉未见明显病变。免疫荧光：IgM（++）、C3（++）沿肾小球沉积，IgA、IgG、C1q、FRA为阴性。符合：轻微病变。

 **思维提示：**

重要的检查结果有：①高球蛋白血症GLO 46g/L↑。②血Ca 1.51mmol/L↓，1.46mmol/L↓，血P 1.91↑mmol/L，1.90mmol/L↑，尿Ca 14.72mg/24h↓，尿P 251.69mg/24h↓，PTH 13.0pmol/L↑，2.2pmol/L，8.4pmol/L↑。③风湿免疫：ANA 1:100均质型，抗SSA抗体阳性，ESR 41mm/H。④Schirmer试验：右眼3mm/5min，左眼2mm/5min，（唇腺）涎腺小叶内导管旁偶见少许淋巴细胞浸润。⑤肌肉活检：免疫荧光：IgA（+），IgG（+++），IgM（++）。⑥肾穿病理：肾小球系膜细胞及基质轻度局灶节段性增生。肾小管上皮细胞空泡颗粒变性，小灶状萎缩。肾间质小灶状淋巴、单核细胞浸润伴有纤维化。免疫荧光：IgM（++）、C3（++）沿肾小球沉积。

## 五、治疗方案及理由

1. 方案　予糖皮质激素免疫抑制治疗。甲泼尼龙40～80mg，1天1次静脉滴注；碳酸钙$D_3$ 600mg，1天1次；骨化三醇1μg，1天3次；10% KCl 10ml，1天3次；埃索美拉唑40mg，1天1次。

2. 理由　中年女性，病程短。症状：双下肢活动不利，CT发现丘脑异位钙化20天。查体：面部叩击征、束臂试验阳性。实验室和影像学检查：高球蛋白血症，低血钙、高血磷、低尿钙、低尿磷，正常碱性磷酸酶，轻度升高甲状旁腺激素；风湿免疫异常，血沉增快。泪流率下降，唇腺有淋巴细胞浸润，骨骼肌肌膜有免疫球蛋白沉积，系膜细胞及基质轻度局灶节段性增生。肾小管上皮细胞空泡颗粒变性，小灶状萎缩。肾间质小灶状淋巴、单核细胞浸润伴有纤维化。小动脉未见明显病变。免疫荧光：IgM（++）、C3（++）沿肾小球沉积。

## 六、治疗效果及思维提示

治疗效果：碳酸钙$D_3$ 600mg，1天1次；骨化三醇1μg，1天3次，治疗10天；PRL 33.77ng/ml↑降至21.92ng/ml。甲状腺功能检查结果见表66-5，电解质检查结果见表66-6。

碳酸钙$D_3$ 600mg，1天1次；骨化三醇1μg，1天3次；加用甲泼尼龙40g/d，共2周。甲状腺功能2.70↓、16.06、1.69。ESR从41mm/h↑降至15mm/h。GLO从46g/L↑降至34g/L。电解质改变：见表66-7。

表66-5　甲状腺功能检查结果

| $FT_3$（pmol/L） | $FT_4$（pmol/L） | TSH（mU/L） |
| --- | --- | --- |
| 3.53 | 11.91 | 8.75↑ |
| 4.54 | 15.35 | 8.58↑ |

表 66-6　电解质检查结果

|  | Ca（mmol/L） | P（mmol/L） | ALP（U/L） | UCa（mg/24h） | UP（mg/24h） | PTH（pmol/L） |
|---|---|---|---|---|---|---|
| 10-01-06 | 1.51↓ | 1.91↑ | 113 | 14.72↓ | 251.69↓ | 2.2 |
| 10-01-08 | 1.46↓ | 1.90↑ | 90 |  |  | 8.4↑ |
| 10-01-18 | 1.88↓ | 1.88↑ | 104 | 43.2↓ | 687.46 |  |
| 10-01-25 | 2.27 | 1.83↑ | 86 | 162.5 | 113.83↓ | 5.9 |

表 66-7　用药后电解质结果

|  | Ca（mmol/L） | P（mmol/L） | ALP（U/L） | UCa（mg/24h） | UP（mg/24h） | PTH（pmol/L） |
|---|---|---|---|---|---|---|
| 10-02-01 | 2.27 | 1.78↑ | 70 | 243 | 545 | 2.6 |
| 10-02-09 | 2.28 | 1.60 | 52 | 347↑ | 590 | 0.64↓ |

 **思维提示：**

　　获得性假性甲状旁腺功能减退症患者，应给予免疫抑制剂治疗，治疗的靶点是肾脏。就疾病的本质而言，所有的临床特点均与肾脏病变有关，特别是肾小管病变。因此，该病的治疗是一项长期的任务，而不可能在短期内把病治好。为此，医生有责任把疾病的特点对患者和家属讲明白。同时补充钙剂和活性维生素 D。远期的期待是机体可以自己合成活性维生素 D。

## 七、对本病的思考

　　患者为中年女性，以肢体不利就诊，经头颅 CT 检测发现丘脑钙化，颅内异位钙化的主要病因是甲状旁腺功能减退，继续检测血钙磷等项目，证实为甲状旁腺功能减退，与多数患者不同的是该患者甲状旁腺激素水平没有明显减低，反而轻度升高。

　　甲状旁腺功能减退是甲状旁腺分泌 PTH 不足或 PTH 对周围组织作用欠佳的一种状态，病因多见于手术后甲状旁腺功能减退症，是甲状腺或甲状旁腺手术后的并发症；特发性甲状旁腺功能减退症，较少见，多呈散发，约 1/3 患者血中有甲状旁腺抗体，说明本病与自身免疫有关；其他获得性甲旁减，包括放射线损伤甲状旁腺；甲状旁腺受浸润，见于广泛癌转移、血色病铁沉积、Wilson 病铜沉积、低镁血症；假性甲状旁腺功能减退症；与生长发育有关的甲状旁腺功能减退，新生婴儿低钙血症，Digeorge 综合征。临床表现为手足搐搦、惊厥、癫痫大发作、小发作、肌肉痉挛、强直、记忆力减退、神经过敏、精神病、痴呆、焦虑，恶心、呕吐、便秘、高血压、心力衰竭，可有白内障，Trousseau、Chvostek 征阳性，外胚层营养发育差、头发易脆、稀少或斑秃、眉毛、睫毛、腋毛、阴毛稀少、指甲脆变形、横沟，游离缘裂开，皮肤干粗，牙釉质和牙根缺损，发育不良，严重龋齿，牙过早脱落，颅内异位钙化，多见于基底核对称性钙化、大脑、小脑、脉络膜丛、大脑镰、皮肤、肌腱、脊椎韧带钙化，可有青光眼、白内障、斜视、结膜炎，指甲和眼的白假丝酵母菌感染、智力异常、共济失调、帕金森病等神经精神体征。

　　诊断标准：患者有低钙血症引起的手足搐搦病史，血钙低，血磷高，且血清白蛋白、碱性磷酸酶、镁、肾功能正常者，即可诊断为甲旁减。甲状旁腺功能减退症的诊断并不难，病因的查找相对困难,甲状旁腺抗体测定目前临床应用很少。该患者甲状旁腺功能减退症诊断十分明确,进一步检测发现患者PTH正常或轻度升高,但没有假性甲状旁腺功能减退的特征体型如矮、肥胖、满月脸、掌骨短粗,但伴有亚临床甲状腺功能减退,抗核抗体阳性,高球蛋白血症,血沉加快,抗SSA抗体阳性等自身免疫疾病线索,行唇腺活检和肾活检均见淋巴细胞细胞浸润,故诊断为获得性假性甲旁减。考虑为自身免疫性疾病引起甲状旁腺功能损伤导致,在传统钙剂和活性维生素治疗的治疗下,进行甲泼尼龙免疫抑制治疗,活性维生素D也突破传统剂量,改用大剂量1,25$(OH)_2D_3$ 3.0μg/d,结果发现血钙升至正常水平,血磷减低接近正常水平,甲状旁腺激素水平低于正常,球蛋白和血沉恢复正常。

患者除甲状旁腺功能减退外,尚存在高血压,高血压应是甲状旁腺功能减退的一个临床表现而已,因此临床上内分泌性高血压的原因除常见的肾上腺皮质功能亢进,原发性醛固酮增多症,嗜铬细胞瘤之外,还应排除甲状旁腺功能减退这一少见原因。

(郑方遒)

## 病例 67　多食、多汗、心悸 5 个月，黄疸 2 周

**患者女性**，45 岁，2000 年入院。

### 一、主诉

多食、多汗、心悸 5 个月，黄疸 2 周。

### 二、病史询问

（一）初步诊断思路及问诊目的

患者女性，入院前 5 个月多食、多汗、心悸、手颤及消瘦，体重下降 5kg，伴轻度眼胀，无颈部肿痛，也无多饮多尿，外院诊为甲亢，给予甲巯咪唑 20mg，1 天 3 次，美托洛尔 50mg，1 天 3 次，以及利可君口服，一个月后病情好转，2 周前患者出现恶心、呕吐及皮肤变黄伴瘙痒，逐渐加重，进食差，腹胀，无呕血黑便，无腹痛腹泻，为进一步诊治收入院。患者发病来，睡眠可，大便正常，小便色深。由患者主诉提示甲状腺功能亢进症，继而出现黄疸，应重点询问用药史及检查治疗经过，黄疸出现在用药前还是用药后，以判断黄疸是否与用药有关，询问有无肝炎病史，询问有无其他消化道症状如腹痛、腹泻、恶心食欲缺乏等。女性应询问月经生育史。

（二）问诊主要内容及目的

1. 有无甲状腺功能亢进表现，是否有发热、颈部疼痛等亚急性甲状腺炎表现，有无多饮、多尿等糖尿病症状　患者有多食、多汗、心悸、手颤及消瘦症状。无发热及颈部肿痛，也无多饮、多尿。

2. 眼球突出、眼胀、大便次数增多　格雷夫斯病常有眼部及消化系统表现。常见的表现有突眼，大便次数增多。

3. 有无腹痛、腹泻、恶心、呕吐及皮肤变黄伴瘙痒　无腹痛、腹泻。出现恶心、呕吐及皮肤变黄伴瘙痒。

4. 入院前诊治经过，治疗效果　外院诊为甲亢，给予甲巯咪唑 20mg，1 天 3 次，美托洛尔 50mg，1 天 3 次，以及利可君治疗，一个月后病情好转，2 周前患者出现恶心、呕吐及皮肤变黄伴瘙痒，逐渐加重，进食差，腹胀。

5. 既往病史，用药史　既往过敏性哮喘 10 年，否认肝炎结核病史，否认外伤史，13 年前宫外孕手术一次。月经史，19，3/30，2000-6-28，生育一女，顺产，无产后大出血史。无家族遗传病史。

（三）问诊结果及思维提示

问诊结果：患者女性，入院前 5 个月多食、多汗、心悸、手颤及消瘦，体重下降 5kg，伴轻

度眼胀，无颈部肿痛，也无多饮多尿，外院诊为甲亢，给予甲巯咪唑 20mg，1 天 3 次，美托洛尔 50mg，1 天 3 次，以及利可君口服，一个月后病情好转，2 周前患者出现恶心、呕吐及皮肤变黄伴瘙痒，逐渐加重，进食差，腹胀，无呕血黑便，无腹痛腹泻。为进一步诊治收入院。患者发病来，睡眠可，大便正常，小便色深。

**思维提示：**

通过问诊发现患者有甲状腺功能亢进症状，应用抗甲状腺药物甲巯咪唑后出现黄疸、恶心、食欲缺乏的消化系统症状，首先考虑抗甲状腺药物甲巯咪唑导致药物性肝损害，采取措施，立即停用所有抗甲状腺药物，改用糖皮质激素治疗。

## 三、体格检查

（一）重点检查内容及目的

注意患者有无突眼、皮肤潮湿或黄染、甲状腺肿、手颤、胫前黏液性水肿。测量心率、血压等。甲状腺听诊。

（二）体格检查结果及思维提示

体格检查：T 36.5，P 78 次 / 分，R 20 次 / 分，BP 135/80mmHg。发育正常，营养可，神志清楚，步入病房，自主体位，查体合作，全身皮肤黏膜明显黄染，全身浅表淋巴结未及肿大，头颅正常，毛发分布正常，双眼睑无水肿，结膜无苍白，巩膜明显黄染，双瞳孔等大等圆，光反射存在，口唇无发绀，缺齿、龋齿、咽（−），颈部软，气管居中，甲状腺不大，也未闻血管杂音，腹软，中下腹可见 5cm 长手术瘢痕，腹部无压痛，肝脾肋下未明显触及，肝肾区叩痛（−），移动性浊音（−），双下肢不肿。双下肢皮肤可见多处抓痕及破溃，结痂。

**思维提示：**

全身皮肤黏膜明显黄染，甲状腺不大，也未闻血管杂音，双下肢皮肤可见多处抓痕及破溃。严重肝功能损害黄疸。这些临床表现既与药物的不良反应有关，也与疾病本身有关。

## 四、实验室和影像学检查

（一）初步检查内容及目的

1. 三大常规、生化检查。

2. 风湿免疫全项、血沉、甲状腺三个抗体。

3. 肝炎全项、凝血全项。

4. B 超。

（二）检查结果及思维提示

检查结果：

（1）三大常规中未见明显异常。血 WBC $11.8 \times 10^9$，HGB 110g/L。

（2）生化检查：肝功能：ALT 195U/L，AST 81U/L，GGT 195U/L，ALP 249U/L，TBIL 332μmol/L，DBIL 315.5μmol/L，TP 60g/L，ALB 33g/L，M-AST 49.0U/L，TBA 29.1μmol/L，LDH 193U/L 明显异常。肾功能：BUN 4.47mmol/L，UA 208μmol/L，Cr 60μmol/L。血电解质均在正常范围：血 $K^+$ 3.8mmol/L，$Na^+$ 142mmol/L，Cl 97mmol/L，$Ca^{2+}$ 2.35mmol/L，$CO_2CP$ 22.1mmol/L，阴离子间隙（AG）26。

（3）甲状腺功能：$T_3$ 5.7nmol/L，$T_4$ 25.2nmol/L，$FT_3$ 22.8pmol/L，$FT_4$ 4.9pmol/L，$rT_3$ 1.3nmol/L，TSH 2.18mU/L，TG-Ab（－），TM-Ab（－），TRAb（－），TSI（－）。

（4）风湿免疫：CRP 2.81mg/dl，IgE 585U/ml，余项均正常范围。ESR 38mm/H。

（5）凝血全项：PT 9.7″，APTT 27.6″，TT 16.5″，肝炎全项（－）。

（6）血气分析：pH 7.429，$PaCO_2$ 42.8mmHg，$PaO_2$ 89mmHg，BE 4mmol/L，$HCO_3^-$ 28mmol/L，$TCO_2$ 30mmol/L，$SO_2$ 97%，肾小管酸化功能正常。血糖 5.44mmol/L。

（7）B超：胆囊萎缩伴胆囊炎，肝脾胰肾未见异常。

 **思维提示：**

重要的检查结果有：①肝功能：ALT 195U/L，AST 81U/L，GGT 195U/L，ALP 249U/L，TBIL 332μmol/L，DBIL 315.5μmol/L，TP 60g/L，ALB 33g/L，M-AST 49.0U/L，TBA 29.1μmol/L，LDH 193U/L 明显异常。②内分泌激素：$T_3$ 5.7nmol/L，$T_4$ 25.2nmol/L，$FT_3$ 22.8pmol/L，$FT_4$ 4.9pmol/L，$rT_3$ 1.3nmol/L，TSH 2.18mU/L，TG-Ab（－），TM-Ab（－），TRAb（－），TSI（－）。③风湿免疫：CRP 2.81mg/dl，IgE 585U/ml，ESR 38mm/H。④肝炎全项（－）。⑤B超：胆囊萎缩伴胆囊炎，肝脾胰肾未见异常。

## 五、治疗方案及理由

1. 方案　予糖皮质激素免疫抑制治疗。停用甲巯咪唑。

2. 理由　患者中年女性，主因多食、多汗、心悸 5 个月，黄疸 2 周入院治疗，外院诊为"甲亢"，给予甲巯咪唑20mg，1天3次，美托洛尔50mg，1天3次，以及利可君口服，甲亢症状减轻，但患者出现恶心、呕吐及皮肤变黄伴瘙痒，肝功能极度恶化，入院诊断为甲亢药物性肝损害。

甲状腺功能亢进症是临床常见的内分泌功能紊乱性疾病，发病机制为自身免疫抗体攻击甲状腺组织所致，以往认为甲亢是器官特异性疾患，目前有学者认为其为非器官特异性疾患，除甲状腺外，尚可累及消化系统的肝脏，血液系统，心血管系统，肾脏等系统和器官，造成多脏器损害。

甲亢药物目前常用的为甲巯咪唑、丙硫氧嘧啶等，均有导致白细胞减少、粒细胞缺乏、肝功能损害、过敏、剥脱性皮炎等严重不良反应。因此在甲亢治疗前应测定患者血常规、肝功能，并在用药的前一个月密切监测血常规、肝功能变化。有学者主张应先给予患者糖皮质激素治疗，两周后再给予抗甲状腺药物治疗，以免造成白细胞减少、粒细胞缺乏、肝功能损害、过敏等危害患者健康的不良反应。

本例患者在甲亢治疗前，未进行血液系统、肝功能检查，因此是否有甲亢多脏器损害不明，但患者在用药 4 个月后出现肝功能恶化，表明为药物性肝损害。此时，停用抗甲状腺药物治疗，改用糖皮质激素治疗，在糖皮质激素治疗过程中，胆红素呈现进行性下降，转氨酶一度升高，继而进行性下降，一个月后，胆红素和转氨酶均达到或接近正常水平，取得了很好的疗效。在此期间，未用抗甲状腺药物，患者的甲状腺功能一直处于正常水平（图67-1～图67-3）。

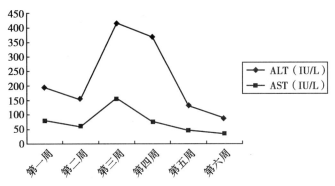

图67-1　转氨酶变化曲线图

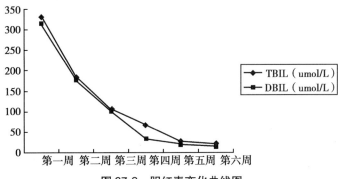

图67-2　胆红素变化曲线图

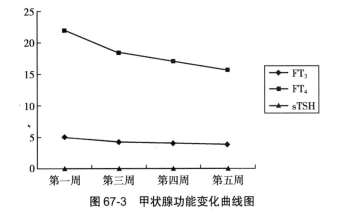

图67-3　甲状腺功能变化曲线图

## 六、治疗效果及思维提示

治疗效果：泼尼松10mg，1天3次，美托洛尔25mg，1天2次，辅以补钾治疗。经1个月余治疗，患者黄疸消退，症状好转出院。出院时FT₃ 3.84pmol/L，FT₄ 15.69pmol/L，sTSH 0.02mU/L，肝功能全面好转，ALT 89U/L，AST 35U/L，ALP 133U/L，TBIL 21μmol/L，DBIL 16.9μmol/L，TP 79g/L，ALB 45g/L，M-AST 17.0U/L，TBA 7.0μmol/L，LDH 174U/L。

**思维提示：**

甲状腺功能亢进症患者多有多器官损害，尤其是白细胞减少和肝损害等。因此，在甲亢治疗前，常规行血常规及肝功能检查十分必要。在给予甲状腺药物治疗前，先给予糖皮质激素治疗是明智选择。

## 七、对本病的思考

甲状腺功能亢进症是临床常见的内分泌疾患，是指甲状腺功能增高、分泌激素增多或因甲状腺激素在血液循环中水平增高所致的一组内分泌病。病因多种，包括甲状腺性甲亢、垂体性甲亢、异源性 TSH 综合征、卵巢甲状腺肿、仅有血液循环中甲状腺激素增多引起甲亢症状而甲状腺功能不高者、多发性骨纤维性异常增生症伴甲亢。本例患者属甲状腺性甲亢，临床多为格雷夫斯病甲亢，主要有自身免疫机制异常与精神刺激激发，临床上除突眼和甲状腺肿外，累及多个脏器和组织，包括血液系统、肝脏、心血管系统、生殖系统、内分泌系统等。

甲亢药物目前常用的为甲巯咪唑、丙硫氧嘧啶等，均有导致白细胞减少、粒细胞缺乏、肝功能损害、过敏、剥脱性皮炎等严重不良反应。因此在甲亢治疗前应测定患者血常规、肝功能。

本病为自身免疫疾病已十分明确，因此应用自身免疫抑制药物有充足理由。当出现药物性肝损害时，糖皮质激素的应用就更有戏剧性的效果。本例患者的成功治疗就是很好的例子，值得借鉴。疗程大约为一个月左右。

临床上在诊治甲亢时，应仔细查找病因，全面诊察患者有无多脏器功能损害，切忌盲目应用抗甲状腺药物，以免给患者带来不必要的伤害。

表 67-1　应用强的松治疗后肝功能的变化

| | ALT（U/L） | AST（U/L） | TBIL（μmol/L） | DBIL（μmol/L） |
|---|---|---|---|---|
| 00-7-12 | 195 | 81 | 332 | 315.5 |
| 00-7-19 | 154 | 61 | 184 | 177.4 |
| 00-7-26 | 418 | 155 | 106 | 102.3 |
| 00-7-31 | 368 | 77 | 67 | 33 |
| 00-8-14 | 134 | 47 | 26 | 22.5 |
| 00-8-21 | 89 | 35 | 21 | 16.9 |

表 67-2　应用强的松治疗后甲状腺功能的变化

| | $FT_3$（pmol/L） | $FT_4$（pmol/L） | TSH（mU/L） |
|---|---|---|---|
| 00-7-11 | 4.98 | 21.97 | 0.01 |
| 00-7-26 | 4.23 | 18.43 | 0.01 |
| 00-7-31 | 4.05 | 17.12 | 0.01 |
| 00-8-14 | 3.84 | 15.69 | 0.02 |

（郑方遒）

# 反复手足搐搦24年,加重1年

男性32岁,主因反复手足搐搦24年,加重1年入院。

## 一、主诉

反复手足搐搦24年,加重1年。

## 二、病史询问

### (一)初步诊断思路及问诊目的

患者青年男性,病程长,自幼发病。症状:手足搐搦24年,曾发现低钙血症,补钙后短暂好转,症状仍反复出现。围绕低钙血症表现,详细询问家族史,诊疗史,用药史,生长发育过程,身高生长速度,有无甲状腺手术史及颈部照射史。

### (二)问诊主要内容及目的

1. 低钙血症表现 患者有手足搐搦症状。近10年患者自觉记忆力减退,智力下降。

2. 入院前诊治经过、治疗效果 院外测血钙1.8mmol/L,服用"迪巧"1～2片/日,不规律肌注维生素$D_3$ 2个月,症状仍反复出现。后就诊于临沂市人民医院,测血Ca 1.23mmol/L,血P 1.37mmol/L,免疫反应性甲状旁腺激素(iPTH)149pg/L。诊断为"假性甲旁减",服用骨化三醇0.25μg,1天1次,葡萄糖酸钙1.0g,1天3次。疗效不佳。

3. 既往病史、用药史 无甲状腺手术史及颈部照射史。

4. 家族史 无类似疾病史。

5. 生长发育史 足月顺产,母乳喂养,生长发育同周围正常同龄人。

### (三)问诊结果及思维提示

问诊结果:患者于入院前24年出现手足搐搦,双手呈助产士手,无双眼上吊、口吐白沫、意识丧失及大小便失禁,就诊于当地医院,血钙1.8mmol/L,补钙后好转(具体药物及剂量不详),随后"迪巧"1～2片/d,不规律肌注维生素$D_3$ 2个月,症状仍反复出现。近10年患者自觉记忆力减退,智力下降。入院前1年,症状发作频繁,平均1次/2～3天,就诊于临沂市人民医院,血Ca 1.23mmol/L,血P 1.37mmol/L,iPTH 149pg/L。诊断为"假性甲旁减",嘱患者服用骨化三醇0.25μg,1天1次,葡萄糖酸钙1.0g,1天3次。疗效不佳,来我院求诊。自发病以来,精神、食欲、睡眠可,无明显口干、多饮、眼干、夜尿增多;无骨痛、骨折及身高变矮。近半年体重增加约5kg。

既往史:否认高血压、冠心病、糖尿病病史,否认药物食物过敏史。否认棉籽油,过期四环素服用史及重金属接触史。

个人史:足月顺产,母乳喂养,生长发育同周围正常同龄人。

婚育史：27 岁结婚，育有一女，三岁，其配偶及女儿均体健。

家族史：否认家中有相似患者，否认家族性及遗传性疾病。

**思维提示：**

通过问诊发现患者有严重低钙血症症状，但甲状旁腺激素轻度升高。考虑特殊类型甲状旁腺功能减退症，而非甲状旁腺本身是疾病的根源。

### 三、体格检查

（一）重点检查内容及目的

注意患者皮肤、指甲、牙齿、毛发等外胚层发育状况，有无特殊外貌及掌指骨畸形等，检测 Chvostek 征和 Trousseau 征。

（二）体格检查结果及思维提示

体格检查：T 36.3℃，P 65 次 / 分，R 18 次 / 分，BP 120/80mmHg，H 170cm，W 87kg，BMI 30.1kg/m$^2$。神清，发育正常，营养中等，查体合作。全身皮肤粗糙，无黄染、皮疹及出血点。头颅无畸形，左下第 5 颗牙齿缺如，右下第 6 颗牙齿为义齿，右上第 6 颗、左下第 6 颗、第 7 颗牙齿为龋齿。颈软，甲状腺未触及肿大。双肺呼吸音清，未闻及干湿性啰音。HR 65 次 / 分，律齐，未闻及杂音。腹软，肝脾肋下未及，双肾区无叩击痛。双侧第四掌骨不短，双下肢无畸形，四肢肌力、肌张力正常，全身骨骼无压痛。Chvostek 征（+），Trousseau 征（+）。生理反射存在，病理反射未引出。

**思维提示：**

双侧第四掌骨不短，全身骨骼无压痛。Chvostek 征（+），Trousseau 征（+）。

### 四、实验室和影像学检查

（一）初步检查内容及目的

1. 三大常规、生化检查。

2. 垂体三大轴功能检查。

3. 免疫全项、血沉。

4. 胰岛素释放试验。

5. 头颅、胸、双手、骨盆、双膝关节、双足 X 线片。

6. 颅脑 CT 平扫。

（二）检查结果及思维提示

检查结果：

（1）三大常规中未见明显异常。血常规：WBC 4.48×10$^9$，RBC 4.90×10$^{12}$，HGB 148g/L，N 61.8%，L 28.6%，PLT 196×10$^9$。尿常规：pH 6.0，比重 1.020，蛋白（−），糖（−），管形（−），红细胞（−），白细胞（−）。

（2）生化检查：肝功能：TP 68g/L，ALB 39g/L，GLO 29g/L，ALT 24U/L，AST 24U/L，

GGT 14U/L，TBIL 33.3μmol/L，DBIL 8.9μmol/L。血脂、肾功能正常。血、尿电解质及 PTH 见表 68-1、68-2。24 小时尿 Pro 46.5mg，Glu 0.01mg。

表 68-1　血钙磷（mmol/L）、24 小时尿钙磷（mg）及 PTH（pmol/L）

| 血 Ca | 血 P | ALP | PTH | 尿 Ca | 尿 P |
| --- | --- | --- | --- | --- | --- |
| 1.39 | 1.62 | 90 | 14.5 | 93 | 544.9 |
| 1.37 | 1.49 | 81 | 4.9 | 111.3 | 328.1 |
| 1.67 | 1.69 | 85 | 11.9 | 138.8 | 443.3 |

表 68-2　血钾钠（mmol/L）、24 小时尿钾钠（mg）

| 血 Na | 血 K | 尿 Na | 尿 K |
| --- | --- | --- | --- |
| 144 | 3.1 | 175.5 | 60.08 |
| 144 | 3.3 | 190 | 58.94 |

（3）内分泌激素：口服葡萄糖耐量试验见表 68-3，肾上腺皮质功能检查见表 68-4。甲状腺功能：正常。性腺功能：正常。

表 68-3　口服葡萄糖耐量试验

| | Glu（mmol/L） | Ins（mU/L） | 尿糖 |
| --- | --- | --- | --- |
| 0′ | 5.66 | 6.99 | — |
| 30′ | 5.87 | 28.04 | — |
| 60′ | 8.42 | 65.21 | — |
| 120′ | 7.23 | 61.14 | — |
| 180′ | 5.61 | 61.73 | — |

表 68-4　肾上腺皮质功能

| ACTH | Cor | 24hUCor | ALD | AT II | PRA |
| --- | --- | --- | --- | --- | --- |
| 45.4 | 25.4 | 210 | 19.42 | 101.29 | 1.56 |

（4）24 小时尿氨基酸（mg/24h）分析：赖氨酸（LYS）67.13（10～50），组氨酸（HIS）423.02（110～320），牛磺酸（TAU）1099.34（85～300）。血气分析：pH 7.427，PaCO$_2$ 42.1mmHg，PaO$_2$ 74.8mmHg，BE 2.9mmol/L，HCO$_3^-$ 27.7mmol/L。尿酸化功能正常。风湿免疫全项无异常。ESR 12mm/h。肝炎全项：HBsAb（+），其余各项阴性。凝血功能：正常。梅毒螺旋体抗体（Anti-TP）：阴性。HIV 抗体：阴性。

（5）胸 X 线：双肺纹理增多，主动脉纤曲。心影增大。胸部所示诸骨骨质密度减低。头颅：头颅诸组成骨形态位置尚可。腰椎：组成诸骨骨小梁模糊。骨盆、骨盆对称，无明显变形，诸组成骨密度不均匀减低，右髋臼上部可见局限性透光区。

双膝关节：右膝关节骨小梁模糊。考虑：头颅、骨盆、腰椎及右膝关节骨软化，不除外继发甲旁亢。双手：双手诸骨排列规整，诸指骨骨端及基底部骨质密度减低，左第四掌骨骨皮质膨隆，其内部密度不均，诸关节间隙未见狭窄，所示掌指骨未见骨膜下骨吸收征象。印象：左第四掌骨骨皮质膨隆，其内密度不均，建议结合临床，必要时进一步检查。

（6）头颅 CT：双侧小脑半球、小脑蚓部、双侧基底核区、尾状核区、丘脑区、额叶及顶叶部分脑沟可见广泛片状、条状钙化影。左侧额部颅板下见囊性低密度灶，边界光滑，邻近额骨骨质变薄，脑室系统无扩张，脑沟、脑裂不宽，中线结构居中。颅骨结构未见明显异常。

印象：①头颅 CT 平扫见颅内多发对称性钙化影，请结合临床；②左侧额部蛛网膜囊肿。

腹部 B 超：肝、胆、脾、双肾、胰头及胰尾未见明显异常，胰尾显示不清。

ECG：窦性心律，正常心电图。

超声心动图（UCG）：心脏结构、房室大小、瓣膜活动及血流信号未见明显异常。

（7）肌肉活检：肌横纹存在，肌纤维间小灶性轻度炎症。IgA（+）、IgG（++）、IgM（+）、C1q（+）、FRA（++），沿肌束膜沉积（文末彩图 68-1）。

（8）肾脏活检：结果见文末彩图 68-2。

---

 **思维提示：**

重要的检查结果有以下：①血 $K^+$ 3.1mmol/L↓，尿 $K^+$ 60mmol/24h。血钙 1.39mmol/L，血磷 1.62mmo/L，甲状旁腺激素 PTH 14.5pmol/L，尿钙 93mg/24h，尿磷 544.9mg/24h。②X 线：腰椎组成诸骨骨小梁模糊，右膝关节骨小梁模糊。③肌肉活检：肌横纹存在，肌纤维间小灶性轻度炎症。IgA（+），IgG（++），IgM（+），C3（+），C1q（+），FRA（++），沿肌束膜沉积。④头颅 CT 平扫见颅内多发对称性钙化影。

---

## 五、治疗方案及理由

1. 方案　甲泼尼龙 40mg 共 14 天，80mg 共 42 天，泼尼松 20mg 共 42 天；骨化三醇 0.5μg，1 天 3 次共 4 天，1.0μg 1 天 3 次共 92 天；碳酸钙 $D_3$ 片 0.6g，1 天 1 次；维生素 $D_3$ 7.5mg，肌内注射，每周 1 次。

2. 理由　青年男性，病程长，自幼发病。症状：手足搐搦，智力下降。查体：Chvostek 征（+），Trousseau 征（+）。实验室和影像学检查：低血钙、低血钾，高血磷，低尿钙；PTH 轻度升高。头颅 CT 平扫见颅内多发对称性钙化影。肌肉活检：肌横纹存在，肌纤维间小灶性轻度炎症。IgA（+），IgG（++），IgM（+），C3（+），C1q（+），FRA（++），沿肌束膜沉积。

## 六、治疗效果及思维提示

治疗效果：患者无手足搐搦发作，血钙、磷恢复正常，PTH 恢复正常。3 个月后血钙升至 3.08mmol/L，血磷 1.45mmol/L，PTH<0.31pmol/L，血钾 3.5mmol/L，改用口服泼尼松 20mg/d，口服钙剂，每周肌内注射维生素 $D_3$，血钙 2.16mmol/L，血磷 1.46mmol/L，PTH 1.4pmol/L，患者带药出院。1 年后随诊，血钙 2.16mmol/L，血磷 1.28mmol/L，PTH 2.6pmol/L，血钾 3.4mmol/L，PRA 1.82ng/（ml·h）。复查头颅 CT 双侧小脑半球、小脑蚓部、双侧基底核 - 丘脑区、双侧额叶、枕叶及顶叶部分脑沟广泛片状、条状钙化影，范围较前未见明显变化。

---

 **思维提示：**

获得性假性甲状旁腺功能减退症，其病因主要在肾脏，还有肌肉。导致病变的主要原因是自身免疫损伤。在免疫抑制剂治疗前提下，补充足量活性维生素 $D_3$ 和钙剂，治疗的靶点为肾脏，有助于患者得到全面的治疗，摆脱头痛医头，脚痛医脚的治疗方法。

---

## 七、对本病的思考

患者青年男性，主因反复手足搐搦 24 年，加重 1 年入院。曾测定血钙，低于正常，遂给予补钙治疗，疗效不佳，症状进行性加重。入院后经检查发现，患者低钙血症，高磷血症，低尿钙，正常碱性磷酸酶，甲状旁腺激素轻度升高，颅 CT：双侧小脑半球、小脑蚓部、双侧基底核区、尾状核区、丘脑区、额叶及顶叶部分脑沟可见广泛片状、条状钙化影。无低镁血症和肾功能异常，判断为甲状旁腺功能减退症。因患者甲状旁腺激素水平不低，反而轻度升高，但患者并无假性甲状旁腺功能减退症的特殊外貌和体征，如身材矮、掌骨短粗、指趾短宽等，因此不符合假性甲状旁腺功能减退症的诊断。

在甲状旁腺细胞内 PTH 形成过程中，首先形成前甲状旁腺素原 Pre-Pro-PTH，是具有 115 个氨基酸的多肽，在核糖体内形成。Pre-Pro-PTH 透过粗面内质网进入内池空隙，经第一次翻译后修饰，切除 $NH_2$ 端的 25 个氨基酸形成甲状六腺素原 Pro-PTH。Pro-PTH 比 PTH 多 6 个氨基酸。第二次翻译后修饰是 Pro-PTH 进一步切除其 $NH_2$ 端的 6 个氨基酸，形成具有 84 个氨基酸的单链多态 PTH，成为真正有活性的甲状旁腺激素。如果在 Pro-PTH 转变为 PTH 的过程中发生障碍，形成结构异常 PTH。异常 PTH 无生物活性，出现甲旁减症状。检测 PTH 水平正常，因为 PTH 虽无生物效应，但免疫学反应仍存在。故用放射免疫法测量时 PTH 水平正常或升高。

进一步检查寻找免疫学证据，肌肉活检显示 IgA（+）、IgG（++）、IgM（+）、C3（+）、C1q（+）、FRA（++），沿肌束膜沉积。此外患者血胆红素水平轻度升高，轻度低钾血症，高尿钾，无碱血症或酸血症，正常血压，高肾素活性，即患者同时有肝损害及肾小管离子转运异常，推测患者存在多器官免疫损害。故诊断为获得性假性甲旁减。

在取得免疫学损害证据的前提下，采用探索性甲泼尼龙免疫抑制剂治疗，同时给予钙剂 600mg 元素钙补充和每日大剂量活性维生素 $1,25(OH)_2D_3$ 3.0μg，每周肌内注射维生素 $D_3$ 30 万 U，不给予补钾治疗。3 个月后血钙升至 3.08mmol/L，血磷 1.45mmol/L，PTH < 0.31pmol/L，血钾 3.5mmol/L，改用口服泼尼松 20mg/d，口服钙剂，每周肌内注射维生素 $D_3$，血钙 2.16mmol/L，血磷 1.46mmol/L，PTH 1.4pmol/L，患者带药出院。1 年后随诊，血钙 2.16mmol/L，血磷 1.28mmol/L，PTH 2.6pmol/L，血钾 3.4mmol/L，PRA 1.82ng/（ml·h）。复查头颅 CT：双侧小脑半球、小脑蚓部、双侧基底核 - 丘脑区、双侧额叶、枕叶及顶叶部分脑沟广泛片状、条状钙化影，范围较前未见明显变化，由此可见此类疾患治疗的长期性和复杂性。

（郑方道）

# 视野缺损 1 个月

**患者女性**,64 岁,2010 年入院。

## 一、主诉

视野缺损 1 月余。

## 二、病史询问

（一）初步诊断思路及问诊目的

患者老年女性,病程短。症状:视野缺损伴间断头痛。有怕冷、少汗、乏力。天津市环湖医院行垂体 MRI 检查示鞍区异常信号,考虑为囊肿。视野缺损可由多种原因引起,围绕鞍区囊肿,详细询问腺垂体和神经垂体功能异常。

（二）问诊主要内容及目的

1. 垂体功能减退表现,是否有皮质醇不足的异常表现、性激素减少的表现　患者有怕冷、少汗、乏力症状。

2. 有无头痛、视物模糊　垂体占位常见的表现有头痛,及压迫视交叉所致视力及视野的改变。

3. 是否喜冷饮、饮水量增多、尿量增多　无上述症状。

4. 入院前诊治经过,治疗效果　天津市环湖医院行垂体 MRI 检查示鞍区异常信号,考虑为囊肿。

5. 既往病史,用药史　无特殊记载。

6. 患者月经生育史。

（三）问诊结果及思维提示

问诊结果:女性,64 岁,发现视野缺损 1 月余。患者 1 个月前无明显诱因出现视野缺损,以双颞侧视野缺损为主,同时伴有右侧头痛,有颈部放射痛,无头晕,无视物旋转,无恶心、呕吐。就诊于天津市眼科医院,行视野检查示双颞侧视野缺损,行头颅 CT 检查示鞍区囊性病变。后就诊于天津市环湖医院行垂体 MRI 检查示鞍区异常信号,考虑为囊肿。患者有怕冷、少汗、乏力,无恶心、呕吐,无口渴多饮多尿。为求进一步治疗收住入院。患者自发病以来,饮食睡眠可,大小便正常,体重较前无明显变化。

患者既往无糖尿病、高血压史,否认手术外伤史,否认食物、药物过敏史,否认肝炎结核病史,无输血史。

患者 15 岁月经初潮,行经 6～7 天,月经周期 28～30 天,50 岁绝经。适龄结婚,育有一子,顺产,无产后大出血,母乳喂养,体健。

否认家族遗传病病史。

**思维提示：**

通过问诊发现患者有垂体功能减退症状，以及鞍区占位影响视野表现。垂体MRI检查示鞍区异常信号，考虑为囊肿。首先考虑鞍区占位致垂体功能减退。

## 三、体格检查

（一）重点检查内容及目的

注意患者毛发分布，视力、视野检查。

（二）体格检查结果及思维提示

体格检查：T 36.2℃，R 18次/分，P 62次/分，BP 120/85mmHg。全身皮肤干燥，脱屑，无黄染、皮疹及出血点，眉毛无稀疏，腋毛稀疏，双眼瞳孔等大等圆，眼球运动自如，无眼睑下垂，颈软，气管居中，甲状腺无肿大，双肺呼吸音清，未闻及干湿性啰音，心音有力，律齐，心率62次/分，心瓣膜听诊区未闻及病理性杂音，腹平软，全腹无压痛及反跳痛，肝脾肋下未触及。脊柱侧凸，四肢无畸形，双下肢无水肿，双足背动脉搏动可。生理反射存在，病理反射未引出。

**思维提示：**

全身皮肤干燥，脱屑，腋毛稀疏。

## 四、实验室和影像学检查

（一）初步检查内容及目的

1. 三大常规、生化检查。

2. 垂体三大轴功能检查。

3. 免疫全项、血沉、甲状腺三个抗体。

4. 胰岛素释放试验。

5. 头颅、胸、双手、骨盆、双膝关节、双足X线片。

6. 颅脑磁共振成像检查。

（二）检查结果及思维提示

检查结果：

（1）三大常规中未见明显异常。血WBC $5.30 \times 10^9$，RBC $3.90 \times 10^{12}$，HGB 118g/L，PLT $174 \times 10^9$。尿pH 7.0，比重1.010，蛋白（−），糖（−），酮体（−），RBC（−），WBC（−）。

（2）生化检查：肝肾功能正常，空腹血糖4.6mmol/L。胆固醇、甘油三酯、低密度胆固醇水平轻度升高，血钠141mmol/L，血钾3.79mmol/L，血钙2.13mmol/L，血磷1.52mmol/L，血镁0.94mmol/L，ALP 78U/L。24小时尿钙60mg/24h，24小时尿磷143mg/24h。

（3）内分泌激素：GH 0.12ng/ml（正常范围 0.06～5），PRL 100.94ng/ml。FT$_3$ 3.76pmol/L，FT$_4$ 8.09pmol/L，TSH 7.455mU/L，TRAb 阴性，TPOAb 阳性，TGAb 阳性。ACTH 23.7ng/L，Cor 2.4μg/dl，24 小时尿 Cor＜15μg。FSH 1.3U/L，LH＜0.07U/L，E$_2$＜10pg/ml，P＜0.21ng/ml，T＜10ng/dl。25（OH）D$_3$ 29.20nmol/L（47.7～144），1,25（OH）$_2$D$_3$ 55.78pmol/L（39～193），ALD 7.51ng/dl，ATⅡ 54.07pg/ml（28.2～52.2），PRA 0.15ng/（ml·h）（0.05～0.79），尿 VMA 28.7～55.4μmol/24h。

（4）风湿免疫：风湿免疫检查均阴性，血沉 39mm/h。

（5）胸部正位片：心、膈正常，双肺纹理增多，主动脉纡曲，上纵隔增宽，考虑纡曲血管影。

（6）双肾上腺 CT 检查：①平扫：右侧肾上腺区可见一类圆形软组织密度结节，直径大小约为 25mm。左侧肾上腺大小形态正常，密度均匀，各肢厚度均未超过 10mm，未见结节和肿块。所示肝、脾、胰腺及双肾未见异常。腹腔及腹膜后未见增大淋巴结。印象：右肾上腺区结节。②增强扫描：右侧肾上腺可见类圆形软组织密度肿块，大小约 2.7cm×3.0cm×3.5cm，平扫 CT 值约 47HU，增强扫描强化不均匀，其内可见小片状无强化坏死区，边界尚清；左侧肾上腺大小形态正常，密度均匀，各肢厚度均未超过 10mm，未见确切异常结节和肿块。所示肝、脾、胰腺及双肾未见异常强化。腹腔及腹膜后未见增大淋巴结。胃窦区胃壁增厚（图 69-1）。

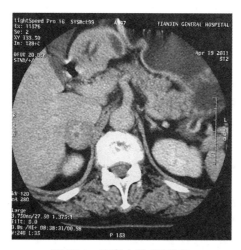

图 69-1　双肾上腺 CT 检查

（7）垂体 MRI 增强检查：外院 CT 示鞍上可见囊性低密度影，未见钙化。外院 MRI 平扫鞍上可见囊性长 T1 长 T2 信号，其内可见等 T1 信号。本次垂体 MRI 增强检查示：蝶鞍稍扩大，鞍底无下陷。鞍上区可见囊性病灶，边缘呈线样环状强化，其内信号不均。病变位于垂体上方，垂体柄未见显示，视交叉受压上抬。所示双侧大脑半球、小脑及脑干未见异常强化信号。脑室系统无扩张，脑沟、脑池无增宽。中线结构无移位。印象：鞍上区囊性病变，考虑颅咽管瘤可能性大（图 69-2）。

（8）视野检查。

（9）OGTT 结果：见表 69-1。

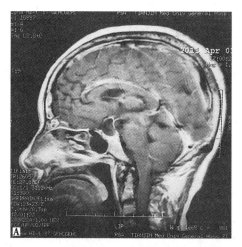

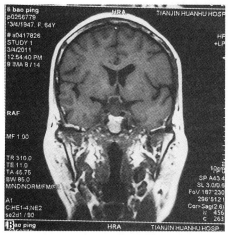

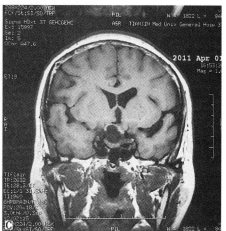

图 69-2　垂体 MRI 增强

表 69-1　口服葡萄糖耐量试验及胰岛素释放试验结果

| | Glu（mmol/L） | Ins（mU/L） |
| --- | --- | --- |
| 0′ | 4.66 | 2.46 |
| 30′ | 7.19 | 8.88 |
| 60′ | 8.53 | 18.74 |
| 120′ | 7.45 | 20.30 |
| 180′ | 5.83 | 16.14 |

 **思维提示：**

　　重要的检查结果有：①血沉 39mm/h。②内分泌激素：PRL 100.94ng/ml。$FT_3$ 3.76pmol/L，$FT_4$ 8.09pmol/L，TSH 7.455mU/L，TRAb 阴性，TPOAb 阳性，TGAb 阳性。ACTH 23.7ng/L，Cor 2.4μg/dl，24 小时尿 Cor＜15μg/24h。FSH 1.3U/L，LH＜0.07U/L，$E_2$＜10pg/ml，P＜0.21ng/ml，T＜10ng/dl。③肾上腺 CT 增强：右侧肾上腺可见类圆形软

组织密度肿块，大小约 2.7cm×3.0cm×3.5cm。④鞍上区囊性病变，考虑颅咽管瘤可能性大。另外，OGTT 显示，胰岛素水平低平，也与垂体功能不足有关。

## 五、治疗方案及理由

1. 方案　泼尼松 5mg 1 天 3 次，左甲状腺素钠 12.5μg 1 天 1 次，骨化三醇 0.25μg 1 天 1 次，碳酸钙 D₃ 片 0.6g 1 天 1 次。予激素替代治疗。先补充肾上腺皮质激素，再补充左甲状腺素钠。

2. 理由　老年女性，病程短。症状：视野缺损伴间断头痛，乏力。查体：全身皮肤干燥，脱屑，腋毛稀疏。实验室和影像学检查：血、尿 Cor 降低，ACTH 不高；$FT_3$ 3.76pmol/L，$FT_4$ 8.09pmol/L，TSH 7.455mU/L，TPOAb 阳性，TGAb 阳性；FSH、LH、E、P 均降低，催乳素增高。鞍上区囊性病变，考虑颅咽管瘤可能性大。

## 六、治疗效果及思维提示

治疗效果：激素替代后，患者视野缺损，怕冷、少汗、乏力症状明显缓解。

**思维提示：**

　　垂体功能减退症患者有肾上腺皮质轴和甲状腺轴功能减退同时存在时，要先补充肾上腺皮质激素。如果先补充甲状腺激素，会加重肾上腺皮质功能不足。

## 七、对本病的思考

患者老年女性，主因视野缺损入院。平素有怕冷，胸腰部紧缩感，经头部磁共振成像检查发现鞍上区囊性占位病变，内分泌激素水平检测显示 $FT_3$ 3.76pmol/L，$FT_4$ 8.09pmol/L 减低，TSH 7.455mU/L 升高，ACTH 23.7ng/L，Cor 2.4μmol/dl，24 小时尿 Cor<15μg，FSH 1.3U/L，LH<0.07U/L，$E_2$<10pg/ml，P<0.21ng/ml，T<10ng/dl，提示垂体功能减退，均与鞍上占位病灶压迫垂体，致其功能减退有关。PRL 水平升高，表现为高催乳素血症，因垂体催乳素的分泌受下丘脑结节 - 漏斗处多巴胺能神经元的强烈控制，故损伤下丘脑或垂体柄的病变，引起多巴胺（催乳素抑制因子）产生或运送障碍，均导致高催乳素血症，因此患者催乳素升高与鞍上占位影响多巴胺输送有关。

患者 25（OH）D₃ 29.20nmol/L 水平降低，血钙和 24 小时尿钙水平低于正常，骨密度检测示全身骨量减少，提示存在成人软骨病。

鞍上占位病灶经进一步检查显示：鞍上区可见囊性病灶，边缘呈线样环状强化，其内信号不均。病变位于垂体上方，垂体柄未见显示，视交叉受压上抬。考虑颅咽管瘤可能性大。颅咽管瘤是一种起源于颅颊囊即 Rathke 囊的先天性颅内肿瘤，大多数位于蝶鞍之上，并不少见，在成人，颅咽管瘤约占颅内肿瘤总数的 5%，多见于 6～14 岁儿童青少年，其临床表现多为肿瘤占位效应及阻塞室间孔引起颅内压增高表现，肿瘤压迫视交叉、视神经引起视力障碍，肿瘤压迫下丘脑垂体引起下丘脑垂体功能障碍，肿瘤侵及其他脑组织引起神经精神症状。

本患者除上述异常发现外，还显示出自身免疫病的特点：血沉加快，TPOAb 阳性，TGAb 阳性。淋巴细胞性垂体炎部分病例可合并有颅咽管瘤。因此推测患者尚合并有淋巴细胞垂体炎。对影像学提示垂体弥漫增大的垂体功能减退患者合并血沉快，同时有其他自身免疫疾病的患者不能排除淋巴细胞性垂体炎的可能性，故采用糖皮质激素免疫抑制剂治疗。

（郑方遒）

# 进行性全身骨痛2年，走路迟缓1年

**患者女性**，48岁，于2011年7月入院。

## 一、主诉

进行性全身骨痛2年，走路迟缓1年。

## 二、病史询问

（一）初步诊断思路及问诊目的

患者中年女性，病程长，以全身骨痛为主要就诊原因。内科疾病中能导致全身骨痛的疾病主要有三大类：①内分泌疾病，如骨软化症、骨质疏松症以及甲状旁腺功能亢进症等；②风湿性疾病：如类风湿关节炎、血清阴性脊柱关节病及退行性骨关节病变等；③血液系统疾病，最主要的是多发性骨髓瘤，最后注意的是肿瘤的骨转移。因此，问诊的主要目的应围绕疼痛的主要部位、性质、程度、有无诱因、演变过程、有无其他伴随症状、既往的检查资料、治疗经过及疗效等问题展开，同时对相关疾病的症状的主要特点进行询问，对疾病进行鉴别，不要单一的认为是内分泌性疾病，为进一步体格检查和化验寻找方向。

（二）问诊的主要内容及目的

1. 骨痛的部位、程度、性质及发展过程等，是否存在诱因 代谢性骨病可影响全身骨骼，但是以腰椎、肋骨及四肢长骨更为明显。骨软化的骨痛部位常不固定，多出现肋骨并有触痛，严重时往往翻身不能。骨痛发生发展往往比较缓慢，病程较长，发展常常从下肢开始。需要仔细询问诱因，如是否存在劳累，或重体力劳动。

2. 是否存在骨骼畸形及骨折，身高是否变化 骨畸形是代谢性骨病的常见症状。如佝偻病常常出现方颅、膝外翻及串珠肋等；Paget骨病常常出现异常颅骨变大；而腰椎压缩性骨折是骨质疏松症的常见部位。身高变矮的原因是椎体压缩，可见于多种代谢性骨病。

3. 注意询问风湿性疾病症状的特点及有无血液系统疾病症状 内分泌科医生不仅要注意代谢性骨病的问题，还要时时刻刻不要忘记内科疾病。风湿疾病中的类风湿关节炎，主要症状为双手对称性小关节肿痛，伴晨僵，血清阴性脊柱关节病往往以腰骶部疼痛为首发症状；血液病经常出现贫血、感染以及出血等症状。

4. 既往的实验室检查及放射学资料如何 血常规对于疾病的初步判断十分重要，如贫血是血液系统疾病的重要表现。血钾、钙、磷等检测可提示有无电解质紊乱，血气分析可提示有无酸碱平衡失调，骨源性碱性磷酸酶是骨转换的一个重要指标，骨放射学检查不仅对骨质疏松和骨软化的鉴别很有帮助，对于一些血液病有诊断价值，如多发性骨髓瘤的头颅X线可表现为穿凿样。

5. 曾接受何种治疗，疗效如何　内分泌疾患治疗往往应用钙剂、活性维生素 D 和二膦酸盐等药物，可缓解骨痛，增加骨量；而免疫抑制剂及非甾体抗炎药等可用于风湿性疾病，如甲氨蝶呤和糖皮质激素可用于类风湿关节炎，效果良好。单纯的止痛治疗往往没有任何临床意义。因此，仔细询问患者曾经的治疗方案以及疗效对于疾病诊断很有帮助。

6. 询问生育月经史及家族史，了解工作及生活环境　绝经期出现过早容易出现雌激素缺乏，从而出现绝经后骨质疏松。家族史可以提示是否存在某些遗传性疾病或肿瘤类疾病。了解其工作及环境可以除外一些毒物造成的肾小管损害所导致的代谢性骨病。

（三）问诊结果及思维提示

问诊结果：患者中年女性，河北省人，农民，既往 4 年前因胆囊结石手术治疗，无过期四环素和重金属等接触史，无棉籽油食用史，无长期应用药物史，无烟酒不良嗜好。月经规律 14 岁初潮，末次月经 2011 年 7 月 20 日。父亲患肺癌。入院前 2 年无明显诱因出现双下肢疼痛，双膝关节明显，行走时加重，后逐渐发展为活动时双髋关节疼痛，伴明显乏力。后逐渐出现双侧肋骨疼痛，翻身时明显，无抽搐，自行口服止痛药物，效果不佳。1 年前渐感走路时双髋轻度摇摆，速度减慢，步态不稳，抬腿费力，下蹲站起及夜间翻身困难，无口干、眼干，无骨折，无身高变矮，无骨骼畸形，无指关节晨僵，无颈部活动受限，无皮肤出血点，无咳嗽、咳痰，曾于北京某医院应用"止痛泵"对症治疗后无缓解。1 周前查尿蛋白升高，具体数值不详。2 日前就诊于我院门诊，查血钙 2.26mmol/L，血磷 0.74mmol/L，血碱性磷酸酶 122U/L，血钾 3.5mmol/L，甲状旁腺激素 8.0pmol/L，血气分析 pH 7.412，BE −6.4mmol/L，为进一步诊治收入我科。患者自发病以来，无反复泌尿系感染病史，精神、饮食、睡眠可，大便正常，小便夜尿 2～3 次，呈泡沫尿，无高血压。体重无明显变化。

**思维提示：**

通过问诊发现，患者既往胆囊结石病史，工作环境未接触毒物。肿瘤家族史，月经规律，尚未绝经。2 年前开始逐渐出现全身骨痛，从下肢开始，逐渐累及全身，伴乏力，进行性加重，至活动不利，但无骨折、骨畸形，无类风湿关节炎表现，无出血、感染等血液系统疾病表现。从临床表现和生化数据看，符合代谢性骨病。患者全身性骨痛，低血钙，低血磷，低血钾，高 PTH，故考虑低磷软骨病可能性大，患者血钾为正常低限值，应首先考虑肾小管功能异常导致的软骨病，如 Fanconi 综合征。因其有肿瘤家族史，伴有低血磷，注意瘤源性骨软化，并同时除外营养不良性软骨病及低磷抗维生素 D 软骨病等。因血钙低，PTH 增高应视为继发性甲状旁腺功能亢进症。患者无典型风湿病骨病关节痛特点，无明确系统性损害，不支持风湿类疾病，结合其年龄较轻，无重体力工作史，故不考虑老年退行性骨关节病。最后，虽然无明确血液系统疾病症状，但多发性骨髓瘤可有全身性骨痛表现，要认真对待。

## 三、体格检查

（一）重点检查内容及目的

通过问诊发现，患者临床上表现为全身骨痛，结合院外化验疑为骨软化症。因此查体应首先检查全身骨骼有无压痛、畸形，测量身高，注意有无双侧肋骨压痛；其次，该患者可能存在瘤源性骨软化症，故需仔细检查全身是否存在肿物、结节，注意皮肤、腹股沟等部位；第三，进行全身系统检查，注意有无自身免疫损害表现，如龋齿、皮疹、结膜炎等，有无肝脾和淋巴结肿大等血液病体征。

（二）体格检查结果及思维提示

体格检查结果：T 36.5℃，P 63 次 / 分，R 17 次 / 分，BP 150/90mmHg，体重 87kg，身高 162.5cm，BMI 33.15kg/m²。发育正常，营养良好，自主体位，神清语利，步入病房，但行走不利。皮肤黏膜无明显干燥、黄染及出血点，全身表浅淋巴结未触及肿大。头颅无畸形，未见方颅，睑结膜未见苍白，巩膜未见黄染，可见龋齿及义齿。颈软，未触及肿物，甲状腺不大。胸廓对称，双侧肋骨压痛，呼吸音清晰，未闻及啰音。心界不大，心率 63 次 / 分，律齐，心音有力，无杂音。腹膨隆，软，无压痛，未及包块，肝脾肋下未及，双肾无叩击痛，肠鸣音存在。脊柱四肢无畸形，双下肢轻度指凹性水肿。四肢骨骼无压痛，双下肢略呈膝外翻改变。双手关节无压痛。四肢肌张力正常，四肢肌力 5 级，生理反射存在，病理反射未引出。

 **思维提示：**

通过体格检查发现，患者主要阳性体征为双侧肋骨压痛，双下肢略呈膝外翻改变，走路不稳，支持骨软化的诊断。全身检查未发现局部肿块，暂时无证据支持瘤源性软骨病，应进一步检查除外。患者出现龋齿，常是干燥综合征的表现，明确是否存在自身免疫性疾病问题。患者淋巴结不大，肝脾不大，无贫血貌，均不支持血液系统疾病，但不能轻易否定。下面需要通过实验室检查进一步明确诊断。

## 四、实验室和影像学检查

（一）初步检查内容及目的

1. 血尿便常规、肝肾功能　血常规化验虽然简单，但常常给予我们很大帮助，如贫血往往指示多发性骨髓瘤，白细胞减少是干燥综合征的表现；尿常规中尿比重和尿 pH 可以反映肾小管损害；肝肾功能让我们知道患者一般状况，而肾脏常常是自身免疫性疾病和血液系统疾病攻击的器官，肝脏、肾脏是维生素 D 代谢中的重要脏器。

2. 血电解质、24 小时尿电解质和碱性磷酸酶　均是代谢性骨病的常用指标，可以反映患者体内钙磷代谢的基本情况。

3. 血甲状旁腺素（parathyroid hormone，PTH）和活性维生素 D　PTH 和维生素 D 都是体内调节钙磷代谢的重要激素，对于疾病的诊断意义重大，如活性维生素 D 的缺乏是导致骨软化的重要原因。原发性甲状旁腺功能亢进症是全身骨痛的常见内分泌原因。

4. 血气分析、尿酸化功能　酸中毒可影响骨代谢，常常导致骨软化，肾小管酸中毒是常见的原因，又是自身免疫性疾病的常见表现，故应明确是否存在酸碱平衡失调。

5. 24 小时尿氨基酸、尿蛋白及尿糖　明确患者肾小管有无重吸收障碍。

6. 口服葡萄糖耐量试验（OGTT）及尿糖　了解有无高胰岛素血症，同时检测糖负荷下有无肾性糖尿。

7. 血沉、免疫功能及风湿抗体　了解患者是否存在自身免疫异常所致的损伤，风湿抗体对于风湿病的诊断很有意义，如 SSA 和 SSB 均是干燥综合征的特异性抗体。

8.血免疫电泳及尿本周蛋白　M 蛋白是多发性骨髓瘤的特征性检查。

9.肿瘤全项、胸片和腹部 B 超　对于肿瘤进行初步的筛查。

10.骨密度、骨骼 X 线检查　骨密度可以了解骨量，骨 X 线可了解患者骨骼形态，一些特异性表现可明确诊断，如假骨折线是骨软化的典型特征。

（二）检查结果及思维提示

检查结果：

（1）血红蛋白 143g/L，白细胞 6.50×10⁹/L，血小板 184×10⁹/L，中性粒细胞 71.9%，淋巴细胞 22.0%；尿常规：pH 6.0，比重 1.030，葡萄糖（－），白细胞（－），蛋白质（＋），酮体（－），隐血（－），胆红素（－），尿胆原（－）；便常规：黄色，软便，镜检阴性，便隐血阴性；肝功能：总蛋白 61g/L（62～85），白蛋白 36g/L（35～55），球蛋白 25g/L（26～37），ALT 18U/L（5～40），AST 17U/L（8～40），ALP 134U/L（40～150），GGT 23U/L（7～49），总胆红素 14.0μmol/L（3.4～20），直接胆红素 2.7μmol/L（0.1～6.8）；肾功能：BUN 3.9mmol/L（1.7～8.3），Cr 81μmmol/L（44～115）。

（2）血 Ca 2.10mmol/L（2.15～2.55），P 0.67mmol/L（0.8～1.45），Na 140mmol/L（136～145），K 3.37mmol/L（3.5～5.3），Cl 112mmol/L（96～108），24 小时尿 Ca 530mg（150～300），P 676mg（750～1500），尿 K 47.1mmol，尿 Na 247.5mmol，尿 Cl 211.2mmol，血清 ALP 134U/L。

（3）血 PTH 2.2pmol/L（1.1～7.3），25（OH）D₃ 35.50nmol/L（47.7～144），1,25（OH）₂D₃ 51.79pmol/L（39～193）。

（4）血气分析：pH 7.418，PaO₂ 94.1mmHg，PaCO₂ 30.1mmHg，BE －3.8mmol/L，BB 43.8mmol/L，HCO₃⁻ 19.5mmol/L；尿酸化功能：尿酸碱度 pH 6.3，重碳酸盐 2.4mmol/L，可滴定酸 3.9mmol/L（9.57～150），铵离子 12.8mmol/L（25.84～200）。

（5）24 小时尿糖 3.33g（0～0.25），尿蛋白 1960.20mg（30～150），24 小时尿氨基酸我院不能测定。

（6）OGTT：Glu（mmol/L）：4.30（0′），9.10（30′），6.50（60′），8.00（120′），2.85（180′）；Ins（mU/L）：9.41（0′），130.55（30′），52.86（60′），92.91（120′），10.53（180′）；尿糖：－（0′），++++（30′），+++（60′），++++（120′），+（180′）。

（7）血沉：14mm/h，免疫全项：IgG 1030mg/dl（751～1560），IgA 88.4mg/dl（82～453），IgM 55.7mg/dl（46～304），C3 86.3mg/dl（79～152），C4 17.20mg/dl（16～38），C 反应蛋白 0.13mg/dl（＜0.80），循环免疫复合物 1.60U/ml（＜13），IgE 46.00U/ml（＜165），抗核抗体阴性；风湿抗体阴性。

（8）血清免疫电泳：发现 M 蛋白，建议做免疫固定电泳；尿本周蛋白：阳性，免疫球蛋白 GAM 阴性；κ 轻链阳性；λ 轻链阴性；κ 游离轻链阳性；λ 游离轻链阴性。

（9）肿瘤全项：甲胎蛋白 4.34ng/ml（0～20），铁蛋白 65.90ng/ml（4.6～204），癌胚抗原 1.23ng/ml（0～5），糖链抗原 19-9 14.56U/ml（0～37），糖链抗原 242 5.70U/ml（0～20），糖链抗原 153 4.50U/ml（0～30）；胸片：双肺纹理增多，第 2、3 前肋间高密度类圆形影，除外体外物，必要时进一步检查；腹部 B 超：肝内多发中强回声团（考虑血管瘤？），胆囊已切除，脾未见明显异常。

（10）骨密度：L₂～L₄ 骨密度 1.043g/cm²，T 值评分 －0.6，Z 值评分 －2.3；股骨颈区骨密度 0.546g/cm²，T 值评分 －3.0，Z 值评分 －3.1；全身骨密度 1.049g/cm²，T 值评分 －0.6，Z 值评分 －1.8。

　　(11) 骨骼 X 线检查:腰椎生理曲度变直,椎体骨质密度减低,骨小梁模糊,骨质增生,诸腰椎椎间隙变窄;骨盆大小正常,双侧对称,骶髂关节显示欠清,右侧耻骨上下支可见线样低密度影;头颅大小、形态正常,颅内外板及板障分界不清。蝶鞍形态、大小正常,骨皮质显示模糊;双手掌指骨排列规整,未见骨膜下骨吸收;双膝关节诸骨排列规整,双膝胫股关节及髌股关节间隙存在;左侧股骨上段内侧骨皮质可见横行变曲线样低密度影;所示诸骨骨密度普遍减低。印象:①肾性骨病;②骨软化症;③腰椎退行性脊椎病(图 70-1～图 70-3)。

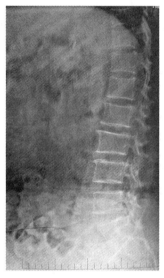

**图 70-1　腰椎侧位**

腰椎生理曲度变直,椎体骨质密度减低,骨小梁模糊,骨质增生,诸腰椎椎间隙变窄

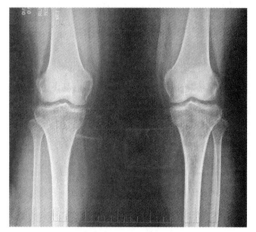

**图 70-2　膝关节 X 线**

双膝关节诸骨排列规整,双膝胫股关节接髌股关节间隙存在

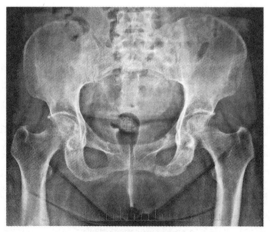

**图 70-3　骨盆正位**

骨盆大小正常,双侧对称,骶髂关节显示欠清,右侧耻骨上下支可见线样低密度影

**思维提示：**

（1）基本化验提示无贫血及白细胞减少，无肝肾功能损害，可除外肝脏疾病和肾病导致的维生素 D 代谢障碍所致骨病，仍需注意的是肾小管功能异常。

（2）骨代谢指标提示入院后检查与入院前基本相符，提示低血钙，低血磷，但 24 小时尿钙为高尿钙，结合骨密度及骨骼 X 线表现，考虑骨软化。院外 PTH 高，应为继发性甲状旁腺功能亢进症。维生素 D 化验提示 25(OH)D₃ 低于正常范围，但 1,25(OH)₂D₃ 水平正常，表明存在维生素 D 缺乏性。而血磷降低，提示肾小管磷重吸收障碍，为低磷骨软化症。尿磷降低，可能性与低血磷有关，肾小管重吸收障碍需结合其他相关检查做出判定。

（3）24 小时尿糖升高，OGTT 血糖正常，尿糖明显增加，为（++++），提示肾性糖尿，尽管未测 24 小时尿氨基酸，但 24 小时尿蛋白升高，结合低血磷，高尿钙，考虑存在肾小管对多种物质的重吸收障碍同时伴有肾小球的损害，范科尼综合征诊断明确。

（4）血气分析提示血酸碱度正常，但是 BE 及 HCO₃⁻ 减低提示代谢性酸中毒，考虑代偿性代谢性酸中毒，肾小管酸化功能提示肾远曲小管泌氢泌铵障碍，结合电解质低血钾及高血氯，可诊断不完全性肾小管酸中毒。

（5）免疫功能检查并未提示异常，故自身免疫性疾病引起肾小管损害可能性不大；而瘤源性骨软化症同样没有明确证据，肿瘤方面初步检查未获得任何提示。

（6）此患者目前最为重要的发现是血液系统检查结果，免疫血清电泳发现 M 蛋白，同时尿本周蛋白阳性，血尿化验结果一致，可以解释患者蛋白尿为溢出性蛋白尿，故考虑患者多发性骨髓瘤可能性极大。

综上所述，该患者骨软化症诊断明确，并已经出现继发性甲状旁腺功能亢进症。患者肾小管对钙、磷、钾、葡萄糖、氨基酸、蛋白等多种物质重吸收障碍，符合范科尼综合征的特点，诊断可明确，同时合并不完全性肾小管酸中毒。通过目前化验，范科尼综合征病因可排除自身免疫性疾病及瘤源性骨软化症，根据血液系统检测结果，考虑多发性骨髓瘤造成范科尼综合征可能性最大，需要进一步检查明确诊断。

## 五、进一步检查及思维提示

（一）进一步检查及目的

1．血清免疫固定电泳　进一步明确 M 蛋白的性质并可对骨髓瘤进行分型。

2．全身骨骼 ECT 显像　评价全身骨代谢及是否存在骨破坏或骨浸润情况，并可以早期发现骨病变。

3．髂骨骨髓穿刺、骨髓活检及病理　对于多发性骨髓瘤或其他血液病进行明确诊断。

4．乳酸脱氢酶（LDH）、β₂- 微球蛋白　LDH 可反映肿瘤负荷，以提示预后及预测治疗效果；β₂- 微球蛋白与全身骨髓瘤细胞总数有显著相关性，并可用于多发性骨髓瘤的分期。

（二）检查结果及思维提示

检查结果：

（1）免疫固定电泳阳性，免疫球蛋白 G 阳性，免疫球蛋白 A、M 阴性；κ 轻链阳性；λ 轻链阴性；轻链 κAP 1210.00mg/dl（629～1350）。

（2）骨骼ECT结果可见：全身骨骼系统显像异常清晰。于低位颈椎、第1、3～5、10胸椎、骶骨、双侧髂骨、双侧多处肋骨、左侧股骨等部位可见异常示踪剂分布浓集区（点）。颅骨、脊柱、肋骨、骨盆等中轴骨和四肢长骨摄取示踪剂能力增强,提示骨代谢活跃。双侧肩、肘、腕、髋、踝、跖趾关节示踪剂分布不均匀浓集,考虑慢性炎性病变可能性大。全身骨骼其余部位未见明显异常示踪剂分布浓集区或缺损区。印象：①全身骨骼多发异常示踪剂浓集区,结合病史考虑符合血液系统疾病骨侵犯图像;②全身骨代谢活跃,符合代谢性骨病图像（图70-4）。

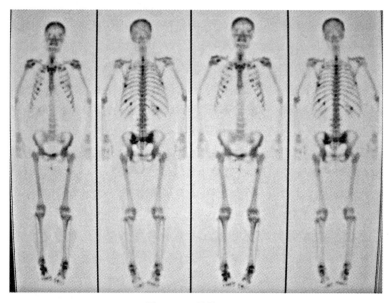

图70-4　骨骼ECT

（3）骨穿诊断意见：骨髓粒系减少,红系增多,异常浆细胞增多,浆细胞比例12%,建议查免疫固定电泳、血清蛋白电泳、免疫球蛋白定量,不排除浆细胞病;病理诊断：（髂骨）骨髓增生较低下,于脂肪细胞间见小簇状形态较单一的中等偏小细胞,免疫组化染色示：该类细胞CD38和CD138阳性,κ>>λ,结合临床,符合多发性骨髓瘤。

（4）乳酸脱氢酶20U/L（94～250）;$\beta_2$-微球蛋白2.36mg/L（0.8～2.9）。

> **💡 思维提示：**
>
> 　　患者血清免疫固定电泳、血清电泳及尿本周蛋白的结果一致,均提示单克隆免疫球蛋白或κ轻链阳性,此为浆细胞病的临床特征。根据骨髓细胞学结果,浆细胞异常增多,胞体不大,胞质丰富,有空泡,核偏一侧,并见有双核、三核,提示形态异常,结合骨髓病理学结果,符合多发性骨髓瘤（MM）特点,但浆细胞比例是12%,与多发性骨髓瘤诊断标准相差3%,诊断上尚不足。然而,综合患者所有的检查结果,我们依然考虑多发性骨髓瘤诊断,原因为：①骨髓细胞学示浆细胞异常增多,形态异常;②单克隆免疫球蛋白G阳性;③骨X线提示骨密度明显减低,同时骨ECT提示血液系统疾病骨侵犯。

## 六、治疗方案及思维提示

治疗方案：①碳酸钙 600mg，1 天 1 次，骨化三醇 0.5～0.75μg，1 天 3 次，并给予肌注维生素 $D_3$；②枸橼酸钾 1 包，1 天 3 次；③转往血液科进一步化疗治疗浆细胞病。患者内分泌疾患为骨软化症，主要症状为全身骨痛，对于其治疗可应用大剂量 $1,25(OH)_2D_3$ 以促进血钙向骨骼的沉积以缓解骨痛；其次，对于不完全性肾小管酸中毒进行对症治疗，给予枸橼酸钾改善低钾血症和酸中毒，因氯化钾中含有氯离子，其为酸性，故不宜使用；最后，患者最根本疾病是浆细胞病，应进一步接受化疗，缓解症状，争取长期生存。

**思维提示：**

当骨化三醇剂量使用至 0.75μg 1 天 3 次时骨痛出现一定程度的减轻，乏力有所改善，复查电解质：血 Ca 2.33mmol/L，P 0.78mmol/L，Na 140mmol/L，K 3.59mmol/L，Cl 107mmol/L，血钙血磷较入院时有一定程度的升高。对于骨软化症的患者，在短时间内欲使症状有所改善，往往需要大剂量的骨化三醇，骨化三醇的成分为活性维生素 $D_3$，可直接于体内发挥作用，同时补钙可获得良好效果，但对于低血磷的治疗作用，往往效果不佳，故修复肾小管对磷重吸收至关重要，故进一步需要治疗原发病。对于肾小管酸中毒的治疗只是对症治疗，尽管血钾正常，但并不能说明疾病出现了任何的好转，只有将来通过化疗，在不补钾的情况下，血钾大于 4.0mmol/L，才能说明肾小管得到了恢复。

## 七、对本病例的思考

1. 关于范科尼综合征　范科尼综合征是指近端肾小管对多种物质重吸收功能障碍所引起的一组临床综合征，是肾小管损害的极端情况。这些物质包括钠、钾、钙、磷、葡萄糖、水、碳酸氢根、氨基酸等。此外对于骨代谢中形成活性维生素 D 非常重要的 1-α 羟化酶也位于近端小管上皮细胞的线粒体内。所以，范科尼综合征经常以代谢性骨病为主要临床表现。临床上范科尼综合征以氨基酸尿、肾性糖尿和磷酸盐尿为特征，常为诊断的基本要素，同时可伴有肾小管酸中毒。本例患者具有肾性糖尿，未测氨基酸尿是一个遗憾。24 小时尿蛋白升高，血磷低，但尿磷不高，与血磷低及骨软化病程较长有关；入院时低血钙，高尿钙，考虑钙离子的重吸收障碍；1α- 羟化酶活性未受到明显影响，原因为 $25(OH)D_3$ 低于正常范围，但 $1,25(OH)_2D_3$ 水平正常。故该患者范科尼综合征诊断成立，因其同时具备氨基酸尿、肾性糖尿和低血磷，故为完全性范科尼综合征。范科尼综合征只是临床上的一组症状，需要找到确切的病因。

2. 范科尼综合征包括原发性和继发性　原发性范科尼综合征病因不明，而继发性范科尼综合征可能由许多疾病引起，如重金属（汞、铅等）中毒、药物（过期四环素、氨基糖苷类抗生素及中药等）中毒、免疫球蛋白异常症（干燥综合征、轻链病及多发性骨髓瘤等）等。非常幸运的是，我们为此例范科尼综合征患者找到了病因，即浆细胞病。虽然该患者异常浆细胞比例不足 15%，但我们依然认为是多发性骨髓瘤，骨髓细胞损害肾小管，从而造成范科尼综合征。范科尼综合征只是一组临床症状，明确其诊断并不是诊断的结束，找寻其病因对于治疗至关重要。否则,单纯的对症治疗往往起不到理想的效果。既往治疗范科尼综合征对于低血磷补充中性磷,低血钾补钾,骨软化症治疗骨病,但效果往往收效甚微。我们应用大剂量骨化三醇及补充钙治疗,全身骨痛在一定程度上缓解,但症状缓解并不明显,其原因在于肾小管损害后造成的骨软化症得到了有效地治疗,但是骨髓瘤对于全身骨骼的损害并没有得到任何的治疗。所以,范科尼综合征的病情还在继续。

3. 骨病往往是其他疾病的首发表现但骨又常是最终损害器官　骨痛是非常常见的临床症状,更是患者的最为重要的主诉,对于内分泌医生来说,不要轻易的理解为骨质疏松,更不要下此简单的诊断,要追根溯源,明确患者最重要的疾病。该患者以全身骨痛为首发表现,在院外误诊2年,曾当做"肋间神经痛、脊椎病"等疾病治疗,临床医生往往忽视了内分泌疾病和血液系统疾病,只要我们对于代谢性骨病及血液病略加注意,就可以使我们的误诊率大大降低。现代医学仍讲究整体观,但我们临床上往往依然出现以器官为中心的思维,如果一个患者出现骨痛,我们就认为是单纯骨病的话,就常会犯致命的错误。骨病常常是最后出现的问题,如该患者为浆细胞病引起范科尼综合征,肾小管损害导致多种物质重吸收障碍,出现血钙磷代谢紊乱,代谢性酸中毒及维生素 D 代谢障碍,最终出现骨软化症。所以,我们必须从整体出发,深刻地剖析疾病,进行鉴别诊断,针对病因治疗多发性骨髓瘤,才能有效地缓解患者的临床症状。

(朱崇贵)

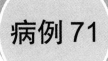

# 病例 71 住院期间出现恶心、呕吐、腰痛

**患者女性**，70岁，于2011年10月入院。

## 一、主诉

患者因"发现血糖升高21年，双下肢麻木疼痛7年，加重1个月"入院。住院期间出现腰痛伴左下肢放射性疼痛，给予对症止痛治疗，效果不佳。后出现恶心，呕吐，乏力，故主诉为恶心、呕吐、乏力。

## 二、病史询问

（一）初步诊断思路及问诊目的

患者老年女性，住院期间出现恶心、呕吐、食欲不振症状，伴随腰痛、左下肢放射痛。按常见病优先考虑的原则，首先考虑消化系统疾病可能性最大，其次考虑内分泌疾病，因其患糖尿病时间已久，糖尿病急性并发症，如糖尿病酮症酸中毒必须首先除外，且注意胃肠道自主神经病变。同时要注意肝肾功能、电解质、垂体功能等问题。所以问诊的目的主要围绕消化系统疾病的主要症状、特点以及伴随症状等问题展开，特别需要询问的是出现症状前是否有诱因，注意原发性甲状腺和肾上腺疾病。此外，因其老年女性，合并糖尿病，尤其警惕垂体功能减退的存在。

（二）问诊主要内容及目的

1. 恶心、呕吐、腰痛是如何出现的，之前是否存在诱因，是否存在不洁饮食，是否忘记注射胰岛素　询问患者症状出现之前的诱因对于疾病的诊断有重要意义，如存在不洁饮食病史，则很可能存在胃肠道急性感染，如存在发热、腹泻等更加支持，因患者基础疾病为糖尿病，可以同时诱发糖尿病酮症酸中毒，从而表现消化道症状。糖尿病酮症酸中毒患者也常常因为忘记注射胰岛素而出现急性并发症。

2. 主要症状的特点，与进食是否有关，有无发热、腹痛、腹泻等表现，呕吐物性质如何，有无呕血或咖啡色物　要仔细追问恶心、呕吐的特点，可以初步判断疾病的性质，如起病较急，症状较重，伴有发热、腹痛、腹泻，则感染可能性大；若有呕血、出血伴腹痛症状，可能存在消化道穿孔可能，若呕吐为喷射性，中枢性呕吐则需要注意。此对于消化系统疾病鉴别意义较大。

3. 主要伴随症状，是否有头痛、视力、视野改变，有无乏力，是否有怕冷便秘症状，是否存在腹泻与便秘交替，是否存在精神方面问题　伴随症状是进行鉴别诊断的重要内容，如伴头痛、视力和视野改变，同时与恶心、呕吐等症状出现时需要考虑颅内病变侵犯垂体，甚至有垂体卒中之可能；若伴乏力、便秘、怕冷、肿胀及记忆力减退等症状，需要怀疑甲状腺功能低下；同时应多注意肾上腺疾病。

4. 再次仔细询问既往患有何种疾病，是否存在恶心、呕吐病史，是否有手术史、外伤史 既往史往往可以提供有意义的线索，很多慢性疾病如心肾功能不全本身可以引起消化系统症状，如慢性感染可以引起非特异性症状，并且这些疾病可以引起电解质紊乱，加重症状。头部手术、外伤可以造成中枢性呕吐，注意鉴别。因为患者基础疾病为糖尿病，若患者存在反复恶心、呕吐或腹泻便秘交替病史，要警惕糖尿病胃肠道自主神经病变，故了解既往史利于诊断。

5. 生育月经史如何，有无产后大出血史，产后哺乳否，绝经年龄 仔细询问患者的生育月经史、产后大出血史、绝经年龄，对于垂体功能减退症十分重要，对于低钠血症的鉴别意义非凡。

6. 住院期间使用过何种药物，与症状是否有关 消化道反应是药物常见的不良反应，尤其是住院患者，充分了解用药史至关重要。

（三）问诊结果及思维提示

问诊结果：患者既往高血压史17年，冠心病病史7年，4年前于我院诊断"胃黏膜相关淋巴瘤"，口服药物治疗，未行PET-CT，半年前复查胃镜后诊断"慢性胃炎"。患者无头颅外伤史，无慢性心脏、肾脏病史，无精神创伤史及手术史，无反复恶心、呕吐病史，母亲患2型糖尿病，月经初潮及行经规律，生有1子，体健，无产后大出血史，正常哺乳，50岁绝经，此次因"发现血糖升高21年，双下肢麻木疼痛7年，加重1个月"入院，入院后进行糖尿病并发症检查，给予赖脯胰岛素25及格列美脲控制血糖，以及硝苯地平控释片降压、小牛血清去蛋白营养神经治疗，用药上无明确消化道不良反应，同时患者未自行服用任何药物。住院期间出现腰痛伴左下肢放射性疼痛，给予对症止痛治疗，效果不佳。后出现恶心、呕吐，呕吐物为胃内容物，无呕血，无咖啡样物，无发热，无腹痛、腹泻，伴乏力，无头痛、头晕，无视物减退，无怕冷，无便秘，无肿胀，无少尿，无咳嗽、咳痰，无意识障碍，精神差，睡眠不佳，饮食差，大便正常。

 **思维提示：**

通过问诊可明确，患者既往"胃黏膜相关淋巴瘤（MALT）"病史，但复查胃镜，诊断"慢性胃炎"，无头颅外伤史，无慢性心脏、肾脏病史，无手术史，无产后大出血史，正常哺乳，此次发病于住院过程中发病，发病时间短，症状较重，发病前无不洁饮食，仅有恶心、呕吐、食欲不振、乏力等症状，且存在既往"胃黏膜相关淋巴瘤"病史，首先考虑此病复发，下一步应行消化内镜检查。此外，内分泌疾病中糖尿病胃肠道自主神经病变需要注意，但病史未提供相应症状，故要注意电解质紊乱——尤其是低钠血症常常引起相似症状，需要警惕。但是，低钠血症在这种情况下，是症状发生的原因，还是恶心、呕吐的结果，需要医生缜密的思维加以区别。

## 三、体格检查

（一）重点检查内容及目的

通过问诊初步判断患者胃黏膜相关淋巴瘤复发可能性最大，故在对患者进行系统地、全面地检查时，应重点注意皮肤有无黄染，全身浅表淋巴结有无肿大，腹部体征，肝脾是否肿大，同时需要测量体温、心率、血压，注意有无贫血体征，注意睑结膜及指甲颜色，此外，垂体疾病常常存在低钠血症伴有恶心、呕吐症状，故需要注意肾上腺和甲状腺功能低下的体征，如有无皮肤干湿度改变、有无脱屑，有无甲状腺肿大，乳晕有无色素沉着或脱失，毛发分布等。同时心、肺查体不能忽略，以鉴别其他疾病。

（二）体格检查结果及思维提示

体格检查结果：T 36.5℃，P 64 次 / 分，R 17 次 / 分，BP 165/70mmHg，BMI 25.39kg/m²。发育正常，营养略差，神清，自主体位，查体合作。皮肤黏膜干燥未见黄染、皮疹及出血点，左侧颌下可及大小约 1.0cm×0.8cm 淋巴结，质中，活动，无压痛，其余浅表淋巴结区未触及肿大淋巴结。头颅五官无畸形，眉毛无脱落，眼球活动自如，视力、视野粗测未见异常，无复视，睑结膜无明显苍白，巩膜无黄染。眼睑无水肿。口唇无发绀，咽无充血，未见缺齿及义齿。颈软，甲状腺不大。腋毛稀疏。无溢乳。乳晕无色素沉着或脱失。双肺呼吸音清，未闻及干湿性啰音，心率 64 次 / 分，心律齐，心音可，各瓣膜听诊区未闻及病理性杂音。腹软，右上腹轻压痛，肝脾未及。双下肢散在皮肤色素沉着，呈指凹性水肿，双足背动脉搏动减弱。生理反射存在，病理反射未引出。

**思维提示：**

体格检查结果阳性体征不多，首先，查体无发热，腹部查体无明显压痛反跳痛，心肺查体无特殊，不支持感染性病变，其次，患者无皮肤黄染，无贫血貌，肝脾不大，虽然颌下可触及淋巴结，但该淋巴结区肿大淋巴结往往意义不大，血液系统疾病是否明确尚需进一步证实，需要注意的是患者既往 MALT 病史，下一步需要行消化内镜明确。尽管内分泌疾病体征不多，我们要重视水肿的存在，低钠血症常常伴随着水肿，故下面进一步实验室和影像学检查对于疾病的诊断和鉴别诊断尤为重要。

## 四、实验室和影像学检查

（一）初步检查内容及目的

1. 血尿便常规、便隐血　三大常规是疾病诊断和鉴别诊断的基本检查，必须从此开始，其可以了解患者一般状况。血常规可以了解是否存在贫血，除外感染性疾病，尿常规可以帮助我们鉴别糖尿病急性并发症，如糖尿病酮症酸中毒，便常规对于一般性胃肠炎有一定意义，而便隐血可以反映是否存在消化道出血，若阳性，意义重大。

2. 肝肾功能、血电解质及血糖等检查　血糖及电解质可以帮助我们明确是否存在血糖波动、高渗状态及低钠血症和高钙血症等电解质紊乱。要重视肝肾功能等化验，除外急性脏器功能衰竭。

3. 垂体、甲状腺、肾上腺、甲状旁腺功能检查　垂体功能的检查为明确是否存在垂体功能减退所致的恶心、呕吐尤为关键，并且为可能存在电解质紊乱的鉴别诊断作准备。

4. 影像学检查，包括胸片，腹部 B 超，垂体 MRI　明确胸腹部是否存在占位性病变或恶性病变，垂体 MRI 可以从形态上判断是否存在鞍上池下疝或垂体功能减退症。

5.胃镜，并准备活检，行病理学检查　患者既往"胃黏膜相关淋巴瘤"，明确是否存在MALT复发、消化道肿瘤或炎症等。

（二）检查结果及思维提示

检查结果：

（1）血常规：血红蛋白109g/L，白细胞4.31×10⁹/L，血小板249×10⁹/L，中性粒细胞69.6%，淋巴细胞22%；尿常规：pH 6.5，比重1.010，葡萄糖（+），白细胞（−），蛋白质（−），酮体（−），隐血（−）；便常规：黄色，软便，镜检阴性，便隐血阴性。

（2）肝功能：总蛋白65g/L（62~85），白蛋白39g/L（35~55），球蛋白26g/L（26~37），ALT 12U/L（5~40），AST 14U/L（8~40），ALP 73U/L（40~150），GGT 17U/L（7~49），总胆红素12.8μmol/L（3.4~20），直接胆红素6.1μmol/L（0.1~6.8）；肾功能：BUN 8.5mmol/L（1.7~8.3），Cr 68μmmol/L（44~115）；入院时查电解质：Na 137mmol/L（136~145），K 4.99mmol/L（3.5~5.3），Cl 102mmol/L（96~108），Ca 2.14mmol/L（2.15~2.55），P 1.16mmol/L（0.8~1.45），出现症状后查Na 112mmol/L，K 4.41mmol/L，Cl 81mmol/L，CO₂CP 25mmol/L，Ca 2.06mmol/L；空腹血糖：10.6mmol/L。

（3）肾上腺皮质功能：血ACTH 59.8ng/L（0~46），血Cor 25.6μg/dl（5~25），尿Cor 64.4μg/24h（30~110）；甲状腺功能：FT₃ 3.04（3.5~6.5）pmol/L，FT₄ 19.76（11.5~23.5）pmol/L，TSH 3.657（0.3~5.0）mU/L，rT₃ 1.76（0.43~1.15）nmol/L；甲状旁腺激素1.9（1.1~7.3）pmol/L。

（4）胸片结果为双肺纹理增多、结构紊乱，双肺门饱满，胸膜增厚，心影增大，结合临床，必要时进一步检查；腹部B超结果为脂肪肝，胆、胰头、体、脾未见明显异常；垂体MRI平扫结果为垂体上缘不规整，中部凹陷，考虑为鞍上池下疝所致。垂体柄居中，无增粗。视交叉无移位。双侧侧脑室周围白质内及双侧半卵圆中心可见斑片状稍长T1、稍长T2信号影，边缘模糊。左侧基底核区可见长T1、稍长T2信号影，边界清晰。放射科影像为垂体MRI平扫未见确切异常；脑白质稀疏；左侧基底核区软化灶（图71-1，图71-2）。

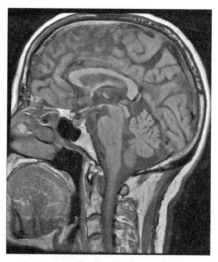

**图71-1　垂体MRI平扫**

考虑鞍上池下疝

（5）胃镜：真菌性食管炎？胃多发息肉？慢性胃炎。病理回报：（胃体、胃底）轻度黏膜慢性炎症；（胃窦）轻度黏膜慢性炎症，灶性腺体轻度非典型增生。

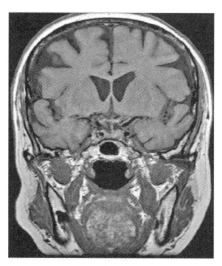

**图71-2　垂体MRI平扫**

垂体上缘不规整，中部凹陷，考虑为鞍上池下疝所致

---

💡 **思维提示：**

重要的检查结果有5项：①血常规提示轻度贫血，尿常规提示尿酮体阴性，便常规及隐血皆为阴性；②肝肾功能基本正常，血糖平稳，无明显升高或降低；③近期电解质检查示重度低钠血症，无低血钾及高钙血症；④对于垂体功能，肾上腺皮质功能化验结果提示可能存在相对不足，甲状腺功能及反$T_3$结果示低$T_3$综合征，垂体MRI示垂体平扫未见确切异常；⑤胃镜及活检病理结果均提示慢性炎症，未发现胃黏膜相关淋巴瘤。结合患者的病史和体格检查结果，根据化验室检查和影像学结果，可以排除糖尿病酮症酸中毒、肝肾功能不全、消化道出血、高钙血症及急性消化道感染，并且患者既往胃黏膜相关淋巴瘤未复发，可以考虑目前患者症状与重度低钠血症相关。但是，低钠血症是出现恶心、呕吐症状的原因吗？从临床常见的思维及教科书指导看，往往把摄入不足及丢失过多当做低钠血症的第一原因，如呕吐、腹泻引起电解质紊乱。但目前又找不到呕吐等症状具体病因，于是我们先把低钠血症当做患者恶心、呕吐的原因，对于低钠血症进行治疗，观察患者的症状变化，如果纠正低钠血症，患者症状消失，则低钠血症就是病因。下面如何治疗低钠血症就是主要问题。临床所见的低钠血症主要有两大类原因，其一为垂体功能减退症，另一个为抗利尿激素不适当分泌综合征，第一种疾病病因明确，第二种疾病病因复杂，治疗上对于垂体功能减退症，使用糖皮质激素就可以解决问题。尽管该患者垂体MRI未提示异常，但是存在鞍上池下疝，肾上腺皮质轴可能存在相对不足的情况，所以首先针对垂体功能减退症进行治疗，故下一步可以应用氢化可的松治疗，若患者症状好转，血钠正常，则诊断明确，治疗得当。否则，则为抗利尿激素不适当分泌综合征（SIADH）可能性大，再进行限水利尿等治疗，同时观察患者症状、体征，监测电解质变化。同时对抗利尿激素不适当综合征进一步检查。

### 五、进一步检查、治疗及思维提示

（一）进一步检查、治疗及目的

1. 血、尿渗透压　进一步明确是否存在 SIADH。

2. 监测血电解质，24 小时尿电解质　观察电解质变化，防止病情进一步恶化，同时完善 SIADH 检查。

3. 当日制定治疗方案　氢化可的松 50mg，静脉滴注。理由为：①对低钠血症进行治疗，糖皮质激素尤其是氢化可的松具有理盐作用，对于垂体功能减退症可以说疗效卓著，对于 SIADH 存在改善低钠血症作用，但是不能完全纠正；②进行鉴别诊断，是垂体功能减退症还是 SIADH，同样是在用治疗验证诊断。

（二）检查结果及思维提示

1. 血浆渗透压：267mmol/L，尿渗透压 257mmol/L。

2. 血 Na 116mmol/L，Cl 84mmol/L（此为应用氢化可的松第 2 天结果）。

首先患者第二天症状仍未缓解，其次化验结果提示血尿渗透压明显低于正常范围，并且给予氢化可的松后患者血钠未有明显升高，血钠仅仅升高 4mmol/L，故根据血尿电解质、渗透压结果，结合患者症状未缓解，考虑患者 SIADH 可能性大于垂体功能减退症，下一步调整治疗方案，控制患者入量至 1000ml，观察患者症状及电解质变化。

（三）治疗效果及思维提示

治疗效果：经限水后，患者临床症状好转，恶心、呕吐消失，食欲好转，复查血 Na 128mmol/L，Cl 95mmol/L。

---

 **思维提示：**

通过对患者的治疗，氢化可的松治疗效果不佳，而限水有效，可以排除腺垂体功能低下，并结合化验室结果血尿渗透压低，肾功能、甲状腺功能及肾上腺皮质功能基本正常，抗利尿激素不适当分泌综合征（SIADH）的诊断成立。下一步关键为寻找 SIADH 病因，明确诊断。

---

### 六、确诊经过

该患者诊断 SIADH 明确，但这仅为功能诊断，SIADH 病因众多。该病由 Schwartz 首先于 1957 年报道。SIADH 多见于肿瘤，其中最常见于肺燕麦细胞癌，占到 SIADH 患者的 80%。其他肿瘤如胰腺癌、淋巴肉瘤、霍奇金病、网状细胞肉瘤、胸腺癌、十二指肠癌、膀胱癌、前列腺癌等也可引起 SIADH。故首先行胸部 CT 检查，结果为本次检查与 2011-4-9（上次住院）胸部 CT 相比显示：纵隔内多发肿大淋巴结较前明显减小。两肺间质纹理增多较前变化不大。心腔密度仍减低。双侧胸膜增厚同前。余无明显改变。

此时因为未从胸部 CT 获得任何有价值的结果，患者肺癌可能性不大，下一步如何检查至关重要，最直接的方法为全身 PET-CT，但是此方法价格昂贵，患者和家属不接受。

这时我们再次进行病史询问及体格检查，问诊结果有一点引起了我们的注意，经过我们的治疗，患者腰痛症状明显好转，而治疗过程中一直未使用止痛药物，而体格检查中我们发现患者腹膨隆,再次搜集病史,患者近半年腰围明显增加。通过问诊及体格检查,使我们的注意力集中在了患者的腹部及腰部,是不是这些部位的某些病变,无论是肿瘤还是炎症,导致了 SIADH。故下一步安排全腹 CT 及腰椎 MRI。全腹 CT 结果为:右心膈角、腹腔内、腹主动脉周围及双侧腹股沟区多发肿大淋巴结,最大者位于约腰 1~4 水平腹主动脉左侧,包绕腹主动脉,大小约 49mm×70mm×90mm,无腹水征,建议增强 CT 检查(图 71-3)。腰椎 MRI 结果为:①腰 3~4 水平腹腔内异常信号,建议进一步检查;②腰 3/4~腰 5/ 骶 1 椎间盘膨出;③腰椎退行性脊椎病(图 71-4)。

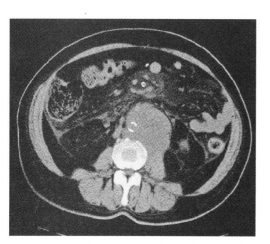

图 71-3 全腹 CT 平扫

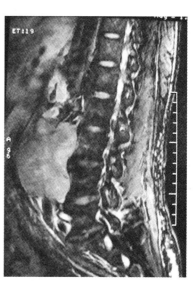

图 71-4 腰椎 MRI

**思维提示:**

无论是全腹 CT 还是腰椎 MRI 均提示腰椎前可以看到一肿物,故下一步需行强化全腹 CT 进一步明确诊断。全腹增强 CT 检查印象为:①右心膈角、腹腔及腹膜后、双侧腹股沟多发增大淋巴结,考虑淋巴瘤可能性大,请结合临床;②子宫底部钙化灶,考虑肌瘤钙化;③右肾囊肿;④副脾。结合患者症状、体征及检查,可以推测 SIADH 可能与腹腔肿物有关。下一步最主要是明确腹腔肿物的性质。此时,患者临床上出现了变化,患者恶心、呕吐已经消失,腰痛好转,但是出现腹痛,性质不清,以左下腹明显,并向腰部放射,伴全身瘙痒,无发热,无腹泻或便秘,由于患者病情恶化,考虑上述症状出现原因与腹部肿物相关,再次证明患者所有症状均由腹部肿物引起。从惯性思维上来说,腹部肿物可能性首先为:①消化系统肿瘤;②淋巴瘤,主要原因为影像学结果支持;③结核病,患者长期糖尿病史,不能排除腹部慢性感染,故安排下一步检查。

(一)进一步检查的目的

1. 血常规及凝血功能 复查血常规具有重要意义,对于患者目前病情变化,血红蛋白及白细胞的变化对于疾病的诊断意义重大。而肿瘤患者往往存在高凝状态,防止栓塞的发生非常重要。

2. 血沉、免疫全项及 PPD 试验　血沉往往没有特异性，但是可以提示病情是否处于活动期。免疫全项可以提示是否存在自身免疫性疾病及是否存在高球蛋白血症。PPD 试验非常重要，对于结核的诊断有重要价值，但是在此患者，要注意假阴性，因为我们使用糖皮质激素，很有可能抑制了细胞免疫，使试验结果阴性。

3. 肿瘤全项、乳酸脱氢酶、β₂- 微球蛋白、血清免疫固定电泳及本周蛋白　此几项检查均为寻找肿瘤，肿瘤全项可以提示消化道肿瘤，如癌胚抗原可以提示肠道肿瘤，糖链抗原 19-9 提示胰腺癌可能性大；其他几项均提示血液系统恶性肿瘤，而 β₂- 微球蛋白对于淋巴瘤具有相当意义。

4. 影像学检查　浅表淋巴结 B 超及立位腹平片，明确是否存在全身淋巴结肿大，并且为寻找淋巴结活检寻找目标。查腹平片为排除肠梗阻。

（二）检查结果

（1）血常规：血红蛋白 99g/L，白细胞 7.38×10⁹/L，血小板 298×10⁹/L，中性粒细胞 77.2%，淋巴细胞 15.2%；血浆 D- 二聚体（D-Dimer）：612.5μg/L（0～500），凝血酶原时间（PT）10.9 秒（9.5～15），PT-INR 1.00，活化部分凝血酶原时间（APTT）25.5 秒（20～40），纤维蛋白原（FIB）327.7mg/dl（180～400）。

（2）血沉：21mm/h（0～20）；免疫全项：IgG 811mg/dl（751～1560），IgA 64.8mg/dl（82～453），IgM 48.10mg/dl（46～304），C3 88.90mg/dl（79～152），C4 17.10mg/dl（16～38），C 反应蛋白 1.07mg/dl（<0.80），循环免疫复合物 4.2U/ml（<13），IgE<5.00U/ml（<165），抗核抗体阴性；PPD 试验为阴性。

（3）肿瘤全项：甲胎蛋白 4.42ng/ml（0～20），铁蛋白 272.87ng/ml（4.6～204），癌胚抗原 1.42ng/ml（0～5），糖链抗原 19-9<0.6U/ml（0～37），糖链抗原 242 0.05U/ml（0～20），糖链抗原 153 16.30U/ml（0～30）；乳酸脱氢酶 186U/L（94～250）；β₂- 微球蛋白 2.04mg/L（0.8～2.0）；血清免疫固定电泳及尿本周蛋白：阴性。

（4）浅表淋巴结 B 超结果为双侧腋下可见多发低回声结节，边界清晰，形态规则，内回声欠均匀，可见少量血流信号，左侧较大的约 1.5cm×0.7cm，右侧较大的为 1.6cm×0.7cm，双侧腋下多发淋巴结肿大；双侧腹股沟可见多发低回声结节，边界清晰，形态规则，内回声欠均匀，可见少量血流信号，左侧较大的约 2.5cm×1.37cm，右侧较大的为 2.4cm×0.8cm，双侧腹股沟区多发淋巴结肿大；双侧颌下区可见多发低回声结节，边界清晰，形态规则，内回声均匀，可见少量血流信号，左侧较大的约 1.3cm×0.5cm，右侧较大的为 1.6cm×0.6cm，双侧颌下区多发淋巴结肿大；双侧颈部未见明显肿大淋巴结。立位腹平片：腹部未见明显异常。

 **思维提示：**

重要的检查结果有 5 项：①血常规提示贫血，与入院时比较，贫血为进行性贫血；凝血功能提示 D- 二聚体升高，往往肿瘤患者高凝状态，患者恶性病可能性大；②血沉略快，而免疫全项无明显异常，血沉快很可能与贫血相关；③ PPD 试验阴性，若此试验强阳性，有意义，阴性则不能说明任何问题；④肿瘤学检查除铁蛋白升高，余均为阴性，血液疾病方面检查亦无明显发现；⑤全身浅表淋巴结 B 超提示：全身淋巴结肿大。

综合目前情况，患者2型糖尿病21年，此次入院诊断SIADH，继而发现腹部肿物，同时出现腹痛、全身瘙痒，进行性贫血，近半年腹围增大。同时我们回顾患者既往病历，2011年4月电解质为血Na 131mmol/L，血Cl 95mmol/L，上腹部CT结果为右心膈角、腹腔内、腹主动脉周围多发肿大淋巴结，但未有明显肿物，所以患者临床上腹围增大，正好与肿物形成相符。故根据临床表现，影像学变化特点，此肿物为淋巴瘤的可能性最大。但是，诊断淋巴瘤最为重要的是取得病理诊断，而外周淋巴结活检获取病理为首选。故下一步行淋巴结活检。

根据外科医生意见，行左侧腹股沟淋巴结活检，送检结节大小2cm×1cm×0.5cm，病理诊断（左腹股沟）淋巴结呈Castleman病样改变。注：CD3、CD45RO、CD20显示相应细胞阳性，淋巴结构尚存；CD23显示萎缩的滤泡树突网，部分套区呈洋葱皮样改变，Ki-67<3%（+），CD68相应组织细胞阳性。切除的肿瘤见文末彩图71-5。

 **思维提示：**

根据文献Castleman病是一种少见病，发病率尚不清楚，可以发展至全身各处，可以出现在胸部、腹部及颈部，常以异常淋巴结肿大为表现。有报道称，Castleman病可以表现SIADH，但很少见。似乎诊断已经明确，然而Castleman病被认为是一种良性疾病，不是恶性病，尽管有文献报道Castleman病可以出现SIADH，用其解释SIADH仍过于牵强，理由有4点：①SIADH往往是恶性疾病的首发表现；②患者感觉瘙痒，此为淋巴瘤的常见表现；③影像学提示半年内腹部由多发淋巴结肿大形成一肿物；④进行性贫血的发生。文献指出，此病可以与淋巴瘤共存，所以腹部肿物的病理结果成为明确诊断的唯一途径。经过患者及家属的同意，行腹腔镜下淋巴结活检术，术后标本最后病理诊断为（腹膜后肿物）间变性弥漫性大B细胞淋巴瘤，免疫组化染色示肿瘤细胞呈CD20和PAX-5阳性，Bcl-6阳性，Mum-1散在阳性，CK、CD3、CD10、CD30和ALK阴性。患者即转往血液科接受化疗。

## 七、对本病例的思考

抗利尿激素不适当分泌综合征（syndrome of inappropriate antidiuretic hormone secretion，SIADH）是指由于多种原因引起的内源性抗利尿激素（ADH）分泌异常增多，血浆抗利尿激素浓度相对于体液渗透压而言呈不适当的高水平，从而导致水潴留、尿排钠增多以及稀释性低钠血症等有关临床表现的一组综合征。此病由Schwartz于1957年首先报道。SIADH最多见于肿瘤，其中最常见于肺燕麦细胞癌，占到80% SIADH的患者。其他肿瘤如胰腺癌、淋巴肉瘤、霍奇金病、网状细胞肉瘤、胸腺癌、十二指肠癌、膀胱癌、前列腺癌等也可引起SIADH。

只要我们想到SIADH，SIADH的诊断相对容易。根据：①低钠血症（血钠<130mmol/L）；②尿钠增高（>30mmol/L）；③血浆渗透压降低，常常<270mmol/L；④尿渗透压超过血浆渗透压；⑤有关原发病或用药史；⑥血浆AVP常不适当的增高；⑦肾功能，甲状腺功能和肾上

腺皮质功能正常，诊断可明确。临床上我们不能测定 ADH 水平，但根据其他几项仍可以做出诊断。最为重要的是找到 SIADH 的病因。

首先需要注意的是血液系统肿瘤可以引起 SIADH，如多发性骨髓瘤，淋巴瘤等疾病和肺癌。这些疾病常被临床医生忽视。而我们此例患者诊断淋巴瘤合并 Castleman 病更是少见。1987 年西班牙学者曾经报道一例 Castleman 病，并同时出现外周神经病和抗利尿激素不适当分泌综合征。然而 Castleman 病被认为是一种良性疾病，不是恶性病，用 Castleman 病解释 SIADH 过于牵强，而用一种恶性病解释 SIADH 则更合理。所以在临床工作中，当我们找到一种病因时，尽管可以解释目前的情况，但为少见情况，要进一步寻找更常见的原因，不要轻易放弃。

此例患者间变性弥漫性大 B 细胞淋巴瘤的诊断最终是由腹腔镜下淋巴结活检病理确定的，但是淋巴瘤导致 SIADH 的机制是什么，如何导致 SIADH 的呢？其中细胞因子是引起 SIADH 的一个重要因素。据报道，白介素（IL）-2、sIL-2R、IL-6、IL-1β 和肿瘤坏死因子（TNF）-α 可以刺激下丘脑室上核和室旁核异常分泌 ADH。同样，有证据表明静脉注射 IL-6 可以激发 ADH 的分泌。

其次要重视不明原因轻度低钠血症，寻找低钠血症原因。SIADH 的主要机制就是过多的水留在体内，低钠血症是由于水过多造成稀释性低钠血症，早期并不严重。临床医生往往对于轻度化验异常视而不见，而这些化验背后往往隐藏着某些重大的疾病。就像此例患者，既往住院时已经出现低钠血症，但是程度不重，并未引起患者明显症状，故未引起医生重视。直至此次住院患者出现消化系统症状方才发现隐藏疾病。尽管明确诊断，但是对于淋巴瘤的治疗来说，已经延误了一段时间，将来预后大打折扣。如果在患者刚刚出现轻度低钠血症时，SIADH 就被明确，进而发现淋巴瘤，对于患者长期生存无疑有巨大的帮助。

（朱崇贵）

## 参 考 文 献

[1] Esposito P，Piotti G，Bianzina S，et al. The syndrome of inappropriate antidiuresis：pathophysiology，clinical management and new therapeutic options[J]. Nephron Clin Pract，2011，119：c62-c73.

[2] Galmarini O，Garrido CM，Felgueres M，et al. Giant lymph node hyperplasia（Castleman's disease）with peripheral nerve diseases and syndrome of inappropriate secretion of antidiuretic hormone[J]. Medicina（B Aires），1987，47（1）：75-79.

[3] Roca B. Castleman's disease：a condition with protean manifestations[J]. Onkologie，2011，34（8-9）：412-414.

[4] Mastorakos G，Weber JS，Maqiakou MA，et al. Hypothalamic-pituitary- adrenal axis activation and stimulation of systemic vasopressin secretion by recombinant interleukin-6 in humans：potential implications for the syndrome of inappropriate vasopressin secretion[J]. J Clin Endocrinol Metab，1994，79：934-939.

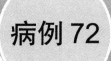

# 怕热、多汗、心悸 3 年,加重 14 天

**患者女性,66 岁,于 2008 年 12 月 12 日入院。**

## 一、主诉

怕热、多汗、心悸 3 年,加重 14 天。

## 二、病史询问

**(一)初步诊断思路及问诊目的**

患者年龄相对较大,3 年前第 1 次出现高代谢症群及循环、消化、神经系统亢进症状,已经明确诊断为"甲亢",经过治疗,症状明显缓解。此次为第 2 次发病,出现类似症状,首先考虑的疾病应将原发性甲状腺功能亢进症放在首位。因此,问诊目的主要围绕"甲亢"的原因、发病时主要症状及特点、伴随症状、是否曾接受抗甲状腺药物抗治疗及效果如何等问题展开,并兼顾重要鉴别疾病的临床表现,以寻找符合甲状腺功能亢进症表现的证据。

**(二)问诊主要内容及目的**

1. 首次发病的时间,发病前是否有感冒或有精神创伤史　甲状腺功能亢进症患者可有一定的诱发因素,如情绪激动,感染等。

2. 是否存在颈前区疼痛,是否伴有循环、消化、神经系统亢进症状　如存在颈前区疼痛需考虑到亚急性甲状腺炎,若同时伴随多系统功能亢进则支持甲状腺功能亢进症诊断。

3. 刚发病时是否到医院检查,是否做过化验检查　明确发病时患者甲状腺功能水平是诊断甲状腺功能亢进症最重要的依据。

4. 入院前是否应用了糖皮质激素或抗甲状腺药物,使用过何种药物,效果如何　通过了解院外抗甲状腺等药物治疗的情况来考虑治疗效果,从而确定下一步具体的治疗方案。

5. 既往有何种疾病,是否存在其他内分泌疾病　"甲亢"常常可以同其他内分泌疾病同时存在,如糖尿病,故应特殊注意。而患者年龄较大,需注意其他老年性慢性疾病的存在,对于其综合治疗是非常有益处的。

**(三)问诊结果及思维提示**

问诊结果:患者为农民,主要从事家务。既往身体健康,无内分泌系统疾病。首次发病为入院前 3 年,并无明确诱因,出现怕热、多汗,伴心悸、乏力、消瘦、大便次数增多等症状,就诊于当地医院,化验检查提示甲状腺功能明显升高(具体化验值不详),诊断为"甲状腺功能亢进症、心房颤动",予甲巯咪唑、维生素 $B_1$ 及普萘洛尔等药物治疗。症状逐渐缓解,恢复窦性心律,甲状腺功能恢复至正常范围,疗程持续 2 年。约入院前 14 天前,无明显诱因再次出现心悸、怕热、多汗等症状,伴手颤及腹泻,自服甲巯咪唑等药物,症状无好转,就诊于我院门诊，查 FT$_3$ 19.26pmol/L，FT$_4$ 60.7pmol/L，TSH＜0.0mU/L，心电图示房颤律，为求进一步治疗收入病房。自复发以来，精神、睡眠可，食欲差，小便正常。体重半月内减少5kg。

**思维提示：**

通过问诊可明确，患者既往无内分泌系统疾病，首次发病为3年前，出现怕热、多汗，消瘦、乏力等高代谢症群，伴有心悸、大便次数增多、手颤等循环、消化、神经系统亢进症群，符合甲状腺功能亢进症的临床症状特点，此患者并无食欲亢进及精神兴奋等症状，符合老年性甲状腺功能亢进症的特点。经过甲巯咪唑等药物治疗后好转。此为第2次发病，病史仅为不足20天。已有甲状腺功能化验结果，提示"甲亢"。应在体格检查时重点进行甲状腺检查，注意其大小、质地、有无压痛，听诊是否存在血管杂音，并通过实验室检查寻找"甲亢"的病因以及了解是否存在其他系统器官的损伤。

### 三、体格检查

1. **重点检查内容及目的**　考虑患者甲状腺功能亢进症的可能性最大，因此在对患者进行系统地、全面地检查同时，应重点注意准确测量脉搏、血压，注意皮肤情况，尤其对甲状腺要详细检查，要注意大小、质地、有无结节、是否存在压痛，要听诊是否存在血管杂音。同时，注意心脏大小，心率快慢，听诊是否为房颤律，是否有心脏杂音。此外，要注意眼睛是否突出、牙齿是否存在龋齿、下肢是否有胫前黏液性水肿等情况。

2. **体格检查结果及思维提示**　体格检查结果：T 36.9℃，P 80 次/分，R 21 次/分，BP 130/65mmHg。神志清楚，营养可，查体合作。皮肤潮湿多汗。浅表淋巴结未触及肿大。头颅无畸形，未见突眼，巩膜无黄染，结膜无苍白，眼睑无水肿，睑结膜未见出血点，耳鼻无异常，有多颗牙齿固定，伸舌居中。颈软，气管居中，甲状腺Ⅰ度肿大，质软，无压痛，未闻及血管杂音。双肺呼吸音清，未闻及干湿性啰音。心界不大，心率86次/分，心律绝对不齐，第一心音强弱不等。腹软，无压痛，肝脾肋下未及。双下肢膝内翻畸形。双下肢不肿，未见胫前黏液性水肿。肋骨、腰椎无压痛。生理反射存在，病理反射未引出。

**思维提示：**

体格检查结果与问诊后初步考虑原发性甲状腺功能亢进症的思路相吻合。脉率略快，脉压增大，及皮肤湿度增加均提示存在高甲状腺素毒血症。甲状腺触诊提示格雷夫斯病可能性较大。心脏检查发现心律绝对不齐，伴有短绌脉，提示心房颤动。其发生的原理不仅与高 T$_3$ 有关，而且还可能与心肌本身的病变有关。内因是发病的基础（心肌），而外因是发病的条件（高 T$_3$ 血症）。膝内翻提示合并骨软化。未见突眼及胫前黏液性水肿，临床尚不能诊断格雷夫斯病。进一步实验室的主要目的是明确病变性质，并判断病情，为治疗方案提供依据。

## 四、实验室和影像学检查

（一）初步检查内容及目的

1．血常规、肝功能及电解质　诊断甲亢时需要注意白细胞及胆红素水平，明确是否存在白细胞减少和肝功能异常。

2．心电图及超声心动图检查　评价心脏功能。

3．甲状腺功能、ESR、甲状腺抗体及风湿免疫全项　明确甲亢病因。

4．肌肉活检及组织病理　进一步寻找病因。

5．血尿钙磷、甲状旁腺激素及骨密度　明确骨软化诊断。

6．OGTT及胰岛素释放试验　评价胰岛功能。

（二）检查结果及思维提示

检查结果：

（1）血常规：WBC $7.8 \times 10^9$/L，N 48%，L 44%，RBC $4.88 \times 10^{12}$/L，HGB 138g/L，PLT $212 \times 10^9$/L；肝功能：TP 72g/L，ALB 45g/L，GLO 27g/L，ALT 28U/L，AST 24U/L，TBIL 15.7μmol/L，DBIL 4.2μmol/L，ALP 54U/L；电解质：Na 142mmol/L，K 4.3mmol/L，Cl 95mmol/L，Ca 2.68mmol/L。

（2）心电图（图72-1，图72-2）：心房颤动；超声心动图：EF 61%，二尖瓣反流，三尖瓣反流，主动脉瓣反流，肺动脉瓣反流，符合心律失常。

（3）甲状腺功能：$FT_3$ 19.26pmol/L↑，$FT_4$ 60.70pmol/L↑，TSH＜0.01mU/L；ESR：正常范围；甲状腺抗体：TG-Ab、TRAb、TM-Ab均为阳性，TSI为阴性；免疫全项：IgM 38.8mg/dl，ANA 1：1600，均质型。风湿抗体为阴性。

（4）肌肉组织病理：免疫荧光：IgG（+++）、IgM（++）、FRA（+）、IgA（+）、C3（-）、C1q（±），沿肌细胞膜沉着（文末彩图72-3～彩图72-5）。心肌活检见彩图72-6，彩图72-7。

（5）血Ca 2.62mmol/L，P 1.75mmol/L，24hUCa 283mg，24hUP 856mg，PTH 0.97pmol/L；BMD T值评分 -1.8。

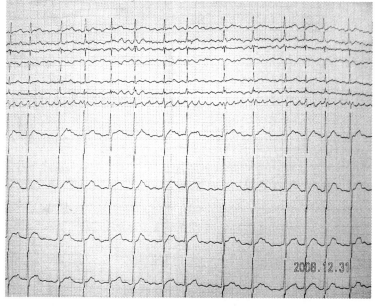

**图72-1　甲泼尼龙治疗前的心电图所见**（心房颤动）

（6）OGTT：Glu（mmol/L）5.65（0′）、11.50（30′）、15.75（60′）、12.46（120′）、11.14（180′）；Ins（mU/L）19.29（0′）、61.04（30′）、81.13（60′）、97.08（120′）、71.21（180′）。

**思维提示：**

　　重要的检查结果有六项：①末梢血白细胞总数不低,为中等水平,肝酶正常,但总胆红素接近正常值高限；②心电图示心房颤动,UCG提示心功能尚在正常范围；③$FT_3$与$FT_4$升高,结合TSH降低,可以诊断原发性甲状腺功能亢进症,结合TRAb阳性,首先考虑格雷夫斯病,同时TG-Ab、TM-Ab均为阳性；④ESR不快,但ANA提示高滴度,且肌肉组织病理提示大量免疫复合物沉积；⑤血尿钙升高,PTH受抑制；⑥在高甲状腺激素状态下,OGTT提示2小时血糖>11.1mmol/L,胰岛素高峰延迟至2小时。结合患者的病史和体格检查结果,进一步支持甲状腺功能亢进症诊断,由于TRAb阳性,病因首先考虑Graves病,同时TG-Ab、TM-Ab阳性,不能除外同时合并桥本甲状腺炎。同时,心电图提示心房颤动,说明出现了甲状腺功能亢进性心脏病。而血尿钙的升高是由于甲状腺激素动员骨钙入血所致,高血钙进而抑制PTH。此外,免疫全项高滴度的ANA提示了此病的病因为自身免疫性损伤,而肌肉组织免疫病理提供了确凿的证据。同时告诉我们受损坏的器官不单单是甲状腺,同时伴有全身各系统的损害。进一步的处理应是立即选择合适的抑制免疫药物进行治疗,其目的有三：①阻止自身免疫的进一步损伤；②消除患者体内的高代谢状态；③纠正心房颤动。

## 五、治疗方案及理由

　　1. 方案　甲泼尼龙40mg,每日1次,静脉滴注。氯化钾5.5g/d。甲巯咪唑10mg,每日1次,口服。美托洛尔25mg,每日2次,口服。碳酸钙600mg,每日1次,口服。骨化三醇0.25μg,每日3次,口服。

　　2. 理由　在临床实践中,在对"甲亢"的治疗中常常把甲巯咪唑等抗甲状腺药物作为首选药物。但对该病例,选择甲泼尼龙作为首选药物是必须的,也是有充足理由的,理由为下列五点：①高滴度的ANA,必定造成全身性损伤,尽可能在短时间内将其降低；②肌肉活组织病理提示多种免疫复合物在组织上沉积,尽早将其祛除；③尽早转复心房颤动,避免形成血栓,造成脑栓塞；④减轻甲状腺组织病变,减少甲状腺素产生,并可抑制$T_4$向$T_3$转化；⑤甲巯咪唑等抗甲状腺药物的不良反应在于白细胞或粒细胞减少及肝功能损害,先给予糖皮质激素可有效预防抗甲状腺药物的不良反应。给予小剂量甲巯咪唑原因在于协助甲泼尼龙减少甲状腺素产生,降低高代谢症群及甲状腺素毒血症对于心肌的损害。美托洛尔之意义在于控制心室率,减轻心肌耗氧量,改善患者的一般症状,有利于甲亢的治疗。尽管存在高血钙及高尿钙,根据查体膝内翻,考虑存在骨软化,故给予补充骨化三醇和钙剂,一方面可增加肠道钙磷吸收,另一方面促进血钙向骨质沉积,增加骨量。

## 六、治疗效果及思维提示

　　治疗效果：经上述药物7天治疗,怕热、多汗症状明显减轻,心悸基本消失,而手颤明显减轻。查体皮肤湿度明显减轻,心率65～75次/分,心律整齐,心音有力。治疗后实验室检查结果：① WBC 19.7×10$^9$/L，N 61%，L 33%；②心电图：窦性心律（图 72-2）；③肝功能：ALB 42g/L，ALT 32U/L，AST 11U/L，TBIL 10.42μmmol/L，DBIL 4.1μmol/L；④甲状腺功能：FT$_3$ 7.01pmol/L↑，FT$_4$ 38.15pmol/L↑，TSH 0.02mU/L；⑤电解质：Na 144mmol/L，K 4.90mmol/L，Ca 2.53mmol/L，P 1.32mmol/L，24 小时尿钙 308mg，24 小时尿磷 832mg。

患者初诊为甲状腺功能亢进症，经过适当的治疗后，病情明显好转，应坚持继续目前治疗。

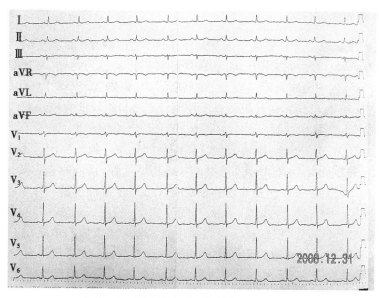

**图 72-2　激素治疗后心律转复为窦性心律**

**思维提示：**

同时应该考虑两个问题：①应用糖皮质激素对于治疗"甲亢"的好处？②在甲状腺功能仍然增高情况下，为什么可以将心房颤动转复？根据患者的临床特点及"甲亢"疾病本身的特点，本例使用甲泼尼龙作为治疗的首选药物，所带来的益处在于：①预防了可能因使用甲巯咪唑等抗甲状腺药物导致的白细胞或粒细胞减少的情况；②消除了肝脏总胆红素及肝酶升高的可能性；③糖皮质激素的使用使得抗甲状腺药物（ATD）的剂量明显减少，从而避免了 ATD 所带来的不良反应；④有利于心房颤动的转复，可预防下一次房颤的复发；⑤同时避免了其他自身免疫性疾病在此患者身上的发生。而心房颤动的转复主要在于三点：①甲泼尼龙的应用；②血钾维持在 4.0mmol/L 以上；③高甲状腺素毒血症得到一定程度的改善。

## 七、调整治疗方案及疗效

1. 停用甲泼尼龙。

2. 泼尼松 10mg，3 次 / 天，口服；氯化钾 1.0g，3 次 / 天，口服。

3. 余治疗不变。

继续治疗后,怕热、多汗症状基本消失,无心悸、手颤等症状,心率 70 次 / 分左右,心律齐,手颤(−)。治疗 3 周后复查实验室结果示:① WBC $15.4×10^9$/L, N 71.4%, L 24.5%;②心电图:窦性心律;③肝功能:ALB 39g/L, TBIL 10.4μmmol/L, DBIL 2.3μmol/L;④甲状腺功能:$FT_3$ 4.39pmol/L, $FT_4$ 25.89pmol/L↑, TSH<0.01mU/L;⑤电解质:Na 138mmol/L, K 4.59mmol/L, Ca 2.43mmol/L, P 1.08mmol/L, 24 小时尿钙 266mg, 24 小时尿磷 781mg;⑥ ANA:1∶1600, 均质型。

## 八、对本病例的思考

1. 重新认识甲状腺功能亢进症　通常临床中所说的"甲亢"多数为 Graves 病所致,传统上认为此病为一器官特异性疾病。Graves 病是以遗传易感为背景,在感染、精神创伤等因素作用下,诱发体内的免疫系统功能紊乱,免疫耐受、识别与调节功能减退和抗原特异性抑制性 T 细胞(Ts 细胞)功能缺陷,机体不能控制针对自身组织的免疫反应,Ts 细胞减弱了对辅助性 T 细胞(Th 细胞)的抑制,特异 B 细胞在特异 Th 细胞辅助下产生异质性自身抗体,如此为 TSH 受体的兴奋性抗体,即可表现甲状腺功能亢进。但此病例远不止甲亢,同时伴有房颤、骨软化、糖尿病等。故"甲亢"绝不单单损伤甲状腺,而同时损害其他系统及器官,故"甲亢"应视为一种可以累及全身多器官的自身免疫性全身性疾病。除累及甲状腺外,还几乎可累及人体其他所有器官,如眼、血液、肝脏、心脏、肾脏、胰腺、皮肤、肌肉及毛发等。而甲亢仅为疾病的一小部分,仅仅反映甲状腺功能状态。该疾病的本质在于全身自身免疫反应。有鉴于此,糖皮质激素应作为治疗此病的首选药物,而抗甲状腺药物应被看作治疗高甲状腺毒血症的辅助治疗药物。而甲泼尼龙在此患者的治疗中展示了超出预期的治疗效果。

2. 关于甲亢心脏病　对于甲亢心脏病的诊断,注意四点:①存在甲状腺功能亢进症;②伴有心律失常、心脏扩大或心力衰竭三者其一;③需要除外冠心病、高血压心脏病、风湿性心脏病及肺心病;④即甲亢完全控制后心脏功能随之好转。对于其处理,传统治疗原则是控制甲亢及对心脏病的对症处理。前者采用抗甲状腺药物或 $^{131}$I 放射性治疗,必要时则手术治疗。此例表现为心房颤动,诊断明确,但治疗上从心脏自身免疫损害理论出发,应用免疫抑制剂甲泼尼龙静脉滴注仅仅 7 天,在未应用抗心律失常药情况下,取得了房颤转复良好的效果,即使在甲状腺功能尚未恢复到正常水平的情况下,仍将房颤转复。这就提示甲亢房颤形成的原因不仅仅是甲状腺素毒血症,结合肌肉活组织免疫病理,甲亢患者体内肯定存在针对心肌细胞的抗体,从甲亢全身自身免疫性疾病观点出发,甲亢心脏病应是自身免疫损伤心脏所致,应该理解为自身免疫性心肌炎,其更是甲亢全身性免疫损伤的重要组成部分。其次,维持较理想的血钾水平是成功转复房颤的另一关键。主要手段则为补钾,将血钾浓度维持在 4.0mmol/L 以上。无论高钾血症还是低钾血症均会造成致命性心律失常。

3. 活检的重要意义　此病例进行了肌肉活检,组织病理结果指出肌膜上存在大量的免疫复合物。其意义在于:①提示"甲亢"为一全身性疾病,即使在没有任何症状的肌肉组织也存在如此之多的免疫球蛋白,更何况表现严重症状的其他器官呢?②理解甲亢房颤的本质,传统上认为心房颤动的发生机制是由于高甲状腺素致交感神经兴奋所致。而病理结果提示,在同是横纹肌的三角肌组织上存在肯定的免疫病变,可以推测在心肌上也有可能存在相近的免疫病变,而证实这一推断的是应用甲泼尼龙将房颤转复。故房颤的主要原因为自身免疫对心肌的损伤。③便于理解胰岛素抵抗。此例胰岛素释放试验提示胰岛素高峰延迟，并出现高血糖。胰岛素主要作用器官为肌肉，而肌肉上病变阻止了胰岛素发挥其应有作用，结合甲状腺素升高血糖作用，出现了目前的糖耐量异常，是真正意义的胰岛素抵抗。肌肉活检体现了整体医学思想，使人们更好地从免疫观点理解疾病，这种方法常常用于临床实践。

（朱崇贵）

## 参 考 文 献

[1] 卫红艳，李梅，邱明才. 泼尼松治疗格雷夫斯病合并甲状腺功能亢进性心房颤动 [J]. 中华医学杂志，2002，12：810-812.

[2] 邱明才. 甲状腺功能亢进症治疗的反思 [J]. 中华医学杂志，2002，85：148-149.

[3] Stavrakis S，Yu X，Patterson E，et al. Activating autoantibodies to the beta1-adrenergic and M2 muscarinic receptors facilitate atrial fibrillation in patients with Graves'hyperthyroidism[J]. J Am Coll Cardiol，2009，54（14）：1309-1316.

[4] Bielecka-Dabrowa A，Mikhailidis DP，Rysz J，et al. The mechanisms of atrial fibrillation in hyperthyroidism[J]. Thyroid Res，2009，2（1）：4.

# 多尿、多饮、烦渴3个月

患者女性，28岁，于2011年11月11日入院。

## 一、主诉

多尿、烦渴、多饮3个月。

## 二、病史询问

（一）初步诊断思路及问诊目的

患者青年女性，病史3个月，主因多尿、烦渴和多饮就诊。多尿分为水利尿和溶质性利尿，为内分泌科常见的原因，水利尿主要为尿崩症和精神性烦渴，溶质性利尿主要为糖尿病和高钙血症等。所以问诊的目的主要围绕多饮多尿的原因展开，主要询问有无诱因、发病特点、伴随症状、每日饮水量、尿量及忍耐口渴的时间，同时要注意既往病史和用药史，并初步鉴别相关的内分泌疾病。

（二）问诊主要内容及目的

1. 多饮、多尿之前是否存在诱因　询问患者症状出现之前的诱因对于鉴别诊断有一定意义。如精神性烦渴患者可存在劳累、压力大及精神创伤等诱因。而糖尿病、原发性醛固酮增多症和高钙血症的患者往往没有明显诱因。对于尿崩症的患者，根据其病因不同，可能存在诱因，如颅脑外伤后引起的尿崩症可以追问出病因。

2. 多尿、多饮的特点，每日尿量、饮水量如何，有无脱水表现　要仔细追问多尿的特点，24小时尿量，尿色，夜间尿量与白天尿量的差别，多尿是否影响睡眠。中枢性尿崩症的尿量每日大于4L，严重时可至20L，尿色清淡，夜间尿量与日间无明显差别，多尿成持续性。而多饮要注意在多尿之前还是之后，多饮在前提示精神性烦渴，在后则提示尿崩症。尿崩症患者多饮、喜冷饮为尿崩症一特点。此外，尿崩症症状往往重于精神性烦渴，伴有慢性脱水表现，应予注意。

3. 主要伴随症状，是否有头痛、视力、视野改变，有无溢乳，是否有消瘦症状，是否存在血压升高　如伴头痛、视力和视野改变、恶心、呕吐、复视等症状时需要考虑颅内肿瘤；如伴发热、头痛、食欲改变等考虑垂体脓肿或炎症；若伴乏力、瘫痪等低血钾和高血压症状，需要怀疑原发性醛固酮增多症；如有骨痛、消化道症状时不能除外原发性甲状旁腺功能亢进症。多食、易饥、消瘦则糖尿病可能性大大增加。

4. 是否已经获得实验室检查和影像学资料　初步的实验室检查意义重大。如简单的尿比重和尿渗透压检查可以提示尿崩症，尿比重常小于1.005；尿渗透压多低于300mmol/L；血糖水平、电解质的结果可以告诉我们多尿的性质，如高血糖、高血钙提示溶质性利尿。而影像学可以帮助我们进一步明确病因，如垂体 MRI 可以排除占位性病变。

5. 治疗经过以及疗效如何　仔细询问患者的就医情况和治疗经过，可以根据药物的治疗效果来明确诊断。如应用醋酸去氨加压素（弥凝）减少患者多尿症状，相当一个简易的加压试验，可以判断尿崩症的可能性大。

6. 既往有何种疾病，是否有手术史，是否有精神创伤史　注意有无头颅疾病和肾脏疾病史，可以用于鉴别中枢性还是肾性尿崩症。精神创伤史是造成精神性烦渴的重要原因。

（三）问诊结果及思维提示

问诊结果：患者既往身体健康，无头颅外伤史，无慢性肾脏病史，无精神创伤史及手术史，否认家族类似病史。患者未婚，初潮 13 岁，末次月经 2011-10-18，3 个月前出现月经不规律，月经周期约 45 天，带经 3 天。母亲患 2 型糖尿病，于入院前 3 个月劳累后逐渐出现多尿、多饮、烦渴，每天饮水量为 7~8L，最多为 15L，喜冷饮，尿量与饮水量相当，小便次数约为 10 余次 / 天，夜尿次数增加，影响睡眠，伴有月经紊乱，月经周期延长，月经量减少，不伴消瘦，无多食，无怕冷、便秘，无头痛，无视野及视力改变，无乏力，无恶心、呕吐，无泌乳，无食欲不振，无手足搐搦，无瘫痪及高血压，就诊于天津市中医第一附属医院，口服中药治疗（具体不详），效果不佳，遂就诊于我院，查尿常规：尿比重 1.005，血浆渗透压 294mmol/L，尿渗透压 78mmol/L，为进一步诊治收入我科。自患病以来，精神差，睡眠不佳，饮食尚可。大便正常。体重增加约 8kg。

> **思维提示：**
>
> 通过问诊可明确，患者既往身体健康，无头颅外伤史，无慢性肾脏病史，无精神创伤史及手术史，否认家族类似病史，尽管存在糖尿病家族史，但无明显多食、易饥，血糖不高，不考虑糖尿病，而且无明显高血钙及低钾血症，故原发性醛固酮增多症及原发性甲状旁腺功能亢进症均不考虑，可查血糖及电解质除外。本次发病先有多尿，后有多饮，尿色清淡，24 小时尿量最多 15L，昼夜尿量变化不大，夜尿次数多，且影响睡眠，喜欢冷饮，化验提示低比重尿、低渗透压尿，均符合尿崩症特点，需要进一步行禁水加压试验明确。此外，患者另外一主要症状为月经紊乱，提示性腺轴受损，结合尿崩症的存在，考虑垂体病变可能性大。

## 三、体格检查

（一）重点检查内容及目的

通过问诊初步判断患者中枢性尿崩症可能性大，故在对患者进行系统地、全面地检查时，应重点注意测量体温、心率、血压，注意有无脱水，并注意肾上腺和甲状腺功能低下的体征，如有无皮肤干湿度改变、有无脱屑，有无甲状腺肿大，有无溢乳，乳晕有无色素沉着或脱失，毛发分布等。尤其注意眼睛体征，有无复视，眼球活动障碍，视野缺损。同时心、肺、腹部查体不能忽略，以鉴别其他疾病。

（二）体格检查结果及思维提示

体格检查结果：T 36.2℃，P 87/ 分，R 17/ 分，BP 125/80mHg，BMI 28.7kg/m²。发育正常，营养良好，神清，自主体位，查体合作。皮肤干燥，无脱屑，无黄染、皮疹及出血点，浅表淋巴结未触及肿大。头颅五官无畸形，眉毛无脱落，眼球活动自如，视力、视野粗测未见异常，无复视。眼睑无水肿。口唇无发绀，略干，咽无充血，未见缺齿及义齿。颈软，甲状腺不大。腋毛正常。无溢乳。乳晕无色素沉着或脱失。双肺呼吸音清，未闻及干湿性啰音，心音可，心率 87 次 / 分，心律齐，各瓣膜听诊区未闻及病理性杂音。腹软，无压痛，肝脾未及。双下肢无水肿，双足背动脉搏动可。生理反射存在，病理反射未引出。

 **思维提示：**

体格检查结果与问诊后初步考虑相吻合，皮肤、口唇干燥，提示轻度脱水，与尿崩症相符。患者无明显肾上腺和甲状腺功能低下的体征，无视力视野问题，说明颅内浸润性病变可能性不大。下面进一步实验室和影像学检查验证初步考虑是否正确，并作进一步鉴别中枢性和肾性尿崩症。

## 四、实验室和影像学检查

（一）初步检查内容及目的

1．血常规、肝肾功能、血尿电解质及血糖等基本检查　了解患者一般状况并除外感染性疾病及血液系统疾病，同时血糖及电解质可以帮助明确是否存在溶质性利尿，除外糖尿病、原发性甲状旁腺功能亢进症及原发性醛固酮增多症。

2．尿比重、血尿渗透压及莫森试验（Mosenthal test，尿浓缩稀释试验）　进一步明确尿崩症的诊断。

3．垂体、甲状腺、肾上腺、性腺功能检查　中枢性尿崩症为下丘脑 - 垂体疾病，完善垂体功能检查，明确是否存在垂体功能紊乱。

4．影像学检查，包括胸片、腹部 B 超、垂体 MRI　排除胸腹部恶性病变，垂体 MRI 可以从形态上显示具体病变，明确尿崩症的病因。

5．OGTT 及胰岛素释放试验　评价糖代谢情况。

6．血沉、血免疫全项及尿本周蛋白　寻找尿崩症的性质，是否存在自身免疫性疾病引起的尿崩症。

7．禁水 - 加压试验　明确尿崩症的诊断并区分中枢性尿崩症和肾性尿崩症。

（二）检查结果及思维提示

检查结果：

（1）血红蛋白 147g/L，白细胞 $7.50 \times 10^9$/L，血小板 $360 \times 10^9$/L，中性粒细胞 55.1%，淋巴细胞 37.5%；尿常规：pH 6.0，比重≤1.005，葡萄糖（-），白细胞（+），蛋白质（-），酮体（-），隐血（-），胆红素（-），尿胆原（-），镜检白细胞 9/HP；便常规：黄色，软便，镜检阴性，便隐血阴性；肝功能：总蛋白 95g/L（62～85），白蛋白 50g/L（35～55），球蛋白 46g/L（26～37），ALT 24U/L（5～40），AST 28U/L（8～40），ALP 59U/L（40～150），GGT 35U/L（7～49），总胆红素 6.4μmol/L（3.4～20），直接胆红素 1.8μmol/L（0.1～6.8）；肾功能：BUN 2.5mmol/L（1.7～8.3），Cr 62μmmol/L（44～115）；血 Ca 2.39mmol/L（2.15～2.55），P 1.20mmol/L（0.8～1.45），Na 142mmol/L（136～145），K 4.46mmol/L（3.5～5.3），Cl 103mmol/L（96～108），24 小时尿 Ca 81.6mg（150～300），P 379mg（750～1500），尿 K 137mmol，尿 Na 312mmol，尿 Cl 34mmol。

（2）血渗透压：316mmol/L，尿渗透压：138mmol/L。莫森试验结果为 24 小时尿量 12 100ml，夜尿量 5000ml，昼尿量与夜尿量之比为 1.42∶1，尿液比重持续在 1.002，最高比重与最低比重无差别。

（3）肾上腺皮质功能：血 Cor 35.3μg/dl（5～25），ACTH 76.3ng/L（0～46），24 尿 Cor 117μg（30～110）；甲状腺功能：FT$_4$ 13.6pmol/L（11.5～23.5），FT$_3$ 3.74（3.5～6.5）pmol/L，sTSH > 6.997mU/L（0.3～5）；性腺功能：FSH 2.7U/L，LH 1.97U/L，PRL 23.95ng/ml，E$_2$ 57.81pg/ml，P 9.43ng/ml，T 34ng/dl。

（4）胸片结果为心、肺、隔正常。腹部 B 超提示脂肪肝（轻度），肝、胰头、体、脾未见明显异常，双肾未见明显异常。垂体 MRI 平扫结果为垂体高度约为 8mm，信号尚均匀。垂体柄居中，增粗，粗约 5mm。视交叉无移位。双侧海绵窦及双侧颈内动脉海绵窦段显示清楚。所见双侧大脑半球、小脑及脑干形态及信号未见确切异常。印象为垂体稍饱满，垂体柄稍粗（图 73-1，图 73-2）。

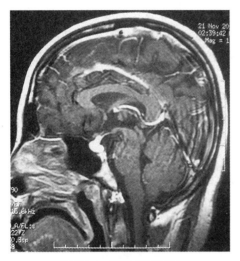

图 73-1　垂体增强 MRI

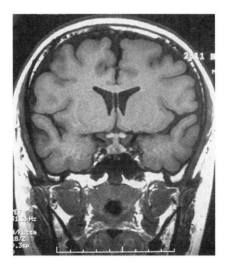

图 73-2　垂体 MRI 平扫

（5）OGTT 及胰岛素释放试验结果：Glu（mmol/L）5.25（0′）、10.09（30′）、12.60（60′）、6.57（120′）、4.60（180′）；Ins（mU/L）14.62（0′）、131.87（30′）、296.68（60′）、95.81（120′）、16.81（180′）。

（6）血沉 26mm/h（0～20）；免疫全项：IgG 2000mg/dl（751～1560），IgA 685mg/dl（82～453），IgM 206mg/dl（46～304），C3 150mg/dl（79～152），C4 23.8mg/dl（16～38），C 反应蛋白 0.29mg/dl（< 0.80），循环免疫复合物 15.6U/ml（< 13），IgE 126U/ml（< 165），抗核抗体阴性；尿本周蛋白：阴性。

（7）禁水 - 加压试验结果：见表 73-1。

表 73-1　禁水 - 加压试验结果

| 时间 | 体重 | 心率 | 血压 | 尿量 | 血渗透压 | 尿比重 | 尿渗透压 |
| --- | --- | --- | --- | --- | --- | --- | --- |
| 0∶00 | 84 | 92 | 110/75 | | 297 | 1.002 | 91 |
| 2∶00 | 83 | | | 1100 | | | 108 |
| 4∶00 | 82 | 96 | 120/90 | 700 | 316 | 1.002 | 111 |
| 注射垂体后叶素 5U | | | | | | | |

续表

| 时间 | 体重 | 心率 | 血压 | 尿量 | 血渗透压 | 尿比重 | 尿渗透压 |
|------|------|------|------|------|----------|--------|----------|
| 5：00 | 82 | 84 | 120/90 | 0 | 304 | | |
| 6：00 | | 80 | 120/80 | 0 | | | |
| 7：00 | 82 | 80 | 110/75 | 350 | | 1.006 | 288 |

 **思维提示：**

重要的检查结果有六项：①尿比重明显减低，尿渗透压明显减低，血渗透压略高，尿莫森试验提示肾小管浓缩-稀释功能明显减退，结合患者病史，多尿、多饮，24小时尿量大于4L，进一步证实尿崩症诊断；②禁水-加压试验提示禁水后患者烦渴症状加重，且出现心悸、恶心等症状，尿量未相应减少，尿比重及尿渗透压没有上升，注射垂体后叶素后，尿渗透压较注射垂体后叶素前升高超过2倍，故中枢性尿崩症的诊断成立；③血沉增快，免疫球蛋白G、A和循环免疫复合物增加，提示患者体内存在自身免疫反应，并处于活动期；④对于垂体功能，肾上腺皮质功能基本正常，而甲状腺功能示亚临床甲状腺功能减退症，性腺轴激素水平尽管处于正常范围，但是患者临床上表现月经紊乱，结合性激素化验，相对于FSH和LH，雌二醇仍偏低，故提示仍有性腺功能减退；⑤胰岛素释放试验提示高胰岛素血症，1小时和半小时血糖升高，提示存在胰岛素抵抗，但可排除糖尿病；⑥血尿电解质正常，除外低钾血症、高钙血症引起溶质性利尿，胸片、腹部B超可除外恶性肿瘤等病变。结合患者的病史和体格检查结果，诊断中枢性尿崩症成立，可解释患者多尿、多饮现象。因垂体MRI提示垂体柄增粗，故考虑中枢性尿崩症由垂体病变引起。下一步主要为明确患者垂体病变性质。根据目前化验及影像学结果，考虑垂体炎性病变可能性大，理由为①垂体MRI提示垂体柄增粗，此常为垂体炎常见表现；②免疫全项提示IgG、IgA升高，为自身免疫损伤证据，血沉增快提示目前免疫反应仍在继续；③同时存在桥本甲状腺炎的可能性。进一步检查需行垂体增强MRI检查，除外垂体占位性病变。另外需进一步查找自身免疫损伤证据，安排三角肌活检，同时查甲状腺B超和甲状腺抗体水平，明确是否同时合并其他内分泌自身免疫性疾病。

（三）进一步检查结果及思维提示

检查结果：

（1）垂体增强MRI（2011-11-21），进一步从影像学明确垂体病变，鉴别炎症还是肿瘤。检查结果为垂体高度约为8mm，垂体强化程度不均，垂体左侧强化程度减低。垂体柄居中，粗约5mm，未见异常强化影。视交叉无移位。双侧海绵窦及双侧颈内动脉海绵窦段显示清楚。所见双侧大脑半球、小脑及脑干形态及信号未见确切异常，未见异常强化影。放射科印象：垂体柄增粗，垂体强化程度不均，垂体左侧强化程度减低，考虑垂体炎所致。

（2）三角肌活检，因初步检查血沉增快及免疫球蛋白升高，均提示患者体内近期存在明显的免疫反应，故下一步从组织学上寻找自身免疫损伤依据，间接证明垂体病变性质。结果为免疫荧光示IgA（−）、IgG（++）、IgM（−）、C3（−）、C1q（−）、FRA（+），沿肌束膜沉积（文末彩图73-3，彩图73-4）。

（3）甲状腺抗体及甲状腺 B 超：TG-Ab 251.00U/ml（0～40）；TRAb 0.73U/L（0～1.5）；TPO-Ab 3.60U/ml（0～12）。甲状腺 B 超示甲状腺回声不均（弥漫性病变待除外）；甲状腺右叶低回声结节。

 **思维提示：**

首先垂体增强 MRI 结果进一步支持临床判断，支持中枢性尿崩症、垂体炎性病变的诊断，由于垂体柄的增粗，阻止了抗利尿激素从下丘脑运输至神经垂体释放，从而因抗利尿激素的缺乏导致肾小管对水重吸收的减少，从而临床上出现尿崩症。其次，三角肌活检示免疫复合物沉积于肌束膜，间接证明了自身免疫性垂体炎症的存在，同时可以解释高胰岛素血症。最后，存在桥本甲状腺炎内分泌疾病。下一步治疗上有两种选择，传统上给予醋酸去氨加压素替代治疗，再者可应用免疫抑制剂治疗垂体炎，观察患者尿量、尿比重、尿渗透压及垂体形态的变化，我们选择从疾病本质入手，使用免疫抑制剂治疗。

## 五、治疗方案及理由

1. 方案　甲泼尼龙 40mg/d，静脉滴注，观察尿量、饮水量、尿比重、尿渗透压及垂体形态学变化。

2. 理由　考虑患者中枢性尿崩症由于垂体炎引起，无论是血免疫学指标异常，还是垂体 MRI 的表现，均提示自身免疫性垂体炎可能性大，应用免疫抑制剂治疗，是理所应当的，同时这种治疗方案，既是治疗，又可以同时验证诊断。

## 六、治疗效果及思维提示

（一）治疗效果

经甲泼尼龙治疗 2 周后，患者尿量有所减少，但不明显，尿比重及尿渗透压升高，复查垂体增强 MRI（2011-12-05）结果为垂体体积较前减小，强化程度仍欠均，其左侧强化程度减低区范围较前减小，边界较前清晰。垂体柄增粗较前缓解，粗约 2mm，未见异常强化影。垂体柄增粗明显减轻。

（二）思维提示

 **思维提示：**

从影像学表现来说，甲泼尼龙治疗效果明显，垂体柄增粗已经明显缓解。从临床表现上观察，患者症状有所缓解，证明了免疫抑制剂的作用，同时也确定了垂体炎的诊断。但是临床症状相对于影像学检查，缓解不明显，原因考虑与应用糖皮质激素有关，其水利尿作用加重了尿崩症症状。下一步需要调整治疗方案，同时联合应用免疫抑制剂，一方面为糖皮质激素减量准备，另一方面主要目的是由于垂体炎有复发倾向，减少垂体炎的复发。

## 七、调整治疗方案及效果

1. **新方案**　治疗上加用硫唑嘌呤 50mg，2 次 / 天。甲泼尼龙应用 20 天后减量至 10mg，3 次 / 天，并逐渐减量至 5mg，3 次 / 天。

2. **效果**　临床表现看到尿量迅速减少，24 小时尿量大约 5L 左右，同时饮水量也明显下降，饮水间隔明显增长。临床上另外一个现象为患者月经来潮，并且持续时间 6 天，比患病时月经期持续时间明显延长，月经量也较之增多。从影像学上再次复查垂体增强 MRI（2011-12-23）结果示：本次检查与 2011-11-21 垂体 MRI 增强检查比较：垂体体积及强化程度较前变化不著。垂体柄增粗较前明显缓解，粗约 1.2mm，未见异常强化影。余无明显改变，请结合临床。提示垂体柄增粗进一步好转，治疗有效。

3. **化验指标**　复查免疫全项中异常指标，IgG 1020mg/dl（751～1560），IgA 393mg/dl（82～453），循环免疫复合物 15.6U/ml（<13），免疫球蛋白进一步降低，已经是正常水平，血沉增快较前下降，提示免疫炎症反应逐渐减轻。激素水平提示：复查 OGTT 和胰岛素释放试验结果：Glu（mmol/L）4.73（0'）、6.93（30'）、6.66（60'）、5.61（120'）、4.25（180'）；Ins（mU/L）16.84（0'）、149.48（30'）、71.10（60'）、61.80（120'）、8.98（180'），高胰岛素水平明显下降，胰岛素抵抗改善明显；甲状腺功能已经为正常范围；性激素全项为 FSH 2.6U/L，LH 3.63U/L，PRL 38.96ng/ml，$E_2$ 81.96pg/ml，P 10.65ng/ml，T 19ng/dl（表 73-2）。

表 73-2　治疗中主要指标变化

| 日期 | 体重（kg） | 入量（ml） | 尿量（ml） | 血渗透压（mmol/L） | 尿渗透压（mmol/L） | 尿比重 |
|---|---|---|---|---|---|---|
| 治疗前 | 83 | 7000 | 9300 | 316 | 138 | 1.002 |
| 治疗 1 周 | 84 | 8600 | 8100 | 308 | 133 | 1.002 |
| 治疗 2 周 | 85 | 7600 | 7100 | 318 | 152 | 1.004 |
| 治疗 3 周 | 86 | 7400 | 6700 | 307 | 144 | 1.004 |
| 治疗 4 周 | 85 | 7400 | 7000 | 310 | 月经期 | 月经期 |
| 治疗 5 周 | 86 | 5500 | 5000 | 308 | 105 | 1.000 |

## 八、对本病例的思考

1. 中枢性尿崩症是由于抗利尿激素缺乏，受 AVP 调节的肾小管远端和集合管管壁水通透性明显降低，尿液重吸收和浓缩障碍，故临床上表现为排出大量低渗、低比重尿并表现为烦渴、多饮的一种疾病。

中枢性尿崩症病因复杂，而此患者病因最终确定为垂体炎，使用免疫抑制剂取得了良好的效果。原发性垂体炎（primary hypophysitis）又称为特发性垂体炎，是指非继发于其他部位炎症或全身性疾病而发生的垂体炎性病变，可分为三种类型：淋巴细胞性垂体炎、肉芽肿性垂体炎、黄瘤病性垂体炎。原发性垂体炎发生率较低，被认为是一种器官特异性自身免疫性疾病。大多数是在手术后根据病理检查结果得以确诊，在临床上常常误诊为垂体肿瘤。原发性垂体炎可以表现为：①颅内占位性症状：颅内压增高引起头痛、恶心、呕吐、嗜睡；视神经受压、抬高或受损引起视力下降、视野缺损（偏盲）；病变侵犯脑神经引起眼肌麻痹，眼球活动障碍。②腺垂体功能低下的症状：甲状腺功能低下主要表现面色苍白、面部水肿，眉发稀疏、腋毛阴毛脱落，表情淡漠、反应迟钝、智力减退，心率缓慢、心音低钝、心输出量减少等；性腺功能低下在女性主要表现为闭经、性欲减退或消失、性腺及生殖器明显萎缩等；男性主要表现为性功能减退、阳痿和第二性征退化，如阴毛稀少、皮下脂肪增多、睾丸萎缩等；肾上腺皮质功能低下表现为乏力、食欲减退，体重减轻，心音微弱、心率缓慢、血压降低，不耐饥饿、易出现低血糖、机体抵抗力较差、易发生感染。③如若累及垂体柄，ADH分泌不足和PRL分泌增多导致中枢性尿崩症和闭经泌乳。从影像学检查来说垂体MRI可以出现下述情况：①垂体弥漫性增大，可向鞍上、鞍旁、鞍内生长，蝶鞍大小正常或轻度增大；②增大垂体的T1加权相为低信号或等信号，T2加权相为高信号，增强扫描示病变均匀强化或环形强化；③垂体柄增粗，视交叉受压上抬；④病变可侵犯周围组织。此症临床表现与垂体肿瘤极为相似，故常常误诊，下一步则错误地采取手术治疗。而影像学可以给予一定的提示，但同样无特征性表现。这就要求内分泌临床医生要时时刻刻对原发性垂体炎保持高度的警惕性，以避免不必要的外科手术治疗。

2. 肌肉活检的重要性 众所周知，病理诊断是疾病诊断的金标准。而此患者的检查中肌肉活检同样是一种病理学检查，也应被认为是一种金标准。对于肌肉组织活检，常常被用于诊断神经肌肉疾病之中，如多发性肌炎、线粒体病等，直接观察肌肉组织病变，从而获得诊断。在此病例中，我们初步诊断垂体炎，但我们无法直接取得垂体病理学证据，退而求其次，根据"整体医学"的理念，取得患者肌肉组织病理，得到了这一重要的间接"金标准"。它告诉我们在这个患者的肌肉上，存在着严重的免疫学损伤，则我们推测在此患者的垂体很可能有着同样严重的免疫性病变，肌肉活检结果更加支持我们的诊断。另一方面，除了肌肉活检结果间接地支持了我们的诊断外，其更深远的意义在于向"原发性垂体炎是一种器官特异性疾病"这一概念提出了挑战。患者同时合并高胰岛素血症及桥本甲状腺炎，经甲泼尼龙治疗，高胰岛素血症明显降低，胰岛素抵抗减轻，甲状腺功能恢复正常，结合三角肌活检结果免疫荧光示IgG（++）和FRA（+），说明肌肉同时也受到了自身免疫损害，患者存在垂体、甲状腺、肌肉等多器官免疫损害。故垂体炎是患者全身自身免疫损害的一部分，应该说是受到免疫攻击最严重的一个器官，若全身病变继续发展，可能会出现糖尿病、甲状腺功能减退等疾患。故垂体炎很可能不是一个单纯的器官特异性疾病，临床医生在诊断垂体炎的同时也要注意其他器官损害。很明显，肌肉活检这一有创性检查非常有力地支持了"整体医学"的理论。

3. 关于糖皮质激素治疗垂体炎 糖皮质激素在此例患者作为治疗垂体炎的首选，其尿量、饮水量明显减少，临床症状逐渐缓解，复查垂体MRI提示垂体柄增粗明显缓解，取得了明显的效果。所以笔者认为糖皮质激素可以作为淋巴细胞垂体炎治疗的首选。应当注意的是糖皮质激素在治疗的初期可能会加重患者的症状。在此例患者，早期治疗过程中患者症状改善不明显，随着甲泼尼龙的减量，患者多尿症状明显缓解。所以在治疗垂体炎症时，对于多尿症状的评估要注意药物的影响，尤其是糖皮质激素。此情况在垂体功能减退合并尿崩症的患者，补充氢化可的松后常常出现。至于糖皮质激素可以引起多尿加重，可能与其水利尿作用及血容量的增加有关。

垂体炎的治疗文献报道以糖皮质激素为主，但容易复发，应用后患者的尿量可以增加。免疫抑制剂往往用于治疗复发性垂体炎。我们应用甲泼尼龙联合硫唑嘌呤治疗垂体炎的目的，就是加强疗效，防止复发。当然，治疗垂体炎也可以把免疫抑制剂作为首选，我科曾应用环孢素治疗中枢性尿崩症一例同样取得了良好的疗效。无论是哪种治疗方案，最终的效果,还需要长期随访。

4. 本病例初诊考虑为原发性垂体炎,遗憾的是我们没有垂体病理学依据,即使获得了肌肉组织病理学,但依然不能确诊。但是用治疗来验证诊断,我们觉得治疗是一种有效的方法。最终结果告诉了我们的判断是正确的,临床症状的改善,尿渗透压的升高及垂体影像学变化均证明了原发性垂体炎的诊断。故在临床实践中,对于垂体性病变在往往不能得到病理学依据的情况下,不能轻易地做出垂体肿瘤的诊断,那样会造成不必要的手术以及患者的巨大痛苦。多少年来,我们对垂体占位是否采用手术治疗一直持非常谨慎的态度。因此,建立正确的科学分析、科学思维方法在临床工作中十分重要。应该明确,这种试验性治疗既是有效的治疗,也是一种诊断的过程,出现与预期相一致的治疗效果则进一步证实了初步诊断。诚然,进行这种试验性治疗需要强有力的证据,而肌肉活检则为我们提供了一种极为有力的武器。这种从"免疫"和"整体医学"的角度出发,用肌肉活检作为强有力的手段,最终用治疗证明诊断的思维方法常常用于临床实践,不仅适用于内分泌疾病,也同样可应用于内科疾患。

(朱崇贵)

# 参 考 文 献

[1] 邱明才. 器官医学与内科的综合优势 [J]. 中华内科杂志,2004,43(7):483-484.

[2] 王朝迅,权金星,卫红艳,等. 应用环孢菌素 A 治疗特发性中枢性尿崩症一例 [J]. 中华医学杂志,2006(30):2121.

[3] 杨国庆,吕朝晖,谷伟军,等. 糖皮质激素联合硫唑嘌呤治疗复发性淋巴细胞垂体炎三例报道 [J]. 中华内分泌代谢杂志,2011,27(1):43-46.

[4] Kristof RA, Van Roost D, Klingmuller D, et al. Lymphocytic hypophysitis: noninvasive diagnosis and treatment by high dose methylprednisolone pulse therapy?[J]. J Neurol Neurosurg Psychiatry,1999,67:398-402.

# 心悸、乏力 5 年，恶心、食欲减退 3 个月，低热、咳嗽 1 周

**患者女性，34 岁，于 2006 年 1 月 20 日入院。**

## 一、主诉

心悸、乏力 5 年，恶心、食欲减退 3 个月，低热、咳嗽 1 周。

## 二、病史询问

（一）初步诊断思路及问诊目的

患者青年女性，病史较长，出现心悸、乏力、多汗等症状，按照内分泌常见疾病优先考虑的原则，应将甲状腺功能亢进症（以下简称甲亢）放在首位。甲亢最常见的原因即是 Graves 病（Graves' disease），同时由于 Graves 病是一种自身免疫性疾病，往往合并肝损害、白细胞减少及剥脱性皮炎等。故问诊的主要目的是围绕甲亢诱因、主要临床症状特点、其他脏器的损害、诊治经过等，并且需要除外其他肝病所造成的肝功能异常，如病毒性肝炎、自身免疫性肝病及药物性肝损害等。此外，由于患者出现低热，更应着重患者发热的特点及伴随症状，明确患者发热的病因。一般来说，甲亢患者往往存在白细胞减少，发热最可能的原因为感染，以呼吸道感染最为多见。

（二）问诊主要内容及目的

1. 患者发病前是否有精神创伤或劳累等诱因　甲亢患者发病前可有诱因，常常由于精神刺激，以中年女性多见。但很多患者往往找不到诱因。

2. 患者的主要临床症状有哪些，其特点如何　青年患者甲亢症状往往比较明显，以高代谢症状和心血管系统症状最为明显。怕热、多汗、心悸、消瘦、易怒和多食等都是年轻患者最为常见的症状。

3. 患者接受过何种检查，接受的主要治疗是什么，效果如何　患者病史较长，应已经接受较多相应的检查，对于诊断价值很大，如甲状腺功能及甲状腺抗体等。甲亢的治疗主要有三种，内科以口服药为主，其不良反应就是肝损害和白细胞较少，予以注意。

4. 询问患者消化系统症状，是否有腹泻或腹痛的症状，既往是否有肝病病史，是否长期酗酒，是否做过相应的检查　肝功能异常是甲亢最为常见的系统损害，严重时可出现肝坏死。考虑甲亢肝损害时需首先除外病毒性肝炎、自身免疫性肝病及药物性肝损害等疾患。

5. 发热的特点及伴随症状，有无呼吸系统检查　感染是甲亢白细胞减少最为严重的并发症，若不及时救治，后果极其危险。最为容易出现的即是呼吸系统感染，注意询问呼吸系统症状。

6. 询问家族遗传史　遗传因素是甲亢发病的重要因素，其父母或兄弟姐妹甲状腺疾病

发病率升高。

（三）问诊结果及思维提示

问诊结果：患者既往体健，否认肝炎、结核传染病史，否认食物、药物过敏史，否认手术、外伤史，无吸烟、饮酒不良嗜好，月经规律，生有一女，体健。生活规律，爱人体健，家庭关系和睦。母亲甲状腺炎病史。患者于入院前 5 年无明显诱因出现心悸、乏力、手颤、怕热、多汗等，无颈部肿大，无突眼，无眼胀、眼干，无消瘦，无多食、易饥，于外院就诊，查甲状腺功能等诊断为"甲状腺功能亢进症，Graves 病"，给予"甲巯咪唑 5mg，3 次/天"口服治疗，8 个月后症状明显缓解，因生育逐渐停药。分娩后间断服药，但极不规律。1 年前，自觉颈部肿胀，无疼痛，无发热，未予重视。入院前 3 个月无明显诱因出现恶心，厌油腻，食欲减退，伴上腹部不适，大便 3～5 次/天，为黄稀便，无脓血，化验示 ALT 119U/L，故停用甲巯咪唑。入院前 1 周，出现咳嗽、咳痰，伴发热，体温波动于 37.0～37.5℃，不伴寒战，胸片示双肺纹理增多，给予抗感染治疗。入院当日于门诊复查，甲状腺功能：$FT_4 > 30.8pmol/L$，$FT_3 > 167.7pmol/L$，$TSH < 0.01mU/L$，肝功能示：ALT 1211U/L，AST 1030U/L，总胆红素 116.2μmol/L，直接胆红素 70.5μmol/L，为求进一步诊治收入我院。自发病以来，小便正常。3 个月内体重减轻 7.5kg。

**思维提示：**

通过问诊可明确，患者存在甲状腺疾病家族史，发病主要表现为心悸、怕热、多汗、手颤、易怒，后出现颈部肿胀，结合患者化验血 $FT_3$ 和 $FT_4$ 升高，TSH 降低，诊断甲状腺功能亢进症成立。患者恶心、呕吐、食欲差、厌油腻 3 个月，血肝酶及胆红素明显升高，可明确甲亢合并肝损害诊断。同时治疗过程中出现发热，呼吸道症状，是粒细胞减少导致感染的常见特点。故体格检查时重点注意甲状腺、皮肤巩膜、眼睛等部位，还需要注意胸腹部检查，如肺部听诊和腹部触诊。

## 三、体格检查

（一）重点检查内容及目的

患者主要问题在于甲亢、肝损害及呼吸道感染，因此应对患者进行系统地、全面检查的同时，重点注意体温、脉搏、皮肤、黏膜、巩膜是否黄染、有无突眼、甲状腺肿大及有无杂音、咽部是否充血、肺部听诊、心率快慢、腹部肝脾触诊以及双下肢有无胫前黏液性水肿。

（二）体格检查结果及思维提示

体格检查结果：T 37.6℃，P 100 次/分，R 18 次/分，BP 135/75mmHg，W 55kg，H 166cm，BMI 19.96kg/m²。发育正常，营养中等，神志清，反应可，自动体位，查体合作。全身皮肤轻度黄染，略潮湿。全身浅表淋巴结未触及肿大。头颅无畸形，巩膜黄染，双瞳孔等大等圆，光反射存在，无突眼，无眼睑水肿。咽充血。颈软，甲状腺Ⅱ度肿大，质韧，表面光滑，可随吞咽移动，无触痛，双侧甲状腺上极可闻及血管杂音，以左侧更明显。双侧胸廓对称，双肺呼吸音粗，偶闻少量痰鸣音。心前区无隆起，HR 100 次/分，律齐，心音有力，各瓣膜听诊区未闻及病理性杂音。腹软，不胀，肝脾肋下未及，双肾无叩击痛。四肢无畸形，双侧胫前下部轻度黏液性水肿。腱反射活跃。手颤（+）。

**思维提示：**

　　体格检查结果与问诊后初步考虑相吻合，初步考虑为甲状腺功能亢进症合并黄疸和白细胞减少，导致气管炎或者肺炎。皮肤略潮湿，甲状腺肿大伴听诊杂音，心率快，下肢胫前黏液性水肿、手颤（+）及腱反射活跃均符合甲亢体征，而甲状腺杂音和胫前黏液性水肿都是 Graves 病的特征。皮肤巩膜黄染支持黄疸诊断，结合院外化验，肝损害明确。体温升高，咽部充血及肺部痰鸣音均提示呼吸系统感染。接下来进一步实验室和影像学检查验证初步考虑，并且明确是否存在白细胞减少，为进一步治疗做准备。

## 四、实验室和影像学检查

（一）初步检查内容及目的

1．血尿便常规　明确是否存在白细胞减少，初步判断感染的部位及病原体。

2．肝功能、电解质、血脂、肾功能　进一步明确肝损害的程度，同时了解是否存在其他脏器功能受损。

3．甲状腺功能系列　了解甲亢程度，明确甲状腺病变性质。

4．血沉、免疫全项、风湿抗体、肝炎全项及自身免疫性肝病系列　进一步寻找肝损害的病因，首先除外病毒性肝炎。

5．胸片、腹部 B 超　除外肺炎，了解肝脏和胆管周围的情况。

（二）检查结果及思维提示

检查结果：

（1）血常规：血红蛋白 121g/L，白细胞 $4.1×10^9$/L，血小板 $246×10^9$/L，中性粒细胞 67.7%，淋巴细胞 21.1%；尿常规：pH 6.0，比重 1.030，葡萄糖（-），白细胞（-），蛋白质（-），酮体（-），隐血（-），胆红素（-），尿胆原弱阳性；便常规：褐色，软便，镜检阴性，便隐血阴性。

（2）肝功能：总蛋白 68g/L（62～85），白蛋白 40g/L（35～55），球蛋白 28g/L（26～37），ALT 1045U/L（5～40），AST 680U/L（8～40），ALP 164U/L（40～150），GGT 112U/L（7～49），总胆红素 92.2μmol/L（3.4～20），直接胆红素 54.5μmol/L（0.1～6.8）；肾功能：BUN 4.8mmol/L（1.7～8.3），Cr 44.0μmmol/L（44～115）；血 Ca 2.46mmol/L（2.15～2.55），P 1.40mmol/L（0.8～1.45），Na 136mmol/L（136～145），K 3.5mmol/L（3.5～5.3），Cl 103mmol/L（96～108）；总胆固醇 3.50mmol/L（3.59～5.17），甘油三酯 1.71mmol/L（0.57～1.71）。

（3）甲状腺功能系列：$FT_3 > 30.8$pmol/L（3.5～6.5），$FT_4 > 167.7$（11.5～23.5）pmol/L，$T_3 > 12.32$nmol/L（0.92～2.97），$T_4 > 387$nmol/L（58.1～140.6），TSH < 0.01（0.3～5.0）mU/L，$rT_3 > 6.13$nmol/L（0.43～1.15），TG-Ab 80.176%（<30%），TM-Ab 63.859%（<20%），TRAb 阴性，TSI 阴性。

（4）ESR 17mm/h；免疫全项：IgG 1070mg/dl（723～1685），IgA 151.0mg/dl（69～382），IgM 85.9mg/dl（63～277），C3 96.7mg/dl（85～193），C4 25.7mg/dl（12～36），C 反应蛋白 0.10mg/dl（0.00～0.80），循环免疫复合物 8.80U/ml（0.00～13.10），IgE 6.5U/ml（0.0～150.0），抗核抗体阴性；风湿抗体阴性，类风湿因子 33.9U/ml（0.0～30.0）；肝炎全项均为阴性；自身免疫性肝病系列为阴性。

（5）胸片：左侧肺门区类圆形致密影，不除外陈旧性病变或血管轴位投影，必要时随诊复查；腹部 B 超：肝实质颗粒增粗（请结合肝功能），胆脾胰双肾未见异常。

（6）肝活检：结果见文末彩图 74-1。

**思维提示：**

重要的检查结果有 5 项：①甲状腺功能检查 $T_3$ 和 $T_4$ 明显升高，TSH 降低，符合甲状腺功能亢进症改变，同时 TG-Ab 和 TM-Ab 均阳性，不除外 Graves 病同时合并桥本甲状腺炎；②血常规提示白细胞水平处于低限，是患者出现呼吸道感染最主要的原因；③肝功能提示肝酶和胆红素均明显升高，肝损害可明确；④肝炎全项和自身免疫性肝病系列均为阴性；⑤血脂中总胆固醇低与甲亢相关。结合患者的病史和体格检查结果，诊断 Graves 病明确，支持肝功能受损，尽管白细胞水平不低，但仍考虑血液系统损害，白细胞较正常水平仍偏低，同时合并呼吸系统感染。肝损害病因目前根据化验结果可以除外病毒性肝炎和自身免疫性肝病，考虑甲亢所致肝损害，并且与应用甲巯咪唑有关。此外，应注意的是血钾于低值，此往往是甲亢损害肾小管的结果，又容易导致甲亢常见的心律失常，如心房颤动。下一步的处理是首先解决白细胞低和肝功能损害，停用抗甲状腺药物，其次改善甲亢症状。

## 五、治疗方案及理由

1. 方案　甲泼尼龙 40mg/d，静脉滴注；美托洛尔 50mg，口服，2 次／天；氯化钾缓释片 1.0g，口服，3 次／天；还原型谷胱甘肽（古拉定）1.2g/d，静脉滴注。

2. 理由　Graves 病是一种全身自身免疫性疾病，往往在应用抗甲状腺药物前已经出现多器官损害，常见的如甲状腺相关眼病，胫前黏液性水肿，白细胞减少和肝功能异常等。故治疗上应以免疫治疗为主，选用糖皮质激素作为此患者治疗的首选药物是理所应当的。此患者化验示 TG-Ab 和 TM-Ab 均升高，类风湿因子亦升高，均说明患者体内存在免疫异常反应，结合全身甲状腺、肝脏、血液等多器官损害，有使用糖皮质激素的证据，同时没有应用糖皮质激素的禁忌证。甲泼尼龙作为临床常用糖皮质激素，其为一种短效激素，以免疫抑制作用最强，钠水潴留作用弱，故为首选。其次，患者血钾低，同时应用糖皮质激素，补钾一方面可以防止糖皮质激素的不良反应，另一方面有利于心脏；美托洛尔可以降低交感神经兴奋性，控制心室率，改善甲亢症状。虽然肝损害为甲亢所致，应用保肝药有利于控制肝功能异常。

## 六、治疗效果及思维提示

治疗效果：经甲泼尼龙等药物治疗 1 个月后患者乏力、手颤、心悸等甲亢症状好转，食欲好转，恶心、厌油腻消失，黄疸逐渐消退，无发热、咳嗽、咳痰。查体皮肤潮湿、黄疸消失，甲状腺肿大较前减轻，为 I 度肿大，质软，杂音减轻，心率 80 次／分，律齐，下肢胫前黏液性水肿消失。化验检查示肝功能逐渐恢复正常（表 74-1），甲状腺功能明显好转，基本接近正常（表 74-2）。白细胞水平处于正常范围。复查腹部 B 超示肝胆胰脾双肾未见异常。

表74-1 治疗过程中肝功能变化

| 日期 | ALT（U/L）<br>（5～40） | AST（U/L）<br>（8～40） | TBIL（μmol/L）<br>（3.4～20） | DBIL（μmol/L）<br>（0.1～6.8） |
|---|---|---|---|---|
| 06.01.21 | 1045 | 680 | 92.2 | 54.5 |
| 06.01.23 | 641 | 171 | 53.3 | 31.8 |
| 06.01.27 | 379 | 105 | 34.5 | 16.9 |
| 06.02.01 | 307 | 98 | 29.3 | 14.7 |
| 06.02.03 | 162 | 43 | 20.2 | 10.0 |
| 06.02.06 | 128 | 50 | 22.5 | 9.8 |
| 06.02.11 | 92 | 30 | 16.4 | 7.1 |
| 06.02.15 | 73 | 26 | 16.9 | 5.9 |
| 06.02.20 | 45 | 31 | 12.1 | 3.9 |
| 06.02.27 | 21 | 29 | 13.5 | 4.9 |
| 06.03.04 | 14 | 18 | 13.2 | 4.1 |

表74-2 治疗过程中甲状腺功能的变化

| 日期 | $FT_3$（pmol/L）<br>（11.5～23.5） | $FT_4$（pmol/L）<br>（3.5～6.5） | TSH（mU/L）<br>（0.3～5） |
|---|---|---|---|
| 06.01.23 | ＞167.7 | ＞30.8 | ＜0.01 |
| 06.01.24 | 29.73 | 144.51 | ＜0.01 |
| 06.01.27 | 18.92 | 87.96 | ＜0.01 |
| 06.02.03 | 17.59 | 66.01 | ＜0.01 |
| 06.02.06 | 17.43 | 65.27 | ＜0.01 |
| 06.02.11 | 18.55 | 66.43 | ＜0.01 |
| 06.02.20 | 16.39 | 55.54 | ＜0.01 |
| 06.02.27 | 10.61 | 31.51 | ＜0.01 |
| 06.03.06 | 9.68 | 28 | ＜0.01 |

 **思维提示：**

应用免疫性抑制剂即糖皮质激素收到了良好的效果，而治疗又是最好的诊断方法。此患者接受甲泼尼龙治疗1个月，其各方面都有了明显的改善，包括甲状腺功能亢进、肝功能异常、血液白细胞减少倾向、皮肤胫前黏液水肿以及心脏损害等，说明患者存在多器官自身免疫性损伤，证明了Graves病不是一种器官特异性疾病，而是一种可以累及全身多脏器的自身免疫性疾病。而糖皮质激素是Graves病治疗的首选药物。

## 七、调整治疗方案及疗效

（一）新方案

1. 停用静脉甲泼尼龙，改为泼尼松10mg，口服，每日3次。

2. 甲巯咪唑10mg，口服，每日1次。

3．理由　患者症状已经得到了控制，肝功能已经基本正常，同时甲状腺功能明显好转，完全具备了换用口服药物及应用抗甲状腺药物的条件。

（二）疗效

治疗效果：患者症状进一步改善，甲亢症状基本消失，血压心率正常，黄疸完全消退，肝功能异常完全恢复正常，甲状腺功能基本正常，出院时复查血常规白细胞 $5.3 \times 10^9/L$。

## 八、对本病例的思考

1．甲亢与肝病　甲亢会对肝脏产生不良影响，常常导致肝功能异常，临床上常表现为化验异常，严重时出现黄疸，肝功能衰竭。甲亢导致肝病的原因传统的认识与以下因素有关：①甲亢造成肝脏耗氧量增加，在肝血流量未增加的情况下，出现缺氧环境，导致肝小叶坏死；②甲状腺激素的毒性作用，使肝功能受损；③肝脏分解代谢增加，出现负氮平衡；④甲亢右心衰肝淤血；⑤感染的不利影响。而在另外一些患者，虽然在治疗前肝功能正常，但当使用了抗甲状腺药物，随即出现了血转氨酶及胆红素的升高，常常认为此现象是药物性肝损害。而在治疗时传统方法认为由于抗甲状腺药物引起血转氨酶升高者，以用甲巯咪唑为首选，出现黄疸者，常采用丙硫氧嘧啶治疗为宜。而此例患者既有血转氨酶升高，又存在胆红素异常，应用抗甲状腺药物是不可能的。故这时思考出现这种现象的原因、如何解决问题是至关重要的。如果单纯考虑甲亢肝病从治疗上是难以下手的，但若从全身整体出发，那就容易得多。Graves 病是一种全身自身免疫性疾病，故肝功能异常是免疫损害的一部分，依据有两点，其一为我科曾行甲亢患者肝活检，病理结果提示大量免疫复合物在肝细胞表面和毛细胆管壁上沉积，其二为应用糖皮质激素治疗甲亢肝损害起到了意想不到的效果。故甲亢肝损害可以认为是一种自身免疫性疾病。

2．关于 Graves 病的治疗　传统上甲亢治疗主要包括抗甲状腺药物、放射性碘和手术治疗。在 2002 年我科邱明才教授提出糖皮质激素应作为甲亢治疗的首选治疗，其与传统的治疗方法有很大的区别。但经过了十年的临床实践，证明了糖皮质激素治疗甲亢是安全、科学、有效、经济的方法。糖皮质激素治疗甲亢是建立在组织活检病理基础之上，是从疾病本质治疗疾病，从全身自身免疫损伤的角度出发，解决了传统方法不能顾及的方方面面，包括甲状腺相关眼病、胫前黏液性水肿、白细胞减少、肝病、低钾性周期性瘫痪、甲亢心脏病及肾小管酸中毒等。糖皮质激素的应用使甲亢的治疗相对容易。我们对这部分患者所做的肝脏活检结果证实，这些患者存在肝脏的自身免疫损伤，微胆管和肝实质均有损伤。所以，我们应该重新认识这种疾病，采用新的治疗策略。

（朱崇贵）

## 参 考 文 献

[1] 邱明才．甲状腺功能亢进症治疗的反思 [J]．中华医学杂志，2002，82（3）：148-149．

[2] 邱明才．应加强对 Graves 病免疫抑制治疗理念的更新 [J]．天津医药，2008，36（5）：393-395．

[3] 邱明才．器官医学与内科的综合优势 [J]．中华内科杂志，2004，43（7）：483-484．

[4] 白耀．甲状腺病学——基础与临床 [M]．北京：科学技术文献出版社，2004．

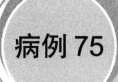

## 病例 75　手足麻木 2 年,加重伴间断四肢 搐搦 16 天

**患者女性**,29 岁,于 2009 年 2 月 16 日入院。

### 一、主诉:

手足麻木 2 年,加重伴间断四肢搐搦 16 天。

### 二、病史询问

（一）初步诊断思路及问诊目的

患者年龄相对较轻,病史大约 2 年,近期症状加重,并出现四肢搐搦,依据临床表现首先考虑低钙血症,其次要考虑低钾血症等情况,最后要除外神经科癫痫等疾病。内分泌科常见疾病为甲状旁腺功能减退症,同时要除外其他导致低钙血症的原因。因此,问诊目的主要围绕低钙血症的鉴别诊断,询问发病时主要症状及特点、伴随症状、是否曾补钙治疗及效果如何等问题展开,并兼顾重要鉴别诊断。

（二）问诊主要内容及目的

1. 发病前是否有受凉、感冒或其他感染史　特发性甲状旁腺功能减退症发病前可存在感冒或病毒感染。

2. 手足麻木是否伴有抽搐、瘫痪或其他症状　如伴随抽搐是低钙血症的重要依据,如伴瘫痪要注意低钾血症。

3. 此次病情加重时主要发病特点及伴随症状　明确发病时抽搐的主要特点,是否伴随意识丧失及二便失禁,是否伴有心悸、出汗,有无高血压等。

4. 入院前是否查过血钙,是否曾经补充钙剂,剂量、效果如何　通过了解院外补钙治疗的情况来明确低钙血症的诊断,并进一步分析钙剂等药物的效果来确定诊断以及下一步如何治疗。

5. 既往是否存在内分泌疾病,是否曾患胰腺炎,或曾应用降血钙药物,是否存在家族类似疾病史　重症胰腺炎常可致低钙血症,而血钙的高低是急性胰腺炎的病情严重的重要指标之一。甲状旁腺功能减退症可同时伴有肾上腺皮质功能减退及皮肤黏膜念珠菌感染,称为自身免疫性多发内分泌腺病综合征 I 型。而与甲状旁腺有关的先天性疾病常常伴有家族史。

6. 既往是否有颈部手术及放疗史,是否吸烟或饮酒　甲状旁腺功能减退症首要原因为手术,故询问患者既往手术史极为重要。而急性或慢性酒精中毒同样是导致低钙血症的重要原因之一。

（三）问诊结果及思维提示

问诊结果:患者为青年女性,工作为职员。既往身体健康,无内分泌疾病,亦无手术及放疗史,无类似内分泌疾病家族史,无饮酒史。病史为2年,主要症状为手足麻木,2年来无抽搐、瘫痪、恶心、呕吐、心悸等症状。本次病情前有受凉史,于夜间感手足麻木加重,继而出现四肢抽搐,后明显加重,表现为双上肢蜷缩,双手呈助产士样,伴有大汗、心悸、憋气、头晕等症状,随之双眼上吊,意识丧失,牙关紧闭,无口吐白沫及二便失禁,立刻送往医院,诊断为"癫痫",服用卡马西平治疗,疗效不佳。后症状自行缓解,相同症状再次发作后送往医院,查血钙为0.91mmol/L,静脉补钙后好转。患者发作后仍有间断手足麻木抽搐遂来就诊。患者病史中无多饮、多尿、多食,无虚弱、乏力,无怕凉、便秘等症状。

**思维提示:**

通过问诊可明确,患者既往无内分泌系统疾病,无家族相似疾病史,无颈部手术放疗史。病史大约2年,本次病情加重,并出现抽搐,后加重并伴意识丧失,根据其所述临床表现,符合低钙血症的特点,依据外院血Ca值,诊断低钙血症成立,病因首先考虑特发性甲状旁腺功能减退症。应在体格检查时重点注意颈部是否存在瘢痕,皮肤黏膜是否存在真菌感染,心脏听诊是否存在异常,尤其注意面神经叩击征和束臂加压征,并通过实验室检查确定甲状旁腺素水平,和影像学除外异位钙化。意识丧失主要考虑是低钙血症的严重表现,癫痫的可能性不大。

## 三、体格检查

### (一) 重点检查内容及目的

诊断低钙血症已经明确,病因考虑患者甲状旁腺功能减退症的可能性最大,因此在对患者进行系统地、全面地检查同时,应重点注意束臂加压征和面神经叩击征,注意皮肤黏膜有无皮疹,有无色素沉着,此外,颈部皮肤和心脏体征也要格外注意。

### (二) 体格检查结果及思维提示

体格检查结果:T 36.2℃,R 21次/分,P 76次/分,BP 110/870mmHg。神志清楚,呼吸平稳,自动体位。皮肤黏膜双上肢可见散在红色斑疹,压之褪色。口唇无发绀,颊黏膜未见色素沉着,牙齿呈黄色,伸舌居中。颈部未见瘢痕,甲状腺不大。胸廓对称,双侧呼吸运动一致,双肺听诊呼吸音清,未闻及干湿性啰音。心率76次/分,律齐,心音有力,未闻及奔马律和各瓣膜区杂音。腹软,无压痛,肝脾肋下未及,双肾区无叩痛。脊柱无侧弯,双下肢不肿,双侧腓肠肌压痛。掌纹无色素沉着,双手指甲有纵嵴。生理反射存在,病理反射未引出。面神经叩击征及束臂加压征阳性。

**思维提示:**

体格检查结果与问诊后初步考虑甲状旁腺功能减退症的思路相吻合。面神经叩击征及束臂加压征阳性提示低钙血症明确。心脏检查未见异常,低钙尚未影响心脏。查体未见颈部瘢痕,进一步除外手术后甲状旁腺功能减退症,而颊黏膜、掌纹无色素沉着暂不考虑肾上腺皮质功能减退症。进一步实验室和影像学检查的主要目的是明确甲状旁腺功能减退症,并寻找病因,判断病情,除外颅内异位钙化,并为治疗方案提供依据。

## 四、实验室和影像学检查

（一）初步检查内容及目的

1. 血常规、ESR　除外贫血。

2. 肝功能　明确白蛋白水平。

3. 血尿电解质　明确病情，了解钙磷水平，并除外低镁血症。

4. 心电图、动脉血气分析及尿酸化功能　评价病情，是否存在碱中毒。

5. 激素化验　明确 PTH 水平，了解垂体功能。

6. 风湿免疫全项　寻找病因。

7. 骨密度及头颅影像学　了解骨量及是否存在异位钙化。

8. 眼科检查　需除外晶状体混浊。

（二）检查结果及思维提示

检查结果：

（1）血常规：WBC $6.14\times10^9$/L，N 43%，L 46%，M 9%，RBC $3.90\times10^{12}$/L，HGB 116g/L，PLT $291\times10^9$/L；血沉 43mm/h。

（2）肝功能：TP 73g/L，ALB 33g/L↓，GLO 43g/L↑，ALT 44U/L↑，AST 46U/L↑，TBIL 7.0μmol/L，DBIL 2.3μmol/L，ALP 61U/L。

（3）电解质：Na 143mmol/L，K 4.29mmol/L，Cl 101mmol/L，Ca 1.45mmol/L↓，P 2.53mmol/L↑；24 小时尿电解质：24hUCa 8.8mg↓，24hUP 300mg↓。

（4）心电图：窦性心律，未见异常。动脉血气分析（未吸氧）：pH 7.459，$PaO_2$ 81.8mmHg，$PaCO_2$ 42.3mmHg，BE 5.5mmol/L。尿酸化功能：正常范围。

（5）激素化验：PTH<0.31pmol/L；肾上腺皮质激素：血皮质醇 20.9μg/dl，血 ACTH 29.4ng/L，24 小时尿 Cor 37.4μg/24h；性腺六项：FSH 2.1U/L，LH 16.5U/L，PRL 18.30ng/ml，$E_2$ 46.2pg/ml，P<0.11ng/ml，T 82ng/dl；甲状腺功能：$FT_3$ 4.77pmol/L，$FT_4$ 18.02pmol/L，TSH 2.16mU/L。

（6）免疫全项：IgE 692mg/dl↑，IgA 478mg/dl↑；ANA（+）1：100，胞质颗粒型；CRP 2.32mg/dl。风湿抗体：ANA（+），1：100，胞质颗粒型。ENA 抗体均为阴性。

（7）骨密度：正常范围。全身 BMD $1.081g/cm^2$。头颅 CT：未见异常。

（8）眼科检查：未见晶状体混浊。

**思维提示：**

重要的检查结果有六项：①低蛋白血症；②血钙低，血磷低，24 小时尿钙低，24 小时尿磷低，PTH 低于正常；③代谢性碱中毒；④甲状腺功能和性腺六项在正常范围，血 ACTH 和 Cor 在正常范围，而尿皮质醇在正常低限；⑤血浆白细胞淋巴比例高，ESR 增快，IgA 和 IgE 升高，ANA 阳性；⑥颅内无异位钙化，无白内障。结合患者的病史和体格检查结果，根据典型生化特点及 PTH 明显低于正常，确定特发性甲状旁腺功能减退症（idiopathic hypoparathyroidism）的诊断。目前病因首先考虑自身免疫性损伤，理由在于免疫指标的明显异常且无其他明显原因。自身免疫性多发内分泌腺病综合征目前尚不能除外，原因是尿皮质醇在正常低限，不能排除肾上腺皮质功能低下早期阶段，需复查尿皮质醇。患者甲状旁腺功能减退症尚属早期，并无颅内钙化，故需严格控制血尿钙磷水平，阻止并发症的发生。故下一步的处理应是立即选择合适的钙剂及维生素 D 制剂进行治疗，其目的在于迅速升高血钙，维持在 2.0mmol/L，改善患者临床症状，进一步治疗选择强有力的免疫抑制剂进行病因治疗。

## 五、治疗方案及理由

1. 方案　碳酸钙 600mg，每日 1 次，口服。骨化三醇 0.25μg，每日 2 次，口服。

2. 理由　临床实践中，迅速升高血钙水平，目标值是 2.0mmol/L，可以缓解症状并防止并发症，予口服碳酸钙，原因在于碳酸钙含钙元素比例最高；而选择骨化三醇因其化学式为 $1,25(OH)_2D_3$，节省了维生素 $D_3$ 及阿尔法骨化醇在体内转化为 $1,25(OH)_2D_3$ 的步骤，故作用最强，最大限度地促进肠道吸收钙磷，从而升高血钙水平。下一步需要紧密监测血钙磷及尿钙磷，既可以防止手足搐搦发作，又可使尿钙不至于过高，形成尿路结石。

## 六、治疗效果及思维提示

（一）治疗效果

经补钙及骨化三醇等治疗，患者手足麻木较前减轻，而手足抽搐次数也明显减少。查体束臂加压征和面神经叩击征仍为阳性。复查实验室化验检查结果：① Ca 1.41mmol/L↓，P 2.10mmol/L↑，24hUCa 23.8mg↓，24hUP 389mg↓；②24 小时尿皮质醇：78μg。

（二）思维提示

患者初诊特发性甲状旁腺功能减退症，经过适当的治疗，病情好转明显，但化验指标仍不理想，应该考虑两个问题：①钙剂及骨化三醇剂量是否足够？②是否应采用病因治疗？根据患者的临床症状及病变特点，下一步仍需要完全控制患者临床症状。此外，为了患者长期生存，控制症状，减少药物用量，应选择积极的病因治疗，考虑特发性甲状旁腺功能减退症由自身免疫损伤所致，故治疗应采用免疫抑制剂治疗。

## 七、调整治疗方案及疗效

（一）新方案

碳酸钙 600mg，每日 1 次，口服。骨化三醇 0.5μg，每日 3 次，口服。

（二）疗效

经过上述治疗后，患者手足麻木及手足抽搐消失。查体束臂加压征和面神经叩击征均为阴性。复查实验室化验检查结果：Ca 1.83mmol/L↓，P 2.00mmol/L↑，24hUCa 200mg，24hUP 348mg↓。

（三）新治疗方案

碳酸钙 600mg，每日 1 次，口服。骨化三醇 0.5μg，每日 3 次，口服。甲泼尼龙 40mg，每日 1 次，静脉滴注。

理由：经过补充钙剂及骨化三醇治疗，患者临床症状消失，血钙已经由 1.41mmol/L 升到 1.83mmol/L，治疗效果明显。采用糖皮质激素治疗的理由如下：①特发性甲旁减考虑由自身免疫损伤所致；②有可能使损伤的甲状旁腺得到一定程度的恢复，减少骨化三醇的用量，减低医疗费用和患者心理压力；③预防其他内分泌腺体的破坏，如艾迪生病。

（四）疗效

经过免疫抑制剂治疗后，患者无手足麻木及抽搐。查体束臂加压征和面神经叩击征均为阴性。复查实验室化验检查结果：Ca 1.87mmol/L↓，P 1.66mmol/L↑，24hUCa 593mg↑，24hUP 445mg↓。

## 八、对本病例的思考

1. 关于特发性甲状旁腺功能减退症　内分泌学中低钙血症的一个重要原因就是甲状旁腺功能减退症。其特点为手足搐搦，癫痫发作、低钙血症和高磷血症。首要原因往往是颈部甲状腺手术，手术操作中损伤甲状旁腺组织或其所供应的血管，导致甲状旁腺激素（PTH）水平的下降。特发性甲状旁腺功能减退症有家族性和散发性两种。前者伴性联隐性遗传或常染色体隐性或显性遗传，与基因异常导致的自身免疫有关。患者血清中可检出甲状旁腺特异性抗体，同时可查出肾上腺皮质抗体，可伴有其他免疫性疾病，如原发性甲减、恶性贫血等，但往往首先出现皮肤黏膜念珠菌感染，局部抗真菌治疗无效，此症称为"念珠菌 - 内分泌病综合征"。而先天性甲状旁腺发育不全同样可致甲状旁腺功能低下，常于新生儿期发病，如 DiGeorge 综合征。

2. 临床思路的重要性　在以往对甲状旁腺功能减退症的治疗中，传统方法为高钙饮食，药物往往是维生素 D、二氢速固醇、钙剂以及噻嗪类利尿剂的使用，治疗为终生替代治疗。长期骨化三醇等药物的应用极大的增加了患者的经济负担。而此例特发性甲状旁腺功能减退症，由于未找到明确病因，但免疫指标提示异常，故我们从免疫角度理解疾病，使用免疫抑制剂进行治疗，取得了一定的效果。此外，该病目前尚无有针对性的抗体检测，所以诊断起来有难度。为此，对于那些血钙难以达到正常水平的患者，我们在临床上采用三角肌活检的方法，试图获取患者是否因为自身免疫的原因导致甲状旁腺损伤的可能的间接证据，然后又针对性地进行治疗，获得了满意的治疗效果。该患者的治疗结果是血钙上升，血磷下降，尿钙明显上升，临床症状完全消失，另外同时得到的一个好处就是避免了多腺体自身免疫综合征的发生。因此在对待临床问题时，当我们遇到诊断上的困难和治疗上的难题时，我们无从下手，可以从免疫的角度去想一想，来理解疾病，往往可以得到意想不到的效果。另一方面，在对待已经明确的疾病，书本上已经有了固定的治疗方案，但是从临床实践中发现了新的问题，也可以大胆的实践，从而取得疾病全新的理解。对于所谓的特发性甲状旁腺功能减退症的诊断，我们就有了清晰的思路去解释临床的现象，从根本上为患者解决疾苦。

（朱崇贵）

# 肋骨疼痛4年，加重伴肌肉无力1年

**患者男性，55岁，汉族，职员。**

## 一、主诉

肋骨疼痛4年，加重伴肌肉无力1年。

## 二、病史询问

（一）初步诊断思路及问诊目的

患者为中年男性，病史较长，以肋骨疼痛为主诉，因此问诊应围绕肋骨疼痛和肌肉无力的症状。肋骨为非承重骨，其发生疼痛时，首先考虑是否存在着骨软化症。骨软化的常见病因包括钙磷摄入不足，维生素D代谢障碍等，而维生素D代谢障碍常见于肝及肾小管疾病。因此问诊目的主要是围绕患者有无消化系统疾病，有无肝、肾疾病，有无应用损伤肝脏或是肾脏的药物，有无家族史。除骨痛、肌肉无力外有无四肢瘫痪、多尿、夜尿增多等肾小管受损的其他临床表现。

（二）问诊的主要内容及目的

1. 疼痛的诱因、程度、持续时间和缓解因素，与活动的关系如何　骨软化早期症状不明显，疼痛多始于负重部位如下肢及腰骶部，后发展至全身。如无相应的治疗，患者的疼痛逐渐加重，严重时只能卧床，疼痛性质由间歇性发展为持续性。

2. 是否伴有乏力、双下肢瘫痪等症状　骨软化患者由于钙、磷的缺乏导致肌肉松弛、肌力下降，早期表现为双下肢乏力，严重时双下肢不能直立行走，需借助拐杖等辅助，甚至卧床。

3. 入院前进行过哪些检查和治疗　一些相关的实验室检查如血钙、磷，血 ALP、PTH、维生素D及尿酸化功能，肝功能等检查可为疾病的诊断提供一些线索。

4. 既往病史，有无特殊药物，毒物接触史　是否长期服用阿德福韦酯，要明确有无影响钙磷吸收、肝脏和肾脏维生素D代谢的疾病，有无影响两者的药物或是毒素接触史。

5. 有无家族史　维生素D依赖性佝偻病、低血磷性抗D佝偻病具有家族史。

（三）问诊结果及思维提示

问诊结果：患者为职员，长期居住于城市。既往乙型病毒性肝炎15年，6年前开始拉米夫定治疗，近4年因病毒变异改为阿德福韦酯10mg 1天1次治疗，目前 HBsAg（++），肝功能正常。无过期四环素、重金属及棉籽油接触史。个人史：足月顺产，出生时身长及体重较周围婴儿无明显异常。生长发育无明显异常。家族中无类似病史。患者于入院前4年无明显诱因出现肋骨疼痛，无发热、皮疹，无口干、眼干、牙齿脱落、腮腺肿大，无四肢抽搐、意识障碍，无腹痛、肉眼血尿，无晨僵，无食欲缺乏，无心悸、饥饿感及手抖。患者未予重视。入院前2年出现右膝关节疼痛，无红、肿、热及骨擦感，后逐渐发展至双膝、双踝、双髋关节，以至不能独立行走。曾多次就诊于外院，均未明确诊断。近1年疼痛加重且发展至全身，伴肌肉无力，无骨畸形。9个月前就诊于外院，血Ca 2.46mmol/L，P 0.53mmol/L（0.8～1.45），ALP 349.9U/L。血肿瘤全项正常范围之内，血铜蓝蛋白正常，未明确诊断。近1个月出现口干、多尿、夜尿增多，左侧肱骨疼痛剧烈影响睡眠。在我科门诊查，血Ca 2.06mmol/L，P 0.56mmol/L，K 3.24mmol/L，Cl 109mmol/L。血常规示RBC及HGB降低。尿常规示Pro（++），Glu（-）。为进一步诊治收入我科。自发病以来，患者精神可，近期因左肱骨疼痛影响睡眠，近1周食欲缺乏，腹胀，夜尿多，身高缩短约2cm。

**思维提示：**

患者具有低血磷，轻度低钙血症，低钾血症，蛋白尿，首先考虑肾小管相关疾病如范科尼综合征。患者中年起病，无家族史，因此可排除胱氨酸病、肝豆状核变性、眼脑肾综合征、酪氨酸血症等先天或遗传因素所致范科尼综合征引起低血磷的可能，而考虑为后天获得性因素所致。患者无重金属如镉、铝、汞及甲苯接触史及酗酒史；无慢性肾脏病如慢性肾盂肾炎、慢性尿酸性肾病病史，肾功能正常；无过期四环素、氨基糖苷类抗生素、马兜铃酸、造影剂、硫唑嘌呤、雷尼替丁、抗癫痫药丙戊酸接触史；无体重的进行性下降，血肿瘤全项均为正常。故上述因素所致的范科尼综合征均可排除。患者具有阿德福韦酯长期应用史，该药的长期应用可损伤肾小管而引起低血磷。但是患者双侧肋骨疼痛早于患者服药时间，故阿德福韦酯只可能是疾病加重的一个因素，而不是疾病的病因。患者具有慢性乙型肝炎病史，此病可引起机体免疫功能异常，因此要注意是否存在着肾小管的自身免疫性损伤。另外，患者有贫血和骨痛，需明确有无多发性骨髓瘤可能。

## 三、体格检查

（一）重点检查内容及目的

考虑为低磷骨软化，同时存在着蛋白尿，尿糖增高，低血钾，肾小管损伤可能性大。因此，在对患者进行系统，全面的检查的同时，应重视有无肋骨压痛，骨骼畸形，有无龋齿，腮腺肿大等。

（二）体格检查结果及思维提示

体格检查结果：T 36.5℃，P 90次/分，R 18次/分，BP 160/100mmHg。神清，语利，查体合作，翻身及坐起均行动缓慢，且行动过程中患者表情痛苦。不能独立站立、蹲起及行走。贫血貌，全身皮肤黏膜无黄染，皮疹及出血点。周身浅表淋巴结未触及肿大。头颅五官无畸形，眉毛无稀疏，眼睑无水肿，眼球无突出，结膜无充血，眼球活动自如。耳鼻无异常分泌。口唇无发绀，牙列整齐，无龋齿。颈静脉无怒张，颈软，甲状腺未触及肿大。胸廓对称，无畸形，双侧肋骨压痛。双肺呼吸音清，未闻及干湿啰音。心界不大，HR 90次/分，律齐，各瓣膜听诊区未闻及病理性杂音。腹软，无压痛及反跳痛，肝脾肋下未触及，Murphy征阴性，肝肾区无叩击痛。双下肢无水肿。脊柱四肢无畸形，双髋关节压痛，"4"字试验阴性，枕墙距为0。生理反射存在，病理反射未引出。

**思维提示：**

　　体格检查及问诊结果初步考虑为肾小管疾病，阿德福韦酯可能为疾病的一个因素，但是阿德福韦酯的应用晚于患者双侧肋骨疼痛，提示可能存在着其他的引起肾小管损伤的原因。为明确病因还有赖于进一步的实验室检查和影像学检查，为疾病的诊治提供依据。

### 四、实验室和影像学检查结果

（一）初步检查内容及目的

1. 血、24 小时尿钙、磷，ALP，PTH　明确低血磷的程度，有无存在着继发性甲状旁腺功能亢进症。

2. 血气，尿酸化功能明确患者是否存在着肾小管酸中毒。24 小时尿蛋白电泳及蛋白定量明确是否存在肾小管性蛋白尿和程度。OGTT＋尿糖明确是否存在肾性糖尿和胰岛素抵抗。24 小时尿氨基酸明确是否存在着氨基酸尿。肾小管磷重吸收率（TRP）明确是否存在着肾小管磷重吸收功能障碍。

3. $25(OH)D_3$ 和 $1,25(OH)_2D_3$　明确是否存在着维生素 D 代谢障碍。

4. 风湿免疫全项明确是否存在着自身免疫性疾病，血及尿免疫电泳明确是否存在着多发性骨髓瘤或轻链肾病，双眼裂隙灯检查明确有无肝豆状核变性可能。

5. 骨 X 线片和骨密度　明确骨损伤程度，并作为观察疗效的指标之一。

（二）检查结果及思维提示

检查结果：

1. 血常规　RBC $3.2 \times 10^{12}/L$，HGB 61g/L，WBC $6.88 \times 10^9/L$，N 60.5%，PLT $367 \times 10^{12}/L$，Ret $1.11 \times 10^{12}/L$。尿常规：pH 7.5，SG 1.015，Glu 2＋，Pro 1＋。便常规：软便，褐色；隐血：胶体金法及化学法均为阴性。

2. 肝功能　TP 66g/L，ALB 41g/L，ALT 14U/L，AST 22U/L，ALP 420U/L（40～150），GGT 25U/L，TBIL 4.4μmol/L，DBIL 1.3μmol/L。肾功能：BUN 4.0mmol/L，Cr 87μmol/L，UA 120mmol/L。血电解质：Ca 2.06mmol/L（2.15～2.55），P 0.64mmol/L（0.8～1.45），Cl 109.3mmol/L，$CO_2CP$ 25mmol/L，Mg 0.86mmol/L。

3. 口服葡萄糖耐量试验＋胰岛素释放＋尿糖测定结果　Glu（mmol/L）：0 分钟 5.07，30 分钟 7.88，60 分钟 9.75，120 分钟 7.28，180 分钟 5.34；Ins（mU/L）：0 分钟 15.12，30 分钟 55.83，60 分钟 70.33，120 分钟 92.27，180 分钟 41.05；UGlu：0 分钟（±），其余时间点均为（＋＋＋＋）。

4. 24 小时尿氨基酸测定　苏氨酸 1924.15mg（50～150），丝氨酸 547.25mg（25～75），谷氨酸 254.13mg（＜10），甘氨酸 1492.99mg（70～200），丙氨酸 583.26mg（20～70），胱氨酸 242.46mg（10～20），酪氨酸 172.39mg（15～50），苯丙氨酸 136.90mg（10～30），赖氨酸 522.49mg（10～50），精氨酸 77.20mg（＜10），脯氨酸 170.99mg（＜10），牛氨酸 1419.80mg（85～300），余门冬氨酸、缬氨酸、甲硫氨酸、异亮氨酸、亮氨酸及组氨酸在正常范围之内。

5. 血气分析　pH 7.4，$PaCO_2$ 33.5mmHg，$PaO_2$ 68.6mmHg，BE −3.2mmol/L，$HCO_3^-$ 20.7mmol/L。尿酸化功能：pH 7.2，$HCO_3$ 16.1mmol/L（0～12.44），TA 1.1mmol/L（9.57～

150)，$NH_4^+$ 11.3mmol/L（25.84～200）。

6. 24 小时尿电解质　Ca 328mg（150～300），P 571mg（750～1500），Na 136mmol，K 27mmol。24 小时尿：Glu 3.0g（<0.25g），Pro 1.4g（<150mg），mAlb 141.2（<30mg）。24 小时尿尿酸 815.4mg。TRP 78%（87.3%～94.1%）。尿酶：NAG 60.7U/gcr（2～21.6），GAL 13.1U/gcr（2～14）。

7. PTH 6.0pmol/L（1.1～7.3）。25（OH）$D_3$ 48.1（47.7～144）nmol/L，1,25（OH）$_2D_3$ 55.85（39～193）pmol/L。

8. 风湿抗体 + 免疫全项　C3 78mg/dl（85～193），余均阴性。HLA-B27 阴性。ESR 10mm/h。

9. EPO 115mU/ml（2.1～21.6）。血三项：叶酸 5.31ng/ml（5.31～24），维生素 $B_{12}$ 422pg/ml（211～911），Fer 15ng/ml（15～250）。乙肝：HBsAg 阳性，DNA 定量 <5.0E + 2copies/ml。

10. 尿本周蛋白及尿免疫电泳均为阴性。骨髓活检：骨髓增生程度大致正常，粒红比例大致正常，粒红两系各阶段细胞可见，比例未见特殊；巨核细胞形态，数量尚可；CD138、CD38 免疫组化染色未见浆细胞明显增多；未见 CD56 阳性细胞。骨髓细胞学检查：骨髓粒红巨均增生。

11. 胸片正位　双肺纹理增多。裂隙灯：无 K-F 环。腹部 B 超：肝脏弥漫性病变，肝脏多发囊肿，胆囊壁增厚，胰头、体，脾脏未见明显异常。双肾未见明显异常。

12. 骨密度　$L_2$～$L_4$ 0.841g/cm²，T 值 −2.9；股骨颈 0.566g/cm²，T 值 −3.0；全身 0.872g/cm²，T 值 −3.8。全身 X 线片：头颅正位骨质未见确切异常；双侧肱骨、尺桡骨骨端骨密度减低及掌指骨骨质密度减低；腰椎退行性脊椎病，腰椎骨质疏松，双侧骶关节间隙略狭窄，骨盆插入部骨质增生，骨盆骨质疏松；双侧胫腓骨骨质密度不均匀减低。

13. 肾脏活检　结果见文末彩图 76-1，彩图 76-2。

**思维提示：**

患者具有双侧肋骨疼痛及压痛，肌肉无力，全身骨密度减低，骨软化诊断明确。低血磷，TRP 降低，肾性糖尿病，多氨基酸尿，范科尼综合征诊断明确。患者具有低血钾，高血氯，尿中 $HCO_3^-$ 增加，$NH_4^+$ 降低，血 pH 在正常范围之内，存在着代偿性高氯性代谢性酸中毒。

最后诊断：获得性范科尼综合征（长期应用阿德福韦酯）

## 五、治疗方案及理由

（一）治疗方案

对症治疗：维生素 D 7.5mg，肌内注射，每 2 周 1 次；碳酸钙 $D_3$ 片 0.6g，1 天 1 次；骨化三醇 0.5μg，1 天 3 次，1 周，0.75μg，1 天 3 次，2 周，1.0μg，1 天 3 次，1 周。

（二）理由

范科尼综合征的对症治疗主要是补充因近端肾小管重吸收功能障碍而自尿中大量丢失的碳酸氢根、磷酸盐、钾、钠等物质。口服碳酸氢钠中和酸中毒；低血钾者口服补钾；低血磷者口服补磷；并给予适量维生素 D 治疗。

### 六、治疗效果及思维提示

治疗效果:患者肋骨疼痛,肌肉无力较前稍改善,翻身及坐起较前灵活,血 Ca 升至正常,血磷较前升高,但波动较大(表 76-1)。但仍觉双膝无力,不能站立及独立行走;且同时在单纯给予造血原料叶酸 10mg,1 天 3 次,维生素 $B_{12}$ 500μg,肌内注射,1 天 1 次,多糖铁复合物(力蜚能)150mg,1 天 2 次治疗,患者的血红蛋白仅升至 75g/L(表 76-2)。

**表 76-1　对症治疗后患者骨代谢相关指标的变化**

| 疗程(W) | Ca | P | ALP | 24hUCa | 24hUP |
| --- | --- | --- | --- | --- | --- |
| 1 | 2.34 | 0.86 | 423 | 793 | 726 |
| 2 | 2.34 | 0.96 | 319 | 620 | 718 |
| 3 | 2.25 | 0.7 | 345 | 476 | 564 |
| 4 | 2.36 | 0.77 | 377 | 588 | 624 |

**表 76-2　对症治疗后 RBC 及 HGB 的变化**

| 疗程(W) | RBC | HGB |
| --- | --- | --- |
| 1 | 3.51 | 65 |
| 2 | 4.09 | 76 |
| 3 | 3.97 | 74 |
| 4 | 3.99 | 75 |

其间进一步化验结果回报:患者具有贫血,单纯给予造血原料叶酸片 5mg,1 天 3 次,维生素 $B_{12}$ 500μg,1 天 1 次,多糖铁复合物 150mg,1 天 2 次,3 周后不能升至正常,骨髓细胞学检查示骨髓粒红巨均增生,提示可能存在着自身免疫性贫血的可能。肌肉活检:免疫荧光:IgA(+),IgG(+),IgM(-),C3(±),C1q(±),FRA(+),沿肌束膜沉积。肾活检:肾穿刺组织可见 23 个肾小球,1 个缺血性硬化,1 个缺血性皱缩,其余肾小球鲍曼囊壁增厚,系膜细胞及基质轻度弥漫节段性增生,毛细血管基膜弥漫空泡变性,其中 1 个小型细胞纤维性新月体形成,多处球囊粘连。肾小管上皮细胞空泡颗粒变性,多灶状萎缩,小灶状刷状缘脱落,细胞扁平。肾间质多灶状纤维化。小灶状淋巴、单核细胞浸润。小动脉管壁增厚。免疫荧光:IgA(±),IgG(+),IgM(±),FRA(+),沿肾小球沉积,C3,C1q 阴性。HBsAg(-),HBcAg(-)。病理诊断:结合临床,符合慢性间质小管肾病。结合患者的肾活检和肌肉活检的结果,考虑存在着肾小管的自身免疫性损伤,故在大剂量活性维生素 D 和钙剂治疗的基础上给予患者泼尼松 5mg,1 天 3 次治疗。

 **思维提示:**

对症治疗只能改善症状,并不能达到根治的目的。因此我们要积极的寻找病因,尤其在成年起病,考虑为获得性范科尼综合征。病因治疗是获得性范科尼综合征最有效的治疗措施,有可能使范科尼综合征得到根治。

## 七、治疗方案调整及疗效

大剂量活性维生素D和钙剂治疗的基础上给予患者泼尼松5mg，1天3次治疗。泼尼松治疗1个月后，患者的疼痛症状逐渐消失，翻身及坐起较前进一步改善，能站立及行走，血Ca和血P均升至正常范围之内（表76-3），骨密度较前改善（表76-4）。HGB亦逐渐升至正常（表76-5）。泼尼松治疗3个月后，患者行动进一步改善，能独立上下楼梯。除血钙、血磷和血红蛋维持在正常水平外，血1,25（OH）$_2$D$_3$升至正常范围，为95.58pmol/L（停用骨化三醇7天后测定），24小时尿蛋白（0.34g）及尿糖（0.1g）较前明显下降。

表76-3　小剂量泼尼松治疗后骨代谢相关指标的变化

| 疗程（W） | Ca | P | ALP | 24hUCa | 24hUP |
|---|---|---|---|---|---|
| 1 | 2.36 | 0.85 | 445 | 658 | 633 |
| 2 | 2.31 | 0.93 | 426 | 393 | 810 |
| 3 | 2.30 | 0.92 | 397 | 561 | 540 |
| 4 | 2.13 | 0.91 | 457 | 448 | 794 |
| 5 | 2.13 | 0.95 | 469 | 625 | 792 |

表76-4　治疗前和治疗8周后BMD的变化

| 时间 | L$_2$～L$_4$（g/cm$^2$） | 股骨颈（g/cm$^2$） | 全身（g/cm$^2$） |
|---|---|---|---|
| 治疗前 | 0.841 | 0.566 | 0.872 |
| 治疗8周后 | 0.870 | 0.761 | 0.882 |

表76-5　泼尼松治疗后RBC及HGB的变化

| 疗程（W） | RBC | HGB |
|---|---|---|
| 1 | 4.31 | 83 |
| 2 | 4.70 | 91 |
| 3 | 4.53 | 89 |
| 4 | 4.65 | 94 |
| 5 | 4.57 | 96 |
| 6 | 5.20 | 112 |

## 八、对本病例的思考

范科尼综合征是多种病因所致的以近端肾小管功能障碍为特征的一组疾病，由瑞士Fanconi在1931年首先报道。因近端小管重吸收功能及1α-羟化酶功能障碍致葡萄糖、碳酸氢根、磷酸盐、尿酸、小分子量蛋白质、钾、钠、钙、部分氨基酸及水从尿中排泄过多。临床表现为磷酸盐尿、肾性糖尿、肾性多种氨基酸尿、蛋白尿和低磷血症等。

范科尼综合征只是一种综合征，还需作出病因诊断，从病因上范科尼综合征可以分为遗传性、特发性和继发性三类。依据患者中年起病，无家族史，无低血糖，血铜蓝蛋白正常、无K-F环，因此可排除胱氨酸病、糖原累积症、肝豆状核变性、眼脑肾综合征、酪氨酸血症等先天或遗传因素所致范科尼综合征的可能，而考虑为后天获得性因素所致。患者无重金属如镉、铝、汞及甲苯接触史及酗酒史；无慢性肾脏病如慢性肾盂肾炎、慢性尿酸性肾病病史，肾功能正常；无过期四环素、氨基糖苷类抗生素、马兜铃酸、造影剂、硫唑嘌呤、雷尼替丁、抗癫痫药丙戊酸接触史；无体重进行性下降，血肿瘤全项均为正常。故上述因素所致的范科尼综合征均可排除。患者虽有贫血，但血沉不快，血球蛋白及免疫球蛋白正常，尿本周蛋白及尿免疫电泳均为阴性，骨穿未见原始浆细胞，故多发性骨髓瘤和轻链肾病可排除。患者因乙肝病毒变异而于近3年服用阿德福韦酯10mg，1天1次治疗，而研究显示抗病毒药物如替诺福韦、西多福韦、阿德福韦酯[1~3]可引起近曲小管功能障碍而致Fanconi综合征。阿德福韦酯是一种三磷酸腺苷类似物，能干扰能量代谢过程，其肾毒性作用的机制是损伤线粒体（由于肉碱的消耗和DNA聚合酶γ的作用）及近端小管转运蛋白功能。肾毒性作用表现为近端肾小管功能障碍。有报道使用阿德福韦酯（30mg/d）72周时，22%～25%的患者出现近端肾小管毒性表现，其发生肾毒性作用的时间与剂量没有关系，但其发生率有剂量依赖性。然而该患者在服用阿德福韦酯之前已经存在着双侧肋骨疼痛的症状，因此，阿德福韦酯不是范科尼综合征的病因，仅可能是疾病的一个叠加因素。单纯给予患者骨化三醇及钙剂补充治疗效果欠佳，因此需进一步寻找疾病的病因。结合患者同时合并小细胞低色素性贫血，给予造血原料补充后血红蛋白只轻度上升，骨髓细胞学检查示骨髓粒、红、巨三系均增生，不排除自身免疫性贫血的可能，因此行肌肉活检和肾活检以明确是否存在免疫损害。肌肉活检结果显示，IgA（+），IgG（+），C3（±），C1q（±），FRA（+），沿肌束膜沉积。肾活检结果显示肾小管上皮细胞空泡颗粒变性，多灶状萎缩，小灶状刷状缘脱落，细胞扁平。肾间质多灶状纤维化。小灶状淋巴、单核细胞浸润。免疫荧光：IgA（±），IgG（+），IgM（±），FRA（+），沿肾小球沉积，符合"慢性间质小管肾病"。根据肌肉活检和肾活检的结果，考虑患者存在肾小管的自身免疫性损伤。肾活检提示，肾间质纤维化和肾小管多灶状萎缩的同时，仍有肾小管小灶状刷状缘脱落，小灶状淋巴，单核细胞浸润，提示病情仍可能在活动。故在给予骨化三醇，钙剂及维生素D治疗的基础上给予泼尼松免疫抑制治疗。患者的病情明显改善，能独自站立及行走，血磷持续平稳升高至正常水平，患者的血红蛋白恢复正常，24小时尿蛋白及尿糖明显下降，活性维生素D水平升高至正常范围。

范科尼综合征的对症治疗主要是补充因近端肾小管重吸收功能障碍而自尿中大量丢失的碳酸氢根、磷酸盐、钾、钠等物质。口服碳酸氢钠中和酸中毒；低血钾者口服补钾；低血磷者口服补磷；并给予适量维生素治疗。然而对症治疗只能改善症状，并不能达到根治的目的。因此，我们要积极地寻找病因，尤其成年起病的患者，应考虑为获得性范科尼综合征。病因治疗是获得性范科尼综合征最有效的治疗措施，有可能使范科尼综合征得到根治。药物所致者去除病因后病情可以逆转。重金属中毒者应促进毒物排泄。多发性骨髓瘤所致者采用药物治疗多发性骨髓瘤，减少对肾小管和肾小球的损伤。免疫性因素引起者应根据具体疾病给予免疫抑制治疗。临床上一定要重视获得性范科尼综合征的防治，避免接触影响肾小管功能的重金属；避免应用可以引起肾小管损伤的药物，在必须应用可能引起范科尼综合征的药物时应进行相应监测、做好肾小管功能损害的预防，出现小管功能损害时应及时停止可能引起范科尼综合征的药物。

（朱　梅）

# 参 考 文 献

[1] Girgis CM，Wong T，Ngu MC，et al. Hypophosphataemic Osteomalacia in Patients on Adefovir Dipivoxil[J]. J Clin Gastroenterol，2011，45（5）：468-473.

[2] Tamori A，Enomoto M，Kobayashi S，et al. Add-on combination therapy with adefovir dipivoxil induces renal impairment in patients with lamivudine-refractory hepatitis B virus[J]. J Viral Hepat，2010，17（2）：123-129.

[3] Izzedine H，Kheder-Elfekih R，Housset P，et al. Adefovir dipivoxil-induced acute tubular necrosis and Fanconi syndrome in a renal transplant patient[J]. AIDS，2009，23（4）：544-545.

# 泌乳、闭经7年,双下肢畸形2年, 骨痛6个月

**患者女性**,35岁,于2010年12月4日入院。

## 一、主诉

泌乳、闭经7年,双下肢畸形2年,骨痛6个月。

## 二、病史询问

### (一)初步诊断思路及问诊目的

患者中年女性,以泌乳、闭经为首发症状,首先考虑为催乳素瘤。患者之后出现双下肢畸形、骨痛,提醒我们注意有无多发性内分泌瘤病可能。问诊过程围绕患者有无头痛、头晕;有无视力减退、视野缺损等垂体瘤压迫周围组织的症状。并询问患者有无同时合并其他的垂体激素肿瘤如生长激素瘤等可能。并排除患者有无服用其他特殊药物引起的催乳素增多。患者骨痛及双下肢畸形,考虑为甲状旁腺疾病所致,询问患者有无食欲缺乏、恶心、血尿、腹部绞痛等高血钙引起的其他系统的症状。并询问患者有无胰腺内分泌肿瘤如胰岛素瘤、胃泌素瘤、胰血管活性肠肽瘤(VIP瘤)、高血糖素瘤可能。

### (二)问诊的主要内容及目的

1. 患者有无头痛、复视、上睑下垂;有无视力下降、视野缺损改变 早期2/3患者有头痛、主要位于眼眶后、前额部及双侧太阳穴附近,程度轻、间歇性发作。肿瘤向第三脑室生长阻塞室间孔引起颅内压升高而引起弥漫性头痛。肿瘤内出血时可引起急性剧烈疼痛。垂体瘤如压迫或侵入海绵窦,可引起动眼神经、滑车神经、展神经和三叉神经第一支障碍,而出现相应的复视、上睑下垂症状。视交叉受累时可出现视力下降、视野缺损。

2. 在患者泌乳、闭经同时,有无面容粗陋、手足粗厚 有些催乳素瘤常合并生长激素瘤,在已知患者溢乳、闭经基础上,要询问患者有无面容的改变,鞋码、手套的增大。

3. 有无垂体 - 肾上腺轴、垂体 - 甲状腺轴、垂体 - 性腺轴功能低下;有无多饮、多尿 垂体腺瘤是引起垂体功能减退最常见的病因。各种垂体腺瘤均可通过压迫正常的垂体组织而致垂体功能减退。要询问患者有无食欲缺乏、恶心、呕吐、腹泻、乏力、怕冷、嗜睡、反应迟钝等临床表现。垂体柄受压迫时可引起多饮、多尿等尿崩症的临床表现。

4. 有无骨痛、骨折、意识障碍、腹痛、肾绞痛、血尿;有无饥饿、手抖、心悸;有无反复胃部不适等胰腺内分泌肿瘤的临床表现 询问患者有无甲状旁腺功能亢进症的临床表现如骨痛、骨折、意识障碍、腹痛、肾绞痛和血尿等。有无乏力、手抖、心悸、意识模糊等高胰岛素血症的临床表现。有无反复溃疡、腹泻等胃泌素瘤临床表现。有无多坏死性游走性皮疹、舌炎、口炎等高血糖素瘤临床表现。有无面色潮红、水样腹泻、腹痛等VIP瘤的临床表现。

5. 既往的用药史有无特殊　有些药物可引起高催乳素血症，包括多巴胺受体拮抗药（多潘立酮、甲氧氯普胺）、含雌激素的口服避孕药、某些抗高血压药、阿片制剂及 $H_2$ 受体拮抗药（如西咪替丁）等。

6. 有无家族史　多发性内分泌瘤病有明显的家族遗传倾向。

（三）问诊结果及思维提示

问诊结果：既往史：乙型肝炎病史 10 年，口服恩替卡韦治疗，15 天前复查肝功能正常。2 个月前发现糖尿病，口服格列喹酮（糖适平）30mg，1 天 3 次治疗，血糖未监测。家族中无垂体瘤，甲状旁腺瘤及类癌等病史。患者于入院前 7 年出现月经量减少至闭经，伴溢乳。无头痛、头晕；无视野缺损及复视；无多饮、多尿。入院前 2 年就诊于外院，PRL＞200ng/ml。垂体 MRI 示"垂体微腺瘤"，诊断为"催乳素瘤"，给予溴隐亭 2.5mg，1 天 1 次治疗，用药 3 个月后月经恢复，溢乳消失。患者于入院前 2 年发现双下肢逐渐弯曲呈"O"形，未重视。入院前 6 个月出现左胫骨内侧疼痛，负重后加重。曾发作一次腹绞痛，肉眼血尿，于当地医院诊断为"输尿管结石"，体外碎石治疗后改善。入院前 2 天出现右肩部疼痛，就诊于我院门诊，Ca 3.12mmol/L，P 0.59mmol/L，ALP 125U/L，PTH 227pmol/L，为进一步诊治收入我科。自发病以来，精神、食欲正常。无性格改变、心悸、口干、多饮。体重下降 15kg，身高无改变。

**思维提示：**

患者中年女性，病史较长。首先出现催乳素瘤，给予溴隐亭后可改善症状。后期出现骨痛、骨畸形和输尿管结石，院外实验室检查提示高血钙、低血磷、高 PTH 和 ALP，首先考虑为原发性甲状旁腺功能亢进症。结合以往的催乳素瘤病史，考虑患者存在着多发性内分泌瘤病 1 型。目前无胰岛素瘤、高血糖素瘤、胃泌素瘤、VIP 瘤等有功能的胰腺内分泌腺瘤的临床表现，需行进一步的检查明确。

## 三、体格检查

（一）重点检查内容及目的

通过问诊考虑高度怀疑患者存在多发性内分泌瘤病 1 型，因此查体时重点检查患者接触性泌乳、骨畸形、骨骼压痛、输尿管结石等表现同时，应注意患者是否存在甲状旁腺局部结节。还应注意患者低血压、胃溃疡、皮疹、舌炎、口角炎等胰腺内分泌肿瘤的体征。

（二）体格检查结果及思维提示

体格检查结果：体温 36.5℃，脉搏 70 次 / 分，呼吸 18 次 / 分，血压 110/70mmHg。全身皮肤黏膜未见黄染，皮疹及色素沉着。全身浅表淋巴结未触及肿大。视力、视野正常。牙齿排列不规则，无缺齿。颈软，甲状腺左侧饱满。胸廓对称，肋骨压痛。双乳无触摸性溢乳。双肺呼吸音清，未闻及干湿性啰音。HR 70 次 / 分，律齐，未闻及病理性杂音。腹软，无压痛，反跳痛，肝、脾肋下未触及，输尿管点无压痛。双下肢呈膝内翻畸形。生理反射存在，病理反射未引出。

**思维提示：**

患者甲状腺左侧饱满，结合患者的病史，进一步支持甲状旁腺功能亢进症。患者同时存在着肋骨压痛，双下肢畸形，提示患者可能同时存在着骨软化症。目前无胰腺内分泌肿瘤的体征。需行进一步的实验室检查明确。

## 四、实验室和影像学检查结果

（一）初步检查内容及目的

1．血常规，肝肾功能 患者有乙型肝炎病史，明确现在的肝功能状态。患者长期高血钙，肾功能检查明确有无受损。

2．血，尿电解质，血 ALP 和 PTH 明确患者的高钙程度，是否存在着高钙危象；血磷水平如何；有无同时合并高氯血症；是否具有高尿钙，高尿磷，当患者同时合并骨软化时，尿钙可正常或是降低。通过 ALP 明确患者的骨转化程度。明确患者是否存在着高血钙、低血磷，高尿钙、高尿磷，ALP 和 PTH 升高。

3．25（OH）$D_3$ 和 1,25（OH）$_2D_3$ 明确是否存在着维生素 D 代谢障碍。

4．血糖，血胰岛素，血胰高糖素，血胃泌素，24 小时尿 VMA，血降钙素及血、尿皮质醇，甲状腺功能，性腺全项等检查 明确患者是否同时合并多发性内分泌瘤病。

5．骨密度和全身骨骼 X 线检查 明确骨骼病变的部位及程度，有无病理性骨折等。

6．甲状旁腺 B 超，CT 及 ECT 对甲状旁腺病变进行定位和定性诊断，明确是腺瘤还是增生及受累及的甲状旁腺的数量及有无存在着异位的甲状旁腺可能。

7．腹部 B 超 明确有无泌尿系统的结石或是钙盐沉积，有无同时合并胰腺炎及胰腺占位等。

（二）检查结果及思维提示

检查结果：

1．血常规 WBC $3.87 \times 10^9$/L，N 63.1%，L 30.7%，RBC $4.08 \times 10^{12}$/L，HGB 121g/L，PLT $128 \times 10^9$/L。

2．肝功能 TP 76g/L，ALB 45g/L，ALT 18U/L，AST 20U/L，GGT 30U/L，ALP 1255U/L，TBIL 9.9μmol/L。肾功能：BUN 3.6mmol/L，Cr 52μmol/L，UA 253mmol/L。

3．骨代谢相关指标 Ca 3.12mmol/L，P 0.59mmol/L，Cl 111mmol/L，Mg 0.71mmol/L。24 小时尿 Ca 770.56mg，P 498.2mg。PTH 227pmol/L（1.1～7.3）。

4．血气分析 pH 7.361，BE −6mmol/L，$HCO_3$ 19.3mmol/L。尿酸化功能：pH 6.7mmol/L，$HCO_3^-$ 8.4mmol/L（0～12.44），TA 2.9mmol/L（9.57～150），$NH_4^+$ 15.9mmol/L（25.84～200）。CT 44.87pg/ml（<100）。25（OH）$D_3$ 60.5（47.7～144）nmol/L，1,25（OH）$_2D_3$ 252.69（39～193）。

5．口服葡萄糖耐量试验 + 胰岛素释放 Glu（mmol/L）：0 分钟 8.03，30 分钟 12.05，60 分钟 13.97，120 分钟 14.57，180 分钟 12.52；Ins（mU/L）：0 分钟 22.89，30 分钟 81.03，60 分钟 85.81，120 分钟 90.13，180 分钟 90.01。

6．风湿抗体 + 免疫全项 未见异常。ESR 29mm/h。

7. 性激素　FSH 2.85U/L（2.5～10.2），LH 3.85U/L（1.9～12.5），PRL 12.95ng/ml（2.8～29.2）。肾上腺皮质功能：血 ACTH 24.5ng/L（0～46），Cor 26μg/dl（5～25），24 小时尿 Cor 173μg（30～110）。甲状腺功能：$FT_3$ 5.19pmol/L（3.5～6.5），$FT_4$ 11.97pmol/L（11.5～23.5），TSH 3.35mU/L（0.3～5.0）。胰高糖素 68.1pg/ml。胃泌素 98.46pg/ml（<150）。血淀粉酶（AMY）：70U/L，脂肪酶 124U/L，尿 AMY 110。24 小时尿 VMA 100.0μmol、115.2μmol。

8. 腹部 B 超　肝实质颗粒增粗（考虑肝弥漫性病变），脾大，脾近下缘左肾内侧低回声实性肿物（4.6cm×4.2cm），胆、胰头、体未见明显异常。腹部 CT 平扫：①脾门区软组织密度肿块（直径 4.3cm）；②腹腔内腹膜后多发结节；③脾大；④胸 10，腰 1、2、3 椎体双侧髂骨及部分肋骨多发低密度影。腹部强化 CT：①脾门区软组织密度肿块（直径 4.3cm）；②腹腔内腹膜后多发结节；③左侧肾上腺饱满；④脾大；⑤胸 10，腰 1、2、3 椎体，双侧髂骨及部分肋骨多发低密度影。

9. 骨密度　骨密度：$L_2$～$L_4$ 0.751g/cm$^2$，Z 值 −3.7；股骨颈 BMD 0.649g/cm$^2$，Z 值 −2.2；全身 0.721g/cm$^2$，Z 值 −5.2。全身 X 线片：颅骨骨皮质变薄，内外板边缘毛糙，边界不清，双侧颞骨骨质菲薄，颅骨内似可见多发斑片减低区，边界模糊，所示下颌骨皮质变薄，皮髓界限不清，牙硬板消失，下颌骨，体及左侧升支内可见多发类圆形密度减低区，边界欠清。右侧下颌骨，体可见局部皮质凹陷。双手骨质密度减低，双手多处指骨及爪粗隆骨皮质边缘毛糙，右手第 5 掌骨远端可见类圆形低密度影，左手第 5 掌骨，右手第 2、5 掌骨远端，双手拇指近侧指骨远端，可见结节样高密度影，考虑为骨岛影。骨盆各骨骨质密度减低，双侧骶髂关节间隙模糊。双侧胫腓骨骨质密度减低，密度欠均匀，双侧膝内翻畸形，关节间隙清晰。

10. 甲状旁腺 B 超　甲状腺右叶上极背侧实性肿物伴钙化点（考虑为甲状旁腺肿物，2.8cm×1.0cm），甲状腺左叶下极背侧沿气管旁沟走行实性肿物（考虑为甲状旁腺肿物 4.0cm×1.7cm）。颈部 CT 平扫：①甲状腺左侧叶下方气管左侧旁沟肿块影，建议 CT 强化检查；②所示多发骨质破坏，双侧肋骨多发骨质破坏并软组织密度结节影，考虑为棕色瘤形成。甲状旁腺强化 CT：①甲状腺左侧叶下方气管左侧旁沟肿块影，结合临床及实验室检查，考虑甲状旁腺腺瘤可能性大；②所示多发骨质破坏，双侧肋骨多发骨质破坏并软组织密度结节影，考虑为棕色瘤形成。甲状旁腺 ECT：印象：甲状腺左叶下极下方异常示踪剂浓集区，结合临床考虑为左下甲状旁腺高功能病变。

 **思维提示：**

　　患者高血钙、低血磷、高 PTH 和 ALP，骨密度减低，多处骨骼病变，甲状旁腺影像学检查结果提示左下甲状旁腺高功能病变，结合患者的症状和体征，原发性甲状旁腺功能亢进（腺瘤）诊断成立。患者无胰岛素瘤、胃泌素瘤及 VIP 瘤的临床表现，实验室检查亦未发现高胰岛素，胃泌素水平，故上述的胰腺内分泌腺瘤可排除。患者有糖尿病，但无多形性坏死性皮疹、口炎、舌炎等临床表现，且胰高糖素在正常范围内，故高血糖素瘤可排除。患者腹部影像学检查提示脾门区软组织影，体积大，且伴有腹膜后多发结节，需明确性质。患者无高血压、满月脸、多血质外貌，血尿皮质醇及 24 小时尿 VMA 均在正常范围之内，虽然左侧肾上腺饱满，不考虑存在着肾上腺病变。

## 五、治疗方案及理由

1. 治疗方案　溴隐亭 2.5mg 1 天 1 次治疗催乳素瘤。患者先后行甲状旁腺手术及腹腔肿物切除术。甲状旁腺手术证实与甲状腺左叶腺体后下方及右上甲状腺后上方各见一 2cm×1cm 和 1.2cm×0.6cm 肿物。术后病理为甲状旁腺腺瘤样增生结节。腹腔肿物切除术证实脾门区软组织位于胰体尾交界部位，自胰腺向下方外生生长。术后病理证实为胰腺高分化内分泌肿瘤，不能确定行为（CgA，Syn，生长抑素阳性，Ki-67 约 4%，CK7 及胰岛素为阴性）。术后给予患者骨化三醇 0.5μg，1 天 2 次和碳酸钙 D₃ 片 0.6，1 天 2 次治疗。

2. 理由　垂体 PRL 腺瘤的治疗目标是使 PRL 恢复正常、使肿瘤体积减小和缓解性功能低下症状，恢复生育功能的目的很难达到。治疗方式主要包括使用多巴胺激动剂的药物治疗和手术治疗，极少数药物和手术治疗无效者才需要放射治疗。药物是垂体 PRL 腺瘤的首选治疗。该患者以往的病史证实有效，故继续行此治疗方案。患者甲状旁腺功能亢进症诊断明确，具有输尿管结石和严重的骨骼受损，故应行手术治疗。患者胰腺内分泌肿瘤体积巨大，且具有腹膜后淋巴结的肿大，应行手术治疗，术后证实为胰腺高分化内分泌肿瘤，应定期随访。

> **思维提示：**
>
> 　女性催乳素瘤多为微腺瘤，治疗以内科药物治疗为主。对甲状旁腺腺瘤和胰腺内分泌腺瘤首先选择外科手术治疗。甲状旁腺腺瘤切除术后应给予钙剂和活性维生素 D 修复受损骨骼，和治疗同时存在的骨软化。

## 六、治疗效果及思维提示

患者无泌乳、闭经等临床表现。骨痛较前明显缓解，双下肢畸形较前改善，未再发作输尿管结石。术后 1 年随访，患者血钙在正常范围内。腹腔 CT 未提示腹膜后淋巴结进一步增大。

## 七、对本病例的思考

多发性内分泌瘤病（multiple endocrine neoplasia，MEN）是一种外显率较高的常染色体显性遗传性疾病，有明显的家族遗传倾向，其特征是患者的多个内分泌腺同时或相继发生肿瘤和（或）增生，从而产生的一组临床症状。按照受累内分泌腺体的不同，将 MEN 分为 1 型和 2 型。

多发性内分泌瘤病 1 型（multiple endocrine neoplasia type 1，MEN1）是一种以新生物为特征的常染色体显性遗传性疾病。患者可以有一种或多种组织受累，并且可能伴发其他罕见的新生物，如肾上腺皮质肿瘤、脂肪瘤和类癌。

MEN1 发病率极低，生化试验确诊者为 0.01/1000～0.175/1000，尸检统计发病率约为 0.25%。自然发病年龄为 30～50 岁，无明显性别差别。累及的内分泌腺体包括甲状旁腺（占患者的 90%～97%）、胰岛细胞（以 D 细胞常见，其次为 B 细胞，A 细胞较少见）和十二指肠（占 30%～80%），以及腺垂体（占 15%～30%）。其中甲状旁腺腺瘤可出现功能亢进，而胰岛细胞瘤和垂体瘤可为内分泌功能性和非内分泌功能性。此外，除外内分泌腺体病变外，亦可出现支气管和十二指肠类癌，皮下和内脏脂肪瘤。目前认为，虽然 MEN1 患者中也有肾上腺病变（腺瘤或增生）或甲状腺病变，但绝大多数病变与上述基本病变无遗传上的关联，故不属于 MEN1 的基本病变。

甲状旁腺功能亢进在 MEN 综合征中发病率很高，是 20%～30% MEN1 家族成员唯一出现的病变和 20%～30% MEN1 最先出现的病变。80% 病例有多个甲状旁腺腺体受累，常为增生、结节，亦可为腺瘤。其临床表现和体征与散发性甲旁亢相同。一旦诊断确立，必须尽早手术切除。

胰腺神经内分泌肿瘤一直被认为发病率低，仅为胰腺外分泌腺起源肿瘤的 1.4%，而且预后好于胰腺癌，但是近年来尸检的结果证实胰腺神经内分泌肿瘤的发病率为胰腺癌的 10%。根据有无功能将胰腺神经内分泌肿瘤分为两类：①功能性神经内分泌肿瘤；②无功能性神经内分泌肿瘤。前者因产生某种激素而具有相应临床综合征，按照激素分泌的类型可分为胰岛素瘤、胃泌素瘤、高血糖素瘤、VIP 瘤、生长抑素瘤等，而"无功能性"肿瘤可能并非不产生神经内分泌物质，只是无特殊临床症状而已，只有在肿瘤生长出现压迫症状时才会被发现。WHO 将胰腺神经内分泌肿瘤分成 3 类：分化好的神经内分泌肿瘤；分化好的神经内分泌癌和分化差的神经内分泌癌。手术切除是局限的胰腺神经内分泌肿瘤唯一根治性的手段。单纯肿瘤摘除术多用于单发性较小的肿瘤。远侧胰切除术多用于胰腺尾部的较大肿瘤或多发肿瘤。胰腺次全切除术用于肿瘤定位困难，不得已而在病变可疑部位采用盲目切除。胰十二指肠切除用于胰头的巨大肿瘤或恶性胰岛细胞瘤。恶性病变，已发生局部浸润和远处转移并不是手术禁忌证，应尽可能切除胰腺原发肿瘤。对于能手术切除的患者 5 年生存率可以达到 80%～100%。对于存在肝转移的神经内分泌肿瘤，手术可以减轻瘤负荷、延长生存。胰腺神经内分泌肿瘤标准的内科治疗是生长抑素类似物和 α- 干扰素。生长抑素类似物不仅能够减轻症状，还具有抗肿瘤活性，同时也能改善生活质量。胰腺神经内分泌肿瘤一旦病情进展，具有很高的恶性侵袭行为。化疗对于分化好的神经内分泌肿瘤有效率低，仅有 10% 左右，而对于分化差的神经内分泌肿瘤有较高的治疗效果。

（朱　梅）

# 消瘦、乏力、多汗3年，突眼、复视2年余

**患者男性，52岁，汉族，职员。**

## 一、主诉

消瘦、乏力、多汗3年，突眼、复视2年余。

## 二、病史询问

（一）初步诊断思路及问诊目的

患者中年男性，病史3年，首发症状为消瘦、乏力、多汗，后逐渐出现突眼、复视，首先考虑是否为甲状腺功能亢进症。因此，问诊目的需围绕甲状腺激素产生过多而导致的高代谢综合征、神经精神系统、心血管系统、消化系统等进行。同时与可引起高代谢症状的嗜铬细胞瘤及引起消瘦的糖尿病相鉴别，并同时积极寻找甲状腺功能亢进症的病因。甲状腺功能亢进症的常见病因为Graves病，此患者病史较长，且出现突眼、复视，故考虑病因为Graves病。此病常合并其他的自身免疫性疾病如系统性红斑狼疮、干燥综合征等，在问诊过程中应注意询问相应的症状。

（二）问诊的主要内容及目的

1. 患者是否同时合并多食、大便次数增加、大便含有不消化食物、心悸、乏力、低热等表现　上述症状均是甲状腺功能亢进症的典型临床表现，与患者对儿茶酚胺的敏感性增强有关。

2. 患者是否具有血压异常，血压异常的特点，是否同时具有腹部不适　甲状腺功能亢进症患者常合并高血压，特点为收缩压升高，舒张压下降和脉压增大。嗜铬细胞瘤高血压可表现为阵发性高血压，持续性高血压或是持续性高血压基础上阵发性发作。发作时可伴有剧烈头痛、大汗、心前区及上腹部紧缩感。

3. 患者在多食同时，是否具有多尿、多饮、视物模糊等表现　糖尿病患者在消瘦同时，多具有多饮、多尿、视物模糊。

4. 患者在怕热、多汗等症状之前是否具有上呼吸道感染等病史，是否具有甲状腺局部的疼痛　多数亚急性甲状腺炎患者于上呼吸道感染后发病，患者多具有甲状腺疼痛，压痛明显。常向颌下、耳后或颈部等处放射，咀嚼和吞咽时疼痛加重。

5. 是单侧突眼还是双侧突眼，有无头痛、头晕、视野改变　双眼突眼症的原因，主要有甲状腺功能障碍，高度近视，以及先天性结构异常所造成。单眼突眼症则包含有，各式各样之眼窝肿瘤，如神经瘤、血管瘤、淋巴瘤、动静脉畸形等，以及眼窝蜂织炎，或眼窝出血。颅内病变如鞍区占位等可通过影响动眼神经、滑车神经、展神经而引起复视，但无突眼。且同

时可有视交叉受压导致的视野改变及颅内压增高而引起头痛等表现。

6．既往的检查和治疗如何　既往的检查和治疗对疾病的诊治有一定的提示意义。

7．患者既往有无自身免疫性疾病病史，有无家族史　Graves病可合并其他的自身免疫性疾病，在询问病史时应仔细询问。

（三）问诊结果及思维提示

问诊结果：患者既往体健，否认结核、肝炎病史，否认药物、食物过敏史。否认其他自身免疫性疾病病史。无类似疾病及自身免疫性疾病病史。患者于入院前3年无明显诱因出现消瘦、乏力、多汗，体重半年内下降约15kg。无心悸、易饥多食，无大便次数增多，无怕热。患者未重视。于入院前2年余出现双眼突眼、畏光、流泪、复视，无视力下降，无面部感觉异常，无阵发性黑矇、头晕。遂就诊于当地县医院，行相关检查（具体不详），诊断为"甲状腺功能亢进症"，给予甲巯咪唑治疗约3个月，无明显改善。就诊于我院核医学科，查TPOAb、TGAb均为阴性，TRAb阳性，甲状腺功能示$FT_3$和$FT_4$升高而TSH下降。甲状腺ECT提示"双叶甲状腺肿大伴摄取能力增强"。诊断为"Graves病"。给予甲巯咪唑等药物治疗后，患者甲状腺功能逐渐恢复正常，突眼较前有所缓解，但仍有复视。患者因复视而就诊于我科，给予泼尼松15mg，1天3次3个月，10mg，1天3次1个月，5mg 1天3次，1个月。患者复视无明显改善。为进一步治疗，收入我科，自发病以来，精神、睡眠可，大、小便正常，体重初有下降，后期恢复正常。

**思维提示：**

　　患者甲状腺毒症表现明显，符合甲状腺功能亢进症，结合以往外院甲状腺功能结果，进一步支持甲状腺功能亢进症的诊断。患者突眼为双侧，伴畏光流泪、复视；无视力及视野改变，无面部感觉异常，考虑突眼与格雷夫斯病相关。在体格检查时重点注意有无甲状腺肿大，甲状腺有无压痛，有无胫前黏液性水肿。双侧突眼度，眼球运动情况，有无视力、视野改变。还应明确有无其他的自身免疫性疾病的线索。

## 三、体格检查

（一）重点检查内容及目的

甲状腺功能亢进症的病因多种，Graves病为最常见的原因，患者病史较长，同时合并双侧突眼，故Graves病的可能性大。因此在对患者进行全面系统检查的同时，应重点检查患者有无甲状腺肿大，胫前黏液性水肿。检查双眼突眼度，眼球运动，视野有无异常等。并重点检查患者是否具有其他的自身免疫性疾病的体征。

（二）体格检查结果及思维提示

体格检查结果：T 36.6℃，P 76次/分，R 20次/分，BP 130/80mmHg。神清，查体合作。全身皮肤黏膜无黄染、出血点及皮疹。眼睑无水肿，双侧眼球突出度为10mm，双眼球外展不能，双眼视力及视野正常。无龋齿。颈软，甲状腺未触及肿大，无压痛。双肺呼吸音清。HR 76次/分，律齐，未闻及杂音。腹软，无压痛及反跳痛，肝脾肋下未触及。双下肢无黏液性水肿。手颤征（－）。四肢肌力5级。膝腱反射活跃，病理反射未引出。

**思维提示：**

  患者问诊结果支持甲状腺功能亢进症，但体格检查除双侧眼球运动障碍外，无高代谢症状，甲状腺肿大及胫前黏液性水肿。行甲状腺功能检查明确目前的甲状腺功能状态。行双眼球后 CT 明确有无球后占位，垂体 MRI 检查明确有无鞍区占位。并行自身免疫全项检查明确是否存在着其他的自身免疫性疾病。患者血压正常，目前暂不考虑嗜铬细胞瘤。

## 四、实验室和影像学检查结果

（一）初步检查内容及目的

1. 血常规、肝功能 了解患者的白细胞和肝功能情况。

2. 甲状腺功能 明确甲状腺功能状态。甲状腺 B 超：明确甲状腺的结构及血流，明确病因。甲状腺自身抗体：明确病因。

3. 骨密度 明确是否存在着骨代谢的异常。

4. 球后 CT 明确患者是否存在着球后占位。

5. 垂体 MRI 明确有无鞍区占位。

6. 风湿免疫全项 进一步明确患者有无其他的自身免疫性疾病可能。

7. 24 小时尿蛋白，微量白蛋白 明确有无合并肾脏损伤。

（二）检查结果及思维提示

检查结果：

1. 血常规 RBC $4.22×10^{12}$/L，HGB 146g/L，WBC $7.3×10^9$/L，N 75.1%，L 18.2%，PLT $216×10^{12}$/L。

2. 肝功能 TP 68g/L，ALB 43g/L，Glo 25g/L，ALT 24U/L，AST 31U/L，ALP 62U/L，GGT 22U/L，TBIL 6.9μmol/L，DBIL 2.6μmol/L。肾功能：BUN 5.8mmol/L，Cr 49μmol/L，UA 363mmol/L。血电解质：Na 142mmol/L，K 4.21mmol/L，Ca 2.20mmol/L，P 1.14mmol/L，Cl 1072mmol/L。

3. 24 小时尿电解质 Ca 303mg（150～300），P 895.1mg，Na 180mmol，K 24.4mmol。24 小时尿：Glu 0.35g（<0.25g），Pro 145mg（<150mg），mAlb 5.0mg（<30mg）。

4. 免疫全项 IgM 43.2mg/dl，余正常范围。ESR 5mm/h。

5. 甲状腺功能 $FT_3$ 4.38pmol/L（3.5～6.5），$FT_4$ 14.8pmol/L（11.5～23.5），TSH 0.667mU/L（0.5～5.0）。甲状腺相关抗体：TRAb 0.11（0～1.5），TPOAb 11.1（0～12），TGAb<20（0～40）。甲状腺 B 超：甲状腺体积不大，表面欠光滑，实质颗粒增粗，回声欠均匀，可见多发片状回声减低区，内未见明显肿物及结节反射，血流信号未见明显增多。提示甲状腺弥漫性病变。

6. 胸片 双肺纹理增多。心电图：窦性心律。腹部 B 超：肝，胆，胰头、体，脾，双肾未见明显异常。

7. 骨密度 $L_2$～$L_4$ 1.371g/$cm^2$，T 值 1.5；股骨颈 0.980g/$cm^2$，T 值 0.2；全身 1.213g/$cm^2$，T 值 0.4。

8. 眼眶 CT 平扫 双侧眼眶诸窦壁骨质连续、完整，双侧眼环光滑、完整，球内晶状体位置居中。双侧眼球突出，双侧内直肌、下直肌肌腹增粗。印象：双侧眼球突出，双侧内直肌、下直肌肌腹增粗，请结合临床（图78-1）。

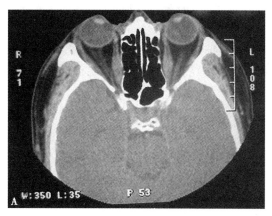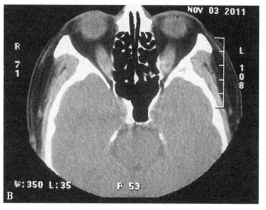

**图78-1　眼眶CT平扫**

A：内直肌肌腹增粗　B：下直肌肌腹增粗

9. **垂体MRI**　蝶鞍无扩大，垂体信号、高度未见异常，边界欠清楚。垂体柄居中，无增粗。视交叉无移位。双侧海绵窦及双侧颈内动脉海绵窦段显示清楚。印象：垂体平扫未见异常（图78-2）。

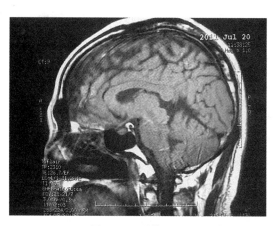

**图78-2　垂体MRI**

　**思维提示：**

　　患者的甲状腺功能结果在正常范围之内，TRAb转阴，甲状腺B超示血流信号未见明显增多，提示患者的甲状腺功能亢进症得到控制。球后CT平扫提示双侧内直肌、下直肌肌腹增粗，未见球后占位。垂体MRI未发现鞍区占位，提示双眼复视与双侧眼肌功能障碍有关，患者目前甲状腺功能在正常范围之内，提示双侧眼肌功能障碍与甲状腺功能状态无关，而与自身免疫性损伤密切相关。患者尿蛋白及尿微量白蛋白在正常范围之内，目前无肾小球和（或）肾小管的自身免疫性损伤的证据。患者风湿抗体在正常范围之内，无其他自身免疫性疾病的证据。

### 五、治疗方案及理由

1. 治疗经过 甲泼尼龙 40mg，静脉滴注，1 天 1 次，14 日后改为泼尼松 10mg 1 天 3 次治疗后出院。

2. 理由 Graves 病为自身免疫性甲状腺疾病的一种，常合并其他系统或器官的自身免疫性疾病。此患者同时合并眼肌受损，使用糖皮质激素治疗可抑制眼肌的自身免疫性损伤。患者入院时高代谢症状消失，甲状腺功能正常，TRAb 转阴，故未应用抗甲状腺药物。

### 六、治疗效果及思维提示

治疗效果：患者双眼复视无明显改善，查体双侧眼球外展受限无明显改善。

 **思维提示：**

此患者存在眼肌的自身免疫性损伤，应给予糖皮质激素治疗，但此治疗方案应早期给予。此患者病史较长，TRAb 已转阴，错过了疾病治疗的最佳时期，效果较差。

### 七、对本病例的思考

Graves 病为自身免疫性甲状腺疾病的一种，但是其免疫损伤并不仅仅局限于甲状腺本身，血液系统、肝脏、肾脏、心脏、球后组织等都可累及，并可合并其他的自身免疫性疾病如重症肌无力、干燥综合征、混合性结缔组织病等。球后组织的免疫性损伤导致了突眼的发生和发展。TRAb 水平与球后组织的免疫损伤密切相关，球后组织的免疫损伤导致眼外肌发炎肥大、眼窝组织黏多糖沉积及脂肪增生，产生了推挤眼球向前的效应，而产生眼球突出、角膜裸露破皮，甚至是神经压迫等现象。眼眶 CT 扫描示：其特点为 1 条或多条眼外肌呈一致性梭形肿胀，但肌腱止点正常。另外临床医生需注意的是甲状腺激素水平的高低与突眼的程度并非成正比，有时候甲状腺素正常甚至偏低，也可能造成突眼症状；并非所有甲状腺障碍都会引起突眼，易发生于吸烟、长期熬夜或工作压力沉重的情况下。

因其与自身免疫性损伤密切相关，甲亢突眼治疗首选糖皮质激素免疫抑制治疗。糖皮质激素治疗可采用口服，静脉输入或球后注射。我们主张首选口服药物，泼尼松的剂量可以用到每天 60mg，最长不要超过 4 周，然后逐渐减量，以预防其不良反应。若采用静脉的治疗方法，每日 40～80mg，维持 7～14 天，再改用口服药治疗，都可以取得不错的疗效，应该早期应用，然后根据患者的甲状腺功能决定如何应用抗甲状腺药物。该患者应用糖皮质激素治疗效果不佳与患者治疗较晚有关，因为患者已经错过了最佳治疗时期。

（朱 梅）

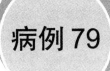

# 病例 79　心悸、手抖 1 年余，眼球突出 6 个月

**患者男性，41 岁，于 2010 年 10 月 28 日入院。**

## 一、主诉

心悸、手抖 1 年余，眼球突出 6 个月。

## 二、病史询问

（一）初步诊断思路及问诊目的

患者中年男性，于入院前 1 年出现心慌、手抖症状，6 个月前无明显诱因出现眼球突出，以左侧为著，无畏光、流泪，无视物模糊、复视，首先考虑内分泌科常见疾病甲状腺功能亢进症，而 Graves 病作为甲状腺功能亢进最常见病因优先考虑。问诊主要围绕甲亢临床表现，是否伴有其他器官损害，治疗经过等问题展开。此患者 2 个月前劳累并有电焊强光刺激后突然出现视力下降，左眼仅有光感，伴有畏光流泪，偶有眼痛，干涩症状，应明确视力下降原因，视力下降可能不仅与甲状腺功能亢进有关，而还有其他机制参与。患者肺结核病史 1 年，曾行抗结核治疗 8 个月，此次住院应对结核病情况做一次全面评估，以指导治疗。

（二）问诊的主要内容及目的

1. 发病前是否有过度劳累、精神创伤、感染等诱因　甲亢发病常有一定诱因，虽不能依此作为诊断依据，但对疾病诊断有一定的提示。

2. 除心悸，手抖以外是否伴有其他系统损害表现　甲状腺功能亢进患者由于甲状腺激素分泌过多，除有疲乏无力、怕热多汗、易饥多食等高代谢综合征表现外，常累及其他系统，如心血管系统，消化系统，精神神经系统，肌肉骨骼系统，生殖系统等，询问其他系统表现，利于甲状腺功能亢进确诊。

3. 是否发热，有无上呼吸道感染病史，甲状腺区是否疼痛　以排除亚急性甲状腺炎引起的甲状腺功能亢进表现。

4. 患者入院前所做检查以及治疗经过　如甲状腺激素及抗体检测，甲状腺影像学检查等可提供诊断依据，治疗经过以及治疗效果，可为下一步治疗提供经验及依据。

5. 既往病史及是否伴有其他自身免疫性疾病　目前公认本病与自身免疫有关，可与 1 型糖尿病、慢性特发性肾上腺皮质功能减退症、系统性红斑狼疮、类风湿关节炎、恶性贫血等自身免疫病伴发。

6. 结核相关症状表现，治疗经过，治疗效果　患者有无低热、盗汗、咳嗽咳痰、胸痛等结核症状，治疗药物及相应疗程，以明确身体状况，确定下一步治疗策略。

7. 视力下降程度，眼部的其他症状　明确视力突然下降原因，是否伴有其他眼部疾病，指导治疗。

8. 药物过敏史及家族遗传病史　甲亢属于自身免疫性疾病，多有家族遗传倾向。

（三）问诊结果以及思维提示

问诊结果：患者 1 年前无明显诱因出现心慌、手抖症状，无多饮、多食，无恶心、呕吐、腹痛、腹泻，无四肢乏力、瘫痪症状。就诊于当地医院诊断为"甲状腺功能亢进"。给予甲巯咪唑、普萘洛尔、地榆升白片治疗。规律服药 1 个月后复查甲状腺功能示 $FT_3$、$FT_4$ 正常，后逐渐将药物减量。6 个月前出现眼球突出，左侧为著，无畏光、流泪，无视物模糊、复视，给予中药治疗（具体不详），眼球突出无改善，于 2 个月前劳累伴电焊强光刺激后突发视力下降，左眼仅有光感，伴有畏光流泪，偶有眼痛、干涩症状，为求进一步诊治收入我科。自患病以来，精神差，食欲可，睡眠欠佳，大便每日 2～3 次，偶有稀便。小便正常，体重无明显改变。无家族遗传病史与其他自身免疫性疾病史，肺结核病史 1 年，曾行抗结核治疗 8 个月，现已停药。对磺胺药物过敏。

**思维提示：**

　　患者有心悸、手抖、眼球突出等甲亢症状。通过抗甲状腺治疗后甲状腺功能恢复正常，病史明确，甲亢诊断成立，应在体格检查时重点检查甲状腺肿、眼征、胫前黏液性水肿情况，以及有无其他系统损害表现，此患者既往有肺结核病史，应行相关检查以明确目前疾病情况，患者于 2 个月前劳累并于电焊强光刺激后突发视力下降，除考虑与自身甲状腺疾病有关以外，需排除其他眼部疾患。

## 三、体格检查

（一）重点检查内容以及目的

该患者考虑甲亢，Graves 病可能性大，应对患者进行全面系统的检查。重点检查甲状腺大小、质地、活动度、有无压痛及结节，是否伴有血管杂音等，有无胫前黏液性水肿，突眼度及相关眼征。检查有无心动过速、第一心音亢进、脉压增大、心律失常。注意有无肝脏肿大及手颤等。患者有肺结核病史，注意有无低热并注重肺部体征的检查。突发视力下降，需重视眼部检查。

（二）体格检查结果及思维提示

体格检查结果：T 35.6℃，P 80 次 / 分，R 18 次 / 分，BP 120/80mmHg。神清语利，自主体位，查体合作。全身皮肤温暖潮湿，黏膜未见黄染，出血点及色素沉着。全身浅表淋巴结未触及肿大。晶状体混浊，左眼为著，双侧眼球突出，左眼突眼度 18mm，右眼突眼度 17mm，左眼视力仅有光感。VonGraefe 阳性，Stellwag 阳性，Joffroy 阳性，Mobius 阳性，颈软，气管居中，甲状腺未触及肿大，双肺呼吸音清，未闻及干湿性啰音。HR 80 次 / 分，律齐，未闻及病理性杂音。腹软，无压痛、反跳痛，肝、脾肋下未触及，脊柱四肢无畸形，无胫前黏液性水肿。生理反射存在，病理反射未引出。

**思维提示:**

　　问诊与体格检查结果与甲状腺能亢进症的诊断思路相吻合,行相关实验室检查以及影像学检查明确甲状腺能状态,判断病情,为治疗提供依据。患者双侧晶状体混浊,考虑白内障,白内障分先天性和后天性原因,此患者不能排除与后天长期接触电焊强光刺激有一定关系。患者既往肺结核病史,为明确疾病情况需行相关检查以指导下一步治疗。

## 四、实验室和影像学检查

### (一)初步检查内容及目的

1.甲状腺功能和甲状腺抗体检测　评价病情并探讨甲状腺疾病发病原因。

2.血尿便常规、肝肾功能检测　了解一般状况,且甲亢本身及甲状腺药物治疗均可以引起白细胞减少和肝功能损害,需用药前对此作出评价,指导治疗。

3.血尿电解质检测和骨密度测定　甲亢患者常伴有骨代谢异常,评价骨代谢情况。

4.OGTT检查　评价有无继发性糖尿病,且甲亢患者常伴有胰岛素抵抗。

5.血气分析、尿酸化功能检测和肾活检检查　排除有无肾脏疾病导致的尿钙偏高。

6.血沉、结核抗体、PPD试验,胸片及胸部CT　明确肺部结核病变情况,指导治疗。

7.甲状腺B超　了解甲状腺大小及局部病变情况。

8.腹部B超　了解有无肝脏和肾脏受损害情况。

9.眼眶CT　明确眼部病变情况,排除眶部肿瘤。

### (二)检查结果及思维提示

检查结果:

(1)FT$_3$ 4.42pmol/L(3.50～6.50),FT$_4$ 16.32pmol/L(11.50～23.50),TSH 0.615mU/L(0.3～5.0),TRAb(+),TGAb(-),TPOAb(+)。

(2)血常规:WBC 5.11×10$^9$/L,N 45.9%,L 38.4%,RBC 5.13×10$^{12}$/L,HB 161g/L,PLT 185×10$^9$/L。尿便常规正常。肝肾功能血脂均正常。

(3)血钠145mmol/L,血钾4.27mmol/L,血钙2.47mmol/L,血磷1.45mmol/L,碱性磷酸酶55U/L(40～150),24小时尿钙507.6mg(150～250),24小时尿磷1023mg(700～1500)。骨密度:骨质疏松。

(4)OGTT检查:见表79-1。

表79-1　口服葡萄糖耐量试验及胰岛素释放试验结果

|  | Glu(mmol/L) | Ins(mU/L) |
|---|---|---|
| 0′ | 4.06 | 3.19 |
| 30′ | 6.27 | 30.37 |
| 60′ | 6.11 | 28.82 |
| 120′ | 5.18 | 18.79 |
| 180′ | 4.27 | 6.69 |

（5）血气分析结果正常。肾小管酸化功能：尿 pH 6.7，尿重碳酸盐 0.1mmol/L，可滴定酸 7.7mmol/L，铵离子 21.6mmol/L，存在一定程度泌酸功能障碍。

（6）免疫全项：C3 62.6mg/dl（79～152），C4 13.00mg/dl（16～38），抗核抗体 1∶200 均质型，余均在正常范围。

（7）血沉 7mm/h，结核抗体阴性，PPD 试验阴性。胸片：双肺纹理增粗，双肺中上叶多发致密影。胸部 CT 平扫：双侧上叶多发钙斑，伴轻微索条影，双侧间质纹理增多。气管至段支气管管腔通畅。双肺门不大。纵隔内（隆突下间隙，气管前间隙及主动脉窗）可见多发小淋巴结影。心包不宽。双侧胸膜无增厚。印象：①双上侧多发钙斑，考虑陈旧病变；②双侧间质纹理增多。

（8）腹部 B 超：未见异常。甲状腺 B 超：甲状腺正常大小，表面光滑，实质回声略减低，尚均匀，内未见明显肿物及结节反射，实质内血流信号增多，呈"火海征"。提示：甲状腺弥漫性病变（甲亢?）。眼眶 CT：双侧眼直肌呈梭形增粗，以内外直肌为著，双侧眼球轻度突出。

（9）肾活检：肾穿刺组织可见 28 个肾小球，系膜细胞及基质轻度局灶节段性增生。毛细血管基膜弥漫空泡变性，肾小管灶状萎缩，肾间质小灶状淋巴，单核细胞浸润，伴有纤维化。小动脉未见明显病变。免疫荧光：IgG（++），IgM（+），C3（+），FRA（+），沿肾小球沉积，C1q、IgA 为阴性（文末彩图 79-1，彩图 79-2）。

---

 **思维提示：**

①患者有心悸、手抖、眼球突出等甲亢症状，规律服抗甲状腺药 1 个月后甲状腺功能恢复正常，测 TRAb（+），TGAb（-），TPOAb（+），甲状腺 B 超：实质内血流信号增多，呈"火海征"。符合甲状腺功能亢进诊断。TRAb 阳性支持 Graves 病诊断。②患者 24 小时尿钙明显高于正常，骨密度示骨质疏松，符合甲状腺功能亢进患者骨代谢状况。③患者既往肺结核病史 1 年，曾行抗结核治疗 8 个月，现无低热、盗汗、咳嗽、咳痰、胸痛等结核常见症状，查血沉、结核抗体、PPD 试验均阴性。结合胸片和胸部 CT 平扫结果，考虑陈旧性肺结核。④患者肾脏存在一定的泌酸功能障碍，肾活检示系膜细胞及基质轻度局灶节段性增生。毛细血管基膜弥漫空泡变性，肾小管灶状萎缩，肾间质小灶状淋巴，单核细胞浸润，伴有纤维化。免疫荧光：IgG（++），IgM（+），C3（+），FRA（+），沿肾小球沉积。结合血 C3 和 C4 低于正常，抗核抗体 1∶200，不能排除免疫因素导致的肾脏损害。

---

## 五、治疗方案及理由

### （一）方案

甲泼尼龙 40mg，每日 1 次，静脉滴注，1 个月后改为泼尼松 10mg，每日 3 次，口服；骨化三醇 0.5μg，每日 2 次；碳酸钙 600mg，每日 1 次；埃索美拉唑 40mg，每日 1 次；氯化钾片 1.0g，每日 3 次；美托洛尔 25mg，1 天 2 次。

### （二）理由

1. 目前公认 Graves 病与自身免疫有关，该患者存在 TRAb（+），TPOAb（+）及其他血清免疫学异常证据，肾活检免疫荧光示 IgG（++），IgM（+），C3（+），FRA（+），沿肾小球沉积，免疫异常证据确凿，可行免疫抑制治疗。同时患者存在甲状腺相关性眼病，糖皮质激素是治疗甲状腺相关眼病的主要药物，还可以抑制自身免疫，可选用。但患者有肺结核史，用药时需严格检测病情变化，防结核播散。

2．甲亢患者常存在骨代谢异常，给予活性维生素 $D_3$ 促进肠钙磷吸收，增加骨量。同时避免糖皮质激素治疗时造成骨量丢失的不良反应。

3．激素治疗期间患者会造成血钾下降，给予氯化钾治疗。

4．该患者存在心慌症状，且糖皮质激素应用有可能导致症状加重，给予美托洛尔减慢心率，缓解症状。

## 六、治疗效果及思维提示

治疗效果：患者甲泼尼龙 40mg、静脉滴注 1 个月后突眼症状明显减轻，突眼度左眼降低 1mm，右眼降低 1.5mm。且眼部畏光流泪，干涩症状较前缓解。同时给予美托洛尔治疗后心慌症状明显减轻。

 **思维提示：**

患者考虑 Graves 病，属于自身免疫性疾病，除造成甲状腺自身损害外，可能还合并其他器官的免疫损害，我们需在临床上注意这一点，以免漏诊。甲亢患者常合并相关眼病，中、早期以炎症反应为主，糖皮质激素早期应用效果好，后期主要以纤维化为主，糖皮质激素效果差。故应早发现，早治疗，改善预后。

## 七、对于本病例的思考

1．甲状腺相关性眼病　甲状腺相关性眼病是由多种甲状腺疾病引起的眼部损害，其中由 Graves 病引起的眼病最为多见，其次还有桥本甲状腺炎，甲状腺腺瘤，甲状腺癌等。有人统计，Graves 病眼病占全部 Graves 病的 50% 以上，其中 20% 患者先出现眼病后出现甲状腺功能异常，40% 的患者在甲亢治愈后出现眼病，其发病机制尚不清楚。目前认为与细胞免疫和体液免疫异常有关，而细胞免疫异常起着更为重要作用。甲状腺相关眼病分为活动期与静止期，糖皮质激素是治疗甲状腺相关眼病的主要药物，对于中、早期以炎症反应为主的病变，糖皮质激素可有效的抑制炎症细胞浸润，减轻眶内水肿，但对于已经发生纤维化的患者效果较差。此患者给予糖皮质激素治疗 1 个月后眼部症状减轻，突眼度下降，右眼突眼度下降更为明显，考虑与右眼病情轻有关，糖皮质激素在治疗甲状腺相关眼病时，应尽早应用。

2．对甲亢合并肾损害的认识　甲状腺疾病，特别是自身免疫性甲状腺疾病除甲亢表现外，同时可引起肾脏疾病。早在 1952 年就有学者发现，11% 的自身免疫性甲状腺疾病可合并蛋白尿，随后陆续有相关报道。甲亢合并肾脏损害发病机制尚未完全明了，有研究证实，与多种甲状腺抗原介导有关。我们的肾活检结果证实，肾脏病变还与各种非特异性的免疫损伤有关。该患者肾活检肾脏存在一定损害，伴免疫荧光阳性，考虑肾脏损害与免疫损伤有关，除与甲状腺抗原介导外，可能还有非特异性免疫机制参与，在临床上如果化验提示有肾脏病变时，必要时可行进一步检查。Graves 病属于自身免疫性疾病，除造成甲状腺自身损害外，常合并其他器官的免疫损害，这就是我们提倡首先选用糖皮质激素治疗该病的原因所在。

（朱　梅）

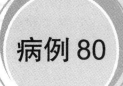

# 病例 80 发现血压高6年,加重伴乏力1个月

**患者女性,49岁,于2012年3月1日入院。**

## 一、主诉

发现血压高6年,加重伴乏力1个月。

## 二、病史询问

（一）初步诊断思路及问诊目的

患者为中年女性,血压升高6年,加重伴乏力1个月,按常见病优先考虑的原则应将高血压原因待查放在首位,继发性高血压的原因多为原发性醛固酮增多症,库欣综合征,嗜铬细胞瘤,除外继发高血压后考虑原发性高血压。因此,问诊应该主要围绕高血压的诱因,发病时症状特点、伴随症状、病情严重程度,是否曾检测血钾,是否降压治疗,效果如何等问题展开,并且需注意重要鉴别疾病的临床表现。

（二）问诊主要内容及目的

1. 诱因  高血压的发生常有一定的诱发因素,精神刺激、过度劳累、睡眠不佳可能为诱发因素。

2. 发病特点及伴随症状  是否有头痛发作;是否伴面色苍白、出冷汗、心动过速;是否伴有心律失常、肌无力、夜尿增多等;如有头痛 - 出汗 - 心动过速则是嗜铬细胞瘤的重要依据。伴有心律失常、肌无力、夜尿增多提示醛固酮增多症或 Liddle 综合征。多发性大动脉炎急性期可有发热;肾小球肾炎时,肾小球滤过率降低,可造成肾性高血压,伴有腰痛、血尿等症状;甲状腺功能亢进可伴有心悸,手抖,消瘦等

3. 血压增高是阵发性的还是持续性的  这对于鉴别嗜铬细胞瘤、醛固酮增多症引起的高血压有重要意义。嗜铬细胞瘤有的表现为阵发性血压增高,原发性高血压早期也可为阵发性血压增高,而醛固酮增多症则常表现为持续性血压增高。

4. 是否用了降压药物,降压效果如何  各种继发性高血压应用降压药物的效果都不是很好。

5. 既往有何种疾病  是否有慢性肾病史,充血性心力衰竭、肝硬化失代偿期、甲亢史。高血压常伴心脑血管疾病。

6. 何种职业,是否有高血压家族史  高血压与职业相关,长期从事精神高度紧张的职业易患高血压。高血压是在遗传背景下,由于环境因素作用而起病的,因此也应明确患者是否有家族遗传背景。

（三）问诊结果及思维提示

患者 6 年前发现血压高，最高达 200/100mmHg，不规律服用"复方利血平、硝苯地平"等血压控制欠佳，未规律监测，加重伴乏力 1 月余。于当地医院查血钾低于正常值，随机血糖 18.37mmol/L，BP 190/110mmHg。为求进一步诊治，遂收住我科。患者自发病以来，精神可，食欲欠佳。大小便正常。

 **思维提示：**

通过问诊可明确，患者女性，49 岁，发现血压高 6 年，加重伴乏力 1 个月，无瘫痪发作，外院测为低血钾，不规律服用"复方利血平、硝苯地平"等血压控制欠佳。凡一般降压药物疗效不佳的高血压患者，特别是出现过自发性低血钾或用利尿药很易诱发低血钾的患者均须考虑原发性醛固酮增多症（原醛症）的可能。产生醛固酮（ALD）的肾上腺皮质肿瘤（腺瘤或癌）患者的临床症状，如高血压、肌无力等表现和生化指标（高尿钾、低血钾、碱血症和肾素 - 血管紧张素 -ALD 系统的改变等）通常较特发性醛固酮增多症者严重，而原发性肾上腺皮质增生者则介于两类之间。糖皮质激素可治疗的醛固酮增多症（GRA）较为罕见，有家族史，临床表现一般较轻，较少出现自发性低钾血症。

结合患者病史、症状、化验检查可基本排除急性肾小球肾炎，多发性大动脉炎，甲亢等的可能，需进一步检查排除其他继发性高血压，如皮质醇增多症、嗜铬细胞瘤等的可能。也不能完全除外原发性高血压的可能。

## 三、体格检查

（一）重点检查内容及目的

通过问诊发现患者为高血压、低血钾，考虑患者原醛症的诊断可能性最大，因此在对患者进行系统地、全面地检查同时应注意准确测量血压，监测血压高是持续性的还是波动性的，四肢血压是否对称正常，肌力几级，尿量多少，同时注意库欣综合征多毛、皮肤紫纹、满月脸、水牛背，以及嗜铬细胞瘤心动过速、出汗、消瘦等体征，除外其他引起高血压，低血钾的疾病。

（二）体格检查结果及思维提示

T 36.6℃，P 70 次 / 分，R 18 次 / 分，BP 190/100mmHg，H 150cm，W 50kg，BMI 22.2kg/m²，双上肢血压相差不大，发育正常，营养中等，意识清楚，自主体位，查体合作。面色红润，皮肤菲薄，腰腹部未见皮肤紫纹，全身皮肤无出血点及瘀点、瘀斑。肩背部未见痤疮及脂肪垫。全身浅表淋巴结未触及肿大。头颅无畸形，眉毛无脱落，眼睑无肿胀，结膜无充血，口唇无发绀，未见口腔溃疡，无齿痕。颈软，气管居中，甲状腺无肿大。胸廓无畸形，双肺呼吸音清，未闻及干湿性啰音，心率 70 次 / 分，律齐，各瓣膜听诊区未闻及病理性杂音，腹平软，无压痛及反跳痛，肝脾肋下未及，肝肾区无叩击痛，移动性浊音（-），未闻及血管杂音。脊柱四肢无畸形，关节无红肿及畸形，双下肢无水肿，生理反射存在，病理反射未引出。

**思维提示：**

问诊与体格检查后发现患者血压呈持续增高。四肢血压正常可基本排除大动脉炎的可能。无下肢水肿不支持肾实质性高血压，腹部未闻及血管杂音，不支持肾血管性高血压和腹主动脉狭窄引起的高血压。进一步实验室和影像学检查的主要目的是除外库欣病、嗜铬细胞瘤等继发因素引起的高血压。此外，原发性高血压诊断也不能除外。

## 四、实验室和影像学检查

（一）初步检查内容及目的

1. 血尿电解质，动脉血气分析，卧立位试验　以明确是否为醛固酮增多症致高血压。

2. 24小时尿VMA　以明确是否为嗜铬细胞瘤致高血压。

3. 血肾上腺皮质功能、甲状腺功能、性腺功能　以除外皮质醇增多症或甲亢所致高血压，同时了解腺垂体功能，除外MEN的可能性。

4. 风湿抗体、免疫全项、ANCA，必要时肌肉活检　以明确是否为多发性大动脉炎等自身免疫异常所致高血压。

5. 血常规、尿常规、肾功能、24小时尿蛋白和肌酐，必要时肾脏活检　进一步除外肾性高血压。

6. 双侧肾上腺CT　以明确有无肾上腺病变及其形态结构改变。

7. 必要时垂体MRI　除外MEN的可能性。

（二）检查结果及思维提示

检查结果：

（1）血常规、尿常规、便常规、肝功能、肾功能、24小时尿蛋白和肌酐：正常范围。

（2）血电解质：血K 2.8mmol/L，血Na 141mmol/L。

（3）动脉血气分析：pH 7.46，$PaO_2$ 61.7mmHg，$PaCO_2$ 37.8mmHg，BE 3.2mmol/L，$HCO_3^-$ 27.1mmol/L。

（4）肾素-血管紧张素-醛固酮检查：卧位PRA 0.09ng/（ml·h）（0.05～0.79），ATⅡ 63.38pg/ml（28.2～52.2），ALD 5.29ng/dl（5～17.5）。

（5）24小时尿VMA：正常范围。

（6）过夜地塞米松试验：血Cor 8：00 18.5μg/dl，0：00 23.2μg/dl（后服地塞米松一片），次日8：00 24.4μg/dl。

（7）大小剂量地塞米松抑制试验：

| 尿COR | 空白1 | 空白2 | 小剂量1 | 小剂量2 | 大剂量1 | 大剂量2 |
|---|---|---|---|---|---|---|
| （μg/24h） | 214.5 | 294 | 237.6 | 407.1 | 313.5 | 379.9 |

（8）甲状腺功能：$FT_3$ 4.76pmol/L（3.5～6.5），$FT_4$ 19.51pmol/L（11.5～23.5），sTSH 3.623mU/L（0.3～5.0）；肾上腺皮质功能：ACTH 13.3ng/L，血Cor 30.3μg/dl；尿皮质醇214.5μg/24h；性激素全项：FSH 66.9U/L，LH 32.32U/L，PRL 15.7ng/ml，$E_2$<10pg/ml，PRGE<0.21pmol/L，TSTO<10nmol/L。

（9）IgG 571mg/dl，C3 70.9mg/dl，C 反应蛋白 1.01mg/dl，余阴性。

（10）口服葡萄糖耐量试验：

|  | Glu（mmol/L） | Ins（mU/L） |
| --- | --- | --- |
| 0 | 8.13 | 5.95 |
| 0.5h | 11.41 | 7.75 |
| 1h | 16.69 | 12.65 |
| 2h | 20.86 | 19.50 |
| 3h | 21.97 | 24.44 |

（11）胸片示：双肺纹理增多。

（12）腹部 B 超示：双肾未见明显异常，右侧肾上腺区低回声结节（建议结合腹部 CT）。

（13）双侧肾上腺 CT 平扫：右侧肾上腺区可见 34mm×22mm 的类圆形低密度灶，边界清楚，左侧肾上腺大小形态正常，密度均匀，各肢厚度均未超过 10mm，未见结节肿块。腹腔及腹膜后未见明显增大淋巴结（图 80-1）。

（14）双侧肾上腺增强 CT：检查所见：右侧肾上腺区可见类圆形稍低密度影，边界清楚，大小约 3.6cm×3.0cm×3.5cm，左侧肾上腺纤细，未见异常强化影。扫面范围内多个椎体小梁粗大，不除外椎体血管瘤。印象：①右肾上腺结节，首先考虑腺瘤；②扫描范围内多个椎体小梁粗大，不除外椎体血管瘤（图 80-2）。

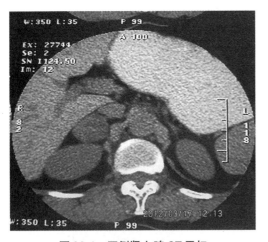

图 80-1　双侧肾上腺 CT 平扫

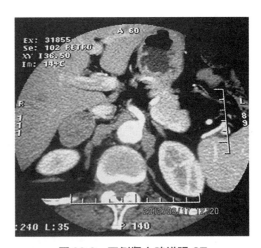

图 80-2　双侧肾上腺增强 CT

（15）骨密度示：骨量减低。

**思维提示：**

　　①ALD 分泌增高而肾素 - 血管紧张素系统受抑制是原醛症的特征。血浆 ALD 升高与肾素活性受抑并存则高度提示原醛症，因此血浆 ALD 浓度（ng/dl）与血浆肾素活性［ng/（ml·h）］的比值（A/PRA）可作为一项重要的诊断指标。有文献报告正常人的 A/PRA 比的上限为 17.8，原醛症的 A/PRA 比通常大于 20～25。也有人认为将 A/PRA＞50

作为诊断标准，诊断敏感性可达 92%，而特异性为 100%；如 A/PRA 比大于 2000 则高度提示 ALD 瘤。在该病例中，A/PRA 比为 58.78，且伴有高血压，低血钾，血气偏碱，右肾上腺结节，应高度怀疑原醛症，考虑肾上腺腺瘤累及球状带。②患者中年女性，虽无明显多毛、皮肤紫纹、满月脸、水牛背，但可见皮肤菲薄，多血质，且血糖高，骨量减低。化验室检查示皮质醇节律消失，大小剂量地塞米松试验均不受抑制。双侧肾上腺 CT 平扫：右侧肾上腺区可见 34mm×22mm 的类圆形低密度灶，边界清楚，左侧肾上腺大小形态正常，密度均匀。双侧肾上腺增强 CT 示：右肾上腺结节，首先考虑腺瘤。根据患者病史、症状、体征、实验室检查，初步考虑为肾上腺腺瘤同时累及肾上腺束状带，为无典型临床表现的库欣综合征。

## 五、治疗

明确肾上腺占位后，转入泌尿外科行手术治疗。

通过影像学资料表明患者右侧肾上腺为占位性病变，结合病史、查体和实验室检查，提示为肾上腺腺瘤，故应手术切除，通过术后病理需进一步明确肾上腺占位是否同时累及肾上腺球状带及束状带。

## 六、治疗效果及思维提示

治疗效果：术中将肾上腺肿物切除，冷冻切片考虑为良性病变。术后病理回报：(右)肾上腺皮质腺瘤，主要由球状带和束状带细胞组成。

 **思维提示：**

需进一步观察患者术后血压、血糖、血钠、血钾、血气及血 ACTH、Cor 等变化情况。

## 七、对本病例的思考

1. 目前认为，原发性醛固酮增多症是最常见的继发性高血压原因，且发病呈日益增多的趋势。凡一般降压药物疗效不佳的高血压患者，特别是出现过自发性低血钾或用利尿药很易诱发低血钾的患者均须考虑原发性醛固酮增多症的可能，需进一步检查，以明确诊断。同时，注意与其他高血压，特别是合并低血钾的疾病相鉴别，如皮质醇增多、嗜铬细胞瘤、甲亢、肾素瘤等。

2. 库欣综合征的临床表现主要有向心性肥胖、满月脸、水牛背、多血质、多毛、痤疮等，除此之外，患者在腹部和大腿上还可发现大致纵行分布的宽菱形的紫红色条纹，称之为紫纹，月经紊乱、高血压、骨质疏松也不少见，少数可伴有雄激素、盐皮质激素、催乳素、ACTH 过多分泌的表现，如男性化、电解质紊乱、溢乳、色素沉着等。无典型临床表现时亦不能完全排除库欣综合征。

3. 本例患者主要表现为皮肤菲薄、多血质，无其他典型的库欣综合征临床表现，同时伴有高血压、低血钾、血气偏碱、高醛固酮血症，皮质醇节律消失，大小地塞米松试验不被抑制,需高度怀疑右肾上腺占位同时影响了肾上腺皮质束状带及球状带。但同时累及肾上腺球状带及束状带功能的占位多为肾上腺癌,良性占位罕见报道。而本例患者无恶病质表现,肾上腺 CT 及强化 CT 回报为类圆形低密度影,形态规则,首先考虑腺瘤。而术后病理证实确实为良性病变,为右肾上腺皮质腺瘤,由球状带和束状带细胞组成。通过该病历提醒我们良性肾上腺占位亦可同时累及肾上腺多个带,虽可能无典型临床表现,亦需完善相关检查明确肾上腺皮质各个带的功能才能对疾病做出全面正确的诊断。该病临床少见,所以医生当提高警惕。

(朱铁虹)

# 怕冷、少语、反应差 25 年，活动后气短伴头昏 3 月余

**患者女性**，69 岁，于 2009 年 05 月 15 日入院。

## 一、主诉

怕冷、少语、反应差 25 年，活动后气短伴头昏 3 月余。

## 二、病史询问

（一）初步诊断思路及问诊目的

患者老年女性，怕冷、少语、反应差 25 年，3 个月前出现活动后气短伴头晕。首先考虑常见病，是否为甲状腺功能减退症，是原发性甲减，还是继发性甲减；还应了解是否有心包积液，心肌损害等并发症。因此，问诊不仅要围绕甲状腺激素不足的低代谢症群，还要了解心血管系统、消化系统、呼吸系统、生殖系统、神经系统、泌尿系统、血液系统、内分泌系统等等的异常表现。同时与类似表现的疾病相鉴别，寻找符合甲状腺功能减退疾病表现的证据。因患者病史长，特别要注意诊疗情况。

（二）问诊主要内容及目的

1. 发病前是否有甲状腺疾病史、手术史或放射性碘治疗史，服用过何种药物　导致原发性甲状腺功能减退的原因有甲状腺炎、甲状腺癌、甲状腺的手术切除，放射碘治疗、抗甲状腺药物（ATD）治疗过量、摄入碘化物过多，或使用阻碍碘化物进入甲状腺的药物如过氯酸钾、碳酸锂等。原发性甲减中以桥本甲状腺炎最常见。

2. 是否有疲乏、行动迟缓、嗜睡、记忆力减退、皮肤干燥无汗。

3. 是否有厌食、恶心、呕吐、腹胀、便秘或腹泻　甲减患者常有消化道症状，严重者可出现麻痹性肠梗阻或黏液性水肿巨结肠。由于胃酸缺乏或维生素 $B_{12}$ 吸收不良，可致缺铁性贫血或恶性贫血。继发性甲减伴肾上腺皮质功能减退可致恶心、呕吐、腹泻。

4. 是否有胸闷、胸痛憋气、下肢水肿，能否平卧？

5. 有无月经紊乱，月经过多或减少，有无溢乳　原发性甲减患者会有内分泌系统的改变，女性患者因 FSH、LH 分泌异常、雌激素代谢障碍可有月经过多、经期延长及不育症。约 1/3 患者出现溢乳，催乳素可升高或正常，可能与促甲状腺素释放激素（TRH）分泌增多、多巴胺分泌减少，或乳腺敏感性变化有关，甲减纠正后可消失。继发甲减伴性腺功能减退者可有月经减少或闭经。

6. 曾做过哪些检查、接受过哪些治疗、疗效如何　如做过甲状腺激素、相关抗体、甲状腺 B 超、甲状腺 ECT 检查对明确诊断具有重要价值，是否接受过药物治疗，用药剂量如何、既往甲状腺功能情况。

7. 既往有何种疾病，是否有心血管疾病、垂体疾患，其他自身免疫性疾病史　甲减患者可出现心动过缓、心排量减低。由于组织（包括心肌）耗氧量减低，故较少发生心绞痛和心力衰竭，但心脏扩大较常见，常伴心包积液，治疗后可部分或全部恢复正常。如甲减患者出现心衰，特别是老年人应考虑是否合并其他心脏病如冠心病；进行替代治疗时，应注意小剂量起始，若剂量不适会引发心绞痛甚至心肌梗死。桥本甲状腺炎是自身免疫性疾病，有的患者同时伴有系统性红斑狼疮、干燥综合征、类风湿关节炎等其他自身免疫性疾病应注意排查。

（三）问诊结果及思维诊断

问诊结果：患者于入院前 25 年无明显诱因出现怕冷，伴乏力、食欲减退，言语开始减少，表情淡漠，随之逐渐出现反应差，记忆力、注意力减退，行动缓慢，皮肤干燥脱屑，未予重视。于入院前 3 月余快走后出现气短，减慢速度后缓解，伴有头昏、疲乏，无心前区疼痛，就诊于外院，行胸片检查示：心影增大。心脏 B 超示：大量心包积液。未予治疗。入院前 1 个月，患者在轻微活动后即感气短，休息后缓解，伴有下肢水肿，就诊后，检查结果提示甲状腺功能低下，甲状腺相关抗体升高，心包积液。已用泼尼松 5mg，1 天 3 次，"利降平" 1 片，1 天 1 次，下肢水肿消退，气短稍减轻。

**思维提示：**

通过问诊可明确患者低代谢综合征表现明显，符合甲状腺功能减退症的特点。25 年前出现低代谢症状，未诊治。病史长，3 个月前出现活动后气短，加重 1 个月，伴下肢水肿。30 年前曾发现甲状腺肿大，诊疗不详，考虑桥本甲状腺炎可能性大。既往无高血压、冠心病病史，考虑心包积液与甲减有关，但其真正原因是否与免疫有关，应在体格检查时注意甲状腺，心脏，及相关免疫疾患的检查，并通过实验室检查和影像学检查寻找证据，注意心功能、免疫指标。

## 三、体格检查

（一）重点检查内容及目的

考虑患者原发性甲减诊断明确，桥本甲状腺炎可能性大，应在体格检查时注意有无甲状腺肿，细致观察甲状腺大小、对称性，触摸其质地有无结节、软硬度，活动度。注意黏液性水肿外貌，注意心肺部体征如心界大小、心音、呼吸音。

（二）体格检查结果及思维提示

体格检查结果：T 36.8℃，P 64 次 / 分，R 18 次 / 分，BP 140/90mmHg，H 168cm，W 63kg，BMI 22.3kg/m²。发育正常，神清，精神差，表情淡漠，自动体位，查体合作。全身皮肤黏膜无黄染、皮疹、出血点，皮肤干燥、粗糙。浅表淋巴结未触及肿大。头颅无畸形，眼睑无水肿，口唇发绀，唇舌厚大，声音低沉。颈软，气管居中。甲状腺无肿大，未闻及血管杂音。胸廓无畸形，双肺呼吸音清，心界向两侧扩大，心率 64 次 / 分，律齐，心音遥远，各瓣膜听诊区未闻及病理性杂音。无溢乳。腹平软，无压痛，肝脾肋下未及。双下肢皮肤菲薄，可见静脉曲张。双下肢不肿。生理反射存在，病理反射未引出。

**思维提示：**

　　问诊及体格检查结果与初步考虑甲状腺功能减退症思路相吻合。黏液性水肿面貌，声音低沉，皮肤干燥、粗糙，符合甲状腺功能减退症表现。心界扩大，心音遥远，符合心包积液体征。进一步实验室和影像学检查的目的是明确甲状腺、心脏功能、免疫状态，明确诊断，判断病情，为治疗方案提供依据。

### 四、实验室和影像学检查

（一）初步检查内容及目的

1. 血常规　明确有无贫血及程度。

2. 肝肾功能电解质　明确患者一般状况，有无低钠、低钾、低钙，有无肾上腺皮质功能减退。

3. 血脂　明确有无高脂血症。

4. 心肌酶　明确心肌损害情况。

5. 甲状腺功能　明确甲状腺的功能状态。

6. 甲状腺自身抗体　明确病因。

7. 免疫全项、风湿抗体全项　明确免疫状态及是否存在其他身免疫性疾病。

8. 肾上腺皮质功能、性腺功能　明确垂体功能。

9. 胸片　明确胸水、心影情况。

10. 超声心动　明确心脏增大、心功能情况。

11. 腹部彩超　明确有无腹水，检查肝脏、肾脏等情况。

12. 垂体 MRI　明确有无垂体增大及缩小，有无空蝶鞍或鞍上池下疝，排除脑部和垂体疾患。

13. 骨密度　明确骨质情况，指导治疗。

（二）检查结果及思维提示

检查结果：

（1）血常规：WBC $7.38 \times 10^9$/L，N 19%，L 76%，RBC $4.10 \times 10^{12}$/L，HBG 128g/L，PLT $279 \times 10^9$/L。

（2）血生化：肝功能：TP 76g/L，ALB 45g/L，GLO 31g/L，ALT 95U/L，AST 130U/L，TBIL 19.2μmol/L，DBIL 5.1μmol/L。肾功能：BUN 7.9mmol/L，Cr 81μmol/L，UA 260μmol/L。电解质：K 4.3mmol/L，Na 143mmol/L，Cl 100mmol/L，Ca 2.28mmol/L，P 1.28mmol/L，Mg 0.98mmol/L。

（3）血脂：TC 8.93mmol/L，TG 3.54mmol/L，LDL-C 5.57mmol/L，HDL-C 1.75mmol/L。

（4）心肌酶：LDH 2213U/L，CK 5218U/L，CK-MB 163U/L，羟丁酸脱氢酶（HBDH）1992U/L，肌红蛋白（MYO）660μg/L。

（5）甲状腺功能：$FT_3$ 0.93pmol/L，$FT_4$ 4.21pmol/L，TSH 61.65mU/L。

（6）甲状腺抗体：TRAb 0.11U/L，TGAb 83.05%，TMAb 61.73%。

（7）免疫全项：风湿抗体：ANA 1∶100，斑点型、核仁型，SSB（+），余未见异常。

（8）肾上腺皮质功能：ACTH 39.6ng/L，Cor 13.8μg/dl，UCor 491μg/24h。

（9）性腺功能：LH 17.2U/L，FSH 51.7U/L，PRL 9.78ng/ml，T 21ng/dl，$E_2$＜10pg/ml。

（10）胸部 CT：两肺间质纹理增多；心影增大，心包积液。

（11）超声心动：前心包腔可见 19～29mm 无回声区，后心包腔可见 17～23mm，无回声区；左心室射血分数（LVEF）67%，左房增大，左室壁对称性增厚，心包积液（大量），左室舒张功能下降，二尖瓣、三尖瓣、主动脉瓣反流（Ⅰ）。

（12）腹部彩超：胆囊炎，胆囊多发附壁结晶，胆囊泥砂样结石。肝、脾未见明显异常。胰腺头、体未见明显异常，胰尾显示不清。左肾囊肿，右肾未见明显异常。

（13）垂体 MRI：未见异常。

（14）骨密度：骨量减低。

 **思维提示：**

　　检查结果示：①甲状腺功能 $FT_3$、$FT_4$ 低于正常，TSH 升高；②TGAb、TMAb 高于正常；③高脂血症；④大量心包积液，多项心肌酶均升高，CK 升高显著；⑤除甲状腺特异性抗体外，存在其他免疫指标异常：ANA 1∶100，斑点型、核仁型，SSB（＋）。结合病史和体格检查结果，考虑原发性甲状腺功能减退症、大量心包积液诊断明确。下一步的处理是：①重要的是针对病因治疗，该患者除甲状腺特异性抗体增高外，还存在其他免疫指标异常，考虑给予糖皮质激素治疗；②扩张冠状动脉改善症状；③待心包积液明显减少，气短症状缓解后，予小剂量左甲状腺素钠替代治疗。

## 五、治疗方案及理由

（一）方案

1. 甲泼尼龙 40mg，静脉滴注，1 天 1 次。

2. 氯化钾缓释片 1.0g，1 天 2 次。

3. 碳酸钙 $D_3$ 片 600mg，1 天 1 次。

4. 骨化三醇 0.25μg，1 天 2 次。

5. 单硝酸异山梨酯缓释片 60mg，1 天 1 次。

6. 雷尼替丁 150mg，1 天 2 次。

7. 阿司匹林 0.1g，隔天 1 次。

8. 左甲状腺素钠 12.5μg，1 天 1 次。待糖皮质激素治疗 3 周后，心包积液明显减少，气短症状好转后，予替代治疗，小剂量起始。

（二）理由

考虑患者原发性甲状腺功能减退症、大量心包积液诊断明确。原发性甲状腺功能减退症的病因以桥本甲状腺炎最常见，最常见的临床表现为甲状腺肿大，多为中等度肿大，逐渐发展为甲减，后期可有纤维化而萎缩。患者 30 年前甲状腺肿大，有低代谢症状 25 年，TGAb、TMAb 高于正常，考虑桥本甲状腺炎可能性大。TGAb、TMAb、ANA 升高，SSB 阳性提示免疫异常，甲减为免疫损伤的结果，心包积液的产生和心肌酶的升高是甲减的结果还是免疫损伤的结果？在该患者我们更愿意考虑免疫损伤为主要，甲状腺功能减退可能更加重其发展。因心包积液虽多见于原发性甲减患者，但并不是所有甲减患者均有心包积液，有原发性甲减者甲状腺减退很严重而无心包积液，而继发甲减（如希恩综合征）也少有心包积液。结合我科以往治疗经验，大量心包积液时，予甲状腺激素替代治疗患者多不能耐受，易出现心绞痛、心衰甚至心肌梗死，而用糖皮质激素治疗效果好，说明免疫损伤参与心包积液的产生。

## 六、治疗效果及思维提示

治疗效果：经过免疫抑制治疗，患者气短症状明显缓解。甲状腺功能无明显变化，$FT_3$ 0.80pmol/L，$FT_4$ 6.28pmol/L，TSH 23.29mU/L。心包积液较前明显减少，超声心动示：前心包腔可见 13～21mm 无回声区，后心包腔可见 17～20mm 无回声区；LVEF 74%，左房增大，左室壁对称性增厚，心包积液（中～大量），左室舒张功能下降，二尖瓣、三尖瓣、主动脉瓣反流（Ⅰ）。心肌酶均明显下降 LDH 1625U/L；CK 2435U/L，CK-MB 155U/L，HBDH 1460U/L，MYO 440μg/L。予替代治疗后，怕冷、乏力、食欲减退、行动缓慢、反应差等症状明显改善。

**思维提示：**

原发性甲减患者，出现大量心包积液、心肌酶升高时，予糖皮质激素免疫抑制治疗效果好。如果按照传统的治疗方法，不仅不能消退心包积液，而且还会加重病情。患者症状的缓解和复查结果支持我们对病因的判断。

## 七、关于本病例的思考

从免疫角度整体看待疾病，重新思考原发性甲减患者出现心包积液、心肌酶升高的发病机制。原发性甲状腺功能减退症的病因中以免疫损伤最常见，部分患者出现心包积液、心肌酶升高。既往认为心包积液的产生、心肌酶的升高均因甲状腺激素不足，致黏蛋白和黏多糖沉积，毛细血管通透性增加，心肌细胞肿胀、变形、坏死所引起。但继发性甲减（如希恩综合征）患者少有发生。原发性甲减是否为器官特异性免疫损伤疾病，还是非特异性？心包积液、心肌酶的升高是否也有免疫损伤的结果？结合临床经验和本病例治疗效果，在免疫治疗后，患者的甲状腺功能并无明显变化，但心包积液减少，心肌酶也明显下降，说明有免疫损伤参与发病，并非完全因甲状腺激素不足所致。而且在糖皮质激素免疫抑制治疗后，心包积液减少、心肌酶下降，再予替代治疗，可减少心绞痛、心肌梗死等不良事件的发生，更安全。因此，从免疫高度看待疾病，标本兼治，可取得更好的疗效。

（高志红）

# 心悸、多汗、腹泻 14 年,胸闷气短 6 个月,肝功能异常 1 周

**患者女性**,32 岁,于 2010 年 11 月 9 日入院。

## 一、主诉

心悸、多汗、腹泻 14 年,胸闷气短 6 个月,肝功能异常 1 周。

## 二、病史询问

### (一) 初步诊断思路及问诊目的

患者青年女性,14 年前无明显诱因出现心慌、多汗、腹泻等症状,就诊于当地医院,查甲状腺功能示值高(具体不详),诊断为"甲亢",曾给予抗甲亢药物(ATD)治疗约 2 年,甲状腺功能恢复正常,患者停用 ATD 治疗。3 年前出现房颤,呈持续性,6 个月前上述症状反复并加重,同时出现胸闷气短,1 周前查肝功能异常而入院。患者有甲亢病史和症状,首先考虑该病,是否是甲亢复发,伴甲亢性心脏病、肝损害。因此,问诊主要围绕甲状腺激素产生过多的高代谢综合征、心血管系统、神经精神系统、消化系统等的异常表现。同时与类似表现的疾病相鉴别,寻找 Graves 病的证据。因病史长,应注意发病前及病情反复时有无诱因、诊疗过程、甲状腺功能控制情况,是否有高血压、心肌炎及肝病史。

### (二) 问诊主要内容及目的

1. 发病前是否有精神创伤、劳累或感染等诱因?

2. 是否有急躁易怒、失眠、怕热多汗、体重下降,低热?

3. 是否有心悸、胸闷、憋气、下肢水肿,能否平卧?

4. 是否有多饮多尿、疲乏无力?

5. 是否有易饥多食、大便次数增多  甲亢时由于甲状腺激素分泌增多和交感神经兴奋性增加,会出现高代谢症群,同时可累及心血管、消化、血液和神经精神系统,导致相应的临床表现。

6. 曾做过哪些检查、接受过哪些治疗、疗效如何  如做过甲状腺激素、相关抗体、甲状腺 B 超、甲状腺 ECT 检查对明确诊断具有重要价值,是否接受过药物、碘治疗或手术治疗,甲状腺功能控制情况。

7. 既往有何种疾病,是否有心血管疾病、肝病史、糖尿病、其他自身免疫性疾病史  甲亢对心血管系统的影响较显著,甚至可引起甲亢性心脏病,以老年甲亢和病史较久未能良好控制者多见。部分甲亢患者合并肝损害,肝功能异常考虑与甲亢和免疫有关,但须除外病毒性肝炎、酒精性或药物性肝损害等。甲亢时可有糖耐量受损,少部分甲亢可同时合并糖尿病,使原有糖尿病加重。甲亢是一种累及全身多脏器的非器官特异性自身免疫性疾病,可和其他自身免疫性疾病重叠发生。

（三）问诊结果及思维提示

问诊结果：患者 14 年前无明显诱因出现心悸、怕热、多汗、腹泻，月经稀少。查甲状腺功能示升高，诊断"甲亢"，系统 ATD 治疗约 2 年停药。3 年前出现房颤，呈持续性。6 个月前因亲人去世，精神受打击，上述症状反复且加重、同时逐渐出现胸闷、气短，至夜间憋醒、不能平卧。一周前就诊发现甲状腺功能升高，有胸腔积液、心包积液及少量腹水，伴肝功能异常。否认高血压、冠心病、糖尿病、肝病史及其他自身免疫性疾病。

**思维提示：**

通过问诊可明确患者有明显甲亢表现，符合甲状腺功能亢进症的特点。3 年前出现房颤，近期有夜间呼吸困难，不能平卧，考虑有心功能不全。既往无高血压、心肌病和心肌炎病史，考虑为甲亢性心脏病。患者肝功异常，既往无肝病史，考虑甲亢合并肝损害。但患者年轻，又伴有多浆膜腔积液、腹水，因此，须除外合并其他自身免疫疾病。应在体格检查时注意甲状腺，心脏、肝脏及肾脏等其他器官损害的表现体征。并通过实验室检查和影像学检查证实 Graves 病、甲亢性心脏病及甲亢性肝损害，并寻找其他自身免疫疾病的证据，注意心功能、肝功能、免疫指标。

## 三、体格检查

（一）重点检查内容及目的

考虑患者 Graves 病的可能性大，应在体格检查时注意有无甲状腺肿，细致观察甲状腺大小、对称性，触摸其质地有无结节、软硬度，活动度，有无压痛、震颤，与周围组织有无粘连，有无血管杂音。有无手颤，突眼或下肢胫前黏液水肿。有无心律失常、强弱不等、脉搏短绌，有无心界增大，有无肝脏增大、叩击痛等。并通过实验室检查和影像学检查寻找 Graves 病的证据，注意心功能、肝功能、免疫指标。

（二）体格检查结果及思维提示

体格检查结果：T 36.0℃，P 107 次 / 分，R 18 次 / 分，BP 100/80mmHg，H 162cm，W 50.0kg，BMI 19.05kg/m²。神清合作，发育正常。手颤征阳性，四肢可见散在皮疹，无脱屑及渗出，全身浅表淋巴结未触及肿大。眼睑无水肿，巩膜无黄染，眼球无突出，眼征阴性。口唇无发绀，颈软，甲状腺Ⅱ度弥漫性肿大，无压痛，可触及震颤。双肺呼吸音清，未闻及干湿啰音，心界向左下扩大，心音强弱不等，律不齐，心率 127 次 / 分，各瓣膜未闻及病理性杂音。腹软，无压痛及反跳痛，肝肋下未触及，肝区无叩击痛，脾肋下 1.5cm。四肢肌力正常，双下肢指凹性水肿。生理反射存在，病理反射未引出。

**思维提示：**

问诊及体格检查结果与初步考虑 Graves 病的思路相吻合。患者女性，有高代谢的症状和体征，甲状腺弥漫性肿大首先考虑 Graves 病。心脏听诊符合房颤，查体有心界增大，脾大，肝脏检查无阳性发现。进一步实验室和影像学检查目的是明确甲状腺、心脏及肝脏功能状态，明确诊断，判断病情，为治疗方案提供依据。

## 四、实验室和影像学检查

（一）初步检查内容及目的

1. 血常规、肝功　了解白细胞、肝功能情况。

2. 甲状腺功能　明确甲状腺的功能状态。

3. 甲状腺自身抗体　明确病因。

4. 免疫全项、风湿抗体、自身免疫性肝病相关抗体　明确免疫状态及是否存在其他自身免疫性疾病。

5. OGTT 检查　除外糖尿病和糖耐量减低。

6. 甲状腺超声检查、放射性核素检查。

7. 胸片　明确胸水、心影情况。

8. 超声心动检查　明确心脏增大、心功能情况。

9. 腹部彩超　明确腹水、肝脾、肾脏等情况。

（二）检查结果及思维提示

（1）血常规：WBC $4.61 \times 10^9$/L，N 38%，L 42%，RBC $4.53 \times 10^{12}$/L，HBG 124g/L，PLT $125 \times 10^9$/L。

（2）肝功能：TP 71g/L，ALB 36g/L，GLO 35g/L，ALT 18U/L，AST 31U/L，TBIL 46.1μmol/L，DBIL 32.5μmol/L。

（3）甲状腺功能：$FT_3$ 14.22pmol/L，$FT_4$ 63.78pmol/L，TSH 0.01mU/L。

（4）甲状腺抗体：TRAb 30.38U/L，TGAb 83.86%，TPOAb＞1000U/L。

（5）免疫全项：循环免疫复合物 26.2U/ml，IgG 2090.0mg/dl，IgA 340.0mg/dl，C3 71.6mg/dl，C4 11.7mg/dl，IgE 428.0U/ml，ANA（－），余未见异常。

（6）风湿抗体：RF 1860.0U/ml，抗链"O"125.0U/ml，余未见异常。

（7）自身免疫性肝病相关抗体：未见异常。

（8）肾上腺皮质功能：ACTH 363ng/L，Cor 3.8μg/dl，UCor 32.5μg/24h。

（9）OGTT 检查：未见异常。

（10）胸部 CT：两肺间质纹理增多；心影增大，心包积液，双侧胸腔积液。甲状腺双侧叶增大，密度减低。

（11）腹部彩超：肝大，肝淤血，肝静脉增宽；下腔静脉增宽；脾大；少量腹水；胆胰双肾未见异常。

（12）超声心动：LVEF 45%，左房、右房增大；二尖瓣反流（Ⅱ⁺）；三尖瓣反流（Ⅰ⁺）；心包积液（少量）；肺动脉高压（收缩压 44mmHg）；左室收缩功能下降。

（13）肾上腺 CT：双侧肾上腺 CT 平扫未见异常。

（14）心电图：心房颤动。

　**思维提示：**

检查结果示：①甲状腺功能 $FT_3$、$FT_4$ 均高于正常。②TRAb、TPOAb 均明显高于正常。③甲状腺双叶弥漫增大。结合患者的症状和体格检查，支持 Graves 病诊断。④多项免疫指标明显异常。⑤心电图、心脏听诊均支持心房颤动；超声心动、临床症状提示心功能不全Ⅱ级（NYHA 分级）。⑥肝损害，胆红素升高明显。⑦肾上腺皮质功能低下，肾上腺 CT 未见钙化和萎缩。⑧ Graves 病为自身免疫性甲状腺疾病，可合并甲亢性心脏病，肝损害，此患者还存在多浆膜腔积液、肾上腺皮质功能不全，结合患者甲状腺抗体及其他免疫指标明显异常，考虑多器官受损均因免疫损伤所致。下一步的处理是：①缓解心功能不全症状，予强心、利尿、扩血管治疗；②重要的是针对病因治疗，予免疫抑制治疗。

## 五、治疗方案及理由

1. 方案

（1）泼尼松 5mg，每日 3 次，口服。待患者下肢水肿减轻后，改为甲泼尼龙 40mg，每日 1 次，静滴。

（2）地高辛 0.125mg，每日 1 次，口服。症状缓解后，改为隔日 1 次。

（3）螺内酯 20mg，每日 2 次，口服。下肢水肿消失后停药。

（4）呋塞米 20mg，每日 2 次，口服。下肢水肿消失后停药。

（5）美托洛尔 25mg，每日 1 次，口服。

（6）单硝酸异山梨酯 30mg，每日 1 次，口服。

2. 理由　患者 Graves 病诊断明确，属自身免疫性疾病，合并甲亢心脏病，心房颤动，心功能不全，肝损害，多浆膜腔积液，肾上腺皮质功能不全。心功能不全时多见胸腔积液、心包积液，而腹水者少见。多浆膜腔积液除恶性肿瘤外最常见于自身免疫性疾病，结合此患者多项免疫指标异常，首先考虑为免疫损伤所致。我科曾行多例甲亢肝损害患者的肝活检，发现淋巴细胞聚集、免疫复合物沉积在病变区，考虑肝损害亦和免疫损伤有关。由于心功能不全，心排血量降低，肾上腺皮质缺血，可出现肾上腺皮质功能降低，但不能除外免疫损伤所致肾上腺皮质功能低下。综上所述，考虑免疫损伤为此患者的主要病因。因此，治疗主要是予糖皮质激素免疫抑制治疗。糖皮质激素可以抑制包括甲状腺抗体在内的多种抗体的产生，阻断抗体介导的病理改变。

## 六、治疗效果及思维提示

治疗效果：经过一段时间的治疗，患者心悸、怕热、多汗、腹泻症状消失，胸闷、气短、夜间阵发性呼吸困难消失。甲状腺功能 $FT_3$、$FT_4$ 降至正常，$FT_3$ 4.06pmol/L，$FT_4$ 20.45pmol/L，TSH＜0.001mU/L。胸腔积液、心包积液、腹水均消失。肝功较前好转，TBIL 19.6μmol/L，DBIL 6.3μmol/L。免疫指标明显好转：TRAb 6.28U/L，TGAb 63.84%，TPOAb 440.60U/L，循环免疫复合物 16.4U/ml，IgG 1060.0mg/dl，IgA 204.0mg/dl，C3 52.40mg/dl，C4 6.09mg/dl，IgE 238.0U/ml，RF 1130.0U/ml，抗链"O" 41.10U/ml。

**思维提示：**

做出诊断后，治疗要标本兼治。此患者应用糖皮质激素后，疗效显著。临床症状和生化指标的好转支持我们关于病因的判断。患者经上述治疗后皮肤颜色变浅，追问病史,患者皮肤颜色较深已多年,结合实验室检查,ACTH 363ng/L,Cor 3.8μg/dl,UCor 32.5μg/24h,说明存在原发性肾上腺皮质功能低下,肾上腺CT未见异常,考虑免疫损伤所致。

## 七、关于本病例的思考

针对病因治疗疾病,从免疫高度看待疾病。Graves病是一种自身免疫性疾病,临床实践中多见甲亢合并白细胞减少、肝损害、甲亢心脏病。患者的临床表现多样,但追其病因,并非甲状腺毒性所能完全解释,考虑免疫损伤在疾病的发生、发展中发挥重要作用。我们在临床实践中开展了大量对甲亢患者的肌活检、肾活检、肝活检、皮肤活检,结果发现免疫损伤并非只限于甲状腺,肝脏、心脏、肾脏、血液系统等均有累及。间接证明甲亢是一种累及全身多脏器的非器官特异性自身免疫性疾病,临床中也多次发现部分患者合并干燥综合征、系统性红斑狼疮等其他自身免疫性疾病。因此,我们应开拓思路,从免疫的高度看待问题,及时予免疫抑制治疗可获得良好的疗效。从该病例可以反思Graves病。

(高志红)

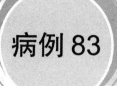

# 病例83 精神异常2年，顽固便秘2个月

**患者女性**，69岁，于2011年1月14日入院。

## 一、主诉

精神异常2年，顽固便秘2个月。

## 二、病史询问

（一）初步诊断思路及问诊目的

患者老年女性，出现精神异常2年，便秘2个月。应仔细问诊患者精神异常何时出现，诱因，是否受到某种精神刺激，是否有颅脑外伤史或颅内病变，是否治疗，效果如何等；便秘发生的时间、诱因及加重或缓解方式等。从内分泌角度考虑，甲状腺功能亢进症（甲亢）、甲状腺功能减退症（甲减）、糖尿病、低血糖、腺垂体功能低下及甲状旁腺疾病等都可引起精神症状，其中甲减、糖尿病及甲状旁腺功能亢进症（甲旁亢）可引起便秘。所以应仔细问诊患者有无乏力、怕冷及皮肤干燥等甲状腺功能减退症状；有无口干、多饮、多尿及消瘦等糖尿病症状；有无抽搐及骨折、骨痛、肾绞痛、上腹痛等甲状旁腺功能异常表现；还应仔细问诊患者既往有何病史，治疗情况如何。

（二）问诊主要内容及目的

1. 发病前有何诱因？

2. 是否受到精神刺激，是否就诊过精神病医院，是否治疗，效果如何　与精神性疾病鉴别。

3. 发病时有何表现，是否有头痛、视野改变及言语认知力改变等　若患者有颅内占位病变可有上述表现。

4. 是否有抽搐、骨折、骨痛、肾绞痛等　与甲状旁腺功能亢进或减退鉴别。

5. 是否有多汗、易怒、心慌或怕冷、少汗、乏力等　与甲状腺功能亢进或减退鉴别。

6. 是否有口干、多饮、多尿及消瘦　与糖尿病鉴别。

7. 患者既往还有何病史，治疗否，效果如何　长期慢性疾病不能治愈，可能会使患者患有精神疾病。

（三）问诊结果及思维提示

问诊结果：患者于入院前2年，无明显诱因出现精神异常表现，表现为自以为家里床下有人，有人在家里装摄像头，有人想迫害自己，家属发现其有两次自杀行为，被及时制止，就诊于某精神病医院，给予口服抗精神病药治疗，效果欠佳；1年前患者逐渐出现行走不稳伴四肢乏力，头颅MRI检查提示：脑室扩大，考虑脑积水；头颅正位片示：蝶鞍稍扩大，部分鞍背及后床突骨质结构显示不清；完成辅助检查：血 WBC $2.9 \times 10^9$/L，RBC $3.31 \times 10^{12}$/L，HGB 96g/L，血钠 148mmol/L，血钾 3.61mmol/L，血钙 2.86mmol/L，$FT_3$ 3.56pmol/L（3.5～6.5pmol/L），$FT_4$ 15.83pmol/L（11.5～23.5pmol/L），TSH 0.658mU/L（0.3～5μU/ml），血 ACTH 31.6ng/L（0～46pg/ml），血皮质醇 18.0μg/dl（5～25μg/dl），24 小时尿皮质醇 27μg（30～110μg）。给予侧脑室置管引流后，患者精神症状仍无明显好转，当时患者血钙升高并没有引起医生重视。2 个月前患者出现食欲下降，排便不畅，予饮食改善以及多种通便药物效果不佳。半月前排鲜红色血便 1 次，量约 200ml，肠镜提示：肛裂，腹部增强 CT 示：结肠不全梗阻，伴乙状结肠 - 直肠多发肠石，右肾多发结石或钙化。给予改善胃肠蠕动及通便等对症治疗，效果不佳。

患者既往病史：阑尾切除术后 40 年，剖宫产术后 30 余年，慢性支气管炎 20 余年，甲状腺功能减退病史 20 余年，间断服用甲状腺素片治疗，胃窦炎、幽门梗阻病史 10 余年，脑积水 3 年余。因甲状腺功能减退请内分泌科医生会诊，发现患者血钙水平升高，考虑"甲状旁腺功能亢进症"可能性大，建议进一步完善相关辅助检查。

**思维提示：**

患者老年女性，患有精神异常 2 年，便秘 2 个月，既往甲状腺功能减退病史 20 余年，但甲状腺素替代治疗尚规律，甲状腺功能基本正常，所以该患者精神异常与较为严重的便秘可能并非由甲减所致。有明确的脑积水病史，但经侧脑室置管引流后，其精神症状无明显改善，考虑可能脑积水时间较长，已造成周围脑组织不可逆的损害或其精神症状与脑积水关系不大。实验室检查发现血钙升高，且伴有右肾多发结石或钙化，所以考虑患者为原发性甲状旁腺功能亢进可能性较大。

## 三、体格检查

（一）重点检查内容及目的

考虑患者甲状旁腺功能亢进症可能性大，查体应注意患者颈部是否有结节以及其大小、数量及质地等，肾区有无叩击痛，是否有身材变矮，骨骼压痛及变形等，同时应注意患者有无毛发脱落、皮肤干燥、颜面及下肢水肿等甲状腺功能减退症状，因患者有便秘、血便等消化系统症状，应注意其腹部有无压痛，包块等，并对患者神志，言语，认知能力等进行检查。

（二）体格检查结果及思维提示

体格检查结果：T 36.5℃，P 57 次 / 分，R 18 次 / 分，BP 130/80mmHg，身高 162cm，体重 52kg，BMI 19.8kg/m²。发育正常，营养中等，神志清，言语欠流利，自主体位，查体合作。全身皮肤黏膜无黄染、无色素沉着，腹部中线及右下腹分别可见约 15cm 和 6cm 手术瘢痕，全身浅表淋巴结未触及肿大，头颅五官无畸形，眉毛外 1/3 稍有脱落，无腋毛、阴毛脱落，颈软，气管居中，甲状腺未触及肿大。心、肺查体未见异常，腹部可触及条形包块，轻压痛，无反跳痛，移动性浊音阴性，肠鸣音活跃，双下肢无水肿。脊椎、肋骨轻压痛，生理反射存在，病理反射阴性。

**思维提示：**

　　查体并未发现颈部有肿块，但不能除外甲状旁腺腺瘤，因腺瘤多较小，所以应进一步行甲状旁腺的影像学检查；右肾区叩痛，可能与肾结石有关；可触及腹部包块，又患者有血便，腹部CT示：结肠不全梗阻，应进一步查肿瘤标志物，以明确患者是否患有肠道的肿瘤，因肿瘤可分泌PTH相关肽致高钙血症。

## 四、实验室和影像学检查

（一）初步检查内容及目的

1．甲状腺功能　明确甲状腺功能状态。

2．血和尿电解质、血碱性磷酸酶及甲状旁腺激素、降钙素水平检查　明确钙、磷代谢情况及甲状旁腺功能。

3．血气分析　明确患者体内酸碱平衡状态，是否存在酸中毒。

4．影像学检查，甲状腺B超，明确甲状腺病变情况；甲状旁腺ECT、甲状旁腺CT及垂体MRI检查，明确病变部位；垂体及肾上腺皮质、性腺功能及胃泌素、胰岛素、血糖的检查，除外多发内分泌腺瘤的可能。

5．血常规、肝肾功能　多发性骨髓瘤可有高钙血症、肾功能损害、贫血及血免疫球蛋白增高等表现，故行上述检查与之鉴别。

6．血肿瘤标志物检查　除外恶性肿瘤所致高钙血症。

（二）检查结果及思维提示

检查结果：

（1）FT$_3$ 2.69～3.08pmol/L（3.5～6.5pmol/L），FT$_4$ 12.45～15.54pmol/L（11.5～23.5pmol/L），TSH 0.254～1.557mU/L（0.3～5mU/L），rT$_3$ 0.51nmol/L（0.43～1.15nmol/L）。

（2）血Ca 2.66～3.28mmol/L，血P 0.52～0.54mmol/L，血ALP正常，血PTH 28.9～117.0pmol/L（1.1～7.3pmol/L），血Cl 109～118mmol/L（96～108mmol/L），降钙素43.74pg/ml（<100pg/ml），24小时尿钙529mg（150～250mg），24小时尿磷167mg（750～1500mg）。

（3）血气分析：pH 7.37。

（4）甲状腺B示：甲状腺颗粒增粗伴多发小结节，甲状腺右叶背侧可见一大小约1.5cm×0.5cm实性肿物伴液化（考虑腺瘤可能性大）。

甲状旁腺$^{99m}$Tc-MIBI显像示：相当于甲状腺右叶下极部位异常示踪剂浓集区，考虑符合右下甲状旁腺高功能病变图像。

（5）血ACTH 26.9ng/L（0～46pg/ml），Cor 11.4μg/dl（5～25μg/dl），24小时尿Cor 45.5μg（30～110μg）。性腺功能：符合绝经后改变；胃泌素正常。胰岛素及血糖检查正常。

（6）血常规：WBC 4.19×10$^9$/L，RBC 3.23×10$^{12}$/L，HGB 96g/L，N 80.5%；肝肾功能正常。

（7）血肿瘤标志物检查无异常。

（8）髂骨活检：见文末彩图83-1，可见骨小梁表面有大量类骨质覆盖，四环素荧光清晰可见，表明患者的骨转换增速。

**思维提示:**

①患者多次实验室检查提示高血钙、低血磷、高尿钙,高 PTH,高氯血症,符合原发性甲状旁腺功能亢进症的表现。②甲状腺 B 超及甲状旁腺 ECT 检查提示:右下甲状旁腺高功能病变,腺瘤可能性大,结合腹部 CT 提示右肾多发结石或钙化,均支持原发性甲状旁腺功能亢进症的诊断。③患者胰岛素及血糖检查正常,降钙素、胃泌素及性激素正常,不支持多发性内分泌瘤病。④血肿瘤标志物检测均正常,不支持恶性肿瘤所致高钙血症。⑤血常规检查:WBC、RBC 及 HGB 均降低,患者贫血,可能与其便血失血有关;中性粒细胞比率升高,提示患者可能存在感染。

## 五、治疗方案及理由

1. 治疗方案　给予低钙饮食,做术前准备,择期手术治疗,给予 0.9% 氯化钠、呋塞米、降钙素及二膦酸盐等将血钙降至相对安全水平(< 3.0mmol/L),行右下甲状旁腺肿物切除术。肿物病理:甲状旁腺腺瘤。术中动态监测血甲状旁腺激素变化(腺瘤切除前,切除后 1 分钟,切除后 15 分钟血 PTH 分别为 122.0pmol/L、84.8pmol/L、10.2pmol/L),甲状旁腺激素水平明显下降,提示腺瘤切除成功。因患者术前血皮质醇正常偏低,为预防因手术应激引起肾上腺皮质功能相对不足或继发脑水肿,故手术日及术后第一日给予氢化可的松 50mg/d 静脉滴注。

2. 术后处理　术后应给予补充钙剂及维生素 D,并密切随访,观察血钙、骨密度的变化及调整治疗方案;因患者贫血,考虑与便血有关,故待患者病情稳定后应复查血常规,若贫血仍不能纠正,建议就诊血液科。

3. 理由　原发性甲状旁腺功能亢进症手术治疗效果良好,为避免患者术中出现高钙危象,或术后出现严重的低钙血症致抽搐等,所以术前应将血钙降至相对较低水平;补液配合利尿剂可促进尿钙的排泄,降钙素可抑制破骨细胞的骨吸收,增加成骨细胞的活性而使钙、磷沉积于骨,抑制肾小管对钙、磷的吸收及肠钙的吸收,二膦酸盐可抑制破骨细胞的活性,以上治疗在一定程度上缓解骨饥饿,能减轻或避免术后因严重低血钙所致的抽搐,但术后患者一般会存在明显的低钙血症,且术前因 PTH 升高导致大量骨钙丢失,所以应给予补充适量的钙剂及维生素 D。

## 六、治疗效果及思维提示

患者术后第一天血钙 2.32mmol/L,血磷 0.93mmol/L,血甲状旁腺激素 1.2pmol/L,术后第二日患者一般情况良好,血钠正常,遂停用氢化可的松,同时患者排便通畅,精神症状亦明显改善。术后病理示:甲状旁腺腺瘤。

**思维提示:**

患者出现精神异常 2 年,经抗精神病治疗效果不佳,检查发现脑积水,给予侧脑室引流后,精神症状仍无明显改善,当时患者血钙水平已升高,但未引起重视,后患者出现便秘、肾结石等表现，完善相关辅助检查后，诊断为原发性甲状旁腺功能亢进症，行手术切除甲状旁腺腺瘤后，血 PTH、血钙水平逐渐下降，便秘逐渐好转，且其精神症状亦明显改善，提示患者精神异常可能与高钙血症有关，而与脑积水无明显关系。

## 七、对本病例的思考

1. 原发性甲状旁腺功能亢进症的临床表现主要为钙、磷代谢紊乱，表现为高钙血症与低磷血症、高尿钙、高尿磷。可涉及多个系统和器官，主要表现为反复发作的肾结石、消化性溃疡、精神改变与广泛的骨吸收。原发性甲状旁腺激素分泌过多引起骨吸收增加，若患者钙剂摄入不足，可能会因骨钙丢失过多，引起骨密度下降，致骨折、骨畸形或骨痛，尤以肋骨压痛者多见，甚至发生继发性骨软化症；若患者钙剂摄入足量，则流经肾脏的钙浓度增加，易发生肾结石，而临床原发性甲状旁腺功能亢进症患者多以反复发作的肾结石或多发骨折、骨痛多见，以消化性溃疡或精神改变为首发表现的较少见，临床医生可能容易忽视此种情况，所以本病例给临床医生的提示是如果发现患者有精神异常，应注意其血钙、磷的水平，以减少误诊、漏诊。

2. 患者血尿皮质醇偏低，而腺垂体的 ACTH 并没有相应的升高，故存在垂体功能减退继发肾上腺皮质功能减退，虽然患者手术前的血钠水平正常，但在甲状旁腺腺瘤切除术时可能会因应激而发生肾上腺皮质功能相对不足致低钠血症，如给予积极的补钠治疗，可能发生或加重脑水肿，故术前及术后第一日适量给予氢化可的松替代治疗至病情平稳，避免了低钠血症或脑水肿的发生。所以，患者在拟行外科手术治疗前，应尽可能检查肾上腺皮质功能。

（何　庆）

# 间断手足麻木、抽搐 2 年

**患者女性**，48 岁，于 2010 年 12 月 22 日入院。

## 一、主诉

间断手足麻木、抽搐 2 年。

## 二、病史询问

### （一）初步诊断思路及问诊目的

患者为中年女性，间断性手足麻木、抽搐 2 年，临床应首先考虑内科疾病如电解质紊乱，常见于低钾血症、低钙血症等。患者发作时具有严重的低钾血症，且经口服补钾效果不佳。低钾血症的原因多种，常见的有原发性醛固酮增多症、肾素瘤、皮质醇增多症、肾小管酸中毒、范科尼综合征、格雷夫斯病、巴特综合征。该患者在低钾血症的同时，具有代谢性碱中毒，故肾小管酸中毒，范科尼综合征可排除。问诊目的主要围绕低钾血症是否合并其他的症状，发病的主要症状及特点，伴随症状，以寻找疾病的病因。患者发作时同时具有轻度低钙血症，考虑低钙血症为低钾碱中毒所致，但需排除其他引起低钙血症的病因如活性维生素 D 不足，甲状旁腺功能减退症等。

### （二）问诊的主要内容及目的

1. 发作之前有无诱因，发作的时间，是否为持续性，单纯口服补钾是否有效　发作之前有无腹泻等原因引起钾摄入不足。格雷夫斯病低钾血症发作之前常有劳累、进食大量甜食的诱因。格雷夫斯病和低钾性周期性瘫痪多表现为阵发性。格雷夫斯病引起的低钾血症多发生在清晨，多发生在青年男性。干燥综合征、肾小管酸中毒、范科尼综合征、失钾性肾病、原发性醛固酮增多症、肾素瘤、巴特综合征，Liddle 综合征患者多表现为持续性低钾，口服补钾效果不佳。

2. 患者有无头痛，头晕等高血压的临床表现，有无怕热、多汗、心悸、消瘦等甲状腺功能亢进症的表现，有无肌肉疼痛，有无口干、眼干、牙齿片状脱落，腮腺肿大，骨关节疼痛和骨畸形等表现　格雷夫斯病、原发性醛固酮增多症、肾素瘤和 Liddle 综合征均有高血压，可以有头痛，头晕等临床表现。格雷夫斯病的高血压特点是收缩压升高，舒张压下降，脉压增加。若患者具有怕热、多汗、消瘦、心悸等则为甲状腺功能亢进症的重要依据。格雷夫斯病引起的低钾发作前常有肌肉的疼痛，尤其是近肢带肌。骨关节疼痛和骨畸形支持肾小管酸中毒的诊断，若患者同时具有口干、眼干、牙齿片状脱落，腮腺肿大则进一步支持干燥综合征的诊断。

3. 有无特殊的服药史，既往病史　长期高血压患者可能服用一些利尿剂（如氢氯噻嗪）而引起低钾血症。一些患者长期服用含有甘草成分的中药亦可导致低钾血症。长期的胃肠道疾病可导致维生素 D 及钙摄入不足而导致低钾血症。严重的肝肾疾病可影响维生素 D 的羟化而引起活性维生素 D 不足。甲状腺局部的放射线接触史可导致甲状旁腺功能减退而引起低钙血症。

4. 是否具有家族史　甲状腺疾病，Liddle 综合征家族遗传的情况多见。

（三）问诊结果及思维提示

问诊结果：患者中年女性，既往枕骨骨瘤切除史 17 年。腰椎间盘突出症 10 年。双侧扁桃体切除术 9 年。否认高血压、糖尿病史；否认重金属及特殊药物等接触史。父母均患高血压，有两妹一弟均体健。无其他家族遗传病史。2 年前"上呼吸道感染"后出现手足麻木，抽搐伴乏力，无意识障碍、二便失禁；无呼吸及吞咽困难。就诊于当地医院，当时体格检查血压为 140/80mmHg，血钾 1.63mmol/L，血钙 2.0mmol/L，血 Mg 0.34mmol/L，血气示"代谢性碱中毒"，口服补钾效果不佳，考虑为"巴特综合征"。给予吲哚美辛 25mg，1 天 1 次，美托洛尔 12.5mg，1 天 2 次，螺内酯 40mg，1 天 2 次，氯化钾缓释片 2.0g，1 天 3 次，治疗后，患者症状较前改善，血钾维持在 3～4mmol/L 之间。患者仍间断乏力，偶有双下肢水肿。无视物模糊，无心悸、气短，无多尿及夜尿增多，无骨痛及骨畸形。2 个月前患者擅自停用上述药物，改服中药汤剂治疗。二十天前查血钾 2.72mmol/L，未予重视。入院前 2 天肾上腺 CT 示"右肾上腺内肢小结节影，考虑微小腺瘤"。为进一步明确诊断收入我科。患者自发病以来，食欲稍差，体重减轻 5kg。

**思维提示：**

通过问诊可明确，患者既往无肝、肾和消化系统疾病，无重金属、药物等物质接触史。无家族史。病史 2 年，间断手足麻木、抽搐 2 年。发作时检查低钾血症，代谢性碱中毒。因此可排除肾小管酸中毒，干燥综合征、范科尼综合征。患者的低钾血症为持续性，可排除格雷夫斯病和低钾性周期性瘫痪。患者院外发现血压正常，不支持同时具有高血压的疾病如原发性醛固酮增多症、皮质醇增多症、Liddle 综合征等。但体格检查中仍应注意血压。患者轻度低血钙，而无肝、肾和消化系统疾病不支持钙摄入不足及维生素 D 摄入不足及羟化障碍而引起的低血钙，但体格检查中仍需重视患者有无骨软化的体征如肋骨压痛，骨畸形等。

## 三、体格检查

（一）重点检查内容及目的

考虑患者低钾血症为巴特综合征的可能性大，在对患者进行系统全面的检查同时，应注意患者的血压，排除具有高血压的引起低钾血症的疾病。另外需注意患者有无骨软化的体征以明确低钙血症的原因。

（二）体格检查结果及思维提示

体格检查结果：T 36.5℃，P 76 次 / 分，R 18 次 / 分，BP 138/85mmHg。神清，语利，查体合作，全身皮肤黏膜无黄染，出血点及皮疹。周身浅表淋巴结未触及肿大。头颅五官无畸形，眉毛无稀疏，眼睑无水肿，眼球活动自如。颈软，甲状腺未触及肿大。胸廓对称，无压痛。双肺呼吸音清，未闻及干湿啰音。HR 76 次 / 分，律齐，未闻及杂音。腹软，无压痛及反跳痛,肝脾肋下未触及。双下肢无水肿。轻度膝外翻。脊柱、四肢无畸形,无压痛。生理反射存在,病理反射未引出。

 **思维提示:**

> 患者血压正常,可排除具有高血压的引起低钾血症的疾病如原发性醛固酮增多症,肾素瘤,Liddle 综合征,皮质醇增多症。结合病史及体格检查,患者持续性低钾血症,碱中毒,正常血压,初步考虑巴特综合征。进一步的实验室检查明确有无高肾素,肾活检有无肾小球球旁器的增生等。

### 四、实验室和影像学检查结果

（一）初步检查内容及目的

1. 血、尿电解质,血气分析　进一步明确患者是否存在着低钾血症,代谢性碱中毒。同时有无低血镁,低尿钙。患者院外具有低钙血症,进一步明确有无低钙血症,同时有无高血磷。

2. 卧立位 RAAS 检查　明确血浆肾素活性的高低及有无原发性醛固酮增多症可能。

3. 血 ACTH、Cor,24 小时尿 Cor,肾上腺 CT　患者院外 CT 提示右肾上腺内肢小结节影,除行卧立位 RAAS 外,明确有无皮质醇增多症。

4. 尿酸化功能、24 小时尿电解质、1,25-(OH)$_2$D$_3$ 检查,明确有无肾小管损伤。行 PTH 检查,明确有无合并甲状旁腺功能减退症。骨密度及骨 X 线片检查,明确患者的骨量及形态,进一步明确低钙血症的原因。

5. 口服葡萄糖耐量试验 + 胰岛素释放试验　明确是否有具有高胰岛素血症引起的低钾血症。

6. 肾活检　明确有无肾小球球旁器增生。

（二）检查结果及思维提示

检查结果:

1. 血常规　WBC $4.27 \times 10^9$/L, N 53%, L 39%, RBC $4.83 \times 10^{12}$/L, HGB 140g/L, PLT $262 \times 10^9$/L。

2. 肝功能　TP 73g/L, ALB 46g/L, ALT 34U/L, AST 29U/L, GGT 19U/L, ALP 1255U/L, TBIL 18.2μmol/L。肾功能:BUN 4.3mmol/L, Cr 58μmol/L, UA 353mmol/L。血电解质: Na 143mmol/L, K 2.72mmol/L, Ca 2.07mmol/L(2.15～2.55), P 1.58mmol/L(0.8～1.45), Cl 98mmol/L, CO$_2$CP 33mmol/L, Mg 0.4mmol/L(0.8～1.45)。

3. 24 小时尿电解质　Ca 11.8mg(150～300), P 510mg, Na 207.9mmol, K 85.1mmol。 24 小时尿:Glu 0.33g(<0.25g), Pro 141.9mg(<150mg), mAlb 16.5(<30mg)。

4. 血气分析　pH 7.503, BE 8.6mmol/L, HCO$_3^-$ 32.7mmol/L。尿酸化功能:pH 6.8mmol/L, 重碳酸盐 4.3mmol/L(0～12.44), 可滴定酸 5.1mmol/L(9.57～150), 铵离子 17.8mmol/L (25.84～200)。

5. 口服葡萄糖耐量试验 + 胰岛素释放结果:Glu(mmol/L):0 分钟 6.54, 30 分钟 9.43, 60 分钟 13.39, 120 分钟 7.06, 180 分钟 4.55;Ins(mU/L):0 分钟 18.24, 30 分钟 71.55, 60 分

钟203.13，120分钟109.0，180分钟16.53。

6. RAAS（卧位）　PRA 5.4ng/（ml·h）（0.05～0.79），ATⅡ 157.5pg/ml（28.2～52.2），ALD 13.85ng/dl（5～17.5），RAAS（立位）：PRA 7.13ng/（ml·h）（1.95～4.02），ATⅡ 212.5ng/（ml·h）（55.3～115），ALD 17.51ng/dl（6.5～30），24小时尿ALD 1.98μg（1～8）。

7. 风湿抗体＋免疫全项　ANA 1:100，核膜型，RF 22.7U/ml，余项均在正常范围之内。ESR 29mm/h。

8. 肾上腺皮质功能　血ACTH 129ng/L（0～46），Cor 28.4μg/dl（5～25），24小时尿Cor 46.2μg（30～110）。甲状腺功能：FT$_3$ 4.79pmol/L（3.5～6.5），FT$_4$ 22.12pmol/L（11.5～23.5），TSH 2.631mU/L（0.5～5.0）。PTH 3.8pmol/L（1.1～7.3）。25-（OH）D$_3$ 31.84nmol/L（47.7～144），1,25-（OH）$_2$D$_3$ 364.49pmol/L（39～193）。

9. 胸片正位　双肺纹理增多。腹部B超：脂肪肝（中度），胆，胰头，体，脾未见明显异常。双肾体积略大，形态结构未见明显异常。

10. 骨密度　L$_2$～L$_4$ 1.733g/cm$^2$，Z值3.6；股骨颈BMD 1.223g/cm$^2$，Z值2.7；全身1.405g/cm$^2$，Z值3.8。全身X线片：右前臂诸骨未见异常。胸腰椎骨质密度略显增高。双膝退行性关节病，所示双侧股骨，胫腓骨骨质密度增高。

11. 肾图　双肾功能正常。肾上腺CT平扫：未见异常。

12. 肾活检　肾穿刺组织可见4个肾小球，1个球性硬化，其余肾小球系膜细胞及基质轻度局灶增生，其中2个肾小球可见球旁器肥大。肾小管上皮细胞空泡颗粒变性，灶状萎缩，可见3处小管刷状缘脱落，细胞扁平，管腔扩张，其内充以蛋白管型。肾间质灶状淋巴，单核细胞浸润伴有纤维化，小动脉管壁增厚。

免疫荧光：IgM（＋），C3（±），FRA（＋），沿肾小球沉积。病理诊断：结合临床，符合巴特综合征肾脏改变。

 **思维提示：**

　　检查结果有低钾血症，代谢碱中毒，高血浆肾素活性；结合体格检查患者的血压正常，支持巴特综合征的诊断。患者肾病理可见肾小球球旁器增生，进一步支持巴特综合征的诊断。患者在低钾血症的同时具有低血镁、低尿钙，考虑为巴特综合征的特殊类型 Gitelman 综合征。患者低钙血症的同时，血磷正常，1,25-（OH）$_2$D$_3$ 不低，PTH 在正常范围之内，骨密度不低，故低钙血症考虑为代谢性碱中毒所致。

## 五、治疗方案及理由

1. 治疗方案　10%氯化钾20ml，1天3次；门冬氨酸钾镁（潘南金）3片，1天3次；螺内酯60mg，1天3次。

2. 理由　临床上低钾血症需积极尽早纠正，否则可造成心律失常、心绞痛、呼吸肌麻痹等危及患者生命。

## 六、治疗效果

患者手足麻木好转，血钾波动在3.25～3.57mmol/L之间，血镁升至0.7mmol/L。

## 七、对本病例的思考

1962 年，Bartter 首先描述本综合征，故而得名。其临床特点为：尿钾增多、血钾降低、代谢性碱中毒、血浆肾素活性和醛固酮增高但无高血压，肾小球球旁细胞增生。男女均可患病，从胎儿时期到成年均可发病。先天性者以幼少儿多见，后天性者多为中年以上的成人。无性别、种族显著差异。目前已知该综合征分为四个亚型：出生前 Batter 综合征（高前列腺素 E 血症）；Gitelman 综合征（Batter 综合征的 Gitelman 变种）；经典的 Batter 综合征；假 Batter 综合征。

本病例为中年女性，严重低钾血症，尿钾异常增多，代谢性碱中毒，血压正常，血浆肾素活性增高，肾活检提示肾小球球旁器增生，因此，巴特综合征诊断可以成立。患者同时具有低血镁，低尿钙，故为巴特综合征的特殊类型 Gitelman 综合征。Gitelman 综合征多在 20 岁后起病，与出生前巴特综合征比较病情较轻。表现为疲劳、肌无力和反复发作的手足搐搦，生化表现为代谢性碱中毒、低钾血症、低血镁和低尿钙。由于巴特综合征和 Gitelman 无论在临床上还是在生化检测方面均有重叠，后者可以说是前者病情的加重。因此，最后确诊还有待基因诊断。目前研究已知，Gitelman 综合征病因主要为编码噻嗪类敏感的 $Na^+/Cl^-$ 共同转运基因发生突变。是由 16 号染色体长臂（16q13）的 NCCT 基因缺陷导致。$Na^+/Cl^-$ 联合转运功能受损，导致远端集合管对 $Na^+$ 和 $Cl^-$ 重吸收障碍，结果出现 NaCl 的丢失、低血容量、低血压和代谢性碱中毒，继发性肾素、醛固酮水平上升，使 $Na^+$ 经皮质集合管上皮细胞 $Na^+$ 通道的重吸收增加，有利于增加 $H^+$ 和 $K^+$ 的分泌。尿钙降低机制是由于 $Na^+/Cl^-$ 联合转运异常可使细胞内 $Cl^-$ 的超级化作用减弱，$Ca^{2+}$ 重吸收增加，尿钙减少。血镁水平下降可能是因为在醛固酮的作用下，管腔侧 $Na^+$ 重吸收增加形成了管腔侧负电位，通过 $Mg^{2+}/Na^+$ 交换增加而使尿镁增多、血镁降低。该转运子是噻嗪类敏感的（此段的描述是书上写的，与临床实际有一定差距。所以，在分析病例时，要根据自己的发现，提出自己的看法）。然而，我们所做的肾脏活检和肌肉活检表明，该病的发生与免疫损伤存在一定的联系，但用一般的免疫抑制剂治疗效果不佳。本例给予该患者补钾药物、钾镁合剂以及螺内酯治疗。目前患者血钾波动在 3.25～3.57mmol/L 之间，且临床不适症状较前明显减轻，获得了一定的疗效。

（王保平）

# 病例 85

## 间断头晕 3 年,双下肢乏力 6 月余

**患者男性**,50 岁,于 2012 年 2 月 13 日入院。

## 一、主诉

发现高血压 3 年,双下肢乏力 6 月余。

## 二、病史询问

### (一)初步诊断思路及问诊目的

患者为中年男性,发现血压高 3 年,双下肢乏力 6 月余,47 岁发现高血压。在鉴别诊断方面,我们先除外各种继发性高血压后才能考虑原发性高血压,这是一项基本原则。因此,问诊目的主要围绕高血压主要症状及特点、伴随症状、是否服用降压药物治疗及效果如何等问题展开,并兼顾重要鉴别疾病的临床表现及特点,如肾实质性高血压、肾血管性高血压、大动脉炎、原发性醛固酮增多症(原醛症)、嗜铬细胞瘤、甲状腺功能亢进、皮质醇增多等,以助于鉴别诊断。

### (二)问诊主要内容及目的

1. 血压增高是阵发性的还是持续性的　这对于鉴别嗜铬细胞瘤,醛固酮增多症引起的高血压有重要意义。嗜铬细胞瘤多表现为阵发性血压增高,甚至高血压和低血压交替发生。原发性高血压早期也可为阵发性血压增高,而醛固酮增多症则常表现为持续性血压增高。

2. 发病特点及伴随症状　是否有头痛发作,是否伴面色苍白、出冷汗、心动过速,是否伴有心律失常、肌无力、夜尿增多等,如有头痛 - 出汗 - 心动过速则是嗜铬细胞瘤的重要依据。伴有心律失常、肌无力、夜尿增多提示醛固酮增多症或 Liddle 综合征。多发性大动脉炎急性期可有发热;肾小球肾炎时,肾小球滤过率降低,可造成肾性高血压,伴有腰痛、血尿等症状;甲状腺功能亢进可伴有心悸,手抖,消瘦等。

3. 诱因　如急性肾小球肾炎所致的肾实质性高血压,除有原发病的临床表现外,往往在发病前多有上呼吸道感染或皮肤软组织感染病史。一般高血压发作常有诱因,如劳累、情绪激动或未按时用药等。有的嗜铬细胞瘤患者的高血压发作也有诱因,如膀胱部位的可因排尿诱发,腹部的可因按压腹部发作。剧烈的腹部撞击或运动可诱发高血压,多为嗜铬细胞瘤所致。

4. 高血压的程度　原发性高血压起病时血压多为轻度或中度升高,原醛的血压也多为中度的升高,嗜铬细胞瘤患者的收缩压多在 200mmHg 左右,而肾血管性的高血压和肾素瘤所致的高血压多为恶性高血压,血压无法控制。

5. 降压药物的效果如何　各种继发性高血压应用一般的降压药物的效果差,而某些特

定的药物对于特定病因的高血压有特殊的疗效,甚至作为诊断性治疗的手段。如 α 受体阻断药为嗜铬细胞瘤的诊断性治疗的手段,醛固酮受体拮抗剂 - 螺内酯为原发性醛固酮增多症的特效药物。

6. 既往有何种疾病　是否有慢性肾病史,充血性心力衰竭、肝硬化失代偿期、甲亢史,是否有皮质醇增多症。

7. 何种职业,是否有高血压家族史　高血压与职业相关,长期从事精神高度紧张的职业易患高血压。原发性高血压多有家族史。

（三）问诊结果及思维提示

患者于入院前 3 年无明显诱因出现头晕不适,无明显头痛、视物模糊,测血压 200/100mmHg,给予硝苯地平缓释片口服,血压略有下降,波动于（160～180)/100mmHg,此后患者交替口服硝苯地平控释片(拜心同)、替米沙坦、氨氯地平等药物,血压均控制欠佳。半年前无明显诱因出现双下肢乏力,测血钾 <3mmol/L（余具体不详),给予静脉滴注氯化钾 6g 后血钾可升至正常。患者未予进一步诊治。此后下肢乏力症状间断发作,口服氯化钾后症状好转。三个月前上述症状再次发作,就诊于天津塘沽医院,查血钾 3.42mmol/L,卧立位 RAAS 肾素活性偏低,醛固酮正常。为求进一步诊治收入我科。患者自发病以来,精神、饮食、睡眠可,二便正常,体重无显著改变。既往史:无慢性肾病史、充血性心力衰竭、肝硬化失代偿期等。家族史:父有高血压史。

 **思维提示:**

通过问诊可明确,患者男性,50 岁,发现血压高 3 年,反复发作低血钾 6 个月。虽然有高血压家族史,但患者高血压起病年龄为 47 岁,且高血压合并低血钾,CCB 及 ARB 的疗效不佳,因此应将伴有低钾血症的继发性高血压放在首位。问诊目的主要围绕高血压和低钾血症的常见原因、发作时主要症状及特点、伴随症状、是否予排钾利尿剂治疗及降压药物效果如何等问题展开,并兼顾重要鉴别疾病的临床表现,以寻找符合诊断的证据。原发性醛固酮增多症、皮质醇增多症和甲状腺功能亢进症高血压常伴有低血钾发作。另外,能够引起低血钾的疾病还有 Bartter 综合征、Liddle 综合征、Fanconi 综合征等。在问诊时也应注意其症状表现。但单纯的 Bartter 综合征和 Fanconi 综合征无高血压,因此基本除外了这两种疾病。结合院外 RAAS 肾素活性偏低,醛固酮正常,且无应用排钾利尿剂的用药史,原发性醛固酮增多症基本确立。皮质醇增多症和甲状腺功能亢进症除了有高血压、低血钾外还同时有皮质醇增多症或甲状腺功能亢进症特殊的表现及相应的激素改变,鉴别诊断不难;肾素低基本除外了肾血管性的高血压和肾素瘤所致的高血压。Liddle 综合征虽然可能性不大,但仍需进一步排除。

## 三、体格检查

（一）重点检查内容及目的

通过问诊发现患者为高血压,低血钾,醛固酮不适当升高,因此考虑患者有原发性醛固酮增多症的可能性,但仍需进一步系统的、全面检查,同时应重点注意:①准确测量血压,监测血压是持续性的还是波动的，同时注意四肢血压是否对称正常；应该对心脏、肾脏、眼底等靶器官给予评价；②肌力情况，尿量情况；③是否有腹部血管杂音，检查有无腹部紫纹，向心性肥胖，双手颤，甲状腺肿大等体征，除外其他引起高血压，低血钾的疾病。

（二）体格检查结果及思维提示

T 36.2℃，P 70/ 分，R 18/ 分，BP 170/100mmHg（左上肢），BP 175/100mmHg（右上肢），BP 190/110mmHg（左下肢），BP 195/110mmHg（右下肢），发育正常，营养中等，神清，自主体位，查体合作。全身皮肤黏膜无皮疹、黄染及出血点，右季肋区纵行瘢痕，颈前、颈后、耳前、耳后淋巴结未触及肿大，头颅五官无畸形，眼睑无水肿，结膜无充血，巩膜无黄染，双侧瞳孔等大等圆，对光反射存在。颈软，气管居中，甲状腺不大。双肺呼吸音清，未闻及干湿啰音。心界不大，心率 70 次 / 分，律齐，各瓣膜听诊区未闻及病理性杂音。腹软，无压痛，肝脾肋下未及，腹部未闻及血管杂音、无腹部紫纹，向心性肥胖，双手颤。双下肢无水肿。膝腱反射亢进，病理反射未引出。

---

 **思维提示：**

体格检查结果与问诊后初步明确患者存在高血压、低血钾，而无满月脸、水牛背、皮肤紫纹，毛发分布正常，腹部未闻及血管杂音，眼睑及双下肢均无水肿，无甲状腺增大、突眼、手颤等，除外甲状腺功能亢进、皮质醇增多症、嗜铬细胞瘤、肾脏疾病等。进一步实验室和影像学检查的主要目的是明确病变部位，为治疗方案提供依据。

---

## 四、实验室和影像学检查

（一）初步检查内容及目的

1. 血电解质尤其是血钾水平　以明确是否存在低钾血症，支持或除外原发性醛固酮增多症。

2. 24 小时尿电解质　明确有无尿钾排出增多。

3. 血气分析　明确有无代谢性碱中毒。

4. 血醛固酮、血管紧张素Ⅱ，肾素和尿醛固酮水平，并计算血醛固酮 / 血肾素　评价肾素血管紧张素系统以除外原发性醛固酮增多症。

5. 卧立位试验　考虑为原发性醛固酮增多症，为明确病变的性质，增生抑或肿瘤。

6. 腹部 B 超　明确肾脏和肾上腺是否存在病变。

7. 腹部 CT　明确肾上腺肿瘤，如嗜铬细胞瘤或原发性醛固酮增多症。也可以进一步除外肾脏疾病。

8. 24 小时尿 VMA　除外嗜铬细胞瘤。

9. 24 小时尿皮质醇和甲状腺功能　除外皮质醇增多症和甲状腺功能亢进。

10. 螺内酯治疗试验　为原发性醛固酮增多症的诊断性治疗，患者血钾一般在 1 周内恢复正常，血压降低需要较长的时间，甚至不能完全正常。

（二）检查结果及思维提示

检查结果：

（1）甲状腺功能、肾上腺皮质功能和 24 小时尿 VMA：正常范围。

（2）血电解质：血 K 2.7mmol/L（自服氯化钾缓释片），血 Na 142mmol/L，24 小时尿钾32mmol。

（3）动脉血气分析：pH 7.473，$PaO_2$ 94mmHg，$PaCO_2$ 43.7mmHg，BE 5.4mmol/L。

（4）螺内酯治疗试验：阳性。住院当天给予螺内酯80mg，1 天 3 次，第二天血钾升至3.31mmol/L（未补钾），后将螺内酯增至 120mg，1 天 3 次，血钾维持在 4mmol/L 左右，血压变化不大。

（5）卧立位试验：因院外血醛固酮 / 血肾素＞50，结合临床表现和血尿电解质及血气分析结果原发性醛固酮增多症诊断成立，为进一步明确原发性醛固酮增多症的病因（腺瘤或增生），因此行卧立位试验，结果如表85-1。

表85-1 卧立位试验结果

| PRA | ATⅡ | 醛固酮 |
| --- | --- | --- |
| 卧位 0.09ng/（ml·h）（0.05～0.79） | 72.81pg/ml（28.2～52.2） | 170.85ng/dl（5～17.5） |
| 立位 0.30ng/（ml·h）（1.95～4.02） | 87.68pg/ml（55.3～115.3） | 219.83ng/dl（6.5～30） |

（6）血常规、尿常规、肾功能、24 小时尿蛋白和肌酐：正常范围。

（7）双肾上腺 CT 平扫＋增强示：双侧肾上腺结节，考虑肾上腺结节样增生。

 **思维提示：**

①患者高血压的同时存在低钾血症和不适当的尿钾增多。大多数原醛症患者血钾低于 3.5mmol/L，一般在 2～3mmol/L 之间，严重病例则更低，原醛症患者钾代谢呈负平衡，如血钾＜3.5mmol/L，尿钾＞30mmol/24h（或血钾＜3mmol/L，尿钾＞25mmol/24h），提示患者有不适当尿钾排出过多。②低肾素活性醛固酮分泌增多：醛固酮分泌增高而肾素 - 血管紧张素系统受抑制是原醛症的特征。血浆醛固酮升高与肾素活性受抑并存则高度提示原发性醛固酮增多症，因此，血浆醛固酮浓度（ng/dl）与血浆肾素活性［ng/（ml·h）］的比值（A/PRA）可作为一项重要的诊断指标[1]。有文献报告，正常人的 A/PRA 比的上限为 17.8，约 89% 的醛固酮瘤患者和 70% 的特发性醛固酮症（特醛症）患者超过此上限，原醛症的 A/PRA 比通常大于 20～25。另外有人认为将 A/PRA＞50 作为诊断标准，诊断敏感性可达 92%，而特异性为 100%；如 A/PRA比大于 2000 则高度提示醛固酮瘤。在该病例中，A/PRA 比为远远大于 50，符合原醛症。立位及低钠（利尿剂）可刺激正常人肾素 - 血管紧张素 - 醛固酮系统，使血浆肾素活性、AT-Ⅱ和醛固酮浓度上升；原醛症患者血醛固酮水平增高，血浆肾素 - 血管紧张素系统受抑，并且不受体位及低钠刺激。立位 4 小时后血醛固酮水平在特醛症患者常进一步上升，多较卧位升高33% 以上；多数腺瘤、原发性肾上腺增生患者则无明显升高或反而下降。而且肾素 - 血管紧张素系统活性受抑，在立位及低钠刺激后，血浆肾素活性及 AT-Ⅱ水平仍无显著上升。本病例中，立位血醛固酮水平较卧位明显升高，虽未＞33%，符合肾上腺增生所致的原发性醛固酮增多症的特征。③电子计算机体层摄影（CT）：肾上腺 CT 在对肾上腺病变的定位诊断中列为首选。目前高分辨 CT 能检测出直径为 7～8mm 大小的肾上腺肿块。分泌醛固酮的腺瘤的 CT 值低于分泌皮质醇的腺

瘤和嗜铬细胞瘤者，但与一些无功能肾上腺意外瘤的CT值相似。由于肾上腺意外瘤的存在，CT对醛固酮腺瘤的诊断准确性约70%。当发现单侧肾上腺直径>1cm的等密度或低密度肿物影时，对诊断醛固酮瘤意义较大，但如肿块影在非增强片中CT值低于11Hu，增强后无明显强化变化，则提示为腺瘤，癌肿增强后常可见不规则强化改变。特醛症显示肾上腺正常或弥漫性增大。该患者肾上腺CT结果（图85-1）：双侧肾上腺结节，考虑肾上腺结节样增生。支持肾上腺增生的诊断，为特发性醛固酮增多症。④螺内酯（安体舒通）试验及思维提示：患者对螺内酯反应好，支持原发性醛固酮增多的诊断。螺内酯为醛固酮受体拮抗剂，可对抗醛固酮的潴钠排钾作用，使醛固酮增多患者尿钾排出减少，血钾上升，同时高血压症状有不同程度改善，但不能区别醛固酮增多是原发性还是继发性。原发性醛固酮增多症患者用药后第3～4天先有尿钾明显减少，继而血钾回升，碱血症可纠正，高血压下降通常需2周以上，但由于不同的病程、病因及血管合并症等因素，血压对螺内酯反应程度可能差别较大。失钾性肾病患者服药前后无变化。因此，通过上述检查结果可明确原发性醛固酮增多症的诊断，结合卧立位试验和影像学结果，本例诊断为特发性醛固酮增多症，应药物治疗。

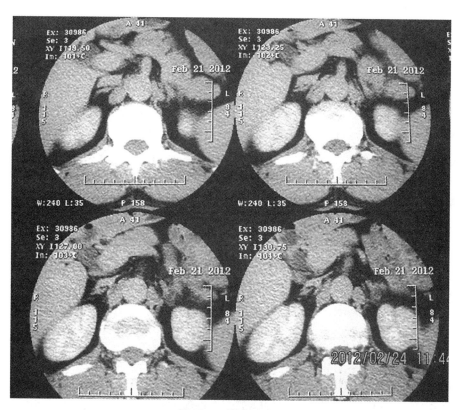

图85-1　肾上腺CT

原醛症的主要病因类型鉴别[1]见表85-2。

表 85-2　原醛症的主要病因类型鉴别

| | 醛固酮腺瘤 | 特醛症 | 原发性肾上腺皮质增生 | 肾上腺皮质癌 | GRA |
|---|---|---|---|---|---|
| 肾上腺病理 | 腺瘤(直径多<3cm) | 双侧增生 | 单侧或双侧增生 | 肿瘤(直径大>3cm) | 皮质束状带增生 |
| 发生率 | 70%~80% | 10%~20% | 1% | <1% | — |
| 临床表现 | 较重 | 较轻 | 介于腺瘤和特醛症之间 | 较重 | 较轻 |
| 肾素活性抑制 | 完全 | 不完全 | 完全 | 完全 | 完全 |
| 体位试验中醛固酮对直立位的反应 | 大多数病例不升高或下降 | 大多数病例显著上升 | 不升高或下降 | 多数不升高或下降 | 下降 |
| 血浆 18-羟皮质酮 | 显著升高 | 无明显升高 | 显著升高 | — | 无明显升高 |
| 血浆 18-羟和 18-氧皮质醇 | 升高 | 无明显升高 | 升高 | — | 显著升高 |
| DXM 抑制试验中血醛固酮水平 | 一过性抑制 | 一过性抑制 | 一过性抑制 | 一过性抑制 | 全程抑制 |
| 肾上腺影像学检查 | 显示肿瘤影像 | 显示增生影像 | 显示增生影像 | 显示肿瘤影像 | 无异常发现 |
| 治疗选择 | 手术治疗 | 药物治疗 | 手术治疗 | 手术治疗 | 药物治疗 |

## 五、治疗

本例选择螺内酯 120mg,1 天 3 次治疗。

## 六、治疗效果及思维提示

治疗效果:血钾在 3 天内在不补钾的情况下恢复正常,碱血症也得到了纠正,血压 1 个月后有所下降。

 **思维提示:**

对特醛症患者做肾上腺次全切除术并不能使疾病得到有效治疗,故主张药物治疗。虽然目前病情得到了很好的控制,但长期疗效存在个体差异,且会出现不良反应。

## 七、对本病例的思考

1. 目前认为,原发性醛固酮增多症是最常见的继发性高血压。且发病呈日益增多的趋势。凡一般降压药物疗效不佳的高血压患者,特别是出现过自发性低血钾或用利尿药很易诱发低血钾的患者均须考虑原醛症的可能,需进一步检查,以明确诊断。同时,注意与其他高血压,特别是合并低血钾的疾病相鉴别,如继发性醛固酮增多、肾素瘤、内分泌性如甲亢、皮质醇增多、嗜铬细胞瘤等。诊断分为两个步骤:首先明确是否有高醛固酮血症,然后确定其病因类型。

(1)原发性醛固酮增多症的诊断:①低钾血症和不适当的尿钾增多;②低肾素活性醛固酮分泌增多[1]结合螺内酯(安体舒通)试验确定是否存在原发性醛固酮增多症。

（2）进一步明确原发性醛固酮增多症的病因：通过卧立位试验和影像学检查，鉴别原醛或特醛。

2. 特醛症的药物治疗[1]

（1）醛固酮拮抗剂：螺内酯仍是治疗原醛症的一线药物。初始剂量一般为 200～400mg/d，分 3～4 次口服，当血钾正常，血压下降后，剂量可逐渐减少；有些患者仅需 40mg/d 即可维持疗效，但双侧肾上腺增生的患者控制高血压常需加用其他降压药。螺内酯因可阻断睾酮合成及雄激素的外周作用，可引起女性月经紊乱和男性乳腺发育、阳痿、性欲减退等不良反应。目前临床上已开始试用坎利酮（canrenone）的钾盐制剂和依普利酮（eplerenone），前者为螺内酯的活性成分，因减少了螺内酯一些中间代谢产物的抗雄激素和抗孕激素作用而减少了不良反应；后者为一种选择性醛固酮拮抗剂，对雄激素受体和孕激素受体的亲和力低，亦可减少抗雄激素和抗孕激素的不良反应。

（2）阿米洛利（amiloride）和氨苯蝶啶：阿米洛利阻断肾远曲小管的钠通道，具有排钠潴钾作用。初始剂量为 10～20mg/d，必要时可增至 40mg/d，分次口服。服药后多能使血钾恢复正常，对特醛症患者难以良好控制血压，常需与其他降压药联合使用。氨苯蝶啶可减少远曲小管钠的重吸收，减少钠钾交换，改善低血钾，但对血压控制无帮助。

（3）钙通道阻滞药：由于钙离子为多种调节因素刺激醛固酮产生的最后共同通道，钙通道阻滞药是原醛症药物治疗的一种合理途径。有报道用硝苯地平、氨氯地平能有效改善原醛症的临床表现。

（4）血管紧张素转化酶抑制剂：可使特醛症患者醛固酮分泌减少，改善钾平衡和控制血压，常用卡托普利、依那普利等。

（5）赛庚啶：为血清素拮抗剂，可使特醛症患者醛固酮水平降低，但临床治疗疗效尚不肯定。

（6）阻断醛固酮合成药：酮康唑，大剂量时可阻断几种细胞色素 P450 酶，干扰肾上腺皮质 11β- 羟化酶和胆固醇链裂酶活性，可用于治疗原醛症。氨鲁米特（aminoglutethimide），可阻断胆固醇转变为孕烯醇酮，使肾上腺皮质激素合成受抑，亦可用于治疗原醛症，但两药均有较大不良反应，长期应用的疗效尚待观察。总之，特醛症的治疗尚有待病因的明确，期待病因治疗。

（苏文凌）

# 参 考 文 献

[1] 廖二元，超楚生. 内分泌学 [M]. 北京：人民卫生出版社，2001.

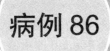

# 病例 86　发现肾结石 8 个月

**患者女性**，29 岁，于 2011 年 8 月 22 日入院。

## 一、主诉

发现肾结石 8 个月。

## 二、病史询问

（一）初步诊断思路及问诊目的

年轻女性出现肾结石应注意询问导致肾结石形成的可能原因，首先应除外肾脏疾患，如尿路畸形、尿路感染、肾小管功能尤其是近端小管功能异常，其次是内分泌疾病，最常见的病因是甲状旁腺功能亢进症、甲亢、库欣综合征、维生素 D 中毒、高尿酸血症。此外还应除外恶性肿瘤导致的骨破坏。应了解患者是否存在其他伴随表现，如乏力、恶心、反酸、上腹痛、肾绞痛、血尿、消瘦及骨痛等。询问患者的诊疗经过、生化检查结果、腹部 B 超以及骨骼 X 线表现等。了解患者的身体状况、有无其他系统性疾病等对于明确诊断有帮助。

（二）问诊主要内容及目的

1. 患者的饮食习惯　询问患者的饮食习惯，注意有无偏食，是否存在营养不良；每日饮水量情况，尿量是否较少，是否长期饮用硬化水。这些生活习惯均可有形成结石的可能性。

2. 有无恶心、呕吐、腹胀、便秘，有无骨痛、骨折病史，有无血尿、肾绞痛，有无反复泌尿系感染史，有无心悸、多汗、消瘦　甲状旁腺功能亢进症患者由于高钙血症的存在可导致胃肠道蠕动减慢，引起恶心、呕吐、腹胀、便秘等，还可出现精神症状，如性格改变、烦躁等。由于骨量的降低，患者可出现骨痛，骨折。长期高尿钙可导致多尿、反复发生的肾脏和输尿管结石，出现血尿、砂石尿、肾绞痛或输尿管痉挛，可有反复泌尿系感染史等。注意询问有无心悸，怕热、多汗、消瘦等甲亢症状；有无反复发作足趾关节、膝关节痛疼痛史。

3. 以往的诊治经过，化验室检查结果，诊治情况　入院前的诊治情况对于病情的判断极为重要。原发性甲状旁腺功能亢进症可表现为高血钙、低血磷、高尿钙、高尿磷，血 ALP 和 PTH 升高；甲状腺功能的检测对于确诊甲状腺功能亢进症十分重要；库欣综合征可有高血压、满月脸、水牛背、多血质外貌，血 ACTH 和 Cor 的升高；痛风或高尿酸血症可有血尿酸的升高；恶性肿瘤骨转移可表现为高血钙和 ALP 升高，但往往有原发病的表现、骨痛及消瘦等。因此应仔细询问以往实验室检查的结果，了解药物的使用及治疗效果，对于下一步的检查、治疗以及鉴别诊断具有重要价值。

4. 既往有无其他系统性疾病，是否长期服用某些药物　有无发现其他疾病，如肾脏疾患、消化系统疾病等。是否长期服用一些药物，如氨苯蝶啶、乙酰唑胺、维生素 D 等，这可导致结石的形成。

5. 既往何种职业, 家族中有无其他内分泌疾病史　长期紧张, 处于高压力工作状态的人群易患甲亢。甲状旁腺腺瘤或增生导致的原发性甲旁亢可与垂体瘤、胰岛细胞瘤、甲状腺髓样癌、嗜铬细胞瘤等内分泌疾病同时存在, 往往有一定的家族史。应注意询问有无其他内分泌疾病的可能性。

（三）问诊结果及思维提示

患者青年女性, 工程师, 工作压力大, 既往体健, 无烟酒等不良嗜好。无内分泌疾病家族史。患者于入院前8个月体检时发现双肾结石, 无腰痛, 无血尿, 无骨痛, 无抽搐, 无恶心、呕吐, 就诊于当地医院泌尿科, 先后2次手术治疗肾结石。此后无意检查中发现血钙 2.79mmol/L, 血磷 0.48mmol/L, 考虑"甲状旁腺功能亢进症"而于5个月前入我科诊治。查血钙 2.75mmol/L, 血磷 0.80mmol/L, 24 小时尿钙 183mg, PTH 82.7pmol/L, 25（OH）$D_3$ 103.7nmol/L, 1,25（OH）$_2D_3$ 121.86pmol/L, 甲状旁腺 ECT 和 CT 未见异常。因右输尿管结石导致右肾积水转往泌尿外科手术治疗, 术后未再复查。1个月前行B超再次发现肾结石, 故为求明确诊治收入我科。自发病以来, 精神、饮食、睡眠可, 大小便正常。体重增加 5kg。

**思维提示：**

患者多次出现反复双肾结石, 右输尿管结石导致右肾积水, 既往化验出现明显血钙升高, 甲状旁腺激素升高, 高度提示甲状旁腺功能亢进。甲旁亢患者可以出现泌尿系结石的反复发作, 消化系统如胃肠道不适、恶心、腹胀、反酸、溃疡等, 骨骼系统的改变, 如骨痛、骨折等。但本患者仅表现为反复出现的泌尿系结石, 而其他系统受累表现不明显。下一步查体和检查主要明确是否存在甲状旁腺功能亢进, 鉴别是原发性还是继发性甲状旁腺功能亢进, 有无多发性内分泌瘤病的可能。

## 三、体格检查

（一）重点检查内容及目的

通过问诊发现患者存在反复出现的泌尿系结石, 既往化验出现明显血钙升高, 甲状旁腺激素升高, 高度提示甲状旁腺功能亢进, 因此查体应重视甲旁亢的体征: 颈部是否可触及结节以及大小、数量、质地、有无触痛等; 有无骨骼压痛、畸形等; 注意有无肾结石导致的肾区叩痛等。同时应注意有无其他内分泌腺体受累的相应表现以除外多发性内分泌瘤病的可能。

（二）体格检查结果及思维提示

T 36.3℃, P 86 次 / 分, R 17 次 / 分, BP 150/90mmHg, H 158cm, W 93kg, BMI 37.2kg/m$^2$。发育正常, 营养良好, 神清语利, 查体合作。全身皮肤、黏膜无黄染和出血点。浅表淋巴结未触及肿大。头颅、五官无畸形, 未见方颅。头发无脱落, 眉毛无稀疏, 眼睑无水肿, 双侧瞳孔等大等圆, 对光反射存在。耳鼻无异常, 口唇无发绀, 口腔黏膜无溃疡, 未见龋齿, 舌缘可见齿痕, 扁桃体无肿大。颈软, 气管居中, 甲状腺无肿大, 颈静脉无怒张。肋骨无压痛, 双肺叩清, 双肺呼吸音清。心界不大, 心率 86 次 / 分, 律齐, 心音有力, 各瓣膜听诊区未闻及病理性杂音。腹膨隆, 无触痛, 肝脾肋下未及, 肝区无叩痛, 肠鸣音正常。脊柱无侧弯, 双下肢略水肿。全身骨骼未及压痛。生理反射存在, 病理反射未引出。

**思维提示：**

患者除有肥胖、高血压外，体格检查无明显阳性发现，虽然病史提示甲状旁腺功能亢进症但还需要实验室和影像学检查以证实，为下一步的治疗提供依据。

## 四、实验室和影像学检查

（一）初步检查内容及目的

1. 三大常规、肝肾功能　了解患者机体一般状况，评价病情。确定目前是否存在泌尿系统感染。

2. 血尿电解质、甲状旁腺激素、维生素D、骨密度等骨代谢相关指标　了解骨代谢的变化，以期确诊。

3. 其他内分泌腺体功能检查　是否存在多发内分泌腺体功能异常。

4. 骨骼X线检查　了解骨骼形态学改变。

5. 甲状旁腺ECT和CT检查　了解是否存在甲状旁腺腺瘤或增生。

6. 垂体MRI检查　除外垂体肿瘤的可能。

（二）检查结果及思维提示

检查结果：

（1）血常规：WBC $6.98 \times 10^9$/L，N 67.8%，L 26.1%；RBC $3.99 \times 10^{12}$/L；HGB 102g/L；PLT $284 \times 10^9$/L。尿常规：pH 6.5，比重1.020，Pro（2+），WBC 147/HPF，RBC 3/HPF；便常规正常。肝肾功能均正常。24小时尿糖、尿蛋白无异常。风湿免疫全项、肿瘤全项均未见异常。

（2）电解质：血K、Na、Mg均正常，血Ca 2.73mmol/L，2.64mmol/L↑；P 0.66mmol/L，0.65mmol/L↓；UCa 351mg/24h，354mg/24h↑；UP 923mg/24h，737mg/24h；甲状旁腺激素明显升高：34.6pmol/L，31.9pmol/L↑；碱性磷酸酶为84.87U/L；1,25（OH）$_2$D$_3$ 121.86pmol/L，200.49pmol/L，227.92pmol/L（参考值39～193）；25（OH）D$_3$ 103.70pmol/L，23.29pmol/L，29.14nmol/L（参考值47.7～144）；骨密度检查无异常，血气分析和尿酸化检查无异常。

（3）腹部B超：脂肪肝，脾大，胆囊、胰头、胰体未见明显异常。双肾增大，右肾盂轻度积水，左肾盂重度积水。妇科B超：子宫前位，5.8cm×4.8cm×4.9cm，边界清，外形规则。宫腔内可见3.6cm×2.2cm×2.2cm光团，边界清，外形规则，未见血流信号。左卵巢2.6cm×2.5cm，右卵巢4.1cm×2.5cm×2.5cm，不均质低回声，内均含多个囊泡，右侧最大的为1.9cm×1.3cm。超声提示：子宫增大，宫内光团，双卵巢大小正常。

（4）甲状腺功能正常、血尿皮质醇正常；性腺功能：FSH 1.64U/L，LH 5.25U/L，PRL 47.52ng/ml↑，E$_2$ 13.62pg/ml，P 8.62ng/ml，T 45ng/dl。胃泌素112.27pg/ml（参考值<150）；GH<0.05ng/ml；24小时尿VMA 54.5μmol。胰岛素释放试验：提示高胰岛素血症（表86-1）。

（5）骨骼X线检查：头颅无畸形。颅骨骨质结构完整。颅缝无增宽，脑回压迹无增多。蝶鞍无增大。右侧上颌窦内类圆形高密度影，边界清晰。腰椎生理曲度正常，诸椎体密度未见明显减低，腰4/5椎间隙稍窄。双手诸组成骨排列规整，诸骨骨质结构规整，骨质密度未见明显减低。

表 86-1　胰岛素释放试验

|  | Glu（mmol/L） | Ins（mU/L） |
|---|---|---|
| 0min | 5.08 | 16.93 |
| 30min | 8.00 | 203.64 |
| 60min | 7.23 | 144.68 |
| 120min | 6.09 | 81.62 |
| 180min | 4.93 | 16.25 |

（6）甲状旁腺 ECT 和 CT 检查：甲状旁腺 ECT：甲状腺左叶下极下方异常示踪剂相对浓集区，结合临床，考虑符合甲状旁腺高功能病变图像。颈部 CT 平扫：甲状腺右侧叶密度不均。甲状腺左侧叶下方可见一软组织密度小结节影。颈部软组织脂肪界面清晰。双侧下颌下区、颈动脉鞘周围间隙未见明显增大淋巴结影。咽喉软组织对称无增厚，双侧声带对称，声门区未见软组织肿块影。印象：①甲状腺右侧叶密度不均；②甲状腺左侧叶下方小结节。结合实验室检查考虑甲状旁腺腺瘤。

（7）垂体 MRI 平扫：垂体信号、高度未见异常。垂体柄居中，无增粗。视交叉无移位。双侧海绵窦及双侧颈内动脉海绵窦段显示清楚。所见双侧大脑半球，小脑及脑干形态及信号未见确切异常。印象：垂体 MRI 平扫未见异常。

**思维提示：**

重要的检查结果有 7 项：①血常规化验提示轻度贫血。②尿常规化验提示泌尿系感染。③骨代谢指标检查：患者有高血钙，高尿钙和低血磷，甲状旁腺激素水平和活性 $D_3$ 升高，提示甲旁亢的可能性大。④其他内分泌腺体检查发现患者存在高胰岛素血症和高催乳素血症，未发现其他内分泌腺体功能的明显异常。⑤甲状旁腺功能和形态学检查相符，发现甲状腺左侧叶下方小结节，提示甲状旁腺腺瘤。⑥患者肾功能、风湿免疫全项、血气分析和尿酸化检查无异常。无肾性尿糖、氨基酸尿，提示继发性甲状旁腺功能亢进的可能性小。⑦腹部 B 超发现双肾增大，右肾盂轻度积水，左肾盂重度积水。综上检查结果目前考虑患者原发性甲状旁腺功能亢进，甲状旁腺腺瘤，贫血，泌尿系感染，双肾积水。

## 五、治疗方案及理由

1. 骨化三醇试验　患者为青年女性，肾结石 8 个月，实验室检查多次发现高血钙，低血磷，高尿钙、甲状旁腺激素水平和活性 $D_3$ 升高，但无碱性磷酸酶、尿磷的增高，尤其是血钙和甲状旁腺激素增高得并不明显，为避免误诊行此检查，以鉴别甲状旁腺功能亢进症为原发性或继发性。若血钙降低，碱性磷酸酶下降考虑为其他疾病导致骨软化而出现的继发性甲旁亢；相反改变则确诊原发性甲状旁腺功能亢进症。此检查应用于临床怀疑甲旁亢，但化验室检查不太明确时。

试验结果（骨化三醇 0.5μg 1 天 3 次）考虑为原发性甲状旁腺功能亢进症（表 86-2）。

表86-2　骨化三醇试验

| | Ca（mmol/L） | P（mmol/L） | UCa（mg/24h） | UP（mg/24h） | PTH（mg/24h） | ALP（mg/24h） |
|---|---|---|---|---|---|---|
| 试验前 | 2.63 | 0.63 | 513 | 563 | 39.6 | 91 |
| 服药3天后 | 2.65 | 0.61 | 427 | 483 | 14.2 | 91 |
| 服药6天后 | 2.69 | 0.72 | 675 | 646 | 33.4 | 93 |

2．方案　手术切除功能亢进的甲状旁腺腺瘤。

3．理由　目前已确诊本病例为原发性甲状旁腺功能亢进症，甲状旁腺腺瘤，而且已有的化验检查不支持 MEN 的可能。所以应及时手术切除甲状旁腺腺瘤，以免患者再次发作肾结石。

## 六、治疗效果与思维提示

治疗效果：患者术中未出现手足搐搦等低血钙表现，术后血钙明显下降至1.94mmol/L，甲状旁腺激素水平逐步降至正常。予碳酸钙 $D_3$ 片600mg/d，骨化三醇0.25μg，1天3次治疗。出现手足麻木，无手足搐搦，复查血 Ca 1.79mmol/L↓，遂骨化三醇加量至0.5μg，1天3次。患者血钙逐步上升至正常。患者病情稳定，改骨化三醇0.5μg，1天2次以及钙剂治疗，出院后定期复查，调整药物用量。

 **思维提示：**

甲旁亢患者如果能成功切除肿瘤，则术后很快出现低钙血症，如本患者血钙从术前最高2.73mmol/L 降至术后的1.79mmol/L，此类患者术后往往会出现低血钙的一系列临床表现，如手足搐搦，因此对此类患者术后应密切监测血钙磷，并及时补充钙剂和活性维生素 D 以避免低钙抽搐，并依据血钙磷的变化，调整药物剂量。

## 七、对本例的思考

1．对肾结石的思考　对于反复发生双肾结石的患者，应该常规进行血钙磷、尿钙磷、碱性磷酸酶的检查，如果发现存在异常情况，应及时进行相关的骨代谢指标的详细检查，以免延误病情，对患者导致不良的后果。此患者发现双肾结石8个月，反复行手术取石术，而没有行血钙磷的检查，患者是无意中查体才发现高钙血症，若没有此次无意之举，那还不知道要到什么时候才发现甲旁亢。因此在临床工作中必须重视此病的早期诊断。当我们在临床碰到不明原因的骨关节疼痛，多饮、多尿、夜尿增多，腹胀，便秘，泌尿系结石，而患者的年龄比较年轻时，一定要想到甲旁亢的可能，可先检测血钙磷，发现异常者，再测甲状旁腺素和尿钙磷以免延误病情。

2．甲旁亢术后注意事项　原发性甲旁亢患者术后均可出现不同程度的低钙血症发作，轻者仅表现为手、足、唇和面部麻木，严重者可出现低钙抽搐、手足搐搦。引起低钙血症发生的原因有：①甲旁亢患者由于过量的甲状旁腺激素的分泌，使得骨转化活跃而导致骨钙溶解入血，骨饥饿明显。当切除病变的甲状旁腺组织后，血中甲状旁腺激素水平的突然降低，血中的钙和磷可迅速沉积于骨骼中，致血钙降低。②由于长期高钙血症的抑制，机体正常的甲状旁腺组织处于甲状旁腺功能减退的状态中。当切除功能亢进的甲状旁腺组织后，正常甲状旁腺组织的功能并不能马上恢复正常，故而可出现暂时性甲状旁腺功能减退症而出现低钙血症。③此外，由于长期的原发性甲旁亢，患者可出现食欲下降，肠道吸收功能减退，低镁血症及维生素D缺乏等，这些均可导致低钙血症。因此在甲旁亢术后，一定要重视血钙磷的变化，要重视术后维生素D和钙剂的补充，要注意骨密度的恢复情况。

（卫红艳）

# 乏力、食欲缺乏、恶心、呕吐 6 年，加重 10 天

**患者女性，41 岁，于 2008 年 10 月 13 日入院。**

## 一、主诉

怕冷、乏力、食欲缺乏、间断恶心、呕吐 6 年，加重 10 天。

## 二、病史询问

（一）初步诊断思路及问诊目的

对于恶心、呕吐这一症状，临床中可见于许多疾病，涉及多个专业，可以是消化系统疾病的表现，也可以是其他专业疾病的消化系统表现，而从内分泌科的角度，怕冷、乏力、食欲缺乏、间断恶心、呕吐的症状高度怀疑为腺垂体或者甲状腺、肾上腺皮质靶腺功能低下可能。所以问诊时应围绕垂体和靶腺功能减退可能出现的异常展开。例如：肾上腺皮质功能低下可能出现软弱无力、食欲不振、不耐饥饿、体重减轻、抵抗力差、易患感冒等症状，甲状腺功能低下可出现畏寒、少汗、皮肤干燥、便秘、水肿、反应迟钝等症状，而腺垂体功能低下除了可以导致继发性的肾上腺、甲状腺功能低下外，还可导致性腺功能低下及催乳素、生长激素分泌的不足，于女性可出现闭经，阴毛、腋毛脱落等表现。对于内分泌科疾病，一般来说，诊断分两部分，功能诊断和病因诊断。首先是功能诊断的确立，然后再思考和寻找导致功能异常的病因。以上所述正是从功能诊断的角度展开的问诊，除此之外，还应继续围绕病因展开问诊，例如，腺垂体功能低下的病因包括产后大出血、鞍区肿瘤、垂体瘤、手术损伤、感染性和免疫性疾病等。对于中年女性的腺垂体功能低下，首先需仔细询问其生育史，注意有无产后大出血，休克、输血的病史。要询问其产后是否泌乳、月经恢复如何、是否再次怀孕等。同理，当考虑或者怀疑病因为鞍区占位或垂体瘤时，问诊时需注意有无肿瘤压迫的表现，如有无头痛、视力、视野的改变等。通过对患者具体的临床表现、伴随症状、加重因素、诊治经过等的询问可以获得以上信息。

（二）问诊主要内容及目的

1. 有何伴随症状　如上所述，腺垂体功能低下者会影响到三个靶腺的功能，出现软弱无力、食欲不振、不耐饥饿、体重减轻、抵抗力差、畏寒、少汗、皮肤干燥、便秘、水肿、反应迟钝、闭经、阴毛、腋毛脱落等症状，有时还会累及神经垂体，出现尿崩症。单纯的靶腺功能受损也可出现以上症状，但又有所区别，例如原发于肾上腺皮质的功能低下，患者会出现色素沉着，而继发于垂体的肾上腺皮质功能低下，患者往往色素浅淡。在问诊中可得到初步印象。对于单纯的消化系统疾病则往往伴随腹痛、腹胀、黄疸等表现。

2. 何时开始出现症状，有无诱因　对于腺垂体功能低下的患者症状往往迁延时间较长

而未能引起重视，而常在感染或者其他应激状况时症状加重始来就医。不过，对于不同病因所致者也有不同特点，但应激常常是诱因。

3．生育史如何，有无产后大出血的病史，产后泌乳情况如何，月经恢复情况如何，之后是否再次怀孕　对于中年女性，疑为腺垂体功能低下时要首先想到希恩综合征的情况。

4．有无头痛，视力、视野损害　鞍区占位病变可压迫到周围组织出现相应的症状。

5．既往有何种疾病，是否有颅内病变、手术史，有无消化系统疾病史　颅内病变、手术等可引起下丘脑、垂体的病变，最终影响内分泌功能。消化系统疾病史可帮助鉴别是单纯的消化系统疾病或者两者合并存在的可能。

6．有无内分泌疾病家族史　如果是多个靶腺功能受累，需考虑到多内分泌腺病的可能。有些有家族史可循。

（三）问诊结果及思维提示

患者既往无消化系统疾病史，无颅内病变及手术史。患者孕 2 产 2，第一次生产为自然分娩，顺产，产后哺乳正常、月经恢复正常。第二次生产为剖宫产，产后大出血，行子宫切除术，并大量输血，产后无乳。自此出现畏寒、乏力、食欲缺乏症状，间断出现恶心、呕吐、便秘、腹泻症状，眉毛、腋毛、阴毛渐渐脱落稀疏。无色素沉着，肤色较前变得苍白。无多饮、多尿，无头痛、视力、视野损害。本次发病前"上感"，之后出现食欲缺乏、乏力加重并伴明显困倦、嗜睡、恶心、呕吐。来我院之前就诊于脑系专科医院，测血钠 112mmol/L，头颅 MRI 检查示双侧颞顶脑回肿胀。予高张盐水输注，未见明显缓解。遂来我院就诊。

**思维提示：**

通过问诊可明确，患者呈典型的希恩综合征表现，自产后大出血开始出现症状，从症状分析，考虑三个靶腺均受累，腺垂体功能低下，无明显神经垂体受累的表现。患者症状迁延较长时间，多于感染时出现加重，在当地医院均以对症治疗，此次上感后再次加重，因出现神志的改变，去往脑系专科医院，化验呈明显的低血钠，头颅 MRI 提示脑水肿。仍以对症治疗为主，因疗效欠佳始来我院。初步印象为希恩综合征，需进一步体格检查和功能化验来印证。

## 三、体格检查

（一）重点检查内容及目的

考虑患者为希恩综合征的可能性，因此在对患者进行系统地、全面地检查同时，应重点注意体温、血压、心率、神志、反应、皮肤和黏膜颜色，眉毛、腋毛、阴毛有无脱落稀疏，乳腺有无萎缩等。

（二）体格检查结果及思维提示

T 36.2℃，R 16 次 / 分，P 55 次 / 分，BP 100/60mmHg。患者消瘦，营养欠佳，神志清楚，较淡漠。皮肤干燥、苍白，乳晕色素浅淡。眉毛外 1/3 脱落，腋毛脱落、阴毛稀疏，乳房萎缩。甲状腺无肿大。双侧呼吸音粗，心界不大，心音正常，心率 55 次 / 分，律整，未闻及杂音。腹部、四肢、神经等系统检查未见异常。

**思维提示：**

　　体格检查结果与问诊后初步考虑希恩综合征的思路相吻合。患者体温、心率、血压均较低。肤色苍白，眉毛、腋毛、阴毛稀疏均符合腺垂体功能低下的表现。进一步实验室和影像学检查的主要目的是明确内分泌功能水平，垂体有无其他病变，以进一步确诊。

## 四、实验室和影像学检查

（一）初步检查内容及目的

1. 垂体和甲状腺、肾上腺皮质、性腺内分泌功能水平。

2. 血电解质水平、血脂、血糖　明确激素水平对代谢的影响。

3. 患者过早绝经，检测骨代谢指标和骨密度。

4. 垂体 MRI 检查　明确垂体病变情况。

（二）检查结果及思维提示

检查结果：

（1）血 $FT_3$ 1.28pmol/L，$FT_4$ 6.64pmol/L，sTSH 3.22mU/L；ACTH 5.3ng/L，Cor 5.1μg/dl；FSH 6.2U/L，LH 3.2U/L，PRL 3.58ng/ml，$E_2$ 13.3pg/ml，P 3.20ng/ml。

（2）血 Na 119mmol/L↓，K 4.9mmol/L；Glu 4.9mmol/L；血脂：LDL-C 3.39mmol/L↑，其余项在正常范围。

（3）血 Ca 2.30mmol/L，P 1.31mmol/L，尿 Ca 248mg/24h，尿 P 942mg/24h。骨密度正常。

（4）垂体 MRI 检查：垂体形态较小、变薄，呈线样覆于鞍底，信号均匀，边界清楚，结合病史，考虑为希恩综合征改变。

 **思维提示：**

　　检查结果提示患者垂体及三个靶腺轴功能均低下。垂体功能减退症诊断成立。因激素水平低下致低钠血症、血脂升高，尚无骨质疏松的明显证据。垂体影像学检查支持希恩综合征诊断。根据病史，可以除外其他原因所致腺垂体功能低下的可能。

## 五、治疗方案及效果

　　1. 方案　对于希恩综合征的患者，主要是替代治疗。肾上腺皮质功能选用氢化可的松为宜，也可以泼尼松替代，一般按生理节律，泼尼松早 8 时 5mg，下午 4 时 2.5mg，即可维持日常活动。对于轻症患者每日泼尼松 5mg 即可。但对于出现垂体危象或者危象前期的患者，需增加剂量，并选择静脉滴注氢化可的松。甲状腺激素的替代可选择甲状腺素片或左甲状腺素钠，前者为 $T_3$、$T_4$ 的混合制剂，以 $T_3$ 为主。因左甲状腺素钠起效慢，作用平稳，作为替代治疗首选。需要注意的是，对于腺垂体功能低下的患者，替代治疗时应先替代肾上腺皮质激素，再予甲状腺激素的替代，否则会加重肾上腺皮质功能低下的症状。此患者较年轻，还需考虑性腺激素的替代，避免过早绝经对于代谢、骨质的影响，提高生活质量。

对于此患者入院时食欲缺乏明显，伴恶心、呕吐，血钠低至 119mmol/L，并有前驱上感病史，所以入院当时即予氢化可的松 100mg 静滴。随着患者病情的好转，逐渐过渡至生理剂量的泼尼松替代治疗。

2. 疗效 患者经替代治疗后，病情渐好转，食欲、精神渐恢复。顺利出院。对于此类患者，出院时要嘱其替代治疗需坚持终生，勿擅自停药或减量，在感染、手术、应激等情况时要适当加量。慎用镇静剂、麻醉剂、胰岛素类药物。

## 六、对本病例的思考

1. 关于希恩综合征 妇女在非妊娠、分娩情况下发生出血性休克，一般不引起垂体功能减退。而产妇，主要是胎儿娩出后在胎盘娩出过程中因失血引起休克、昏迷，则容易发生腺垂体的缺血性坏死和萎缩，在临床上造成垂体功能减退，即希恩综合征。这是因为产妇所处的特殊生理情况和腺垂体血供特点。腺垂体的血供主要是垂体门脉系统，即由门静脉系统的微血管丛供养腺垂体细胞并运送下丘脑产生的多种促（或抑制）垂体激素至垂体，而不像其他组织那样直接由动脉系统血管供应，这种学运容易受到血压下降的影响；妊娠期妇女的腺垂体呈生理性增生肥大，重量可由 0.5g 增至 1.0g，血运极为丰富，此时的腺垂体对缺血、缺氧特别敏感，至分娩期更为明显，正常分娩时胎盘娩出后，随着胎盘分泌的支持垂体的激素水平的急剧下降，腺垂体也迅速复原，血流量减少，产妇的凝血机制也增强。这时如果因胎盘滞留、子宫收缩无力等发生大出血、休克，循环血容量锐减，则因交感神经反射性兴奋引起动脉痉挛、闭塞，使垂体门静脉系统血供骤减或中断。如未能及时输血，恢复血运，门脉血管内皮细胞受损局部释放的因素也可介导血管的痉挛或狭窄，可引起弥散性血管内凝血，发生门脉血管的栓塞，造成腺垂体组织的大片缺血坏死。若患者度过了产后大出血、休克的危险阶段，腺垂体坏死区渐渐纤维化萎缩，蝶鞍变空，临床上出现垂体功能减退的症状。产后大出血、休克的持续时间和严重性与腺垂体坏死的程度相关。一般认为，腺垂体组织毁坏达 75%～90% 以上时，临床方有不同程度的垂体功能减退表现，当残剩的垂体组织不足 3% 时，临床上有严重的、持续的垂体功能减退，这些患者各种腺垂体激素分泌均减少，性腺、甲状腺、肾上腺皮质均呈继发性萎缩和功能减退。虽然腺垂体的坏死是迅速发生的，但垂体功能减退的有些症状可在多年后才出现和加重。希恩综合征患者因感染、过度劳累等应激情况下，腺垂体及其靶腺（主要是肾上腺皮质）激素分泌不足的矛盾更突出，垂体功能减退的症状急剧加重而发生危象。其临床表现和诊治前文已有介绍，不再赘述。

2. 内科工作的整体观 对于希恩综合征，若能及时发现，给予替代治疗，预后较好。但替代治疗也有其固有的规律，大约需要 7～10 天。如果时间过长，就会出现血容量增加，增加心脏负荷，诱发心衰。然而，在临床工作中，往往因缺乏认识而贻误治疗。此病例之所以提出，是因为患者在 6 年的病史中曾多次就诊，但都未能正确诊断，曾在入院前 2 年因感染后出现过昏迷，就诊于脑系专科医院，对症治疗后患者好转，但诊治过程仍是局限于脑系科疾病的范围，而患者也很可能死于垂体危象。在临床工作中这种病例并不少见，总结误诊的原因，一方面是对垂体功能减退症缺乏认识，一方面是头痛医头、脚痛医脚的器官医学思维。恶心、呕吐自然想到消化系统疾病，嗜睡、昏迷就觉得是脑系科患疾。而且往往忽略掉患者的一些症状、体征，不加以全面和整体的考虑。所以，在临床工作中还是要强化整体观的重要性，多做联系和思考。避免类似的误诊发生。

（王坤玲）

**病例88** 发作性四肢抽搐8年，加重半年

**患者男性**，27岁，于2010年3月14日入院。

## 一、主诉

发作性四肢抽搐8年，加重半年。

## 二、病史询问

（一）初步诊断思路及问诊目的

患者年轻男性，反复发作性的四肢抽搐8年收住院。从内分泌专科角度应该先考虑低钙性抽搐，因此问诊时围绕抽搐发作前诱因，先兆症状；抽搐发作时的特点（包括四肢肌肉关节的改变，意识状况，伴随症状等），缓解的方式，缓解后症状及近8年其他系统的伴随症状以及诊疗经过。其次鉴别低钙的病因，需要问诊甲状旁腺疾病（甲状旁腺功能减退症，假性甲状旁腺功能减退症），或维生素D相关性疾病的临床特点。如果考虑甲状旁腺功能减退症，还需问诊相关引起减低的原因。抽搐的原因还需鉴别神经系统的疾病（癫痫）。患者的诊疗过程，既往病史，服药史及家族史对疾病的确诊有很重要的帮助。

（二）问诊主要内容及目的

1. 抽搐发作前是否有诱因　感染后高热、寒冷、劳累，饮酒诱发低钙性抽搐；过度换气导致呼吸性碱中毒可诱发游离钙减低发生低钙抽搐；剧烈情绪波动后可引发癔症；饮酒可能导致癫痫发作。

2. 抽搐发作前有无先兆症状　低钙性手足搐搦发作前常有先兆症状，表现为颜面口周，手指尖的麻木；手足的蚁行感及四肢的肌肉痛等。

3. 抽搐发作时的特点及伴随症状　低钙抽搐的典型表现为四肢的抽搐，呈"助产士手改变"，也可有颜面的抽搐，伴有肌肉疼痛、濒死恐惧感；意识清楚，不伴二便失禁。严重发作时可伴有平滑肌痉挛，喉、支气管痉挛，肠痉挛，膀胱括约肌痉挛，动脉痉挛等。持续时间几分钟到几天不等。可自行缓解，严重时需要补充钙剂缓解症状。缓解时症状消失的顺序是，最先出现的症状最后缓解。缓解后患者自感无力，肌痛，焦虑。癫痫发作时意识不清，双眼一侧凝视，瞳孔缩小，二便失禁。需要注意低钙一侧抽搐引发的口角偏斜，肢体抽搐与癫痫鉴别；同时应关注甲状旁腺功能减退症合并异位钙化的患者，低钙抽搐与癫痫发作同时发生。

4. 近几年有无其他系统的伴随症状　首先长期的低钙血症引起的系统症状：包括神经精神症状，表现为神经衰弱症状（无力、焦虑、抑郁、躁动、失眠、注意力不集中、记忆力减退等）；也可发生锥体外系的症状（舞蹈症、帕金森病等）；消化系统症状，表现为胃酸减少，消化不良；外胚层组织营养变性，患者出现白内障、皮肤角化、牙齿发育不全、指甲及趾甲变脆、毛发脱落等。心血管系统症状，心率增快，心律失常。其次要问诊可能自身免疫性多内分泌腺综合征（APS）I 型的存在：包括肾上腺皮质功能不全、甲状腺功能减退症、性腺功能减退、糖尿病、垂体功能不全、念珠菌感染等临床症状。

5. 诊疗经过如何　抽搐发作时的血钙如何，给予钙剂治疗的效果如何，这点对低钙抽搐的诊断很有意义。其次缓解后的一些相关钙磷代谢指标检查如何，尤其是血尿钙磷、甲状旁腺激素、颅脑 CT、脑电图检查等，对低钙的病因学诊断有帮助。外院的诊治及药物疗效可以协助印证诊断。

6. 患者的既往史、服药史、家族史　患者是否有甲状腺及甲状旁腺的手术史，有无颈部放射线照射史等导致的甲状旁腺功能低下；有无甲状腺的肿瘤，甲状腺髓样癌分泌降钙素，导致血钙低下；有无胃肠、肝、肾系统的疾病，引起的 25（OH）D$_3$ 及 1,25-(OH)$_2$D$_3$ 的代谢障碍；有无长期应用引起低钙血症的药物（抗癫痫药物或鱼精蛋白肝素），家族中有无类似低钙血症的发生，有无自身免疫性内分泌腺体疾病史。

（三）问诊结果及思维提示

问诊结果：患者于入院前 8 年，饮酒后（500ml 啤酒）出现四肢抽搐，四肢肌肉僵硬，呈强直性改变，无挛缩及抖动，发作时略感胸闷，意识清楚，无呼吸困难，无口角歪斜，无双眼一侧凝视，无牙关紧闭，无口吐白沫，无二便失禁，症状持续约半小时后自行缓解，缓解后肢体活动灵活，自觉四肢肌肉酸困疼痛。于当地医院就诊，行血钙磷检测提示低钙血症（具体数值不详），给予补钙及口服维生素 D 对症治疗。患者规律服药，但在情绪激动、劳累、饮酒后仍有抽搐发作，以双上肢屈曲，呈助产士手改变。发作前无先兆症状。发作时给予静脉补钙缓解。病情反复，患者记忆力较前减退，思想欠集中，生活自理正常。病程中无畏寒、怕冷，无多饮、多尿、消瘦，无皮肤感染及色素沉着，无指甲及趾甲变脆、毛发脱落。此次入院前半年，无明显诱因患者再次发作四肢抽搐，一周内连续三次，发作时伴有恐惧濒死感，于当地医院就诊行电解质结果检查：钾 3.02mmol/L，钙 1.20mmol/L，磷 2.0mmol/L，碱性磷酸酶 100U/L，甲状旁腺激素 348pg/ml↑，尿常规示尿蛋白（+），外院行颅脑 MRI 提示：双侧尾状核、壳核、小脑齿状核异位钙化灶；考虑"低钙血症"但病因不明确，给予阿法骨化醇 4粒，一次口服，并补钙治疗，抽搐症状显著缓解，未发生全身抽搐，为进一步明确病因转入我院。患者既往上高中时剧烈运动后出现双手指端麻木，无抽搐及僵硬感，未引起注意。家族中无低钙抽搐、癫痫等疾病遗传病史，无自身免疫性疾病家族史。

---

 思维提示：

通过病史询问明确患者典型的手足搐搦，呈助产士手改变，发作时意识清楚，血钙降低，补充钙剂可缓解，明确低钙性抽搐。进一步明确病因，颅脑 MRI 提示多发异位钙化，且血磷升高，支持甲状旁腺功能减退症，但是患者的 PTH 测定却明显增高，与特发性甲状旁腺功能减退症不符，考虑假性甲状旁腺功能减退症的可能性大，但无先天疾患的临床表现，需要在查体及复查 PTH 后进一步明确。根据临床问诊患者没有肾功能不全病史，PTH 增高不支持继发性甲状旁腺功能亢进症；但 PTH 增高还需鉴别维生素 D 摄入及代谢障碍所致的继发改变。患者无其他内分泌腺体疾患，可排除 APS I型。患者血钾低下，尿蛋白阳性需鉴别引起低钾血症的肾脏病变。

### 三、体格检查

#### （一）重点检查内容及目的

目前考虑患者低钙抽搐，在全面查体的基础上需重点关注有无 Chvostek 征、Trousseau 征；视力情况，有无白内障；颈部甲状腺情况；有无神经系统锥体外系受累情况；皮肤黏膜色素，念珠菌感染，指甲的变化等协助诊断自身免疫性多内分泌腺综合征。同时考虑假性甲状旁腺功能减退症，应关注患者的发育，智商，身高，脸型，掌指骨短细等。

#### （二）体格检查结果及思维提示

体格检查结果：T 36.2℃，P 70 次 / 分，R 17 次 / 分，BP 110/80mmHg，H 173cm。发育正常，营养中等，神志清楚，面容自然，意识清楚，自主体位，查体合作。全身皮肤黏膜无黄染，结节及出血点，未见色素沉着及脱失。周身浅表淋巴结未触及肿大。头颅五官无畸形，眉毛无脱落，眼睑无水肿，视力正常。耳鼻无异常分泌物，无嗅觉障碍。口唇无发绀，牙齿无脱落，无龋齿。颈软，气管居中，甲状腺无肿大，未触及肿块及结节。胸廓无畸形，双肺呼吸音清，未闻及干湿性啰音。心率 70 次 / 分，律齐，各瓣膜听诊区未闻及病理性杂音。腹平软，无压痛及反跳痛，肝脾肋下未及，肝肾区无叩击痛，移动性浊音(-)，肠鸣音 4～5 次 / 分。性腺发育正常。脊柱四肢无畸形，双手掌指骨无短缺，双下肢无水肿，双胫前皮肤粗糙。生理反射存在，病理反射未引出。面神经叩击征(±)，束臂加压征(+)。

---

 **思维提示：**

①患者查体发现 Chvostek 征(±)、Trousseau 征(+)，与低钙抽搐的特点相符合。②查体未发现皮肤黏膜的损害，无牙齿脱落及龋齿，无视力下降，无指甲及趾甲变脆、毛发脱落等，尚未出现外胚层组织营养变性体征。③无皮肤色素沉着及脱失，无毛发脱落，无水肿，甲状腺不大，不支持 APS，但仍需要实验室检查进一步协助诊断。④患者发育正常，智力正常（大学本科毕业），无满月脸，眼裂增宽，颈短，个头矮小，掌指骨短细等 AHO 征象。因此，患者低钙的原因再次出现疑问，实验室检查符合假性甲状旁腺功能减退症，但无先天疾患的支持。需要在实验室检查中复测相关指标协助诊断。

---

### 四、实验室和影像学检查

#### （一）初步检查内容及目的

1. 血尿电解质，ALP，PTH　明确血钙、磷、镁、钾的变化，ALP 协助观察骨转化程度。复查 PTH 对病因诊断至关重要。

2. 血常规，尿常规，肝肾功能及尿蛋白　观察有无恶性贫血，尿 pH、蛋白、比重，除外肝肾功能异常导致的维生素 D 代谢异常，及除外肾功能不全引发的继发性甲状旁腺亢进。

3. 血气分析　鉴别碱中毒引起的低钙血症。

4. 免疫指标检测　1/3 的甲状旁腺功能减退症是由于免疫损伤造成的，对病因诊断有帮助。

5. 甲状腺、肾上腺、胰腺功能检测，甲状腺 B 超检查　明确有无 APS 存在。

6. 肾素 - 血管紧张素 - 醛固酮系统检测　患者血钾测定显著低下，需鉴别低钾的原因。

7. 头颅检测　观察异位钙化。患者院外已行 MRI 检查。

8. 骨的 X 线片检查及骨密度检测　证实低钙血症是否存在骨软化，纤维囊性骨炎等改变对病因诊断有帮助。

（二）检查结果及思维提示

检查结果：

（1）血常规：WBC $4.11 \times 10^9$/L，RBC $4.68 \times 10^{12}$/L，HGB 143g/L，PLT $193 \times 10^9$/L。

（2）尿常规：pH 6.5，SG 1.020，Pro（±），Glu（阴性），隐血（阴性），WBC 0/HP，RBC 0/HP。

（3）肝功能，肾功能：均正常。24 小时白蛋白 160mg（轻度增高）。

（4）血气分析结果：pH 7.482，$PaCO_2$ 42mmHg，$PaO_2$ 93.5mmHg，BE 8.0mmol/L，$HCO_3^-$ 31.4mmol/L。

（5）多次血钾、血镁及血尿钙磷、ALP、PTH 测定见表 88-1。

表 88-1　血钙磷镁、ALP、PTH 和 24 小时尿钙、磷

| Ca | P | ALP | UCa | UP | PTH | K | UK | Mg |
|---|---|---|---|---|---|---|---|---|
| 2.15～2.55 | 0.8～1.6 | 30～100 | 150～250 | 750～1500 | 0.7～5.6 | 3.5～5.5 | | |
| mmol/L | mmol/L | U/L | mg | mg | pmol/L | mmol/L | mmol/L | mmol/L |
| 1.20 | 2.0 | 100 | | | | 3.03 | | |
| 1.44 | 1.98 | 83 | 15.68 | 259.96 | 8.7 | 3.21 | 33.64 | 0.90 |
| 1.42 | 1.75 | 85 | 26.4 | 417.72 | 7.6 | 3.34 | 51.61 | 0.92 |

（6）风湿免疫全项未见异常，ESR 30mm/h。

（7）甲状腺功能：$FT_3$ 4.97pmol/L（3.5～6.5），$FT_4$ 13.12pmol/L（11.5～23.5），TSH 10.329mU/L↑。

（8）肾上腺功能：ACTH 28.1ng/L（0～46），血 Cor 23.7μg/d（5～25），尿 Cor 68.6μg/24h（30～110）。

（9）OGTT：血糖正常，胰岛素分泌曲线正常。

（10）甲状腺 B 超：未见异常。

（11）RASS 系统两次测定结果：ALD 18.22ng/dl，9.84ng/dl；ATⅡ 50.46pg/ml，72.27pg/ml；PRA 4.10ng/（ml•h）↑，3.98ng/（ml•h）↑。

（12）颅脑 MRI 结果：双侧尾状核、壳核、小脑齿状核异位钙化灶（图 88-1）。

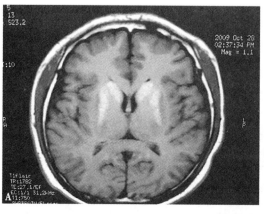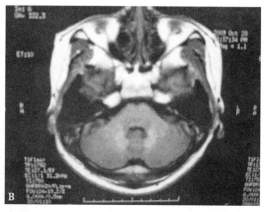

图 88-1　颅脑 MRI

**思维提示：**

　　①患者实验室检查发现低血钙，高血磷，低尿钙，低尿磷，ALP 正常，颅脑异位钙化，骨密度正常，骨骼 X 线片基本正常，符合甲状旁腺功能减退症的特点。但是特发性甲状旁腺功能减退症的 PTH 明显降低，而该患者的 PTH 高于正常，因此考虑假性甲状旁腺功能减退症。②由于患者的临床表现无先天性疾病的任何佐证，所以假性甲状旁腺功能减退症的诊断难以成立。③实验室条件所限不能行 cAMP 检测，也不能做外源性 PTH 注射试验，所以假性甲状旁腺功能减退症的确诊和分型尚有待进一步明确。④患者甲状腺功能提示 TSH 增高。一方面考虑患者合并亚临床甲减，与甲状旁腺功能减退症同属于自身免疫性多内分泌腺综合征的一个组成部分，随着病情的发展可能其他腺体的疾患会显现出来。另一方面考虑假性甲状旁腺功能减退症是基因缺陷病，甲状腺功能减低可以是由于 Gsα 缺陷而显现的 TSH 升高的甲状腺功能减低，是 PHP 的组成部分。患者的肾上腺功能正常，可排除 ACTH 升高的肾上腺皮质功能减退。尿比重正常，排除由于 ADH 抵抗至尿浓缩功能不佳。⑤患者后天起病，合并亚临床甲减，血沉增快，尿蛋白阳性，不排除免疫因素参与发病，尤其是免疫性肾脏损害造成的 1,25$(OH)_2D_3$ 代谢障碍，低钙血症，PTH 增高。需要进一步寻找免疫证据，进行三角肌、肾脏活检。⑥患者血镁正常，可除外低镁所致的手足搐搦。⑦患者无贫血，肾上腺功能正常，OGTT 正常，不支持 APS。⑧患者持续的低血钾，尿钾排出增多，正常血压，代谢性碱中毒，肾素水平增高，不排除 Bartter 综合征的可能性。

　　（13）骨盆，头颅，双侧胫腓骨片：骨盆，及双侧胫腓骨骨质未见确切异常，头颅片未见异常。

　　（14）骨密度：正常（表 88-2）。

表 88-2　骨密度

| | $L_2 \sim L_4$ | 股骨颈 | 全身 |
|---|---|---|---|
| 骨密度（$g/cm^2$） | 1.398 | 0.960 | 1.243 |

## 五、下一步检查

**（一）下一步检查内容及目的**

1. 肾脏活检　协助诊断肾脏潜在的病变。

2. 三角肌活检　寻找免疫损伤证据。

**（二）检查结果及思维提示**

1. 肌肉活检结果　大致正常肌肉组织，肌间质血管周围可见少量淋巴细胞浸润。免疫荧光：IgA（+），IgG（++），IgM（+），C3（±），C1q（－），FRA（+）（文末彩图 88-2）。

2. 肾脏活检　系膜细胞及基质轻度局灶节段性增生。肾小管小灶状萎缩。肾间质小灶性淋巴、单核细胞浸润伴有纤维化。肾小管空泡颗粒变性和免疫复合物沉积。

**思维提示：**

患者的肌肉活检及肾脏活检均提示不同程度的炎性细胞浸润，且都有免疫复合物沉积，说明免疫损伤存在。肾活检未见球旁器增生。免疫损伤可能导致肾小管病变为主，1,25-$(OH)_2D_3$ 合成障碍，导致低钙血症，出现继发的 PTH 增高。同时肾小管损伤引起类 Bartter 综合征的改变，患者出现肾脏排钾增多，低血钾，碱中毒，肾素增高的临床特点。

## 六、治疗方案及理由

（一）方案

甲泼尼龙 80mg/d，静滴，4 周；甲泼尼龙 40mg/d，静滴 11 周；（出现高血钙后）改为泼尼松 10mg，每天 3 次，口服 2 周；骨化三醇 1μg，每天 3 次口服；碳酸钙 600mg，每天 2 次口服；维生素 $D_3$ 7.5mg，肌注，每周 1 次；氯化钾缓释片 2g，每天 3 次，口服 15 周。

（二）理由

本病治疗的关键是纠正低钙血症，因此补充足量的钙剂及活性维生素 D 可促进钙的吸收。其次通过相关的检查及临床特点观察，我们考虑该患者的假性甲状旁腺功能低下是后天获得的，其原因可能与免疫相关。因此尝试从免疫角度入手进行治疗，给予糖皮质激素，恢复肾小管功能。患者的血钾低下，且在大剂量的糖皮质激素治疗时容易造成低钾血症，所以给予氯化钾缓释片治疗。

## 七、治疗效果及思维提示

治疗效果：患者在住院期间没有再发作手足搐搦。规律治疗 15 周，连续出现 3 次高钙血症后改为口服糖皮质激素治疗 2 周出院。出院时血钙 2.48mmol/L，血磷 1.02mmol/L，血钾 3.86mmol/L（停钾 2 周），PTH<0.31pmol/L；血气分析示：pH 7.448，BE 5.5mmol/L；RASS 系统测定：ALD 9.68ng/dl，AT Ⅱ 30.5pg/ml，PRA 0.67ng/（ml·h）；ESR 6mm/h；甲状腺功能测定：$FT_3$ 4.01pmol/L，$FT_4$ 14.15pmol/L，TSH 4.398mU/L。出院后随诊，逐渐骨化三醇、泼尼松减量，维生素 $D_3$ 注射时间延长，停用氯化钾。患者近 2 年没有再发作手足搐搦，目前的治疗为：泼尼松 5mg，每日 1 次；骨化三醇 1μg，每日 1 次，维生素 $D_3$ 7.5mg，肌注，每月 1 次。血钙维持在 2.10～2.25mmol/L 之间。

 **思维提示：**

患者假性甲状旁腺功能减退症诊断不明确，文献中无该病的记载。由于患者无先天性疾病的临床表现，所以不同于书中的描述。根据我们的体会，称之为获得性假性甲状旁腺功能减退症尚可以接受，故暂时以此命名。积极的补充钙剂，维生素 D 的治疗是基本。本病的治疗关键及争议的地方在于糖皮质激素的应用。通过治疗，患者的碱中毒、低钾血症、高肾素、甲状腺功能、血沉均恢复正常，这种恢复可能不是单纯的钙剂及维生素 D 的补充作用，而可能是依赖于糖皮质激素的免疫治疗作用，不仅治疗受损的肾脏，而且治疗肌肉。因此，认为免疫损伤是后天获得性的假性甲状旁腺功能减退症有一定道理。

## 八、对本病例的思考

1. 假性甲状旁腺功能减退症（pseudohypoparathyroidism，PHP 或 PSHP）简称假性甲旁减，是一种罕见的遗传性甲状旁腺疾病，该病由 Albright 等 [1] 于 1942 年首次报道，有家族发病倾向。分子遗传学的研究表明 PHP 与刺激性 G 蛋白 α 亚单位基因缺陷相关，使其编码的 Gsα 表达量下降或功能减退，从而导致甲状旁腺激素受体或受体后缺陷，使 PTH 对其靶器官（骨、肾等）组织细胞的作用受阻，从而导致 PTH 抵抗。一般在 2 岁以后出现症状，10 岁较明显，发病年龄平均 8.5 岁。由于受累的靶器官不同，临床表现多样，但共同的特征为：①有甲旁减的生化改变（低血钙、高血磷等）；②靶组织对生物活性 PTH 无反应；③血清 PTH 水平升高。多数患者还伴有特殊的 Albright 遗传性骨营养不良症（AHO）畸形。该患者无 AHO 畸形，仅有钙磷代谢异常，符合假性甲状旁腺功能减退症的临床特点，可能属于 I b 型，或 II 型，但是患者无家族遗传病史，且发病年龄在 19 岁，发育正常，不符合先天性基因缺陷型疾病的特点，是后天获得的。那么患者的假性甲状旁腺功能减退症的病因就值得思考。患者有一些临床证据提示，肾脏损害，低血钾，高尿钾，尿蛋白阳性，低血钙，高肾素；肾穿刺活检提示有免疫复合物的沉积，因此，我们尝试从免疫抑制治疗入手，考虑免疫性肾脏损害，肾小管功能受损，维生素 D 代谢障碍，低钙血症，反馈刺激 PTH 增高。或免疫损伤造成 PTH 与受体结合或受体后障碍，造成 PTH 增高。因此，认为该患者的疾病是后天获得性的，且与免疫损伤有关。

2. 先天性的假性甲状旁腺功能减退症是由于 Gsα 基因缺陷引起的疾病。现已发现 G 蛋白分布于多种细胞，除了 PTH 的靶细胞外，还有几种促激素的靶细胞及一些感觉器官的神经细胞，如嗅上皮细胞、味觉细胞等。当有缺陷时，其他促激素的靶细胞也可出现抵抗，即在 PHP 的同时也可伴有 TSH 升高的甲状腺功能减低（甲状腺本身无病变）或 ACTH 升高的肾上腺皮质功能减退，促性腺激素增高的性功能减低及味觉、嗅觉的减退，ADH 抵抗至尿浓缩功能不佳。根据靶细胞对 PTH 不反应发生在 cAMP 生成之前或之后，PHP 分为 I 型和 II 型。I 型根据 Gsα 突变的特点不同，又可分为 I a、I b、I c 型。I a、I c 型是除钙磷代谢以外，伴有 AHO 畸形和多激素抵抗的类型，而 I b、II 型仅表现为 PTH 抵抗，无 AHO 畸形和多激素抵抗。该患者无 AHO 畸形，无肾上腺皮质功能减退及其他激素抵抗表现，仅伴有 TSH 增高的亚临床甲减。亚临床甲减是 PHP 的组成部分还是独立于 PHP 的一个免疫损伤器官仍值得探讨。原发性甲状腺功能减退症是自身免疫性甲状腺疾病，该患者未使用甲状腺激素，仅行糖皮质激素治疗后 TSH 恢复正常，证实该患者的亚临床甲减是免疫因素所致。那么佐证其 PHP 可能也是后天免疫损伤，而非先天性的 Gsα 突变结果。

3. 患者多次实验室检查发现高肾素，低血钾，碱中毒，而血压正常，符合 Bartter 综合征的临床特点，但是肾脏活组织检查未见球旁器增生，而且经过糖皮质激素的免疫治疗后各项指标恢复正常，说明这种类似 Bartter 综合征的表现也是肾脏免疫损伤的结果，而且具有可逆性。Suneja M 等 [2] 报道一 28 岁女性患者 PHP I b 同时合并巴特综合征，其机制不清楚。说明 PHP 可能合并类 Bartter 综合征的临床特点不是偶然的现象，其机制可能与免疫损伤相关。有待于更多的临床研究去明确。

4. 先天性的假性甲状旁腺功能减退症无特效根治方法，需终生治疗，足够剂量的活性维生素 D 及钙剂补充治疗。该患者考虑后天获得性的假性甲状旁腺功能减退症，可能与免疫损伤有关，因此针对免疫损伤治疗联合足量的维生素 D 及钙剂治疗有望从病因学入手解决问题。我们虽然取得了初步的疗效，但仍需要长期的随访研究。

（刘　萍）

## 参 考 文 献

[1] Albright F，Burnett CH，Smith PH，et al. Pseudohypoparathyroidism：an example of Seabright-Bantam syndrome[J]. Endocrinology，1942，30（6）：922-932.

[2] Suneja M，Ixon BS. A Case of Pseudohypoparathyroidism Type Ⅰb Associated with a Bartter-like Syndrome[J]. The Endocrinologist，2008，18：44-46.

# 后记 临床工作中的一些实际问题

写这篇后记的目的是为了阐述我们对疾病的认识并对目前我国医学发展中存在的一些问题提出自己的看法。随着临床医学科学的发展，大内科逐渐分为若干专业科室是大势所趋，无法阻挡。进入 21 世纪，我们的大内科越分越多，分科也越分越细，专业分工各有其责，治疗方法和手段也越来越先进。与此同时，我们也就自然而然地丢失了整体思维和非常重要的逻辑思维，这也是客观事实。面对复杂的疾病，目前能被普遍接受的对症治疗使我们的医生常感觉有心无力。为此，我们应该对医学发展的模式进行必要的反思，把我们的思想方法提高到哲学的高度重新认识。

**1. 低钠血症与细胞水肿** 电解质平衡是临床医生普遍关切的问题。无论在急诊室、ICU，还是在各科的普通病房，低钠血症是经常困扰医生的临床现象，但导致低钠血症的道理却不甚明了。所以，目前临床普遍的治疗思路基本是按照国内外的教科书介绍的方法，补充高张盐水（3%～5%）来纠正低钠血症，即缺什么就补什么，所以医生执行起来轻车熟路，天经地义，无可指责。然而，治疗结果的好坏则少有人去思考，很少有人去探讨一些病情较重的患者为什么会出现低钠血症，钠离子哪里去了？实践在不断地证明，补钠治疗的效果很差，患者的神情越来越恍惚，直至昏迷，随后患者常出现肺部感染，而我们的医生则根据化验指标去判断疗效。这样就会出现一种令人尴尬的局面，即患者的化验结果有可能正常，而患者的神智昏迷，病情加重。我认为，患者的神智好坏决定了患者的预后，而神志不清则可能是脑细胞水肿的结果。所以，我们有必要反思，重新评价我们的治疗策略。这种缺什么就补什么的治疗理念缺乏逻辑推理，缺乏从整体角度去思考问题的不足。大量补充盐水的后果是，患者逐渐丧失了意识，变得糊涂起来，表情淡漠，反应迟钝，最后的结果是患者进入昏迷状态。由于昏迷的患者反应很差，所以后续的呼吸道感染必然会发生，体温上升，病情会逐渐恶化。为了抢救患者的生命，有时还需要做气管切开，患者逐渐进入死亡的边缘。这种结果是患者家属和医生均不愿看到的，而始作俑者则是早期处理患者存在的认识误区。这类患者当血钠低于 120mmol/L 时会出现神志不清。低钠血症的原因很多，但最常见的病因是下丘脑 - 垂体 - 肾上腺轴功能不全所致，即低钠血症的背后是肾上腺分泌的皮质醇不足，包括绝对不足和相对不足两方面。其代表的具体生化指标是血钠的高低。例如，Cushing 综合征的患者普遍存在高钠血症，所以患者有高血压的临床表现；相反，Addison 病的患者有低钠血症，有低血压的表现。这就从正反两个方面说明了皮质醇在电解质调控方面所起的重要作用。当然，调控血钠的因素有许多，例如抗利尿激素不适当分泌综合征（SIADH）也可以出现低钠血症。这些患者常由于肺癌所致。癌细胞分泌一种多肽，弱化了抗利尿激素（ADH）的作用，导致大量钠离子丢失。所以，这些患者即使有低钠血症，患者的意识仍清楚，也无脑水肿存在。我们在临床上遇到的低钠血症的患者平时血钠正常或偏低，当遇到应激时，如手术、外伤或精神创伤均可出现较为严重的低钠血症。然而，我们目前对低钠血症的认识是所谓的稀释性低钠，很少有人把低钠血症与患者的意识状态结合起来进行分析。这些患者意识淡漠，推之则醒，然后又恢复沉睡的状态，希恩综合征（Sheehan's syndrome）表现得尤为明显。其实，这是患者出现轻度脑水肿的临床表现同时伴有不同程度的低钠血症，患者神情恍惚，意识淡漠，推之即醒，随后就昏睡。若医生仅仅根据血液生化的结果采取缺什么就补什么的简单思维模式去治疗患者，那么即使患者完全昏迷，也很少有人思考，昏迷的原因是什么？低钠血症产生的原理是什么？钠离子去了何处？中外教科书都用稀释性低钠来解释，这是人所共知的唯一解释。血清中的钠离子是如何被稀释的？只有在血液循环中加入一定量的水，血钠水平才能会逐渐下降。然而，这些水分从何而来则无人可以回答。一般而言，低钠血症的患者的血容量下降，血压也会下降，导致许多器官的血液灌注量下降，器官的功能受损。其实，在绝大多数情况下，低钠血症的背后是肾上腺皮质激素绝对或相对不足导致的结果。我们测定严重糖尿病足患者合并感染者的尿皮质醇水平大于 $1000\mu g/24h$，同时伴有低钠血症和严重的腹泻，经过补充氢化可的松后腹泻得到纠正。除去 SIADH 外，低钠血症的发生与钠离子分布不合理有关，即钠离子进入了细胞内，导致细胞水肿。许多中老年女性不明原因的下肢水肿也可能与此有关。低钠血症在重症患者的抢救方面具有重要的临床价值，因为任何治疗措施的采用都决定了病情发展的走向，或者好转，或者加重。在病情严重时，多数患者的尿皮质醇水平均高于没有应激状态下的正常水平。这不仅取决于患者下丘脑 - 垂体 - 肾上腺轴功能是否健全，同时也取决于应激的严重程度。

一般而言，对于大多数低钠血症的患者给予高张盐水（3%）治疗是所有医生的共识，国内外教科书也都是这样描述的。其恶果是导致细胞水肿，严重者可以出现脱髓鞘病变，患者可以因此而不能活动，肢体运动障碍，后果极其严重。另一方面，很少有人去思考，低钠血症的原理是什么？补充高张盐水意味着什么？其实，再给低钠血症患者补充高张盐水意味着钠离子负荷，机体对理盐激素的需要进一步增加。然而，若机体本身就存在肾上腺皮质激素的绝对或相对不足，则会使病情加重。其主要临床特点为全身水肿加重，特别是脑水肿。患者会表现为意识淡漠，昏睡，呼之不应。随后，患者极易出现呼吸道感染，体温升高。这些都是我们在临床上十分常见的临床现象，后续的治疗变得非常困难，患者生还的机会变得越来越渺茫。

其实，就绝大多数患者而言，低钠血症的背后是肾上腺皮质激素不足，而低钙血症则是 $1,25(OH)_2D_3$ 不足。这两种激素的不足对于患者而言是决定生死的重要问题。当低钠血症出现时，患者都会出现不同程度的水肿，即细胞水肿，也可能包括细胞间质的水肿。钠离子滞留在细胞内和细胞间质，导致血清钠离子水平下降。肾上腺皮质激素具有保钠排钾的作用，也是维持血清钠离子水平重要的激素。所以，对于低钠血症的患者补充高张盐水的结果是水肿进一步加重，应用利尿剂没有任何疗效。

经过多年的临床实践和反复思索，我们逐渐认识到科学治疗低钠血症的重要性。我们认为，低钠血症患者的机体，就整体而言并不存在钠离子缺乏的情况，只是钠离子的分布不合理所致。即细胞内钠离子增多，而细胞外液，特别是血清中的钠离子浓度降低了。这表明，人体内有效循环血容量下降了。所以，患者出现低血压等一些临床症状。严重者甚至会出现少尿或无尿，血清肌酐也会上升。我们的经验是，出现上述临床现象时，应补充 5% 葡萄糖溶液，加上 100mg 琥珀酸氢化可的松。从表面看，输入不含氯化钠的溶液有可能使血清钠离子浓度进一步降低，加重低钠血症。然而，由于琥珀酸氢化可的松的输入，可以使钠离子由细胞内转移到细胞外，细胞内水肿消退，循环中的血容量增加，肾小球的滤过率也增加，体内多余的水排出，血清肌酐也会下降。这种治疗思路和方法经过我们几十年的临床实践，反复验证，是一种非常科学有效的治疗方法，可以有效地缓解患者意识不清，食欲不振，昏昏欲睡的临床症状。同时，患者的血清钠离子浓度也可以逐渐回升到正常水平。

此外，应该强调的是，低钠血症的治疗策略还要考虑血清蛋白的水平。因为胶体渗透压是决定水流动方向的决定因素。如果不解决低蛋白血症的问题，单靠氢化可的松是无济于事的。细胞水肿可以缓慢发生，但也可以出现急性细胞水肿，如急性脑水肿。这些患者多在突然出现的重大应激后，机体不足以分泌足够的肾上腺皮质激素导致钠离子迅速流入细胞内，从而出现患者意识丧失，昏迷不醒。对于上述问题的认识不足就会使患者处于危险之中，进食不能和抗感染能力的缺失可以使死亡率大幅度增加。对此，我们决不能掉以轻心。

老年人普遍存在垂体功能不全的问题。平时无应激状态发生时，患者可以维持一般的状况。当患者因为各种疾病需要手术时，很可能因为手术创伤产生应激，患者就可以因此而丧命，哪怕是看似很小的手术，如眼科的晶状体置换术，也可以出现肾上腺皮质激素的分泌不足，出现一系列临床问题。如果老年患者经历大手术，那么人体对肾上腺皮质激素的需求就会更大，若机体不能分泌机体所需要的肾上腺皮质激素，术后的治疗和护理就会遇到大麻烦。这些是医生和患者都不愿见到的。此外，患者潜在的阿狄森病更是导致患者术后脑水肿、脑疝、呼吸停止的重要诱因，切不可小觑。术前认真的查体对于手术的顺利完成起着决定性的作用，也是决定患者生死攸关的重大问题。当然，上述介绍的经验不可能包括低钠血症的全部，也与西塞尔内科学的描述相悖，但时间是检验真理的唯一标准。在有些情况下，低钠血症难以纠正，我们对此要有清醒的认识。

**2. 关注我们的垂体**　自身免疫性垂体炎是临床上十分常见的疾病，但临床表现却不尽相同。由于我们对该病的认知不足，所以诊断率很低。由于我国北方地区冬天气温很低，或秋冬交接时，温差很大，所以垂体发病的患者数远远超过我们的想象，近乎成为了一种地方病。这对我国人口质量的影响巨大是可想而知的。教科书中的诊断标准过于苛刻，所以明确诊断也十分困难。由于我们平日对垂体关注甚少，所以误诊的患者也不少。垂体炎即可以单独存在，也可以与糖尿病、甲亢或其他自身免疫性疾病同时存在。对于临床特点、实验室检查和影像学表现高度怀疑为垂体炎者，在除外其他可引起垂体炎的继发性原因后，如结核、梅毒、朗罕细胞增多症等，临床可考虑为自身免疫性垂体炎，有文献认为大剂量糖皮质激素可用于诊断性治疗，但确诊仍需以垂体活检病理为金标准。鉴于我们对该病的警惕性非常高，所以我们科至今也没有一例患者因为鞍区占位而轻易地做开颅手术。垂体活检的创伤性较大，患者难以接受。

我们的患者以中年女性为主，自身免疫性垂体炎可以有多种临床表现，这取决于垂体受累的部位以及受累部位的功能。有的患者呈急进性发展，垂体增强 MRI 病变呈环形强化，为囊性变特点，类似垂体脓肿表现，但应用免疫抑制剂治疗后，病变明显缩小。上述治疗效果不支持垂体脓肿的诊断。考虑与疾病进展快，垂体坏死有关。有些患者病史较长，还可以有中枢性尿崩症的临床表现，但早期垂体 MRI 检查无明显异常发现，一直用醋酸去氨加压素对症治疗。患者也可以在短期内病变急进性加重，出现头痛和视力进行性下降，为慢性病变急性加重过程。此外，部分患者也可以有亚急性特点。一些患者仅表现为头痛，而无中枢性尿崩症的表现。不同时期的垂体病变也不尽相同。如早期充血水肿期可有病变组织的增大，增强 MRI 的显著均匀强化，出现垂体柄增粗改变也是垂体炎常见的影像学特点。对于原发性垂体炎的病因，目前尚不确切，而其下包括的淋巴细胞性垂体炎、肉芽肿性垂体炎和黄瘤病性垂体炎，这三者是分属不同的疾病亦或只是一个疾病发展的不同阶段或不同程度则有不同的看法。现广泛认为其发病与自身免疫关系密切，但自身免疫的促发因素不明，目前的理论认为，可能的促发因素为垂体自身抗原的释出和病毒感染。前者多见于妊娠或产后妇女，Rathke 裂囊肿破裂等，均有文献报道；后者已有病毒感染诱导的动物模型报道。本书病例中仅 1 例发生于产后。风湿免疫学检测结果表明，部分患者 ANA 阳性，也有的患者免疫球蛋白水平升高，还有患者仅 ESR 增快。应用糖皮质激素后，以上异常指标在随访中随病情改善而逐渐恢复正常，但也有少数患者出现反复，复发后再次出现免疫球蛋白升高和 ESR 增快。事实上，这种自身免疫性损伤往往是全身多系统的，第二军医大学附属医院报道 1 例产后女性猝死尸检资料显示，其垂体、甲状腺、肝脏均呈自身免疫性损伤，而文献也有报道合并干燥综合征、泪腺炎等自身免疫性疾病者。有鉴于此，我们对患者进行了三角肌活检，结果全部患者的肌肉组织中均可见不同程度的免疫复合物沉积，其中以 IgA、IgG 阳性率最高。有趣的是，部分患者在应用糖皮质激素治疗前行 OGTT 及胰岛素释放试验提示高胰岛素血症，而在甲泼尼龙 40mg/d 治疗 2 周后复查 OGTT 及胰岛素释放试验，随着垂体炎的好转，患者血糖及胰岛素水平均下降，提示患者胰岛素抵抗改善，我们采用三角肌活检的方法是为了间接提供患者体内存在自身免疫损伤的证据。因为体液免疫经血液循环到人体的各个部位，所以垂体的病变与肌肉细胞表面的免疫复合物沉积之间存在某种内在联系。因为这是一种非特异性的免疫损伤，所以三角肌活检的结果可以作为一种参考证据去理解疾病。这种方法是一种创新，其科学价值还有待临床实践的进一步检验。

对于自身免疫性垂体炎的治疗目前一致认为首选糖皮质激素，剂量和疗程说法不一，我们曾应用小剂量的环孢素（25mg，1 天 2 次）治疗双侧乳腺增大的青年男性达 5 年，最后乳房完全消失，恢复了男性特征，疗效十分满意。大学毕业后，该患者投笔从戎，参军入伍，成为我国北海舰队的一名战士。严格的体检说明，患者的疾病得到了完全的康复，我为此而高兴不已。无论应用哪种方案，在治疗过程中，糖皮质激素需缓慢减量，以免复发。对于病变累及整个垂体进展较快者，治疗后病变虽缩小，但最后仍转归为垂体部分或全部功能减退，考虑与坏死性炎症致垂体的不可逆损害有关，坏死严重或炎症晚期纤维化者最终垂体萎缩，可发生空蝶鞍综合征或影像学称为鞍上池下疝，垂体的功能进一步下降，特别是腺垂体的功能尤为明显。青年男性的乳腺增生与垂体有关，糖尿病患者的血糖大幅度波动也与垂体有关，也可能与鞍旁的占位病变有关。

然而，对于存在于糖尿病患者的垂体炎就难于识别。这是因为，多年来我们对糖尿病的认识只关注胰岛炎，关注 β 细胞，很少有人会想到远离胰岛的垂体在血糖调控中的重要作用。我们在病史较长的老年女性糖尿患者群中很容易发现鞍上池下疝，即垂体萎缩后（可能为纤维化），脑脊液（CSF）下坠挤压垂体，使得垂体，特别是前叶功能逐渐减退。这些病理变化在糖尿病患者中太常见了，只是我们的认识跟不上。其中，缺乏有效的检测手段是重要原因之一，但观念的落后才是导致误诊的根本。其次，在甲亢患者中，垂体炎也存在，似乎不如糖尿病那么多见。因为甲亢患者多为格雷夫病所致，所以患者同时存在自身免疫性垂体炎的可能性也是存在的。患者的临床表现一般为头痛，需要医生问诊方可发现。垂体 MRI 可以发现垂体增大，垂体柄增粗，一般左偏。应用激素治疗后可以恢复正常，但要及时发现，及时治疗才可以做到。如果医生的思维仅局限在甲状腺，那就很难发现，也不可能有目的地去治疗。

**3. 维生素 D 的抗感染作用**　多年来，维生素 D 一直被认为是一种与骨代谢密切相关的激素前体，是一种脂溶性维生素，有效地促进肠道钙磷的吸收。然而，近年的文献报告证明，维生素 D 有十分重要的抗感染作用。在后天发病的内分泌疾病中，控制了感染基本就可以预防体内免疫系统发生异常，患病的机会就会大幅度下降。根据国内的研究报告，我国普遍存在维生素 D 缺乏，特别是北方地区，冬天呼吸道疾病的发生非常多，急性上呼吸道感染、鼻窦炎、急性咽炎、喉头炎和肺炎是我国北方地区最常见的疾病。即使在广东地区，冬初和早春呼吸道的疾病也不少见，特别是老年人。老年人的慢性阻塞性肺疾患的治疗也非常困难。2002 年 11 月在广东发生的 SARS，到 2003 年 3 月蔓延到首都北京是一场难以抵御的灾难。部分患者的生命应用甲泼尼龙治疗得以挽救，少数患者则因为呼吸衰竭而死亡。天津也是 SARS 的重灾区，所有的 SARS 患者都有明显的低钙血症。我们事先预料到了这种生化特征，结果也验证了我们对疾病的初步认识。其背后的原因是 $1,25(OH)_2D_3$ 的严重不足。其原因为，一方面底物不足，另一方面，肾脏合成 $1,25(OH)_2D_3$ 的能力受到了损害。这些都是机体易于受到感染的重要原因。如果每人入冬之前补充一支维生素 D，儿童医院就不会人满为患了，抗生素的使用量也会大幅度下降了。我们的经验得益于我们科室十几年来坚持所有的入院患者入院时都会接受肌内注射一支维生素 $D_3$（7.5mg，30 万 U），有效地预防了院内感染，大大地降低了死亡率，也减少了医疗纠纷。由于该药的价格很低（每支 0.8 元），患者普遍都能接受。我们曾经研究过 20 多名支气管哮喘患者的血清 $25(OH)$ $D_3$ 和 $1,25(OH)_2D_3$ 水平。按照我们固有的思维逻辑，这些患者血清的 $1,25(OH)_2D_3$ 会比较低，然而，测定的结果与我们原有的想法完全相反，即 $25(OH)D_3$ 很低，而 $1,25(OH)_2D_3$ 则非常高，我们百思不得其解。经过长时间的冥思苦想，我们推测，这些患者的激素受体可能存在缺陷，导致 $1,25(OH)_2D_3$ 不能与受体结合，发挥其抗感染的作用，避免或减轻哮喘的发作。所以，对于哮喘的患者而言，每月注射一支维生素 D 可以有效地缓解哮喘的发生，减少发生的次数，减轻疾病的严重程度。目前国内外有大量的文献报告，$1,25(OH)_2D_3$ 有很强的抗感染作用。其可能的机制为 $1,25(OH)_2D_3$ 可以刺激人体内的巨噬细胞分泌一种抗菌蛋白（cathelicidin），后者可以有效地杀死感染的细菌和病毒。其抗感染的作用不仅包括呼吸道，而且也包括全身各处的感染。

**4. 骨质疏松应与骨软化相鉴别**　骨质疏松是以骨强度降低和骨折危险性增加为特征的一种全身性骨疾病。骨强度主要取决两个因素：骨密度和骨质量。骨密度用单位面积或体积的矿物盐克数表示，而影响骨质量的因素包括骨微结构、骨转化、损伤积累（如微骨折）和骨的矿化状况等。骨强度的降低使骨在遭受外力时易发生骨折。

然而，近年来，骨质疏松的诊断有单纯依赖骨密度检查的倾向，容易误诊。实际上，临床上许多骨密度低下的患者不一定是骨质疏松，而可能患有软骨病或其他伴有骨矿化不良的内科疾患。因此，严格地讲，骨质疏松应该属于内科病的范畴之内。在诊断原发性骨质疏松之前，医生应认真地除外任何有可能降低骨密度的内科疾患。也就是说，医生应系统地掌握与内科有关的基本知识，特别是钙磷代谢的知识，对患者的全身情况有所了解。

继发性骨质疏松的常见病因为肾小管损害。肾小管酸中毒（RTA）和范科尼综合征（FS）是常见的结果。软骨病是肾小管酸中毒（RTA）和范科尼综合征（FS）的一个共同特点。其主要特点为肾近曲小管转运功能的障碍，如葡萄糖、磷、氨基酸、碳酸氢根、尿酸、枸橼酸和其他有机酸，以及低分子蛋白（小于 50 000）。钙、镁、钾和水也排泄过多。这种综合征还常表现为肾近曲小管毒性和代谢性受损，常与多种与其发病有关的疾病有密切联系。因为 FS 代表了肾小管的全面病变，因而出现多种离子转运的异常，而不是单一离子或溶液的转运障碍。线粒体呼吸障碍和肌病表明了近曲小管产生足够能量的重要性。细胞内代谢异常导致主动转运所需的高能磷酸化合物减少，或者膜生物合成或上皮完整性有缺陷。尽管常染色体隐性遗传的胱氨酸累积病和轻链骨髓瘤分别是儿童和成人最常见的病因，但 FS 患者也常合并维生素 D 缺乏。FS 患者还常以散发、隐性、显性或性联遗传的方式表现。

骨软化症存在有维生素 D 代谢异常。血中 $1,25(OH)_2D_3$ 或降低，或正常，但不会升高，从而诱发低血磷和继发性甲状旁腺功能亢进。只要患者出现 $1,25(OH)_2D_3$ 水平下降，就会出现骨矿化障碍。因为 $1\alpha$-羟化酶位于近曲小管细胞的线粒体内，所以近曲小管细胞代谢受损和结构的改变可能是导致血 $1,25(OH)_2D_3$ 水平下降的主要原因。轻链肾病由于维生素 D 代谢异常 [血 $1,25(OH)_2D_3$ 降低] 而诱发骨病和低血磷性软骨病。这些患者营养不良，X 线检查显示严重的骨量减少，亦称为骨软化。对于软骨病患者而言，骨扫描检查必不可少。患 Ⅰ 型 RTA 的成年人因全身性代谢性酸中毒而导致骨损害，钙离子由骨中释放出来。这些钙离子经尿排出，导致高尿钙，尿钙水平每天超过 4mg/kg，或尿钙／肌苷比值大于 0.2。代谢性酸中毒可影响 $25(OH)D_3$ 转化为 $1,25(OH)_2D_3$。正常人在服用氯化铵后，维生素 D 转化为活性代谢物的过程受到抑制，但这仅是一种急性作用，慢性酸中毒则无此种作用，特别是患 Ⅰ 型和 Ⅱ 型 RTA 的儿童。RTA 的治疗包括口服碳酸氢钠，所需剂量依据受损肾单位的情况。总之，骨软化症与骨质疏松应仔细鉴别，采取得当的治疗措施，患者才会得到有效的治疗。

患者的血液生化检查对疾病的鉴别诊断非常有用。然而，血液的钙磷数值的分析应该用辨证的思维去看待。高血钙并不表明人体钙富裕，有时却是活性维生素 D 和钙缺乏的重要标志。低血磷的数值应与血钙数值结合起来进行分析，因为血钙和血磷的乘积是常数。考虑患者的肾小管是否有损伤也是治疗骨软化的重要思路，是否有免疫损伤是一个十分重要的问题。组织活检是发现问题和解决问题的重要方法。我们根据肾活检和肌肉活检发现免疫损伤的证据，应用小剂量的泼尼松成功激活受到免疫损伤的肾 $1\alpha$-羟化酶，大幅度提高了血清 $1,25(OH)_2D_3$ 的水平，从根本上为患者解决了骨软化的问题，是治疗 1 型维生素 D 依赖性佝偻病的新的尝试。患者一般情况明显好转，骨密度和骨 X 线检查明显好转，由卧床不起恢复到行动如常人。

一般认为，骨密度检查只能作为一种参考的检查手段，而不能仅根据骨密度的高低作为诊断原发性骨质疏松的依据。骨质疏松的诊断和鉴别诊断还有赖于雄厚的内科学知识和内科的基本检查和分析，而骨活检能对骨结构和动力学有所了解。患者的三大常规和血尿生化检查对疾病的鉴别诊断非常有用。此外，血液的电解质，如钠、钾、钙、磷和碱性磷酸酶也非常重要。然而，血清钙磷数值的分析需要应用辨证的思维去看待。高血钙并不表明人体钙储量富裕，有时却是活性维生素 D 代谢物和钙缺乏的重要标志。低血磷的数值应与血钙数值结合起来进行分析，因为血钙和血磷（mg/dl）的乘积是常数，女性 35，男性为 40。尿钙磷的检查对于鉴别诊断也十分重要。朱宪彝教授曾说过，低尿钙的患者必定有骨软化。这是几十年前他与刘士豪教授多年从事钙磷代谢研究得出的重要结论，到今天仍有重要的临床指导意义。在既无有机化学，又无骨密度仪的 20 世纪 30 年代，他们能够得出上述科学的结论，难能可贵。考虑患者的肾小管是否有损伤也是治疗骨软化的重要思路，也是一个十分重要的研究课题。组织活检是发现问题和解决问题的重要方法，不仅是诊断疾病的金标准，而且还可以拓展我们的思路，摒弃以器官为中心的思维模式。由于我们在临床开展了骨活检、肾活检和肌肉活检，所以对骨病变的理解有了新的体会，治疗思路也有了新的突破。因此，代谢性骨病的诊断还是要从基础开始，从最简单的三大常规开始。所以原发性骨质疏松必须要与继发性骨质疏松相鉴别，与各种类型的骨软化相鉴别，针对病因，采取个体化的方案，有的放矢地进行治疗，才能取得预期的治疗效果。最后强调的是，千万不要仅根据骨密度的降低而诊断为原发性骨质疏松，而必须与继发性骨质疏松进行鉴别，以免误诊。

当患者骨密度明显低于正常时，医生首先要排除一些常见的导致继发性骨质疏松的疾病，然后才能确诊原发性骨质疏松。当然，这些临床诊治过程需要丰富的内科学、放射医学、营养学和妇科学的知识。内科疾病中与骨质疏松最为相关的疾病当首推肾小管疾病。肾小管在水盐代谢、酸碱平衡和激素生成过程中起着十分重要的作用。因此，肾小管病变对于骨量产生的影响就自然十分容易理解了。

骨质疏松包括原发性和继发性两种。就临床上我们遇到的患者而言，临床诊断多依赖于骨密度的检查方法，如单光子骨密度仪，双能 X 线骨密度仪（DEXA）和超声骨密度仪几种。WHO 的诊断依据是骨密度测定值低于同年龄组、同性别正常人 2.5SD 为诊断标准，但临床工作仅据此作出诊断则未免过于简单，且易于误诊，延误治疗。因此，综合分析患者的临床资料，明确病因，采取得当的治疗方法是为患者解除疾苦的正确选择。肾的近曲小管具有重要的重吸收功能。经肾小球滤过的原尿中的许多重要物质均能被重吸收回体内，如钙、磷、钠、钾、葡萄糖、水、碳酸氢盐、氨基酸和枸橼酸等。自身免疫性甲状腺疾病中，除甲状腺受损外，人体内的一种重要的钙调节激素 $-1,25(OH)_2D_3$ 的生物合成也与近曲小管有着重要的关系。肾近曲小管上皮细胞内线粒体上存在着 $1\alpha$- 羟化酶可以将在肝脏合成的 $25(OH)D_3$ 进一步羟化为 $1,25(OH)_2D_3$，后者对于肠钙的吸收和骨组织的矿化具有十分重要的意义。然而，疾病对近曲小管的损害具有选择性，也就是说，近曲小管的重吸收功能可以出现部分损害。其中任何一种功能的异常都提示，患者可能存在有潜在的 $1,25(OH)_2D_3$ 的缺乏。

以内分泌科常见的疾病甲亢和糖尿病而言，$1,25(OH)_2D_3$ 的缺乏是十分普遍的。绝大多数甲亢患者的病因为 Graves 病，只有少数甲亢患者的发病是因为其他病因。Graves 病是一种典型的自身免疫性疾病，可以累及多种器官。典型的 Graves 病患者有突眼、甲状腺肿大和胫前黏液性水肿，但也有些患者既无突眼，也无甲状腺肿大。后一部分患者常有肾小管的损害，患者出现低钙抽搐、低钾血症和尿钙减少。这些患者一般以中年女性居多，临床上可有龋齿和腰痛，骨密度明显低于正常，导致骨质疏松。

目前，骨质疏松的防治与研究已引起医务界和政府有关部门的关注，国家在预防和治疗的研究上投入了大量的人力和财力。这是因为该病易诱发骨折，严重影响人们的生活质量。对于绝经后骨质疏松的患者而言，检测血和尿的生化指标可以观察骨丢失率，如测定骨形成的指标骨特异碱性磷酸酶（ibAP），Ⅰ型胶原的氨基端（PINP）和骨钙素（OC）；骨吸收的指标如Ⅰ型胶原的 N 端肽（NTx）和免疫反应的游离脱氧吡啶诺林（iFDpd）。结合 DEXA，医生可以计算出每年的骨丢失率。世界卫生组织（WHO）制定了诊断骨质疏松的标准，即所测患者的骨密度若低于同年龄组、同性别正常人 2.5SD 即可诊断为骨质疏松。然而，如果仅依靠骨密度来诊断骨质疏松容易误诊，例如软骨病。因此，结合临床的各项检查，参考骨密度的测定结果,全面分析,才能得出正确的诊断。除原发性骨质疏松外(包括绝经后骨质疏松和老年性骨质疏松),临床上最常遇到的骨密度减低的患者常患有肾小管疾患,准确地掌握这部分知识对于指导我们的临床工作具有重要的指导意义。

许多肾小管疾病患者的骨密度均减低,具有代表性的疾病为范科尼综合征(Fanconi syndrome,FS)和肾小管酸中毒(renal tubular acidosis,RTA)。虽然这些患者的骨密度减低,但它们不是真正意义上的骨质疏松,而是骨软化或骨矿化不良。由于我们的诊断手段尚不能满足临床需要,所以医生处理起来就较为棘手。骨软化是 FS 和 RTA 的一个共同特点。FS 的主要特点为肾近曲小管转运功能的障碍,如葡萄糖、磷、氨基酸、碳酸氢根、尿酸、枸橼酸和其他有机酸,以及低分子蛋白(50 000)。钙、镁、钾和水也排泄过多。这种综合征还常表现为肾近曲小管代谢受损,常与导致其发病的病因密切相关。因为 FS 代表了肾小管的全面病变,因而出现多种离子转运的异常,而不是单一离子或溶液的转运障碍。线粒体呼吸障碍和肌病表明了近曲小管产生足够能量的重要性。

细胞内代谢异常导致主动转运所需的高能磷酸化合物减少,膜生物合成或上皮完整性有缺陷。尽管常染色体隐性遗传的胱氨酸累积病和轻链骨髓瘤分别是儿童和成人最常见的病因,但 FS 患者也常合并维生素 D 缺乏。FS 患者还常以散发、隐性、显性或性联遗传的方式表现。

RTA 是一种不能保留碳酸氢盐和泌氢障碍的疾病,所以患者出现血浆碳酸氢盐下降和全身性代谢酸中毒。肾小管的损害包括碳酸氢盐重吸收和质子分泌减少。这样,血液和管腔之间的 pH 梯度难以形成,原来通过细胞膜分泌入管腔的氢离子又弥散回来,所以浓度梯度难以维持。目前 RTA 的分类为Ⅰ型(远曲小管受损)、Ⅱ型(近曲小管碳酸氢盐耗竭型)和Ⅳ型(高血钾),而Ⅲ型的名称不再使用,被认为是Ⅰ型和Ⅱ的混合体。Ⅱ型 RTA 患者丢失到尿中的碳酸氢盐最多,Ⅳ型 RTA 最少。一些 RTA 患者肾小管受损较轻,仅表现为碳酸氢盐丢失,而无全身代谢性酸中毒。这种情况难以分类。

代谢异常所引起的骨病变是 FS 和 RTA 的共同特点,而佝偻病和软骨病是各种形式 FS 最常见的。其发生机制主要是高尿磷、高尿钙、维生素 D 代谢异常和肾小管重吸收障碍所致的低血磷所致。因为 85%~90% 的滤过磷被近曲小管 $S_1$ 和 $S_2$ 段重吸收,所以近曲小管转运能力的缺陷限制了磷的重吸收。FS 还存在着其他形式的矿物盐和激素调节的紊乱,由于细胞外液磷水平的下降,所以高尿磷是发生佝偻病和软骨病的主要原因。这种低血磷软骨病可导致骨坏死,出现微骨折。高尿钙和肾结石特别常见于 Wilson 病(肝豆状核变性),Ⅰ型和Ⅱ型 RTA 也可有相似的病变,所以肾实质可以出现钙沉积。患者的血钙通常不降低,即使出现低血钙也不一定引起严重的临床骨病变。

FS 还存在有维生素 D 代谢异常。维生素 D 代谢异常可表现为与 FS 相似的近曲小管病变,但可以被维生素 D 代谢物治疗逆转。半乳糖血症、Wilson 病、酪氨酸血症和果糖耐受减低都可以引起肝脏损害,甚至出现肝硬化,从而损害维生素 D 的 25 位羟化。血中 $1,25(OH)_2D_3$ 或降低,或正常,但不会升高,从而诱发低血磷和继发性甲状旁腺功能亢进。只要患者出现 $1,25(OH)_2D_3$ 水平下降,就会出现骨矿化障碍。因为 1α- 羟化酶位于近曲小管细胞的线粒体内,所以近曲小管细胞代谢受损和结构的改变可能是导致血 $1,25(OH)_2D_3$ 水平下降的主要原因。轻链肾病由于维生素 D 代谢异常[血 $1,25(OH)_2D_3$ 降低]而诱发骨病和低血磷性软骨病。肿瘤也可以诱发软骨病,因为这类肿瘤可能分泌一种叫做降磷素(phosphotonin)的物质,其临床特点与 FS 相似。若切除肿瘤,所有的 FS 症状和体征都会消失,包括代谢性骨病。Wilson 病还可以导致甲状旁腺功能减退，这可能与铜沉积在甲状旁腺有关。此外，肾移植后的慢性排斥反应诱发的 FS 也可出现骨病。这种骨病可能由于尿磷排泄过多导致低血磷，也可能由于使用糖皮质激素对抗排斥反应所致的骨量减少（osteopenia）。许多胱氨酸血症患者有骨质疏松。这些患者营养不良，X 线检查显示严重的骨量减少，亦称为骨软化。FS 软骨病或佝偻病的治疗要根据病因。一般而言，补充中性磷溶液，每日 1～4g，分 4～6 次服用。维生素 D 缺乏的患者用合适剂量的维生素 D 治疗可以逆转骨病。FS 和软骨病患者用 1α(OH)D 治疗可取得很好的疗效。治疗骨髓瘤单克隆病甚至可以治愈软骨病，但中性磷和维生素 D 也是必需的。对于软骨病和 FS 患者而言，骨扫描检查必不可少，以除外非骨化的纤维瘤。切除该肿瘤可以治愈患者。患 I 型 RTA 的成年人因全身性代谢性酸中毒而导致骨损害，钙离子由骨中释放出来。这些钙离子经尿排出，导致高尿钙，尿钙水平每天超过 4mg/kg，或尿钙/肌苷比值大于 0.2。当酸中毒被纠正时，尿钙排泄减少。口服碳酸氢钠可以逆转骨脱矿过程。当全身的代谢性酸中毒被纠正以后，肾钙化还要持续很久。一些患营养性维生素 D 缺乏的患者也有近曲小管碳酸氢盐丢失。全身性代谢性酸中毒可影响 25(OH)$D_3$ 转化为 1,25(OH)$_2D_3$。正常人在服用氯化铵后，维生素 D 转化为活性代谢物的过程受到抑制，但这仅是一种急性作用，慢性酸中毒则无此种作用，特别是患 I 型和 II 型 RTA 的儿童。RTA 的治疗包括口服碳酸氢钠，所需剂量依据受损肾单位的情况。I 型 RTA 用 1～2mEq/(kg·24h)碳酸氢钠，儿童所需剂量略大一些。II 型 RTA 需要 10～15mEq/(kg·24h)，若同时应用噻嗪类药物剂量还应低一些。噻嗪类药物减少血浆容量，增加肾小管对碳酸氢钠的重吸收。

总之，肾小管疾病的治疗要求是全面的，必须综合考虑，缺一不可。在所有的治疗中，骨病变的治疗占有重要地位。由于肾近曲小管 1α- 羟化酶严重受损，所以血清中的 1,25(OH)$_2D_3$ 大幅度降低。这是造成骨损害的主要原因。因此，为这些患者补充 1,25(OH)$_2D_3$ 是一种明智的选择。作者用 1,25(OH)$_2D_3$（骨化三醇）治疗过一位曾误诊 9 年的 FS 患者取得了十分满意的效果。所以，当遇到骨密度减低的患者时，我们要全面分析，做出正确的诊断，不要轻易地将患者诊断为骨质疏松，而应做鉴别诊断，以免误诊，延误治疗。

**5. 糖尿病多器官免疫损伤和免疫抑制治疗**　糖尿病是以高血糖为特征的代谢综合征，而胰岛素的绝对或相对不足是导致高血糖的重要原因。多年来，有关 2 型糖尿病的医疗、教学和科研都是围绕高血糖的糖毒性进行的，近年来又提出了脂毒性的概念。然而，许多医生都会在临床上遇到难以理解的尴尬，即血糖和血压控制良好，但糖尿病慢性并发症依旧出现。一方面，糖尿病慢性并发症的发病机制过于复杂，而另一方面，我们的研究方向和治疗理念也值得深思。应该承认，我们对免疫损伤在慢性并发症发生过程中所起作用的研究还远远不够。有鉴于此，开拓思路，摆脱传统的思维模式，研究糖尿病患者多器官免疫损伤的内在联系将有助于我们更客观地认识糖尿病。

（1）糖尿病患者的肌肉病变：这是一个为大多数医生忽视了的重要临床问题，必须认真对待。我们在临床上开展了 500 多例各种内分泌疾病患者的三角肌活检，糖尿病患者约有 100 多人。无论是所谓的 1 型糖尿病，还是 2 型糖尿病，我们所做的糖尿病患者的三角肌活检都证实，糖尿病患者的骨骼肌受到了免疫损伤。随后的问题就是皮下注射胰岛素是否就可以降低血糖，或者说达到我们预期的降糖效果。回答是否定的。因为人体肌肉量巨大，细胞表面存在的胰岛素受体是否能与胰岛素结合是血糖是否可以下降的要害。如果肌肉细胞表面被大量免疫复合物覆盖，那么，胰岛素与其受体的结合势必存在障碍，甲亢或甲减的患者存在高胰岛素血症的道理也就在于此。一般情况下，使用胰岛素后若空腹血糖未能下降，医生和患者都会增加胰岛素的用量。按照这种思维走下去的必然结果就是胰岛素用量越来越大，最高可以超过 100U，甚至 200U，但血糖依旧不降。这部分患者的体重也就会逐渐增加，这是大家可以理解的。另一方面，受损的肌细胞会出现水肿，肌肉变得僵硬。尝试性地应用小剂量的糖皮质激素（泼尼松，5mg，1 天 3 次）既可以增加胰岛素的敏感性，又可以使患者的体重下降，一周内下降 3kg 并不奇怪，血糖也会逐渐下降，因为胰岛素的敏感性大为增高。这些是临床上普遍存在的问题，需要大家认真思考。对此，我们有丰富的经验。

（2）皮肤病变：我们在临床上经常发现部分 2 型糖尿病患者有胫前皮肤黑斑，许多同道也有相同的认知。我们的流行病学调查结果显示，大约有 1/4 的糖尿病患者有胫前皮肤黑斑，男性占 2/3，女性占 1/3。皮肤活检证实，胫前皮肤黑斑有多种免疫复合物沉积，如 IgG、IgA、IgM、$C_1q$、$C_3$ 和 FRA。文献报道，大约 30%～50% 以上的糖尿病患者有皮肤色素斑，胫前多见。两侧对称或不对称，大小不等且形态各异。这些暗红色丘疹的色素沉着逐渐加重，严重者局部皮肤萎缩。多年来的认识一直认为黑斑的形成为血液循环不良所致，而我们的经验是患者局部外伤后或瘙痒后留下的痕迹。这种皮肤色素斑多见于男性，体质瘦弱，病程较长，部分患者常合并腹泻、低蛋白血症、糖尿病肾病（DN）、糖尿病视网膜病变（DR）和糖尿病神经病变等。病理学发现，胫前黑斑的皮肤病理表现为微血管透明变性、红细胞外渗和（或）含铁血黄素沉积、血管周围大量浆细胞浸润，每个血管丛的平均浆细胞数量明显多于没有胫前皮肤黑斑的糖尿病患者，提示浆细胞浸润在胫前皮肤黑斑的发生过程中起重要作用。Josephsen 等研究了 65 例 1 型糖尿病后发现，75.4% 的患者皮肤真皮和表皮接合区域和（或）真皮血管内有 IgG 沉积，而 IgA 沉积占 35.4%，IgM 占 32.3%，纤维蛋白原沉积占 80%，补体 C3 沉积占 32.3%。我们认为，这些皮肤病变可能是内在疾病的外在表现。研究人体内脏器官的病理改变对于理解皮肤黑斑具有十分重要的学术价值，但仅研究皮肤的病变很难了解疾病的全部。因此，跨器官的研究思维和研究工作对于揭开疾病的发病规律具有重要意义。

（3）肾脏病变：糖尿病肾病在慢性并发症中最常见，病理改变也非常复杂，预后最差。为了了解皮肤黑斑与内脏器官病变之间的关系，除皮肤活检外，我们还给这些患者做了肾脏活检。结果显示，部分患者有典型的糖尿病肾脏病理改变，如 K-W 结节，而有些患者的肾脏病变各异，称为非糖尿病性肾病。我们的结果表明，沿肾小球内、肾小管、肾间质和毛细血管壁有免疫荧光物质 IgG、IgM、IgA、C3、C4、C1q 和 FRA（纤维蛋白相关抗原）沉积，即满堂亮（full house），与文献报道结果相一致。然而，跨器官进行的临床研究至今尚未见报告。这样的结果提示，皮肤和肾脏这两个器官受到了相同的免疫损伤。沿肾小球基膜和肾小管上皮细胞也有免疫荧光沉积。如果肾小球的荧光沉积可以勉强用传统的"漏出"观点来解释的话，那肾小管上沉积的荧光就难以用传统理论解释了。多年来，高血糖一直被认为是导致糖尿病肾病的直接病因。然而，临床经验告诉我们，糖尿病肾病的发病与否与糖尿病病史长短和高血糖的严重程度不一定成正比。有些患者即使血糖控制良好也同样可以发生糖尿病肾病。因此我们有理由认为，这部分糖尿病患者的肾脏病变不是传统意义的糖尿病肾病，称为非糖尿病肾病。然而，这种提法本身就存在矛盾。既然糖尿病的诊断根据 OGTT，即根据血糖的水平，为什么部分糖尿病肾病称为糖尿病肾病，而另一部分称为非糖尿病肾病，有失公允。若用相同的治疗原则去治疗不同肾脏病理改变的糖尿病肾病患者显然缺乏科学性，也就难以取得令人满意的疗效。临床实践也证实了这一点，即控制血糖、控制血压、减少蛋白摄入和保护肾脏四项措施并不能阻止糖尿病肾病的发展。我们应该转变思路，在临床上积极开展肾活检，有针对性采取科学的疗法，要比根据尿蛋白排出量进行诊断和治疗效果更好，但疗效的好坏还取决于肾病的严重程度。链佐星诱导的 SD 雄性糖尿病大鼠中有 67% 出现明显蛋白尿且尿中 IgG 排出量明显增多，而其余的大鼠无明显蛋白尿，尿 IgG 排量也无明显增多，但所有大鼠均出现明显的高血糖。我们应用链佐星按 50mg/kg 体重予 SD 大鼠尾静脉注射造成糖尿病模型，连续饲养 12 周后大鼠均出现尿蛋白增高、血清白蛋白降低、血清肌酐水平升高等临床糖尿病肾病的表现。肾脏组织学除存在糖尿病肾病的特征性病理改变外，免疫组织化学发现，肾小球和肾小管均有不同程度的免疫复合物 IgG、IgM 和 IgA 的沉积，表明链佐星作为细胞毒可以损害胰腺的 β 细胞，但作为抗原也可以诱发动物体内产生抗体，损伤其他器官。最近，我们在开展肾活检的基础上，同时又做了三角肌活检。结果显示，两种器官均存在免疫复合物的沉积，但其种类不尽完全相同。这说明，体液免疫可以损害机体的多种器官。有肾脏病专家质疑肾脏的免疫荧光是伪影，如果同一位患者的三角肌细胞表面也存在免疫荧光的沉积，肾脏的荧光就应该是免疫损伤的有力证据。我们至今所做的肾脏活检均发现了免疫损伤的证据，所以糖尿病肾病的性质就再也不能用糖毒性来解释肾病的全部了。另一方面，尿蛋白是从肾小球基膜漏出的，而肾小球是由毛细血管团构成的，也就是说，基膜就是毛细血管的细胞壁。当发生炎症的时候，大分子的蛋白质才能漏出。也正是因为这个道理，我们在活检证据的基础上，用甲泼尼龙治疗糖尿病肾病取得了非常好的疗效，同时也反证了糖尿病肾病是免疫性肾病的道理。最近，我们成功治疗的一位 72 岁的患有糖尿病肾病的老年妇女，全身严重水肿，尿蛋白达到 3.6g/d，同时还有呼吸暂停综合征和心房颤动。经过醋酸泼尼松的不间断治疗，患者的水肿完全消失，尿蛋白下降至 0.3g/d，呼吸暂停综合征和心房颤动也完全消失，疗效非常明显。这些结果说明，糖尿病是一种自身免疫性疾病，可以多种器官受累，免疫抑制治疗应该是我们的重要治疗选项，而非头痛医头，脚痛医脚。

（4）神经病变：糖尿病患者合并的神经病变最令医生头痛，因为有效的方法不多。Rosoklija 等报道，15 例糖尿病和 18 例其他原因导致的神经病变患者的腓神经活检结果表明，前者均有补体 C3d 的表达、93% 有膜攻击复合物（MAC）的表达，而后者 C3d 和 MAC 的表达仅为 17%。同时，81% 的糖尿病神经病变患者的神经内分泌细胞和微血管有补体 C5b-9 的沉积，而对照组仅为 22%。神经组织 C3d 的表达和 C5b-9 的沉积充分说明在组织局部存在补体系统的激活，最终形成膜攻击复合物损伤血管，影响神经内分泌细胞的微循环。这些发现同样使我们认为糖尿病神经病变的发生可能与免疫损伤有关，而难以单纯用高血糖来解释。此外，临床上并非所有糖尿病患者都出现神经病变，也表明该病变与高血糖之间不存在必然联系。神经病变的治疗十分困难，我们应该有充足的思想准备。近几年，我们尝试性地应用静脉甲泼尼龙治疗严重的糖尿病神经病变取得了非常好的治疗效果。在保证患者安全的前提下，我们可以大胆尝试，为患者缓解病痛。

（5）视网膜和脉络膜病变：我们正在进行的糖尿病动物实验发现，大鼠视网膜也有与肾脏相同的免疫复合物，即免疫组化染色有 IgG、IgM 和 IgA 沉积。同为微血管病变的视网膜与肾病病变几乎同步。Acosta、Gerl 和 Zhang 等的研究也发现，糖尿病患者的视网膜和链佐星诱导的糖尿病大鼠视网膜上皮细胞、血管内皮细胞有补体 C5b-9 的免疫复合物沉积。Weiss 等发现，糖尿病患者角膜上皮细胞和上皮细胞基膜有补体成分 C1q、C3 和 C4 的沉积（免疫荧光）。与正常对照组相比，糖尿病患者免疫球蛋白 IgG，IgA，IgM，纤维蛋白原和纤维结合蛋白的免疫荧光无明显差异，表明这些糖尿病患者和糖尿病大鼠的视网膜上存在补体激活的免疫反应机制。当膜攻击单位 C5～C9 结合到细胞膜上时，细胞肿胀，出现超微结构改变，细胞膜表面出现许多直径为 8～12mm 的圆形损害灶，最终导致细胞溶解。无论是外来抗原诱导产生的抗体，还是体内产生的自身抗体都会导致组织的免疫损伤。细胞膜或基膜形成的免疫复合物结合并激活补体连锁反应，在膜表面形成膜攻击复合物，造成靶细胞裂解或基膜损伤。目前临床上采用的激光疗法对于糖尿病眼底出血导致的失明效果不佳，临床医生对此有基本的共识。我们认为，糖尿病视网膜病变主要是微血管病变，即微血管炎症。动物实验证明了我们临床分析的正确性。在征得患者同意的情况下，我们谨慎地使用了小剂量的环孢素（25mg，1 天 2 次）治疗糖尿病眼底出血，取得了非常好的治疗效果。我们可以在临床上开展免疫抑制治疗，保护患者的视力。

（6）血管病变：糖尿病患者的肾脏、视网膜和皮肤均存在血管病变，有关的研究也基本贯穿了糖尿病慢性并发症研究的始终。多项研究显示，肾脏、视网膜和皮肤血管均存在免疫复合物、补体成分、纤维蛋白原和纤维结合蛋白沉积。有人发现，1 型糖尿病的 T 淋巴细胞总数和辅助 T 淋巴细胞（T4）减少，抑制性 T 淋巴细胞（T8）增多，而 2 型糖尿病的 T 淋巴细胞比例无变化。1 型糖尿病患者的血清免疫复合物水平也明显高于 2 型糖尿病患者，说明 T 淋巴细胞亚型、免疫复合物与糖尿病微血管病变之间存在某种联系。我们所做的动物实验发现，单侧肾脏切除后按 50mg/kg 体重给予链佐星造成的糖尿病大鼠模型饲养 8 周后，肾小球内和肾脏微小动脉、中等动脉和大动脉周围有大量淋巴细胞浸润，同时还发现了浆细胞。这有力地说明，细胞免疫与糖尿病微血管病变有密切关系。

（7）垂体病变：研究发现，在病毒诱导的糖尿病小鼠腺垂体有病毒抗原和炎症细胞浸润，电镜下观察到生长激素释放细胞中存在病毒颗粒，血生长激素水平下降。这些小鼠血清中检测出的自身抗体可与未受病毒感染的小鼠胰岛朗罕细胞和腺垂体细胞胞质抗体产生免疫荧光反应。有临床研究结果表明，用抗猪垂体 22kDa 抗原的自身抗体的方法检测判断淋巴细胞性垂体炎，57% 1 型糖尿病的患者阳性，而 2 型糖尿病患者 24% 阳性。这也表明，部分糖尿病患者存在垂体受损的可能，而垂体的病变势必会对血糖产生影响。这一点常常被临床医生忽视，应该引起我们的重视。此外，糖尿病患者合并鞍上池下疝的患者也非常多，特别是老年妇女。这恰好说明，在疾病发病早期，除去胰岛炎外，可能同时或先后发生了垂体炎。由于偏颇的认知，没有考虑到垂体的病变，仅围绕高血糖去思考问题，所以血糖的调控也成为十分棘手的问题。到了老年，发生过炎症的垂体逐渐萎缩，脑脊液下沉，使得垂体变成凹形，垂体功能进一步衰减。轻者遇到应激时血糖升高，严重者遇到应激时，就会出现全身病情的加重，低钠血症、低钙血症和低蛋白血症就会出现。对于这些临床问题的处理要比血糖调控重要得多。

（8）胰腺的免疫损伤：近年来，我国的糖尿病发病率快速增加，可能主要与生活水平提高有关。同时，我们也应注意到，我国的食品安全性下降对糖尿病发生是否有关也是令人关注的问题。现已公认，1 型糖尿病是由免疫介导的自身免疫疾病，病毒感染（如柯萨奇病毒）是祸因，感染后发病很快。除胰腺 β 细胞受损外，其他器官也可能受损，如垂体和视网膜。因此，胰岛细胞移植有可能恢复胰腺 β 细胞分泌胰岛素的功能，恐怕难以恢复同时受损其他器官的功能，所以应用干细胞可以诱导产生胰岛 β 细胞，但全面治愈糖尿病的前景不容乐观。然而，2 型占糖尿病的大多数（95% 左右），其中相当多的患者呈现出低胰岛素血症。如何界定这部分患者的糖尿病分型也是困扰我们的一大问题。我们从 2 型糖尿病患者体内取下的胰腺组织也有 C1 补体沉积，但分辨哪些是 α 细胞或 β 细胞也是十分困难的工作。究竟 2 型糖尿病仅有 β 细胞受损，还是有多器官受损是摆在我们面前的重要课题，但研究的方向正确与否决定了研究成果的成败。然而，部分血糖控制良好的患者也可以出现慢性并发症也是不争的事实。有的 2 型糖尿病患者病程很短就出现肾病，尿毒症和（或）眼底出血，甚至失明。为此，我们有必要重新审视 2 型糖尿病并发症的发病机制。近年来，我们在临床上开展了大量的活组织检查，大大开拓了我们的思路。

（9）糖尿病眼底出血与视网膜脱落：糖尿病视网膜病变（diabetic retinopathy，DR）是糖尿病慢性并发症中非常难于治疗的一种疾病，也是多器官免疫损伤当中十分重要的器官之一。目前，眼科医生承担着治疗这种慢性并发症的重要任务。对于眼底出血，通常的治疗方法为激光疗法，即用激光束凝固眼底血管出血的部位，可以暂时有效地缓解患者失明的危险。然而，这种治疗不是病因治疗，所以患者再次出血的可能性随时可能发生。医生就会反复止血，周而复始，有一天，患者会因为彻底失明而不再继续治疗。对于视网膜脱落，眼科医生的高超技术可以将脱落的视网膜重新挂起来，以挽救患者可怜的视力，但很少有人去研究为什么患者会发生视网膜脱落，而无糖尿病的患者也可以因为剧烈运动导致视网膜脱落。这就提出了一个问题，即视网膜与脉络膜的分离可能是导致视网膜脱落的重要病理基础。我们不是眼科医生，对于眼疾的治疗属于外行，但是看到众多的糖尿病患者因为眼疾而失明时，内心不免会产生震撼以及想为患者解除疾苦的动力。

为此，我们以大鼠为动物模型，研究链佐星（STZ）诱导的糖尿病大鼠视网膜的病变和治疗对策。我们的研究结果表明，糖尿病视网膜病变是糖尿病微血管病变的典型表现，其特异的病理改变为视网膜毛细血管微小动脉瘤和增生性视网膜炎。于光镜下表现为视网膜小血管壁增厚，玻璃样变，内皮细胞增生，腔内有血栓形成，且血栓机化后可长入玻璃体。此外可能还伴有渗出、出血、动脉硬化、视网膜剥离等表现。在本实验中可见单纯糖尿病组大鼠的视网膜存在血管增生、血栓形成等表现，因而认为 8 周时糖尿病大鼠已经存在糖尿病视网膜病变的早期表现。

糖尿病视网膜病变的发病机制尚未明确，主要病理改变为毛细血管外周细胞的减少，内皮细胞增生和基膜增厚，毛细血管管腔狭窄。分型包括增殖型和非增殖型两种。前者主要表现为新生血管在视神经乳头表面或伸向视神经乳头。这些患者常伴有视网膜脱落。而非增殖型则表现多样，如微血管瘤、出血、软性渗出物、硬性渗出、视网膜内微血管异常和视网膜静脉扩张、扭曲或呈串珠状。对于不同的分型，治疗方法也不尽相同。对于前者，治疗主要是全视网膜光凝，指除视神经乳头和黄斑间的小片区域外，视网膜的其他部分，尤其周边部分均给予激光处理。当晚期病例有玻璃体积血或所谓的"牵引性视网膜脱离"时，玻璃体手术是公认的治疗方法。实践证明，上述治疗方法很难取得令人满意的治疗效果。临床经验表明部分 2 型糖尿病患者的发病机制与免疫损伤有关，并可导致多个器官受累，而视网膜病变亦可能是人体受到免疫损伤的器官之一，同时还包括其他一些内分泌腺体和器官。多项研究发现在增殖性视网膜病变（proliferative diabetic retinopathy，PDR）患者的视网膜上有中等量的 IgG、IgA、IgM 和补体的沉积、白细胞介素 -2 及其受体的表达、CD4[+]、CD8[+] T 淋巴细胞和巨噬细胞的出现。本实验结果亦表明，单纯糖尿病组大鼠视网膜组织中有大量的 IgG、IgA、IgM 沉积，而对照组大鼠视网膜上基本无免疫球蛋白沉积，两者之间具有显著性差异。由此推测，糖尿病视网膜病变的血 - 视网膜屏障被破坏后，作为一种修复反应，巨噬细胞以及包括 T 淋巴细胞在内的其他免疫细胞浸润视网膜组织并诱导进一步的免疫反应，导致增殖性病变。免疫球蛋白的沉积及其引发的后续免疫反应在糖尿病视网膜病变的形成中起到了重要作用。

临床上常用的糖尿病视网膜病变治疗方案包括控制血糖、血压、营养视网膜和激光治疗等。近年研究发现胰岛移植后，糖尿病视网膜病变能得到缓解，因而认为，胰岛移植后，血糖得到良好的控制，因此减少了微血管并发症的发生。但应注意，移植术后患者均无一例外地使用免疫抑制剂，以延长移植物的寿命。如前文所述，异常免疫反应在糖尿病视网膜病变的发生发展中起到了重要的作用，那究竟是血糖的良好控制，还是免疫抑制剂的使用在糖尿病视网膜病变的缓解中起到了关键的作用？本研究发现，单纯糖尿病组大鼠和各环孢素治疗组大鼠的血糖水平无显著差异，但各环孢素治疗组大鼠视网膜的免疫球蛋白沉积量均显著低于单纯糖尿病组；而胰岛素组的血糖水平显著低于各环孢素组，但其视网膜的免疫球蛋白含量仍旧明显升高。这是由于环孢素可特异性地抑制辅助型 T 淋巴细胞和 B 淋巴细胞的活性，并选择性抑制 T 淋巴细胞所分泌的白介素 -2、γ- 干扰素等细胞因子，减少机体内异常的免疫反应。由此推断，控制血糖并不能有效地减少免疫反应对视网膜的损伤，而环孢素的免疫抑制作用才是视网膜能够免于损伤获得保护作用的真正原因。

视网膜脱落是视网膜与脉络膜之间出现大量渗出，导致两者之间分离的结果。由于视网膜脱离了固有的与脉络膜的黏附力，所以，轻微的震动就可以使视网膜与脉络膜剥离，导致视网膜剥脱，患者视力严重受损。如果将视网膜重新挂到脉络膜上，可以部分恢复患者的视力，但远没有解决患者视力受损的根本病因。为此，我们在临床上与患者协商，经过患者同意后，使用小剂量的环孢素（25mg，1 天 2 次）治疗新发生的糖尿病视网膜病变，包括眼底出血和（或）视网膜脱落，取得了非常好的治疗效果。患者的眼底出血得到有效治疗，视力恢复，眼底渗出明显减少。由于没有患者配合，当患者的眼底病变得到治疗后，没有一位患者愿意接受再次重复眼底造影。这也是我们做医生的在临床研究中遇到的困惑和不爽。但无论如何，应用免疫抑制剂治疗糖尿病眼底病变是一种全新的治疗思维，简单易行而且有效。在保证患者安全的前提下，我们可以在临床上大胆尝试，以保护患者的视力。

因此，我们提出糖尿病患者多器官免疫损伤的观点对其慢性并发症的预防和治疗具有重要的临床意义和理论价值。本实验是对我们提出理论的验证。这一重要的发现无疑对以高血糖为中心的治疗理念产生冲击，使我们必须重新思考糖尿病的慢性并发症的发病机制和治疗方法。

总之，至今已有许多证据表明，部分 2 型糖尿病的发病机制涉及免疫损伤的问题且可有多个器官受累，所以我们应该加强各器官损伤内在联系的研究，有可能在 2 型糖尿病发病机制和治疗学两方面取得较大的进展。然而，目前我们的内科分科是以器官为中心的，学科间的交叉、合作和学术思想的融合很少，也很困难。另一方面，这种研究需要打破原有的思维模式，要跨器官探寻它们之间的内在联系，总结出有价值的规律。这需要多个科室间的紧密合作，才能开展这种难度较大的研究工作。此外，从学术研究的角度，我们也应该站在感染 - 免疫 - 器官损伤 - 功能障碍的理论高度来看待整个机体的多器官损伤。对这部分患者而言，胰腺 β 细胞受损导致的高血糖可能仅是冰山的一角，而糖尿病的"并发症"可遍及全身多个器官，不同的患者有可能出现各种不同的组合，形成了一个非常庞大且机制复杂的疾病构成。这也是我们开展临床研究的困难所在。

以上研究不包括肥胖、超重、胰岛素抵抗、黑棘皮病和高胰岛素血症的那部分 2 型糖尿病患者。

**6. 糖尿病患者血糖调控的困惑与对策**　血糖达标，无论对医生，还是对患者而言，都是一件十分重要的工作，但也十分困难。然而，我们在实际工作中，绝大多数医生都会为患者的血糖不能达标而感到困惑。有相当比例的糖尿病患者的血糖居高不下，医生只有增加胰岛素的剂量或应用胰岛素泵来达到血糖下降的目的。遗憾的是，许多患者的血糖居高不下，更有甚者，越是增加胰岛素的剂量，血糖越高，特别是空腹血糖。当治疗无效时，一些医生就会采用狂轰滥炸的治疗模式，各种药物一起上阵，患者的医疗费用直线攀升。我想，许多医生会有相同的感受。这就是内分泌医生所面临的困惑，也是患者焦躁不安的重要原因。人工合成的胰岛素应该是我们医生调控血糖的举足轻重的重要手段，但并非唯一的手段。其他各种类型的口服药也是非常重要的降低血糖的手段。在一些情况下，我们可能会选用几种药物联合治疗已达到降低血糖的目的。然而，当治疗结果距离我们期许的目标越来越远时，医生就自然会感到困惑和无奈，而患者则会表现出难以忍耐的焦急和躁动不安。特别是空腹血糖比较高时尤为如此。

我们如何理解高血糖是我们解决这一难题的重要前提。一般认为，胰岛素的绝对不足和（或）相对不足是导致血糖升高的重要原因。其实，机体对血糖调控的机制十分复杂。不仅降糖激素（人体内唯一的降糖激素是胰岛素）不足可以引起高血糖，若升糖激素过高（相对于降糖激素而言）也可以出现高血糖，如胰高血糖素、皮质醇、生长激素和肾上腺素等。当应用胰岛素剂量过大时，患者会出现低血糖的症状，如心悸、气短和全身冷汗等，少数患者可同时出现低血压，心律失常，严重者可以死亡，然而多数患者不会出现上述症状和危象，短暂的低血糖后，在服用糖水后，上述症状可能会迅速消失，但血糖会出现大幅度反弹，出现明显的高血糖。这就是所谓的 Somogyi 现象。这时候患者的血糖似乎是一匹难以驾驭的野马，难以控制，再增加胰岛素的剂量患者和医生似乎都要承担非常大的风险，而若减少胰岛素又似乎与我们调控血糖的理念相悖。患者会感到无奈，医生感到困惑。其合理的解释是，人体内升糖激素与降糖激素之间的严重不平衡是导致患者血糖忽高忽低的合理解释。我们听说高糖血症许久了，讨论糖毒性对人体的伤害也有很久了，随后又出现了脂毒性，然后又有人提出糖尿病是一种血管病，不一而足。我们于 6 年前提出，大多数的糖尿病的发生与免疫损伤有关，可以导致患者出现多器官损伤。根据我们的临床研究发现，糖尿病合并垂体损伤的非常多，即患者至少有两个内分泌腺体受损，即胰腺和垂体，极个别的患者还可以出现艾迪生病（Addison 病），即胰腺和肾上腺都受损，患者的乳晕和掌纹变黑。在这种情况下，肾上腺皮质激素的不足就显得比胰岛素缺乏更为重要，因为后者是维持人体生存的最为重要的激素。适时地补充肾上腺皮质激素是挽救患者生命的正确选择。由此可见，血糖过高或过低都与体内升糖激素和降糖激素之间失衡有关。所以，维持上述两类激素之间对血糖调控的平衡是获得满意血糖达标的重要前提。前面叙述的骨骼肌肌肉细胞的免疫损伤对于血糖的影响也是非常重要的。

正常情况下，人体分泌的胰岛素量只有 24～28U，所以我们每日应用的胰岛素量最多不应超过 40U。如果每日 40U 胰岛素仍不能将血糖调控好，继续增加胰岛素不会把血糖降下来，有可能走向反面。有些医生每天用上百单位的胰岛素仍不能取得满意的疗效显然在情理之中。在此情况下，我们可以采用相反的思路去治疗，可能使血糖下降，即减少每日的胰岛素用量，加上少量的升糖激素（如氢化可的松 20mg 或醋酸泼尼松 5mg），以补充升糖激素的不足，使两类激素间取得一定程度的平衡。其理由之一是，许多患者存在肾上腺皮质激素的不足，如艾迪生病和腺垂体病变。前者比较少见，而后者的发病率远远多于前者。

在急性期，糖尿病患者可以合并垂体炎，青少年糖尿病患者可见垂体增大，垂体柄增粗或左偏，而成年发病的糖尿病患者的垂体 MRI 检查可以发现鞍上池下疝，严重者可以有空泡蝶鞍或垂体周围存在占位病变，性质各异。这是垂体炎后组织纤维化，垂体萎缩，体积变小的必然结果，脑脊液下沉，进一步压迫垂体，垂体功能低下就会逐渐显现出来。这些患者的血钠偏低，甚至出现低钠血症。血皮质醇的结果在无任何应激的条件下为正常低值，或低于正常，ACTH 多偏低，但尿皮质醇均低于正常。而当有应激存在时，ACTH 和皮质醇甚至可以高于正常。所以，我们要把血钠水平与 ACTH 和血尿皮质醇结合起来进行分析，判断我们胰岛素用量的多少。当胰岛素用量过多时，血皮质醇水平普遍升高。这时我们应该适当地减少胰岛素的用量，同时补充 20mg 氢化可的松（也可以用 5mg 醋酸泼尼松代替），就可以取得血钠上升和血糖下降的结果。在绝大多数的情况下，这种方法是有效的，我们已有十几年的成功经验。因为鞍上池下疝是一种无法治疗的疾病，所以应用激素替代疗法是我们无奈的选择。

除上述原因外，胰岛素抵抗也是导致我们增加胰岛素用量的又一重要原因。传统的胰岛素抵抗概念与脂肪细胞内的 PPAR-γ 有关，导致胰岛素不能参与血糖的调控，罗格列酮和吡格列酮的作用机制就在于此。该药不同于其他药物的作用就在于该药起效慢，大约需要两个月的时间。如此长的时间才起作用令人对该要的作用机制十分困惑，而绝大多数口服药物需要几分钟，或几十分钟就可以产生作用。为什么该药起效的时间如此之长呢？我们在临床上开展的三角肌活检则从另外一个方面来诠释为什么应用大剂量的胰岛素血糖仍居高不下的重要道理。我们至今已经完成了 500 多例患者的三角肌活检，仅原发性醛固酮增多症患者的三角肌为阴性，其他与肿瘤无关，或与先天性疾病无关的内分泌疾病均存在不同程度和不同组合的免疫球蛋白和补体的沉积，如 IgG、IgA、IgM、C3、C1q 和 FRA（纤维相关性抗体，fibrin-related antibody），其中以 IgG 和 FRA 居多。所以，我们认为绝大多数糖尿病应该是一种自身免疫性疾病，是一种多器官受到免疫损伤的疾病。即胰岛与其他各种器官同时受损，高血糖首先出现，我们就把高血糖称为糖尿病，而其他器官的病变相对较晚出现或不如高血糖容易被发现，我们就误认为是糖尿病的慢性并发症。这种错误认识导致我们思维进入误区而难于自拔，三角肌活检则是对传统理论的最有力的挑战。当遇到患者的胰岛素用量足够而血糖又居高不下时，医生处于进退两难的境地。三角肌活检则可以帮助我们找到打开有效降低血糖大门的钥匙。根据三角肌病理和免疫组化的发现，我们试用醋酸泼尼松（5mg，1 天 3 次）去治疗肌肉细胞表面的免疫复合物，就可以在 1 周内大幅度地降低空腹血糖。随着时间的推移，血糖会出现平稳的下降，无论是空腹血糖，还是餐后血糖。更有甚者，患者可以出现低血糖，这就需要我们减少胰岛素的用量，以免出现严重的低血糖。这种治疗方法听起来似乎有些费解，但临床上患者的严重高血糖久降不下也是导致医患关系紧张的重要原因。所以，就眼前目的而言，采取科学的方法把血糖降下来到达医患双方都能接受的水平是医生必须要完成的任务。当然，就糖皮质激素的药理学作用而言，糖皮质激素具有肯定的升糖作用，但该药一旦进入人体后，其作用就变得非常复杂。一方面，糖皮质激素本身具有肯定的升高血糖的作用，另外一方面，它又具有补充机体肾上腺皮质激素不足的功能。非常重要的是，如此剂量的糖皮质激素还有肯定的免疫抑制作用，使得肌肉细胞表面的免疫复合物被去掉，暴露肌肉细胞表面的胰岛素受体，使得胰岛素可以与其受体结合，将葡萄糖变为 6- 磷酸葡萄糖，进入细胞内，从而使血糖下降。这是一种全新的降低血糖的理念，听起来似乎有些匪夷所思，但不进行研究，不开展活组织检查，则很难理解并实施上述的治疗理念。面对居高不下的高血糖，我们医生也就只有望天长叹的权利了。

疾病是复杂的，很难用一种简单的思维方法解决患者的所有问题。问题的关键还是要认真分析病情，采用个体化治疗。根据患者的具体病情采取适合患者的治疗理念和治疗方法才是为患者解除疾苦的正确治疗途径。任何千篇一律的治疗方法和治疗手段都是不可取的，也不可能取得满意疗效。另外一方面，任何理论只有在实践中得到检验，要在患者身上得到验证。特别是临床工作更是千变万化，没有固定的、僵化的治疗模式可供参考。灵活机动的治疗思维和认真科学地分析病情是采用合理科学治疗方法的前提。没有正确理论的指导，只会人云亦云，鹦鹉学舌般地去治疗高血糖是很难达到患者预期的。

**7. 糖尿病肾病还是免疫性肾病**　我们把糖尿病肾病单独叙述是因为这一问题困惑着上百万甚至上千万患者的治疗归宿。糖尿病患者的肾脏疾病究竟是糖尿病肾病，还是免疫性肾病？这是关系到成千上万糖尿病患者生命的重大问题，来不得半点含糊和回避。这需要我们所有医生认真去对待。如果去全国各地的肾脏透析中心去考察，我们就会发现有一半以上的患者是因为糖尿病肾脏疾病治疗无效所致。患者的痛苦和无底洞的医疗费用让我们所有人一身汗颜。究竟是疾病的复杂，还是因为我们治疗的思路存在偏差，这是我们每一位有良知的医生应该认真思考的。为此，我们在临床对同一患者开展了肾活检，皮肤活检和三角肌活检，以期从整体的高度去诠释疾病的内涵，而非靠我们目前分科过细的思维去解释一个器官的病变。我们在临床遇到的糖尿病绝大多数都是影响全身的自身免疫性疾病，而不是仅仅损伤了胰腺 β 细胞，胰岛功能衰竭的一种代谢性疾病。我们开展多年的大量三角肌活检为我们提供了直观的病理学和免疫组化非特异性病变的依据。它从另外一个侧面反映出，糖尿病是一种涉及全身的自身免疫性疾病。然而，我们对糖尿病慢性并发症的认识仍停留在糖毒性或脂毒性的水平。而其中对患者危害最大的莫过于糖尿病肾病（DN），因为糖尿病患者的肾功能衰竭，那就基本宣判了患者生命即将终结。当糖尿病患者出现微量白蛋白时，我们少有医生争取给患者做肾脏活检，同时也少有患者愿意接受这种创伤性检查。当患者尿蛋白增加时，再做肾活检似乎为时已晚，错过了治疗的最佳时机。更有甚者，当患者出现大量蛋白尿和低蛋白血症伴有严重水肿时，基本可以说医生对面对的疾病已无能为力。因此，我愿意理直气壮地认为，根据 24 小时尿蛋白来诊断糖尿病肾病是缺乏科学依据的。这是因为此时的肾小球已经发生了不可逆转的病变，对于挽救患者的生命无大帮助。目前对糖尿病肾病的治疗原则包括：①控制血糖；②控制血压；③减少蛋白摄入；④保护肾功能。我们在临床实践了多年，证明上述这些办法基本是空谈，对于逆转疾病的进程没有任何帮助。看着我们的患者陆续走上透析之路，透析的费用对于绝大多数患者而言是难以承受之苦，而能成功接受肾移植的患者就更是少得可怜。作为一名医生，我们感到极度的自卑和无奈，因为各种指南和教科书都认为，控制好了血糖就可以预防糖尿病的慢性并发症。然而，事实却并非如此，许多在一线工作的医生都有切身体会。一方面，应用目前指南的措施治疗，效果不佳，患者病情日益恶化；另一方面，也少有人敢于冒险换一种思路去治疗疾病。

这就是糖尿病肾病治疗面临的窘境。即使我们大大地改善了糖尿病的治疗和护理，但治疗效果不佳。我曾于 2004 年给中华内科杂志写了一篇文章，内容是我们所做的肾活检和胫前黑斑的皮肤活检，结果发现两种器官均有免疫复合物，从而提出这些患者的肾病是免疫性肾病的观点，但很难被当时的学术氛围所接受，所以，一些专家，特别是病理学专家不认同，文章未被接受，后来投在《天津医药》杂志发表。病理医生对肾脏病变的认识是根据显微镜和电镜的发现来判断疾病的。他们不看患者，不了解患者的临床情况，这也是事实。为了证实我们的观点正确与否，随后我们在肾活检的基础上同时开展了三角肌活检，结果令我们眼前一亮，肌肉细胞表面也沉积了大量的免疫复合物。伽利略曾有一句名言，"给我一个支点，我可以撬起地球。"所以，我们也就萌生了用肌肉活检来撬动糖尿病肾病，这一争论不休的世界难题。如果不从器官医学的角度去思考肾脏的病变，特别是免疫病变，而是从整体的角度去认识疾病就会得出截然相反的结论。体液免疫的免疫球蛋白和补体会沿着血液循环分布到全身各处。所以，肌肉细胞表面的免疫复合物和补体的沉积不可能是伪影，因为在肌肉细胞内部就没有任何沉积。对于同时做的肾脏活检的免疫荧光，就没有理由再去争论是否是伪影。也就是说，三角肌活检显示的免疫复合物和补体沉积是可以说明糖尿病肾病是一种免疫性肾病的有力佐证，也就没有必要去用电子显微镜检查肾脏基膜是否必须有电子致密物的存在，也能体现出三角肌活检的科学价值。相反，以器官为中心的思维会使人的思维越来越窄，不看患者，脱离实际，最后导致患者病情的误诊和误治。我们应该发挥内科的综合优势，全面地看待疾病，达到治疗病因的目的。

根据目前的治疗指南或方法，绝大多数患者的肾病是无法医治的，都会因为肾功能不全而走上透析之路，等待肾移植。然而，肾源从何处而来是一个非常困难的事情，而且费用也非普通患者所能承受。有鉴于此，我对目前采用的治疗方法和策略不免就会产生质疑，即我们治疗的思想正确吗？方法对头吗？如果糖尿病肾病主要是因为高血糖所致，那本文就无任何实际意义；然而，若我提出的观点能够被医生们接受，特别是从事肾脏专业的医生所承认，那么我们的治疗理念和方法就应该需要一场革命，需要重新审视我们的治疗策略。目前，我们诊断糖尿病肾病的标准是根据 24 小时尿蛋白定量或微量白蛋白定量。这一方法可操作性很强，但缺乏科学的严谨。2007 年，美国肾脏病基金会将糖尿病肾病（diabetic nephropathy，DN）的概念更改为糖尿病肾脏疾病（diabetic kidney diseases，DKD）。这表明，美国人已经认识到糖尿病患者的肾脏病变是非常复杂的，而绝不是单纯的 K-W 结节和系膜细胞增生等我们常规的认识，而是包括了几乎肾脏内科所涵盖的全部疾病。进而我们可以小心地问，肾脏内科的疾病中又有哪些疾病与免疫无关。就我个人的浅薄知识，除去先天性疾病和肿瘤外，所有肾脏内科的疾病几乎都是免疫性疾病，如肾小球肾炎、IgA 肾病、狼疮性肾病、肾血管性疾病、肾盂肾炎，甚至包括缺血性肾病。用慢性肾脏疾病（CKD）来描述肾脏疾病缺乏科学性，因为它没有反映出疾病的性质是什么！如何才能客观和科学地反映肾脏疾病的本质呢？唯一的答案就是肾脏活检，这是金标准，而不是其他。如果就肾脏讨论肾脏，我们可能永远走不出以器官为中心的思维模式，也就永远说不清糖尿病患者的肾脏损害是因为高血糖所致，还是因为受到了免疫损伤。反之，我们若能从整体角度去看待一个患者，或从其他部位获取活组织并作病理和免疫组化研究，我们可能会发现一个全新的思路和应对疾病的方法。这不需要任何的犹豫和彷徨，就应该在肾病的早期动员患者接受肾活检和三角肌活检。若发现有免疫损伤的证据，就应该尽快使用免疫抑制剂，如甲泼尼龙，以阻止疾病的进一步发展。对于我们医生而言，我们责无旁贷。我们以肾活检和三角肌活检的病理学为依据，对几十名糖尿病肾病的患者进行了免疫治疗，在外地，我们也进行大胆的尝试，同样取得了非常满意的疗效，即患者的血清肌酐下降，尿蛋白减少，水肿消退，个别患者的呼吸暂停综合征和心脏症状也明显减轻。不仅如此，患者的血糖也下降，胰岛素用量大幅度减少。这一现象的出现可能是，肌肉细胞表面的免疫复合物被减少，胰岛素得以与其受体结合，大幅度地增加了胰岛素的敏感性，胰岛素的需求也就减少，从而出现低血糖，减少胰岛素的用量就成为一种必然的选择。这些是我们过去不曾敢想的治疗效果，但期待的疗效的确出现了。当然，选择合适的患者也是治疗成功的关键。如果患者进入糖尿病肾病的晚期，任何治疗方法都是无济于事的。

因为多年来，我们坚守控制血糖的治疗思路，太多的患者得不到有效的救治，耽误了宝贵的治疗时间，所以许多患者走上了血液透析的不归之路，最后因肾移植不果而不治身亡。我不希望这种悲剧继续上演。究其原因，其中主要的原因是我们思想的固化，或者跟随美欧的学术潮流太紧。作为一名中国医生，我愿意呼吁大家携起手来，精诚团结，根据我们患者的实际情况提出我们自己的治疗指南和方法，缓解患者的病情。千万不要人云亦云地重复别人的工作，唯美欧是从。这样做不仅不利于患者，而且也有碍我们的学术发展。

讨论肾脏疾病方面的问题，肾脏方面的专家最有发言权。然而以器官为中心的思维影响了大家创新的空间。作为一名内分泌医生，我们没有专注固定器官，所以我们的思路可能更宽一些，所以在我老年的时候把心中的话写出来供大家批判。虽然本文的学术观点对于传统的观点具有非常明显的挑战性，但作者的初衷是为了明辨是非，为了成千上万的糖尿病患者，为了节省国家的巨大的医疗开支，而非为了个人。所以，我希望本文能够引起众多专家的重视和争论，以期探讨出行之有效的为患者解决实际问题的好方法，减轻患者的痛苦，延长他们的寿命。

**8. 老年人糖尿病的临床特点**　近年来，糖尿病的患病率逐年增加。据统计，西方国家老年（>65岁）糖尿病的患病率在20%左右，我国老年（>60岁）糖尿病的患病率也在明显地增高，北京地区从1982年的6.8%上升到1995年的10%。我国已经步入老龄化社会，糖尿病已成为继癌症、心脑血管疾病之后的主要死亡原因。在糖尿病患者中，中青年所占的比例最大。过去，这一人群一般都归于2型糖尿病的范畴，随着科学技术的进步，人们对糖尿病的分型也有了新的认识，然而随年龄增加而出现的慢性并发症的发病机制却远不能说明白，如眼底出血、脑梗死、下肢血管闭塞，甚至出现糖尿病足，严重者则不得不截肢。由于糖尿病是一个慢性的疾病过程且病情复杂，所以医生只有全面客观地理解疾病逐渐演变的病理机制，而不是一叶障目，只见树木，不见森林，才有可能了解老年糖尿病有一些特有的表现，采取一些针对老年人的特殊措施，解决老年糖尿病患者急需解决的临床问题。

（1）老年糖尿病患者的垂体功能不全：在临床工作中，老年糖尿病患者合并腺垂体功能不全者十分常见。由于教科书和许多讲者在内容上都是围绕高血糖而展开的，所以高血糖掩盖下的一些比血糖更重要的病变常常被忽视了。我们常看到部分老年糖尿病患者表情淡漠，眉毛稀少、乏力，不思饮食，腹泻与便秘交替，少数患者可出现下肢水肿，特别是一些老年妇女。这些患者常被误诊为精神抑郁症。到了冬季，一些老年糖尿病患者血糖明显升高，病情加重时，血糖较夏天明显升高，难以控制。这可能是由于天气寒冷，人体应激导致皮质醇分泌增多的结果。此外，垂体功能差的患者可以出现低蛋白血症，低钠血症和低钙血症等，患者抵抗力下降，常伴有肺感染，治疗起来非常棘手。实际上，这些患者存在不同程度的腺垂体功能低下。我们在临床上常规化验糖尿病患者的肾上腺皮质功能。结果发现，这些患者多数都表现为尿皮质醇偏低，血皮质醇可能偏低，也可能正常，少数患者还可能轻度升高。如果患者有低钠血症存在，即使其血皮质醇升高，我们只能认为机体尚存在肾上腺皮质激素的相对不足。在某些应激情况下（如合并肺感染或糖尿病足），也会出现尿皮质醇大幅升高的现象。皮质醇这种升高实际上并不表明血皮质醇真正意义的增多，而要结合患者的实际情况来决定。若患者存在恶心、呕吐或久治不愈的腹泻，或伴有低钠血症，即使尿皮质醇轻度升高，也不能除外肾上腺皮质功能的相对不足。这种现象与高胰岛素血症条件下出现的高血糖有相似之处。究其原因，垂体门脉系统是垂体最主要的血供来源，老年人，特别是老年妇女，在年轻时妊娠和分娩过程中垂体的受损到老年时会逐渐表现出来。其次，糖尿病导致的血管病变也可以影响到垂体的血液供给，如冠心病，高血压和动脉粥样硬化都会造成垂体门脉的受损，从而影响垂体的功能。糖尿病本身作为一种自身免疫性疾病，对垂体有直接的损害。有研究表明，部分糖尿病患者同时伴有慢性淋巴细胞性垂体炎。其检测方法为，用抗猪垂体的抗原（分子量 22 000）来检测糖尿病患者的抗体是否为阳性。结果表明，1 型糖尿病高达 57% 患者合并慢性淋巴细胞性垂体炎，而 2 型糖尿病患者则为 24%。

我们的研究表明，糖尿病大鼠的垂体门脉血管可见免疫复合物沉积，长期的供血不畅可能会导致垂体损伤，从而出现功能不足。至于垂体功能不足的严重程度则与其受损程度密切相关。在特别情况下，老年患者（特别是老年妇女）可以有鞍下池下疝，甚至空泡蝶鞍。这些异常病变都可以不同程度地出现垂体功能不全。当机体遇到应激时，如老年人常见的肺感染、痈或糖尿病足溃疡时，机体需要动用大量的皮质激素。若其垂体功能正常，其 24 小时尿皮质醇排出量可高达 1000μg 以上，而垂体功能不全，就无法应对这种应激，分泌的皮质醇可以升高，但仍难以满足机体的需要，我们称之为皮质醇的相对不足。当感染得到控制或痈完全愈合后，尿皮质醇又会恢复到低水平。即使在肾上腺皮质激素相对不足的情况下，患者在临床上同样出现食欲不振，乏力，水肿和腹泻。长时间的进食不佳造成低蛋白，低血钠使水肿加重，且易出现感染。加上这些患者大多有活性维生素 D 的缺乏，因此感染很难控制。这是造成老年糖尿病患者死亡的主要原因。然而，我们在临床上往往只注意血糖，忽略了垂体的重要性。其实与血糖相比，垂体功能的健全与否才是支撑生命最重要的支柱。改善垂体功能其实并不复杂，只要补充适量的糖皮质激素（作为一种补充替代治疗）就可以有效地使疾病朝好转的方向发展。切不可舍本逐末，耽误了病情。

（2）低血糖：UKPDS 研究显示，在 10 年的随访中，服用磺脲类药物患者的低血糖每年发生率明显升高，接受胰岛素治疗患者的年低血糖发生率超过 30%。与年轻人相比，老年糖尿病患者更易出现低血糖。老年人低血糖的主要特点为应用胰岛素或口服磺脲类降糖药（尤其是格列苯脲）后容易出现低血糖，有时可导致严重的低血糖反应。老年糖尿病患者比年轻糖尿病患者易发生低血糖，而且症状更为严重。主要原因是：①老年人存在垂体功能低下或肾上腺皮质功能相对不足：由于血糖是体内升糖激素和降糖激素平衡的结果，体内唯一的降糖激素是胰岛素。胰岛素的拮抗激素主要是肾上腺皮质激素、胰高血糖素和肾上腺素。肾上腺皮质激素受垂体的调控。垂体功能是否健全对于血糖的调控极其重要。而正如前文所述，老年人大多存在垂体功能低下，且存在肾上腺储备功能低下，因此在应激或低血糖状态下，不能迅速动用升糖激素升高血糖。②老年人的其他升糖激素如胰高血糖素的释放减少，也是造成老年人低血糖的原因之一。③当老年人存在肾功能不全时，降糖药物半衰期延长，易出现低血糖。

1）老年人低血糖患者症状表现不典型，常常缺乏自主神经兴奋的症状如心慌、出汗、焦虑，一旦出现严重低血糖，就常常出现中枢神经损害，严重低血糖对神经系统影响很大，可发生昏迷（低血糖昏迷）。

2）注意分辨血糖的真相，是否存在 Somogyi 现象，即低血糖后的高血糖。由于胰岛素及（或）降糖药用量过大发生的低血糖，低血糖又引起机体胰高糖素、肾上腺素、皮质激素分泌增加，使血糖升高。如不询问病史和观察低血糖反应，只根据血糖高增加胰岛素或降糖药剂量，结果低血糖发作更加重，随之而来的高血糖亦更加明显。在这种情况下，应当减少降糖药物的用量，而不是盲目增加剂量。

　　在临床工作中要特别注意凡是存在垂体功能相对不全的患者，要避免使用长效降糖药物或注意胰岛素的剂量。血糖不要降得过低，要留出一部分血糖自我调整的空间。存在肝肾不能不全时，降糖药物应酌情减量。如果遇到低血糖昏迷的老年患者，应当争分夺秒，进行抢救。应快速补充高浓度葡萄糖，迅速纠正血中的低血糖。一般静脉注射 50% 或 25% 葡萄糖液 20～40ml，视病情可反复使用。但如果仅仅补充葡萄糖，血糖可能还会下降，造成低血糖反复出现。此时首选药物应当是糖皮质激素，为保护神经系统争取时间。对胰岛素过量所致的低血糖可使用胰高血糖素，但此药对磺脲类及胰岛素瘤所致的低血糖疗效差。还应当注意，对于使用联合阿卡波糖的患者，由于肠道内的 α- 葡萄糖苷化酶已被阿卡波糖竞争性抑制，而必须推注高浓度葡萄糖。

　　（3）肺感染：老年人由于免疫功能的低下，易患各种感染，糖尿病的存在更加重了感染。其中，老年糖尿病患者最常见的是肺感染，国内糖尿病并发感染的患病率为 32.66%～90.50%，其中以肺感染患病率最高，达 23.35%～44.50%。糖尿病肺感染处理起来非常困难，而且易引发多器官功能衰竭。因为当老年人肺脏发生炎症感染时，肺内大量的炎症反应因子释放入血并随着血流到达全身各部位，在这些因素作用下，老年人体内原本已经出现功能减退的其他脏器容易发生器官功能不全，最终易引发老年人多器官功能衰竭，是老年糖尿病患者死亡的主要原因。造成肺感染的主要原因一是老年人免疫系统功能减退，对外界致病微生物的抵抗能力有所降低。二是在高血糖状态时，血浆渗透压升高，造成粒细胞的趋化性吞噬能力降低。三是糖基化蛋白的升高和肺毛细血管基膜增厚，造成组织缺氧。然而，除了这些因素以外，1,25 双羟活性维生素 D 的缺乏也是造成老年人肺感染的重要原因。而我们的研究发现，这类肺感染的患者大多存在低钙血症。SARS 就是一个极端的例子。对 SARS 患者的研究分析表明，这些患者无一例外地都低血钙，而造成低血钙的最主要原因是 1,25 双羟活性维生素 D 的缺乏。1,25 双羟活性维生素 D 对于肺泡表面活性物质的稳定，纤毛功能起很大的作用。当然肾上腺皮质功能不足，也是造成肺感染的原因之一，这些患者大多数都有低白蛋白血症，有的表现为腹泻。造成糖尿病肺感染的主要病原菌仍为革兰阴性杆菌，在选用合适抗生素的同时，要注意补充肾上腺皮质激素和活性维生素 D。当老人发生肺感染时，机体处于应激状态，皮质醇的分泌势必增加，血糖的调控就更为困难。

　　（4）糖尿病合并低钠血症和水肿：临床上老年糖尿病患者常常伴有低钠血症，严重者可以出现全身水肿和多浆膜腔积液。据报道，低钠血症约占住院患者的 6% 以上。我科就曾经报告一例糖尿病合并低钠血症伴全身水肿。这类低钠血症患者的一个重要特征就是通过静脉或口服补充钠盐，血钠很难上升，即使上升也很难维持。若补钠过多，就可能进一步加重水肿，甚至出现脑水肿，出现神经系统的症状，治疗起来非常棘手。对于这类患者，传统的认识是，造成低钠血症的主要原因是钠盐摄入不足或丢失过多，引起抗利尿激素分泌过多，造成稀释性低血钠，而我们发现这类患者都不同程度存在肾上腺皮质激素的相对不足，大量的水分和钠滞留在细胞内。给予糖皮质激素替代治疗后，不但不引起水钠潴留，反而在未补钠的情况下血钠逐渐恢复正常，在不用利尿剂的情况下水肿自行消退，说明肾上腺皮质激素的相对不足可以造成钠在细胞内外的失衡（总体来讲，机体并不缺钠）。补充糖皮质激素，恢复电解质的平衡，才可有效的控制感染，控制血糖。

　　总之，对于老年的糖尿病患者，我们不仅要关注血糖的高低，而且还要关注糖尿病对机体多器官的免疫损伤。由于老年人自身的病理生理特点，垂体功能和血管是否存在炎症才是关系到生命的最至关重要的环节。我们要把患者作为一个整体，辩证地看待老年糖尿病患者的临床特点，抓住主要矛盾，确定治疗方案。例如一个老年糖尿病患者，伴发严重肺感染，神志淡漠，腹泻，全身水肿，血糖波动很大，实验室检查显示低蛋白，低血钠。此时最重要的是评价患者是否存在垂体或肾上腺皮质功能不足（或相对不足），如果存在，首先应给予糖皮质激素替代治疗，这时患者的精神和食欲就会明显好转。虽然糖尿病患者是以高血糖为特征的，在适当补充胰岛素的基础上，鼓励老年人进食，增加蛋白的摄入，恢复电解质的平衡，补充活性维生素，纠正低钙血症，同时根据药敏结果，选择适当的抗生素，可以有效地扭转病情的发展方向。当感染控制，电解质恢复平衡时，就会发现血糖的波动明显减小，血糖更容易控制，从而避免低血糖的发生。以上是我们多年临床实践的经验总结，与传统的认识有所不同。

　　**9. 模糊医学的概念**　疾病的诊断和命名是十分严格的，但在临床上有时又会遇到困惑。医学是一门科学，而且是一种实践的科学，是在理论指导下的科学。理论来自实践，又高于实践。实践必须在科学理论的指导下进行，总结经验再上升到理论。周而复始，不断升华。所以，用科学的眼光去分析疾病必须十分严谨。然而，我们遇到的疾病却又十分复杂，常常会处于一种莫名的状态，即用常规的模式化的思维去分析疾病而不能得出令人信服的结论。众所周知，数学应该是科学门类里最严谨的，但却有模糊数学的一门学科。既然如此，我们为何不可以用模糊的概念去理解临床上遇到的费解的难题呢？许多疾病的表现又常常与教科书的叙述不尽相同。以骨关节痛为例，骨科医生可能诊断为骨关节炎，患者不能行走，然而血液分析又存在抗核抗体阳性的结果或其他免疫指标的异常，血沉又在正常范围内，所以诊断风湿性关节炎很困难。这时我们只能用模糊的概念去理解这类疾病。以甲亢为例，患者之间的差异非常大。如果仅根据甲状腺功能去看待疾病，那我们的思维就过于简单了。有些患者病情非常简单，用少量的甲巯咪唑就可以控制甲亢的症状，而有些患者的病情就非常复杂，如合并狼疮，而狼疮的诊断也非常容易模糊，须符合美国风湿病学会制定的十余条标准中的四条。如果只有三条符合是否可以诊断？从理论上讲，诊断是不能确立的，但我们也用几乎相同的方法去治疗。对这类患者（人数很少），我们应该以治疗狼疮为主，而非甲亢。因为前者是一种多器官免疫损伤的疾病，所以甲状腺的病变可能仅是其中的一个器官。对于这种疾病，我们只能用模糊的概念去理解，思维切不可僵化。要找准大方向，更大范围去思考复杂的疾病，绝不能陷入头痛医头，脚痛医脚的错误思维中。

　　我们提出模糊医学的概念肯定会有人不理解。然而，临床上确实存在着许多疾病难以命名。遇到这种情况，我们就不能死吞活剥地理解疾病，更不能照本宣科地治疗疾病。那样做会贻误病情，又有不负责任之嫌。我们做了各种内分泌疾病患者的三角肌活检，至今已有 492 例，包括各种内分泌疾病，但仅有 Klinefelter 综合征这种先天性疾病无任何免疫复合物沉积。它说明，人体的许多疾病是获得性的，免疫几乎全部涉及其中，当然包括内分泌疾病。所以，我们站得高一点去看待疾病会有一览众山小的感觉。诚然，任何创新都会遇到质疑和挑战，还需要不断地实践和检验才能获得真谛。

（邱明才）

病例1　Fanconi 综合征

病例2　干燥综合征合并肾小管酸中毒

病例3　Graves 病合并严重水肿

病例4　厚皮性骨膜病

病例5　类风湿关节炎、继发性干燥综合征

病例6　瘤源性骨软化症（TIO）

病例7　低钾血症、肾小管酸中毒、轻度系膜增生性肾小球肾炎、亚急性间质肾小管损伤

病例8　胰岛素自身免疫综合征

病例9　①糖尿病；②自身免疫性垂体炎、垂体功能减退症

病例10　McCune-Albright 综合征

病例11　1 型糖尿病，右足部破溃合并感染

病例12　肢端肥大症、糖尿病

病例13　①2 型糖尿病；②鞍上池下疝；③肾上腺皮质功能减退症

病例14　糖尿病、肺感染、昏迷、房颤、心衰、夹层动脉瘤并腔内血栓形成和低钠血症

病例15　自身免疫性低血糖

病例16　抗利尿激素不适当分泌综合征

病例17　多发性骨髓瘤所致范科尼综合征

病例18　巴特综合征

病例19　垂体瘤术后垂体功能减退症

病例20　糖尿病合并颈背部皮肤硬肿

病例21　原发性甲状旁腺功能亢进

病例22　自身免疫性甲状腺炎，甲状腺功能亢进，坏死性淋巴结炎，白细胞减少，自身免疫性肝损害

病例23　Graves 病合并急性扩张型心肌病

病例24　2 型糖尿病、糖尿病肾脏疾病Ⅳ期、肾病综合征、高血压（3 级极高危）、阵发性房颤、睡眠呼吸暂停综合征

病例25　糖尿病酮症酸中毒合并双踝大疱

病例26　胰岛素自身免疫综合征

病例27　范可尼综合征，骨软化，继发性甲状旁腺功能亢进症，肾小管和肾小球的免疫病变

病例28　假性 Bartter 综合征、骨量减低、先天性心脏病、房间隔缺损修补术后、心房颤动

病例29　自身免疫性垂体炎，垂体功能减退症，完全性中枢性尿崩症，自身免疫性甲状腺病，高胰岛素血症

病例 30　皮质醇增多症（垂体 ACTH 瘤）

病例 31　低磷抗 D 软骨病

病例 32　Graves 病、心绞痛、鞍上池下疝

病例 33　获得性假性甲状旁腺功能减退

病例 34　特发性甲状旁腺功能减退

病例 35　糖尿病肾病、糖尿病视网膜病变、糖尿病神经病变、泌尿系感染、腺垂体功能低下？

病例 36　①成人潜伏性自身免疫性糖尿病；②高血压 3 级（极高危）；③冠状动脉性心脏病；④白癜风

病例 37　自身免疫性垂体炎（嗜伊红肉芽肿），糖尿病

病例 38　肾小管损伤、骨软化症、继发性甲状旁腺功能亢进症

病例 39　甲亢，糖尿病合并肝损害

病例 40　甲亢，抑郁症，垂体瘤

病例 41　肢端肥大症

病例 42　胰岛素自身免疫性低血糖

病例 43　桥本脑病；甲状腺功能亢进症；巨幼细胞贫血；粒细胞减少

病例 44　甲状腺功能亢进症（甲亢肝损害；甲亢粒细胞减少症）、糖耐量异常、肾性糖尿、高尿钙

病例 45　甲亢、肝损害、黄疸

病例 46　范科尼综合征

病例 47　血色病

病例 48　垂体功能减退症

病例 49　异位嗜铬细胞瘤

病例 50　骨软化

病例 51　干燥综合征、低钾性瘫痪

病例 52　低磷抗 D 骨软化合并继发性甲状旁腺功能亢进症

病例 53　甲状腺功能亢进症合并低钾性周期性瘫痪

病例 54　糖尿病周围神经病变

病例 55　Graves 病合并周期性低钾麻痹

病例 56　范科尼综合征

病例 57　原发性甲减合并心包积液

病例 58　皮质醇增多症，卵巢类固醇细胞瘤

病例 59　库欣综合征，右肾上腺皮质腺瘤

病例 60　原发性甲状旁腺功能亢进

病例 61　垂体前叶功能低下，鞍区占位病变

病例 62　垂体促肾上腺皮质激素 / 促甲状腺激素细胞性腺瘤

病例 63　干燥综合征、高胰岛素血症、亚临床甲状腺功能减退症、骨软化、冠状动脉性心脏病

病例 64　干燥综合征、范科尼综合征、骨软化、肾小管酸中毒、低 $T_3$ 综合征

病例 65　垂体功能减退症

病例 66　获得性假性甲状旁腺功能减退症

病例 67　甲状腺功能亢进症合并黄疸、肝损害

病例 68　获得性假性甲状旁腺功能减退症

病例 69　颅咽管瘤伴垂体功能减退

病例 70　范科尼综合征、多发性骨髓瘤

病例 71　抗利尿激素不适当分泌综合征（SIADH）、淋巴瘤

病例 72　①格雷夫斯病、甲状腺功能亢进症、甲状腺功能亢进性心脏病：心律失常，心房颤动；②骨软化

病例 73　中枢性尿崩症、垂体炎、桥本甲状腺炎、高胰岛素血症

病例 74　Graves 病，肝损害，中心粒细胞减少，房颤，心衰，重度肺感染（培养菌对所有抗生素均抗药）

病例 75　特发性甲状旁腺功能减退症

病例 76　范科尼综合征（长期应用阿德福韦酯）

病例 77　多发性内分泌瘤病 1 型

病例 78　Graves 病合并眼病

病例 79　Graves 病合并肾病

病例 80　原发性醛固酮增多症合并库欣综合征

病例 81　原发性甲状腺功能减退合并心包积液、心肌酶升高

病例 82　Graves 病合并房颤、肝损害、艾迪生病

病例 83　原发性甲状旁腺功能亢进

病例 84　Gitleman 综合征

病例 85　特发性醛固酮增多症

病例 86　原发性甲状旁腺功能亢进症合并肾结石

病例 87　希恩综合征合并腺垂体功能危象

病例 88　获得性假性甲状旁腺功能减退症，亚临床甲状腺功能减退症，类 Barrter 综合征

## 致　谢

　　在本书付梓之际，作者们衷心感谢我院皮肤科主任刘全中教授帮助我们开展三角肌活检所做出的努力和无私帮助；感谢我院肾脏内科韩红玲主任医师在肾脏病理学方面给予的指导和大量的实验工作；我们也衷心感谢内分泌科实验室宋文忠、张鹏、张鑫和吴梅筠老师在肌肉病理和免疫组化工作中承担的大量工作。感谢为完成此书得以出版付出辛勤汗水的所有同仁。

邱明才

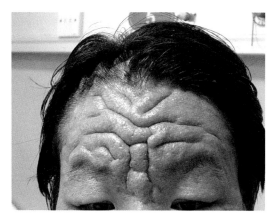

彩图 4-1　糖皮质激素治疗前（前额）

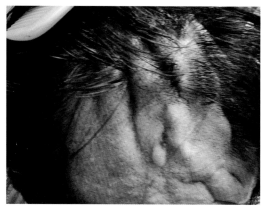

彩图 4-2　糖皮质激素治疗前（头顶）

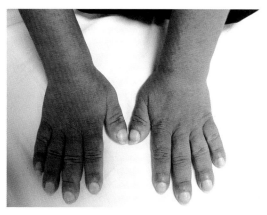

彩图 4-3　手指

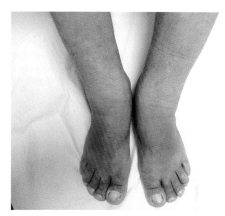

彩图 4-4　足趾

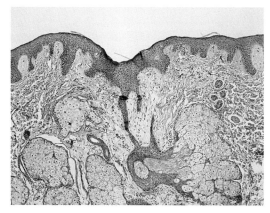

彩图 4-5　头皮活检 HE 染色
示棘层肥厚，皮脂腺明显增生肥大

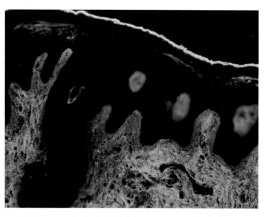

彩图 4-6　免疫荧光检测，FRA +++ 沿表皮沉积

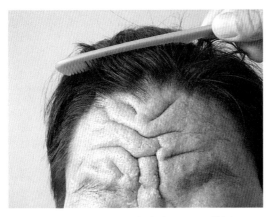

彩图 4-7　糖皮质激素治疗 6 周后（前额）

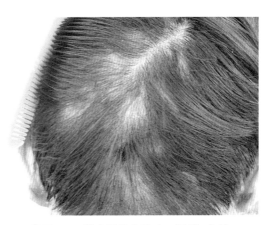

彩图 4-8　糖皮质激素治疗 6 周后（头顶）

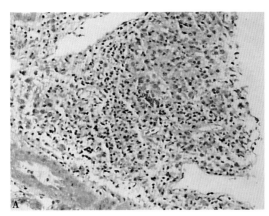
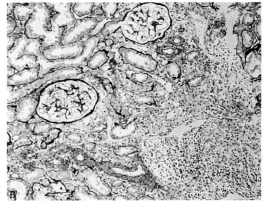

彩图 7-1　肾活检结果

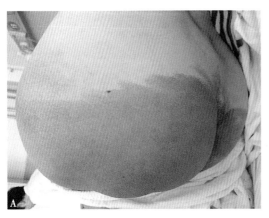
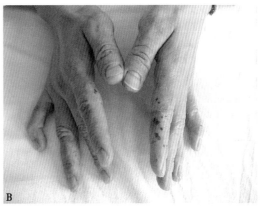

彩图 10-1　病人的外观

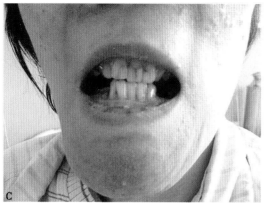
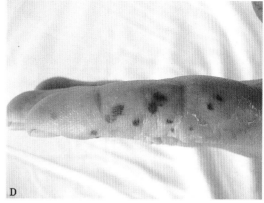

彩图 10-1　病人的外观（续）

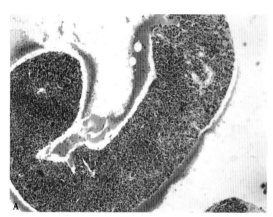
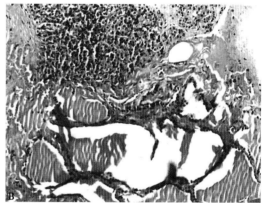

彩图 10-9　甲状腺占位穿刺活检（左甲状腺穿刺）
见甲状旁腺组织及少许甲状腺组织，其中甲状旁腺呈 CgA 阳性，甲状腺组织呈 Tg 阳性

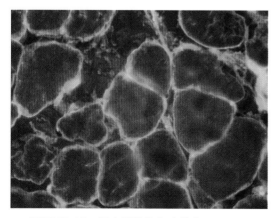
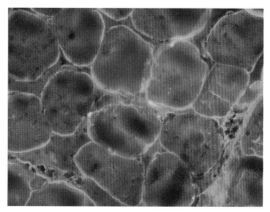

彩图 10-10　肌肉活检的免疫荧光（IgG ++）　　　　彩图 10-11　肌肉活检的免疫荧光（C3 ++）

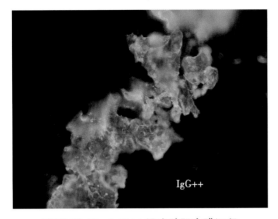

彩图 10-12　IgG++ 沿皮肤肌束膜沉积

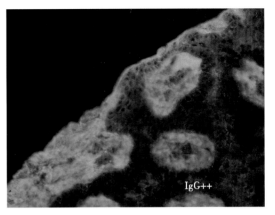

彩图 10-13　IgG++ 沿表皮沉积

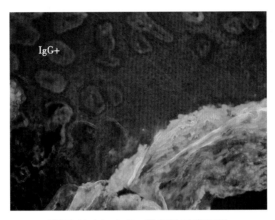

彩图 10-14　IgG+ 沿部分毛囊沉积

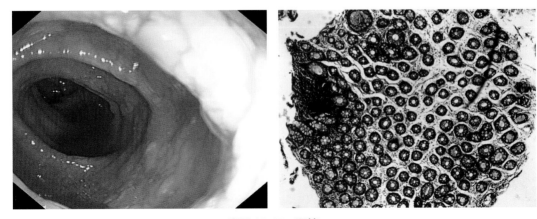

彩图 10-15　肠镜

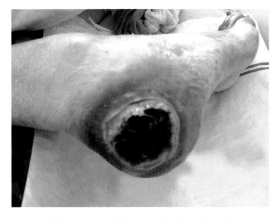

彩图 11-1　清创前,用氢化可的松前

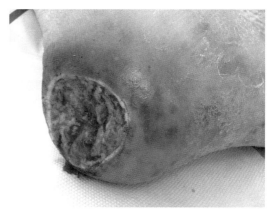

彩图 11-2　用氢化可的松后,清创后

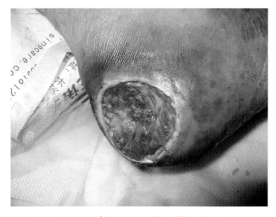

彩图 11-3　清创后用氢化可的松治疗 2 天

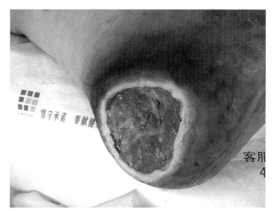

彩图 11-4　清创后用氢化可的松治疗 10 天

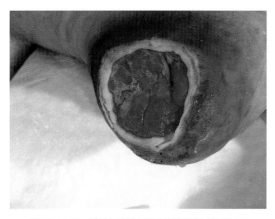

彩图 11-5　清创后用氢化可的松治疗 20 天

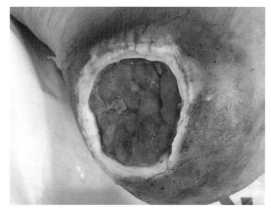

彩图 11-6　清创后用氢化可的松治疗 30 天

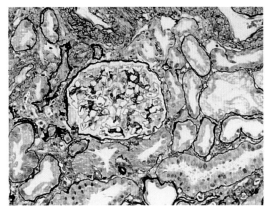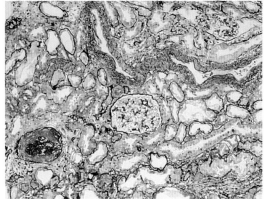

彩图 17-1　肾活检

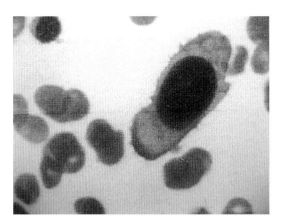

彩图 17-2　骨髓活检

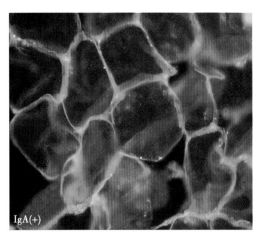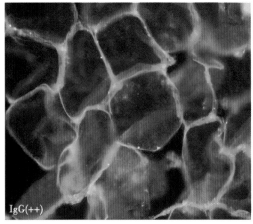

彩图 32-2　三角肌活检

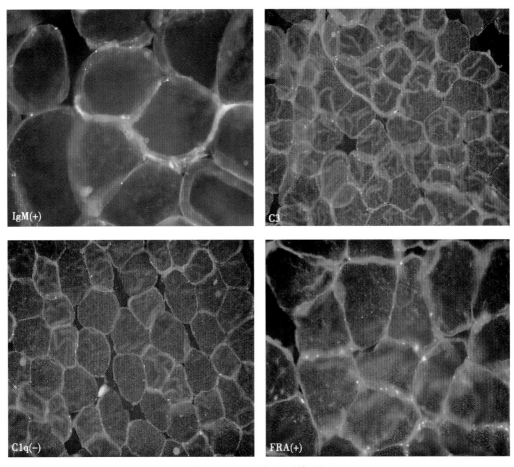

彩图 32-2　三角肌活检（续）

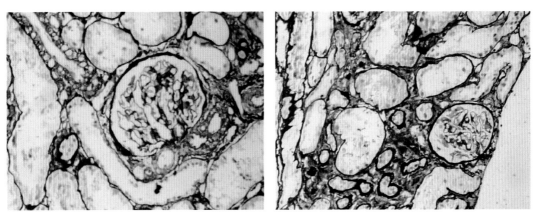

彩图 33-2　肾脏活检

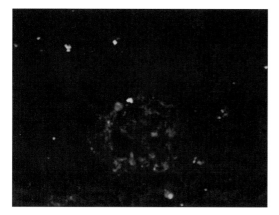

彩图 33-3　肾脏免疫荧光 IgM ++

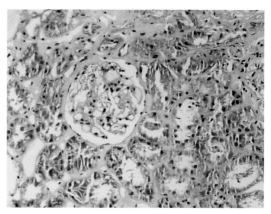

彩图 34-2　肾活检

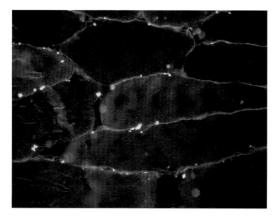

彩图 46-1　三角肌活检（C3）

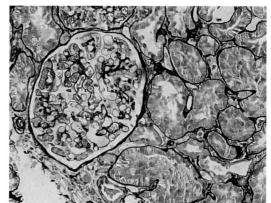

彩图 46-2　肾小管上皮细胞病变

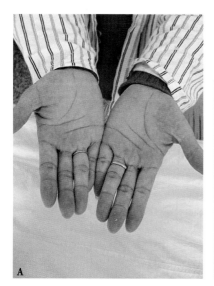

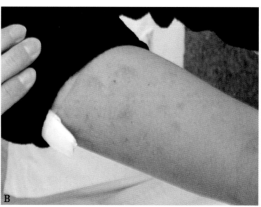

彩图 47-1　病人手掌纹和前臂有色素沉着，但不同于阿狄森病

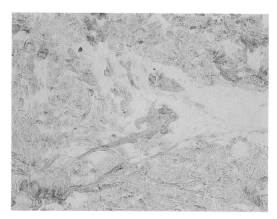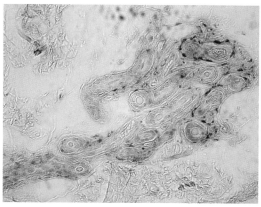

彩图 47-3　病人皮肤活检病理所见含铁血黄素

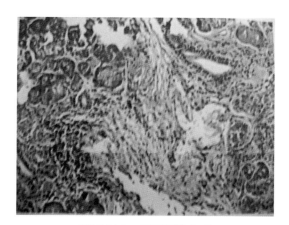

彩图 51-3　唇腺活检病理

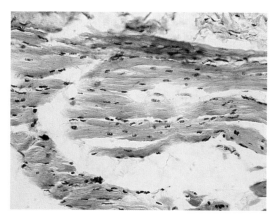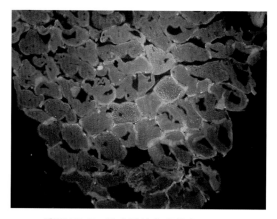

彩图 52-4　肌肉活检病理　　　　　　彩图 52-5　肌肉活检免疫荧光 IgA ++

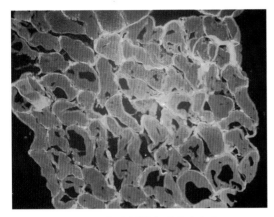

彩图 52-6　肌肉活检免疫荧光 IgG ++

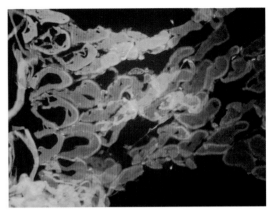

彩图 52-7　肌肉活检免疫荧光 C3 ++

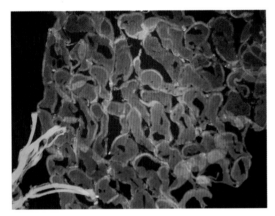

彩图 52-8　肌肉活检免疫荧光 FRA ++

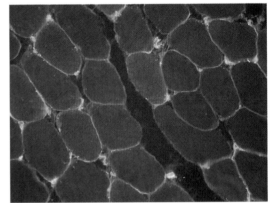

彩图 53-1　肌肉免疫荧光 IgG ++

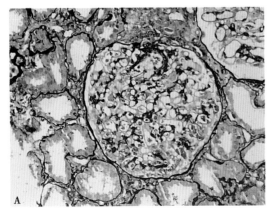

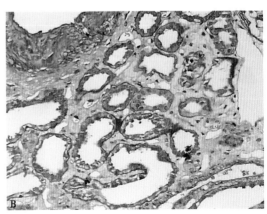

彩图 56-4　肾组织活检

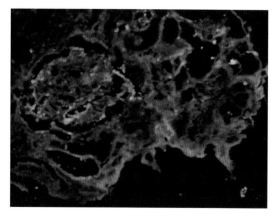

彩图 56-5　免疫荧光（IgG±）

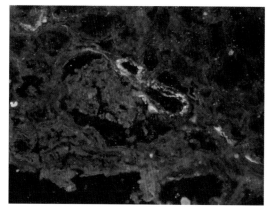

彩图 56-6　免疫荧光（FRA++）

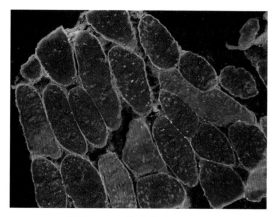

彩图 62-5　免疫荧光（IgA+）

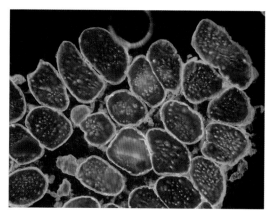

彩图 62-6　免疫荧光（IgG+++）

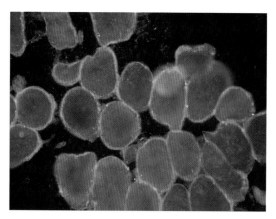

彩图 62-7　免疫荧光（IgM+）

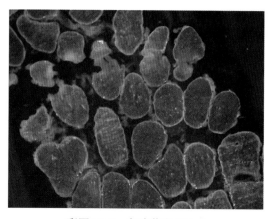

彩图 62-8　免疫荧光（C3+）

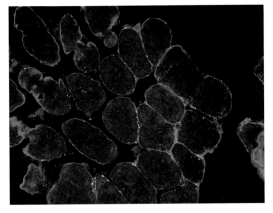

彩图62-9 免疫荧光（C1q+）

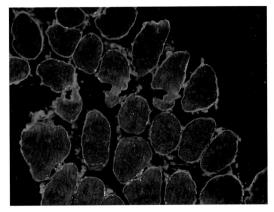

彩图62-10 免疫荧光（IgM+）

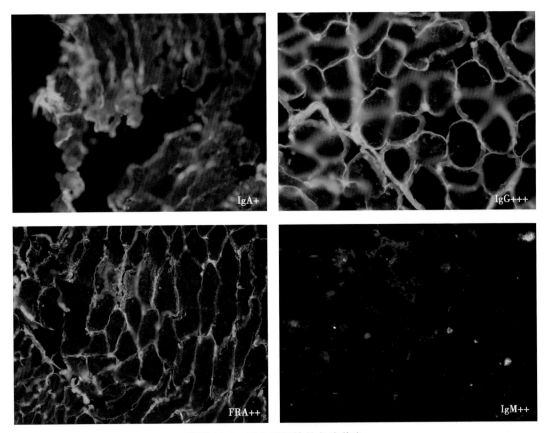

彩图68-1 三角肌活检的免疫荧光

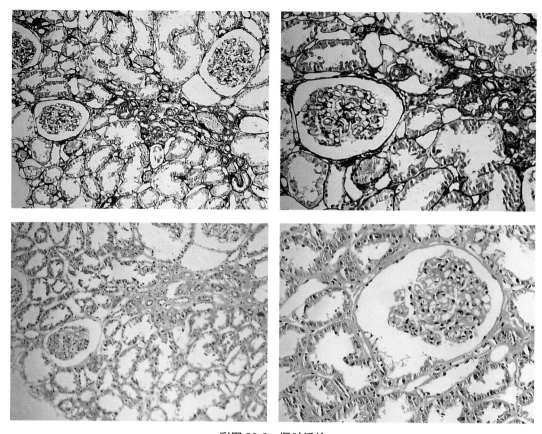

彩图 68-2　肾脏活检

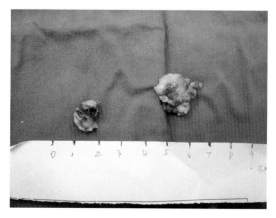

彩图 71-5　切除的肿瘤

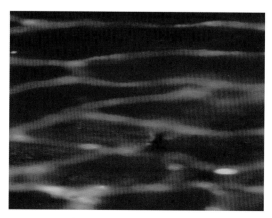

彩图 72-3　三角肌活检 IgG

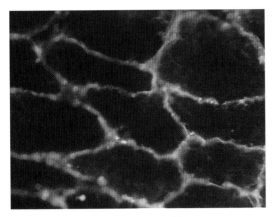

彩图 72-4　三角肌活检 FRA

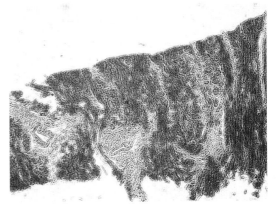

彩图 72-5　心肌活检

显示心肌组织部分纤维化（Masson，×100）

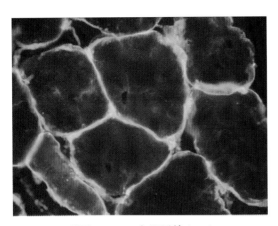

彩图 72-6　三角肌活检（IgG）

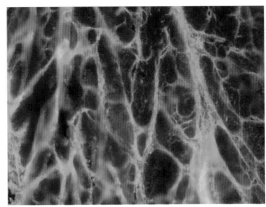

彩图 72-7　心肌活检（IgG）

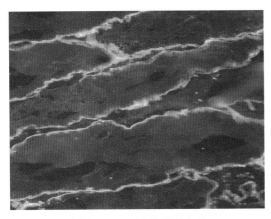

彩图 73-3　三角肌活检 IgG

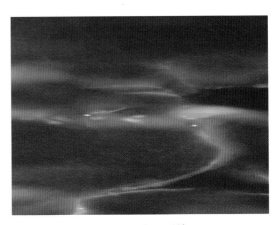

彩图 73-4　三角肌活检 FRA

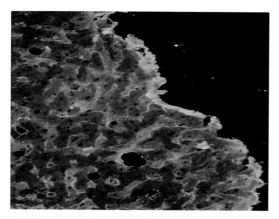

彩图74-1 肝实质和微胆管内有免疫复合物沉积 （FRA）

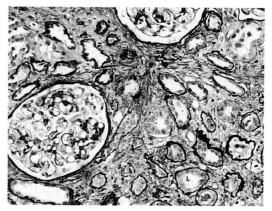

彩图76-1 肾病理结果（PASM 染色）

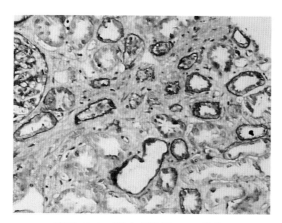

彩图76-2 肾病理结果（PAS 染色）

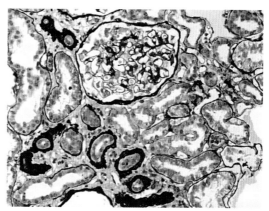

彩图79-1 肾活检病理（肾小管破坏）

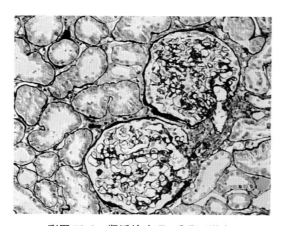

彩图79-2 肾活检病理（系膜区增生）

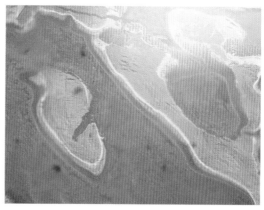

彩图83-1 原发性甲状旁腺功能亢进症髂骨活检 骨表面沉积大量四环素荧光（黄色）和较多的类骨 质（红色）

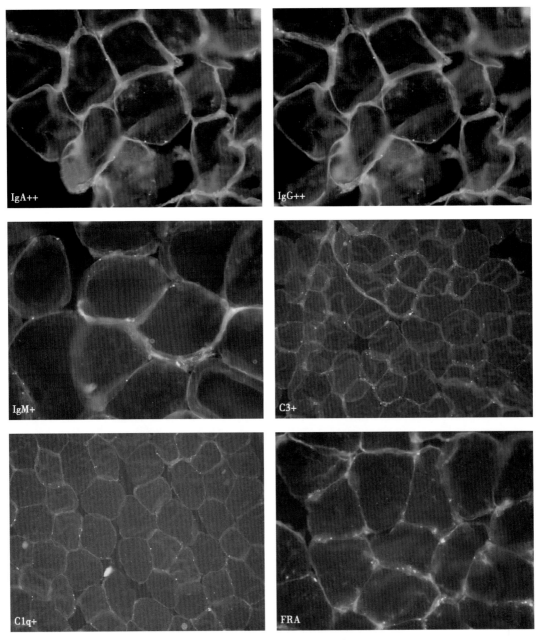

彩图88-2　三角肌活检的免疫荧光